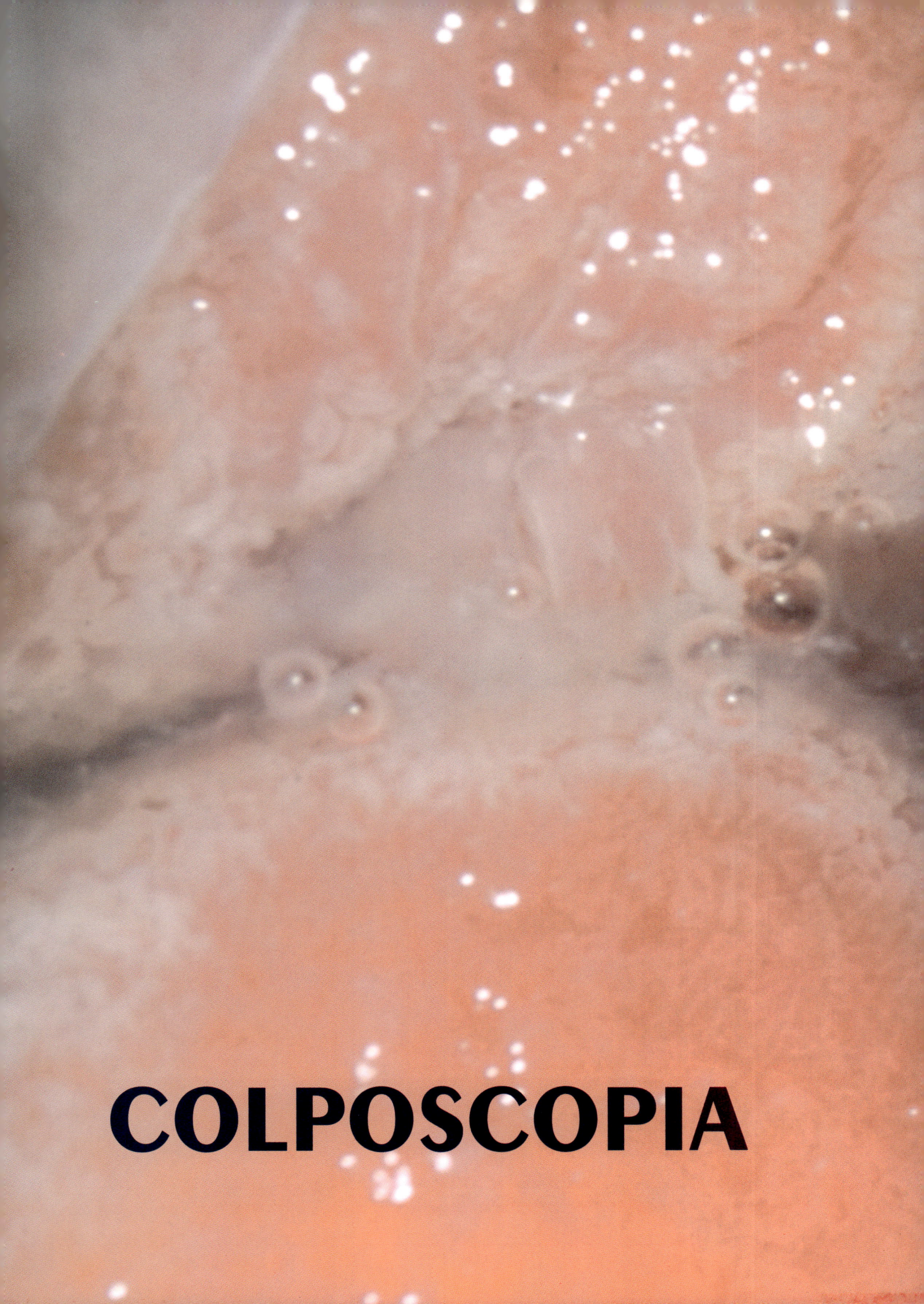
COLPOSCOPIA

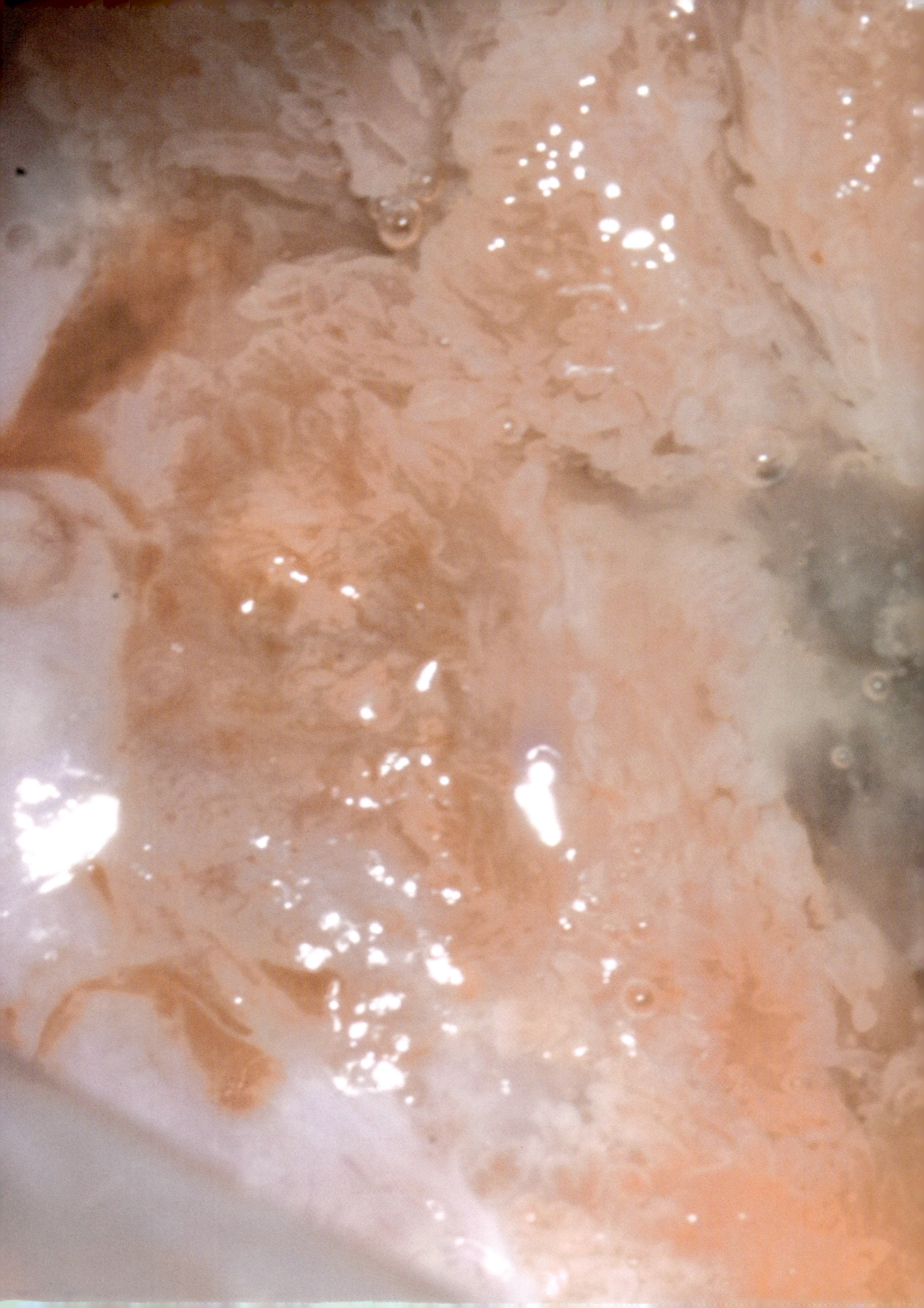

COLPOSCOPIA
Princípios e Prática

B. Shakuntala Baliga

2ª Edição

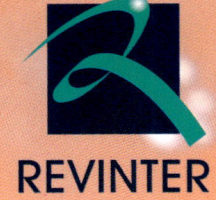

REVINTER

Colposcopia – Princípios e Prática, Segunda Edição
Copyright © 2013 by Livraria e Editora Revinter Ltda.

ISBN 978-85-372-0474-0

Todos os direitos reservados.
É expressamente proibida a reprodução
deste livro, no seu todo ou em parte,
por quaisquer meios, sem o consentimento
por escrito da Editora.

Tradução:
LUCILA SAIDENBERG SIMÕES
Tradutora, SP

Revisão Técnica:
MARIANA DINAU LEAL PASSOS
Graduada em Medicina pela Universidade Estácio de Sá – Rio de Janeiro, RJ
Postdoctoral Research Fellow do Departamento de Ginecologia e Obstetrícia da Universidade de Cornell – Nova Iorque, EUA

CIP-BRASIL. CATALOGAÇÃO-NA-FONTE
SINDICATO NACIONAL DOS EDITORES DE LIVROS, RJ

B154c
2.ed.

Baliga, B. Shakuntala
   Colposcopia : princípios e prática / B. Shakuntala Baliga ; [tradução de Lucila Simões]. - 2.ed. - Rio de Janeiro : Revinter, 2013.
   il.

   Tradução de: Obstetrics and gynecology, 6 th ed

   Inclui bibliografia e índice
   ISBN 978-85-372-0474-0

   1. Colposcopia. I. Título.

12-6000.   CDD: 618.107545
                       CDU: 618.14

Nota: A medicina é uma ciência em constante evolução. À medida que novas pesquisas e experiências ampliam os nossos conhecimentos, são necessárias mudanças no tratamento clínico e medicamentoso. Os autores e o editor fizeram verificações junto a fontes que se acredita sejam confiáveis, em seus esforços para proporcionar informações acuradas e, em geral, de acordo com os padrões aceitos no momento da publicação. No entanto, em vista da possibilidade de erro humano ou mudanças nas ciências médicas, nem os autores e o editor nem qualquer outra parte envolvida na preparação ou publicação deste livro garantem que as instruções aqui contidas são, em todos os aspectos, precisas ou completas, e rejeitam toda a responsabilidade por qualquer erro ou omissão ou pelos resultados obtidos com o uso das prescrições aqui expressas. Incentivamos os leitores a confirmar as nossas indicações com outras fontes. Por exemplo e em particular, recomendamos que verifiquem as bulas em cada medicamento que planejam administrar para terem a certeza de que as informações contidas nesta obra são precisas e de que não tenham sido feitas mudanças na dose recomendada ou nas contraindicações à administração. Esta recomendação é de particular importância em conjunto com medicações novas ou usadas com pouca frequência.

Título original:
Principles and Practice of Colposcopy, Second Edition
Copyright © 2011 by Jaypee Brothers Medical Publishers

Livraria e Editora REVINTER Ltda.
Rua do Matoso, 170 – Tijuca
20270-135 – Rio de Janeiro – RJ
Tel.: (21) 2563-9700 – Fax: (21) 2563-9701
livraria@revinter.com.br – www.revinter.com.br

Este livro é dedicado com amor e gratidão aos

Meus professores e mentores

Meus alunos

Meus pacientes

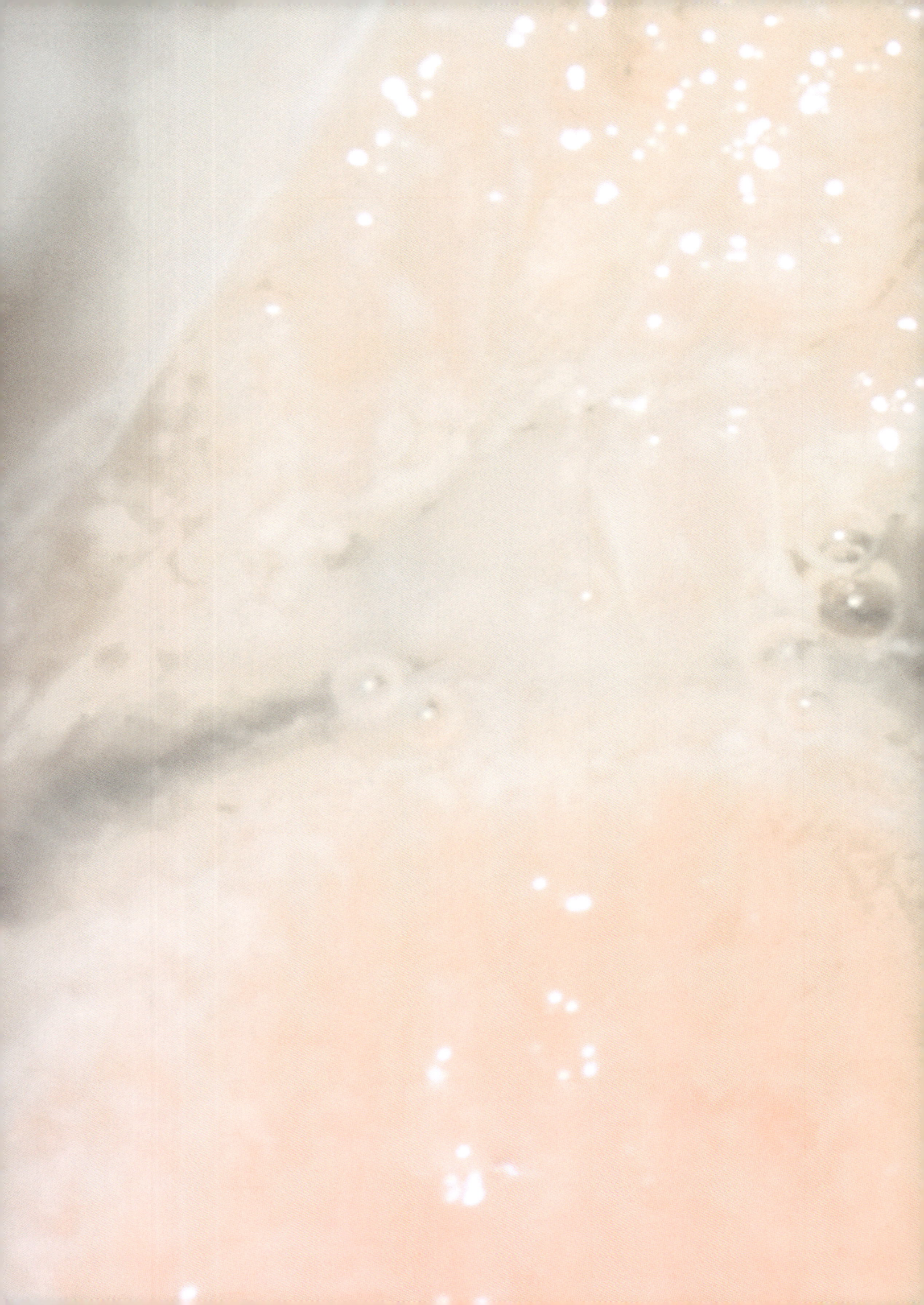

Sumário

Introdução	ix
Colaboradores	x
Prefácio à Segunda Edição	xi
Prefácio à Primeira Edição	xiii
Agradecimentos	xv/xvi
Abreviaturas	xvii
1. Introdução e Pesquisa Histórica	1
2. Base Tecidual da Colposcopia	5
3. Teste de Papanicolaou	19
4. Unidade de Colposcopia	45
5. Terminologia Colposcópica e Aparências do Colo do Útero	69
6. Avaliação e Interpretação de Aparências Colposcópicas Anormais do Colo do Útero	77
7. Indicações e Técnica da Colposcopia do Colo do Útero	95
8. Problemas e Erros em Colposcopia	109
9. Atlas de Colpofotografias – Zona de Transformação Normal	117
10. Atlas de Colpofotografias – Zona de Transformação Anormal – Neoplasia Intraepitelial Cervical	139
11. Atlas de Colpofotografias – Zona de Transformação Anormal – Câncer Microinvasivo e Invasivo	147
12. Atlas de Colpofotografias – Achados Colposcópicos Diversos	159
13. Colposcopia durante a Gravidez	175
14. Colposcopia da Vagina	181
15. Colposcopia da Vulva	199
16. Colposcopia e Papilomavírus Humano	211
17. Manejo de Mulheres com Esfregaços Colpocitológicos Anormais	217
18. Neoplasia Intraepitelial Cervical Comprovada por Biópsia – Opções de Conduta	223
19. Casos Problemáticos e Interessantes em Colposcopia	237
20. Áreas Cinzentas em Colposcopia	259
21. Imunocitoquímica para Marcadores Proliferativos e Novas Tecnologias	267
22. Reprocessamento e Limpeza na Clínica de Colposcopia	273

APÊNDICES

Apêndice 1:	Programa para Formação em Colposcopia	279
Apêndice 2:	Programa de Treinamento em Colposcopia – Formulário de Registro da Paciente	280
Apêndice 3A:	Ácido Acético a 5% e Iodo de Lugol	282
Apêndice 3B:	Pasta de Monsel e Amido de Glicerol	283
Apêndice 4:	Formulário de Avaliação Colposcópica	284
Apêndice 5:	Diagramas de Linha do Colo do Útero	288
Apêndice 6:	Diagramas de Linhas da Vagina	289
Apêndice 7:	Diagramas de Linha da Vulva	290
Apêndice 8:	Sistema Bethesda de 2001	292
Apêndice 9:	Federação Internacional de Patologia Cervical e Colposcopia – Classificação Colposcópica (2002)	294
Apêndice 10:	Alguns *Links* Importantes	295

Índice Remissivo   297

Introdução

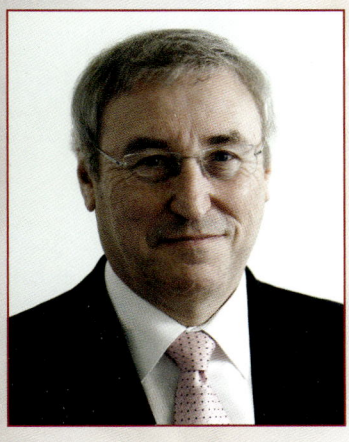

Estou muito contente por ter sido convidado para escrever a introdução da segunda edição desta importante contribuição para a literatura médica. Desde a descrição original da colposcopia por Hinselmann, em 1925, o colposcópio tem-se tornado uma importante ferramenta de diagnóstico na investigação de doenças do trato genital inferior. A atual prática da colposcopia varia de acordo com as situações clínica, do sistema de saúde e das necessidades do país no qual a técnica é praticada. No Reino Unido, a colposcopia é quase exclusivamente praticada como uma triagem secundária para mulheres com anormalidades citológicas cervicais identificadas pelo Programa Nacional de Triagem. Na maioria dos países da Europa Continental, no entanto, a colposcopia é realizada como parte da avaliação ginecológica anual da mulher saudável. Em vários países, o colposcópio é utilizado para investigar as doenças infecciosas do colo uterino. Outros estudaram a vagina e a vulva em detalhe ampliado nas situações infecciosa, benigna e pré-maligna. Um dos pontos fortes do livro da Professora Baliga é que seu conteúdo é relevante para todos os colposcopistas em qualquer situação clínica que estejam praticando.

O câncer cervical é uma importante causa de morbidade e mortalidade em todo o mundo. Nos países em que a seleção de base populacional foi introduzida, tem havido uma redução significativa na incidência da doença. Infelizmente, as taxas de câncer permanecem altas na Europa Oriental, na América do Sul, na Ásia e na África subsaariana. Os profissionais de saúde estão explorando estratégias de rastreamento que podem ser adequadas para essas populações. Inicialmente, estas têm sido fundamentadas na inspeção visual com ácido acético (VIA) e não há dúvida de que o estabelecimento de programas de rastreamento VIA forneceu uma infraestrutura para futuros avanços tecnológicos. Parece cada vez mais provável que a triagem inicial com um teste de papilomavírus humano de alto risco, com colposcopia para a triagem secundária será o novo algoritmo para os países desenvolvidos e em desenvolvimento. A colposcopia é um instrumento essencial para assegurar um tratamento adequado a mulheres com neoplasia intraepitelial cervical, permitindo o tratamento mais adequado a ser selecionado para cada mulher com a intervenção cirúrgica otimizada e poupando a fertilidade quando necessário.

Este livro oferece uma descrição magnífica de todos os aspectos da colposcopia e da sua aplicação. Esta segunda edição inclui três novos capítulos sobre áreas cinzentas na colposcopia, imunocitomarcação e reprocessamento e limpeza na clínica de colposcopia. As melhoras contínuas em imagem digital permitem cada vez mais aos colposcopistas especialistas como a Professora Baliga compartilhar seus conhecimentos e experiência com a próxima geração de colposcopistas. Este é certamente um texto que podemos recomendar com confiança para nossos colegas e nossos alunos.

Patrick Walker
MD FRCOG
President
International Federation for Cervical Pathology and Colposcopy
Royal Free Hospital
London
UK

Colaboradores

Manjula Jain
MBBS MD (Path) MIAC
Professor and Head
Department of Pathology
Lady Hardinge Medical College
New Delhi, India

Graduada e pós-graduada do Lady Hardinge Medical College, Universidade de Deli, vem ensinando estudantes de graduação e pós-graduação há 25 anos. Tem escrito sobre citologia há mais de 25 anos e orientado muitos projetos de pesquisa no campo da citologia, como supervisora e cossupervisora. Sua área de interesse é a citologia ginecológica bem como a citologia aspirativa por agulha fina. Está no conselho editorial do Jornal de Citologia e do Jornal Indiano de Patologia e Microbiologia e é membro ativo da Academia Indiana de Citologistas. É detentora do Prêmio Earnest Fernandes de 2006. Tem muitos artigos em jornais nacionais e internacionais a seu crédito. É Presidente Eleita da Academia Indiana de Citologistas (2009-2010).

Charanjeet Ahluwalia
MBBS DNB (Path) MNAMS
Specialist
Department of Pathology
Safdarjung Hospital and
Vardhaman Mahavir Medical College
New Dehli, India

É formada pelo JN Medical College, Belgaum, e pós-graduada pelo Lady Hardinge Medical College, em Nova Deli. Após completar sua residência sênior, esteve em prática privada por 7 anos. Foi chefe de Hematologia e Imunologia no Dr. Lal PathLabs Private Ltd., Hanuman Road, Nova Deli. Atualmente, é especialista no Safdarjung Hospital, em Nova Deli e docente de graduação e pós-graduação no VMMC, Nova Deli. Está entre os principais autores do livro intitulado *Comprehensive Guide to Post Graduate Medical Entrance Examinations*.

J Anupama
MBBS MD (OB/GYN)
Consultant Gynecologist and Obstetrician
New Dehli, India

Graduada e pós-graduada pelo Lady Hardinge Medical College da Universidade de Deli, é atualmente Ginecologista e Obstetra com consultório particular em Nova Deli. Anteriormente, foi professora-assistente e membro ativo da equipe de colposcopia no Lady Hardinge Medical College. Com apenas 27 anos, ela já possuía 18 medalhas de ouro, prêmios e cinco certificados de mérito a seu crédito. Foi a melhor graduanda da sua turma (1997) e ficou em primeiro lugar nos primeiro e segundo exames do MBBS. Recebeu os prêmios de Melhor Interna, Melhor Oficial da Casa, Melhor Aluno de Pós-Graduação e Melhor Residente Sênior no Lady Hardinge Medical College, em Nova Deli. Seu trabalho em Oncologia Preventiva, intitulado "Inspeção visual direta, inspeção visual após lavagem com ácido acético e Teste de Papanicolaou no rastreamento do câncer do colo do útero", ganhou o primeiro prêmio na 25ª Conferência Anual da Associação de Ginecologistas e Obstetras de Nova Deli (IAOGD) em novembro de 2003. Seu trabalho intitulado "Problemas e dificuldades da colposcopia em mulheres na pós-menopausa", foi pré-selecionado para o prêmio de melhor trabalho original do Jornal de Obstetrícia e Ginecologia da Índia em 2009.

Prefácio à Segunda Edição

Já se passaram 6 anos desde que a primeira edição do meu livro foi publicada. Novas descobertas e tecnologias emergentes continuam a fornecer notáveis avanços em nossa compreensão, ao diagnóstico e ao tratamento das lesões intraepiteliais e cânceres em estágios iniciais do trato genital feminino. Combinei esta excitante nova informação, assimilada ao longo dos últimos 6 anos, com os fundamentos na segunda edição de *Colposcopia – Princípios e Prática*.

Os leitores da primeira edição vão reconhecer que eu escolhi deixar o conteúdo e a disposição da maioria dos capítulos completamente, ou em grande medida, inalterada. Várias colpofotografias foram adicionadas. A missão principal deste trabalho é a mesma: explicar e narrar os fundamentos e princípios da colposcopia para o colposcopista iniciante.

O Capítulo 3, "Teste de Papanicolaou", aborda diretrizes importantes e classificação citológica para ajudar o ginecologista a fazer uso primário da citologia. Ele inclui novas microfotografias do exame de Papanicolaou fornecido pelos coautores, Professora Manjula Jain e Dra. Charanjeet Ahluwalia. As fotografias digitais de vários instrumentos de colposcopia, gentilmente cedidas pela CooperSurgical, EUA, foram incluídas no Capítulo 4, "Unidade de Colposcopia".

O Capítulo 6 tem novo texto e colpofotografias para melhorar a informação sobre a "Avaliação e Interpretação de Aparências Colposcópicas Anormais do Colo do Útero".

O diagnóstico colposcópico de carcinoma microinvasivo do colo uterino e adenocarcinoma *in situ* (AIS) e adenocarcinoma continuam a ser um desafio para os colposcopistas. O Dr. Quek Swee Chong, de Singapura, gentilmente forneceu texto detalhado e colpofotografias das aparências colposcópicas da AIS comprovadas por biópsia. A Dra. Cornelia Scheungraber, da Alemanha, que propôs o "sinal da crista" e o "sinal de fronteira interna" da neoplasia intraepitelial cervical (NIC) de alto grau, gentilmente cedeu colpofotografias ilustrativas.

As mudanças recentes nas orientações para "Manejo de Mulheres com Esfregaços Colpocitológicos Anormais" e "Neoplasia Intraepitelial Cervical Comprovada por Biópsia – Opções de Conduta" estão incluídas nos Capítulos 17 e 18, respectivamente. Estes temas importantes foram resultado de coautoria entre a Dra. J. Anupama, Ginecologista e Obstetra em Nova Deli, e eu.

Além disto, três novos capítulos (Capítulos 20, 21 e 22) foram incluídos para atender as inovações e os dilemas na prática da colposcopia e os fundamentos para a gestão segura e eficiente de uma clínica de colposcopia.

O Capítulo 20, "Áreas Cinzentas em Colposcopia", narra a posição da autora em várias opções de gestão controversa e padrões colposcópicos que impõem um desafio à interpretação da lesão.

O Capítulo 21, "Imunocitoquímica para Marcadores Proliferativos e Novas Tecnologias", resume os avanços em biotecnologia e inovações na instrumentação e *software* para a colposcopia que ocorreram nos últimos 6 anos. Demonstrou-se que a imunocoloração de esfregaços citológicos com marcadores proliferarivos melhora a sensibilidade do método de rastreamento do câncer cervical. Microfotografias ilustrativas de esfregaços cervicais com imunocoloração gentilmente cedidas pelo Professor Geetashree Mukherjee do Kidwai Memorial Institute of Oncology, Bangalore, estão incluídas neste capítulo. O Professor Costas Balas, inventor do sistema de imagem dinâmica espectral (DySIS), gentilmente forneceu texto e fotografias ilustrativas do instrumento e casos que estão incluídos neste capítulo.

O Capítulo 22 aborda os processos do dia a dia dentro da clínica de colposcopia: reprocessamento e esterilização de instrumentos, manutenção de equipamentos e medidas de controle de infecções.

E agora algumas reflexões pessoais. Os textos didáticos e atlas belamente ilustrados publicados pelo falecido René Carrier e sua filha Isabelle Cartier, Malcolm Coppleson, Per Kolstad e Louis Burke forneceram a base para a minha formação e prática em colposcopia. Continuo a ser inspirada por esses grandes colposcopistas. Descobri a importância da fotodocumentação em autoaprendizagem, o ensino do colposcopista estagiário, e no aconselhamento do paciente antes e após o exame colposcópico. Estou convencida de que uma parceria próxima entre patologista e colposcopista ajuda a garantir elevados padrões em colposcopia, enquanto promove o desenvolvimento profissional de ambos os parceiros. Auditorias internas práticas e a participação periódica em programas nacionais e internacionais de Educação Médica Continuada (CME) contribuem significativamente para a manutenção e a atualização de competências e conhecimento do colposcopista praticante. Por último, atenção meticulosa aos detalhes, e fundamentada em evidências, princípios éticos na gestão de cada paciente, é a condição *sine qua non* de uma boa prática em colposcopia.

B. Shakuntala Baliga
MD FICOG

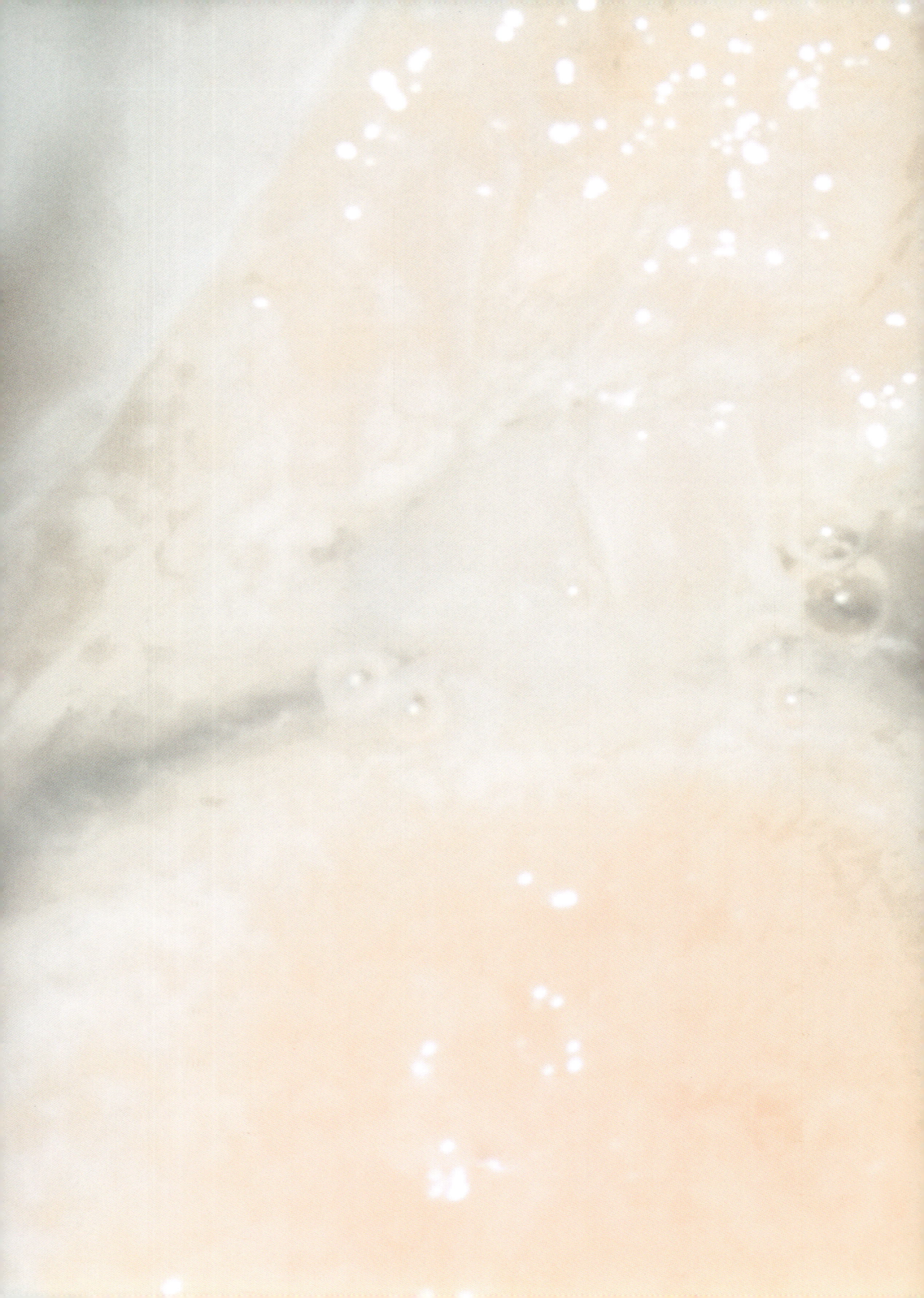

Prefácio à Primeira Edição

A colposcopia tem um papel estabelecido no controle de lesões intraepiteliais e cânceres em estágios iniciais do trato genital feminino inferior. Após a invenção do colposcópio, por Hans Hinselmann, em 1925, muitos pioneiros avançaram a compreensão e a utilização da colposcopia na prática ginecológica.

Tive o privilégio de iniciar a Clínica de Colposcopia no Lady Hardinge Medical College (LHMC), em Nova Deli, mais de uma década atrás. Tenho servido como chefe da Unidade de Colposcopia, desde então, e orientado muitos alunos de pós-graduação, em diversos projetos de pesquisa sobre colposcopia. As publicações didáticas de René Cartier, Per Kolstad, Malcolm Coppleson e Louis Burke são a base do meu conhecimento de colposcopia. A primeira edição de *Colposcopia Prática*, por René Cartier, tem sido a minha maior inspiração, e saúdo este grande professor. Cada exame colposcópico e interação com meus alunos e colegas continuam a ser experiência de aprendizado para mim. Este livro é uma compilação dos conhecimentos e da experiência que tenho assimilado, até agora, como professora e estudante de colposcopia.

A ordem e o conteúdo dos oito primeiros capítulos deste livro são destinados principalmente à tutela do colposcopista estagiário. Do mesmo modo, a ênfase foi colocada na compreensão da base tecidual de colposcopia, terminologia colposcópica e sistemas de classificação, as indicações e a técnica da colposcopia e o reconhecimento dos diversos padrões colposcópicos no diagnóstico de neoplasia cervical. O capítulo sobre "Unidade de Colposcopia" aborda questões de credenciamento, e de recursos, que podem ser especialmente úteis para ginecologistas interessados na criação de clínicas de colposcopia no seu departamento ou prática.

Um conhecimento adequado de citologia e histopatologia é essencial para o desenvolvimento de uma boa capacidade em colposcopia. O patologista tem um papel importante na instrução do candidato na colposcopia e no sucesso da prática do colposcopista maduro. O capítulo sobre o "Teste de Papanicolaou", de coautoria da Professora Manjula Jain e Dra. Charanjeet Ahluwalia, Residente Sênior em patologia pelo LHMC, aborda várias questões importantes no rastreio citológico, para ajudar o ginecologista a fazer o melhor uso desta tecnologia, que está avançando rapidamente.

Conhecimento adequado de triagem e protocolos de acompanhamento de pacientes com exames anormais de Papanicolaou, bem como formação na evolução das opções de tratamento, são essenciais para a prática bem-sucedida da colposcopia. Estes importantes temas são abordados pela Dra. J Anupama, Residente Sênior (Secretária) em Obstetrícia e Ginecologia da LHMC, nos Capítulos 17 e 18.

A colposcopia está rapidamente ganhando ampla aceitação na avaliação de lesões vulvares e vaginais. Incluí capítulos sobre colposcopias vaginal e vulvar, embora minha experiência não tenha sido muito extensa neste domínio. Incluí uma série de colpofotografias de casos interessantes que encontrei em minha prática colposcópica, no último capítulo deste livro. Esses casos ajudam a ilustrar a dificuldade em distinguir entre lesões benignas e malignas com base em aparências colposcópicas da zona de transformação.

A classificação e a terminologia colposcópicas foram recentemente revistas no Congresso Mundial da Federação Internacional de Patologia Cervical e Colposcopia (IFCPC), em 2002, e foram publicadas no início de 2003. O termo "leucoplasia", que estava anteriormente incluído em "resultados colposcópicos anormais" foi suprimido e "ceratose" foi incluído em "resultados diversos". Todas as tentativas foram feitas para incorporar a terminologia revisada no texto e nas legendas das colpofotografias.

O câncer cervical é a doença maligna mais comum na população feminina da Índia. O rastreamento citológico do câncer do colo do útero é essencialmente limitado às mulheres que frequentam clínicas de ginecologia em hospitais financiados pelo governo com programas acadêmicos. A maioria das mulheres que frequenta essas clínicas são migratórias e analfabetas, fazendo com que a continuação dos cuidados de acompanhamento seja extremamente difícil. A citologia e a colposcopia são provavelmente mais custo-efetivas quando utilizadas de forma complementar. No entanto, pelas características de nossa clientela da clínica, eu considerei útil fazer colposcopia e triagem de citologia simultaneamente na avaliação do subgrupo de mulheres com alto risco de câncer cervical.

A melhora do acesso a programas de rastreamento do câncer cervical precisa tornar-se uma prioridade importante do sistema de prestação de cuidados de saúde na Índia. O crescente número de mulheres atingidas pela síndrome da imunodeficiência adquirida (AIDS), que também estão sob alto risco de desenvolver câncer cervical, ressalta a urgência da necessidade. A incorporação de programas de treinamento vigorosos em colposcopia em todos os programas de residência médica de Ginecologia e o desenvolvimento de cursos em colposcopia básica e avançada na Educação Médica Continuada (EMC) nos níveis local e nacional são igualmente importantes. Para este fim, é importante reconhecer que o conhecimento do som, a atenção meticulosa aos detalhes durante a gestão do paciente e o uso ético e prudente dos recursos são os ingredientes de uma boa colposcopia.

B. Shakuntala Baliga
MD FICOG

Agradecimentos

A segunda edição de *Colposcopia – Princípios e Prática* foi produzida com as valiosas contribuições de meus colegas no campo da colposcopia, tanto na Índia quanto no exterior, e com apoio e incentivo de meus amigos e familiares.

O Sr. Patrick Walker, presidente da Federação Internacional de Patologia Cervical e Colposcopia (IFCPC) tem sido extremamente generoso com seu tempo ao revisar meu manuscrito e dar a sua valiosa contribuição. Sinto-me privilegiada, de fato, em ter seu apoio e agradeço-lhe por escrever o prefácio do meu livro.

Estendo meus sinceros agradecimentos ao Dr. Devi Prasad Shetty, presidente do Narayana Hrudayalaya Hospitals, por me dar a oportunidade de trabalhar no Mazumdar-Shaw Cancer Center (MSCC) e no Narayana Hrudayalaya Multispecialty Hospital (NHMH), Bangalore. Aprecio ter-me confiado a tarefa de selecionar os mais modernos equipamentos, incluindo colposcópios equipados com fotos e vídeo, para a clínica de colposcopia nesta instituição. Agradeço ao Dr. Paul C. Salins, Vice-Presidente e Diretor-Médico do Mazumdar-Shaw Cancer Center e do Narayana Hrudayalaya Multispecialty Hospital, por me convidar a participar dos programas de rastreamento do câncer, prestação de serviços educacionais e clínicos no tratamento de cânceres pré-invasivo e invasivo precoce do trato genital feminino. Estou verdadeiramente feliz por trabalhar com o Dr. Ashley D'Cruz, diretor do Narayana Hrudayalaya Woman and Child Institute (NHWCI), e agradecer-lhe por me dar o privilégio de começar como chefe da clínica de colposcopia em seu departamento.

Agradeço ao Dr. Björn Strander, diretor de Prevenção do Câncer Cervical no Centro de Oncologia do Hospital da Universidade de Sahlgren, Suécia, por me enviar a cópia da Classificação Sueca e os documentos relacionados em resposta ao meu pedido de urgência para esta informação antes de o meu manuscrito ser levado à gráfica.

Agradeço ao Dr. Quek Swee Chong, consultor sênior e chefe da Unidade Pré-Invasiva e de Triagem do Departamento de Oncologia Ginecológica no K. K. Women's e Children's Hospital, em Cingapura, e à Dra. Cornelia Scheungraber, Consultora Ginecologista e Colposcopista Certificada da Associação Alemã de Patologia Cervical e Colposcopia (AGCPC), por compartilharem seus trabalhos comigo. Suas colpofotografias foram reproduzidas no Capítulo 6.

Agradeço ao Professor Costas Balas, inventor do sistema de imagem dinâmica espectral (DySIS), e fundador-diretor de R&D na Forth Photonics, Grécia, por fornecer as informações solicitadas e por permitir-me reproduzir as fotografias ilustrativas tiradas com o DySIS neste livro.

Agradeço ao Dr. Mario G. Sideri, diretor da Preventive Gynecology Unit, European Institute of Oncology, em Milão, por fornecer informações valiosas sobre lesões vulvares.

Agradeço à Sra. Maren Ullrich de Schattauer GmbH, Stuttgart, Alemanha, por permitir-me incluir reproduções de fotografias de valor inestimável do Dr. Hans Hinselmann e do microscópio Leitz de dissecação na segunda edição deste livro.

Agradeço ao Sr. Sameer Kothari, diretor executivo da Zilico Limited, Reino Unido, por me enviar as fotografias digitais de alta resolução do epiteliômetro. Elas estão reproduzidas no Capítulo 21 deste livro.

A Professora Manjula Jain, Chefe do Departamento de Patologia do Lady Hardinge Medical College, da Universidade de Deli, Nova Deli, e minha boa amiga e colega, prontamente concordou em continuar a sua colaboração comigo neste manuscrito. Ela é coautora do capítulo sobre o exame de Papanicolaou com a Dra. Charanjeet Ahluwalia, especialista do Departamento de Patologia do Safdarjung Hospital Nova Deli. Agradeço a elas por sua importante contribuição para este texto.

A Professora Geetashree Mukherjee do Departamento de Patologia do Kidwai Memorial Institute of Oncology, Bangalore, graciosamente forneceu suas microfotografias de esfregaços cervicais com imunocoloração. Agradeço a ela pelas fotografias que estão reproduzidas no Capítulo 21.

A Dra. J. Anupama, ginecologista e obstetra em Nova Deli, e ex-professora-assistente e membro ativo da unidade de colposcopia no Lady Hardinge Medical College, em Nova Deli, é minha querida colega e amiga. Agradeço a ela por contribuir com os excelentes diagramas de linha reproduzidos nos capítulos 2 e 6, e por me ajudar na atualização dos Capítulos 17 e 18, dos quais foi a autora na primeira edição.

O Sr. Wolfgang Schmidt, diretor executivo, e o Dr. Thomas Kupferschmidt, de Leisegang, Berlim, Alemanha, têm dado muito apoio ao meu trabalho. Eles doaram, generosa e incondicionalmente, equipamentos valiosos para a clínica de colposcopia no MSCC e NHMH, Bangalore, onde trabalho atualmente. Suas doações incluem o videocolposcópio Leisegang modelo 3MV com luz LED e o *software* Leisecap para a gestão de pacientes.

Sra. Cheryl Bogardus, vice-presidente *(Marketing)*, na CooperSurgical, EUA, e sua equipe forneceram as informações solicitadas sobre os seus produtos relacionados com a colposcopia e me deram permissão para reproduzir fotografias digitais dos instrumentos de escritório, equipamento de criocirurgia e equipamentos para procedimento de excisão eletrocirúrgica com alça (LEEP), neste livro. Agradeço à Sra. Bogardus, pela gentil e incondicional doação de instrumentos muito necessários para a clínica de colposcopia do MSCC e do NHMH, em Bangalore.

Shri Jitendar P. Vij, presidente e diretor geral da M/s Jaypee Brothers Medical Publishers (P) Ltd, Nova Deli, tem sido a força motriz por trás deste livro, e tem a minha gratidão e admiração. Agradeço ao Sr. Tarun Duneja (diretor de publicações) na Jaypee Brothers Medical Publishers (P) Ltd, Nova Deli, e a toda sua equipe, especialmente, o Sr. KK Raman, Sra. Samina Khan, Sra. Yashu Kapoor, Sr. Manoj Pahuja, Sr. Akhilesh Kumar Dubey, pela paciência, dedicação e apoio na publicação deste manuscrito.

Agradeço à minha colega e amiga Dra. Vibha Rathor, ginecologista no MSCC e no NHWCI, por seu apoio irrestrito aos meus esforços em criar a clínica de colposcopia no MSCC e no NHMH. Agradeço ao pessoal do departamento de engenharia biomédica, à equipe de enfermagem e aos meus colegas no MSCC e no NHMH por me ajudarem em minha prática de colposcopia. Agradeço aos meus colegas em Bangalore e outras cidades da Índia por referir suas pacientes a mim para serviços de colposcopia. Sinto-me privilegiada por ter a sua confiança.

Tenho estado profundamente consciente do apoio indefectível e do incentivo que tenho recebido de minha família durante o processo de escrita deste livro. Agradeço a todos, especialmente minha irmã Dra. Nirmala Bhat, por sua bondade e compreensão.

B. Shakuntala Baliga
MD FICOG
Email: shakubaliga@yahoo.com

Abreviaturas

Abreviaturas utilizadas no texto

- AGCPC = Associação da Sociedade Alemã de Patologia Cervical e Colposcopia
- AIS = adenocarcinoma *in situ*
- ASCCP = Sociedade Americana de Colposcopia e Patologia Cervical
- BE = biópsia endometrial
- BSCCP = Sociedade Britânica de Colposcopia e Patologia Cervical
- CAF = procedimento cirúrgico com alta frequência
- CCI = câncer cervical invasivo
- CDC = Centros de Controle e Prevenção de Doenças
- CEC = curetagem endocervical
- cNIC = neoplasia intraepitelial cervical glandular
- D & C = dilatação e curetagem
- DIU = dispositivo contraceptivo intrauterino
- FOGSI = Federação das Sociedades de Obstetrícia e Ginecologia da Índia
- HC2 = captura híbrida 2
- HPV = papilomavírus humano
- HSIL = lesão intraepitelial escamosa de alto grau
- IARC = Agência Internacional para Pesquisa sobre o Câncer
- IFCPC = Federação Internacional de Patologia Cervical e Colposcopia
- ISCCP = Sociedade Índiana de Colposcopia e Patologia Cervical
- ISP = infecção subclínica por papilomavírus
- ISSVD = Sociedade Internacional para o Estudo da Doença Vulvovaginal
- IVA = inspeção visual após ácido acético
- IVL = inspeção visual após solução de Lugol
- JEC = junção escamocolunar
- LLETZ = grandes excisões da zona de transformação
- LSIL = lesão intraepitelial escamosa de baixo grau
- NIC = neoplasia intraepitelial cervical
- NIV = neoplasia intraepitelial vulvar
- NIVA = neoplasia intraepitelial vaginal
- OMS = Organização Mundial da Saúde
- Papanicolaou = Teste de Papanicolaou
- PCOC = pílulas contraceptivas orais combinadas
- retrator A-V = afastador de parede vaginal anterior
- SIL = lesão intraepitelial escamosa
- TRH = terapia de reposição hormonal
- ZT = zona de transformação

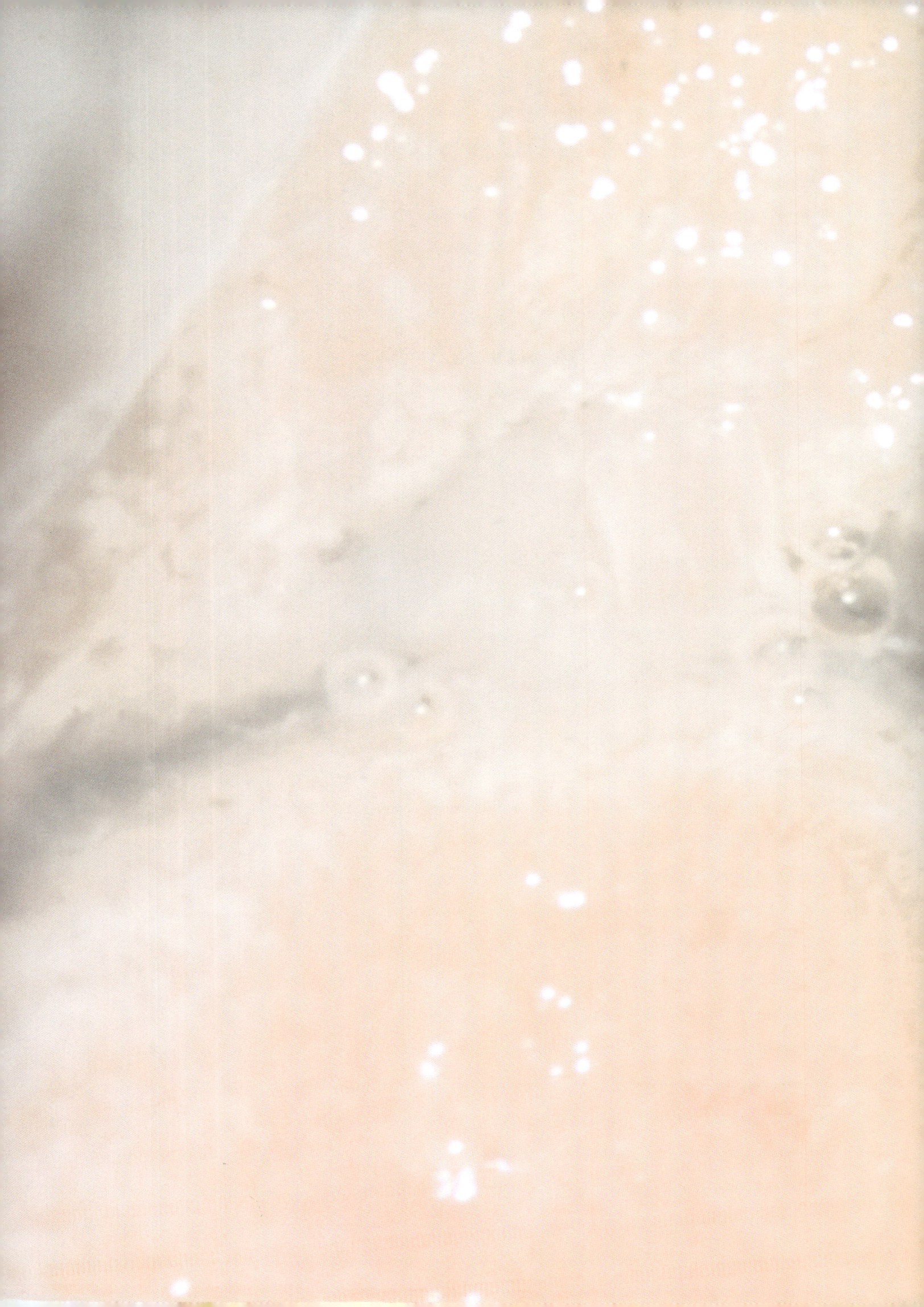

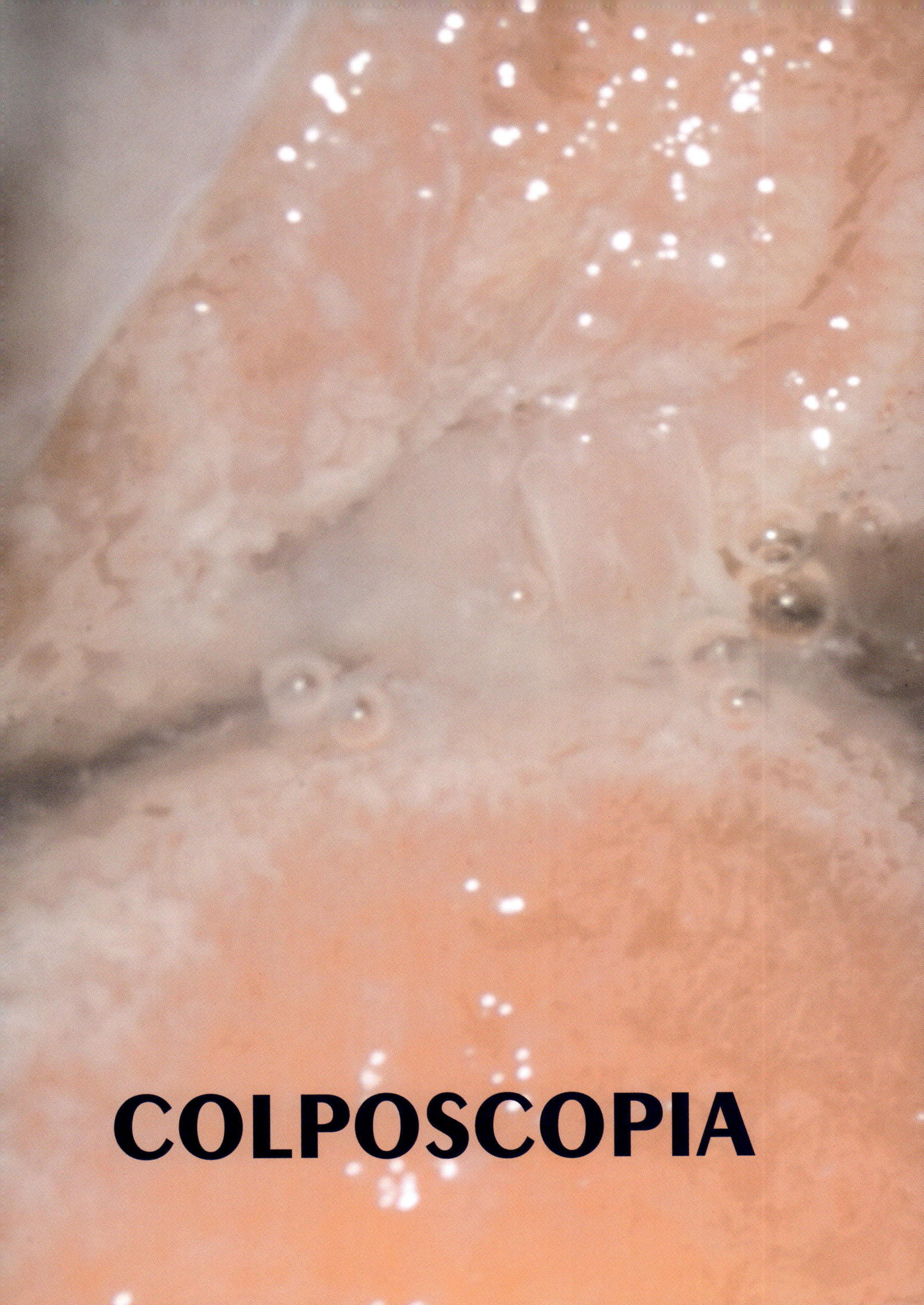

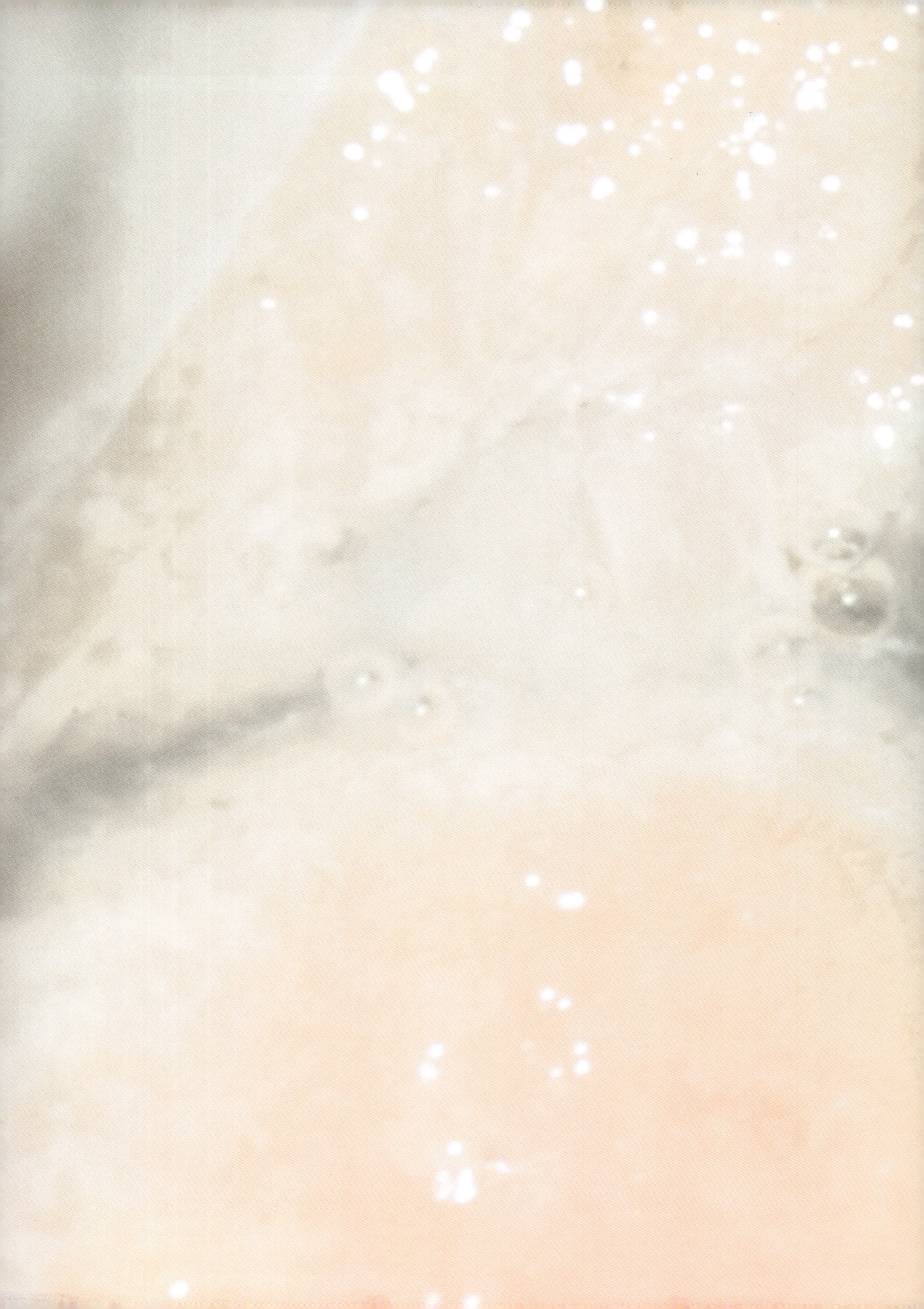

1 Introdução e Pesquisa Histórica

COLPOSCOPIA

A colposcopia é o exame da vagina e do colo do útero com um microscópio binocular. A palavra "colposcópio" é derivada da palavra grega *kolpos* (dobra ou oco) e *skope* (examinar).[1] O colposcópio é um instrumento endoscópico, usado para estudar o epitélio da vagina e do colo do útero *in vivo* sob iluminação e ampliação adequadas.

DESENVOLVIMENTO E SIGNIFICADO DA COLPOSCOPIA

O primeiro colposcópio foi desenvolvido por Hans Hinselmann de Hamburgo, Alemanha, em colaboração com seus colegas físicos, em dezembro de 1924; o desenvolvimento foi relatado em 1925 (Fig. 1.1).[2] Hinselmann acreditava que o câncer do colo do útero começava como um pequeno nódulo no epitélio de superfície que não poderia ser visto a olho nu.[3] Seu primeiro colposcópio consistia de uma lupa de dissecção de Leitz (Fig. 1.2). Mais tarde, ele desenhou um segundo colposcópio[4], melhorando a aplicação inicial em termos de distância focal, ampliação e iluminação. Ele experimentou vários produtos químicos para facilitar uma melhor visualização dos tecidos pela remoção do muco cervical do campo de exame. Em 1925, Hinselmann relatou que o ácido acético coagulava o muco cervical e também manchava o epitélio anormal de branco por seus efeitos sobre as proteínas das células.[2] Em 1936, ele descobriu padrões de pontilhado e mosaico associados à neoplasia intraepitelial.[2] Ele usou uma solução de iodo para manchar o colo do útero e ajudar ainda mais o estudo colposcópico, um teste que foi defendido por Schiller.[5] Ele também usou filtros de cor durante a colposcopia, conforme descrito por Kraatz[6] e descobriu que o filtro verde faz o vermelho aparecer como preto, melhorando assim a avaliação colposcópica dos capilares subepiteliais e acentuando o contraste entre o padrão vascular nos epitélios normal e anormal.

Fischer-Wasels[7] e Wespi[8] salientaram a importância da metaplasia na carcinogenese cervical.[2] Koller notou que o uso de ácido acético e iodo de Schiller no colo do útero dificultava

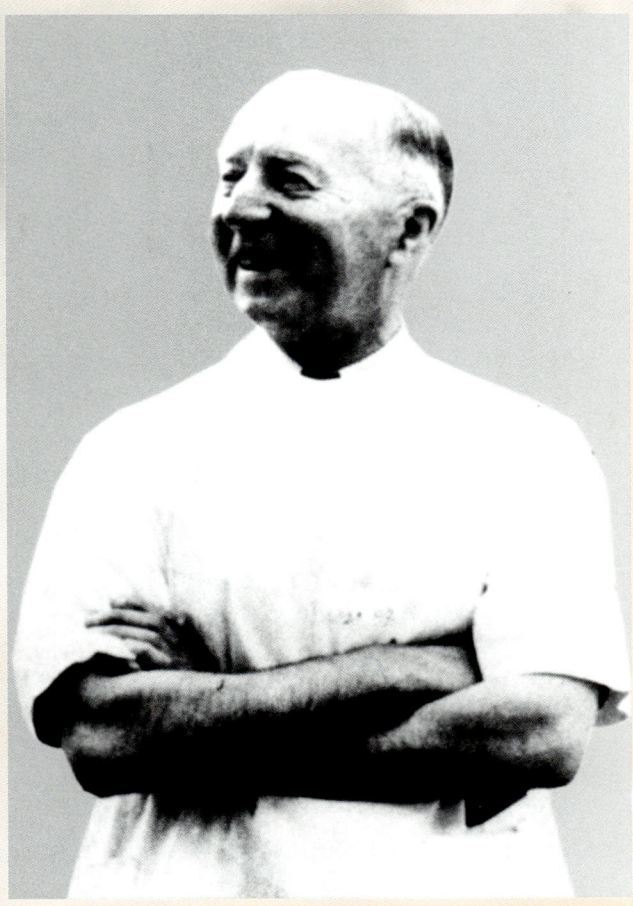

Figura 1.1: Hans Hinselmann. Imagem reproduzida com permissão de Schattawer Gmbh, Alemanha.

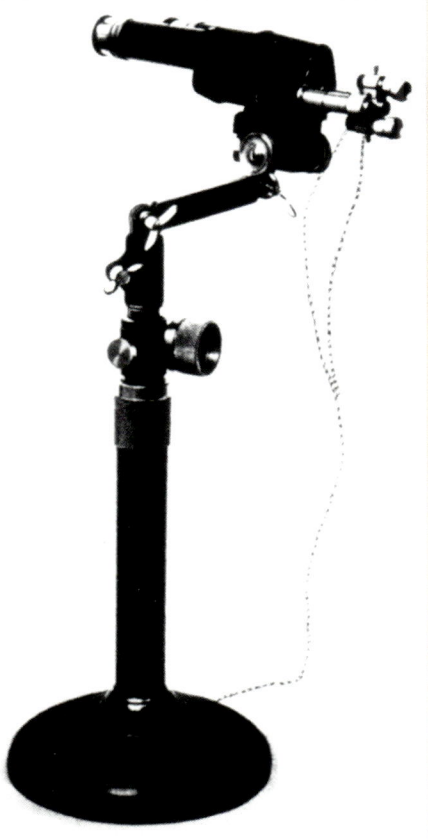

Figura 1.2: A lupa de dissecção de Leitz usada por Hinselmann como primeiro colposcópio. Imagem reproduzida com permissão de Schattawer Gmbh, Alemanha.

a interpretação dos detalhes vasculares; ele desenvolveu a "técnica de solução salina", em 1963, para exame da angioarquitetura cervical.[9] Nesta técnica, o colo do útero é exposto, o muco removido, e o epitélio limpo com soro fisiológico para o exame colposcópico. Kolstad e Stafl, de Oslo, descreveram mais tarde, este método, em 1972.[10]

Hinselmann comparou seus achados colposcópicos com a histopatologia e propôs uma terminologia colposcópica.[2] A introdução da nova classificação colposcópica e dos sistemas de classificação contínua em uma tentativa de tornar a interpretação dos resultados colposcópicos mais fácil e simples.[2]

O uso da colposcopia para o diagnóstico de neoplasia intraepitelial cervical (NIC) e câncer precoce ganhou popularidade na década de 1960, quase quatro décadas após sua invenção. Muitos fatores contribuíram para este atraso na incorporação da colposcopia nos esforços de prevenção do câncer cervical. A descoberta da citologia esfoliativa por Papanicolaou e Traut, em 1941, ofereceu um método mais simples, fácil e barato de detectar o câncer cervical.[11] Outro problema pode ter sido a barreira da língua, já que a maior parte do trabalho inicial foi publicada em alemão. Inicialmente, a citologia e a colposcopia eram vistas como testes competitivos para o rastreamento do câncer do colo do útero; no entanto, logo se percebeu que os dois testes se complementam no rastreamento e na detecção precoce do câncer cervical.

No início dos anos de 1970, foi relatado que biópsias dirigidas por colposcopia evitavam a necessidade de biópsia cônica em mulheres com exame de Papanicolaou anormal.[2] Métodos para a destruição do tecido local para o tratamento da NIC tornaram-se disponíveis[2] pela primeira vez no final da década de 1970, substituindo a biópsia cônica e a histerectomia como modalidades de tratamento primário.

A colposcopia tornou-se parte integrante da prática ginecológica moderna. Agora, é utilizada para a avaliação do epitélio de todo o trato genital inferior feminino. No entanto, a colposcopia da vulva e da vagina não é praticada, atualmente, tão extensivamente quanto a colposcopia do colo do útero. As indicações para a colposcopia também aumentaram, embora a sua indicação principal continue sendo o exame de mulheres com exames citológicos anormais. Ela também ajuda a determinar a natureza das lesões macroscópicas no colo do útero, na vagina e na vulva, já que isso muitas vezes dá um diagnóstico instantâneo em contraste com o relatório da histopatologia. Um aspecto colposcópico que é inequívoco de uma lesão benigna ajuda a aliviar paciente e seus familiares de muita ansiedade.

A imagem colposcópica é produzida pela iluminação do epitélio e do estroma e é influenciada pelo número de células epiteliais, morfologia, natureza e organização, bem como pelo arranjo vascular do estroma subjacente. De acordo com Cartier e Cartier, colposcopia é o exame do tecido conectivo do colo do útero e da vagina (o objeto) por meio da mucosa cervical e vaginal (o filtro).[12] Várias combinações de anormalidades epiteliais e estromais produzem aparências identificáveis que podem ajudar na previsão da histopatologia subjacente.

A colposcopia é mais executada em combinação com a citologia. O patologista tem um papel central na formação e na experiência do colposcopista. Para citar Burke, "a colposcopia é mais bem aprendida na bancada do patologista".[13] O exame histopatológico continua sendo o padrão ouro para o diagnóstico de neoplasia intraepitelial e câncer invasivo. O estudo de concordância e de discordância entre histopatologia, citologia e diagnóstico colposcópico da biópsia dirigida por colposcopia, aumenta de igual modo as competências de colposcopistas novatos e experientes. A fotodocumentação de imagens colposcópicas facilita muito este exercício e também contribui para o atendimento ao paciente. A primeira edição do livro Practical Colposcopy, por René Cartier, é um marco em excelente colpofotografia.[14] Muitos fotocolpóscopios, recentemente introduzidos, têm capacidades de gravação de vídeo e *software* para gestão digital dos dados da paciente, tornando-os excelentes ferramentas para o ensino de colposcopia, tratamento da paciente e acompanhamento (Figs. 1.3 a 1.6).

Mudanças no relatório do exame de Papanicolaou e na terminologia da colposcopia evoluíram ao longo dos anos, com a ideia de melhorar a comunicação entre patologista, colposcopista e ginecologista.[15,16] Vários sistemas de classificação e de pontuação para prever a patologia subjacente foram introduzidos ao longo dos anos.[17-21] Da mesma forma, as diretrizes para a gestão adequada de exames anormais e biópsia

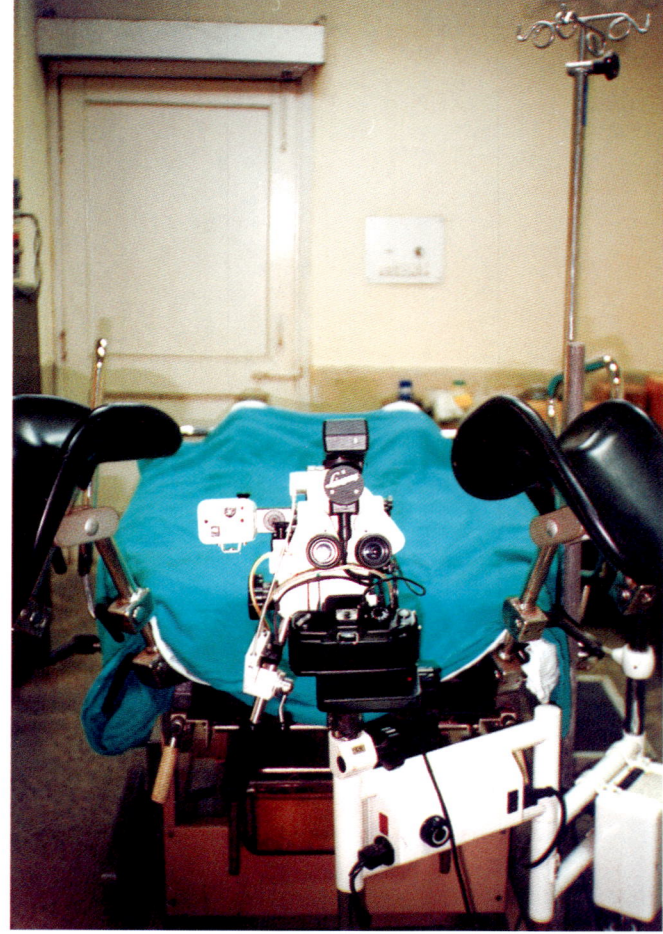

Figura 1.3: Fotocolposcópio Leisegang modelo 3BD com câmera de vídeo e câmera fotográfica Leisegang estéreo em suporte giratório anexo à mesa de exames utilizado inicialmente pela autora.

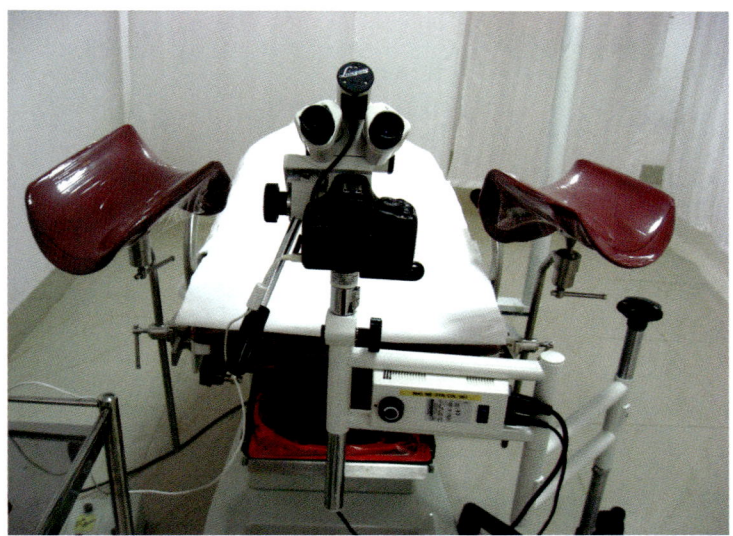

Figura 1.4: Fotocolposcópio Leisegang modelo 3ML com luz LED e câmera Canon 450D EOS em suporte giratório ligado à base do suporte resistente tipo aranha utilizado pela autora.

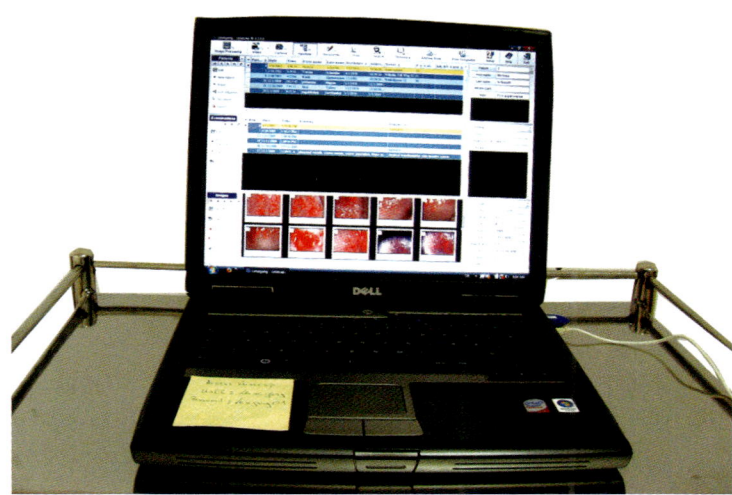

Figura 1.6A: *Software* Leisecap de gerenciamento de imagem de Leisegang utilizado pela autora.

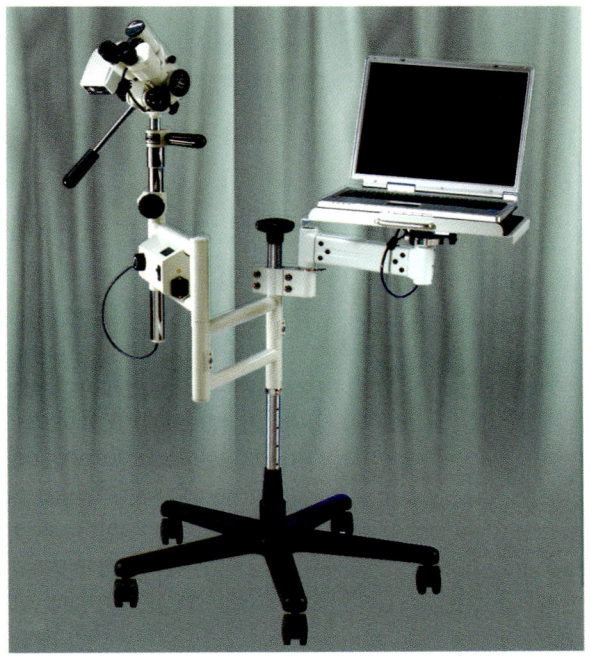

Figura 1.5: Colposcópio digital Leisegang CerviPATH com *software* de gestão de paciente.

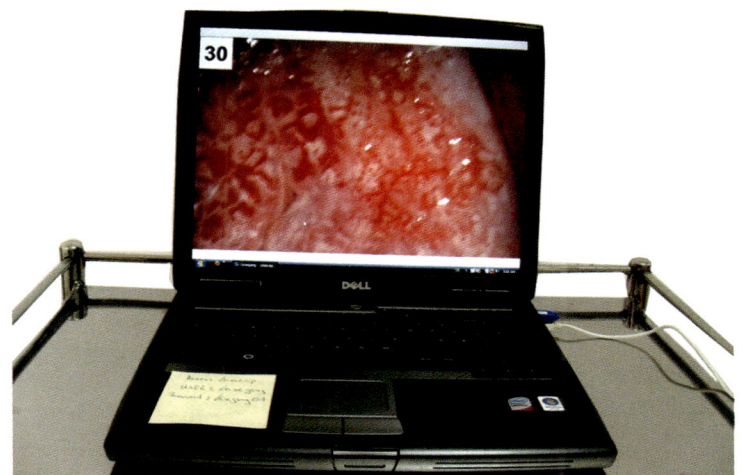

Figura 1.6B: *Software* Leisecap de gerenciamento de imagem de Leisegang utilizado pela autora.

de lesões comprovadas evoluíram ao longo dos anos com base na compreensão da história natural do câncer cervical.[22,23] O papilomavírus humano (HPV) é agora reconhecido como o principal agente etiológico de pré-câncer e câncer do colo do útero. Vários testes têm sido desenvolvidos, a partir dos caros testes de reação em cadeia da polimerase (PCR) para a detecção de HPV de alto risco oncogênico, o teste de captura híbrida (CH 2), o teste *care*HPV que dá resultados dentro de 2 horas e meia, até a recentemente introduzida tira de teste rápido que dá resultados no prazo de 15 minutos.[24,25] Estes testes são de grande proveito na triagem de mulheres para a colposcopia e/ou conização e também para o rastreio primário (em especial os testes rápidos).

A colposcopia tem uma especificidade ruim. Novas tecnologias foram introduzidas ao longo dos anos na tentativa de melhorar o desempenho da colposcopia. Todas elas são fundamentadas nas diferenças entre as propriedades inerentes de tecido epitelial normal, displásico e cancerígeno, incluem o epiteliometro, o dispositivo DySIS e o índice de opacidade, entre outros.[26-28] É preciso não esquecer que todos esses avanços tecnológicos são construídos sobre as bases estabelecidas pelos grandes ícones em colposcopia.

O treinamento formal e o credenciamento para a colposcopia são importantes. Muitos países têm suas próprias associações ou sociedades de ensino e pesquisa em colposcopia. A Sociedade Indiana de Colposcopia e Patologia Cevical (ISCCP) foi formada em 2008.

A Sociedade Internacional de Patologia Cervical e Colposcopia (IFCPC) foi fundada em 1972 e tornou-se uma Federação em 1975. O objetivo da IFCPC é diminuir a incidência e a mortalidade associadas de todas as neoplasias do trato genital inferior feminino, embora os principais esforços estejam orientados para a detecção precoce e a prevenção do câncer cervical. A Sociedade Internacional para o Estudo da Doença Vulvovaginal (ISSVD) foi fundada em 1970. O ISSVD visa estabelecer e promover a comunicação internacional e o acordo sobre a terminologia e as definições usadas para descrever as doenças vulvovaginais. O ISSVD também serve para disseminar o conhecimento obtido a partir de investigação clínica e de pesquisa básica na área.

O IFCPC introduziu uma Terminologia Internacional para padronizar os sistemas de classificação e os termos utilizados para descrever os resultados colposcópicos. O Comitê de Nomenclatura do IFCPC finalizou uma nova classificação colposcópica durante o Congresso Mundial de Barcelona, em 2002;[16] no entanto, isto só se aplica ao colo do útero. O Comitê de Nomenclatura do IFCPC postou uma proposta de uma nova nomenclatura colposcópica em seu *site* em junho de 2010, que inclui a terminologia colposcópica para vagina, vulva, períneo e área perianal.[29] A nova nomenclatura será finalizada no Congresso Mundial, em julho de 2011. A comissão inclui o Dr. Mario Sideri, ex-presidente do ISSVD e Diretor da Unidade de Ginecologia Preventiva do Instituto de Oncologia de Milão. Isso mostra a estreita coordenação entre o IFCPC e o ISSVD.

REFERÊNCIAS

1. Ades S, Alison RD, Bloom DA, Bruner J, Cavanagh KE, Charap M et al, editors. Stedman's Medical Dictionary. 28th ed. Baltimore (MD): Lippincott Williams and Wilkins; 2006. p. 413.
2. O'Dowd MJ, Philipp EE. The history of obstetrics and gynaecology. Pearl River (NY): Parthenon Publishing Group; 1994. p. 543-70.
3. Coppleson M, Pixley EC. Colposcopy of cervix. In: Coppleson M, editor. Gynecologic oncology. Fundamental principles and clinical practice. 2nd ed. vol. 1. New York: Churchill Livingstone; 1992. p. 297-324.
4. Bauer H. Color atlas of colposcopy. 3rd ed. New York: IGAKU-SHOIN Medical Publishers, Inc.; 1990. p.1-5.
5. Schiller W. Uber Fruehstadien des Portiokarzinomas und ihre Diagnose. Arch Gynakol 1928;133:211.
6. Kraatz H. Farbfiltervorschaltung zur leichteren Erlernung der Kolposkopie. Zbl Gynakol 1939;2307.
7. Fischer-Wasels B. Metaplasie und Gewebsmibildung. In: Bethes: Handbuch der normalen und pathologischen Physiologie, Bd XIV/2. Berlin: Springer; 1927.
8. Wespi H. Early carcinoma of the uterine cervix. New York: Grune and Stratton; 1949.
9. Koller O. The vascular patterns of the uterine cervix. Oslo: Universitets Forlaget; 1963.
10. Kolstad P, Stafl A. Atlas of Colposcopy. Oslo: Universitets Forlaget; 1972.
11. Papanicolaou GN, Traut HF. The diagnostic value of vaginal smears in carcinoma of the uterus. Am J Obstet Gynecol 1941;42:193.
12. Cartier R, Cartier I. Practical Colposcopy. 3rd ed. Paris: Laboratoire Cartier; 1993. p. 16-26.
13. Burke L, Antonioli DA, Ducatman BS. Colposcopy: Text and Atlas. Norwalk (CT): Appleton and Lange; 1991. p. 1-6.
14. Cartier R. Practical colposcopy. Paris: S. Karger; 1977.
15. Solomon D, Davey D, Kurman R et al. The 2001 Bethesda System: terminology for reporting results of cervical cytology. JAMA 2002; 287:2114-19.
16. Walker P, De Palo G, Campion M, Jakob C, Roy M. International terminology of colposcopy: An updated report from the International Federation for Cervical Pathology and Colposcopy. Obstet Gynecol 2003;101(1):175-7.
17. Coppleson M, Pixley EC, Reid BL. Colposcopy. A scientific and practical approach to the cervix, vagina, and vulva in health and disease. 3rd ed. Springfield: Thomas; 1986.
18. Hong DG, Seong WJ, Kim SY, Lee YS, Cho YL. Prediction of high-grade squamous intraepithelial lesions using the modified Reid index. Int J Clin Oncol. 2010 Jan 20. [Epub ahead of print].
19. Burke L, Antonioli DA, Ducatman BS. Colposcopy - Text and atlas. Norwalk (CT): Appleton & Lang; 1991. p. 61-81.
20. Coppleson M, Dalrymple JC, Atkinson AH. Colposcopic differentiation of abnormalities arising in the transformation zone. In: Wright VC (editor). Contemporary Colposcopy. Philadelphia:WB Saunders; 1993.
21. Strander B, Ellstrom- Anderson A, Franzen S, Milsom I, Radberg T. The performance of a new scoring system for colposcopy in detecting highgrade dysplasia in the uterine cervix. Acta Obstet Gynecol Scand 2005;84:1013-7.
22. Wright TC Jr, Massad LS, Dunton CJ, Spitzer M, Wilkinson EJ, Solomon D. 2006 consensus guidelines for the management of women with abnormal cervical screening tests. Am J Obstet Gynecol 2007;197(4):346-55.
23. Wright TC Jr, Massad LS, Dunton CJ, Spitzer M, Wilkinson EJ, Solomon D. 2006 consensus guidelines for the management of women with cervical intraepithelial neoplasia or adenocarcinoma in situ. Am J Obstet Gynecol 2007;197(4): 340-5.
24. Qiao YL, Sellors JW, Eder PS, Bao YP, Lim JM, Zhao FH, Weigl B et al. A new HPV-DNA test for cervical-cancer screening in developing regions: a cross-sectional study of clinical accuracy in rural China. Lancet Oncol 2008;9(10):929-36.
25. Sellors J. Screening technologies to advance rapid testing (START). In: Faro S.(editor). Meeting Abstracts. Proceedings from the First Asia- Oceania Research Organisation on Genital Infections and Neoplasia (AOGIN) Meeting. Infectious Diseases in Obstetrics and Gynecology. Hindavi Publishing Corporation; 2006. p. 1-38.
26. Balasubramani L, Brown BH, Healey J, Tidy JA. The detection of cervical intraepithelial neoplasia by electrical impedance spectroscopy: The effects of acetic acid and tissue homogeneity. Gynecol Oncol 2009;115(2):267-71.
27. Soutter WP, Diakomanolis E, Lyons D, Ghaem-Maghami S, Ajala T, Haidopoulos D, Doumplis D et al. Dynamic spectral imaging: improving colposcopy. Clin Cancer Res 2009;15(5):1814-20.
28. Li W, Venkataraman S, Gustafsson U, Oyama JC, Ferris DG, Lieberman RW. Using acetowhite opacity index for detecting cervical intraepithelial neoplasia. J Biomed Opt. 2009;14(1):014020.
29. International Federation for Colposcopy and Cervical Pathology. A proposal for the 2011 IFCPC Nomenclature. Available at URL http://www.ifcpc.org/document/nomentermpro, dated June 29, 2010.

Base Tecidual da Colposcopia

A colposcopia é um método de exame do colo do útero, da vagina e da vulva sob ampliação, utilizando uma fonte externa de luz branca. A ampliação normalmente usada está entre 5X e 20X. O principal objetivo da colposcopia é detectar a neoplasia intraepitelial e a neoplasia precoce do colo do útero, da vagina e da vulva. Ela também é utilizada para diagnosticar lesões causadas por infecção pelo papiloma vírus humano (HPV), pois estas são consideradas lesões precursoras da neoplasia do colo do útero, e também porque elas podem coexistir com áreas de neoplasia intraepitelial.

A imagem colposcópica é resultado da relação recíproca entre o epitélio e o estroma.[1] O epitélio atua como um filtro por meio do qual tanto a luz incidente quanto a refletida passam.[1] O epitélio é incolor, e o estroma é vermelho, porque contém vasos sanguíneos. A vermelhidão do estroma é transmitida pelo epitélio e é visível pelo colposcópio. A intensidade da cor representa a proporção de luz refletida e absorvida e está relacionada com os cromóforos do tecido e a quantidade visualizada de hemoglobina dos glóbulos vermelhos.[2] A quantidade de luz refletida depende da espessura das camadas do epitélio, da densidade óptica do epitélio (ou seja, a morfologia e da organização do epitélio) e da vascularização e a natureza do estroma subjacente.[1-3]

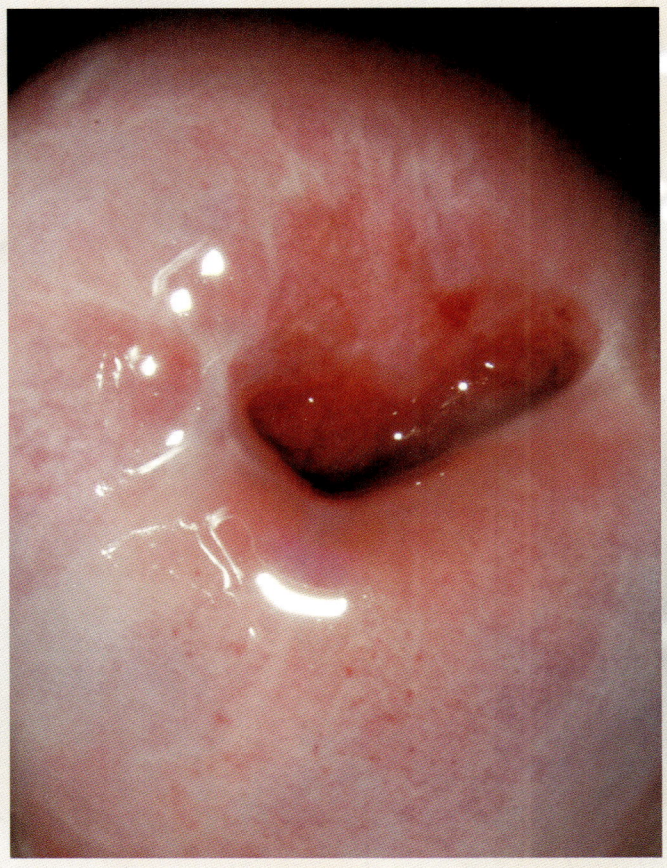

Figura 2.1: Colo mostrando epitélio escamoso rosa pálido e epitélio colunar vermelho no canal cervical.

BASE TECIDUAL DA COLPOSCOPIA DO COLO DO ÚTERO

Três diferentes epitélios são encontrados: escamoso original, colunar e epitélio escamoso metaplásico, na zona de transformação do colo do útero.

Epitélio Escamoso Original

O epitélio escamoso original é derivado do epitélio da cavidade urogenital e começa na linha vulvovaginal, recobre a vagina, abrange a maior parte do ectocérvice e toca o epitélio para formar a junção escamocolunar original (Fig. 2.1).

Epitélio Colunar

O epitélio colunar mucossecretor origina-se do ducto mülleriano e recobre o canal cervical (Fig. 2.2). A junção escamocolunar original (JEC) varia de local. Ele pode estar na ectocérvice, que circunda o orifício externo do colo uterino, pode estar dentro da parte inferior do canal cervical (como em mulheres em pós-menopausa), ou pode estar muito distante do orifício externo, com o epitélio colunar que cobre partes da ectocérvice e mesmo da vagina superior (Figs. 2.3A e B). Esta última condição é vista em mulheres expostas ao dietilestilbestrol *in utero* e em várias ginatresias.[4]

Epitélio Escamoso Metaplásico

A transformação de epitélio colunar em epitélio escamoso é conhecida como metaplasia, para os histologistas, e como zona de transformação, para os colposcopistas. Esta é a área de desenvolvimento da neoplasia e a área de interesse para os colposcopistas. O processo inicia-se nas áreas mais expostas do epitélio colunar. Seu limite caudal é a JEC original e seu limite cefálico é a nova JEC.

EFEITO DO EPITÉLIO NA IMAGEM COLPOSCÓPICA

O epitélio é um filtro entre a fonte luminosa e os vasos superficiais do estroma cervical. A cor da superfície depende da quantidade de luz absorvida pelo estroma subjacente, que leva as células vermelhas do sangue nos capilares (Figs. 2.4A a C).[2] A aplicação de ácido acético altera a superfície cervical. O efeito

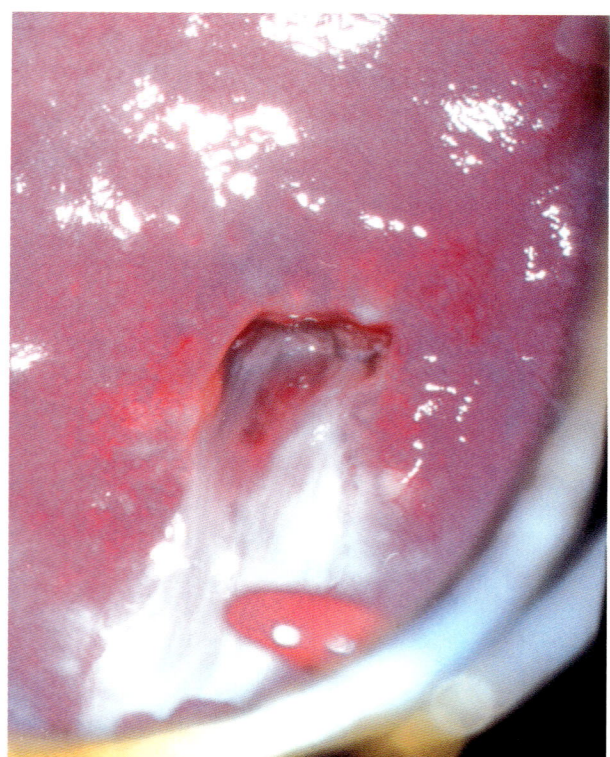

Figura 2.2: Colo do útero durante a gravidez, mostrando cor azul e muco cervical espesso.

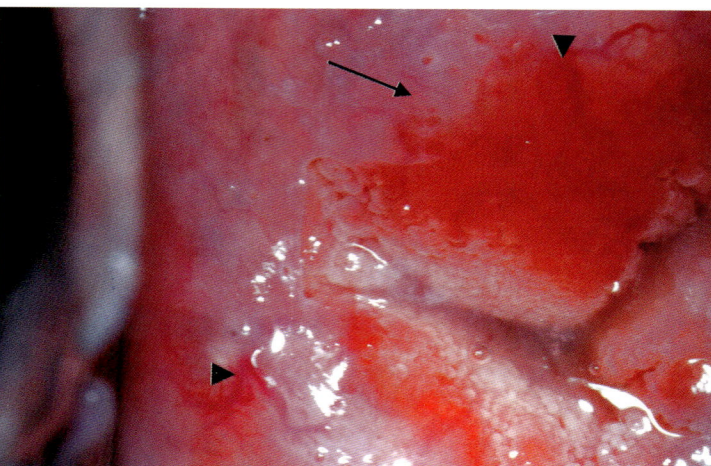

Figura 2.3B: Após lavagem em ácido acético. Note as vilosidades com aparência de cacho de uva do epitélio colunar e do epitélio metaplástico (seta) com vasos de grande calibre (cabeças de seta) na zona de transformação.

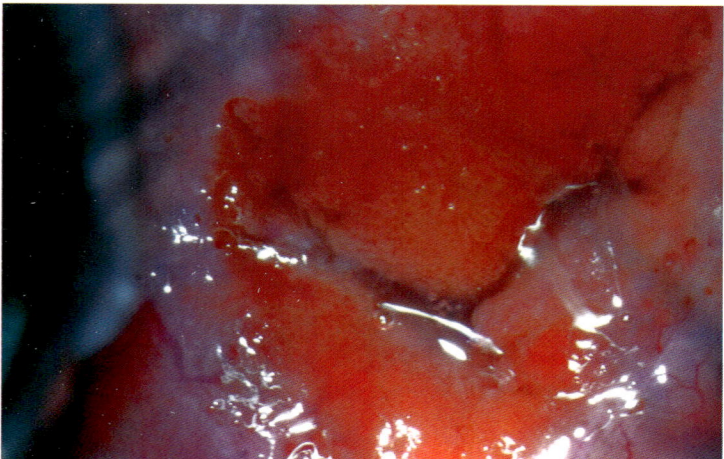

Figura 2.3A: Colo com epitélio vermelho-escuro cobrindo parte da ectocérvice.

do ácido acético dá-se por desidratação citoplasmática.³ Essa alteração celular produz mais luz refletida, e a imagem colposcópica é branca. Este efeito acetobranco resultante é transitório, e a velocidade com que aparece e desaparece depende do número de células, da quantidade de citoplasma da célula e do tamanho nuclear. O epitélio metaplásico, especialmente o epitélio metaplásico imaturo, tem maior relação núcleo-citoplasma e geralmente aparece mais branco do que a ectocérvice ou endocérvice circundante (Fig. 2.3B). Um acetobranqueamento mais opaco e duradouro é visto em áreas de alto grau de neoplasia intraepitelial e neoplasia.

Epitélio Escamoso Normal

O epitélio escamoso normal durante o período reprodutivo é rico em glicogênio e tem múltiplas camadas.

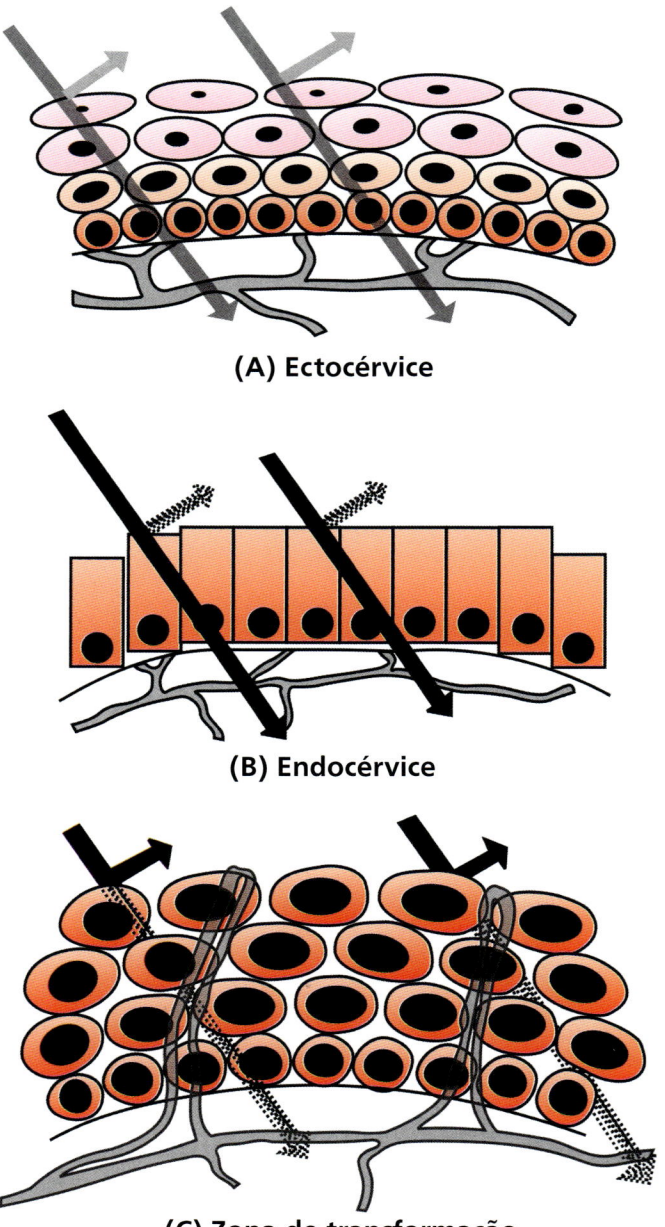

Figura 2.4A a C: Efeito da luz branca após a aplicação de ácido acético.

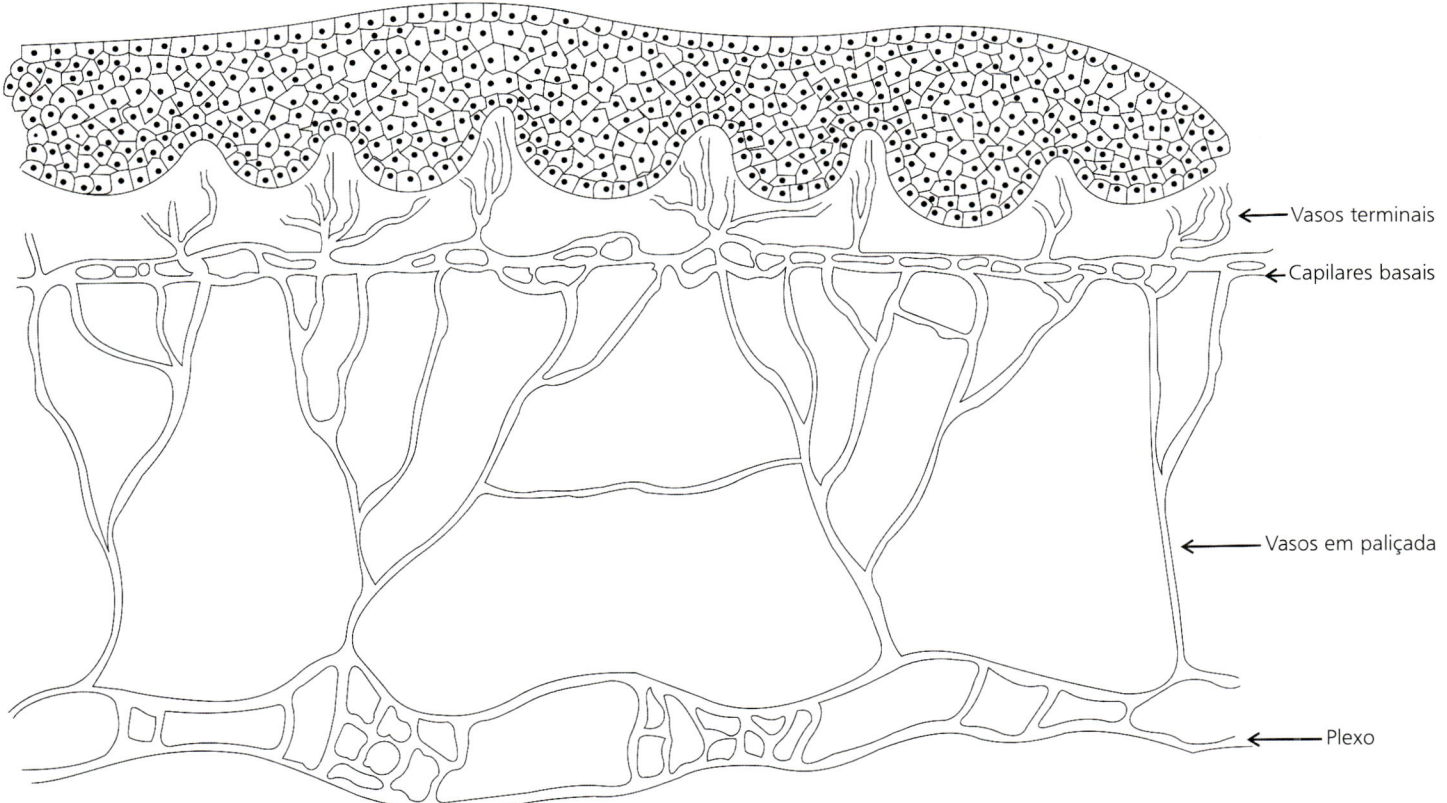

Figura 2.5: Rede vascular do epitélio escamoso original.

Camadas do Epitélio Escamoso Normal

Há quatro camadas – a camada basal ou germinativa, a camada de células espinais ou parabasais, a camada de células intermediárias ou naviculares e a camada superficial ou estrato córneo. As camadas basal e parabasal têm núcleos grandes. A relação núcleo-citoplasma diminui à medida que as células amadurecem e as células nas camadas intermediárias e superficiais têm núcleos picnóticos e citoplasma rico em glicogênio. As células basais e parabasais têm fator de crescimento epidérmico e receptores de estrógeno. O primeiro estimula a atividade mitótica e induz a queratinização e a diferenciação das células escamosas; o estrogênio estimula a síntese do DNA.[5]

Uma falta de estrogênio vista na pós-menopausa e em mulheres lactantes e meninas pré-púberes resulta em proliferação e maturação mínima, resultando em epitélio escamoso fino com falta de glicogênio. Normalmente, os vasos sanguíneos não se estendem ao epitélio, exceto para aqueles nas papilas do estroma, confinados à camada basal.

A superfície epitelial é plana ou ligeiramente ondulada. Em mulheres em idade reprodutiva, o epitélio espesso atua como uma barreira entre a luz branca e o estroma subjacente, refletindo parte da luz de volta para o observador (Fig. 2.4A). O efeito é uma luz de cor rosa a cinzenta (Fig. 2.1).

Padrão Vascular do Epitélio Escamoso Normal

O estudo de Zinzer e Rosenbauer mostra que o padrão vascular do epitélio escamoso normal é de quatro zonas (Fig. 2.5).[6] A primeira e mais profunda zona é um plexo de vasos relativamente grandes e anastomóticos. Estes continuam para o alto, quase perpendicularmente ou obliquamente à superfície como uma cerca de vasos. Esses vasos, então, subdividem-se na terceira zona de pequenos vasos, chamada rede básica, que corre paralela à superfície. Da rede basal surge uma quarta zona de capilares terminais que circundam a membrana basal epitelial.

Se as papilas estromais são bem desenvolvidas, os ramos ascendentes e descendentes de uma alça capilar em cada papila podem ser vistos como capilares em forma de grampo. Às vezes, se vistos tangencialmente, eles aparecem como finos pontilhados. Ocasionalmente, esses vasos podem ser vistos na ectocérvice como na gravidez, tricomoníase e inflamação (Fig. 2.6). Esses vasos tornam-se mais proeminentes nas mulheres na pós-menopausa com epitélio escamoso mais delgado.

Epitélio Colunar

O epitélio colunar consiste de uma única camada de células endocervicais contendo mucina, e é altamente transparente, permitindo que a maioria da luz seja absorvida pelos vasos estromais subjacentes. Após a exposição ao ácido acético, a maior parte da luz é absorvida e um pouco é refletida de volta para o observador (Fig. 2.4B). O efeito é uma cor rosa-escura a vermelho (Fig. 2.3A). As vilosidades típicas em formato de cacho de uva, como as observadas na colposcopia após a aplicação de ácido acético, são as papilas vistas histologicamente (Fig. 2.3B), cada uma coberta com uma camada única de células colunares secretoras de mucina e um núcleo do estroma contendo uma ou mais alças capilares (Fig. 2.7). As papilas são mais amplas e têm menos aparência de cacho de uva dentro da endocérvice em si. As alças capilares da papila podem ser vistas colposcopicamente. A pouca espessura do epitélio e a vascularização levam facilmente ao sangramento de contato.

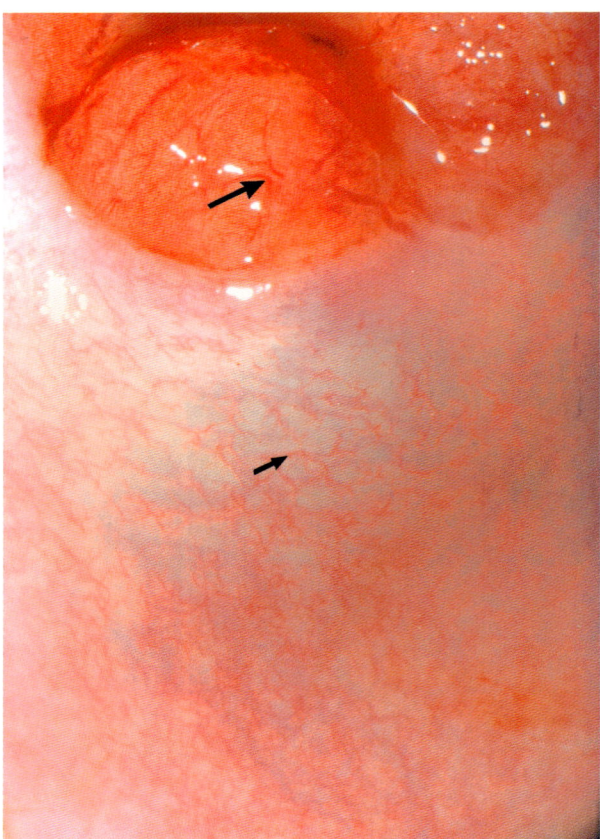

Figura 2.6: Um colo rasgado com inflamação do epitélio endocervical e ectocervical. Note os vasos inflamatórios proeminentes na endocérvice (seta grande) e os vasos terminais e basais proeminentes na ectocérvice (seta pequena).

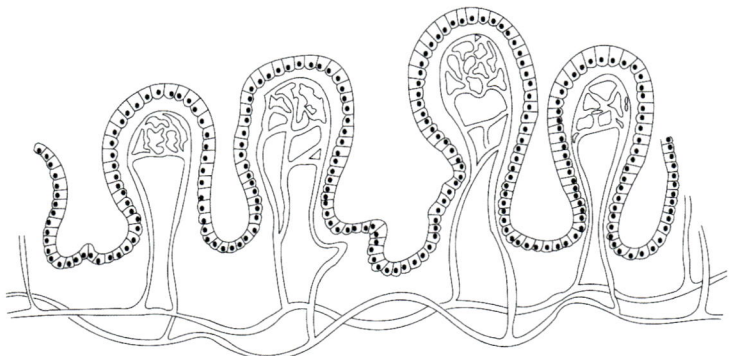

Figura 2.7: Rede vascular do epitélio colunar.

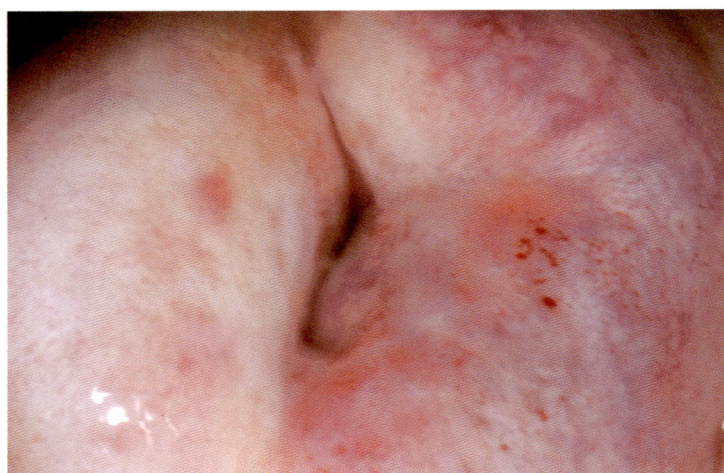

Figura 2.8: Colo em uma mulher na pós-menopausa que mostra o pálido epitélio escamoso atrófico com vasos proeminentes do estroma imitando pontilhado.

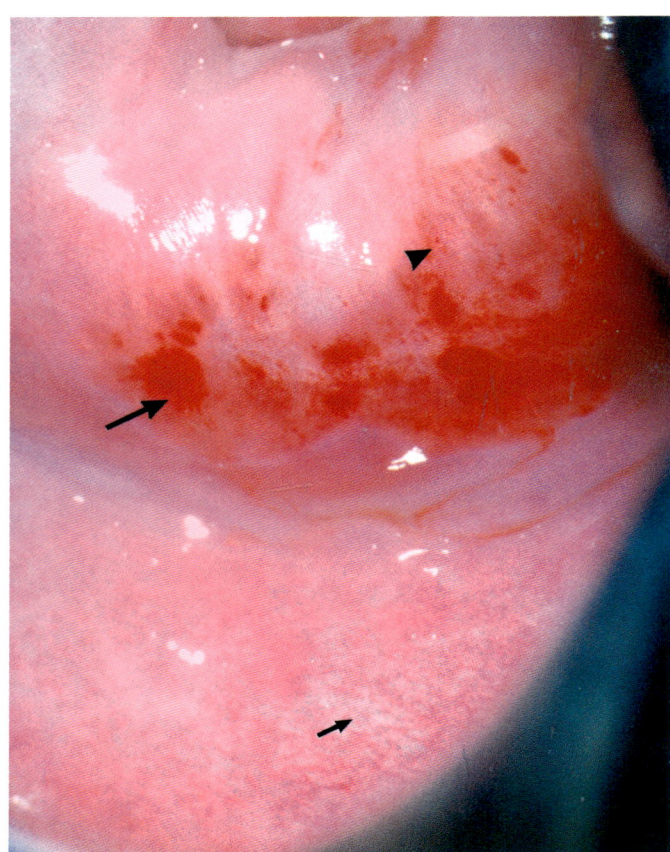

Figura 2.9: Colo em uma mulher na pós-menopausa apresentando hemorragias subepiteliais (seta grande) e vasos proeminentes do estroma no colo do útero (ponta de seta) e na vagina (seta pequena).

Epitélio Atrófico

O epitélio atrófico visto em mulheres na pós-menopausa é mais fino que o epitélio escamoso normal e não contém glicogênio. O suprimento sanguíneo do estroma é reduzido e a mucosa cervicovaginal tem aparência vermelha pálida (Fig. 2.8). Às vezes, os vasos do estroma (especialmente os capilares terminais e basais) parecem mais proeminentes e se assemelham a vasos atípicos e pontilhado, levando a erros de interpretação da imagem colposcópica.

A fina espessura do epitélio leva facilmente ao sangramento de contato e hemorragias subepiteliais (Fig. 2.9).

Epitélio Metaplásico na Zona de Transformação (ZT) Normal

A espessura e o conteúdo de glicogênio do epitélio metaplásico na ZT normal variam de acordo com o estágio de desenvolvimento. O epitélio metaplásico imaturo é mais fino que o epitélio escamoso normal e não contém glicogênio. Ele é relativamente transparente e, portanto, parece mais vermelho do que o epitélio escamoso normal (Figs. 2.10A a C).

As células escamosas metaplásicas imaturas têm uma maior relação núcleo-citoplasmática do que suas contrapartes maduras. Elas se tornam brancas após aplicação de ácido acético; a maior parte da luz é refletida de volta para o observador e resulta em uma cor translúcida-a-floculante (Figs. 2.10B e 2.4C). Finas alças capilares geralmente crescem até a superfí-

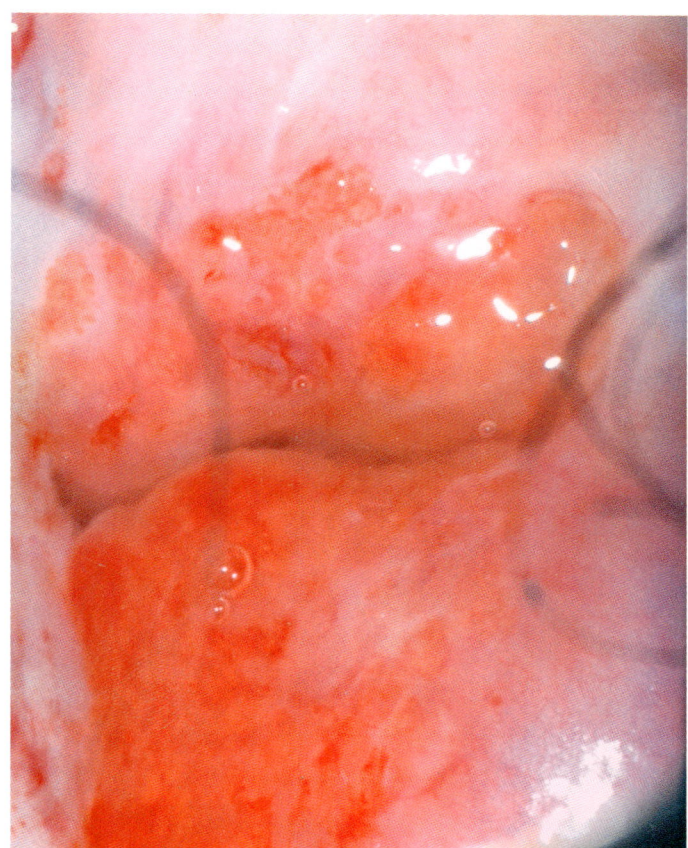

Figura 2.10A: Zona de transformação normal, após a aplicação de soro fisiológico.

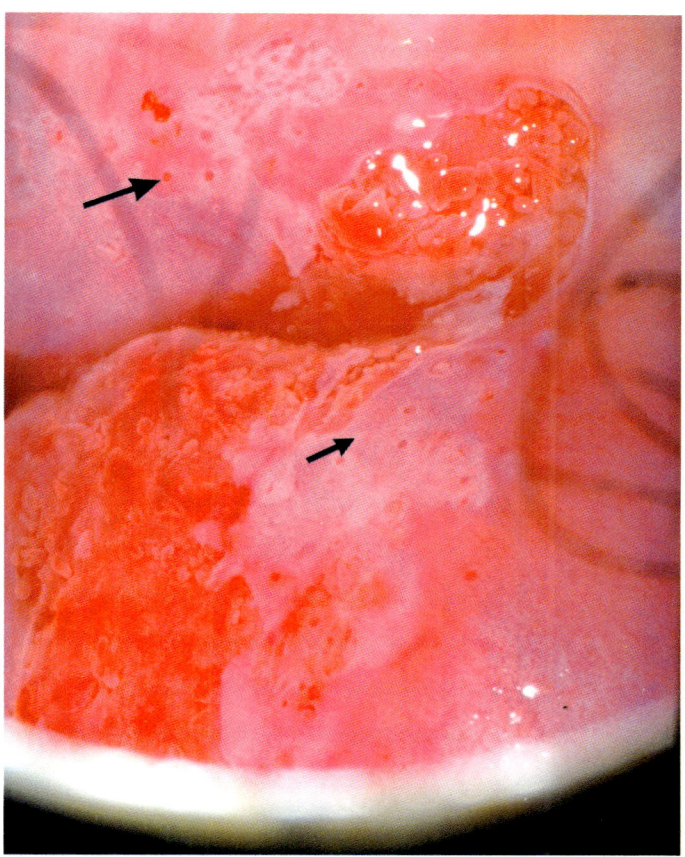

Figura 2.10B: Após a lavagem em ácido acético, mostrando as aberturas das glândulas (seta grande) e o epitélio metaplásico (seta pequena).

cie do epitélio; quando vistas em pé, elas aparecem como pequenos pontos, formando um pontilhado.

Por outro lado, o epitélio metaplásico maduro contém glicogênio e é mais espesso do que suas contrapartes imaturas; a cor é, portanto, mais pálida do que o epitélio imaturo, quase se assemelhando ao epitélio escamoso normal (Fig. 2.10C).

Epitélio Acantótico

O epitélio acantótico é ligeiramente mais fino do que o epitélio escamoso normal e é composto quase inteiramente de células espinais. Ele sempre tem algum grau de paraqueratose ou queratose. Portanto, ele tem uma densidade óptica mais alta que a do epitélio escamoso normal. Ele aparece vermelho pálido ou branco acinzentado, dependendo do grau de queratinização. A brancura é reforçada pela aplicação de ácido acético.[1] Ele é difícil de diferenciar do epitélio escamoso normal; no entanto, não se cora pelo iodo. Ele pode ocorrer dentro da zona de transformação e pode ser uma fonte de grande confusão para o colposcopista. Em tais casos, a biópsia deve ser realizada para descartar uma lesão intraepitelial escamosa (SIL).

Epitélio Atípico

O epitélio atípico decorrente da SIL é mais fino do que o epitélio escamoso normal, não contém glicogênio, e tem uma alta relação nucleo-citoplásmica. A cor é vermelha-escura escuro misturado com cinza sujo ou branco. Em razão da alta relação nucleo-citoplásmica, o epitélio torna-se intensamente branco após aplicação de ácido acético (Fig. 2.11). Ele não se cora pelo iodo, por causa da falta de glicogênio.

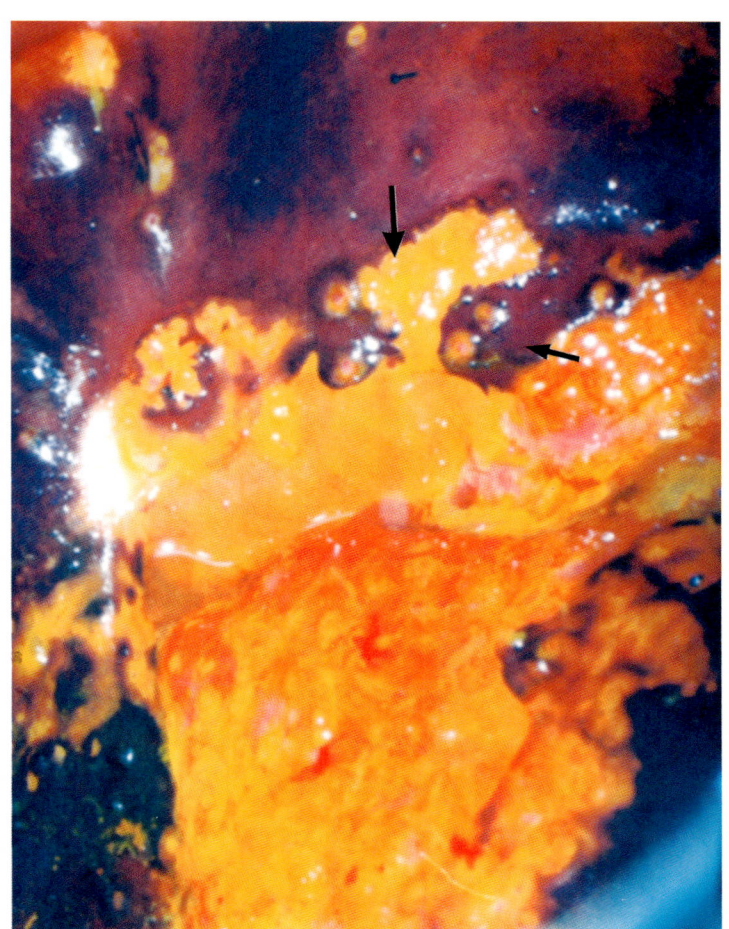

Figura 2.10C: Após a aplicação de iodo, mostrando o epitélio metaplásico imaturo (seta grande) e o epitélio metaplásico maduro (seta pequena).

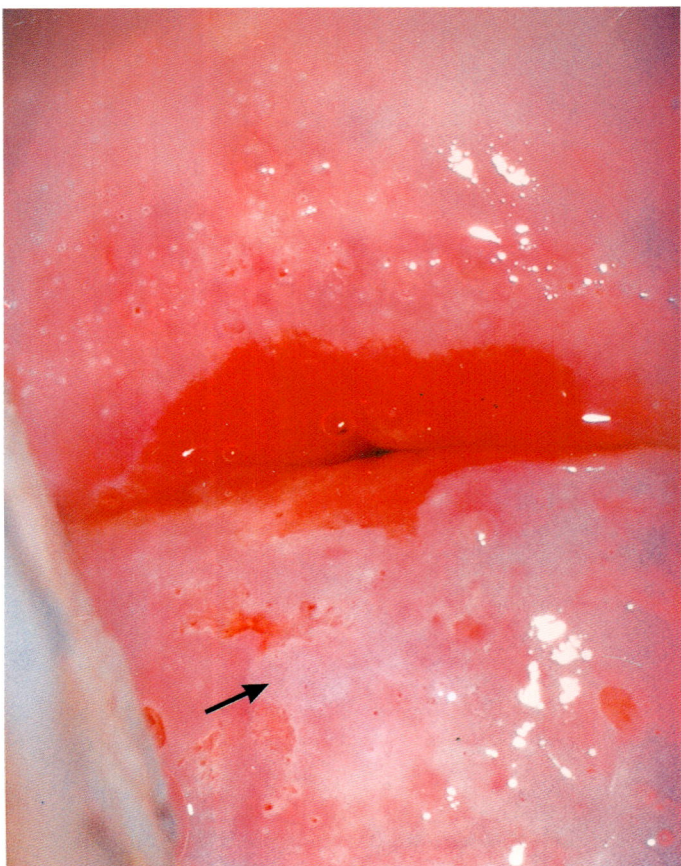

Figura 2.11: Colo mostrando epitélio acetobranco atípico em razão de alto grau de lesão intraepitelial escamosa (seta).

Figura 2.12: Erosão verdadeira causado pelas alterações atróficas após a menopausa. Note os vasos proeminentes do estroma semelhantes a pontilhados grosseiros (seta) e vasos atípicos (ponta de seta).

Erosão Verdadeira

Na erosão verdadeira o epitélio é desnudado e o estroma é exposto. A cor é vermelha, com os vasos do estroma semelhantes a pontuações grosseiras e vasos atípicos (Fig. 2.12).

Queratose (Anteriormente Denominada Leucoplasia)

Se o epitélio escamoso é coberto com placas de queratina, a luz não consegue atravessar as células epiteliais (Figs. 2.13A e B). A cor é branca. Além disso, a queratina engrossa a superfície, e a placa branca é levantada acima do epitélio não queratoso e possui uma borda bem definida. Estas placas são vistas a olho nu e são independentes da aplicação de ácido acético.

A Coloração com Iodo

O epitélio escamoso normal é rico em glicogênio e se cora na cor marrom-mogno com iodo. Epitélio colunar, epitélio acantótico, epitélio neoplásico e epitélio em estado de deficiência de estrogênio e inflamação têm falta de glicogênio e não se coram pelo iodo. O epitélio neoplásico por vezes assume uma cor castanho-claro-amarelada parecida com couro lavado (Figs. 2.13B a 2.15 e 2.19B).

EFEITO DO ESTROMA NA IMAGEM COLPOSCÓPICA

Estroma Normal

O estroma normal assume a cor de sangue.

Estroma Inflamado

O estroma inflamado tem uma cor branca-acinzentada ou amarela, dependendo do grau de infiltrado inflamatório (Figs. 2.16A e B).[1]

Pontilhado e Mosaico

Se as pontas dos vasos terminais no estroma atingirem a superfície do epitélio por meio de papilas, elas aparecerão como pontos vermelhos antes da aplicação de ácido acético (Fig. 2.17). Na presença de SIL ou epitélio acantótico, estes serão vistos como pontos vermelhos dentro do epitélio acetobranco. Esta imagem colposcópica é chamada de pontilhado.

Se os vasos não atingem a superfície epitelial, mas se estendem apenas parcialmente para dentro do epitélio, eles aparecem como linhas vermelhas em torno de blocos de epitélio. A imagem colposcópica assemelha-se a ladrilhos de um piso e é chamada de padrão de mosaico (Fig. 2.18). Após a aplicação de ácido acético, esse padrão é acentuado por causa da brancura acética do epitélio atípico (muitas vezes SIL), formando um padrão alveolar (Figs. 2.19A e B).

Vasos Atípicos

Às vezes, os vasos parecem estar sobre a superfície do epitélio, ou se estendendo em paralelo a ele. Em contraste com os vasos vistos em condições benignas, como inflamação, que mostram calibre e padrão de ramificação regulares (Fig. 2.16A), estes vasos têm calibre e ramificações bizarros e irregulares (Fig. 2.19A). Várias formas como grampo, vírgula e saca-rolhas po-

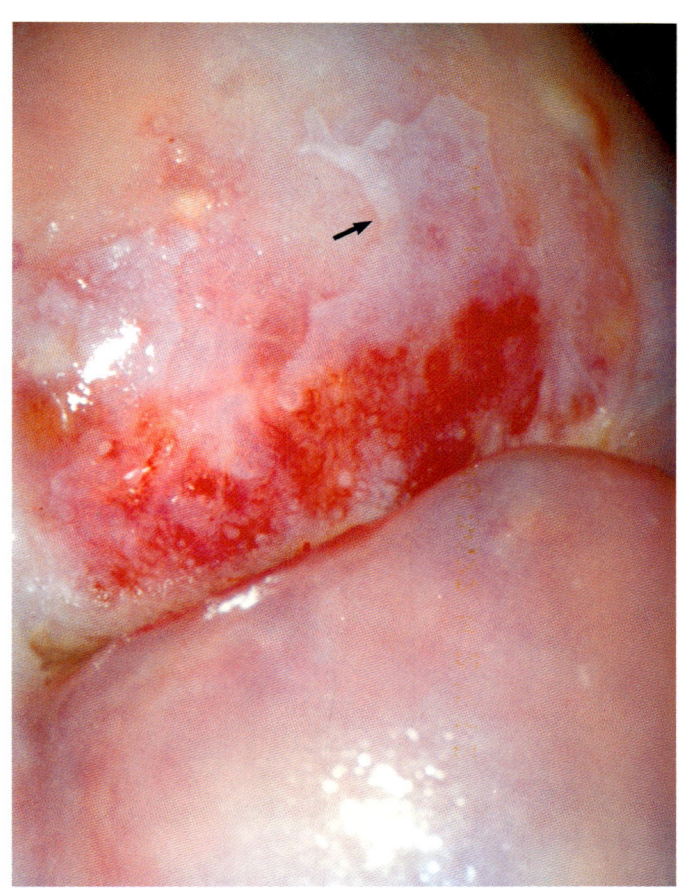

Figura 2.13A: Queratose fina (seta).

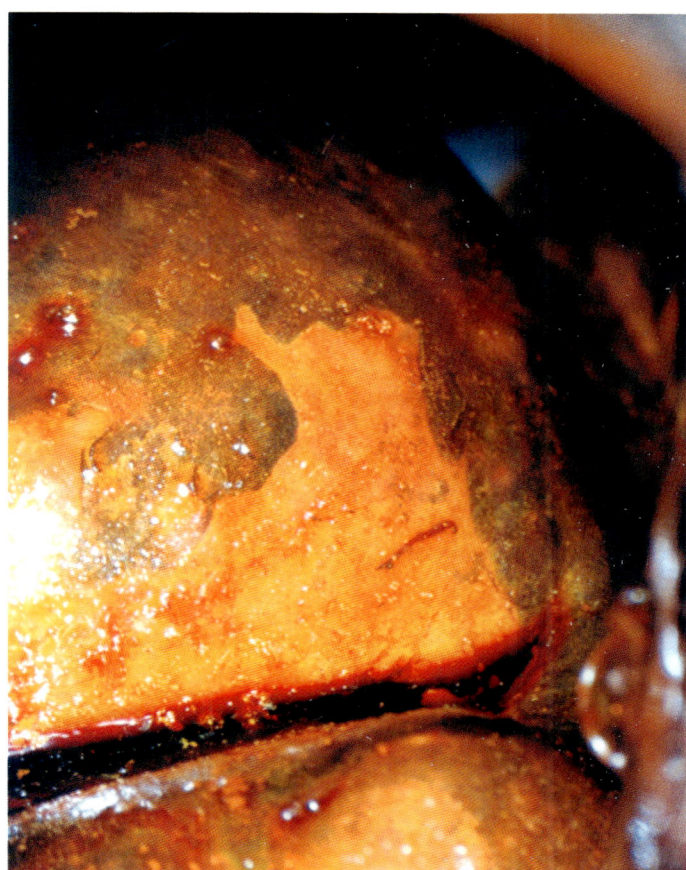

Figura 2.13B: Após a aplicação de iodo, mostrando a absorção parcial pela queratose.

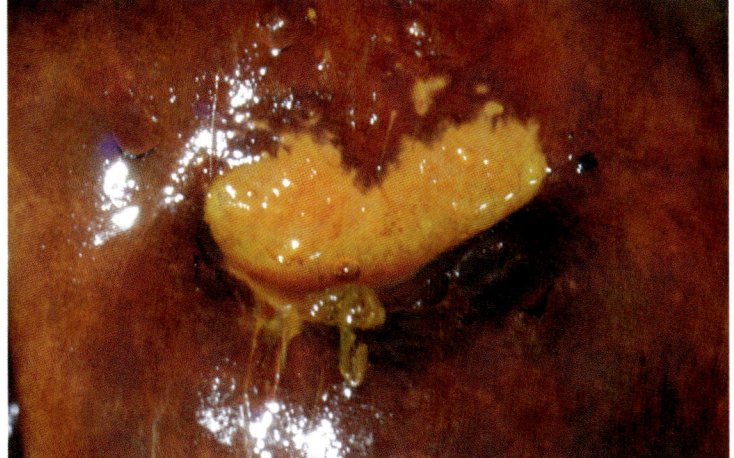

Figura 2.14: Mesmo caso descrito na Fig. 2.1 após a aplicação de solução de iodo de Lugol mostrando a cor marrom-mogno do epitélio escamoso normal e significativa negatividade de iodo do epitélio colunar.

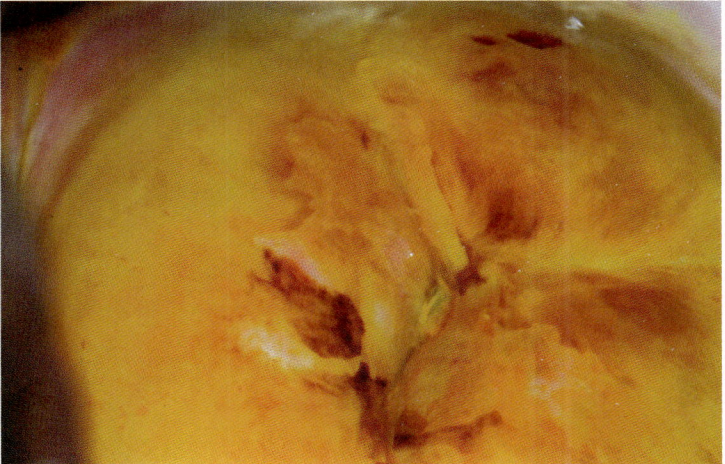

Figura 2.15: Mesmo caso descrito na Fig. 2.8 mostrando significativa negatividade de iodo da maior parte do epitélio escamoso atrófico e negatividade de iodo em alguns locais com inflamação.

dem ser vistas. Estes são vasos atípicos e formados de novos vasos em razão do fator angiogênico tumoral (FAT).

ZONA DE TRANSFORMAÇÃO (ZT) NORMAL (TÍPICA)

Esta representa a área do epitélio metaplásico fisiológico (normal) que substituiu o epitélio colunar. Colposcopicamente falando, é a área entre a JEC original e a nova JEC (Fig. 2.20). Este local é do maior interesse para os colposcopistas, porque tem o potencial de desenvolvimento em neoplasia do colo do útero. Os fatores que iniciam a metaplasia são mal compreendidos, mas podem incluir alterações de pH, mudanças no equilíbrio de hormônios esteroides sexuais, inflamação e irritação mecânica. O processo geralmente se inicia com o movimento da JEC original para a ectocérvice como resultado da produção de estrógeno ou parto vaginal. O pH ácido da vagina carregada de bactérias resulta em inflamação e metaplasia. Introdução de substâncias cancerígenas neste ponto resulta em uma ZT atípica.

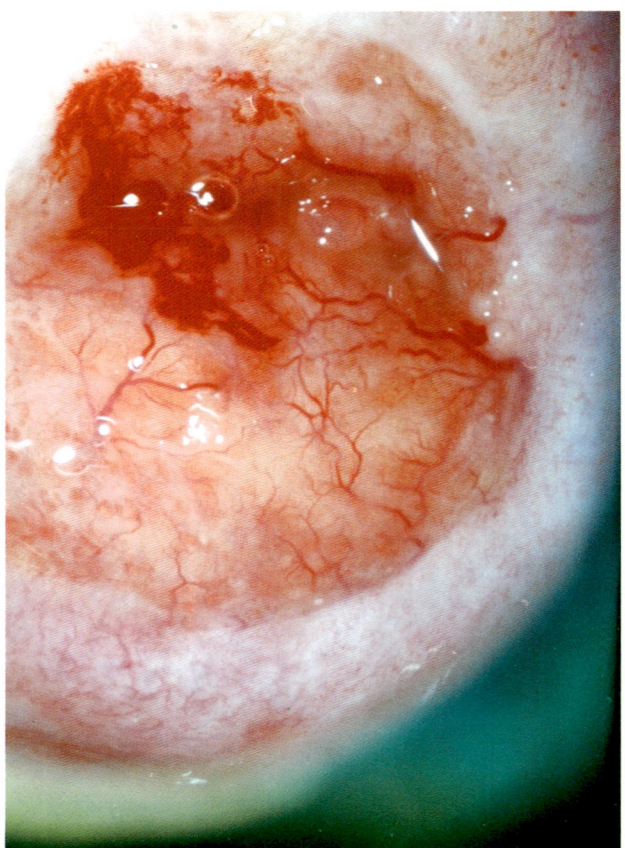

Figura 2.16A: Inflamação. Observe o epitélio friável que sangra ao toque, os vasos proeminentes que se ramificam regularmente e a cor amarelo-avermelhada do estroma.

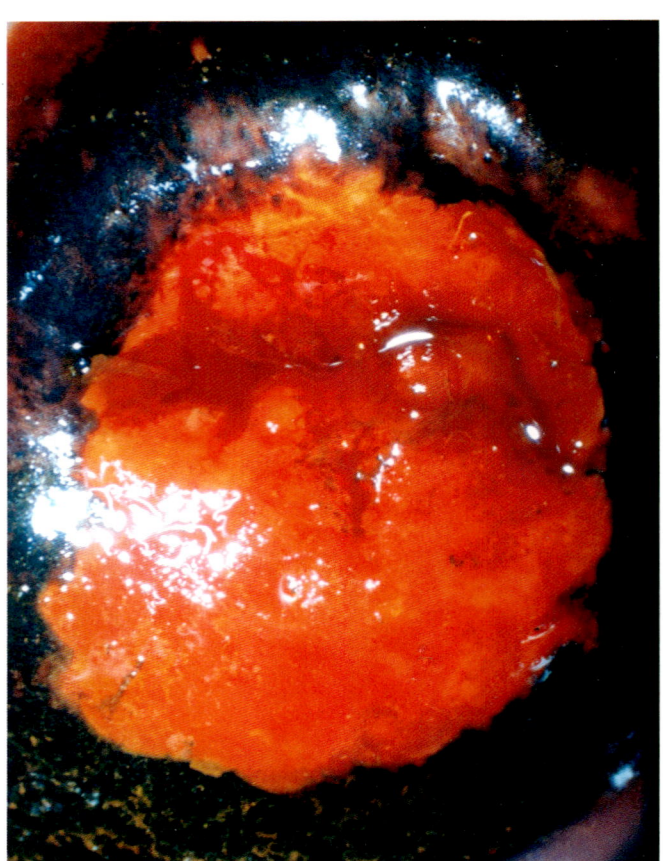

Figura 2.16B: Após a aplicação de iodo, a área inflamada fica corada em laranja.

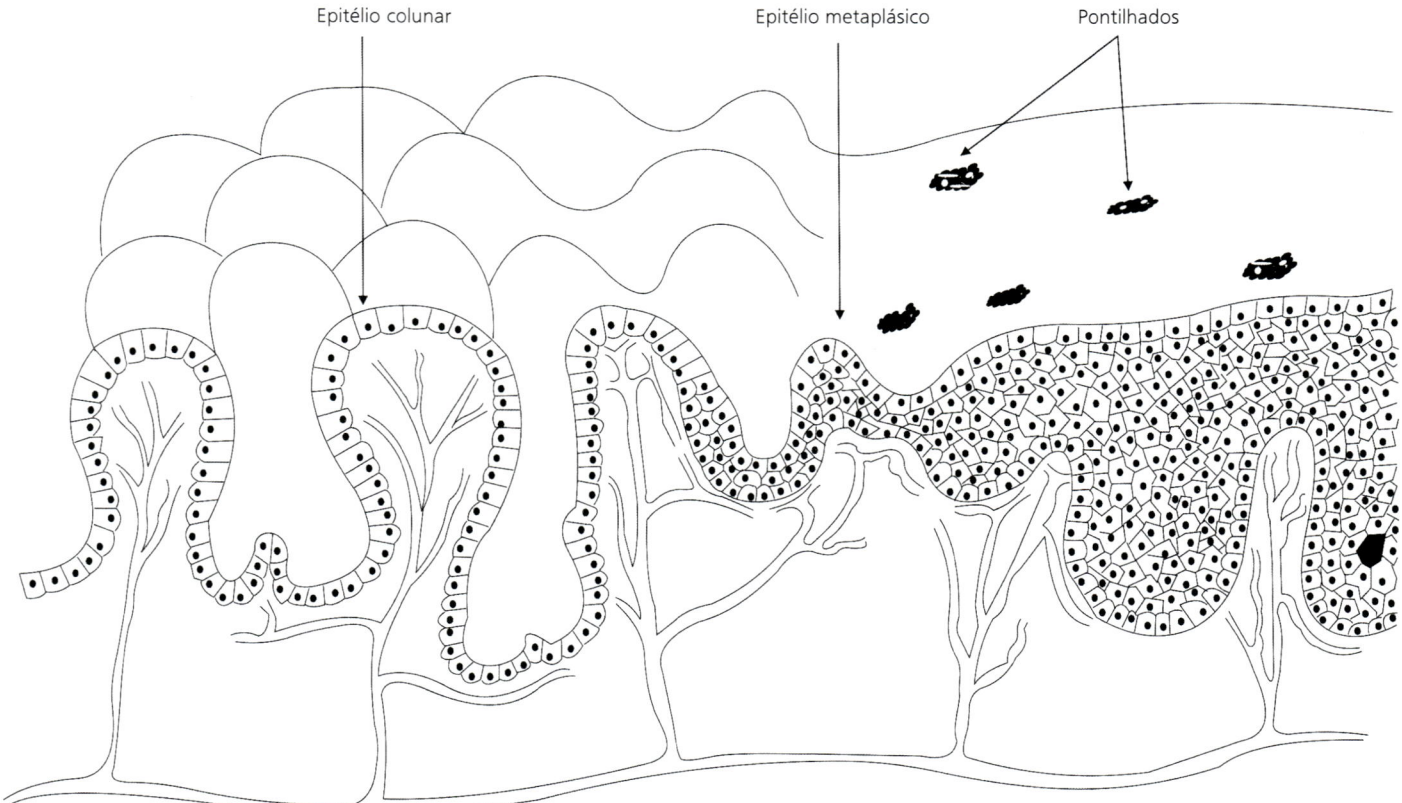

Figura 2.17: Representação diagramática do pontilhado.

BASE TECIDUAL DA COLPOSCOPIA

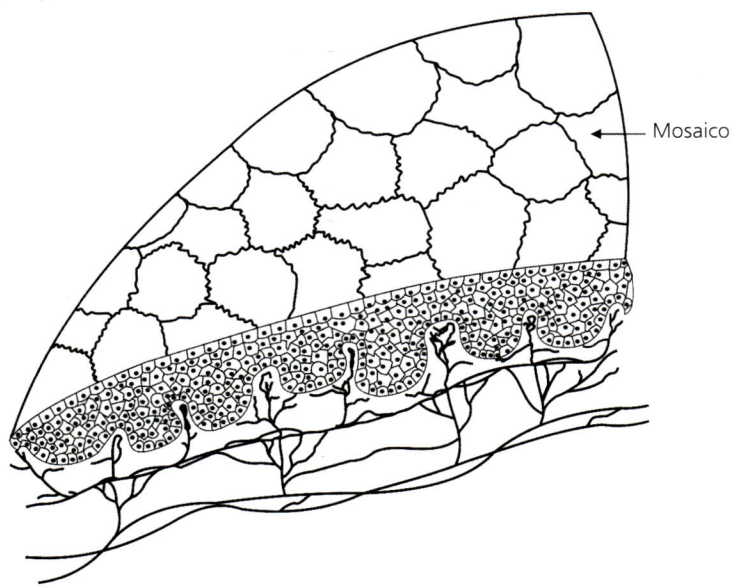

Figura 2.18: Representação diagramática do mosaico.

pode resultar na exposição da JEC, mesmo que estivesse dentro do canal.

Estágios da Metaplasia

As alterações metaplásicas vistas colposcopicamente (Fig. 2.21) são divididas em três estágios.[8]

- O estágio 1 é representado pelo desenvolvimento de pequenas papilas endocervicais e uma mudança de translúcido a acetobranco um pouco opaco.
- O estágio 2 é caracterizado pela confluência das papilas por causa da proliferação de células metaplásicas.
- O estágio 3 é caracterizado por uma superfície acetobranca lisa.

Às vezes, manchas de epitélio metaplásico podem ser vistas acima de um anel circunferencial de metaplasia acetobranca, e o colposcopista deve examinar a endocérvice para essas áreas.[2]

Área da Zona de Transformação

Esta área fica entre a JEC original e a nova JEC. A área da ZT, que é a mais fácil de identificar colposcopicamente, é a nova JEC, por causa do forte contraste entre a cor vermelha-escura do epitélio colunar original e o branco, o epitélio metaplásico imaturo. Ela aparece como uma área branca após a aplicação de ácido acético, pois o epitélio metaplásico imaturo é mais espesso do que o epitélio colunar adjacente. Em contrapartida, pela maturação das células metaplásicas perto da JEC original, é difícil diferenciar entre o epitélio metaplásico maduro e o epitélio es-

Metaplasia

A metaplasia é comumente observada no terço inferior do canal endocervical, e começa na JEC original. A localização da JEC varia durante a vida: Na maioria das mulheres em idade reprodutiva, ele fica próximo ao orifício externo ou na ectocérvice, em 5% ele se estende para a vagina e em cerca de 25% das mulheres ele se situa dentro do canal cervical.[2] A sua localização é alterada por gravidez, pílulas anticoncepcionais orais, pH da vagina e infecções vaginais. A gravidez causa eversão do colo do útero e

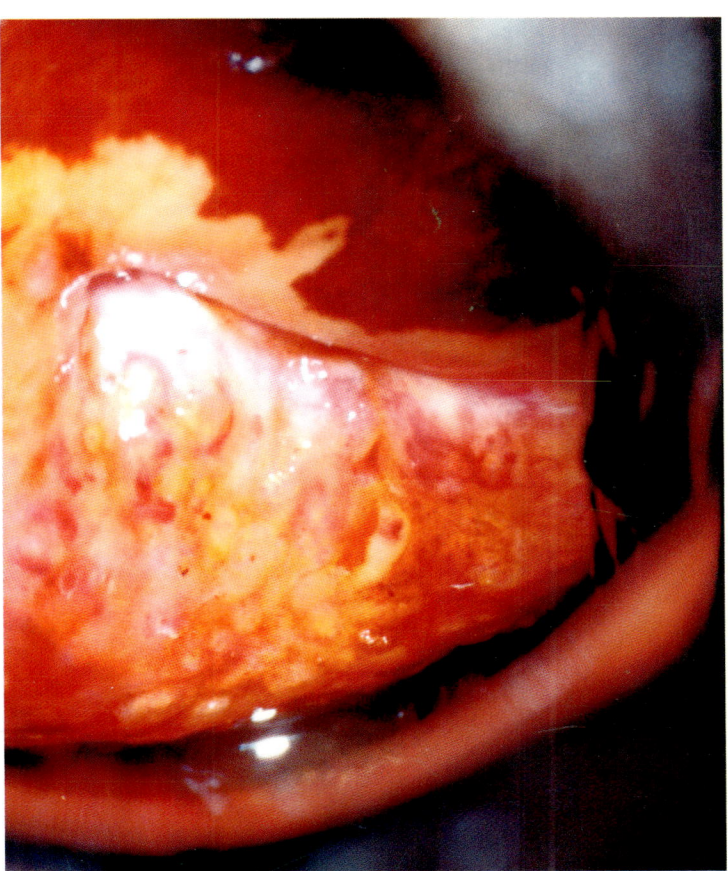

Figura 2.19A: Câncer cervical. Após a lavagem em ácido acético, mostrando vasos atípicos (seta pequena), mosaico grosseiro (ponta de seta) e áreas acetobrancas densas (seta grande).

Figura 2.19B: Após a aplicação de iodo, há significativa negatividade de iodo.

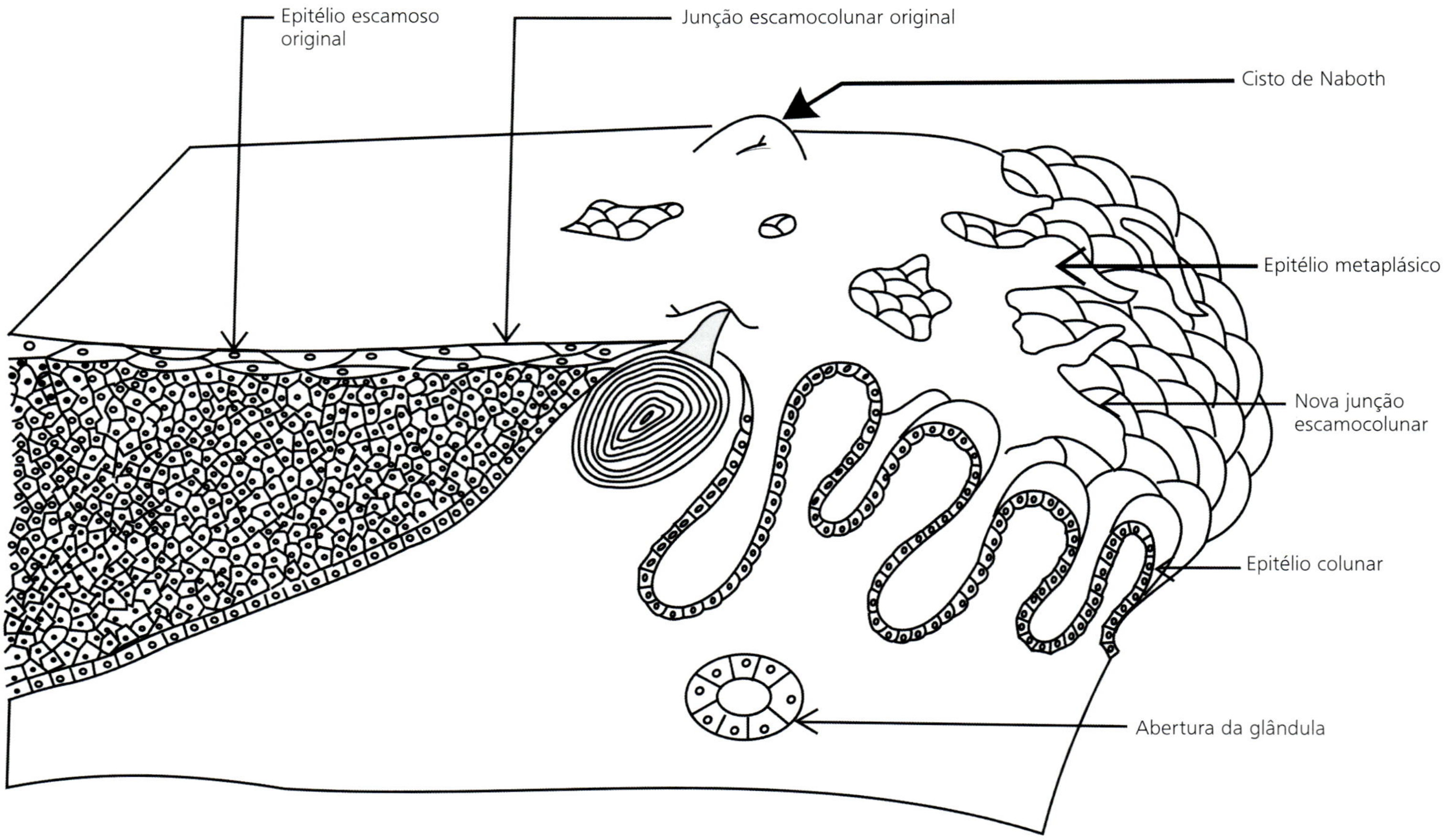

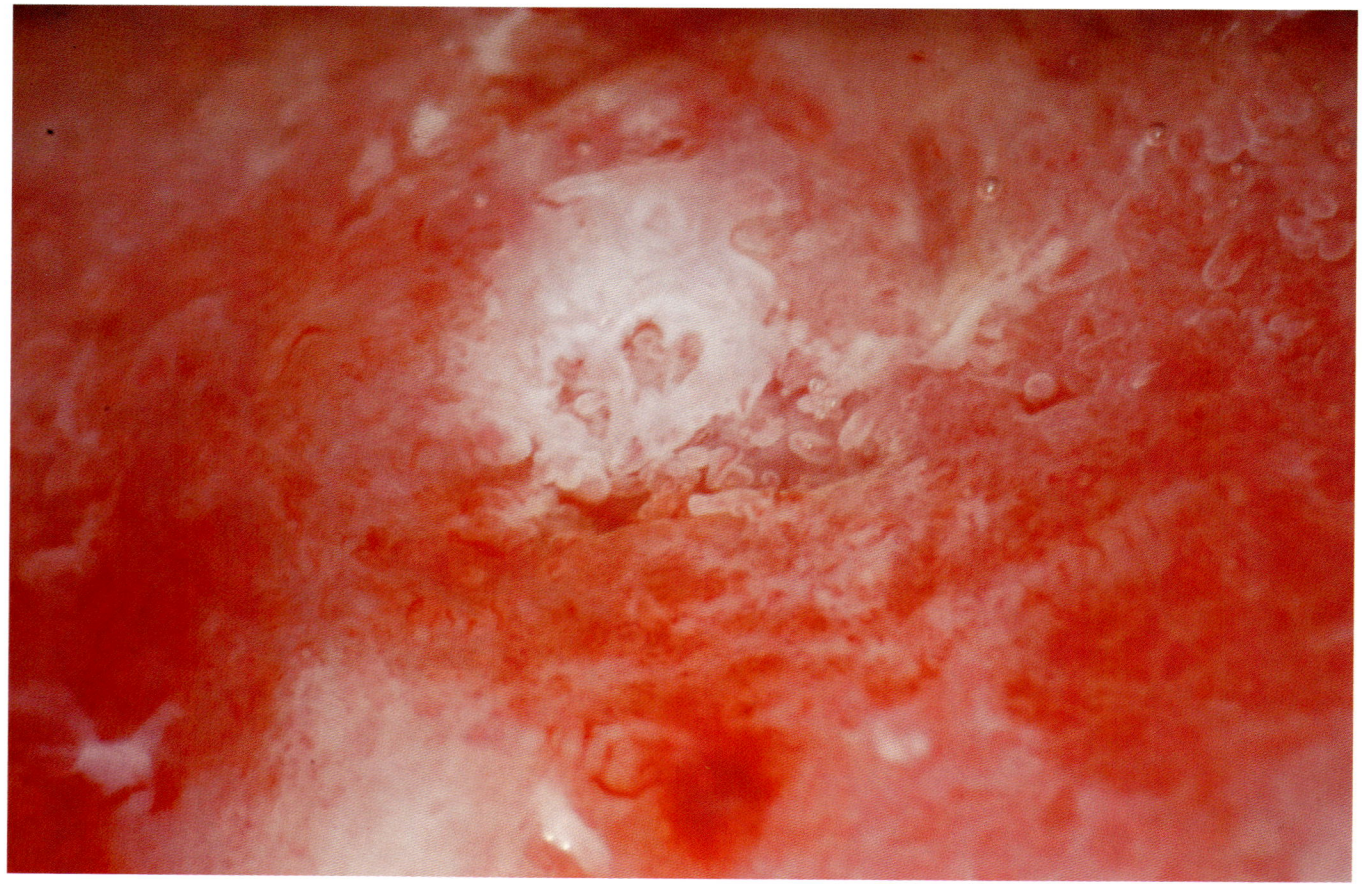

Figura 2.20: Representação diagramática da zona de transformação normal.

Figura 2.21: Parte da zona de transformação mostrando metaplasia (30×).

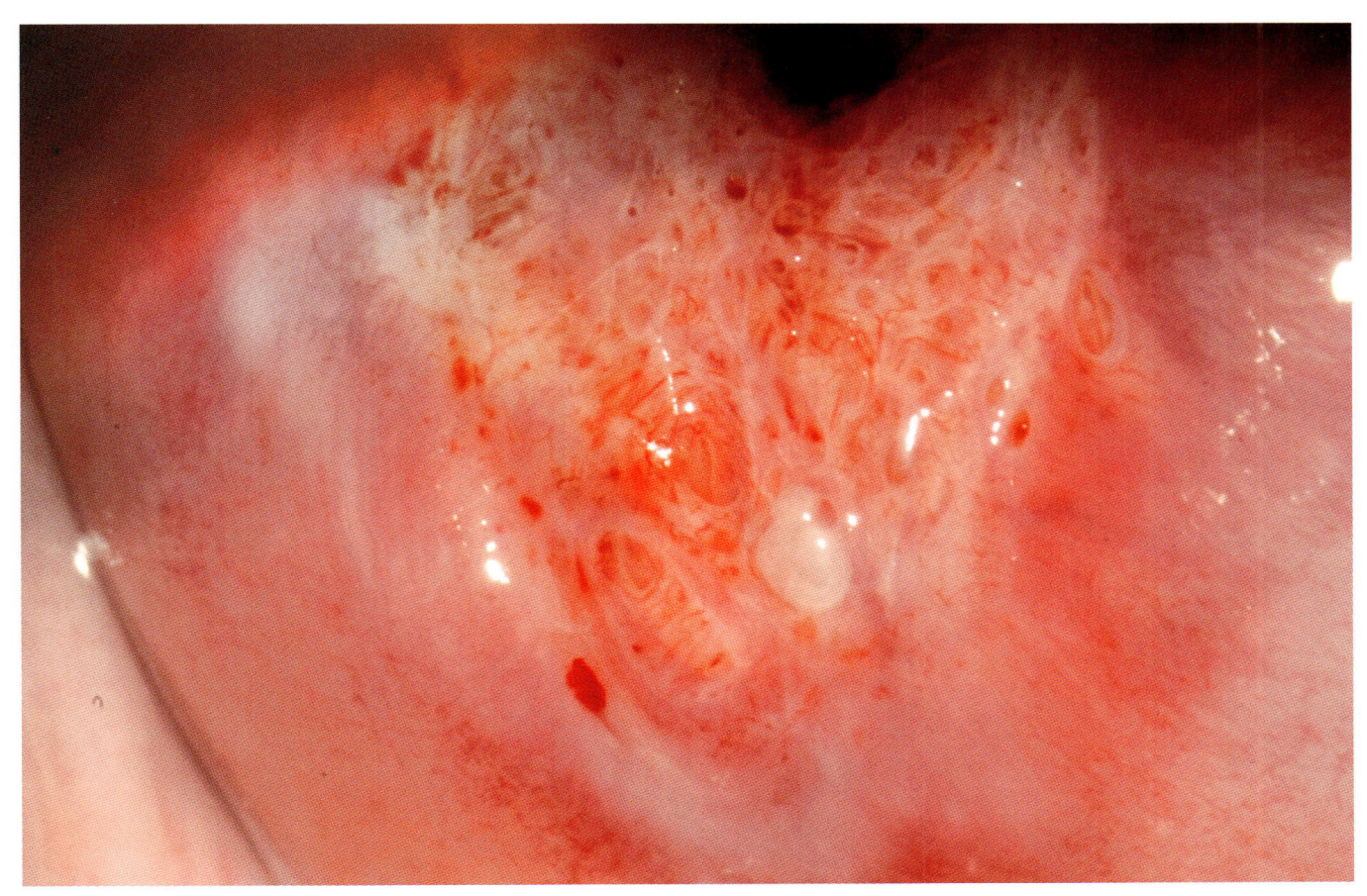

Figura 2.22: Zona de transformação, vista após a lavagem em ácido acético, mostrando filamentos acetobrancos de epitélio metaplásico e alças capilares.

camoso original; o primeiro também se cora pelo iodo em decorrência do conteúdo de glicogênio. Marcos importantes são as aberturas das glândulas que aparecem como círculos vermelhos cercados por epitélio metaplásico branco ligeiramente levantado e cistos de Naboth (Figs. 2.10A e B). Os últimos são estruturas císticas cobertas por superfície afinada com vasos dilatados ramificando-se normalmente e com calibre regular.

Alterações Vasculares na ZT

As alterações vasculares podem ser vistas na ZT em ampliações entre 12 × e 20 ×. O leito capilar do epitélio colunar prévio é remodelado para formar grandes vasos subepiteliais com características de ramificação de árvore (Figs. 2.3A e B). Alças capilares aparecem com forma de grampo, a 50-250 μm de distância uma da outra (Fig. 2.22) ou como pontilhados finos com pouca distância intercapilar.[2] Mosaicos, ladeados por capilares de pequeno calibre, podem ser vistos ocasionalmente.[8] Na tricomoníase, a imagem colposcópica é do "colo em framboesa", à medida em que os vasos coalescem e formam equimoses.

A nova JEC representa a área de proliferação mais ativa de células imaturas, e deve ser completamente vista e avaliada cuidadosamente pelo colposcopista para excluir áreas de SIL.[2]

EXAME COLPOSCÓPICO SATISFATÓRIO

Um exame colposcópico satisfatório é definido pela visualização de toda a ZT. A nova JEC é a área de maior interesse. Portanto, um exame colposcópico satisfatório implica a visualização circunferencial da nova JEC inteira. A alteração acetobranca translúcida das papilas endocervicais representa as áreas de metaplasia imatura, e deve ser considerada como a ZT. Portanto, o colposcopista deve ser capaz de ver o epitélio colunar acima desta área para rotulá-la como uma análise satisfatória do colo uterino (Figs. 2.23A e B).

BASE TECIDUAL DA COLPOSCOPIA DA VAGINA

As principais lesões colposcópicas vistas no colo do útero, ou seja, epitélio acetobranco, pontilhado, mosaico e vasos atípicos, também são vistas na vagina. O tecido conectivo da vagina é mais frouxo e mais abundante do que o do colo do útero; ele é também mais vascular. Não há zona de transformação, exceto em algumas mulheres e naquelas que foram expostas ao dietilestilbestrol (DES) *in utero*. O tecido conectivo frouxo da vagina tende a dar origem a uma configuração de superfície irregular, e o grau da lesão parece ser maior que a histopatologia subjacente.[9] O aspecto colposcópico das lesões vaginais tende a ser exofítico.

O epitélio vaginal normal é escamoso, rosa, com numerosas rugas. Ele se estende da linha vulvovaginal perto do introito, seguindo-se cranialmente para juntar-se ao epitélio colunar original do colo do útero ou à JEC original. Os vasos terminais no estroma podem ser vistos sob maior ampliação como na cérvice.[9] Por causa das numerosas pregas e rugas, um gancho e um espelho são necessários para examinar a vagina completamente.

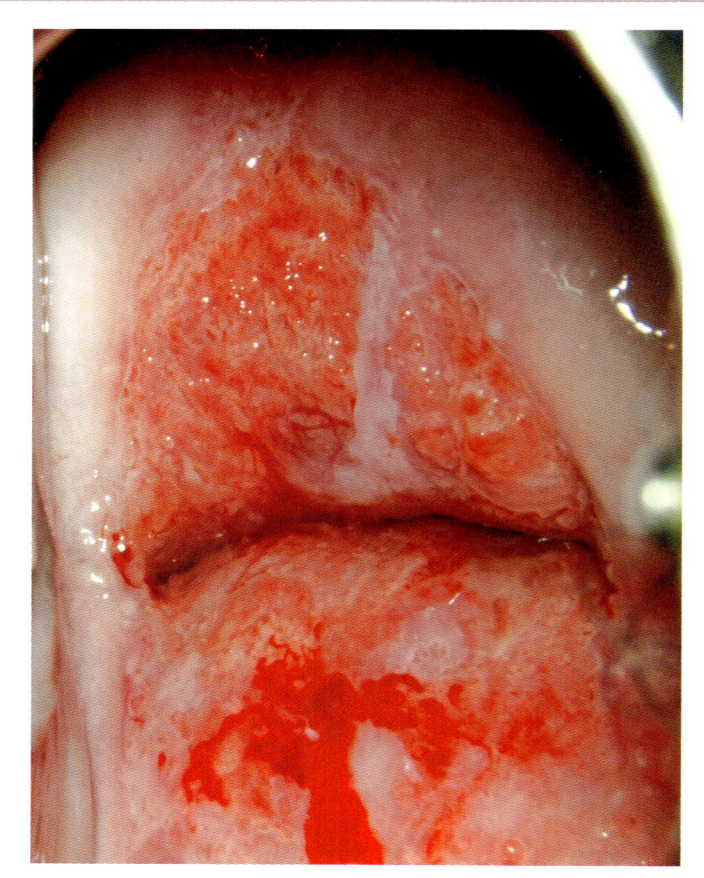

Figura 2.23A: ZT tipo 2, vista após a lavagem em ácido acético, mostrando filamento acetobranco do epitélio metaplásico até o orifício externo. É preciso visualizar o epitélio além disso para rotular como um exame colposcópico satisfatório.

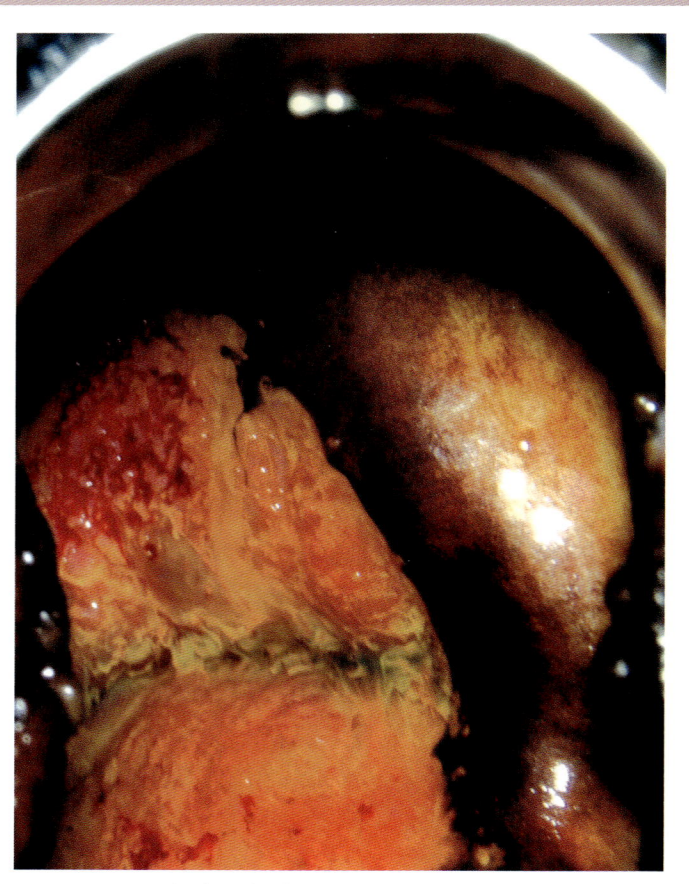

Figura 2.23B: Depois do iodo de Lugol mostrando a absorção parcial de iodo pelo epitélio metaplásico imaturo e a falta de absorção pelo epitélio colunar.

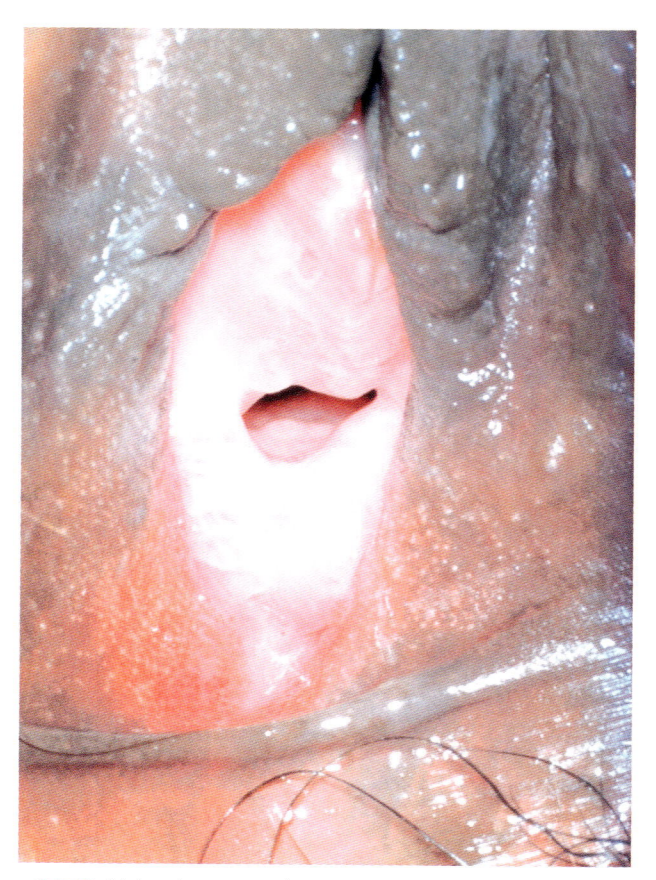

Figura 2.24A: Vulva de uma paciente com queixa de "queimação" na região. Antes da aplicação de ácido acético.

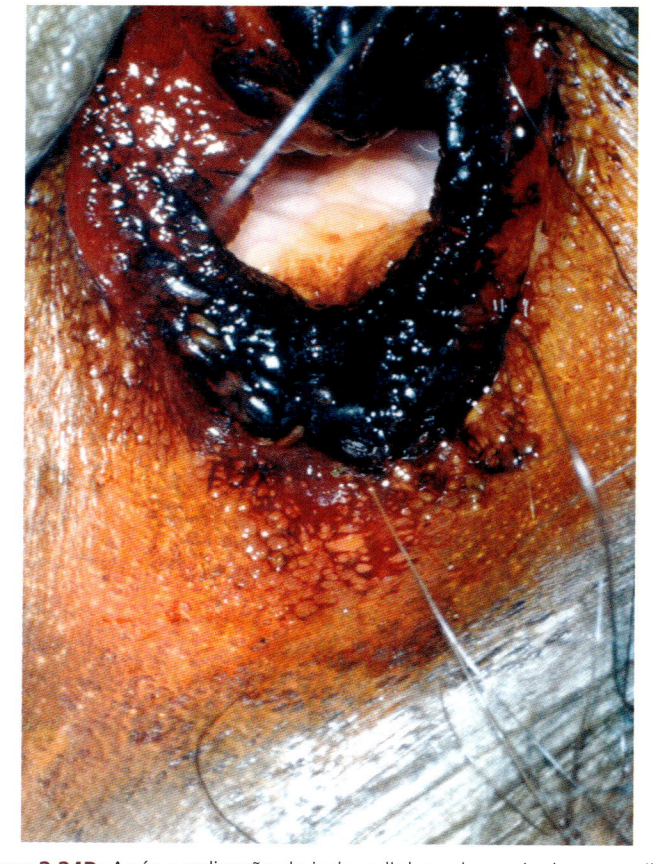

Figura 2.24B: Após a aplicação de iodo, a linha vulvovaginal e as papilas proeminentes são vistas.

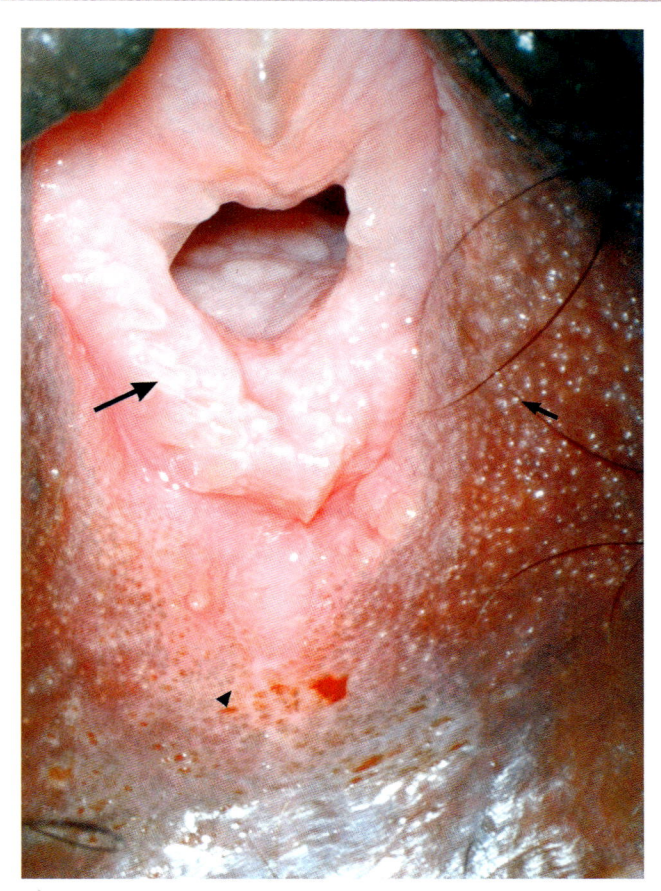

Figura 2.24C: Após a lavagem em ácido acético, uma área acetobranca em forma de ferradura (seta grande), papilas proeminentes (seta pequena) e alguma inflamação perto do períneo (ponta de seta) são observadas. Às vezes é difícil diferenciar dos efeitos do HPV.

BASE TECIDUAL DA COLPOSCOPIA DA VULVA

A uretra, o períneo, a pele perianal e o ânus são considerados colposcopicamente como parte da vulva (Figs. 2.24A a C). A colposcopia da vulva não é tão informativa quanto a colposcopia do colo do útero e a vagina, porque o epitélio escamoso estratificado queratinizado obscurece a vasculatura dérmica. Portanto, pontilhado e mosaico são de difícil visualização, exceto no vestíbulo e na superfície interna dos pequenos lábios, que têm uma camada mais fina de queratina. Epitélio acetobranco e leucoplasia são características colposcópicas que geralmente são vistas nas lesões anormais; vasos atípicos são observados quando o câncer está presente. Numerosas rugas e papilas estão presentes nos pequenos lábios e no anel himenal. Eles se aglutinam e tornam-se incomumente proeminentes, às vezes, dando origem a um falso diagnóstico de condiloma. O epitélio metaplásico não está presente na vulva. A vulva pode ser branca, vermelha ou pigmentada como é vista a olho nu em diferentes condições.

O ácido acético deve ter uma concentração de 5% e deve ser aplicado com frequência e em grandes quantidades para ser eficaz na pele vulvar queratinizada. As principais características colposcópicas a serem observadas são cor, configuração da superfície, arquitetura vascular e topografia.

A principal característica colposcópica a ser observada na colposcopia é a resposta da pele não pigmentada ao iodo e ao ácido acético. A aplicação de iodo no introito resultará em uma linha bem definida, a linha vulvovaginal, cercando o introito, que separa a não corada de uma superfície de coloração profunda (Fig. 2.24B). O último é o epitélio escamoso original da vagina.

Após a aplicação de ácido acético a 5% por vários minutos, há um ligeiro branqueamento acético (Fig. 2.24C). O limite cefálico disso é a linha vulvovaginal, lateralmente ela se estende por vários milímetros, mas nunca chega à fúrcula.[10] A razão para esse branqueamento acético não é conhecida.[10] O branqueamento acético, que se estende além dos limites descritos e as discretas alterações isoladas na pele vulvar são considerados colposcopicamente anormais.[10]

REFERÊNCIAS

1. Burghardt E, Pickel H, Girardi F. Colposcopy. Cervical pathology. Textbook and Atlas. 3rd ed. New York (NY): Thieme; 1998. p. 62-98.
2. Apgar BS, Brotzman GL, Spitzer M. Colposcopy. Principles and Practice. An integrated textbook and atlas. Philadelphia: WB Saunders Company; 2002. p. 47-58.
3. Burke L, Antonioli DA, Ducatman BS. Colposcopy. Text and atlas. Norfolk (CT): Appleton and Lange; 1991. p. 1-6.
4. Coppleson M, Pixley EC. Colposcopy of cervix. In: Coppleson M, editor. Gynecologic oncology. Fundamental principles and clinical practice. 2nd ed. Vol. 1. New York (NY): Churchill Livingstone; 1992. p. 297-324.
5. Kupryjanczyk J. Epidermal growth factor receptor expression in the normal and inflamed cervix uteri: a comparison with estrogen receptor expression. Int J Gynecol Pathol 1992;9:263.
6. Zinser HK, Rosenbauer KA. Untersuchungen uber die angioarchitecktonik der normalen und patholigisch veranderten cervix uteri. Archiv Fur Gynakol 1960;194:79-112.
7. Burke L, Antonioli DA, Ducatman BS. Colposcopy. Text and atlas. Norfolk (CT): Appleton and Lange; 1991. p. 29-46.
8. Burke L, Antonioli DA, Ducatman BS. Colposcopy. Text and atlas. Norfolk (CT): Appleton and Lange; 1991. p. 47-59.
9. Burke L, Antonioli DA, Ducatman BS. Colposcopy. Text and atlas. Norfolk (CT): Appleton and Lange; 1991. p. 111-32.
10. Coppleson M, Pixley EC. Colposcopy of vulva and vagina. In: Coppleson M, editor. Gynecologic oncology. Fundamental principles and clinical practice. 2nd ed. Vol. 1. New York (NY): Churchill Livingstone; 1992. p. 325-39.

3 Teste de Papanicolaou

INTRODUÇÃO

O rastreio do câncer do colo do útero começou nos Estados Unidos no final dos anos de 1940, quando o Dr. George Papanicolaou desenvolveu o teste de Papanicolaou. O Papanicolaou (também chamado de exame preventivo de Papanicolaou) é um teste utilizado para examinar as células do colo do útero e da vagina. Milhões de mulheres em todo o mundo receberam o exame de Papanicolaou e as mortes por câncer de colo do útero e de útero têm sido consideravelmente reduzidas em razão deste teste.

COLETA DE AMOSTRAS GINECOLÓGICAS

A técnica de coleta das amostras do Papanicolaou é fundamental para uma amostragem precisa, preservação adequada, avaliação completa e interpretação significativa do exame de Papanicolaou. Uma amostra de citologia ginecológica ideal deve conter células escamosas, células glandulares endocervicais e/ou células metaplásicas para demonstrar que a zona de transformação foi, de fato, incluída na amostra. Se o Papanicolaou não contém células adequadamente representativas da zona de transformação e do canal endocervical, a capacidade do teste para detectar a doença é muito baixa. Da mesma forma, se a preservação da amostra for comprometida, a capacidade do examinador em reconhecer células anormais será muito reduzida. Portanto, para preparar um esfregaço de Papanicolaou adequado, as lâminas devem ser rotuladas com exatidão, as células devem ser espalhadas em camadas finas sobre a lâmina, sem áreas espessas ou distorção mecânica.

Elas devem ser distribuídas na região central da lâmina, poupando as extremidades e as bordas. Os esfregaços devem ser feitos e fixados rapidamente, para evitar secar por exposição ao ar. Todas as lâminas que chegam ao laboratório devem estar acompanhadas de formulário de requisição apropriado, assinado pelo médico da paciente. O formulário deve fornecer dados clínicos relevantes, como a idade da paciente, data da última menstruação, esfregaços ginecológicos anormais ou doenças anteriores, local do qual a amostra foi colhida e informações sobre a determinação do(s) fator(es) de risco para câncer do colo do útero (p. ex., doenças sexualmente transmissíveis, número de gestações).

Procedimento para Coleta de Amostras Ginecológicas

De acordo com a American Cancer Society, o momento ideal para a coleta de um exame de Papanicolaou é de 5 dias após o término do período menstrual. Ele não deve ser realizado durante o período menstrual, exceto nos casos em que a paciente está sofrendo sangramento vaginal anormal. A fim de aumentar a probabilidade de obtenção de células da zona de transformação, o procedimento a seguir é recomendado.

A paciente deve ser instruída a não utilizar ducha vaginal ou qualquer tipo de lubrificante ou espermicida durante 24 horas antes de ter uma amostra citológica recolhida. Os espécimes citológicos devem ser obtidos com um espéculo não lubrificado antes do exame pélvico. A ectocérvice e a área da vagina adjacente ao colo do útero devem estar totalmente visíveis quando o esfregaço for obtido.

Instrumentos

1. Espátula de Ayre de plástico ou de madeira.
2. Escova cervical.
3. "Vassoura" de plástico.
4. Cotonete de algodão.
5. Espátula de madeira comum.

A espátula de Ayre é utilizada para recolher a amostra da ectocérvice. A extremidade da espátula de Ayre com contorno que mais bem se adapta à anatomia da ectocérvice e sua zona de transformação é selecionada. A espátula é girada 360° em torno de toda a ectocérvice, mantendo contato direto com a superfície ectocervical. O material coletado é retido na superfície horizontal superior enquanto o instrumento é retirado. Uma lâmina de língua comum de madeira também pode ser utilizada para a amostragem da ectocérvice. Outras técnicas muito menos desejáveis para a preparação de esfregaços ectocervicais são contato direto com a lâmina de vidro, uso de tampões, aplicadores com extremidade de algodão, espuma-gel e combinação de técnicas.

A amostra endocervical é obtida por meio da ponta da espátula de Ayre, da escova citológica desenvolvida pela Medscand, com uma vassoura de plástico, ou com um aplicador de gaze de algodão pré-umedecida. Se cotonetes de algodão forem utilizados, eles devem ser pré-umedecidos com soro fisiológico para evitar o aprisionamento de material nas fibras de algodão. No entanto, exceto na gravidez, seu uso não é recomendado. Preparação do esfregaço endocervical é feita após a remoção do excesso de muco cervical, uma amostra do qual já está contida na amostra ectocervical. A escova tipo "vassoura" de plástico simultaneamente colhe amostras da ectocérvice e da endocérvice. Para usar a "vassoura", as cerdas centrais longas são inseridas no orifício externo até que as cerdas laterais se dobrem contra a ectocérvice. Em seguida, ela é girada de 3 a 5 vezes em ambas as direções.

Para transferir o material da espátula e do pincel, três opções estão disponíveis.

Opção # 1

1. Esfregue a espátula na metade superior da lâmina.
2. Role o pincel na metade inferior da lâmina.
3. Fixe imediatamente.

Opção # 2

1. Esfregue a espátula com a amostra na lâmina.
2. Role o pincel diretamente sobre o material previamente distribuído e fixe a lâmina imediatamente.

Opção # 3

1. Esfregue a espátula na metade esquerda da lâmina.
2. Cubra o lado direito com um cartão e passe imediatamente o *spray* fixador.
3. Role o material da escova no lado direito da lâmina e passe o *spray* fixador.

Para transferir o material da vassoura de plástico, passe ambos os lados da "vassoura" na lâmina de vidro. Coloque a segunda pincelada exatamente sobre a primeira.

Uma amostra do terço superior da parede lateral da vagina também deve ser colhida para todos os esfregaços de rotina. Assim, as amostras podem ser obtidas por raspagem com uma lâmina de madeira pré-umedecida ou uma espátula de plástico. Esta última, porém, é mais abrasiva do que uma espátula de madeira umedecida.

Locais Anatômicos para a Preparação de Amostras Citológicas

1. Terço superior da parede vaginal lateral: além de seu valor para a detecção de células cancerosas, estes espécimes são especialmente valiosos para a avaliação do estado hormonal da paciente obstétrica ou ginecológica, para a avaliação de uma possível reação inflamatória na vagina, para a classificação de características microbiológicas vaginais e, quando preparados como amostras de quatro quadrantes, para a detecção citológica de adenose e carcinoma de células claras. Uma amostra desta porção deve ser uma das amostras coletadas de todos os esfregaços de rotina.
2. Arco (fórnice) posterior: a amostra do arco posterior pode ser utilizada para a avaliação hormonal, mas as leituras sobre as amostras são menos precisas do que as feitas em material obtido diretamente da parede lateral vaginal, porque as células no *pool* vaginal podem ter sido esfoliadas algum tempo antes (efeito *pool*) e não representam, necessariamente, a fase de proliferação e de descamação, quando o esfregaço é feito. Além disso, a amostra pode estar contaminada com restos celulares, muco e células da ectocérvice, endocérvice e cavidade intrauterina. A desvantagem do esfregaço do arco posterior para a avaliação hormonal é uma vantagem do programa de rastreamento em massa do câncer já que as células no *pool* vaginal, muitas vezes, representam uma amostra aleatória de células do trato reprodutivo feminino. No entanto, sua desvantagem como única técnica ideal para a detecção de câncer já foi demonstrada por vários autores.

Ectocérvice: A amostra ectocervical é mais comumente utilizada para o rastreamento de câncer e deve ser recolhida para cada exame citológico.

Endocérvice: A amostra endocervical é útil não só para a detecção de lesões endocervicais (carcinoma escamoso precoce e adenocarcinoma endocervical), mas também para a detecção de lesões intrauterinas, alterações inflamatórias endocervicais e epidermização.

As amostras da cavidade intrauterina obtidas por meio de uma cânula de metal ou um tubo de polietileno e de fundo de saco por meio de punção são importantes para a detecção de câncer de útero e tumores de anexos, respectivamente. No entanto, elas não são utilizadas rotineiramente para procedimentos de rastreamento.

Fixação de Lâminas e Coloração

As lâminas são fixadas imediatamente com álcool a 95% ou *spray* fixador.

1. O álcool a 95% é geralmente aceito como o fixador ideal para os exames citológicos. O isopropanol a 80% pode ser utilizado como um substituto. O material fixado é colocado em um recipiente com etanol a 95%; o material estará normalmente fixado após 15-20 minutos.
2. Os métodos de fixação contêm polietileno glicol e álcool. Um passo muito importante na preparação da amostra fixada por *spray* é remover o revestimento Carbowax (polietileno glicol) das células antes da coloração, colocando as lâminas em duas lavagens separadas de etanol a 95% ou álcool isopropílico a 80%. Sem esse importante passo, os corantes não serão capazes de penetrar nas células, resultando em aspecto turvo ou confuso, especialmente do padrão da cromatina nuclear.

As lâminas são coradas pelo procedimento de coloração de Papanicolaou, que emprega hematoxilina como corante nuclear e laranja G-6 (OG-6) e eosina-álcool 36 (EA-36) como contracorantes citoplasmáticos.

Tipos de amostras para Estudos em Ginecologia

1. Esfregaço rápido: esfregaço de escolha para o rastreamento de rotina e detecção do câncer. Inclui o conteúdo do *pool* vaginal e raspas cervicais em um único esfregaço e na mesma lâmina.
2. Esfregaço por raspagem da parede vaginal lateral.
3. Aspiração endocervical.
4. *Swab* endocervical por aspiração.
5. Esfregaço endocervical por aspiração.

6. Esfregaço por raspagem direta.
7. VCE (segundo Weid): este esfregaço pode ser utilizado adicionalmente a um esfregaço rápido para ajudar a localizar as lesões na ectocérvice. Os três esfregaços representativos são feitos em uma única lâmina. O esfregaço também pode ser utilizado para avaliação hormonal.
8. Aspiração do *pool* vaginal pela paciente.
9. Esfregaço do *pool* vaginal em crianças.
10. Escovação endometrial.
11. Aspiração do fundo de saco.

CITOLOGIA EM MEIO LÍQUIDO (LBC)

A citologia em meio líquido surgiu da necessidade de dar aos primeiros sistemas de análise quantitativa uma camada única uniformemente distribuída do material genético do colo do útero para análise computadorizada. Ela agora está sendo amplamente introduzida em países desenvolvidos para melhorar a sensibilidade do teste de Papanicolaou. O ThinPrep® da Cytyc Corporation e o sistema Autocyte PREP da TriPath Imaging, Inc. são duas novas técnicas que foram aprovadas pela Food and Drug Administration (FDA) dos EUA. Embora o exame de Papanicolaou convencional ainda seja um método preciso de detecção de anormalidades ou câncer, pesquisas mostraram que estas novas técnicas são mais eficazes na detecção do câncer cervical e condições pré-cancerosas do que o exame de Papanicolaou convencional. Com a técnica convencional de Papanicolaou, as células do colo do útero são colhidas com espátula e esfregadas na lâmina. No entanto, um estudo de 1994, publicado no American Journal of Clinical Pathology, constatou que até 80% da amostra colhida da paciente utilizando as técnicas convencionais de Papanicolaou não é esfregada na lâmina, mas permanece no dispositivo de coleta. Em vez de esfregar as células do colo do útero após sua remoção, a nova técnica "direto ao frasco" envolve a lavagem imediata das células coletadas em frasco contendo uma solução especial. Isso reduz a probabilidade de que uma amostra de células da paciente seja danificada pelo ar, aglutinação etc. O frasco é, então, inserido em um dispositivo de preparação de amostras, que elimina sangue, muco etc. A fina camada de células é, então, transferida para uma lâmina e depositada automaticamente em uma solução conservante. Em um ensaio clínico com 6.747 pacientes realizado pela Cytyc, os pesquisadores encontraram uma melhora de 65% na detecção de câncer cervical em centros de rastreamento que utilizaram essa nova técnica e um aumento de 6% em três hospitais, em que a incidência de câncer cervical era historicamente elevada.

Vantagens

1. Melhora de sensibilidade e especificidade:
   - Melhor fixação e preservação de amostras, resultando em melhores detalhes nucleares.
   - A lâmina torna-se mais representativa da totalidade da amostra já que as células são depositadas de forma aleatória.
   - Redução de muco, sangue ou outros detritos que podem eclipsar as células pré-cancerosas ou cancerosas.
2. A redução da taxa inadequada, já que todo o material celular removido do colo do útero é enviado ao laboratório.
3. Maior produção do laboratório, já que as lâminas podem ser examinadas facilmente, com rapidez e de forma mais eficiente que no Papanicolaou convencional, e a suspensão residual de células pode ser utilizada para fazer nova suspensão citológica e estudos moleculares.
4. Esta técnica foi utilizada recentemente para o estudo das linhas de células de câncer de mama e para a preparação de controles citológicos da amostra, para estudos genéticos e moleculares.

Desvantagens

1. Alto custo.
2. Mudanças na rotina de coleta, transporte e armazenamento de amostras.
3. Citotécnicos e citopatologistas necessitam ser treinados para avaliar as lâminas da LBC.

AUTOMAÇÃO CITOLÓGICA

O exame das células é um processo subjetivo que depende da habilidade e da experiência do observador, bem como do tempo dedicado ao exame da lâmina. Como tal, é falível. Não existe nem está em produção comercial no momento um sistema automatizado preciso, de bom custo-benefício, que possa fornecer uma análise objetiva da amostra análoga à que está disponível no laboratório de hematologia clínica. No entanto, sistemas interativos que deixam o julgamento de diagnóstico largamente para o pessoal técnico e médico têm sido desenvolvidos. Estes sistemas interativos, no nível menos sofisticado, são *scanners* de alta resolução de imagem de células que identificam "alarmes" nos esfregaços, marcam eletronicamente suas coordenadas na lâmina e em seguida reapresentam essas células ou artefatos a um observador humano para a reavaliação visual e o julgamento de diagnóstico. Dois dispositivos automatizados de testes foram aprovados pela FDA, com o nome de sistema PAPNET da Neuromedical Systems, Inc. e o Auto Pap da TriPath Imaging. Eles são dispositivos de exame/reexame informatizado que podem funcionar sem parar e que, relata-se, são mais exatos em encontrar anormalidades celulares do que os tecnólogos. Atualmente, eles são usados principalmente como *back-up* (reavaliação) do rastreamento tradicional, como uma segunda opinião informatizada para a captura de "falsos-negativos".

Por seu alto custo, a sua utilização é limitada nos países em desenvolvimento como o nosso, onde há grande escassez de citopatologistas treinados e de fundos.

MECANISMOS DE GARANTIA DE QUALIDADE E CONTROLE DE QUALIDADE DOS LABORATÓRIOS

Esta entidade é atualmente de ativa relevância. O controle de qualidade lida com a questão processual técnica e de processos em um laboratório de citologia, enquanto a garantia da qualidade é o resultado final. A Academia Internacional de Citologia, bem como várias organizações nacionais e regionais formaram comissões para direcionar a atenção para os temas da coleta e do processamento citológico ideal de amostras, garantia da qualidade no laboratório de citologia e acreditação de citotécnicos, citopatologistas e laboratórios de citologia.

No entanto, uma grande variação nas técnicas empregadas para o monitoramento da garantia da qualidade é observada na Índia, a nível regional, estadual e institucional. Os componentes da garantia da qualidade incluem:

1. Ambiente de trabalho e carga horária.
2. Medidas de controle de qualidade:
   - Interna.
   - Externa.

Ambiente de Trabalho e Carga Horária

O laboratório deve dispor de um número adequado de citotécnicos para avaliar o volume de processos recebidos já que a avaliação inicial dos esfregaços é mentalmente exigente, e o citotécnico não deve ser pressionado a exceder a sua capacidade. A Sociedade Americana de Citotecnologia (ASCT) recomendou que uma carga de trabalho razoável para citotécnicos experientes que realizam trabalho microscópico sem outros deveres deve ser 70-90 lâminas ginecológicas por período de 24 horas. O tempo total por dia passado examinando lâminas não deve exceder 8 horas.

Controle de Qualidade (CQ)

Sistema Interno de CQ

Cada laboratório deve ter um controle de qualidade contínuo do programa de garantia de qualidade estruturado de acordo com suas necessidades. Segundo as recomendações da ASC para controle de qualidade, o seguinte programa é sugerido.

1. Reavaliação de lâminas negativas das populações de alto risco.
2. Correlações retrospectivas de histopatologia com resultados citológicos anteriores e reavaliação de todas as lâminas anteriores, quando um resultado citológico ou histológico atípico é relatado.
3. Retenção de todas as lâminas por 5 anos e todas as lâminas "anormais" por 20 anos.

Outras recomendações incluem:

1. Pelo menos 10% dos esfregaços ginecológicos aleatórios interpretados como negativos pelo citotécnico e todos aqueles interpretados como anormais devem ser avaliados pelo responsável técnico ou geral.
2. Melhorar a detecção de resultados falso-negativos:
   - Reavaliação dos esfregaços negativos relatados anteriormente no momento em que um esfregaço significativamente anormal é detectado pela primeira vez.
   - Acescentar casos normais e anormais conhecidos na rotina de trabalho laboratorial.
   - Revisão de lâminas negativas de pacientes que são identificadas como de alto risco.
   - Verificação de resultados da patologia cirúrgica e de autópsia contra relatórios de citopatologia.

Medidas Externas de CQ

Medidas externas de CQ incluem métodos como os programas de testes de proficiência e esquemas de troca de lâminas. O monitoramento estatístico por meio da tecnologia computadorizada é outro aspecto importante.

As medidas de garantia de qualidade acima estão sendo largamente praticadas nos países desenvolvidos com bom grau de sucesso. Essas medidas precisam ser estabelecidas e praticadas em nosso país, por meio de mecanismos aceitáveis, com ênfase na educação, Treinamento e aperfeiçoamento dos padrões da citologia de diagnóstico clínico, para a citologia esfoliativa e também para a aspiração por agulha fina.

Programas externos de garantia de qualidade foram iniciados na Índia há 5 anos pela Academia Indiana de Citologia partir do ano 2006 em diante; a participação foi tornada obrigatória para todos os laboratórios credenciados.

SISTEMA BETHESDA

O termo "displasia" foi introduzido pela primeira vez pelo Dr. George Papanicolaou, em 1949, para descrever lesões "mais leves do que câncer". Este termo foi reintroduzido por Reagen *et al.* em 1953, inicialmente como um termo equivalente a hiperplasia atípica. O conceito de displasia foi a de uma lesão neoplásica intraepitelial de prognóstico incerto, a ser contrastada com carcinoma *in situ*, um precursor obrigatório do câncer invasivo. Já que evidências epidemiológicas e outras evidências científicas se acumularam para dar apoio ao conceito de continuidade de lesões precursoras, patologistas passaram a utilizar displasias leve, moderada e grave e CIS como termos que refletem o grau de anormalidade, em vez de dois processos distintos. Richart introduziu o termo neoplasia cervical intraepitelial (NIC) graus 1, 2 e 3 para promover o conceito de doença contínua, do precursor ao câncer invasivo. Os critérios morfológicos para três graus de NIC foram fundamentados na arquitetura do tecido, espessura proporcional do epitélio envolvido pelo crescimento desordenado e atipias citológicas.

Embora a classificação NIC tenha sido amplamente adotada no exame histopatológico, seu uso em citologia é limitado. Além disso, alguns patologistas e clínicos se opuseram ao surgimento do termo neoplasias (especialmente para NIC de baixo grau), pois é claro que nem todas as NIC representam uma transformação maligna. Com o tempo, muitas destas lesões regridem ou não evoluem para um maior grau de anormalidade, citologicamente.

Citologia – Uma Modalidade Diagnóstica

Na época do surgimento da citologia como uma disciplina de diagnóstico nas décadas de 1940 e 1950, o Dr. Papanicolaou desenvolveu uma classificação numérica de I a V para comunicar o grau de certeza de que células cancerígenas estavam presentes na amostra. As designações numéricas representavam o seguinte:

Classe I	Benigno
Classe II	Anomalias celulares menores consideradas benignas
Classe III	Células suspeitas, mas não um diagnóstico de câncer
Classe IV	Células bastante conclusivas para malignidade
Classe V	Células diagnósticas de câncer

No entanto, esta classificação de Papanicolaou foi incapaz de comunicar informações clinicamente relevantes de forma confiável. Quatro principais deficiências foram apontadas:

1. Não reflete o entendimento atual de neoplasia cervical/vaginal.
2. As classes de Papanicolaou não têm equivalente na terminologia da histopatologia diagnóstica.
3. As classes de Papanicolaou não fornecem diagnósticos para entidades não cancerosas.
4. Como resultado de inúmeras modificações idiossincráticas, as classes específicas de Papanicolaou não mais refletem interpretações diagnósticas de maneira uniforme.

Em 1988, o Instituto Nacional do Câncer patrocinou um *workshop* aberto – incluindo citologistas, patologistas, médicos e representantes de organizações profissionais, – para desenvolver uma terminologia descritiva uniforme para a citologia cervicovaginal. O formato que surgiu ficou conhecido como "o sistema Bethesda (TBS)". Este sistema foi pensado para:

1. Fornecer uma comunicação eficaz entre citopatologistas e médicos solicitantes.
2. Facilitar a correlação citológica-histopatológica.
3. Facilitar a pesquisa em biologia, epidemiologia e patologia da doença cervical.
4. Fornecer dados confiáveis para comparações nacionais e internacionais de análise estatística.

Pequenas modificações foram incorporadas na terminologia do sistema Bethesda em 1991. A última revisão deste sistema foi concluída na primavera de 2001 e publicada em abril de 2002 e é apresentada nas Tabelas 3.1 e 3.2.

Sensibilidade do Exame de Papanicolaou para a Detecção do Câncer Cervical

Relatou-se que a sensibilidade de um único exame de Papanicolaou para a detecção do câncer cervical está entre 60 e 80%. Repetidos exames ao longo do tempo aumentam a sensibilidade do exame de Papanicolaou que, de outra forma, seria relativamente baixa. A probabilidade de falso-negativo deve, teoricamente, ser igual a $(0,2)n$, onde n é o número de esfregaços realizados (se os falso-negativos forem independentes). Assim, a probabilidade de três esfregaços consecutivos serem falso-negativos deve ser inferior a 1%. Adotando uma hipótese pessimista – calculando uma taxa de falso-negativo de 40% – a probabilidade de três esfregaços falso-negativos consecutivos é de aproximadamente 6%. No entanto, permanece o fato de que alguns cânceres são diagnosticados em mulheres que têm um exame citopatológico normal. Estes cânceres podem ser tumores de crescimento rápido ou podem representar esfregaços de Papanicolaou falso-negativos.

Muitos estudos realizados ao redor do mundo sugerem que uma grande proporção (49-72%) das pacientes com câncer cervical não foram examinadas ou foram indevidamente examinadas, porque de 30 a 50% das mulheres com câncer cervical tiveram um esfregaço normal nos 3-4 anos anteriores. Estes resultados ilustram que não só há espaço para a melhora no rastreamento do câncer cervical, mas também que as melhoras técnicas no exame de Papanicolaou podem resultar em melhora apenas limitada na mortalidade por câncer cervical. Isso não significa, porém, que devamos abandonar as tentativas de melhorar as técnicas de rastreamento.

Marcadores Moleculares para Rastreamento do Câncer Cervical

O carcinoma cervical invasivo surge de lesões pré-cancerosas: neoplasia intraepitelial cervical (NIC). Embora a implementação do teste de Papanicolaou nos programas de exames de rotina tenha reduzido consideravelmente a incidência de câncer e mortalidade, o teste tem precisão limitada, não suscetível de melhorar com coleta e processo de rastreamento aprimorados. Especificamente, a incapacidade de distinguir a NIC de alto grau com o potencial de progredir para câncer invasivo da displasia patologicamente insignificante ou displasia em regressão contribui para o tratamento excessivo, enquanto resultados falso-negativos não são eliminados.

Biomarcadores moleculares são promissores, como indicadores objetivos e rigorosos dos processos patogênicos. Os esforços de descoberta intensificaram-se nos últimos anos. Até agora, os candidatos mais promissores, como amplificação de 3q, p16, e proteínas de replicação, requerem a hibridização *in situ*, ou ensaios de imuno-histoquímicos e interpretação dentro de um contexto morfológico. Idealmente, os biomarcadores de rastreamento devem ser detectados em amos-

Tabela 3.1: O Sistema Bethesda de 2001

TIPO de AMOSTRA (Convencional vs. Com base em Líquido)

Adequação da AMOSTRA

O componente mais importante da garantia de qualidade do Bethesda
- Satisfatória para avaliação (presença/ausência de zona de transformação/endocervical. Parcialmente obscurecido por sangue/inflamação)
- Insatisfatório para avaliação
- Amostra rejeitada/não processada (especificar o motivo)
- Amostra processada e examinada, mas insatisfatória (especificar o motivo)
- Parcialmente obscurecido por sangue/inflamação
- Etiquetagem e informações de identificação apropriadas
- Informações clínicas relevantes
- Celularidade adequada
- Com base em um critério-padrão para:
  - Método de coleta de células convencional e de fina camada/à base de líquidos

Avaliação de celularidade para células escamosas
- Número adequado de células escamosas bem preservadas e bem visualizadas (8.000-12.000 células para Papanicolaou convencional; 5.000-10.000 células para base líquida)
- Células escamosas metaplásicas contadas como células escamosas
- Células obscurecidas devem ser excluídos
- Mínimo de 10 campos microscópicos a 40×

Maior número de células escamosas – aumento da detecção de HSIL

Zona de transformação endocervical
- Pelo menos 10 células endocervicais ou escamosas metaplásicas bem conservadas individualmente ou em grupos
  - Relatar presença ou ausência de células endocervicais (exceto após histerectomia, HSIL, câncer)

Mais células endocervicais/zona de transformação – aumentam as chances de S1L
- Insatisfatório para avaliação
  - Falta de identificação da paciente na amostra e/ou requisição
  - Lâmina tecnicamente inaceitável – quebrada ou material celular, ou seja, conservada inadequadamente
  - Componente epitelial escamoso escasso
  - Obscurecimento por sangue, inflamação, áreas espessas, má fixação, artefatos de secagem ao ar, contaminação etc., que impedem a interpretação de 75% ou mais das células epiteliais
  - Obscurecimento parcial por sangue, inflamação, áreas espessas, má fixação, artefatos de secagem ao ar, contaminação etc., que impedem a interpretação de 50-75% ou mais das células epiteliais

Porcentagem contada de células obscurecidas e não o percentual da lâmina (citólise - não se qualifica para esfregaço insatisfatório)

Classificação geral
- Negativo para lesão intraepitelial/malignidade
- Outros (células endometriais ≥ 40 y)
- Anormalidade das células epiteliais
  - Avaliação automatizada (especificar se for feito)
  - Teste auxiliar (especificar se for feito)
- *Negativo para lesão intraepitelial/malignidade*
- Organismos
  - *Trichomonas vaginalis*
  - Fungos, consistente com as espécies de *Candida*
  - Mudança na flora sugestiva de vaginose bacteriana
  - Bactérias morfologicamente consistentes com a espécie *Actinomyces*
  - Mudanças celulares compatíveis com o vírus herpes *simplex*
- *Outros resultados não neoplásicos (opcional, não inclusivo)*
  - Alterações celulares reativas – inflamação, radiação, DIU
  - *Status* glandular das células pós-histerectomia
  - Atrofia

Anormalidades das células epiteliais

Células Escamosas

Células Escamosas Atípicas
- De significado indeterminado (ASCUS)
- Não é possível excluir HSIL (ASC-H)

LSIL – englobando: HPV/displasia leve/NIC 1

HSIL – englobando displasia moderada e grave
  NIC 2 e NIC 3
    Com características suspeitas de invasão (se houver suspeita de invasão)

Carcinoma das Células Escamosas

Tabela 3.1: O Sistema Bethesda de 2001 *(Cont.)*

Célula glandular
- Atípica
- Células endocervicais
- Células glandulares
  - Células glandulares/endocervicais atípicas, favorecem neoplasia
  - Adenocarcinoma endocervical *in situ*
  - Adenocarcinoma: endocervical/endometrial/extrauterino
  - Não especificado de outra maneira

Outras neoplasias malignas (especifique)

Qualquer anormalidade epitelial é de grande importância e deve ser notificada independentemente da adequação da amostra comprometida. Se células anormais forem detectadas, a amostra não deve ser classificada como insatisfatória

Inclusão de nova terminologia

No sistema antigo, todas as células consideradas equívocas/atípicas, mas não claramente pré-cancerosas eram agrupadas em uma categoria conhecida como ASCUS (células escamosas atípicas de significado indeterminado). O novo sistema adiciona a categoria ASC-H (células escamosas atípicas, não se pode excluir lesão de alto grau) às células-alvo mais suscetíveis de ser pré-cancerosas. A longo prazo, esta nova designação deve levar a detecção e tratamento mais rápidos de lesões pré-cancerosas

Exclusão da terminologia mais antiga

O termo "células escamosas atípicas provavelmente reativas" foi eliminado, para focar a atenção nas mulheres em maior risco de ter uma anomalia. O termo "alterações celulares benignas" foi substituído pelo mais sucinto e centrado termo "negativo". No sistema anterior, "alterações celulares benignas" foi criado para transmitir as conclusões relativas a uma variedade de fatores, como inflamação. No entanto, o termo causava confusão, já que médicos questionavam se isso significava que os resultados eram negativos, ou se um acompanhamento era necessário.

Fonte: Adaptada do Instituto Nacional do Câncer, 2002.

Tabela 3.2: Definições e critérios para amostras

- As amostras podem ser designadas Satisfatória, Satisfatória mas limitada por .... (especificar), ou Insatisfatória .... (especificar)
- "Satisfatória para avaliação", indica que a amostra tem as seguintes características:
  - Etiquetagem e informações de identificação apropriadas
  - Informações clínicas relevantes
  - Número adequado de células escamosas epiteliais bem preservadas e bem visualizadas
  - Um componente endocervical/zona de transformação adequado (de uma paciente com colo do útero)
- Uma amostra é "Satisfatória para avaliação mas limitada por .... (especificar)" se qualquer uma das seguintes condições for válida:
  - Falta de informação clínica pertinente da paciente (idade, data da última menstruação no mínimo, informações adicionais conforme apropriado)
  - Obscurecimento parcial por sangue, inflamação, áreas espessas, má fixação, artefatos de secagem ao ar, contaminação etc., que impedem a interpretação de aproximadamente 50-75% das células epiteliais
  - A falta de um componente endocervical/zona de transformação, conforme definido acima
- Uma amostra é "Insatisfatória para avaliação .... (especificar)" se qualquer uma das seguintes condições for válida:
  - Falta de identificação da paciente na amostra e/ou requisição
  - Uma lâmina tecnicamente inaceitável definida como aquela que está quebrada e não pode ser requerida, ou material celular que não está adequadamente preservado
  - Componente epitelial escamoso escasso (células epiteliais escamosas bem preservadas e bem visualizadas, distribuídas por menos de 10% da superfície da lâmina)
  - Obscurecimento por sangue, inflamação, áreas espessas, má fixação, artefatos de secagem ao ar, contaminação etc., que impedem a interpretação de aproximadamente 75% ou mais das células epiteliais

O relatório deve especificar a base para a designação de uma amostra como "Satisfatória, mas limitada por .... ou Insatisfatória ...." Qualquer anormalidade epitelial é de extrema importância e deve ser notificada independentemente da adequação da amostra comprometida. Se células anormais forem detectadas, a amostra nunca será classificada como insatisfatória.

---

tras coletadas não invasivamente, como células esfoliadas do colo do útero, utilizando um formato de análise com o potencial de alto rendimento e quantificação. Biomarcadores potenciais relacionados com a neoplasia cervical estão relacionados na Tabela 3.3.

BIOMARCADORES PROLIFERATIVOS

Muitas proteínas reguladoras controlam a progressão do ciclo celular em células epiteliais cervicais. P16, Ki 67, PCNA e as proteínas MCM têm sido amplamente estudadas no epitélio normal, displásico e canceroso do colo do útero.

P16

O aumento da produção da proteína p16 pode ser correlacionado com o grau de displasia demonstrado histologicamente e em preparações à base de líquidos. A p16 tem sido proposta como um marcador mais sensível que o teste de HPV para identificar pacientes com doença displásica significativa. Além disso, a imunocoloração com p16 demonstrou ser superior ao diagnóstico molecular de HPV na diferenciação de cânceres de endométrio com extensão endocervical do adenocarcinoma endocervical.

Tabela 3.3: Biomarcadores potenciais relacionados com a neoplasia cervical
Carga viral do HPV
Biomarcadores de proliferação
• pl6 (INK4A)
• Ki 67
• Ciclinas (A,E,D)
• Inibidores de quinase dependentes de ciclina (CDK)
• Antígeno nuclear de proliferação celular (PCNA)
• Proteínas de manutenção de minicromossomas (MCM)
Marcadores de metilação de genes (genes anormalmente metilados)
• Proteína quinase associada a morte (DAPK)
• p16
• 06 - metilguanina – DNA metiltransferase (MGMT)
• Tríade de histidina frágil (FHIT)
• Polipose coli adenomatosa (APC)
• E-caderina
• Receptor beta de ácido retinoico (RARp)
• Telomerase

KI 67

Ki-67 é uma proteína grande (395 kD) associada ao nucléolo. Mesmo que sua função exata seja desconhecida, estudos têm demonstrado que ela é vital para a proliferação celular. Estudos têm demonstrado que a imunocoloração por Ki 67 se correlaciona com o grau de displasia e com a presença do DNA do HPV16, mais do que com outros tipos de HPV de alto risco.

Antígeno Nuclear de Proliferação Celular (PCNA)

O PCNA é um produto regulado por E2F, que é abundante como uma consequência da função da proteína E7 do HPV. Portanto, o PCNA pode ser utilizado como um substituto da expressão precoce do DNA do HPV viral.

Proteínas de Manutenção de Minicromossomas (MCM)

A MCM são biomarcadores proliferativos potenciais no epitélio cervical, em razão de sua expressão compartimental no epitélio normal em comparação com a distribuição mais difusa da imunocoloração na displasia cervical e câncer. Alguns consideram que as MCMs podem ser melhores biomarcadores que o PCNA ou Ki-67. Estudos limitados avaliaram MCMs em esfregaços cervicais.

Um atlas de microfotografias de testes de Papanicolaou é mostrado nas Figs. 3.1 a 3.37.

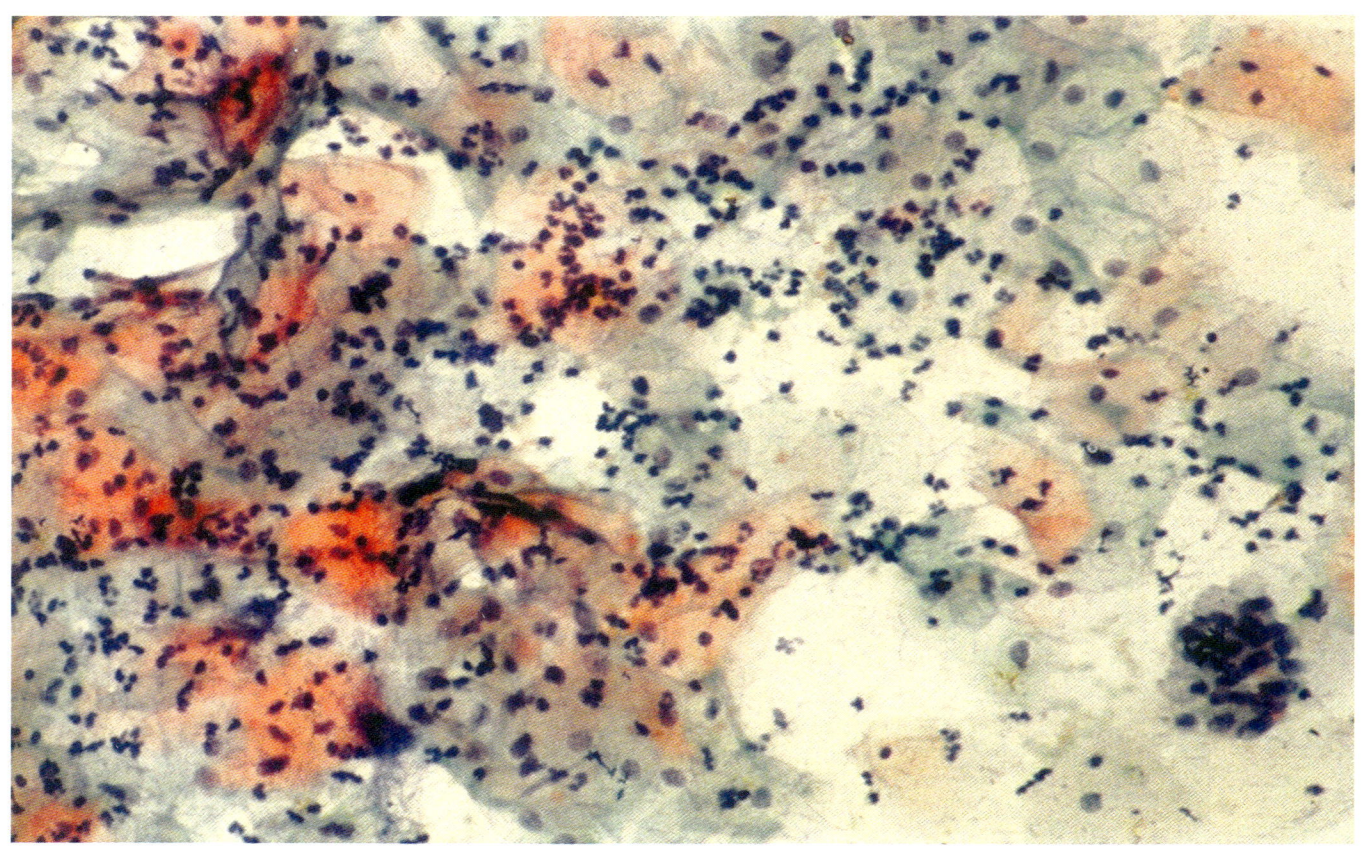

Figura 3.1: Satisfatória para avaliação (×100).

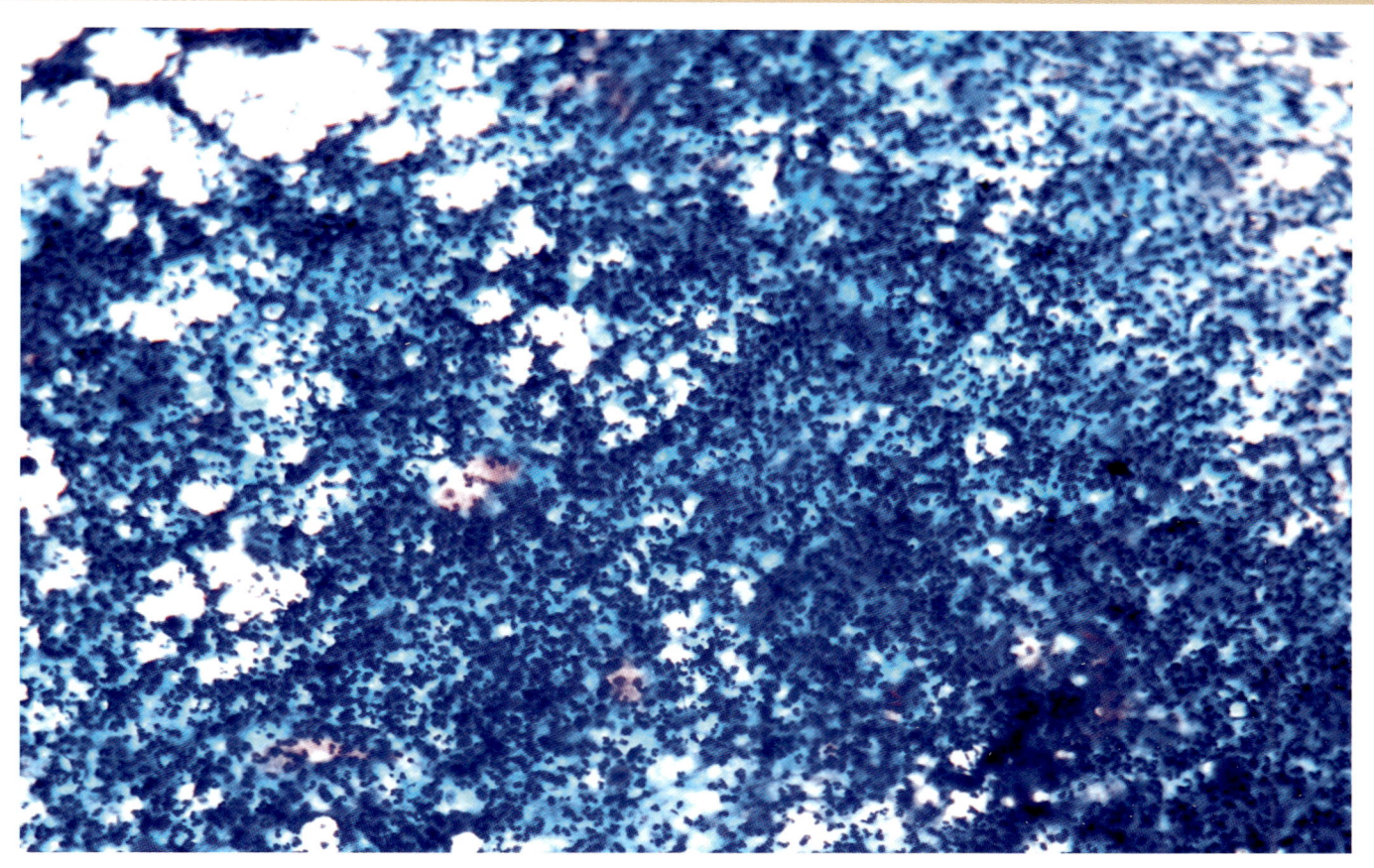

Figura 3.2: Obscurecida por inflamação (×100).

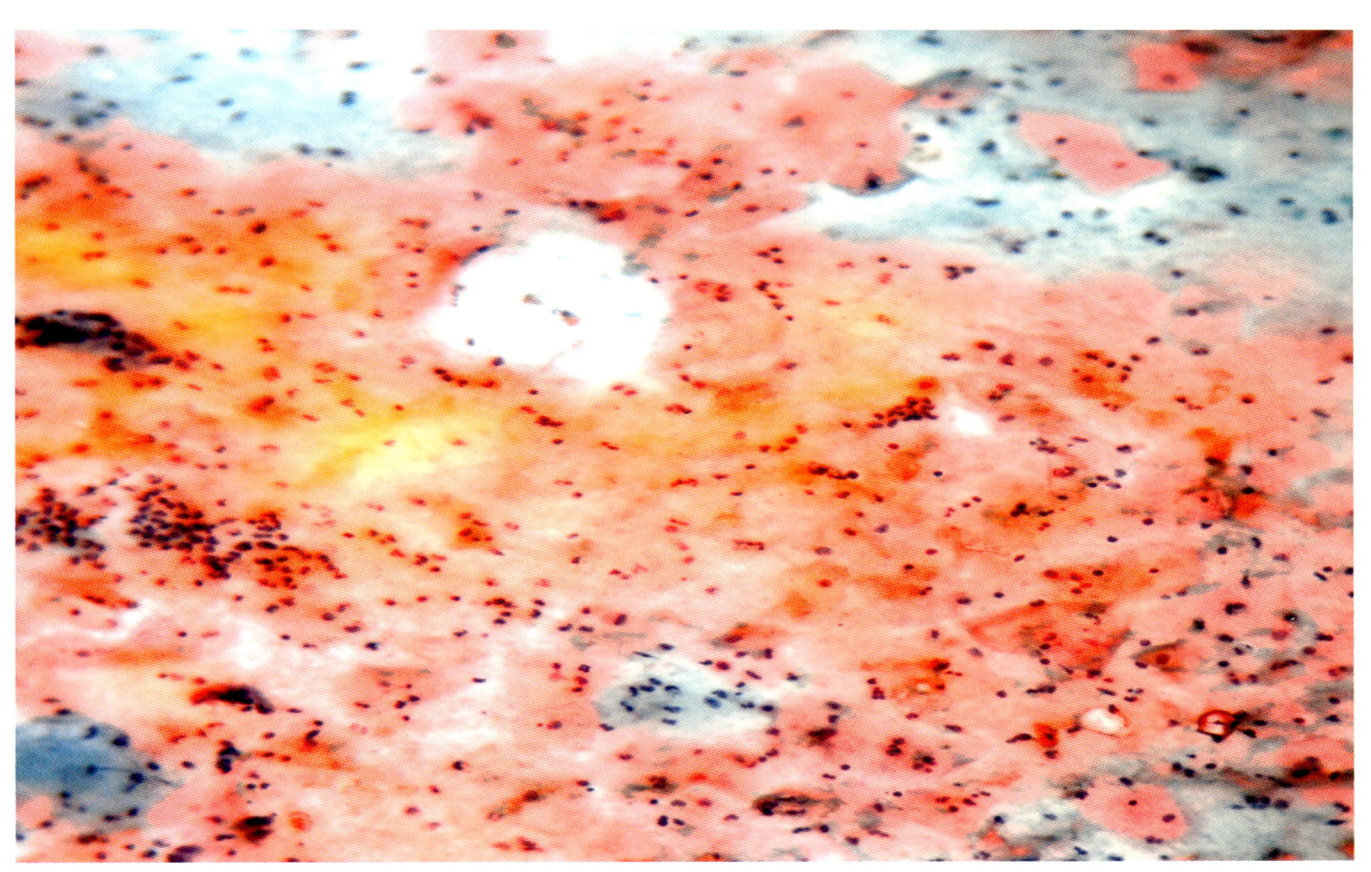

Figura 3.3: Obscurecida por sangue (×100).

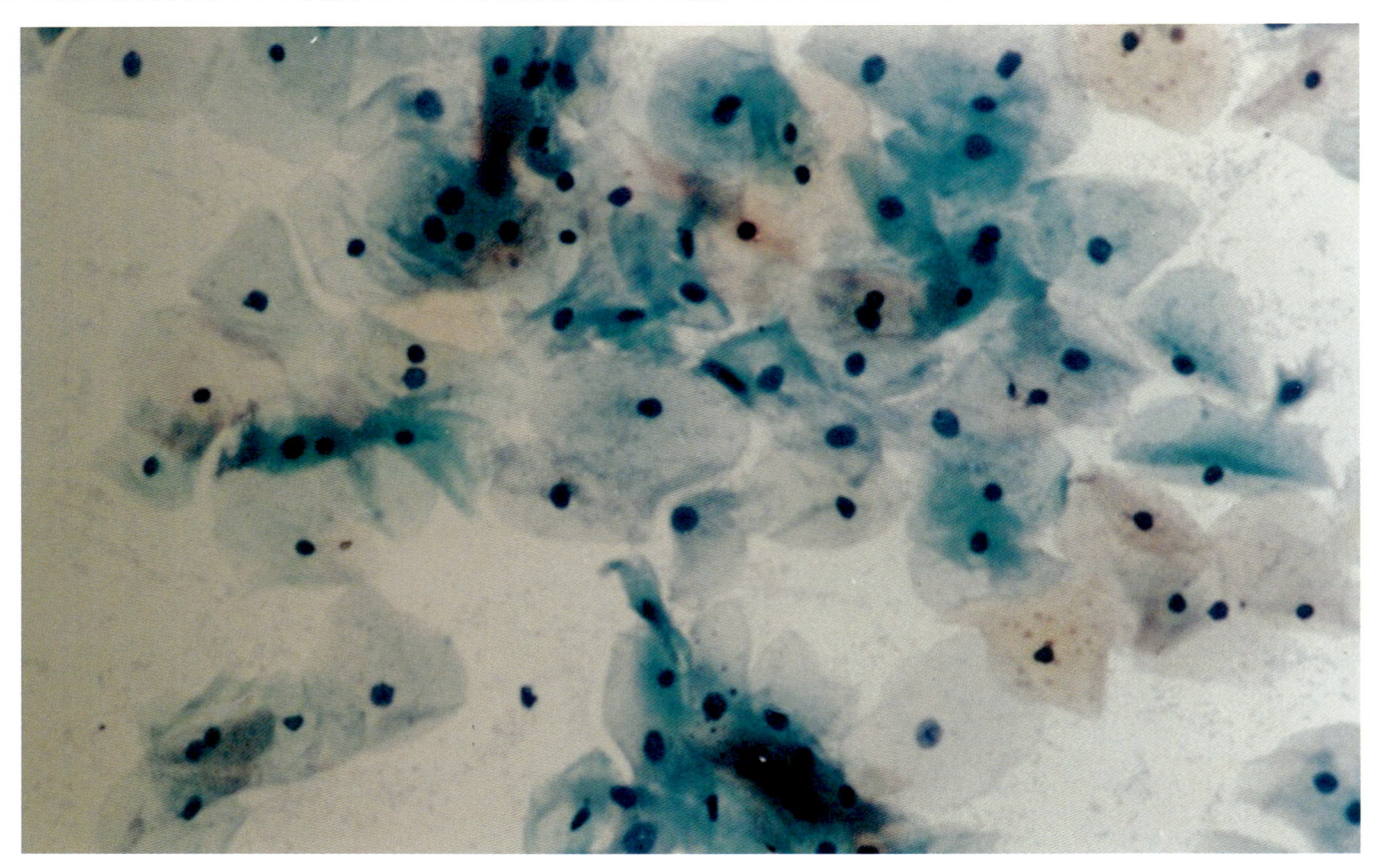

Figura 3.4: Esfregaço negativo (×100).

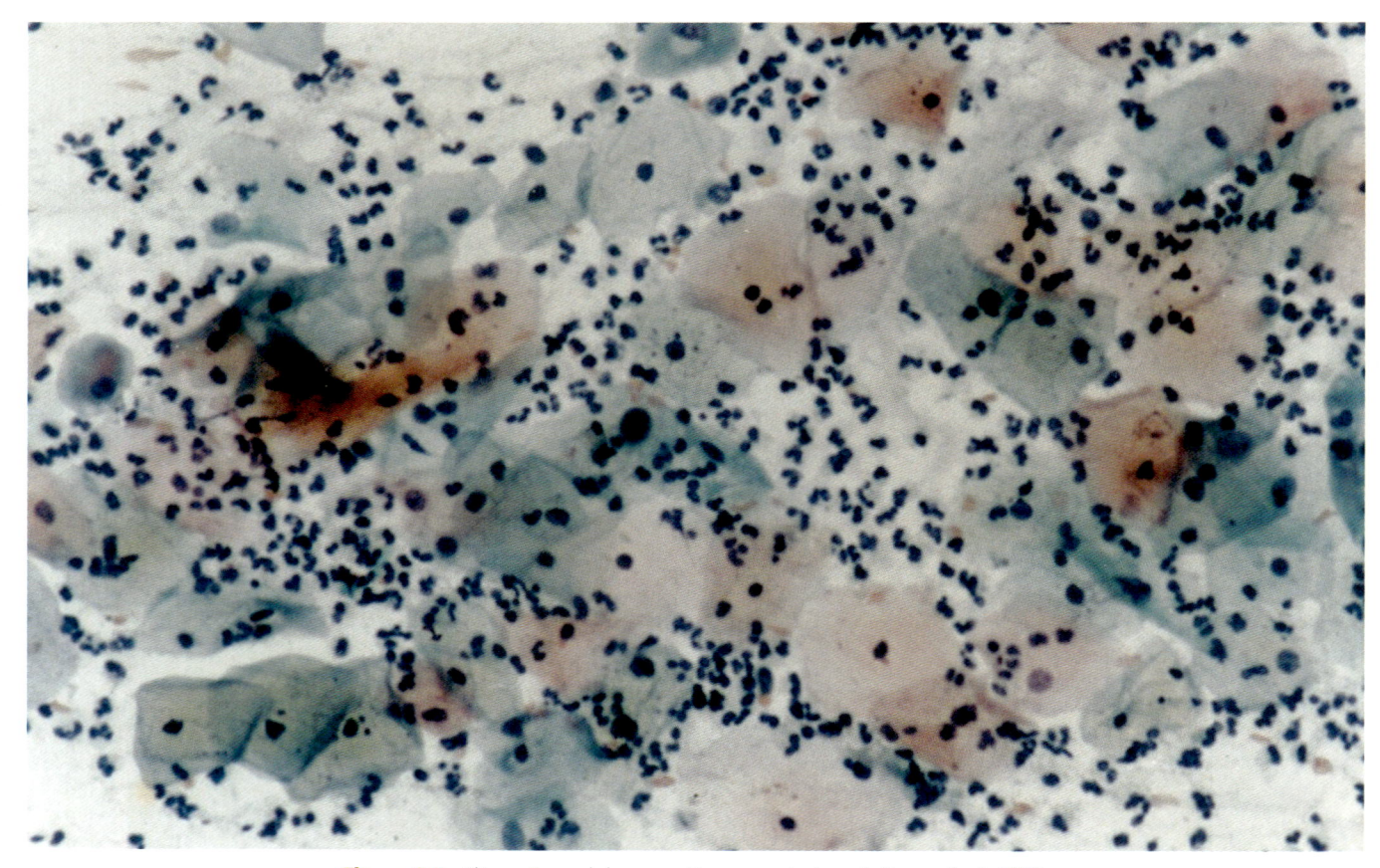

Figura 3.5: Alterações celulares reativas associadas a inflamação (×200).

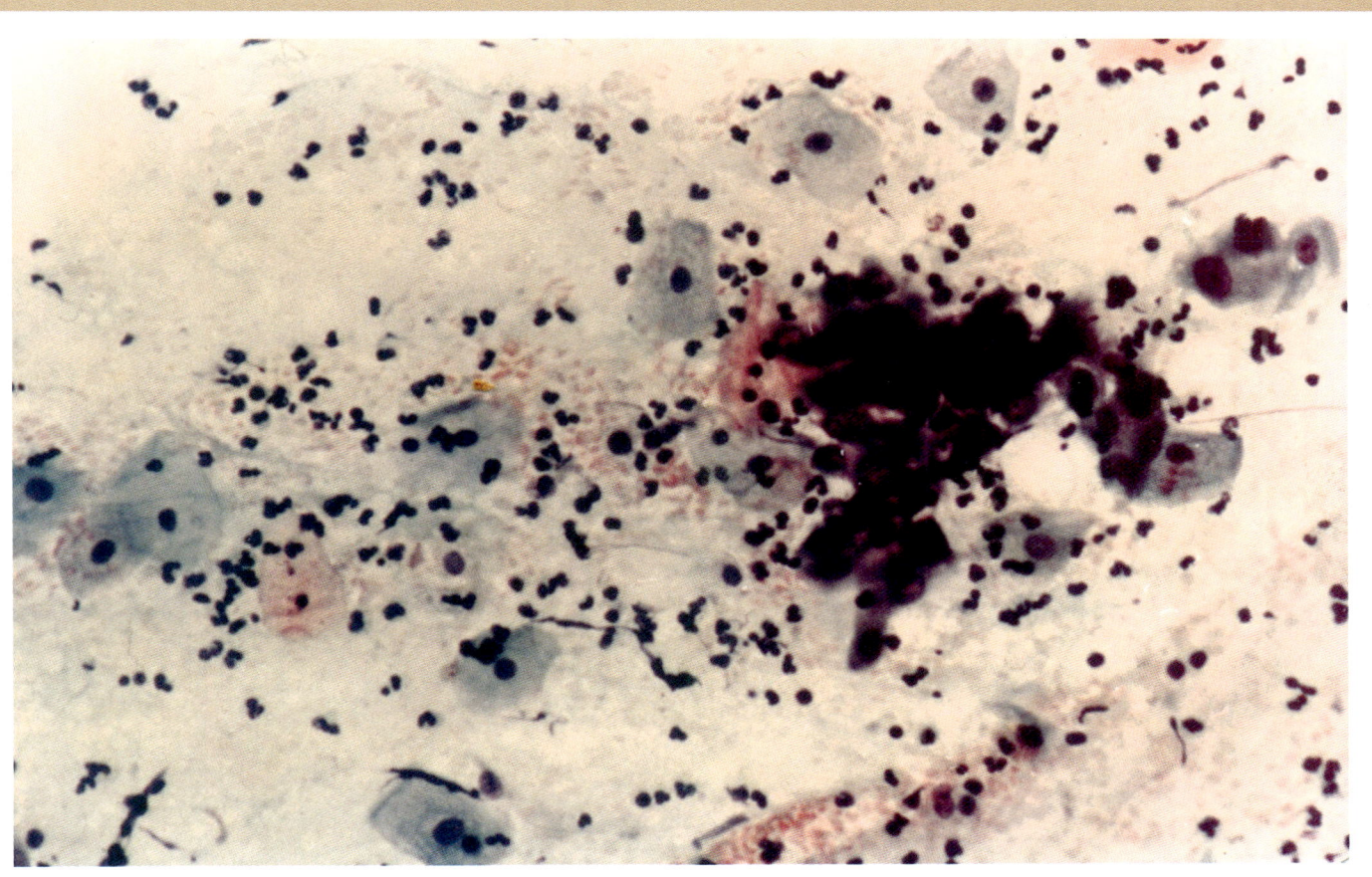

Figura 3.6: Alterações celulares reativas associadas à inflamação (×200).

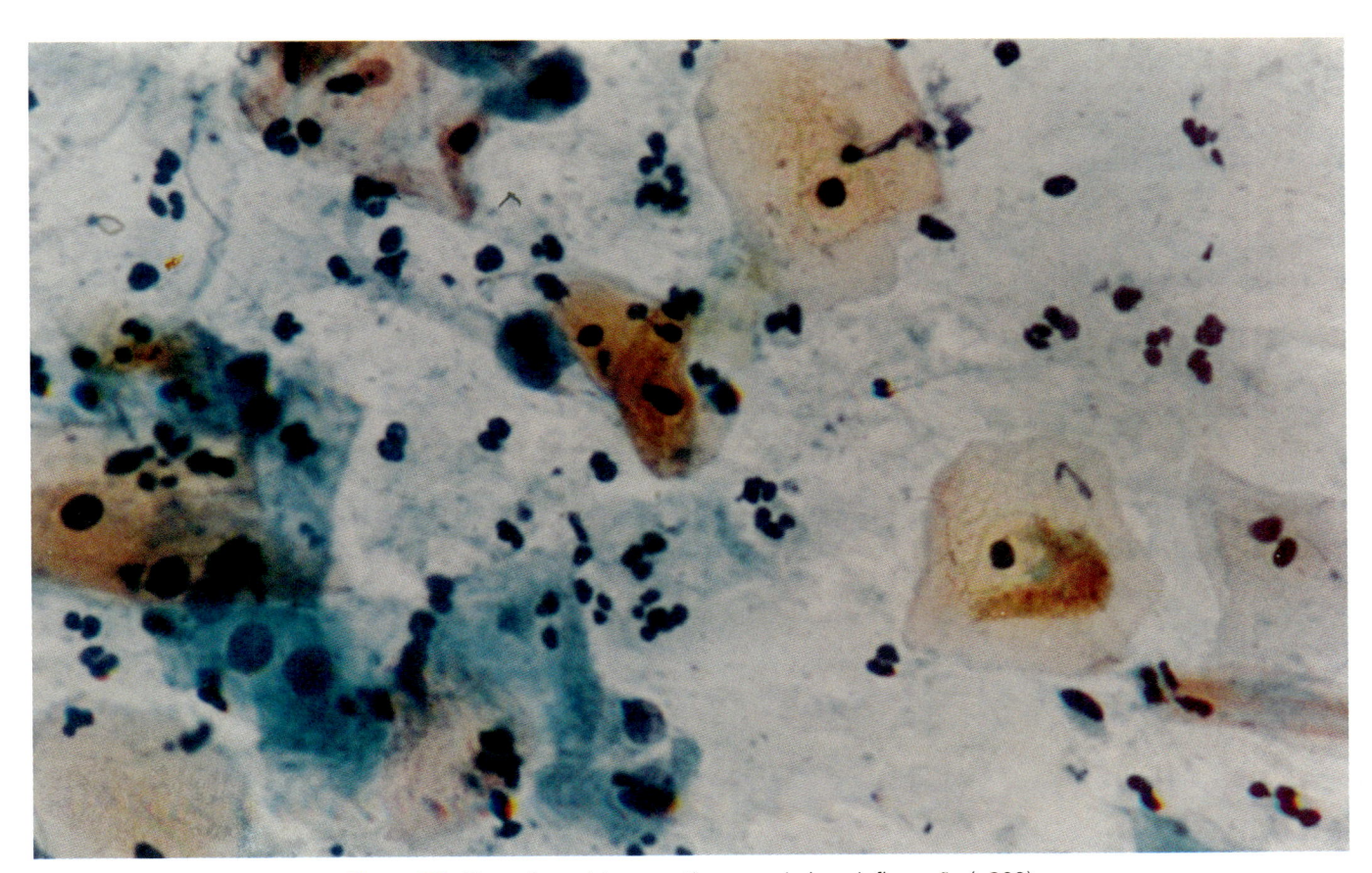

Figura 3.7: Alterações celulares reativas associadas a inflamação (×200).

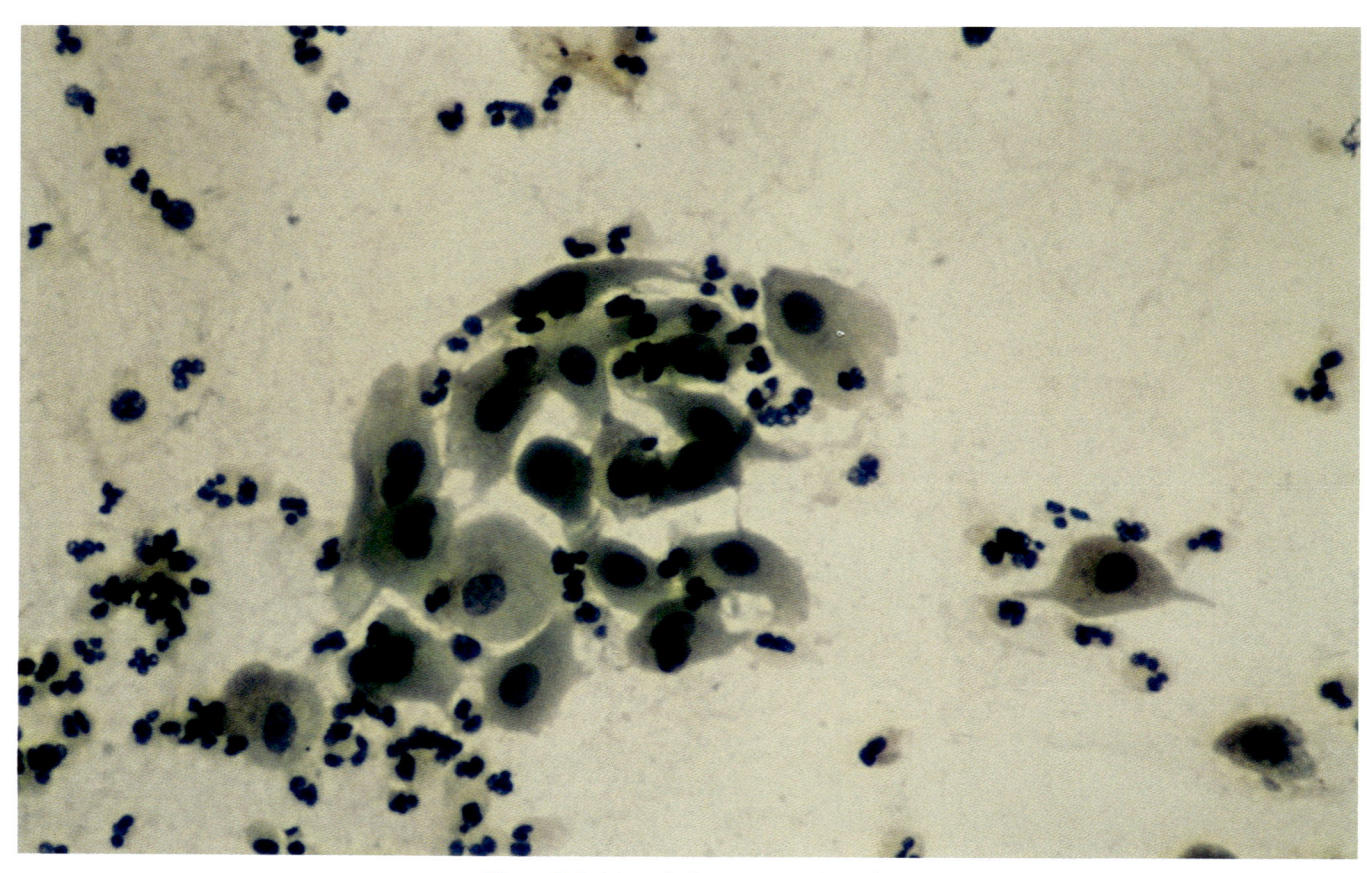

Figura 3.8: Metaplasia escamosa (×200).

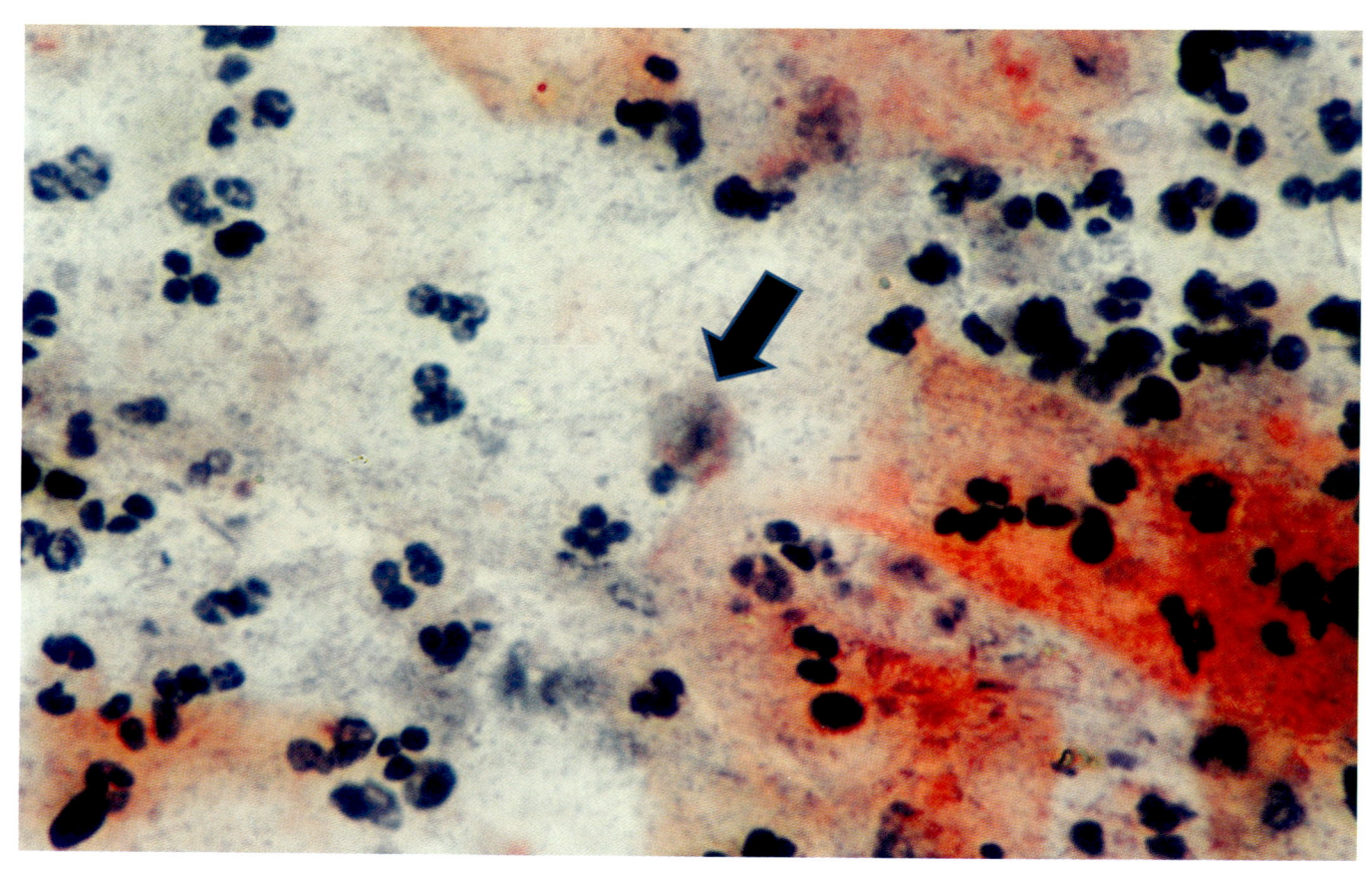

Figura 3.9: *Trichomonas vaginalis* (×200).

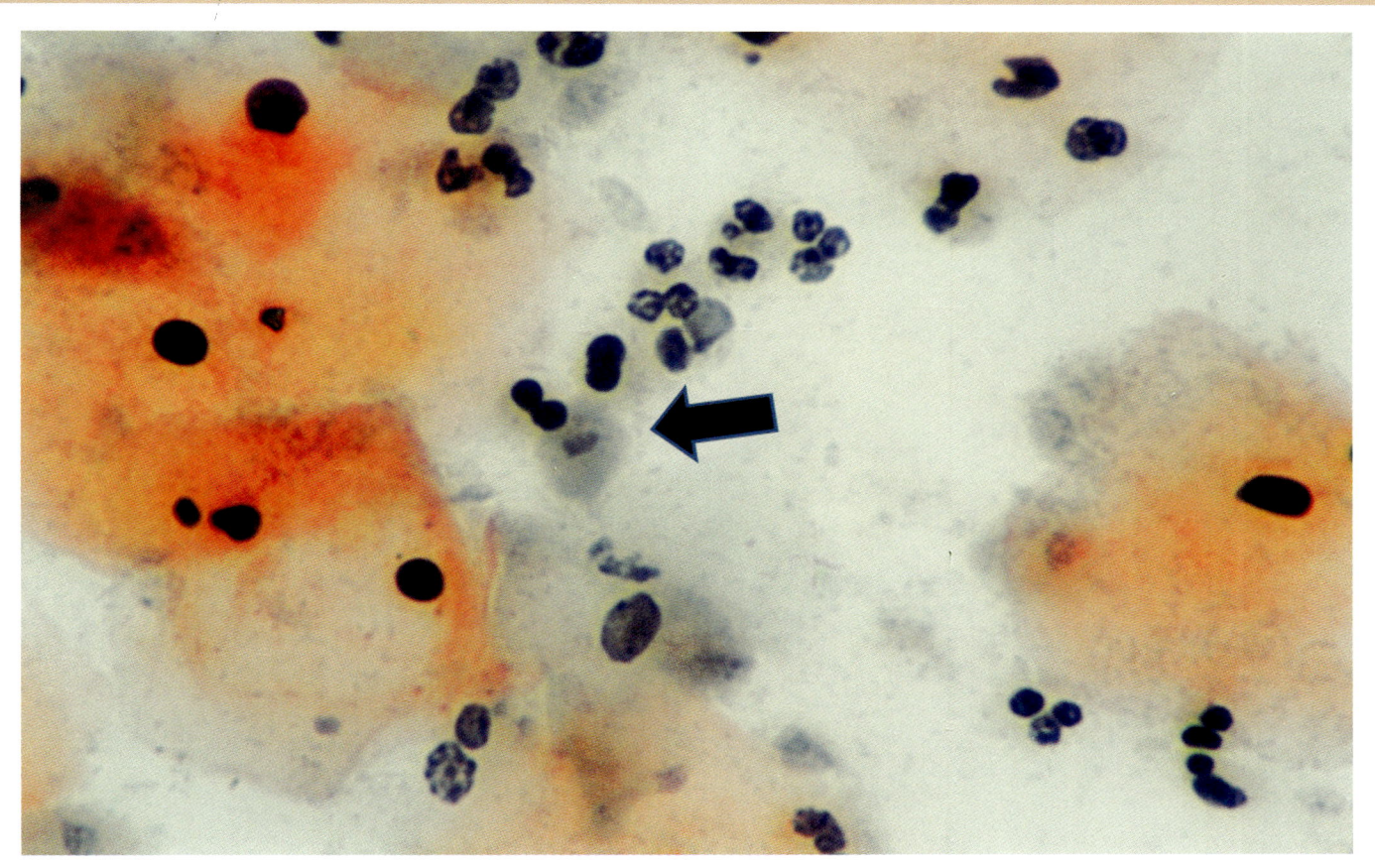

Figura 3.10: *Trichomonas vaginalis* (×400).

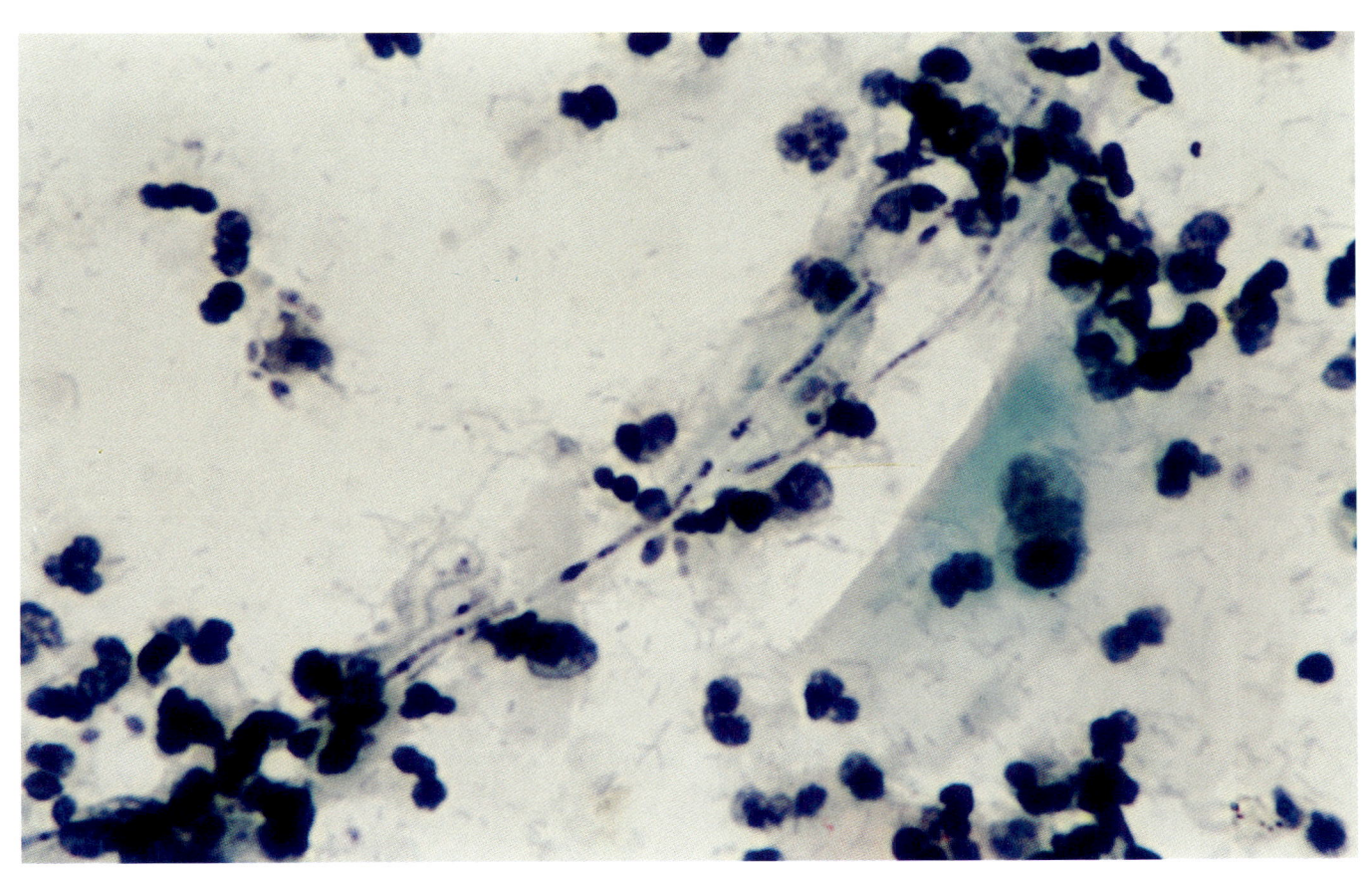

Figura 3.11: Células com flora leveduriforme e hifas de *Candida* (×200).

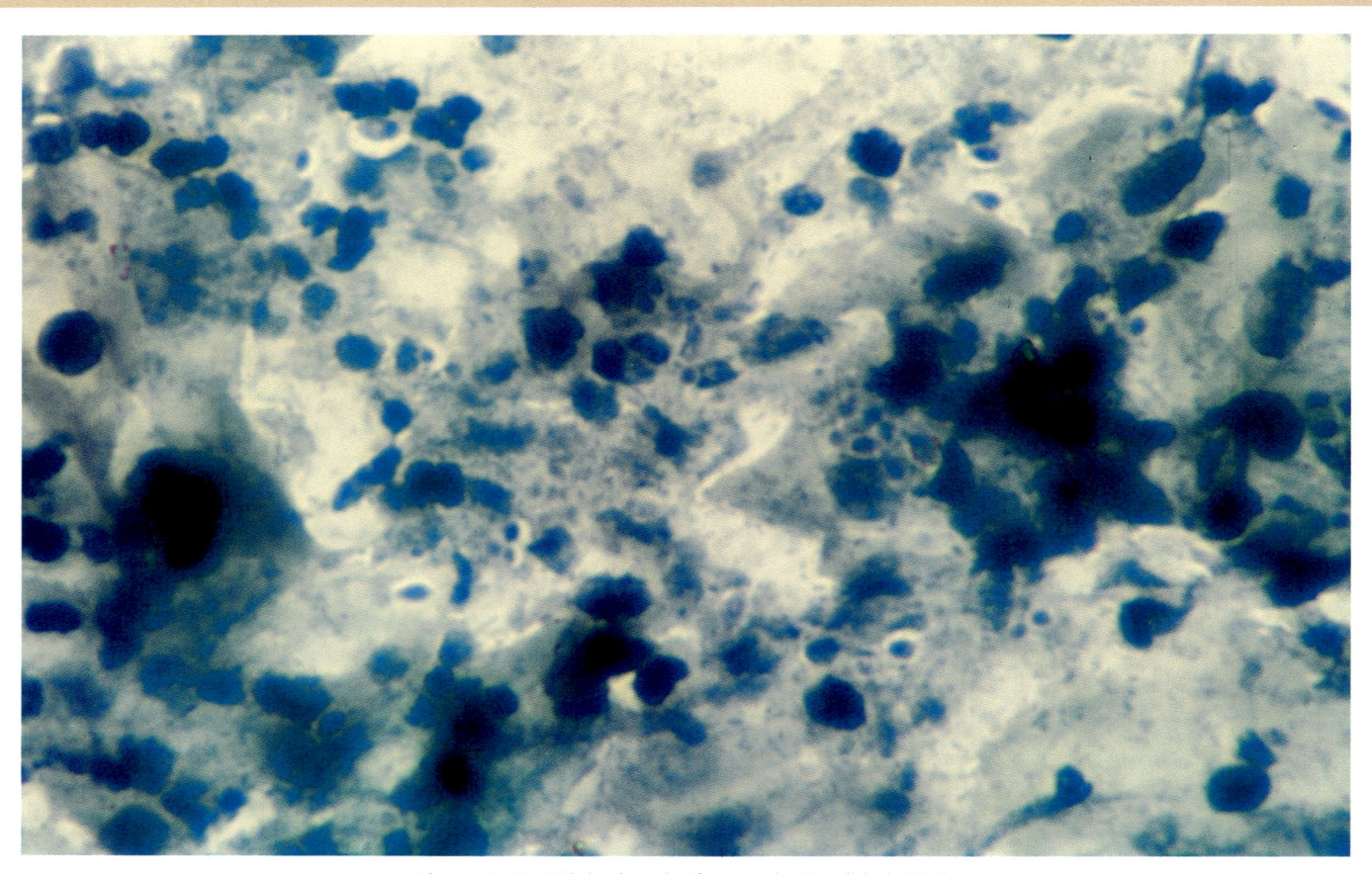

Figura 3.12: Células leveduriformes de *Candida* (×200).

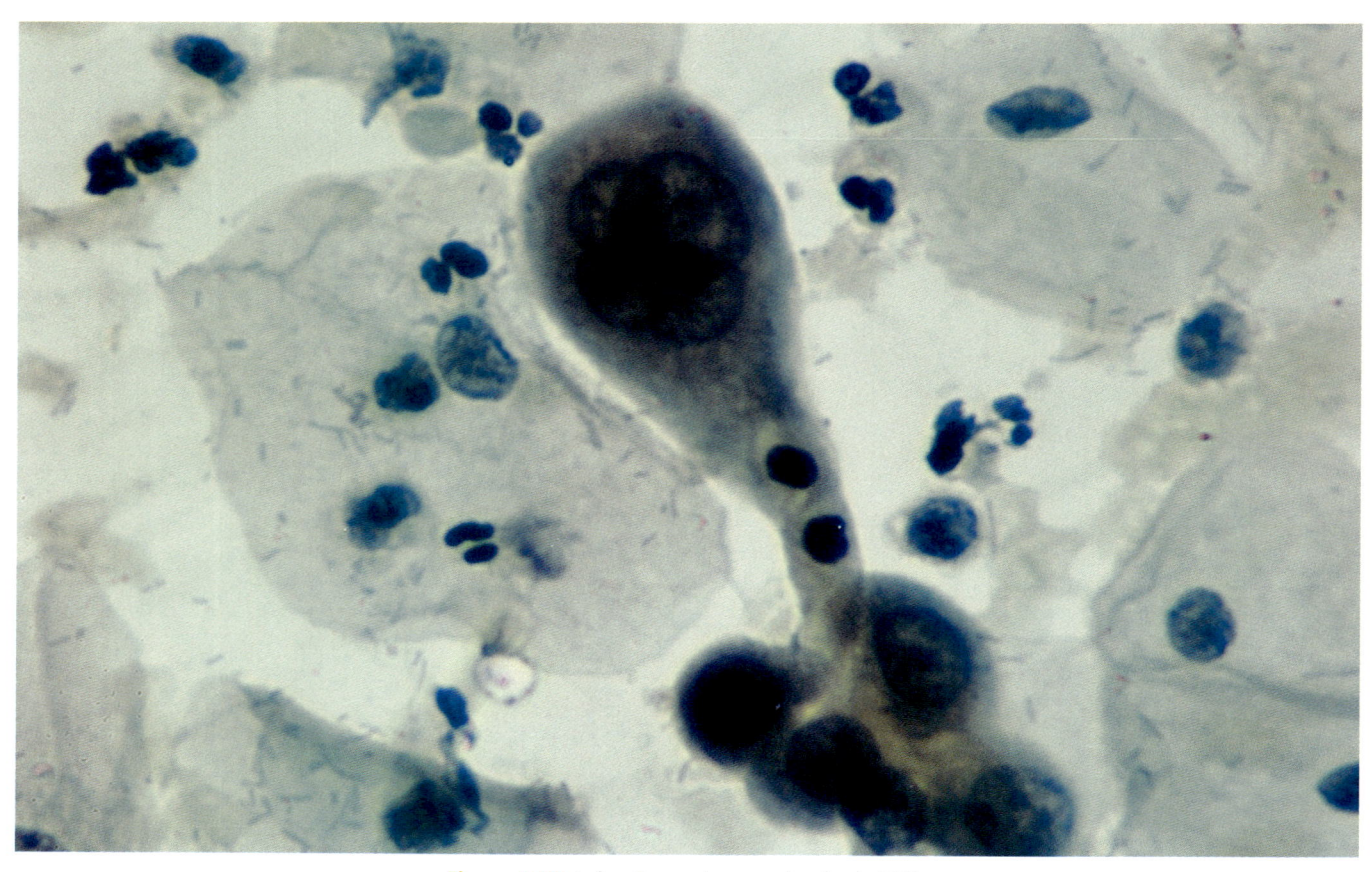

Figura 3.13: Infecção por herpes *simplex* (×400).

TESTE DE PAPANICOLAOU 33

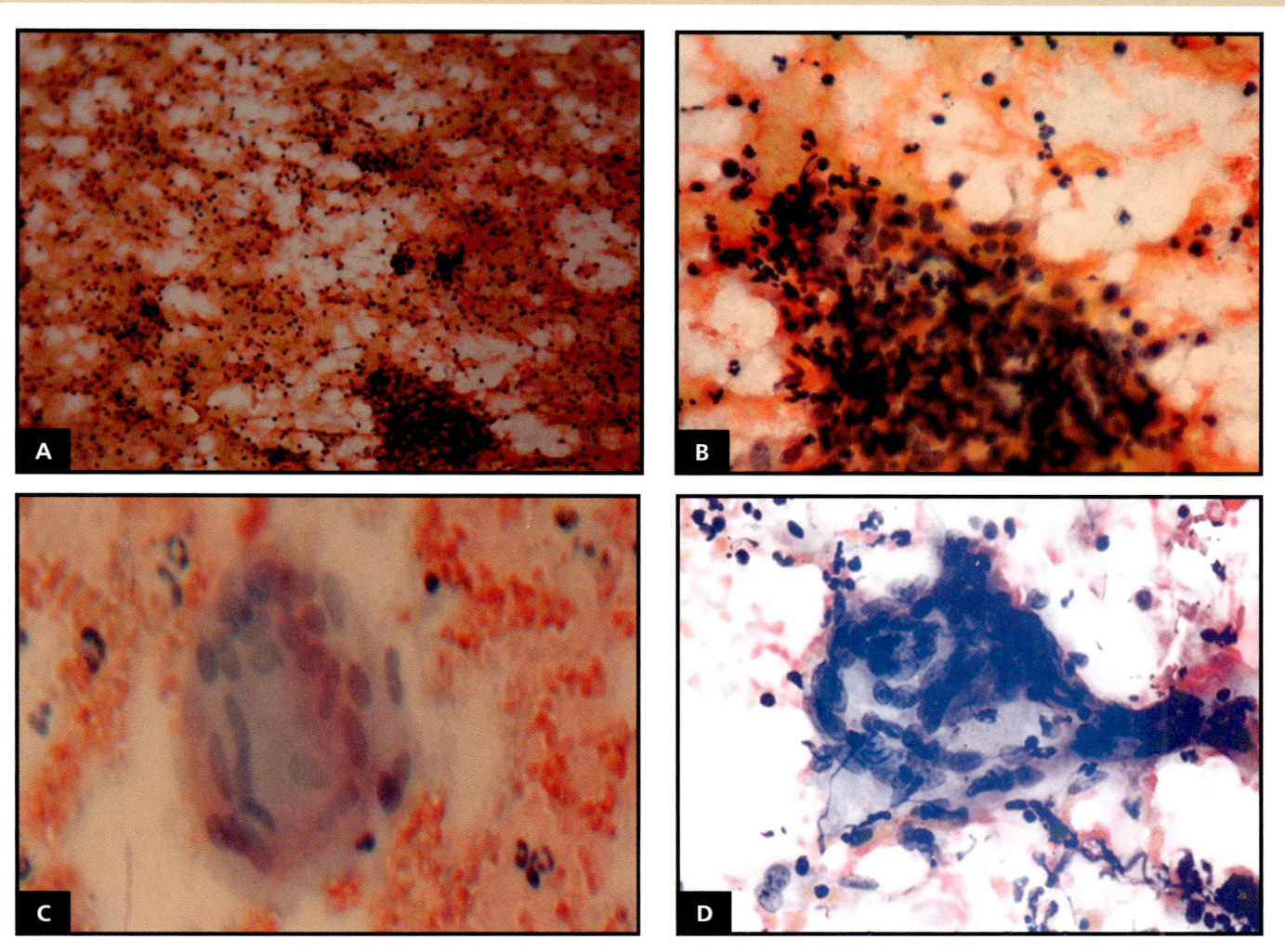

Figura 3.14A a D: Cervicite granulomatosa (H e E, A, ×100) (B, C, D, ×200).

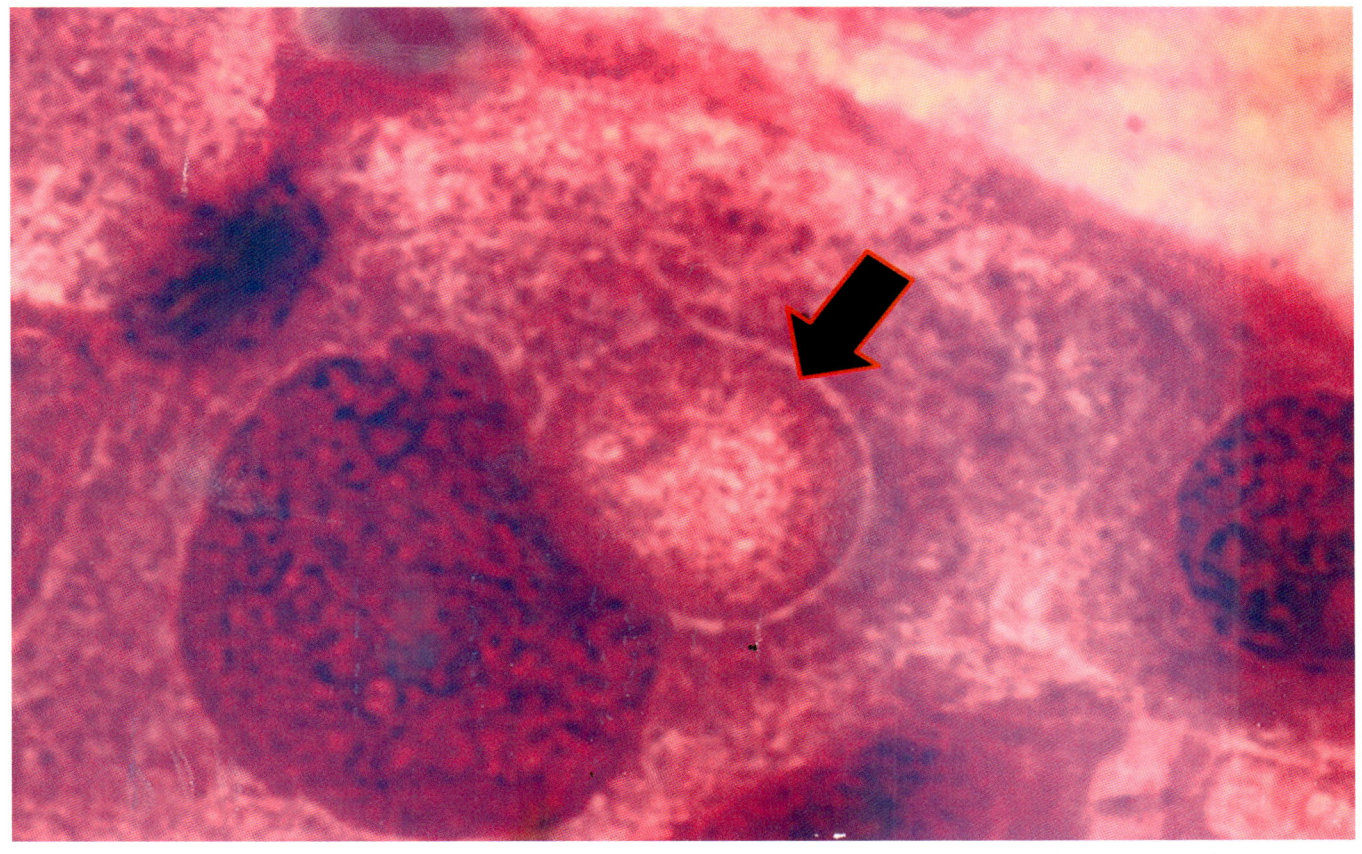

Figura 3.15: Inclusão nebular de *Chlamydia trachomatis* em células escamosas metaplásicas (Giemsa, ×1.000).

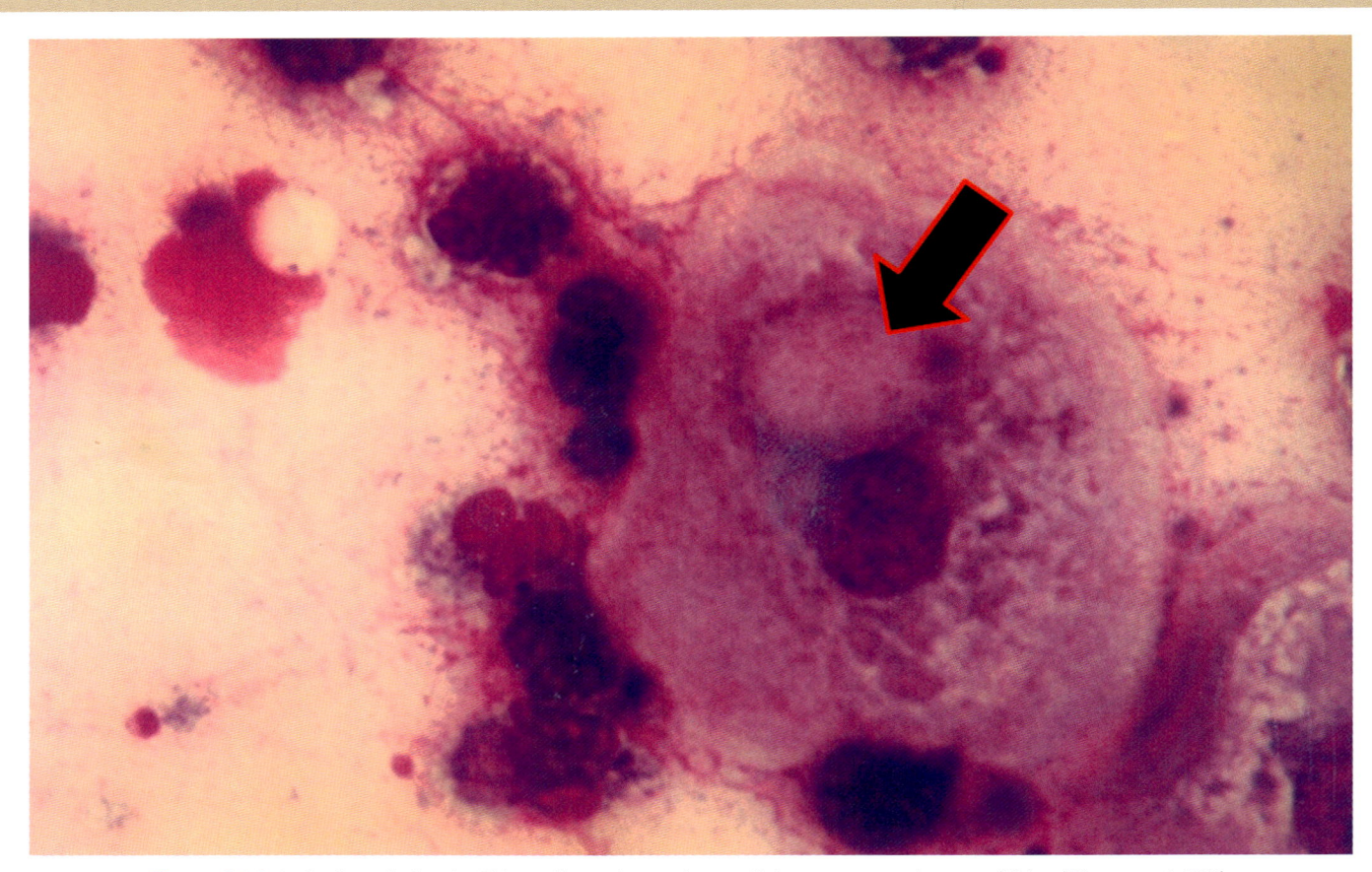

Figura 3.16: Inclusão nebular de *Chlamydia trachomatis* em células escamosas intermediárias (Giemsa, ×1.000).

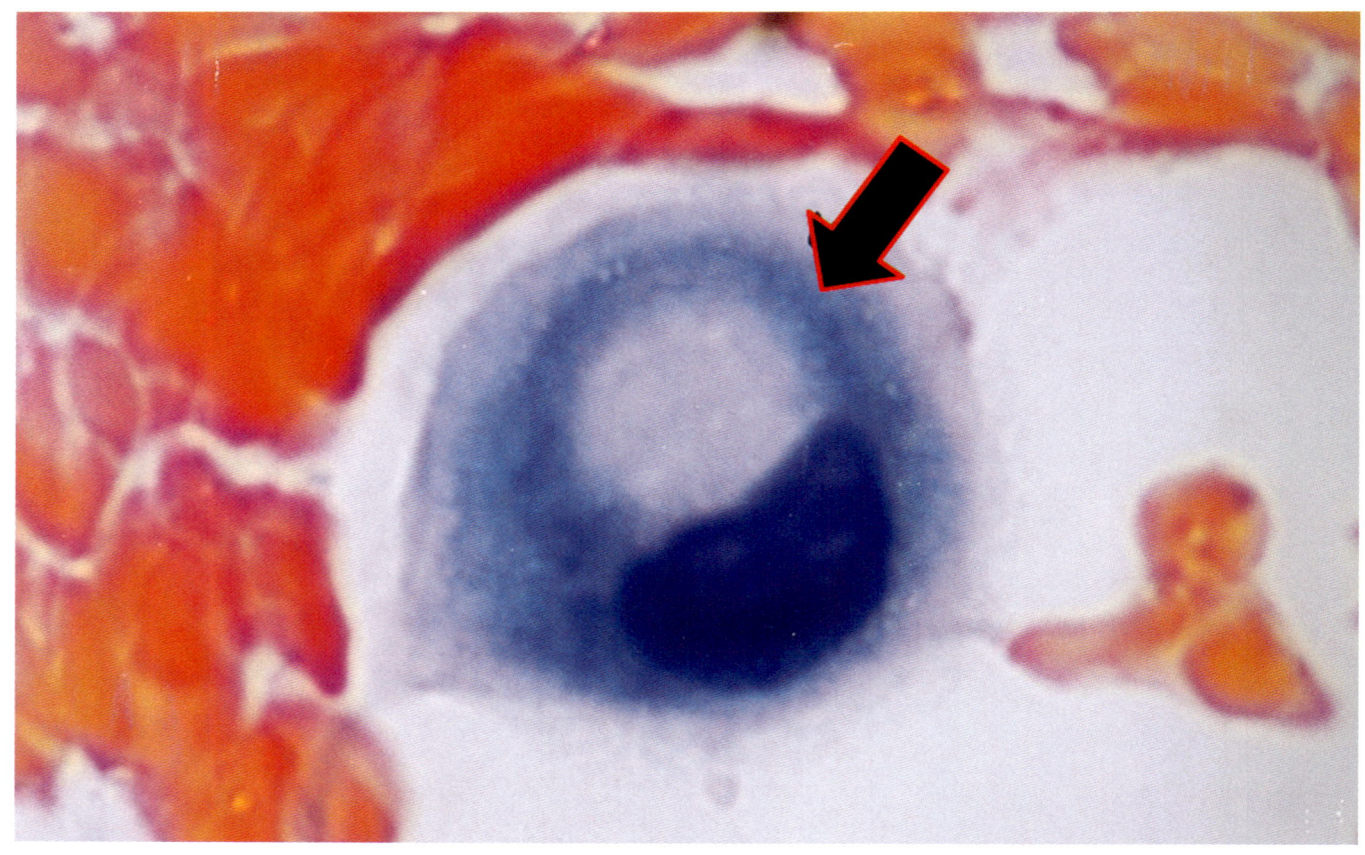

Figura 3.17: Inclusão nebular de *Chlamydia trachomatis* em células escamosas parabasais (Pap, ×1.000).

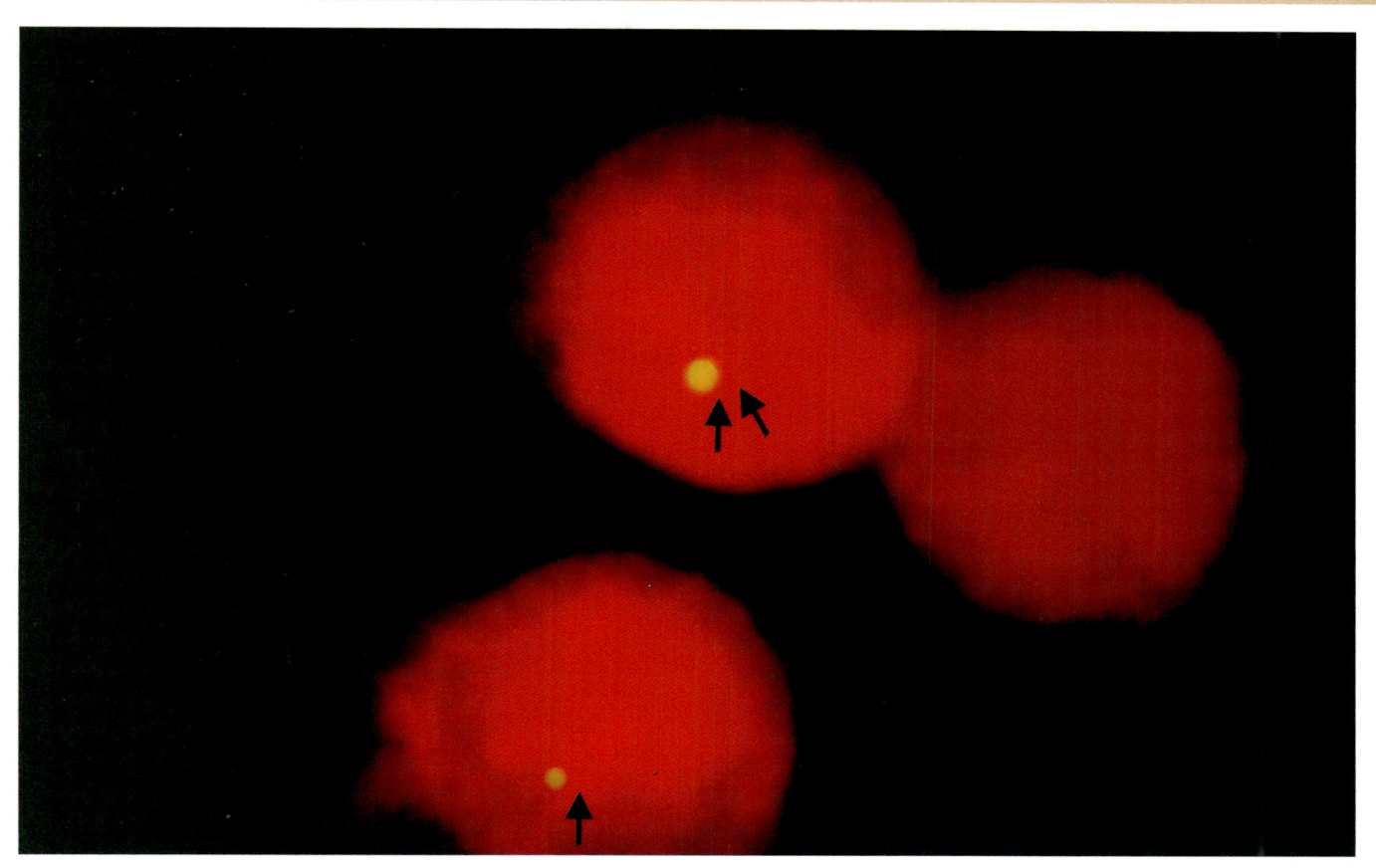

Figura 3.18: Coloração fluorescente direta de anticorpos de *Chlamydia trachomatis*, corpo intracelular reticulado (setas).

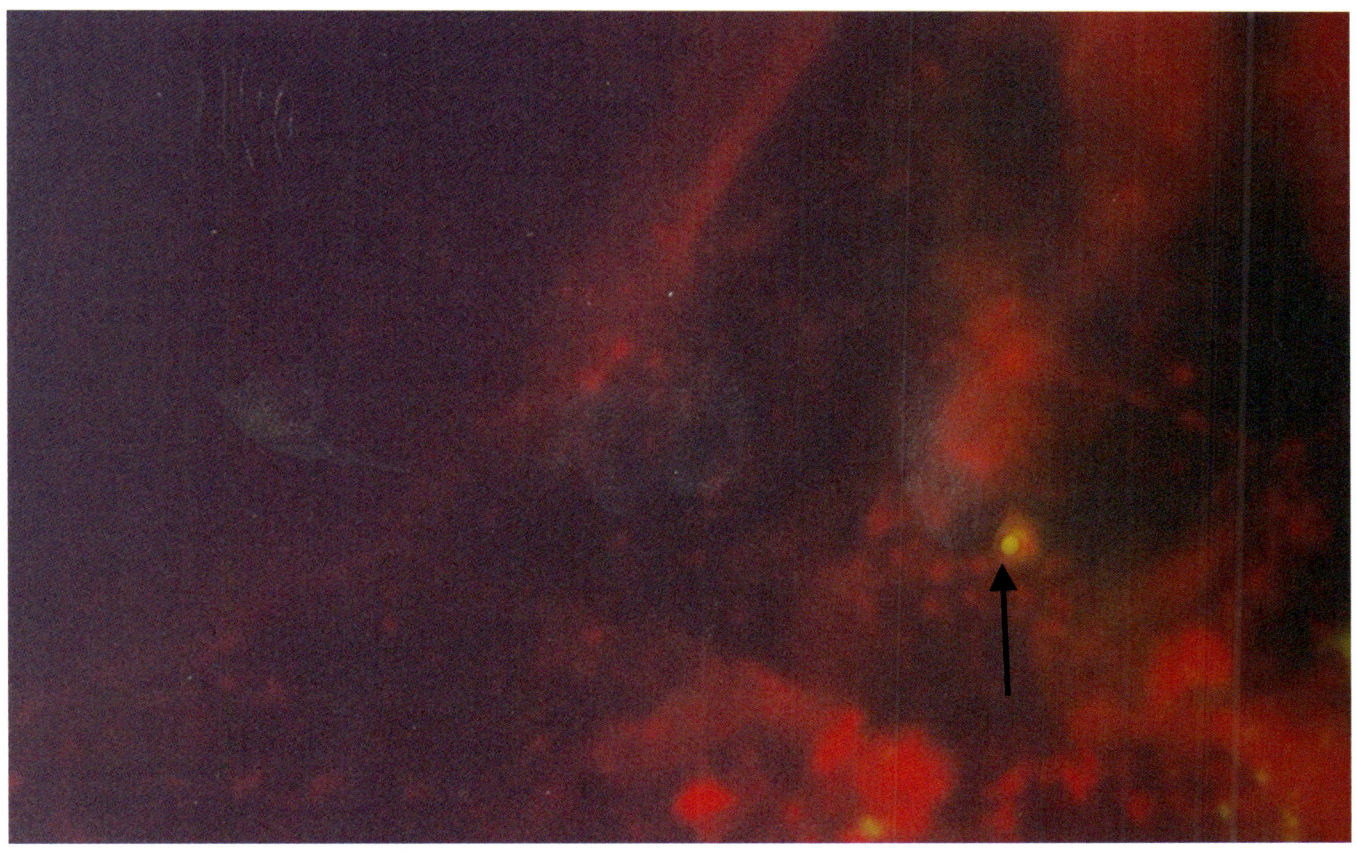

Figura 3.19: Corpo extracelular reticulado, corpo elementar intracelular (seta).

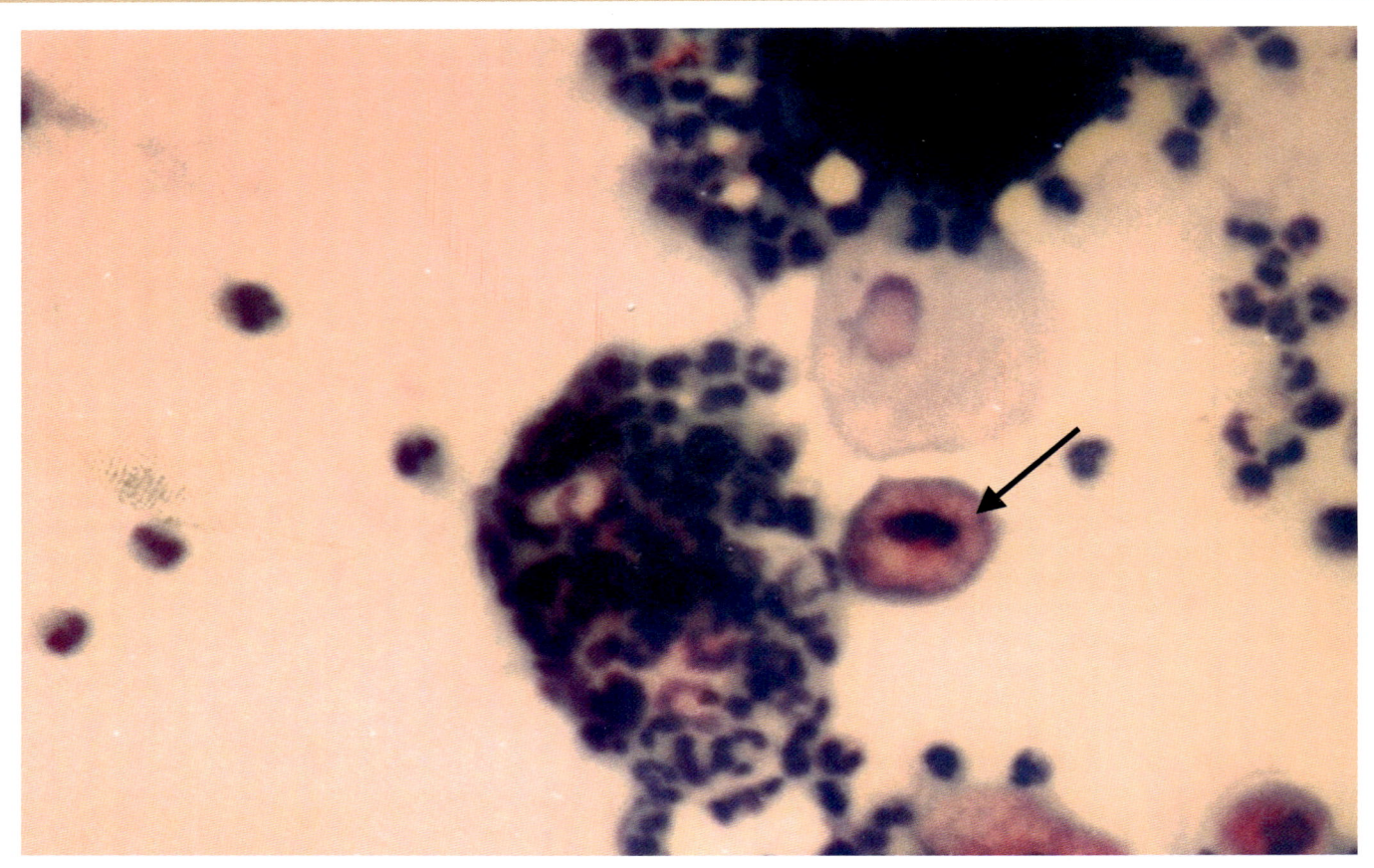

Figura 3.20: Alterações associadas ao HPV (coilócito) (×400).

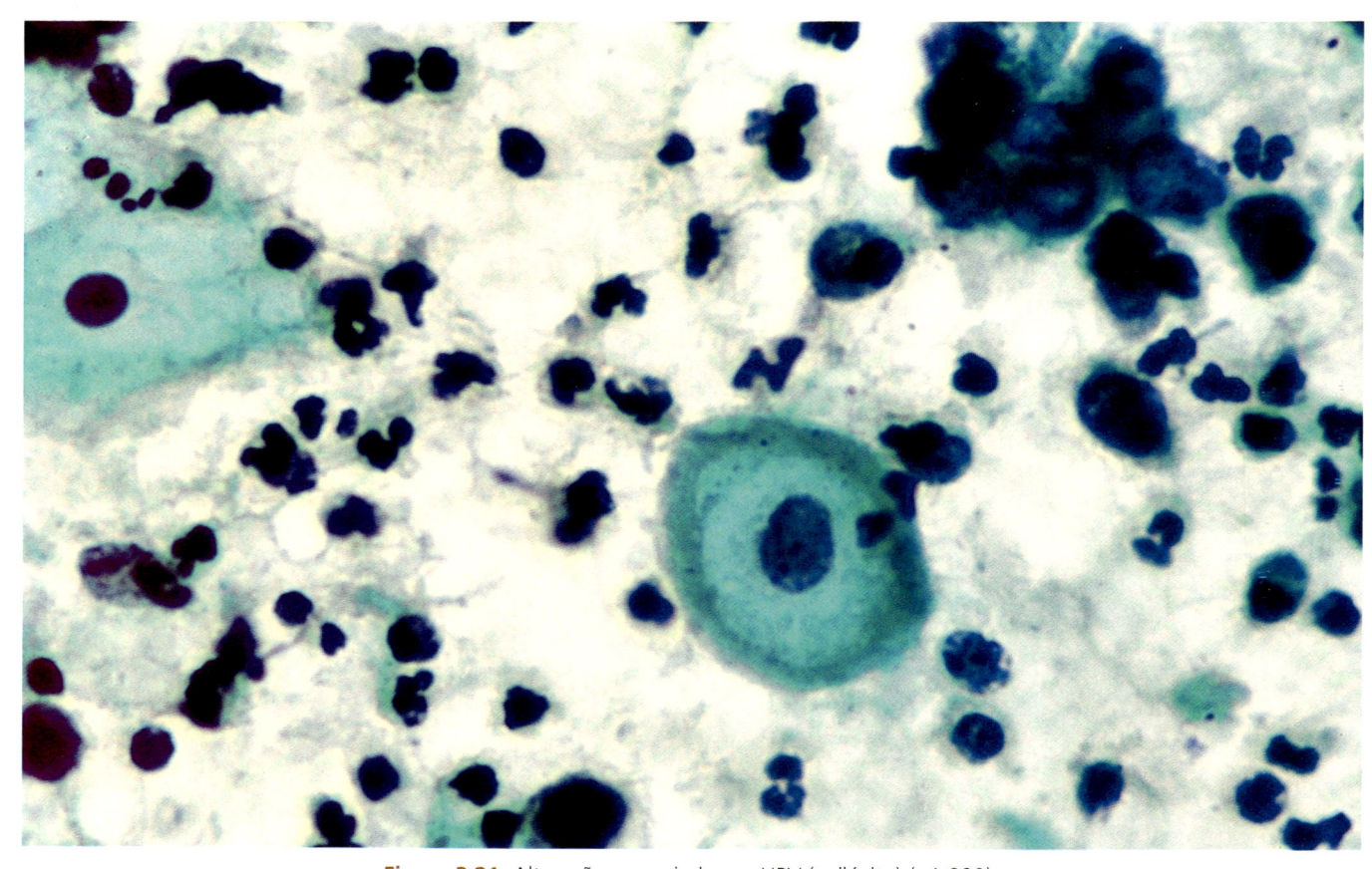

Figura 3.21: Alterações associadas ao HPV (coilócito) (×1.000).

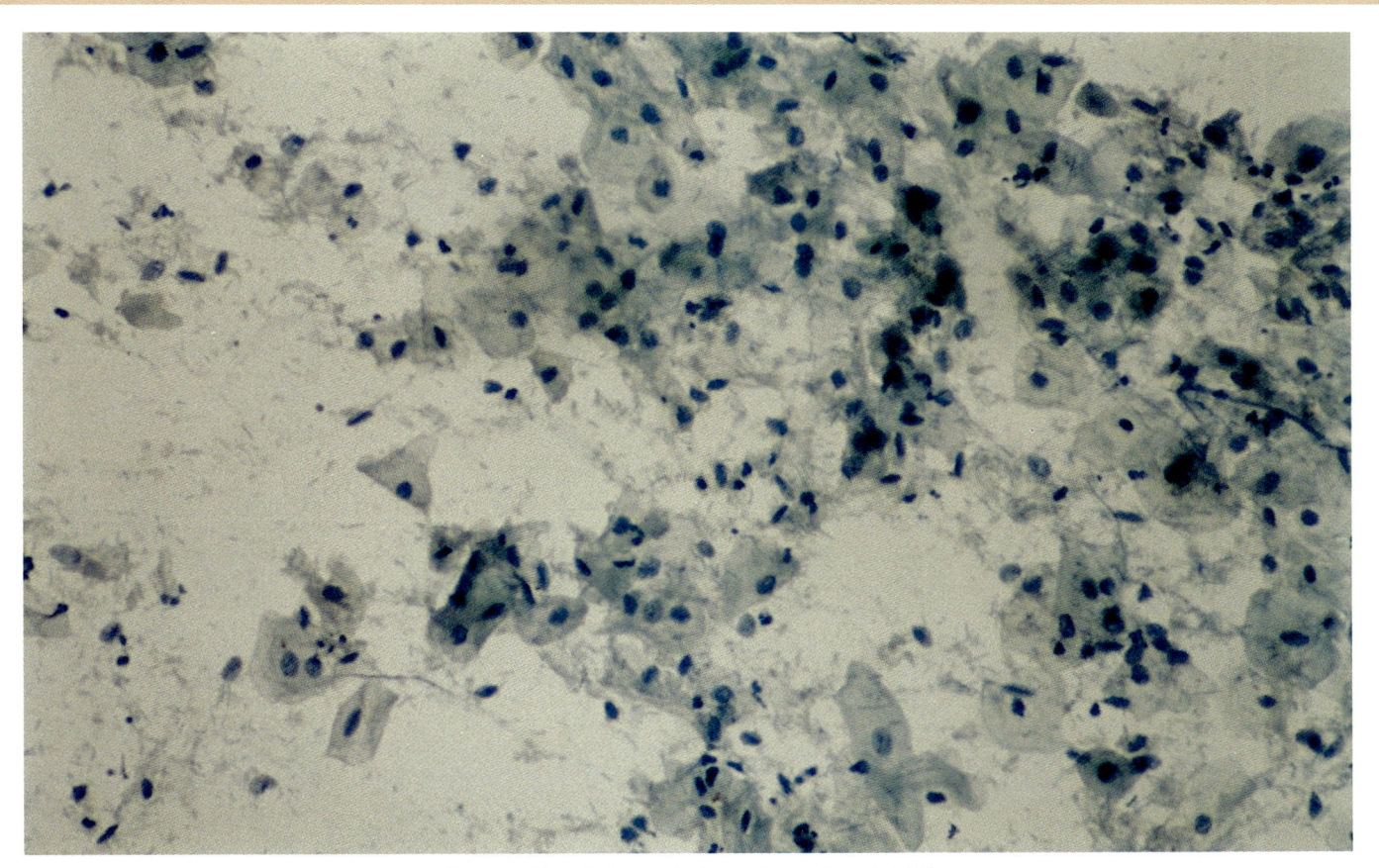

Figura 3.22: Células naviculares da gravidez (×100).

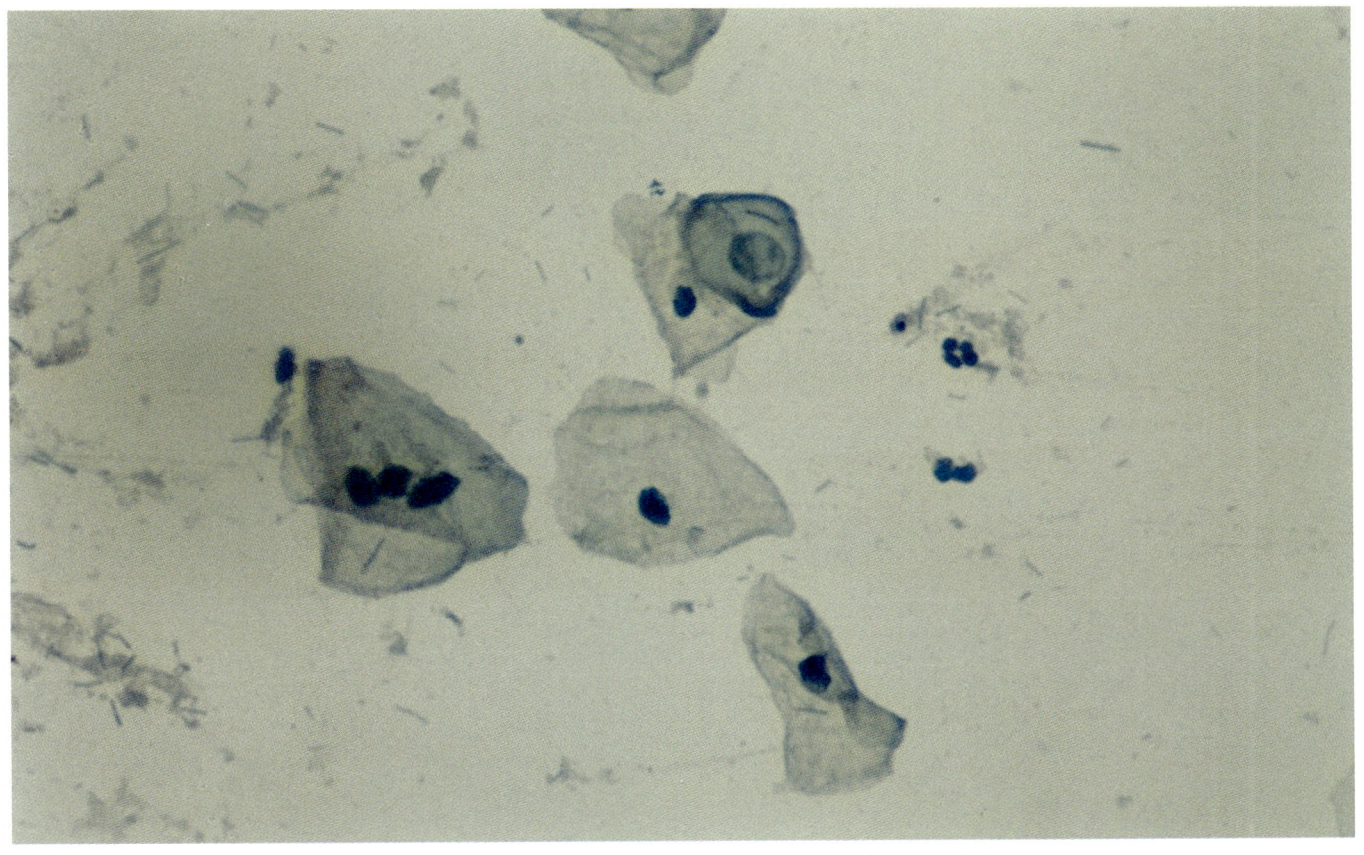

Figura 3.23: Células naviculares da gravidez com coilócito (×200).

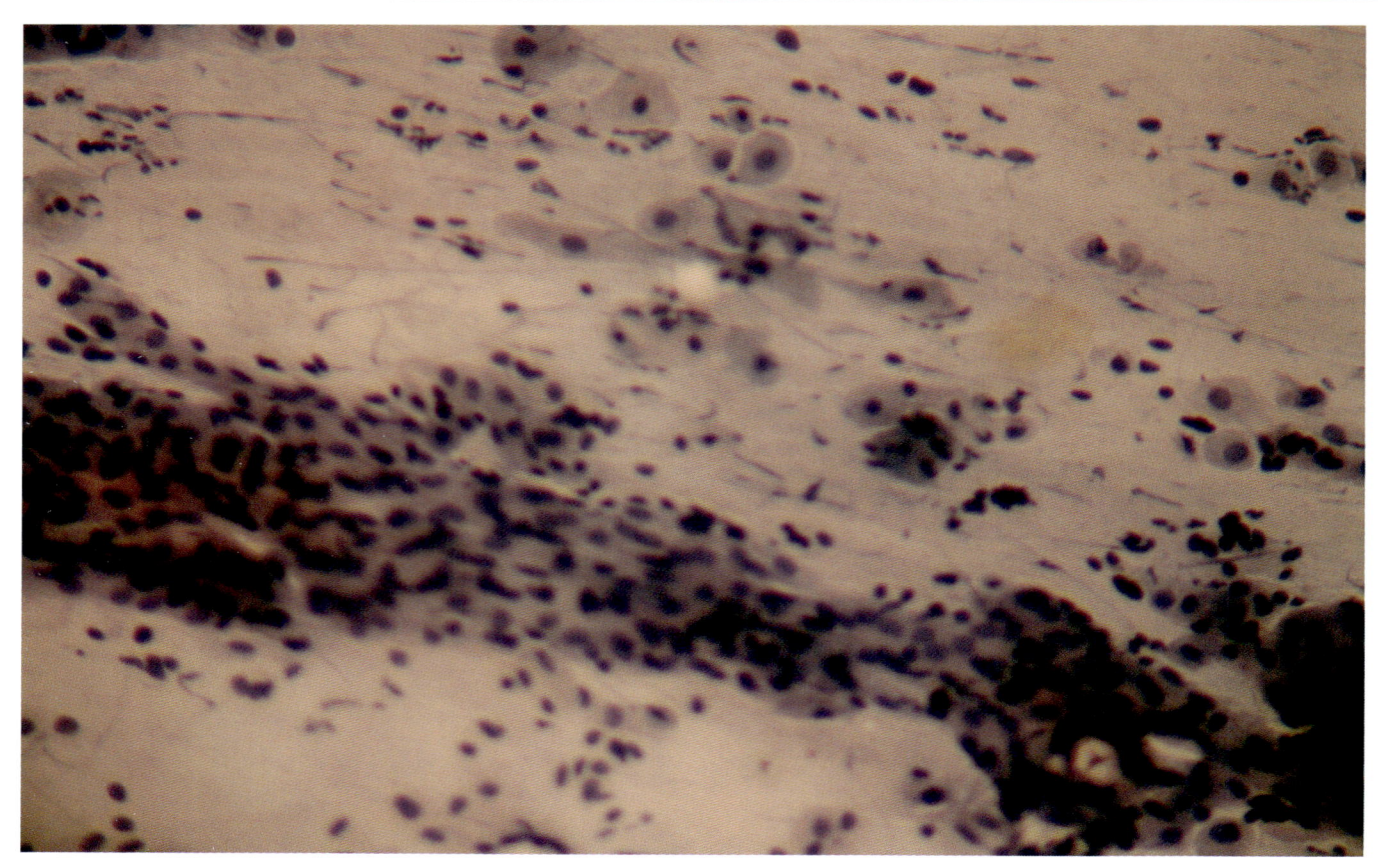

Figura 3.24: Esfregaço pós-menopausa (×200).

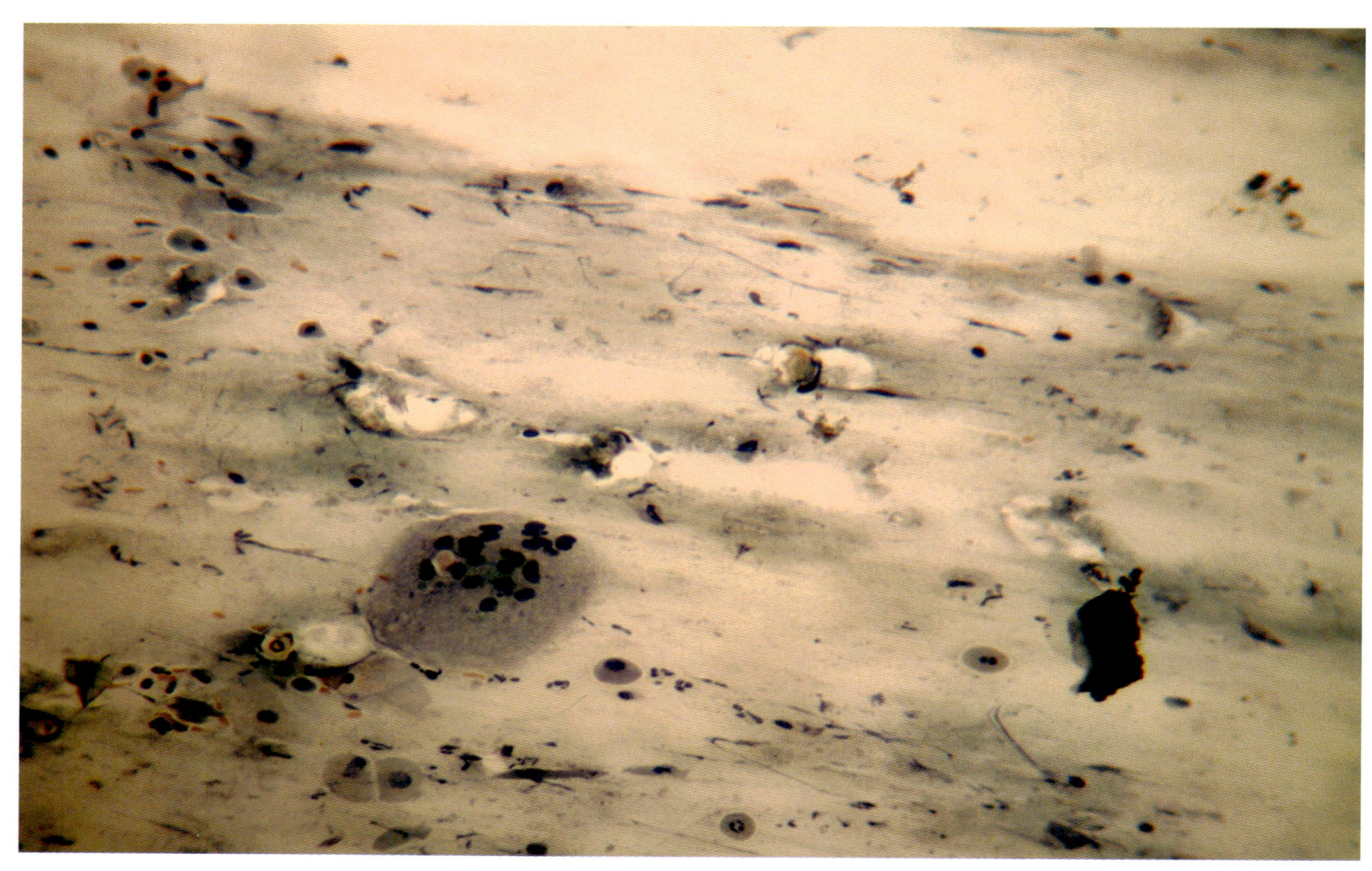

Figura 3.25: Esfregaço pós-menopausa (×400).

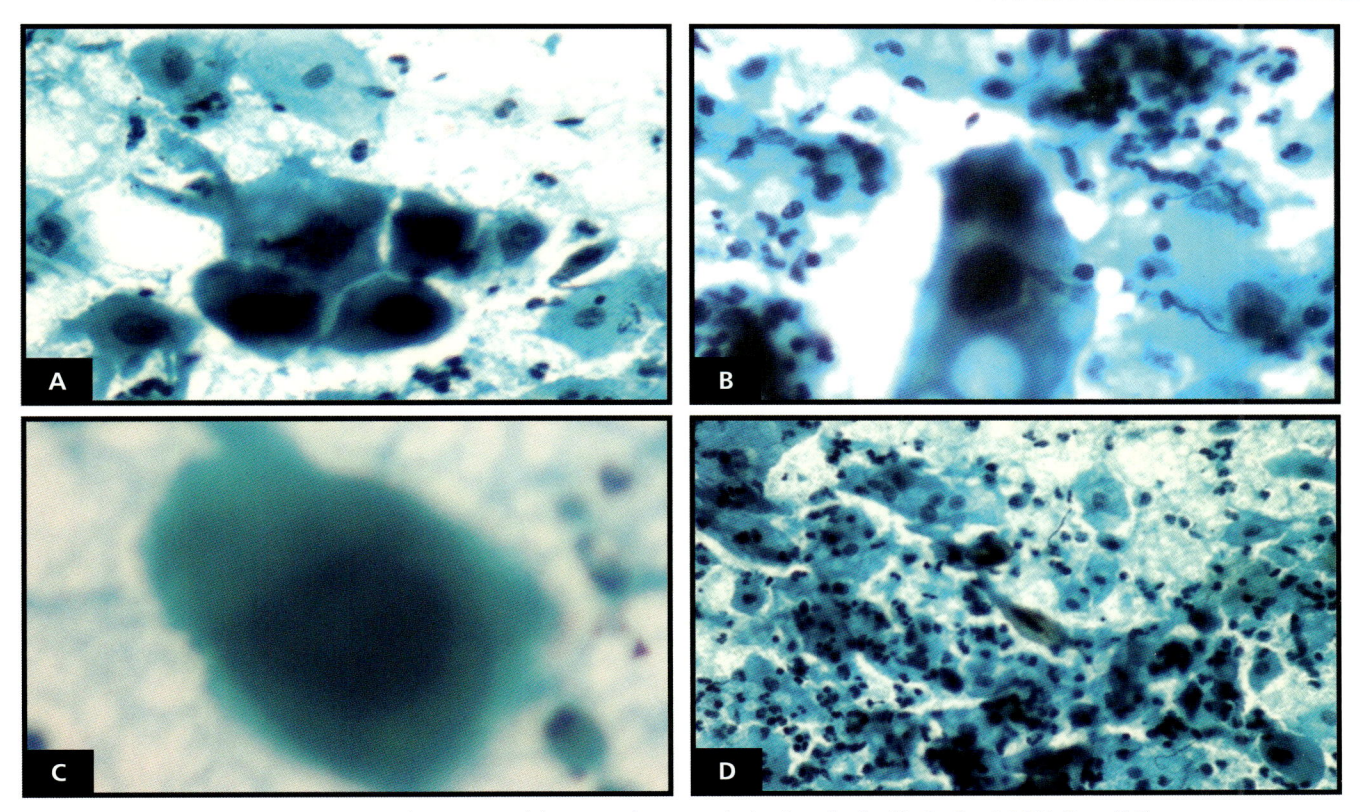

Figura 3.26A a D: Alterações celulares reativas associadas à radiação (A, B, C, ×1.000) (D, ×400).

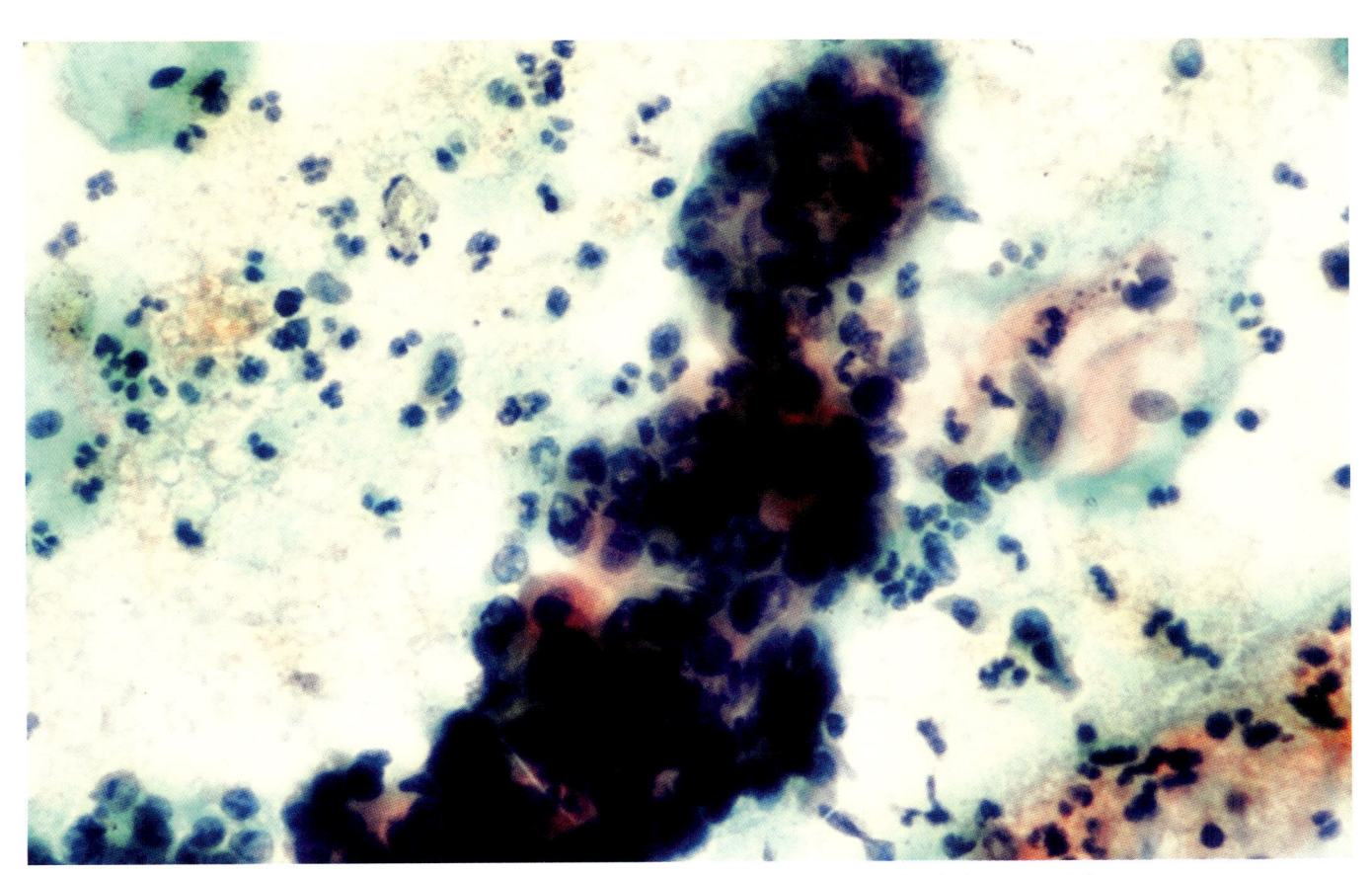

Figura 3.27: Células glandulares atípicas de significado indeterminado (AGUS, ×200).

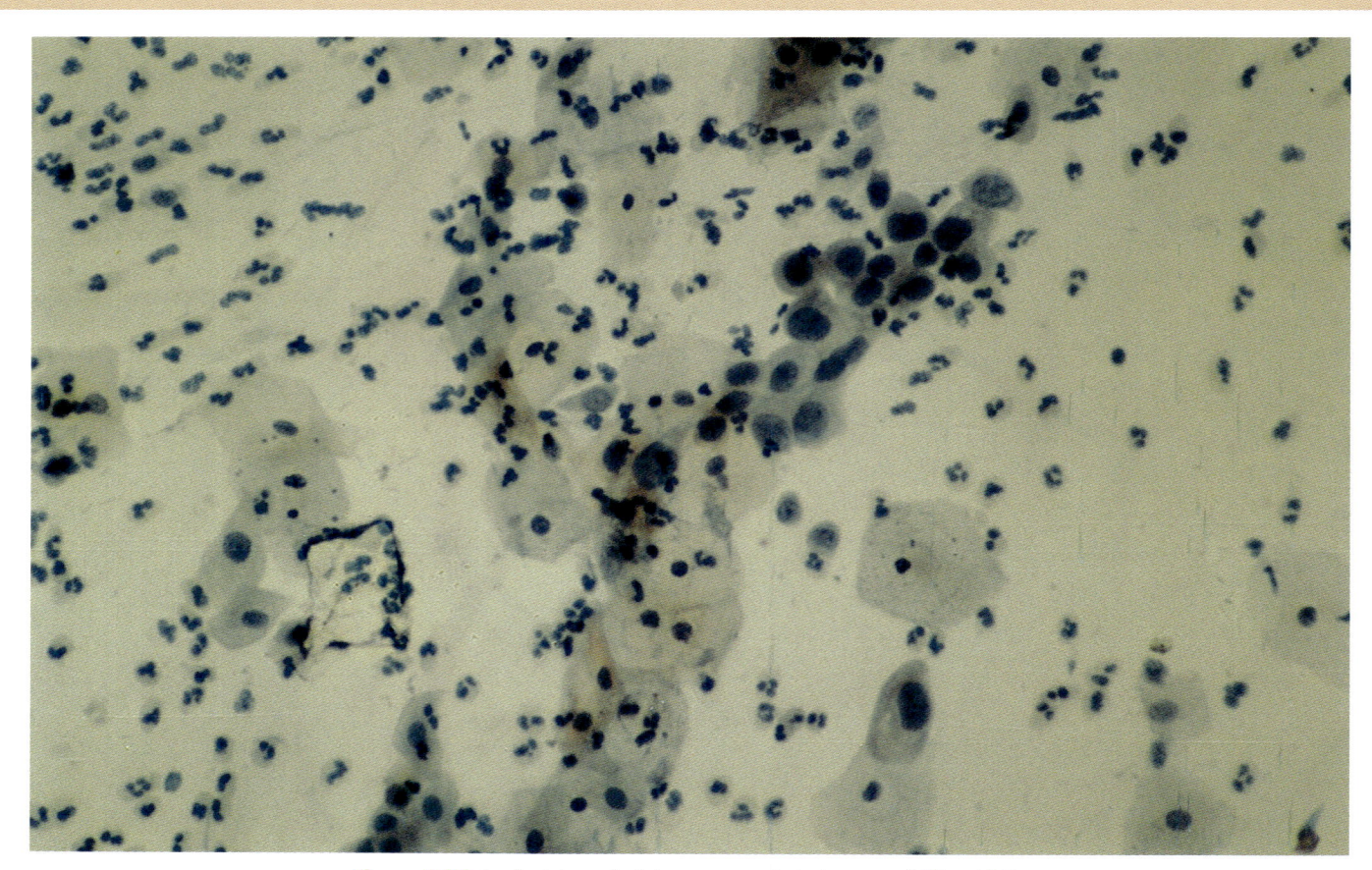

Figura 3.28: Lesão intraepitelial escamosa de baixo grau (LSIL, ×100).

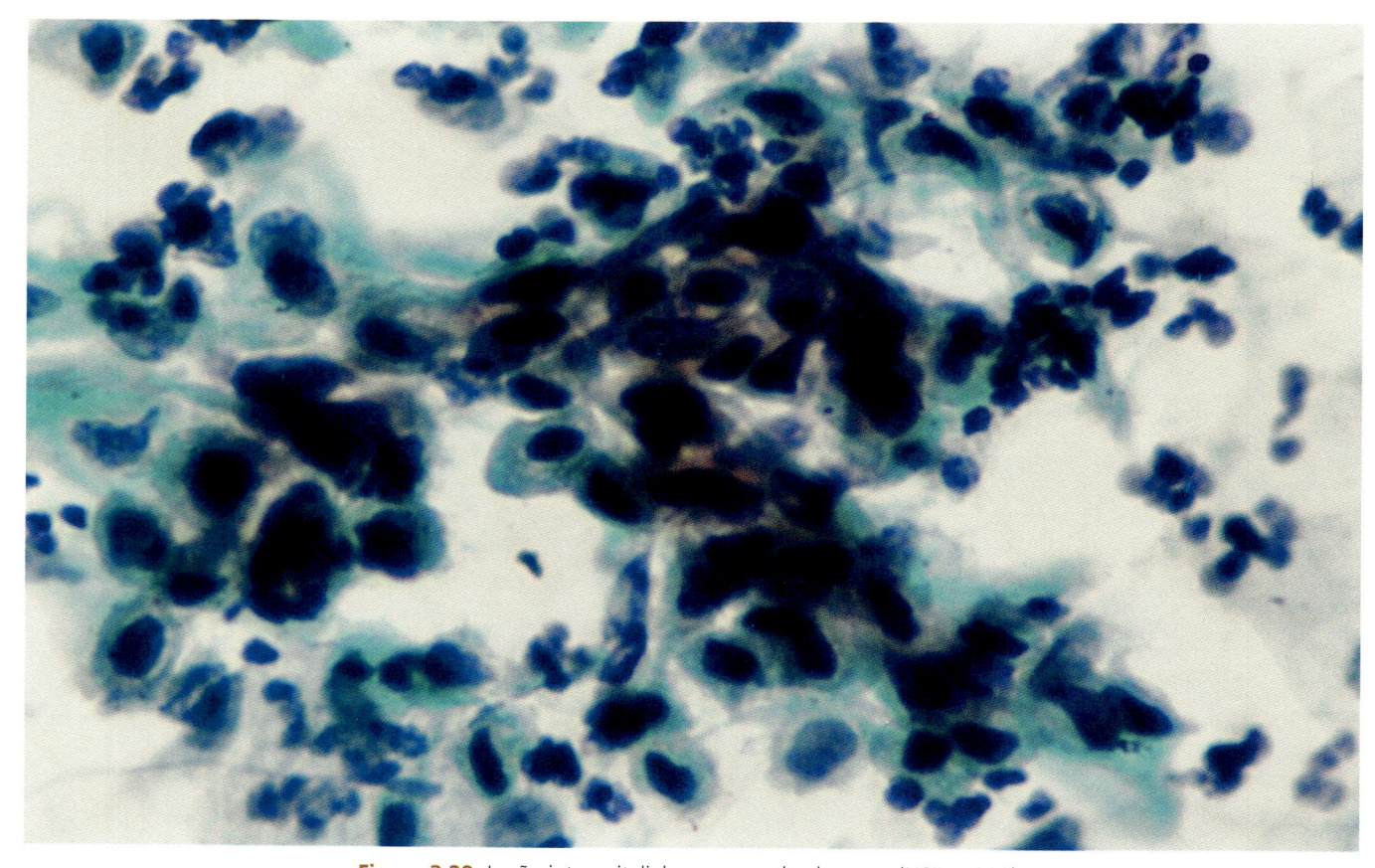

Figura 3.29: Lesão intraepitelial escamosa de alto grau (HSIL, ×200).

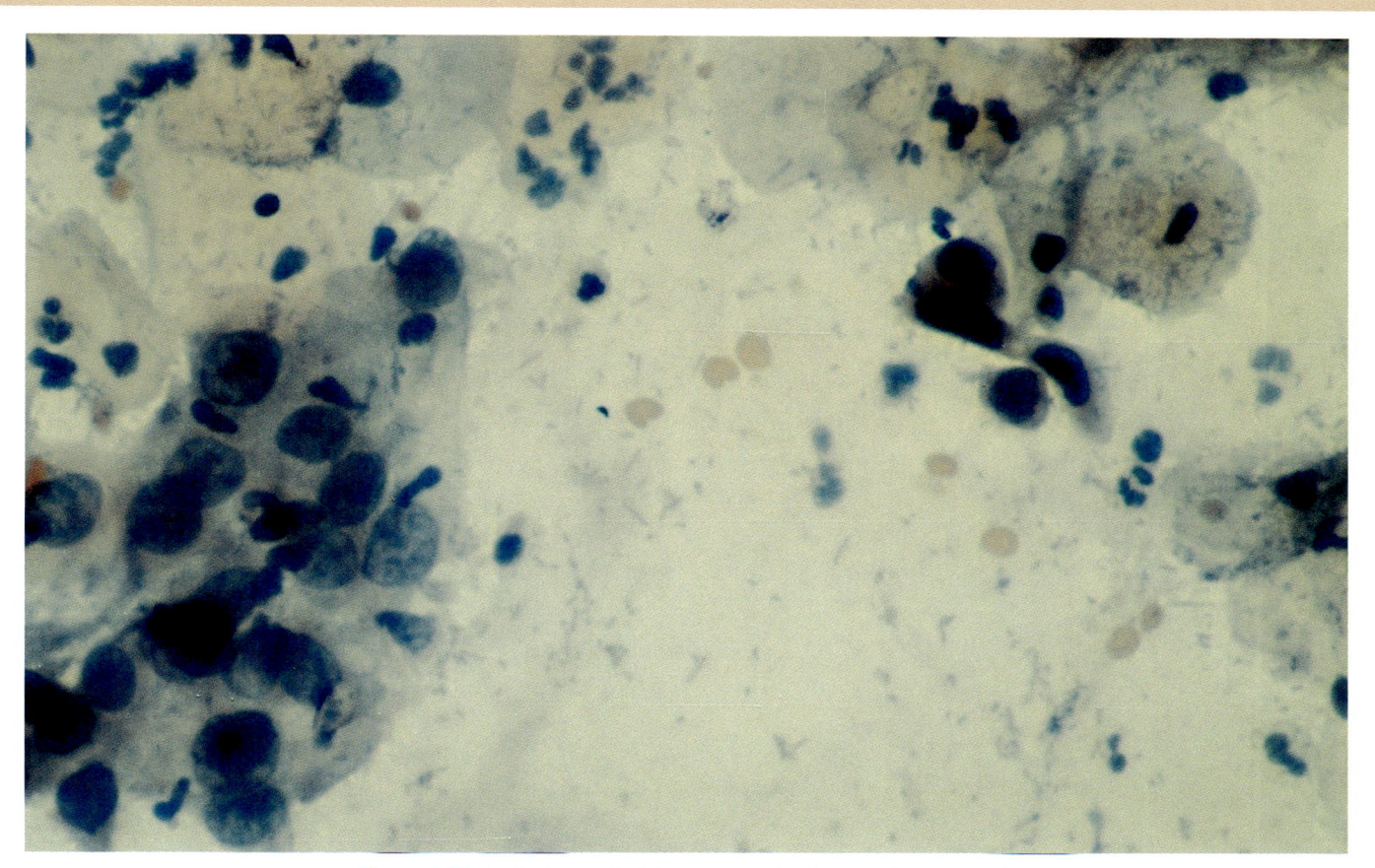

Figura 3.30: Lesão intraepitelial escamosa de alto grau (HSIL, ×200).

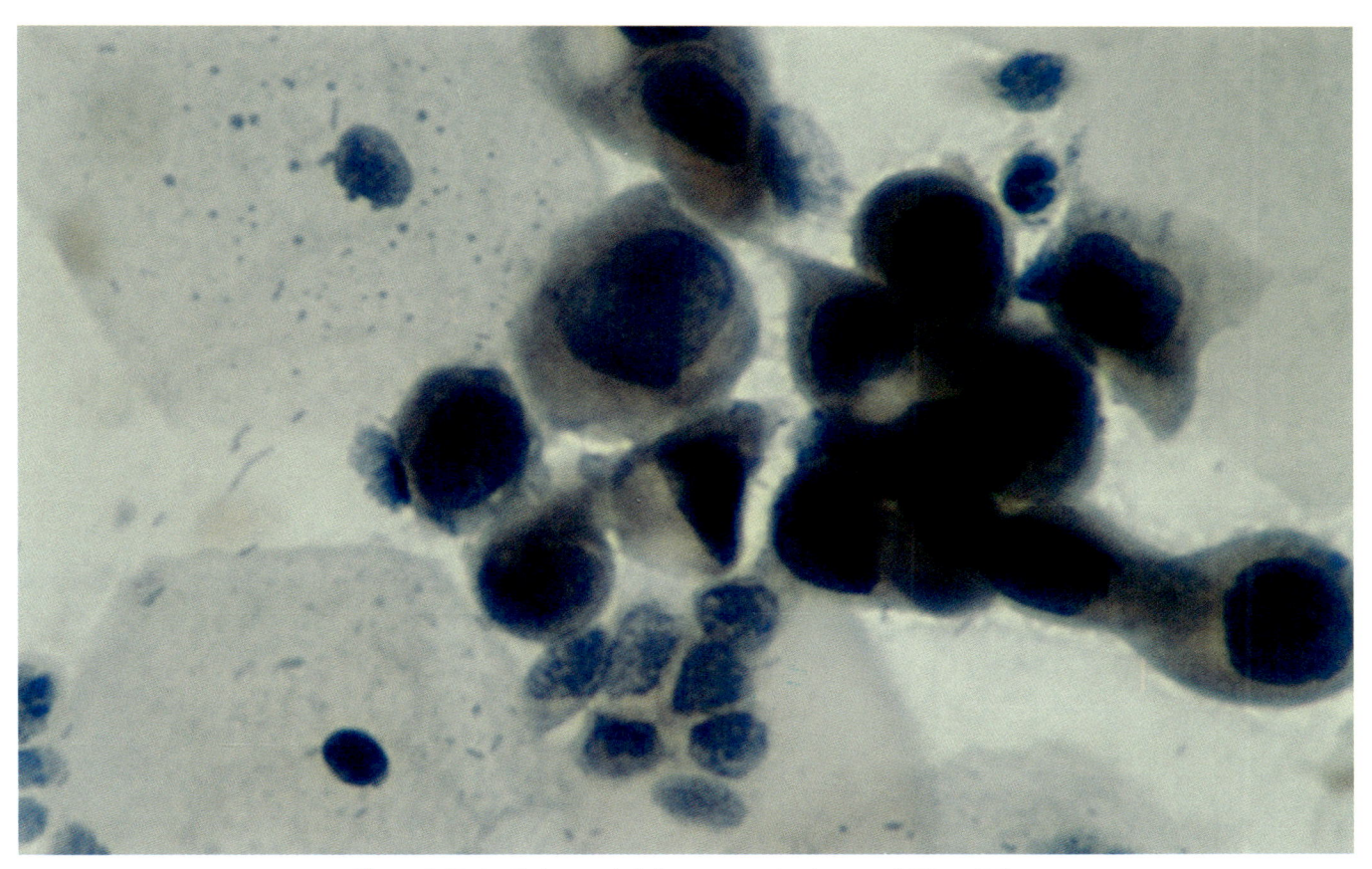

Figura 3.31: Lesão intraepitelial escamosa de alto grau (HSIL, ×400).

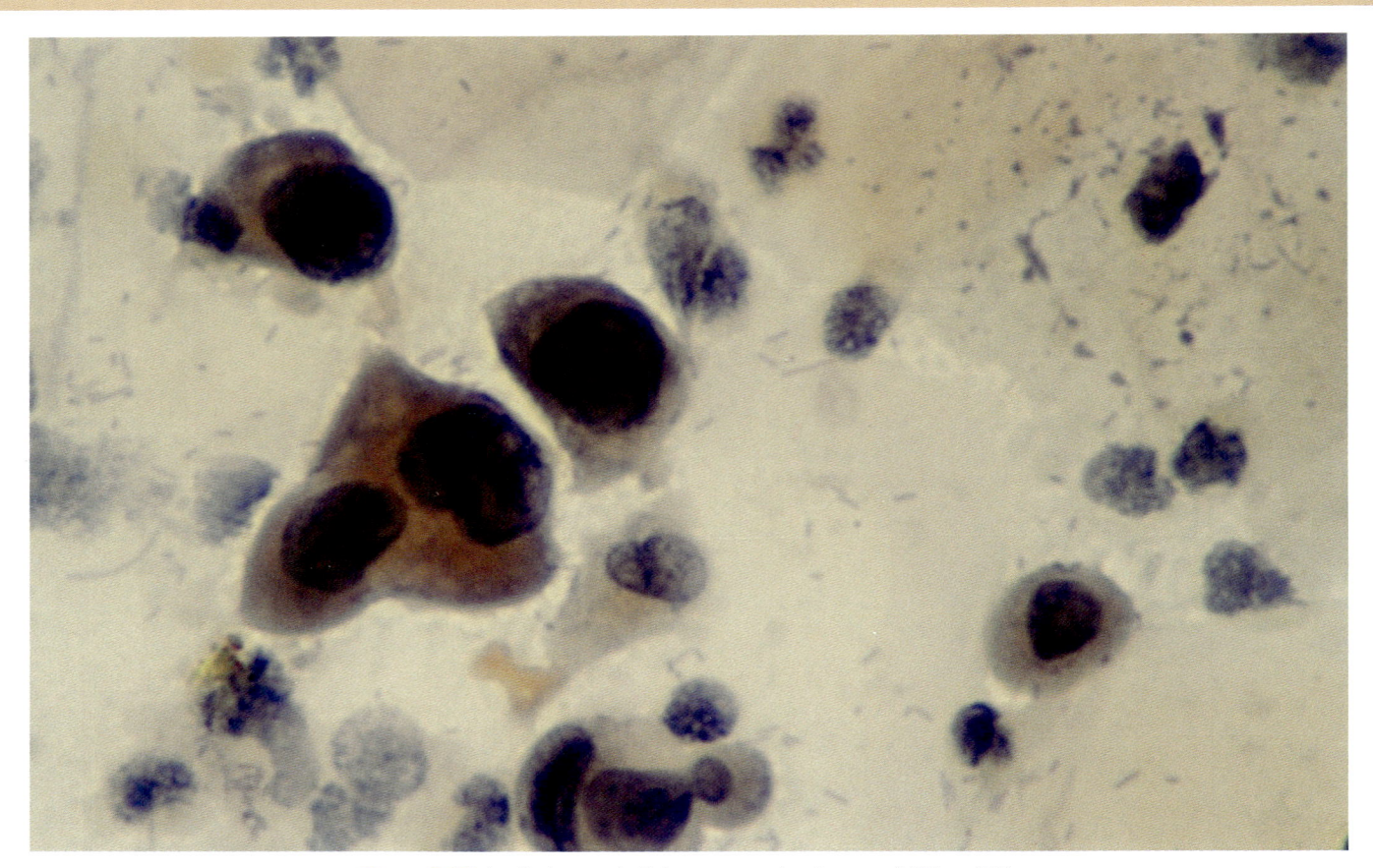

Figura 3.32: Lesão intraepitelial escamosa de alto grau (HSIL, ×400).

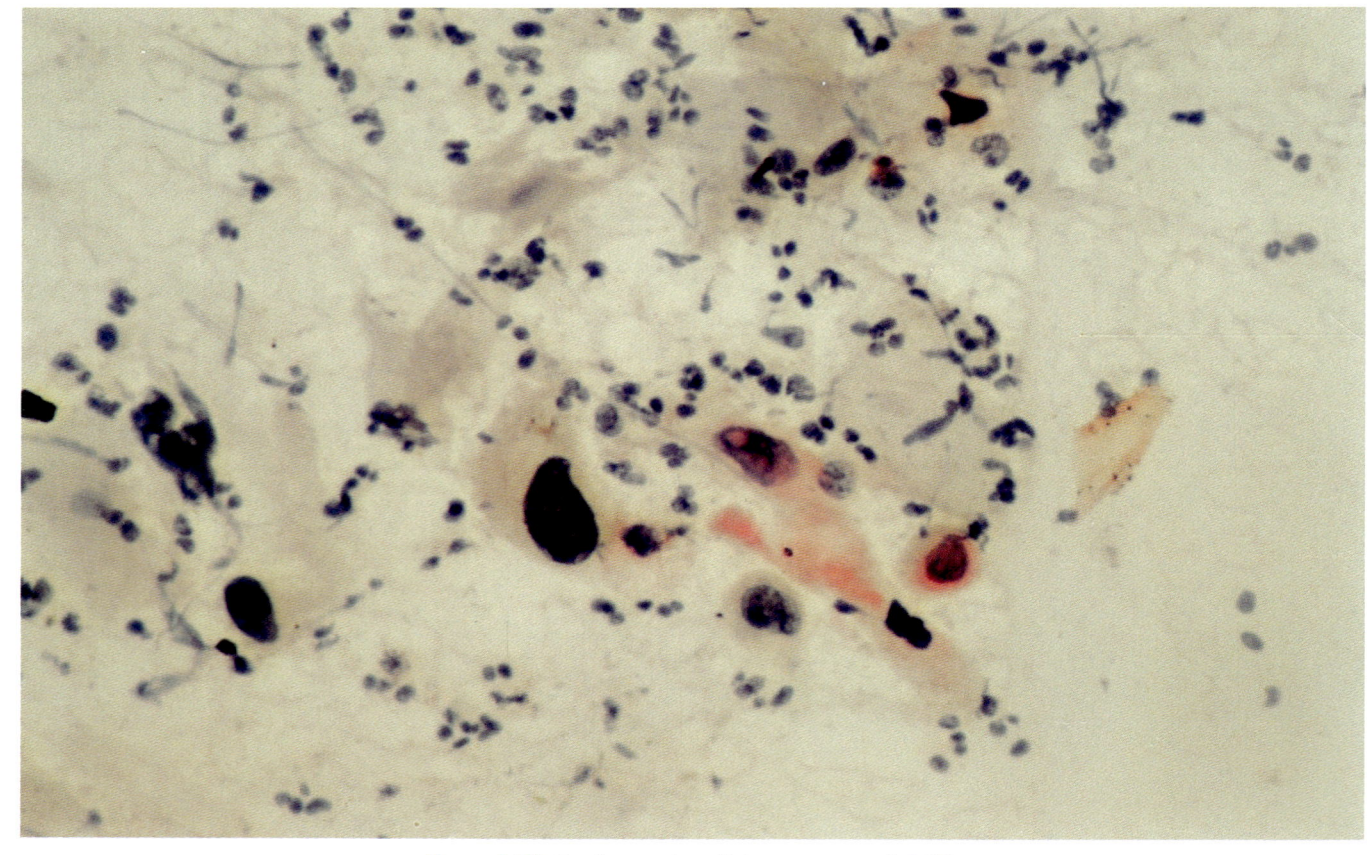

Figura 3.33: Carcinoma das células escamosas (×200).

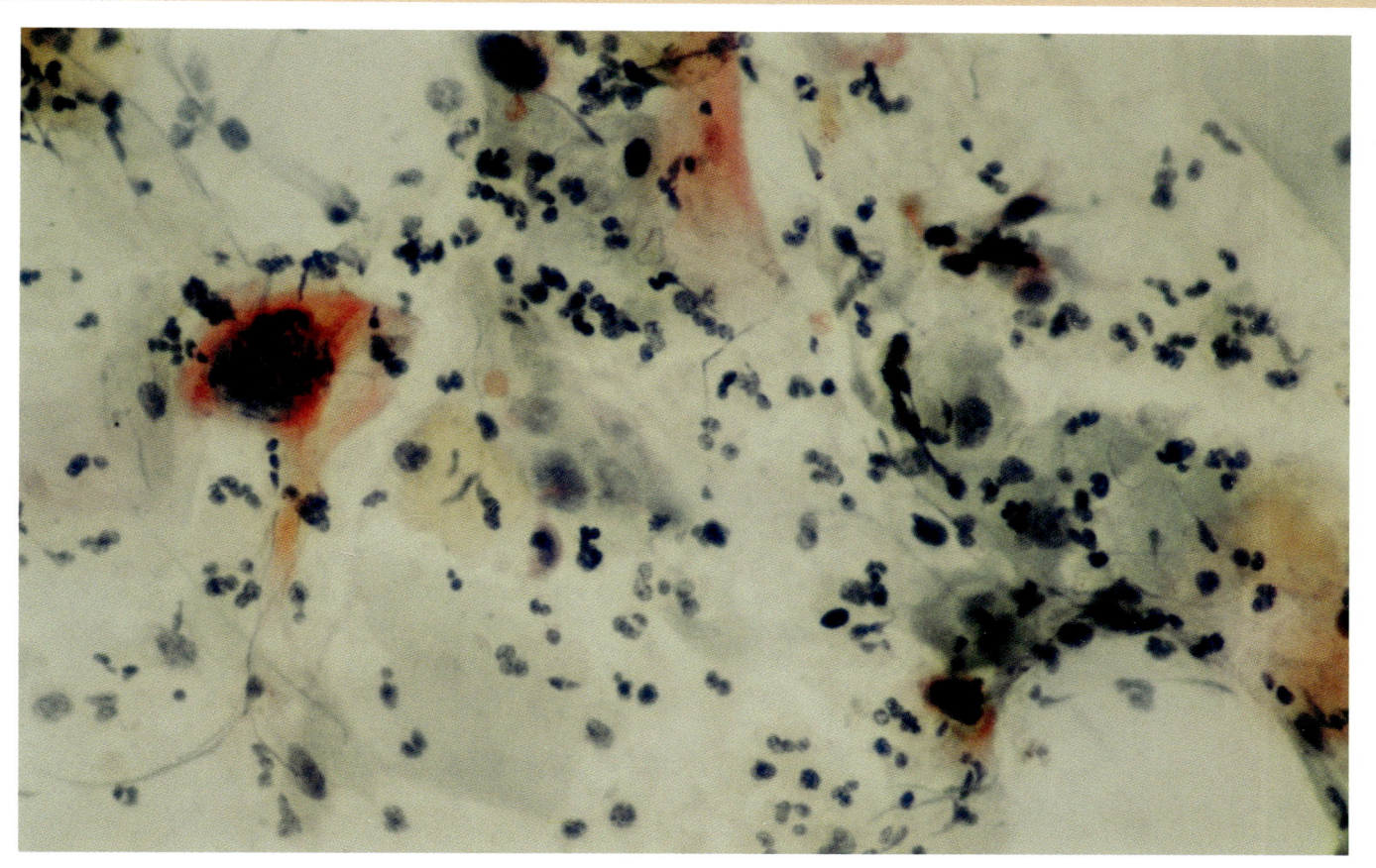

Figura 3.34: Carcinoma das células escamosas (×200).

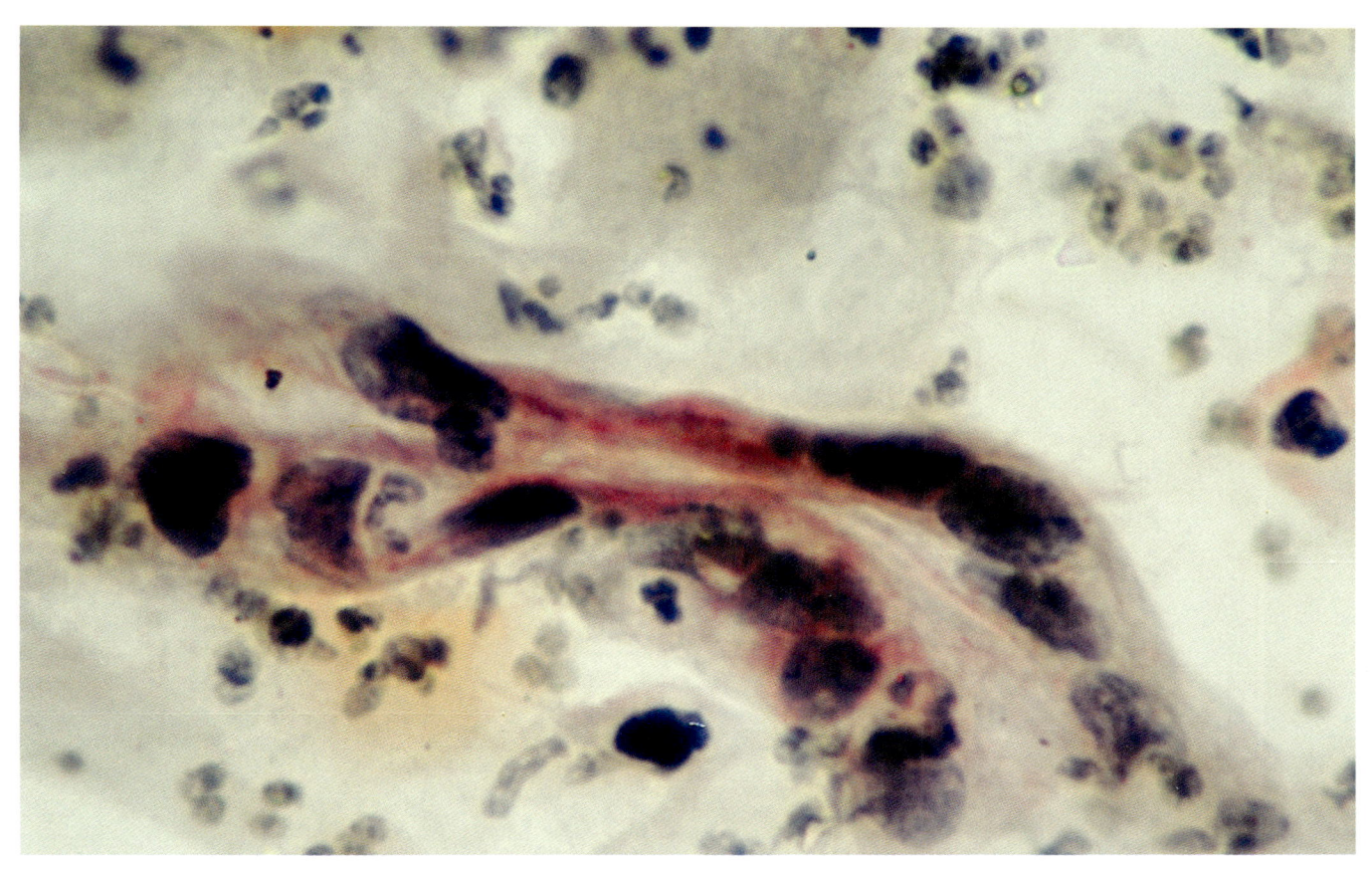

Figura 3.35: Carcinoma das células escamosas (×400).

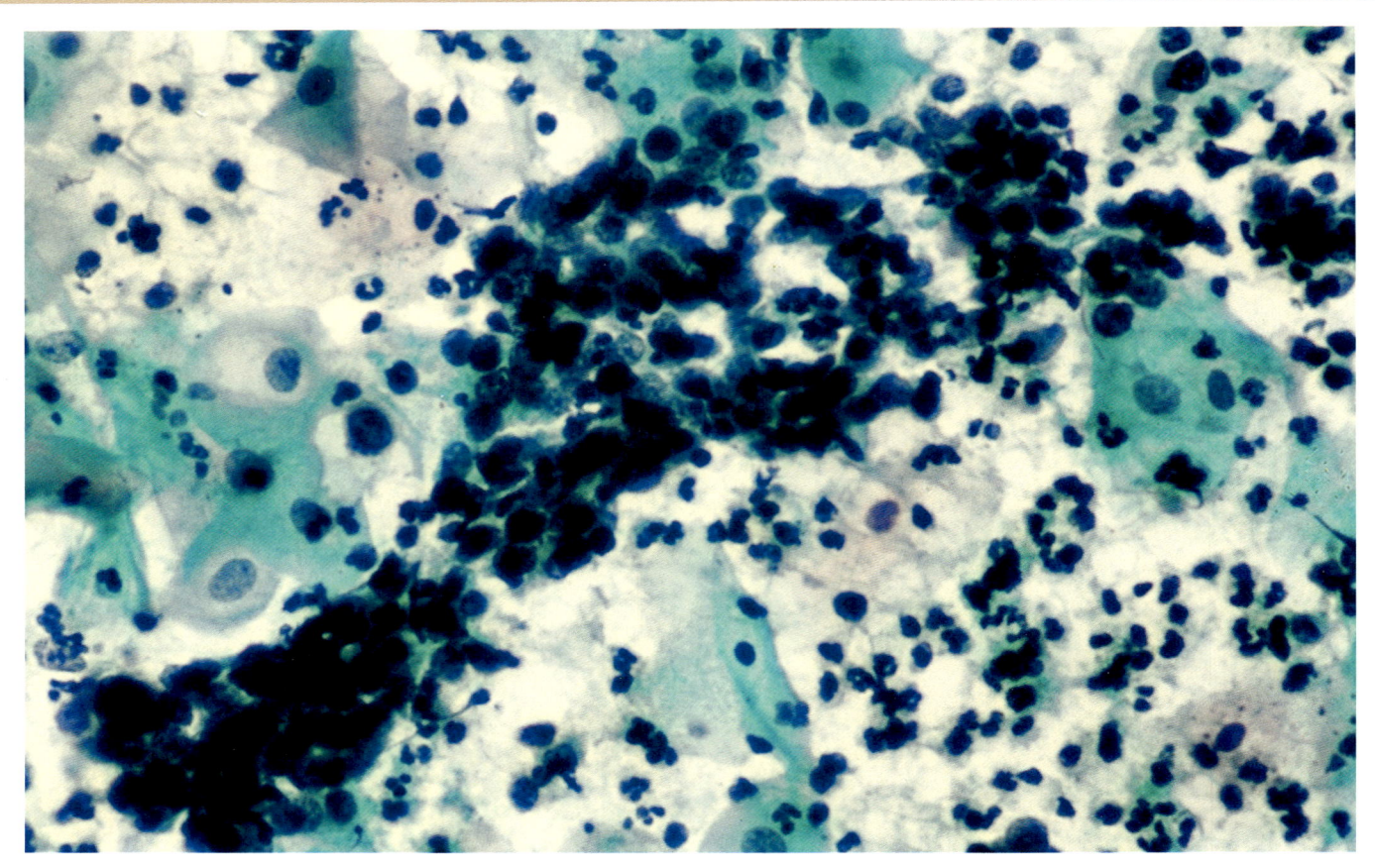

Figura 3.36: Carcinoma das células escamosas queratinizado pouco diferenciado (×200).

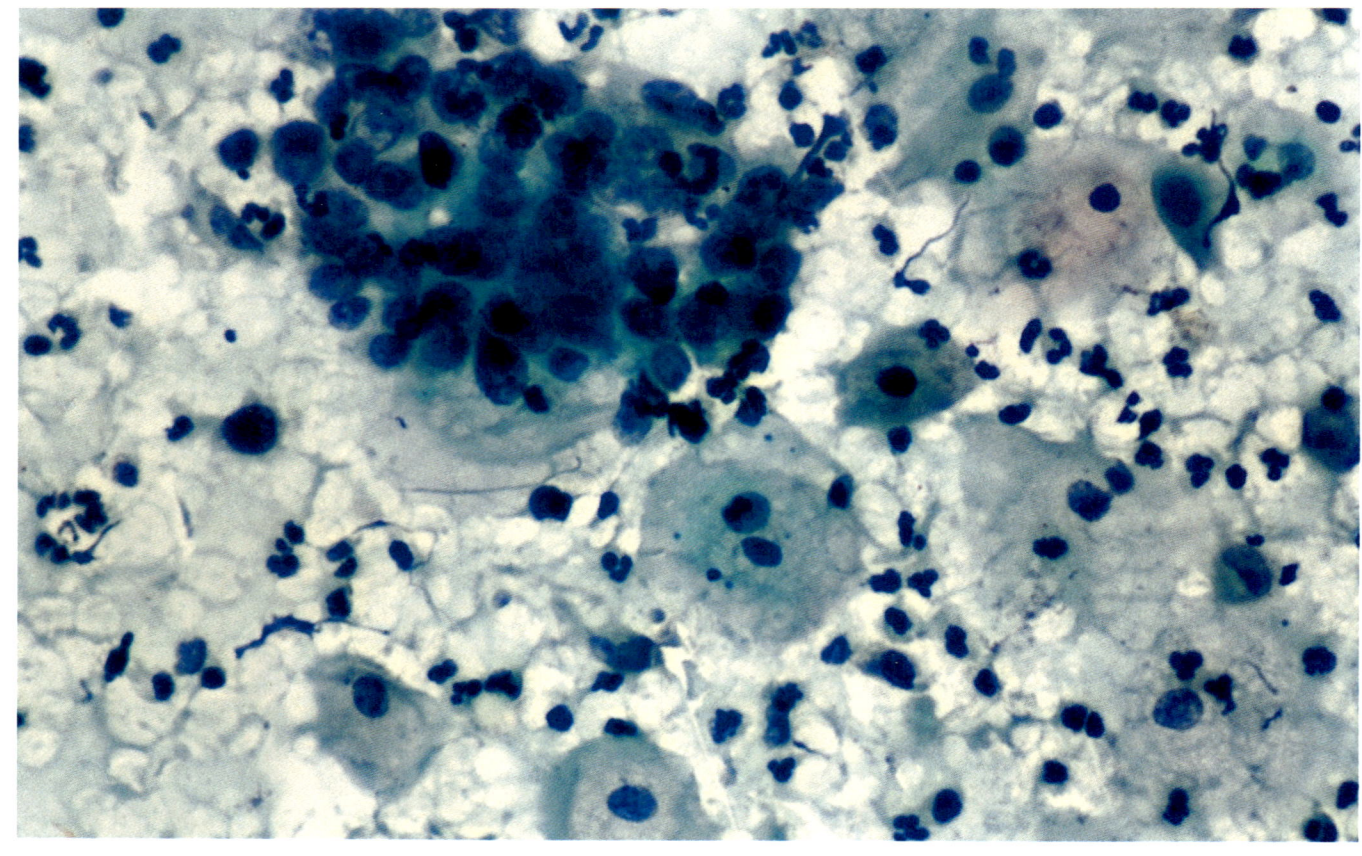

Figura 3.37: Conjunto de células pouco diferenciadas (×200).

4 Unidade de Colposcopia

A colposcopia pode ser realizada em qualquer lugar que tenha energia para a fonte de luz, um sofá adequado para exames e uma cadeira ou banco apropriados para o colposcopista. De fato, se houver vontade, uma unidade de colposcopia (frequentemente chamada de clínica de displasia) pode ser estabelecida na unidade básica de saúde (UBS). Esta é uma ideia digna de execução, já que a Índia tem uma das maiores taxas de incidência de câncer cervical no mundo.[1]

O Programa Nacional de Controle do Câncer na Índia ainda não foi capaz de alcançar seus objetivos, por vários motivos. Alguns desses motivos são os problemas geográficos envolvidos na divulgação de programas de rastreamento, o fato de a maioria das mulheres viverem em áreas rurais, serem analfabetas e não estarem conscientes das unidades de saúde disponíveis; entre aquelas que se consultam, a taxa de abandono é muito alta. Alguns países estão implementando a política "ver e tratar" utilizando colposcopia e excisão ampla da zona de transformação (LLETZ)[2] ou mesmo inspeção visual após ácido acético (IVA), seguido de tratamento imediato com crioterapia[3,4] em uma tentativa de tratar lesões intraepiteliais cervicais; o objetivo é eliminar o abandono entre as mulheres que frequentam as clínicas de saúde ou campos de rastreamento do câncer em áreas rurais remotas. Este último tratamento é feito por profissionais de saúde treinados. Esta política de "ver e tratar" é cercada por muita controvérsia[5,6] A autora não acredita nesta política, principalmente porque lesões invasivas podem ser subtratadas.

Se o objetivo é assegurar que os serviços de rastreamento, incluindo o tratamento de lesões pré-malignas, atinja as massas ao nível das bases, uma unidade de colposcopia pode ser facilmente estabelecida nas UBSs. O colposcopista e sua equipe podem fazer uma visita semanal à UBS em um tempo predeterminado, de modo que os serviços possam chegar às pessoas.

Nessas condições, a autora acredita que uma unidade de colposcopia pode ser instalada em qualquer lugar – desde uma UBS até um centro de referência terciário. Espaço, pessoal e equipamento da unidade dependerão de a pessoa estar realizando apenas colposcopia diagnóstica ou também fornecendo terapia para as lesões pré-malignas do trato genital inferior.

Local

Uma sala separada deve ser fornecida para colposcopia. Se apenas a colposcopia diagnóstica será realizada, a sala pode ficar no ambulatório do departamento de ginecologia (ADG), na clínica de medicina do aparelho geniturinário (clínica MGU), clínica de doenças sexualmente transmissíveis (DST) ou mesmo na clínica do clínico geral.[7,8] Se o hospital tiver um centro de câncer em separado, este centro também deverá ter uma sala separada para colposcopia, para que as pacientes, encaminhadas de fora ou que estejam acompanhadas, possam valer-se destas instalações, sem ter que ser encaminhadas novamente para o ambulatório de ginecologia.

Se a terapia para lesões pré-malignas também será fornecida, então a unidade de colposcopia (que está geralmente sob o departamento de ginecologia) deverá ser concebida como uma pequena sala cirúrgica (pequena SC). Isto porque todos os cuidados de assepsia devem ser observados e deve haver instalações para reanimação, especialmente ao usar o procedimento de excisão eletrocirúrgica com alça (CAF) para neoplasia intraepitelial cervical (NIC). Uma unidade de colposcopia que presta esses serviços deve ficar idealmente na área ambulatorial para evitar a circulação desnecessária de pacientes e seus familiares dentro das áreas de enfermaria.

Espaço

Isso depende se a terapia também está sendo fornecida ou não (como em uma pequena SC).

Colposcopia Diagnóstica (Básica)

Para fins de diagnóstico, apenas uma sala é suficiente. O tamanho deve ser suficiente para evitar aglomeração. A área mínima deve ser 3 × 4 m, com uma área de 4 × 5 m sendo melhor. Deve haver um banheiro em anexo (para pacientes), medindo cerca de 1,5 × 1,8 m. Uma boa pia de aço inoxidável com água quente e fria deve ser anexada à sala de colposcopia. Um armário embutido medindo 1,5 × 1,8 m deve ser anexado à sala de colposcopia.

Unidade de Colposcopia ou Clínica de Displasia (Colposcopia Avançada)

Esta unidade lidará com o diagnóstico e o tratamento das lesões pré-malignas do trato genital inferior. Portanto, ela deve ser concebida como uma pequena SC, e vai exigir um espaço maior. A principal sala de exame deve ter uma área mínima de 4 × 5 m, com uma área de 5 × 6 m sendo melhor. Deverá haver banheiro com lavatório anexo para pacientes medindo 1,5 × 2 m, vestiários para médicos, enfermeiros e técnicos (cada um medindo 1,5 × 2 m), banheiros masculino e feminino separados para os funcionários (cada um medindo 1,5 × 1,8 m), uma sala de armazenamento (medindo 1,8 × 2,4 m), uma área de recepção com bebidas (medindo 3,5 × 5 m), uma sala de secretariado (medindo 3 × 4 m), uma sala de aconselhamento (medindo 1,5 × 2 m), e uma sala de recuperação (medindo 3,5 × 4 m).

Pessoal

Colposcopia Diagnóstica (Básica)

Um colposcopista chefe (médico) deve estar disponível todos os dias úteis durante o tempo de ambulatório. Um ou dois estagiários podem estar presentes todos os dias. Uma enfermeira, uma auxiliar de enfermagem ou atendente e um varredor (faxineiro) devem estar presentes todos os dias. Portanto, pelo menos dois colposcopistas, duas enfermeiras (preferencialmente treinadas em colposcopia), duas auxiliares de enfermagem ou atendentes e dois varredores devem ser empregados.

Unidade de Colposcopia/Clínica de Displasia (Colposcopia Avançada)

O seguinte pessoal mínimo deve ser apontado para formar a equipe:

1. Um colposcopista chefe (geralmente, um ginecologista).
2. Dois colposcopistas auxiliares certificados (cada um com dias fixos).
3. Um anestesista do departamento de anestesiologia deve estar disponível, se necessário, todos os dias.
4. Um citopatologista deve ser apontado para a clínica.
5. Um histopatologista deve ser apontado para a clínica.
6. Um citotécnico e um técnico treinado em histopatologia devem ser apontados para a clínica.
7. Duas enfermeiras, treinadas em colposcopia (uma para aconselhamento).
8. Duas auxiliares de enfermagem.
9. Um técnico de SC.
10. Um servente.
11. Um varredor.
12. Uma recepcionista que também atenda o telefone.
13. Duas secretárias.
14. Dois trabalhadores da área para ajudar no acompanhamento das pacientes.

Esta unidade pode ter pelo menos três estagiários trabalhando simultaneamente.

FORMAÇÃO E CREDENCIAMENTO

Isto é muito importante, cada país deve desenvolver as suas orientações. A Sociedade Indiana de Colposcopia e Patologia Cervical (ISCCP) foi registrada em 2008 e já formou algumas orientações em matéria de formação. Infelizmente, no momento, a Índia não tem diretrizes uniformes para a formação e o credenciamento em colposcopia mesmo em nível de residência. Até o momento do envio deste livro à grafica, a Federação Internacional de Patologia Cervical e Colposcopia (IFCPC) ainda não tinha formulado diretrizes para formação e credenciamento em colposcopia, mas pretende tê-las antes do próximo Congresso Mundial, em 2011 (comunicação pessoal do Dr. Patrick Walker, presidente, IFCPC, 1º de fevereiro de 2010).

Uma revisão das orientações para a formação e credenciamento em colposcopia das sociedades americanas, britânicas, e canadenses levou a autora a desenvolver estas diretrizes:

Diretrizes para Estagiários

Quem Pode Qualificar-se para Ser um Estagiário?

1. Médicos que estão passando por treinamento de residência em ginecologia e obstetrícia devem ser treinados em colposcopia.
2. Médicos que estão passando por treinamento em dermatologia e venereologia, medicina familiar ou patologia podem ser treinados em colposcopia.
3. Enfermeiras certificadas podem ser treinadas em colposcopia.

Duração do Curso

A duração dependerá da carga de trabalho do centro de treinamento. Ele terá uma duração mínima de 6 meses.

Detalhes do Curso (Apêndice 1)

Colposcopia diagnóstica: para obter a certificação em colposcopia diagnóstica, o programa estruturado será teórico e prático envolve:

1. Supervisão direta de 50 colposcopias (pelo menos 20 devem ser novos casos).
2. Supervisão indireta de 100 casos (pelo menos 30 devem ser novos casos).
3. Completar o livro de registro (Apêndice 2).
4. Apresentação de dez estudos de caso.
5. Sessões histopatológicas e citológicas (duas sessões em cada laboratório de 5 horas cada, para médicos e seis sessões em cada laboratório para enfermeiros).
6. Frequência a um curso básico de colposcopia (acreditado pelo ISCCP).

Colposcopia terapêutica: para obter a certificação em colposcopia terapêutica o estagiário:

1. Deve ser considerado competente pelo treinador.
2. Deve ter observado pelo menos dez casos de tratamento.
3. Deve ter realizado, sob supervisão, pelo menos dez casos de tratamento local.
4. Deve ter realizado, sob supervisão, pelo menos cinco casos de conização.

ISCCP

Todos os formandos devem ser membros do ISCCP.

Exame de Credenciamento em Colposcopia

Ao final do período de formação, o estagiário deve submeter-se ao exame de credenciamento em colposcopia (que deve, preferencialmente, ser conduzido pelo ISCCP). Este deve ser um exame teórico de questões de múltipla escolha e um exame de lâmina. Uma porcentagem de 75% em cada exame deve ser assegurada para o credenciamento como colposcopista. Todos os candidatos que passarem no exame devem receber um certificado ou diploma em colposcopia.

Manutenção da Habilidade e Conhecimento para Recredenciamento

1. Colposcopistas devem ver pelo menos 50 novas referências de citologias anormais a cada ano. O valor preditivo de um diagnóstico colposcópico (impressão) para uma lesão de alto grau (CIN 2 ou pior) deve ser de pelo menos 65%, quando o exame colposcópico é satisfatório.[9]
2. Eles devem participar de uma reunião de colposcopia e um curso de colposcopia em nível avançado uma vez a cada 3 anos para manter-se a par dos conhecimentos científicos e desenvolvimentos na prática clínica.
3. Eles devem participar de auditorias locais, regionais e nacionais.
4. Um sistema de recredenciamento a cada 3 anos deve incluir a documentação do acima exposto e, de preferência, um exame escrito e prático uma vez a cada 3 anos.

Formadores em Colposcopia

Quem Pode Tornar-se um Formador?

Um colposcopista certificado que tem praticado a colposcopia por pelo menos 3 anos. A carga de casos deve ser suficientemente pesada para ele/ela examinar, pelo menos, 50 novas referências de citologias anormais por ano.

Certificado de Reconhecimento como Formador em Colposcopia

Um formador que já formou pelo menos cinco estagiários que passaram no exame de credenciamento em colposcopia pode receber este certificado.

GARANTIA DE QUALIDADE NOS SERVIÇOS DE COLPOSCOPIA

A colposcopia deve ser organizada como um serviço de qualidade assegurada.

1. O colposcopista-chefe deve garantir boas práticas, conformidade com protocolos, coleta de dados e auditoria.
2. Todo colposcopista deve ter sido aprovado no exame de credenciamento em colposcopia, e deve satisfazer os requisitos de recredenciamento a cada 3 anos.
3. Toda mulher deve receber informação escrita e verbal antes e depois de uma citologia e colposcopia. O aconselhamento deve ser parte integrante do serviço. Informações relativas a visitas de acompanhamento e resultados das investigações devem ser comunicadas à paciente dentro de 4 semanas.
4. Perguntas apropriadas sobre a história sexual podem ser feitas somente se houver uma indicação específica.
5. Deve haver instalações clínicas adequadas, conforme detalhado anteriormente neste capítulo.
6. Unidades que oferecem serviços de diagnóstico devem ter encaminhamento automático para uma unidade onde o tratamento está disponível.
7. Unidades que utilizam *laser* e equipamentos de diatermia devem ter orientações adequadas de segurança no local com todo o pessoal treinado em seu uso. Diretrizes de emergência, elaboradas em consulta com as recomendações institucionais locais, devem ser escritas com clareza e facilmente disponíveis.
8. Equipamentos de reanimação adequados devem estar disponíveis em unidades oferecendo tratamento e funcionários envolvidos no cuidado das pacientes devem ser treinados e familiarizados na sua utilização.
9. A permissão da mulher deve ser concedida antes da colposcopia se houver pessoal não essencial para o procedimento presente (ou seja, estagiários, visitantes, alunos de graduação). A questão se a mulher deve ou não ter a companhia de um amigo ou parente, caso a mulher queira, isso deve ser decidido durante o procedimento de acordo com a política de cada instituição.
10. Deve haver conexões de computador e clínicas bem estabelecidas com os departamentos de citologia e histopatologia. O relatório do exame de Papanicolaou índice deve estar disponível no momento da colposcopia. Unidades de colposcopia nas clínicas MGU devem ter boa ligação com o departamento de ginecologia. A auditoria multidisciplinar deve ser parte integrante da unidade de colposcopia.
11. Deve haver protocolos escritos para o manejo de várias citologias anormais e lesões diagnosticadas pela histopatologia.
12. Deve haver protocolos escritos para a conduta de inadimplentes. Os inadimplentes devem representar menos de 15% para novas consultas e acompanhamento.
13. Instalações de monitoramento por TV devem estar disponíveis para aquelas pacientes que desejam assistir ao procedimento.
14. Equipamento e *software* adequados devem estar disponíveis para a coleta de dados e o manejo da paciente.
15. Cada instituição deve elaborar os seus padrões mínimos de garantia de qualidade e de preferência em consulta com a sociedade nacional de colposcopistas.
16. Qualquer problema surgido do desempenho da colposcopia deve ser tratado de forma confidencial e *suportiva*. A equipe da unidade de colposcopia deve reunir-se pelo menos duas vezes por ano para discutir os problemas de protocolo, resultados de auditoria e revisão por pares, bem como preencher as lacunas com relação às normas de qualidade.

EQUIPAMENTO

A lista inclui:

1. O colposcópio – incluindo o monitor de TV e câmera (35 mm, digital, vídeo) (Figs. 4.1A e B, Figs. 4.2A e B).

48 COLPOSCOPIA – PRINCÍPIOS E PRÁTICA

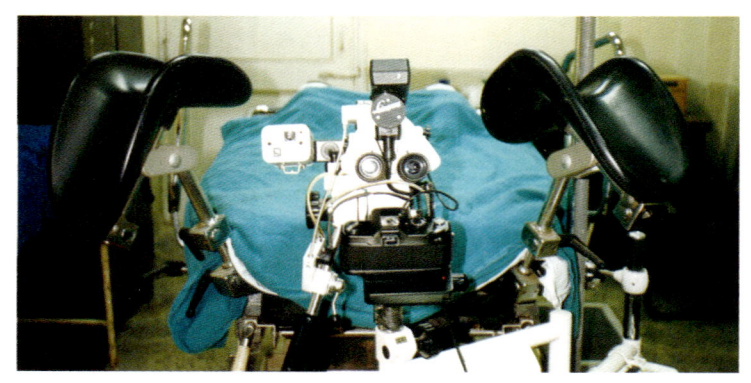

Figura 4.1A: Fotocolposcópio Leisegang modelo 3BD com câmera fotográfica Leisegang estéreo e câmera de vídeo Sony utilizado inicialmente pela autora.

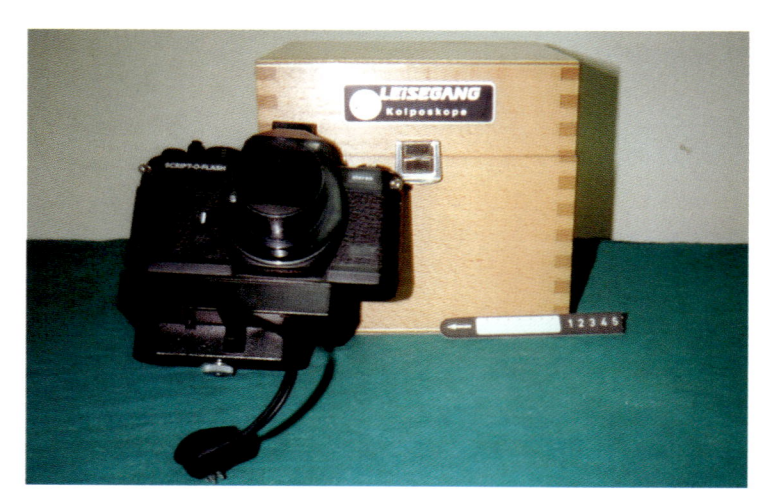

Figura 4.1B: Câmera fotográfica Leisegang estéreo utilizada inicialmente pela autora.

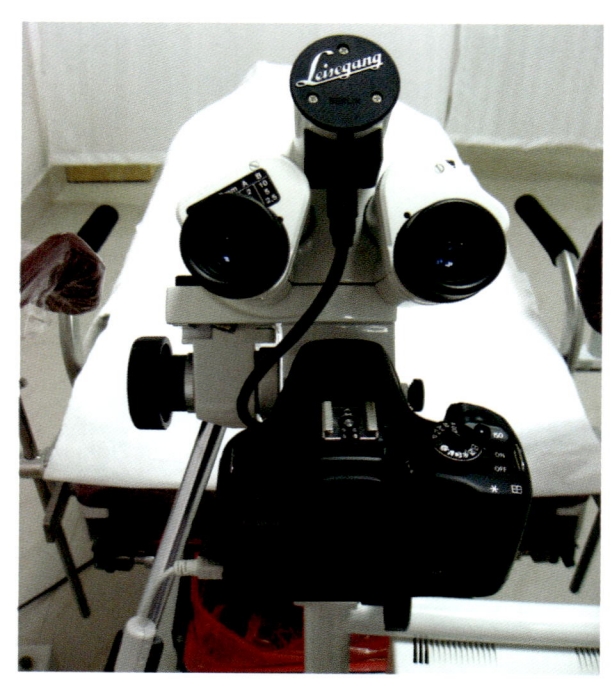

Figura 4.2A: Fotocolposcópio Leisegang modelo 3ML com câmera Canon 450D EOS utilizado pela autora.

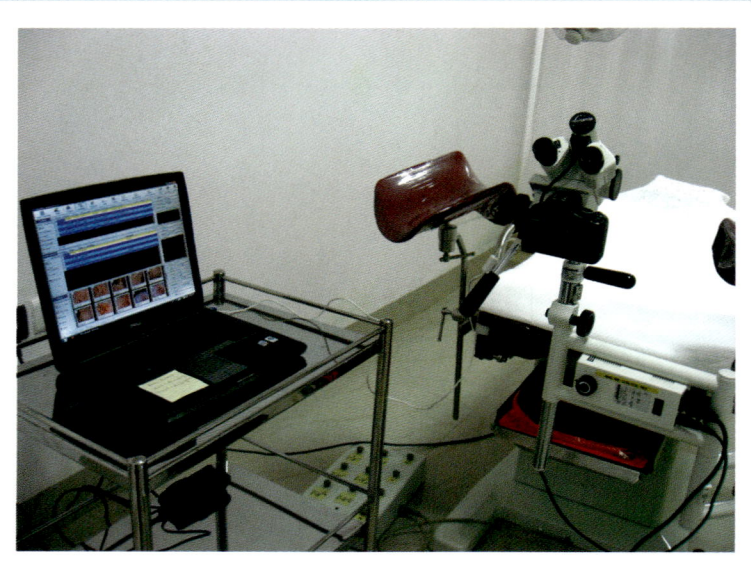

Figura 4.2B: Fotocolposcópio Leisegang modelo 3ML com câmera Canon 450D EOS e *software* Leisecap utilizado pela autora.

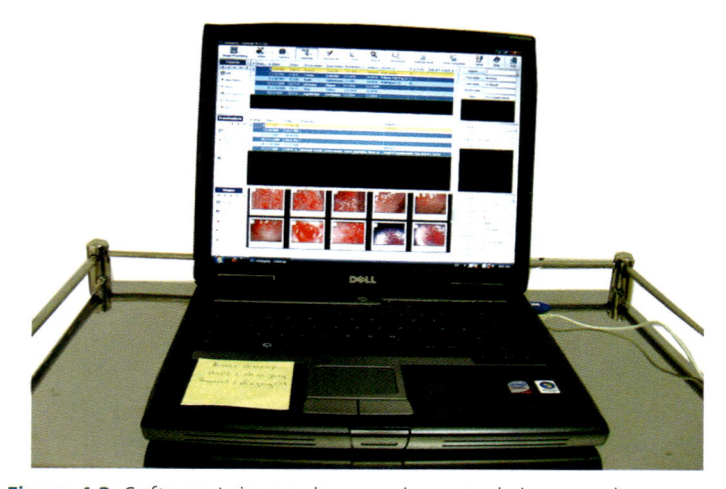

Figura 4.3: *Software* Leisecap de gerenciamento de imagem da Leisegang.

2. Computador, impressora, gravador de CD/DVD, gravador de vídeo e *software* apropriado para a gravação dos dados da paciente (Fig. 4.3).
3. O equipamento de criocirurgia.
4. O equipamento de CAF.
5. Equipamento de *laser* de dióxido de carbono (opcional).
6. Equipamentos para esterilização.
7. Equipamento de reanimação, incluindo a máquina de Boyle.

INSTRUMENTOS PARA EXAME E BIÓPSIA

1. Vários tipos de espéculos vaginais (Figs. 4.4A a G).
2. Vários tipos de afastadores vaginais (Figs. 4.5A e B).
3. Espéculos endocervicais (Fig. 4.6).
4. Vários tipos de pinças de biópsia cervical (Figs. 4.7A a C e 4.8A e B).
5. Curetas endocervicais (Figs. 4.9A a D).
6. Vários tipos de tenáculos (Figs. 4.10A e B).
7. Vários tipos de ganchos (Figs. 4.11A e B).
8. Pinça para segurar gaze (Fig. 4.12).
9. Pinças finas longas e curtas para artérias.
10. Pinça lisa e dentada para tecidos (Fig. 4.13).
11. Lâminas de bisturi de tamanhos nos 11 e 15 e cabos nº 3.
12. Porta-agulhas.

UNIDADE DE COLPOSCOPIA **49**

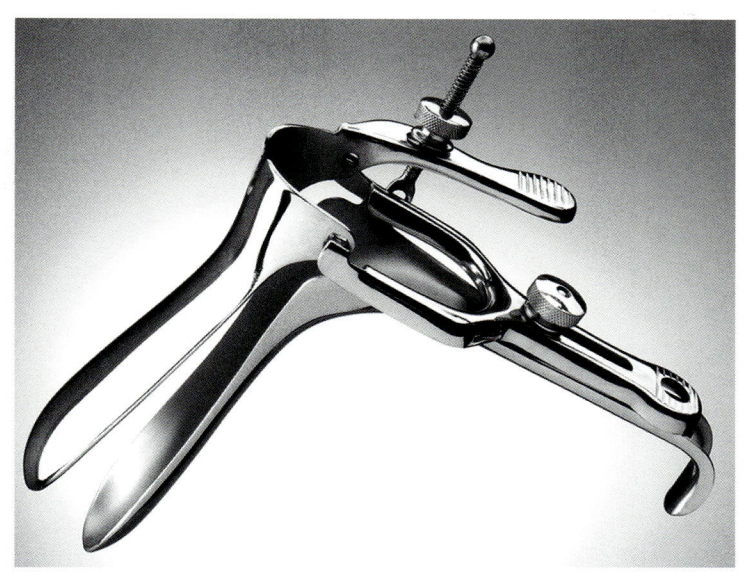

Figura 4.4A: Espéculo de Graves.

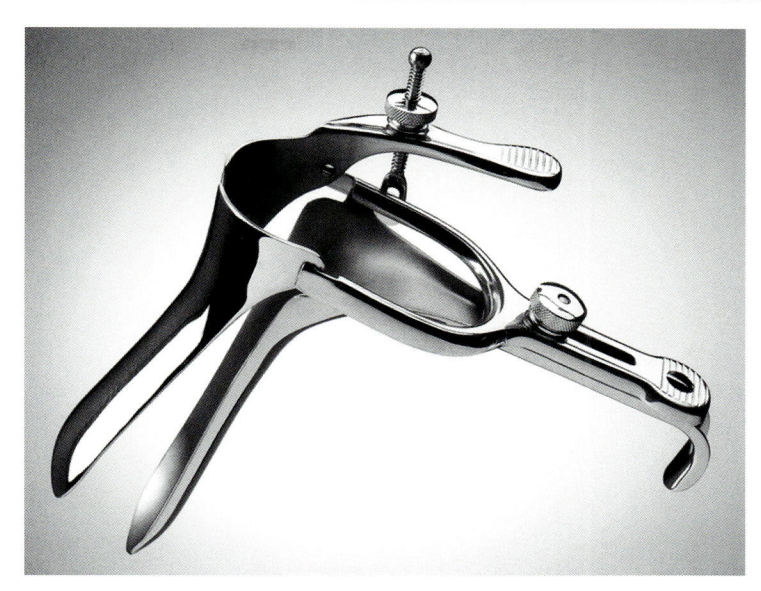

Figura 4.4D: Espéculo Vu-More.

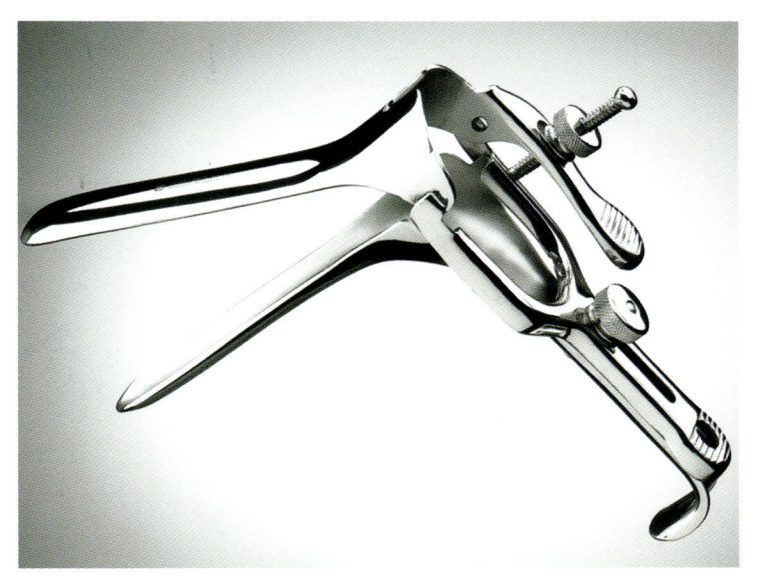

Figura 4.4B: Espéculo de Pederson.

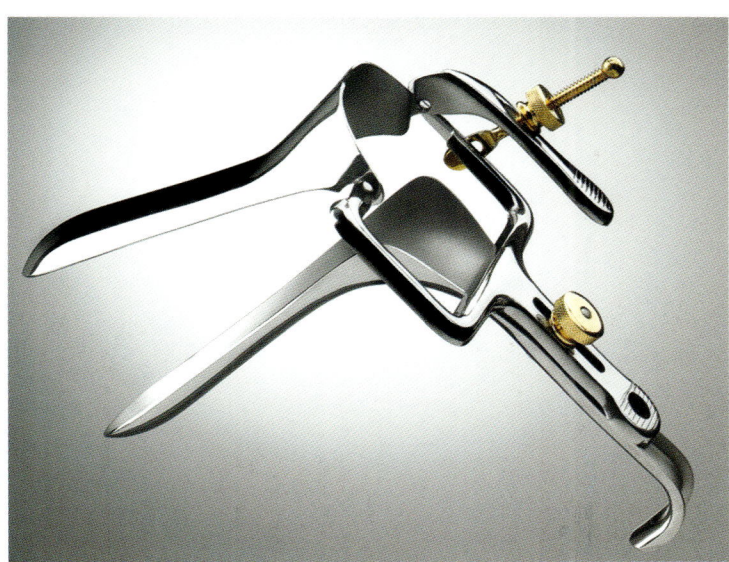

Figura 4.4E: Espéculo Vu-Max.

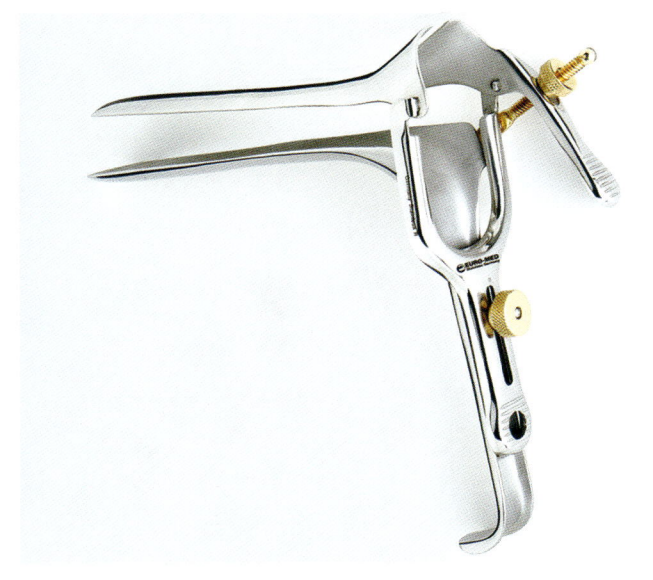

Figura 4.4C: Espéculo de Snowman.

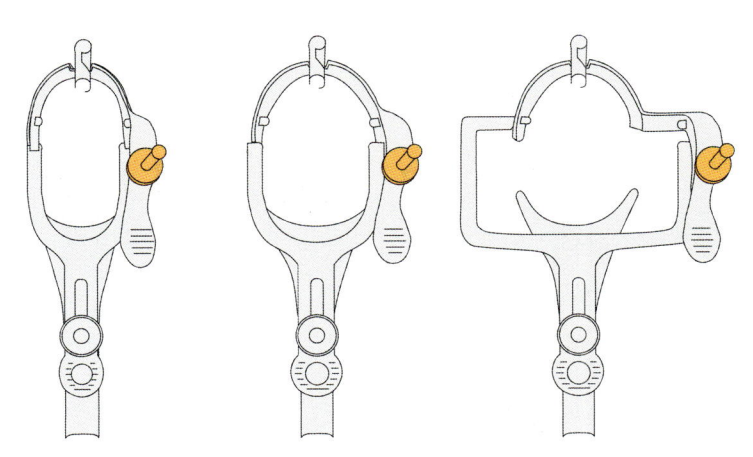

Figura 4.4F: Dimensões da forquilha (esquerda para direita). Graves e Pederson largura 30 mm, Prima Vu-More e Mini Vu-Max largura 40 mm, Vu-Max largura 70 mm.

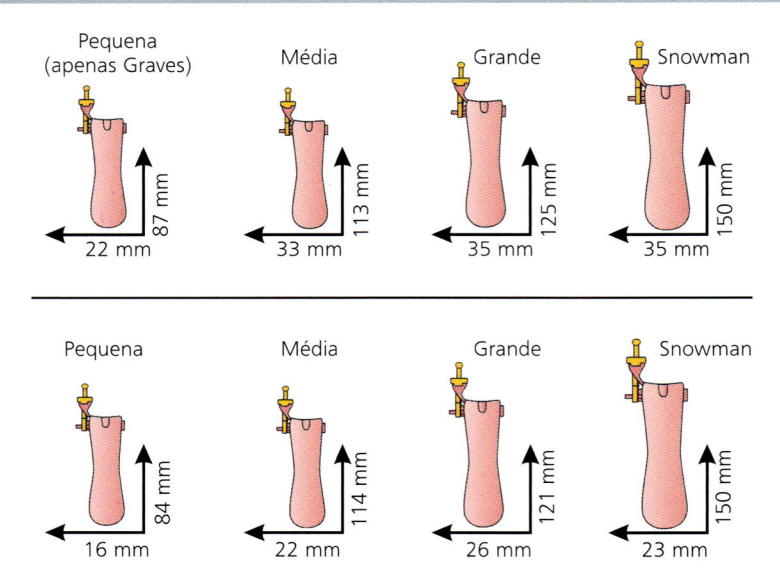

Figura 4.4G: Dimensões da lâmina. Linha superior para espéculos Prima, Graves, Vu-More e Vu-Max. Linha de baixo para espéculos vaginais Pederson. As dimensões dos espéculos Snowman também são mostradas.

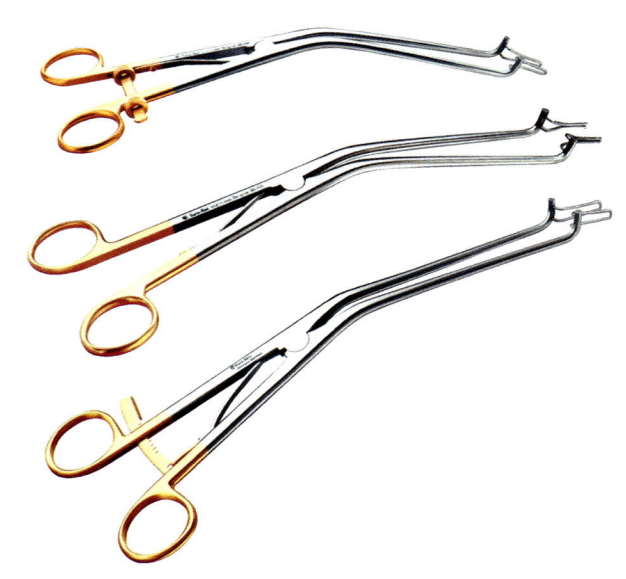

Figura 4.6: Espéculos endocervicais Euro-Med com alças variadas. De cima para baixo – tipo parafuso, alça sem trava, alça tipo catraca.

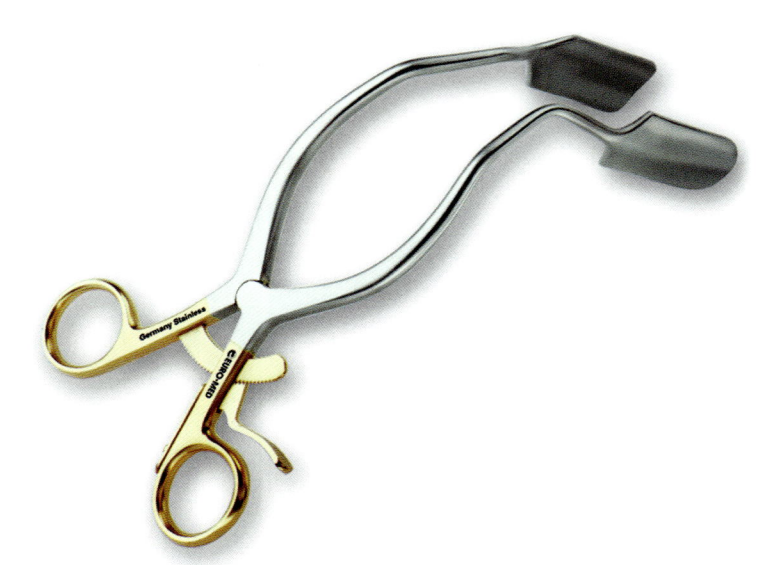

Figura 4.5A: Retrator Cer-View da parede lateral vaginal.

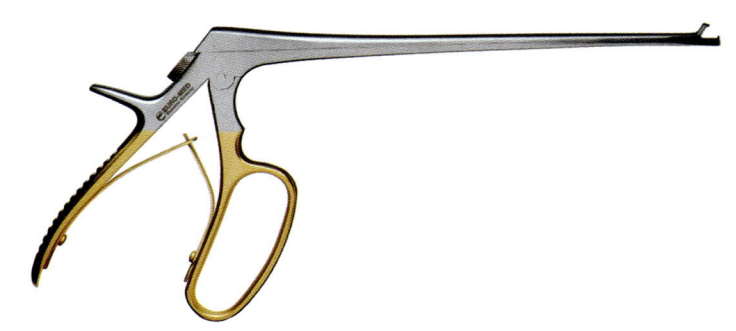

Figura 4.7A: *Punch* para biópsia Mini-Townsend da série clássica Euro-Med.

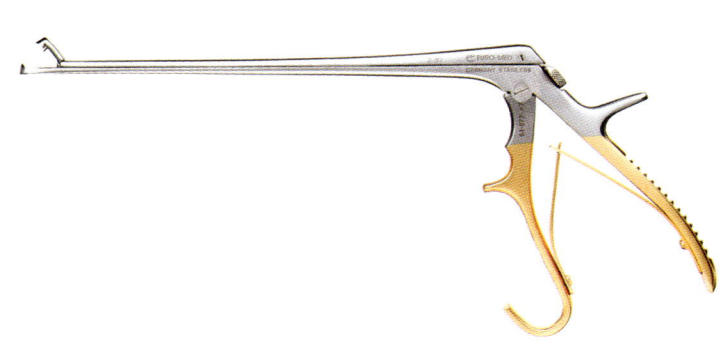

Figura 4.7B: *Punch* para biópsia Burke da série clássica Euro-Med.

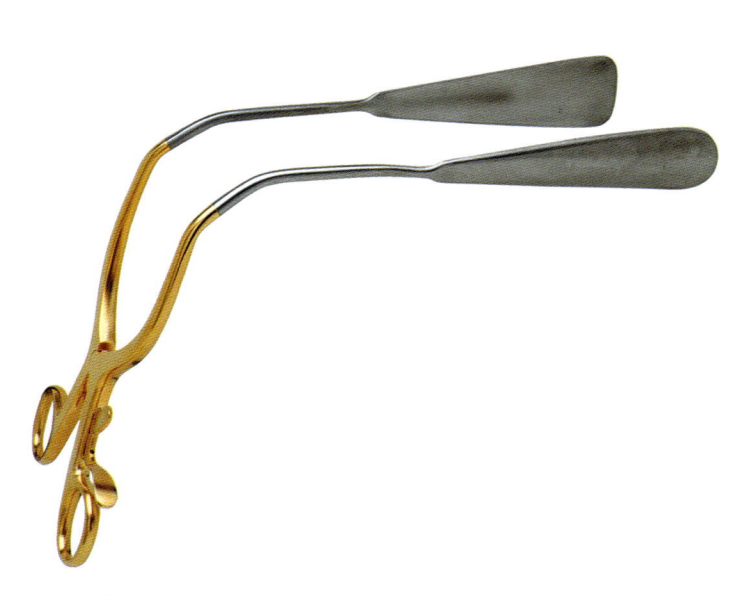

Figura 4.5B: Retrator Tru-View da parede lateral vaginal.

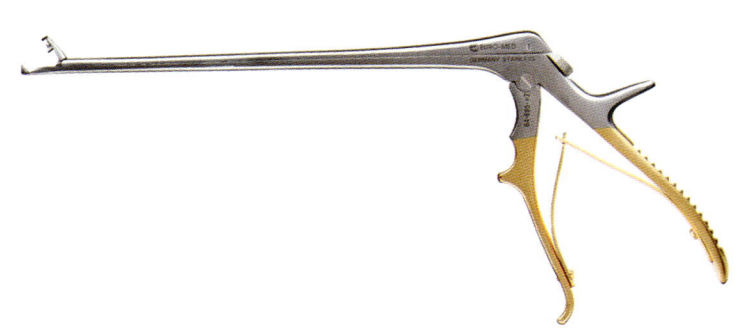

Figura 4.7C: *Punch* para biópsia Baggish da série clássica Euro-Med.

UNIDADE DE COLPOSCOPIA **51**

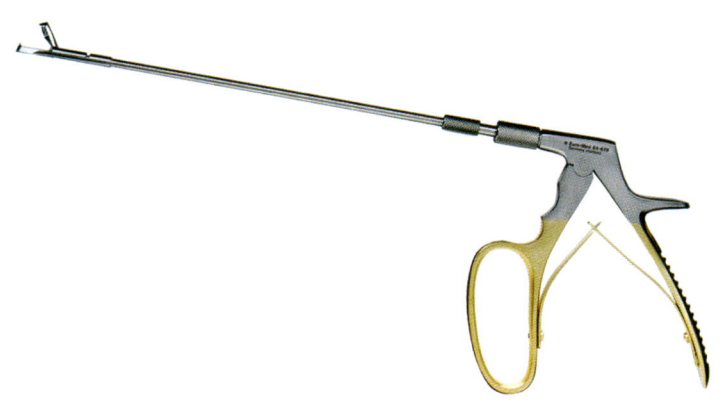

Figura 4.8A: *Punch* com alça rotativa Euro-Med.

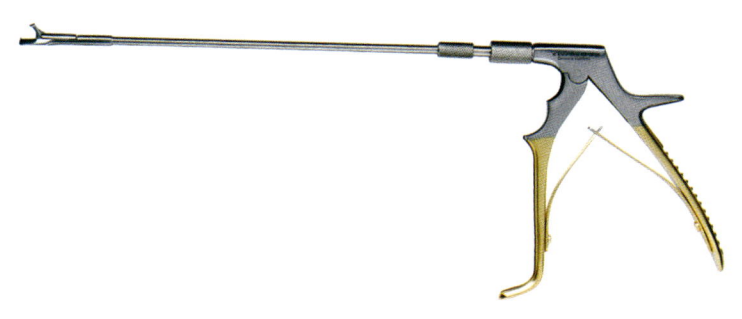

Figura 4.8B: *Punch* para biópsia Townsend com alça rotativa Euro-Med.

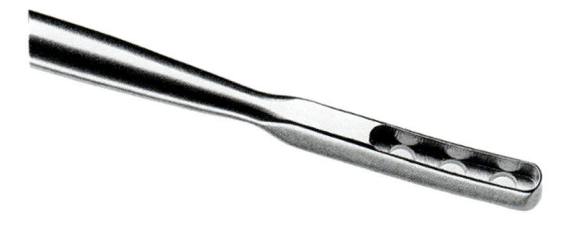

Figura 4.9A: Cureta coletora Kevorkian.

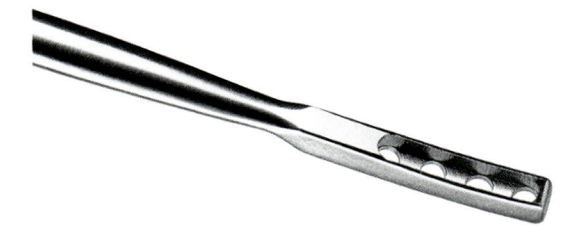

Figura 4.9B: Cureta Kevorkian com cesto.

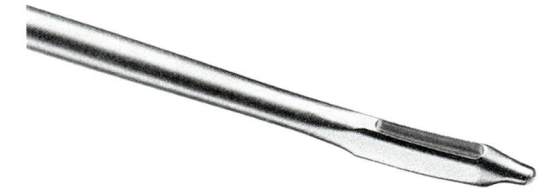

Figura 4.9C: Cureta Townsend.

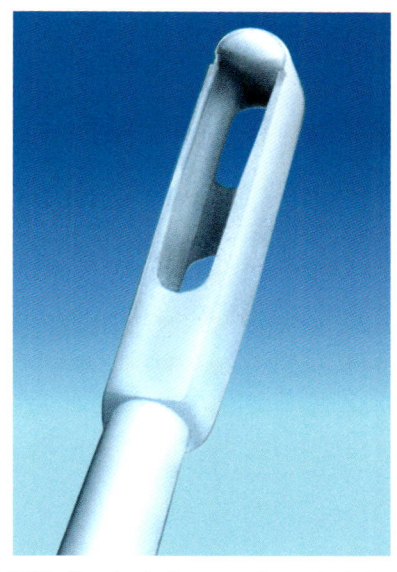

Figura 4.9D: Cureta de Kevor endocervical descartável.

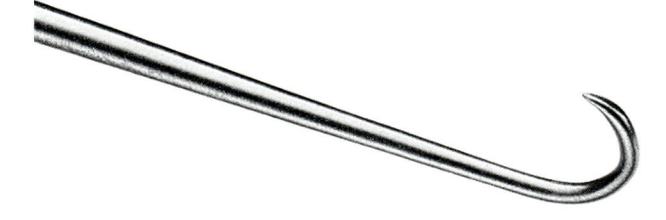

Figura 4.10A: Tenáculo Emmett.

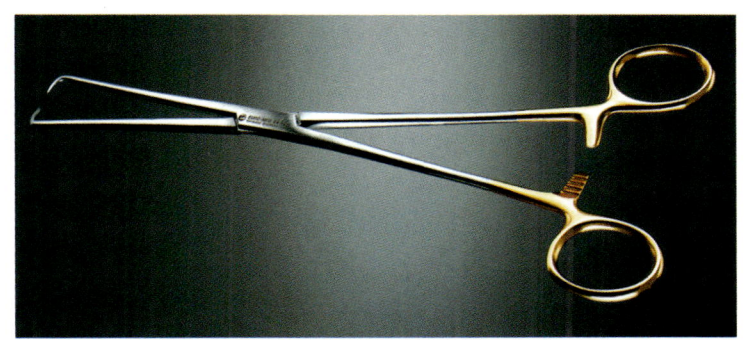

Figura 4.10B: Pinça tenáculo Braun.

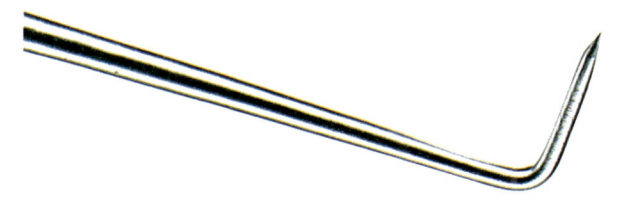

Figura 4.11A: Gancho de ângulo (reto).

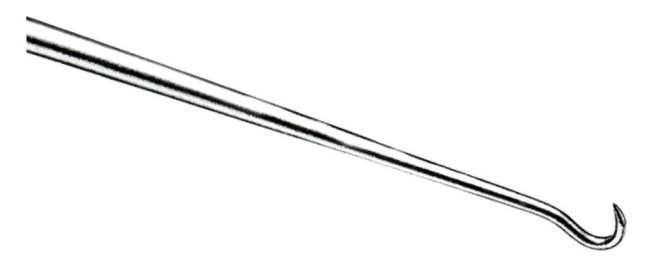

Figura 4.11B: Gancho Íris.

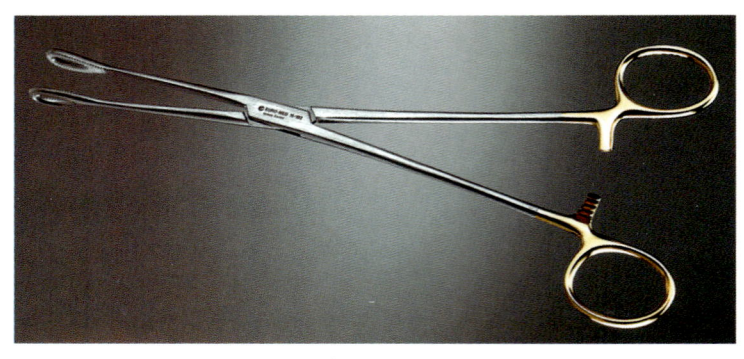

Figura 4.12: Pinça Forester para gaze.

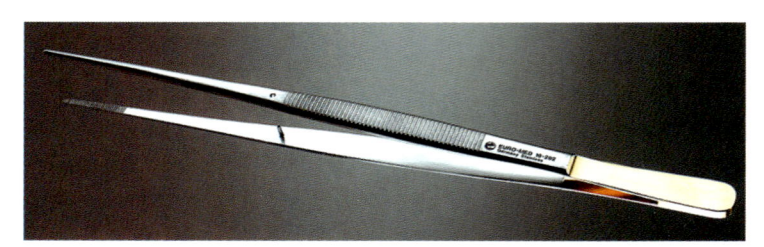

Figura 4.13: Pinça Patts Smith para tecido.

13. Tesoura Mayo.
14. Tesoura para cortar suturas (longa).
15. Bandejas de aço inoxidável para segurar os instrumentos para cada caso.
16. Seringas e agulhas descartáveis.
17. Uma seringa odontológica com agulha de calibre 27 e cartuchos de xilocaína são indispensáveis para LEEP (Fig. 4.14A e B).
18. Punção vulvar de Keyes (Fig. 4.15).

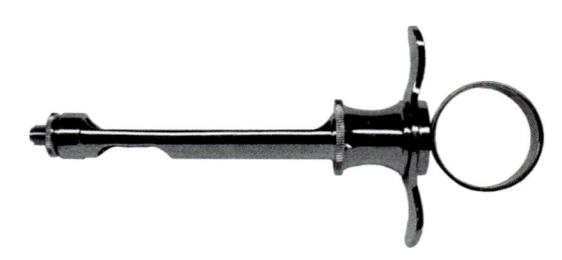

Figura 4.14A: Seringa de cartucho odontológica.

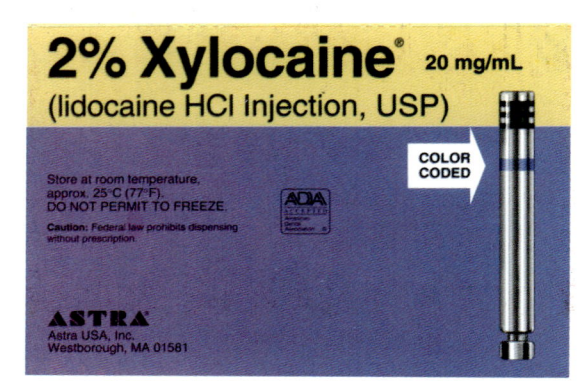

Figura 4.14B: Pacote de cartuchos de xilocaína a 2%.

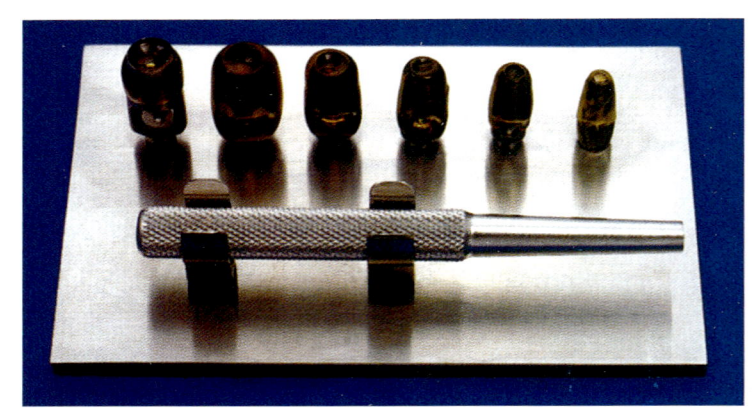

Figura 4.15: Conjunto de *punchs* vulvares de Keyes.

CARRINHO OU MESA PARA INSTRUMENTOS E REAGENTES

Detalhes no final do capítulo.

CADEIRA/SOFÁ/MESA DE EXAME

Detalhes no final do capítulo.

BANCO/CADEIRA PARA O COLPOSCOPISTA

Detalhes no final do capítulo.

REAGENTES, SOLUÇÕES, FRASCOS E FORMULÁRIOS

Estes incluem o seguinte:
1. Soro fisiológico.
2. Ácido acético – 1, 3 e 5%.
3. Iodo de Lugol (consulte o Apêndice 3A).

A autora prefere utilizar a solução de Lugol a 50% de iodo aquoso.

4. Azul de toluidina – solução aquosa a 1%.
5. Solução de Monsels (consulte o Apêndice 3B).
6. Fixador para exames de Papanicolaou.
7. Fixadores para biópsias: Líquido de Bouin (de preferência) e formalina (10%).
8. Betadine® solução.
9. Filtro de papel, gaze Telfa.
10. Frascos com rótulos para biópsias.
11. Formulários de consentimento, formulários de citologia, colposcopia e histopatologia.
12. Formulários para registro de achados colposcópicos e tratamento com criocirurgia ou LEEP (consulte os Apêndices 4 a 7).
13. Frascos de amostras cervicais para tipagem de DNA do HPV, clamídia e herpes *simplex* II.

INSTRUMENTOS PARA EXAMES DE PAPANICOLAOU (FIG. 4.34)

1. Jarra de Coplin.
2. Fixador: Citospray ou solução (95% de etanol e éter em proporções iguais).
3. Lâminas de vidro numeradas.
4. Lápis para marcar vidro (ponta de diamante).
5. Espátula de Ayre de madeira.
6. Escova endocervical.

FÁRMACOS

1. Agentes anestésicos – geralmente xilocaína a 2%, com e sem adrenalina (utilizada como uma solução a 1%) e xilocaína em gel ou unguento.
2. Alguns analgésicos (injeções e comprimidos) como diclofenaco, ibuprofeno, paracetamol.
3. Drogas hemostáticas (injeções e comprimidos) como Inj Styptovit®, Inj Styptochrome®, Cap Gynae PVC®, Tab Styptovit®.
4. Antibióticos (injeções e comprimidos).

OUTROS ITENS

1. Artigos de escritório.
2. Roupa de cama (descartável e reutilizável).
3. Roupas limpas apropriadas para pacientes e funcionários.
4. Máscaras, tampões, aventais e luvas descartáveis.
5. Latas de lixo com sacolas apropriadas codificadas por cores.
6. Telefones.
7. Detergente líquido para a lavagem das mãos.
8. Soluções enzimáticas para a descontaminação dos instrumentos e da clínica.

Outros móveis de escritório, acesso à internet, fornecimento de energia ilimitada (UPS) etc., como em qualquer pequena SC.

COLPOSCÓPIOS

Fotocolposcópios

Os fotocolposcópios são INDISPENSÁVEIS hoje em dia. Eles permitem a gravação dos dados da paciente, autoaprendizagem, ensino, avaliação e acompanhamento dos casos, pesquisa e telemedicina. Colposcópios com recursos para documentação digital podem ser usados para telemedicina ou receber a opinião de especialistas, como um médico-colposcopista por um colposcopista júnior certificado trabalhando em outro hospital ou UBS (desde que a ligação à internet esteja disponível e seja de banda larga).

Colposcópios Simples

Colposcópios simples com uma ampliação fixa (geralmente 7,5 × ou 10 ×) podem ser usados para fins de diagnóstico em UBSs e campos de detecção do câncer.

Todos os colposcópios têm lentes objetivas, oculares, filtros, uma fonte de luz e um suporte.

Tipos de Colposcópios

Há basicamente dois tipos de colposcópios: (i) Aqueles com uma lente objetiva única, com uma distância focal fixa, cuja ampliação pode ser alterada mudando a potência dos oculares; (ii) aqueles com uma lente objetiva única, com uma distância focal fixa mas com ampliações múltiplas possíveis alterando o ajuste do botão ou pressionando um botão.

Trocar os oculares é inconveniente e, de acordo com Cartier e Cartier,[10] a imagem é meramente aumentada com uma diminuição na clareza da imagem. Deve-se preferir a segunda categoria. Deve-se preferir ampliações múltiplas de 5 × ou 7,5 × a 20 × ou 30 ×. A menor ampliação dá uma visão a partir de cima, e é excelente para a localização ou *zoom* na área de interesse. A ampliação normalmente utilizada para um exame detalhado é 15 ×, o que é bom para examinar a angioarquitetura. Ampliações superiores a 20 × reduzem o campo de visão, a profundidade do foco e causam perda de orientação. Para um colposcópio simples com ampliação fixa, uma ampliação de 7,5 × 10 × ou deve ser preferida.

Lentes Objetivas

Influencia a distância focal e, portanto, a distância de trabalho.
A melhor distância focal está entre 250 e 300 mm.
Isto permite o fácil funcionamento e a manipulação dos instrumentos sem prejudicar a visão.

Oculares

Muitos colposcópios digitais ou com vídeo não têm oculares. **A autora recomenda que todos os colposcópios tenham oculares.** Usar colposcópios sem oculares torna a visualização difícil ou impossível em determinadas circunstâncias; por exemplo, visualização dos fórnices vaginais, visualização de colo do útero que está puxado para cima, empurrado anteriormente ou desviado, biópsia ou qualquer outro procedimento sob orientação colposcópica.

Oculares devem ter as seguintes boas características:

1. O eixo das oculares pode ser reto ou inclinado a 45° com relação ao eixo óptico do aparelho e da vagina. A autora recomenda os com eixo reto, que permitem a visualização do colo do útero a olho nu ou com o colposcópio, sem mover a cabeça (Fig. 4.16).
2. Recursos para ajustar a distância interocular do indivíduo.
3. Deve estar equipado com copos de borracha.
4. Eles devem ter elementos independentes com foco adaptável à visão do indivíduo.
5. Compensação por ametropia de +7 a -7 graus.
6. **Uma característica muito importante é um feixe convergente de visualização para a operação sem cansaço** (que é uma característica de todos os colposcópios Leisegang™).

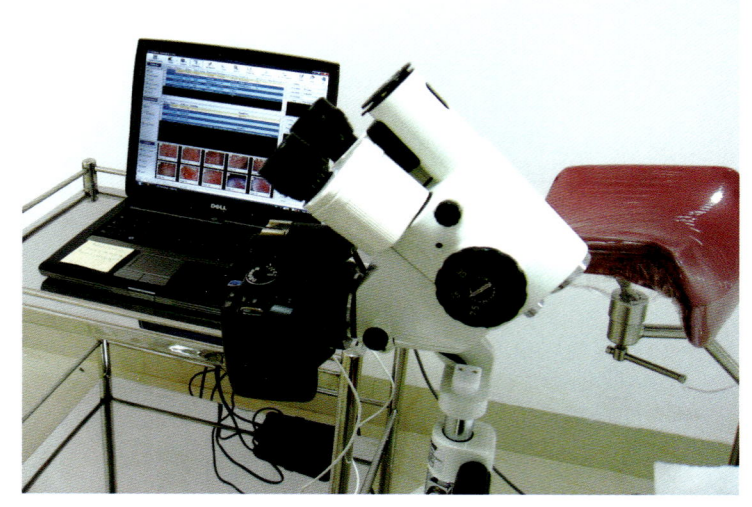

Figura 4.16: Fotocolposcópio Leisegang modelo 3ML com oculares retos, câmera Canon 450D EOS e *software* Leisecap utilizado pela autora.

Filtros

A maioria dos colposcópios é equipada com filtros verdes. Eles absorvem o vermelho da cor e melhoram a imagem dos vasos sanguíneos que aparecem em preto. O contraste entre epitélio normal e anormal também é reforçado. A autora recomenda a visualização com filtro verde em todos os casos, rotineiramente.

Fonte de Luz

- A fonte de luz deve ter um mínimo de 30.000 lux, deve ser centrada permanentemente e ter um reostato para alterar a intensidade da iluminação. Alguns colposcópios têm a iluminação automaticamente ajustada de acordo com a ampliação a ser utilizada e são preferíveis. A maioria dos colposcópios está equipada com uma lâmpada de halógeno com força variando de 6 a 12 volts e 20 a 75 watts.
- Iluminação por fibra óptica é bom. É mais cara, mas é mais fria tanto para a paciente quanto para o colposcopista.
- **Uma inovação recente é a fonte de luz por diodo emissor de luz (LED), que é a fonte de luz preferida.**[11]

Ela gera luz por processos de semicondutores, e não por aquecimento de um filamento de arame, como em uma lâmpada de halógeno.[11]

Vantagens de Uma Fonte de Luz LED (Tabela 4.1)[11]

1. A eficiência luminosa do LED é 5-7 vezes maior do que a de uma lâmpada.
2. A luz LED oferece, pelo uso de um sistema óptico diferente, um contraste substancialmente melhorado e com ele uma impressão escultural é obtida mesmo em fotos 2-D.
3. A vida útil do LED é muitas vezes maior (até 10.000 horas) do que a de uma lâmpada de halógeno. Ele funciona por cerca de 10 anos com uma utilização diária de 4 horas. As economias de custos são significativas durante este período. A Leisegang™ oferece aos seus colposcópios uma iluminação LED de alta intensidade.

Colposcópios com Foto e Vídeo

São mais caros do que os colposcópios padrão, mas são **INDISPENSÁVEIS** atualmente. Algumas características importantes e preferenciais incluem:

1. Fotografia estática e de vídeo possível em diferentes ampliações.
2. Sem divisores de feixe. Este recurso permite fotografia e vídeo de ótima qualidade.
3. *Flash* eletrônico que é opticamente focado e refletido no caminho do feixe de iluminação.
4. A fonte de luz LED é preferível.
5. A alavanca de liberação da câmera deve ser anexada à unidade de ajuste para focalização fina para permitir ajustes de foco até o momento do disparo. Outra opção é ter um interruptor acionável com o pé para tirar fotos.
6. Um dispositivo para inserir a ID da paciente nas fotografias é indispensável. Caso contrário, é muito fácil misturar as colpofotografias.
7. Acessório para câmera digital EOS.
8. Visualização, fotografia e vídeo simultâneos deverá ser possível.
9. Visualização, vídeo e tratamento com *laser* simultâneos deverá ser possível.
10. Uma distância de trabalho de 250 a 300 mm.
11. Uma impressora e gravador de CD que podem ser anexados à câmera de vídeo ou a um computador.

Tabela 4.1: Vantagens da iluminação LED, quando comparada com outras fontes de luz[11]

Característica	Halógeno	Luz Fria	LED
Brilho a distância de trabalho de 300 mm	22.000 lux	30.000-40.000 lux	> 45.000 lux
Vida útil em horas	2.000	50	10.000-20.000
Consumo de energia			
Leisegang	20 W	75 W	16 W
Outros produtos		100-150 W	
Temperatura de cor* em Kelvin	2.000	3.800-4.000	5.000-6.000
Contraste/característica da cor	Satisfatória/impressão avermelhada muito pesada	Boa/impressão avermelhada pesada	Muito boa/bem equilibrada
Impressão da imagem	Aceitável	Boa	Muito boa
Redução de custos ao longo de 15 anos: LED *vs* luz fria			Aproximadamente 2.300 EURO

*Quanto mais alta a temperatura de cor da luz, mais branca a luz aparece. Temperaturas de cor baixas mostram uma alta parte vermelha e são desequilibradas em sua reprodução de cores.

12. Um monitor de TV com boa resolução. Preferencialmente, dois monitores devem ser anexados à câmera de vídeo – um para a visualização da paciente e outro para o colposcopista ver.
13. Um *software* de gerenciamento de fotos deve estar disponível.
14. O modelo do colposcópio deve permitir a anexação de **micromanipuladores** que tornam possível conectar o colposcópio com todos os modelos com *laser* de CO_2 (Fig. 4.17A e B).

Originalmente fundada em 1889, a Leisegang é um dos mais antigos e melhores fabricantes do mundo de instrumentação de precisão relacionada com medicina. O colposcópio Leisegang é considerado pela indústria e médicos como o "padrão ouro" para colposcópios. A CooperSurgical (EUA) se associou à Leisegang para lançar inovações em produtos médicos relacionados com a saúde da mulher. A empresa alemã Carl Zeiss tem fabricado colposcópios por mais de 50 anos e é conhecida pela óptica excelente. Os colposcópios da Leisegang modelo 3ML com foto e vídeo (Fig. 4.2A) e 3MV com interface S-vídeo (Figs. 4.18A e B) têm excelentes características. O *software* de gerenciamento de fotos Leisegang LeiseCap™ é um exemplo de um excelente *software* que precisa ser utilizado nas unidades de colposcopia atuais (Fig. 4.19).

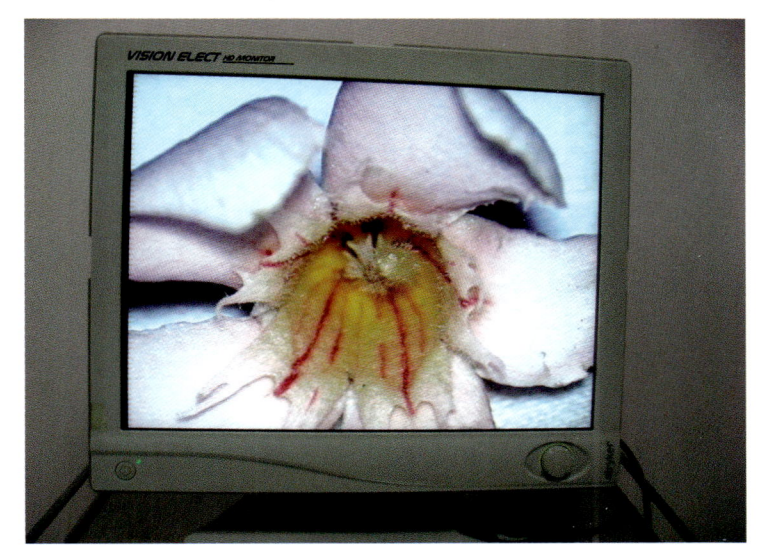

Figura 4.18B: Detalhes de uma flor exibidos no monitor em 15× com o colposcópio Leisegang 3MV.

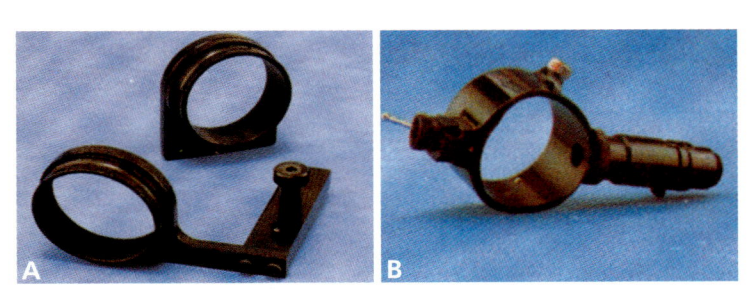

Figura 4.17A e B: (A) Anéis adaptadores a *laser*, (B) micromanipulador.

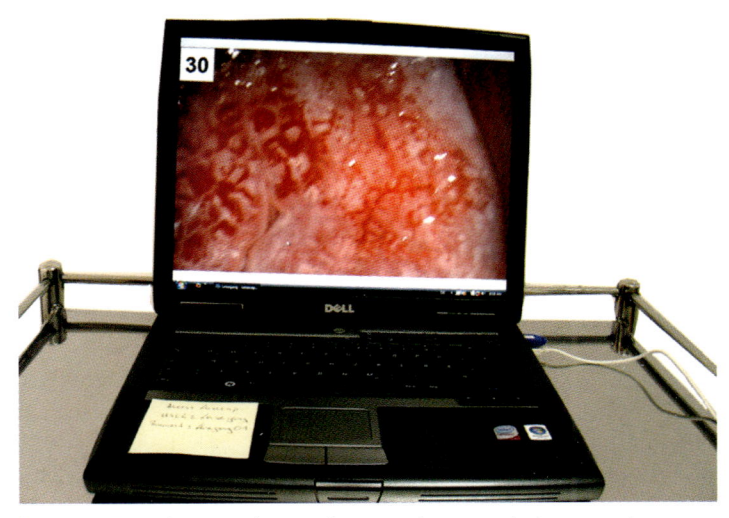

Figura 4.19: *Software* Leisecap de gerenciamento de imagem de Leisegang utilizado pela autora.

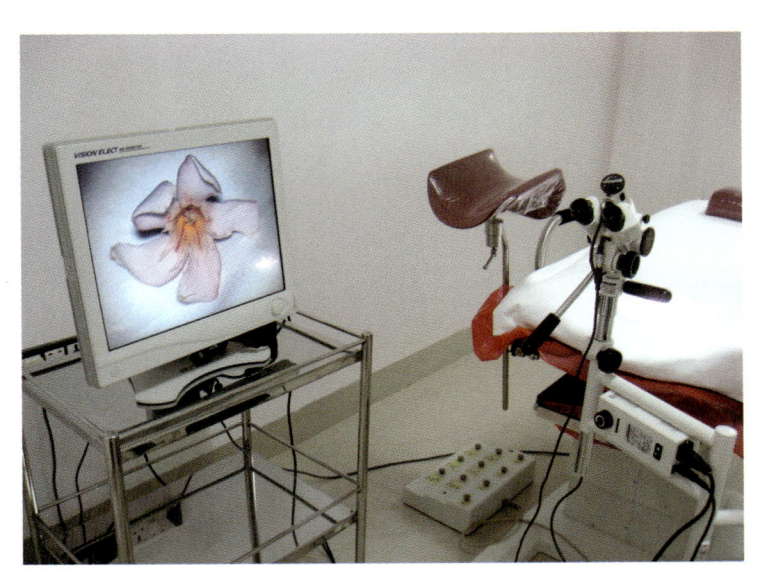

Figura 4.18A: Colposcópio Leisegang modelo 3MV com interface S-vídeo ligada ao monitor, em uso atualmente pela autora.

Suportes

O colposcópio pode ser fixado a um dos seguintes (Figs. 4.20A a D):
1. Uma base com pé largo: com ou sem um suporte inclinável que permita a fácil manipulação. A base é leve em comparação com a base de rolamento e é adequada para a UBS e campos de detecção do câncer.
2. Uma base pesada com rolamentos: alguns modelos geralmente têm dois rodízios que podem ser bloqueados, o que é essencial para evitar a movimentação do colposcópio durante a fotografia ou o tratamento a *laser*. A base de rolamento facilita a movimentação do colposcópio para locais diferentes.
3. Um acessório de braço articulável: acoplado a uma base de rolamento ou na cadeira ou sofá de exame. O *acessório*, que é anexado à cadeira de exame, é muito bom, pois eco-

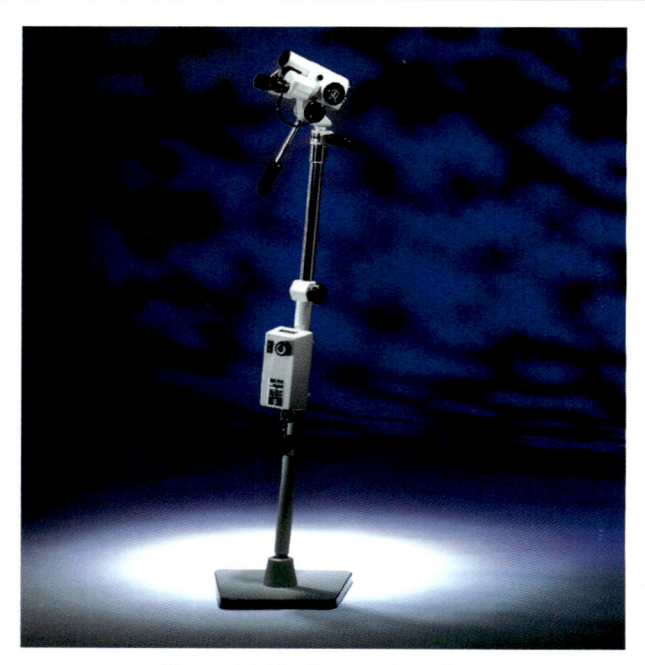

Figura 4.20A: Suporte inclinável.

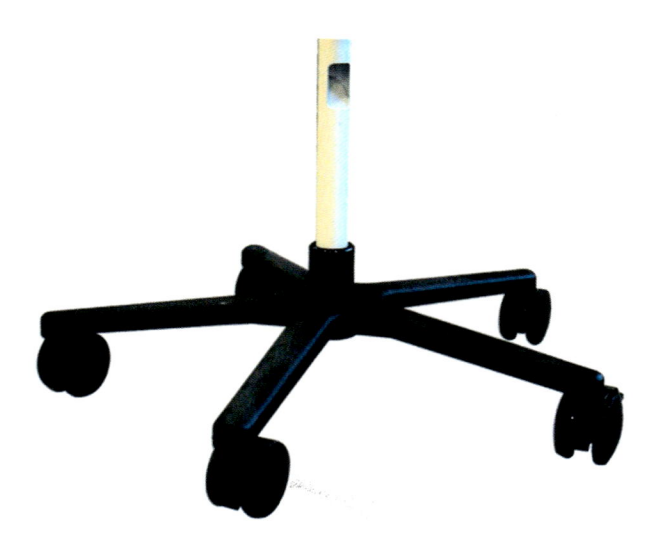

Figura 4.20B: Base vertical rolante com rodas.

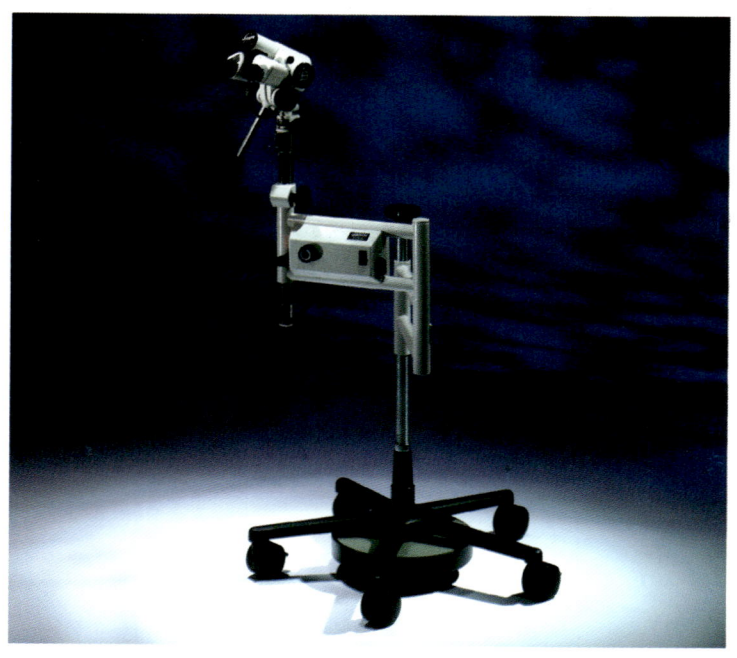

Figura 4.20C: Suporte móvel.

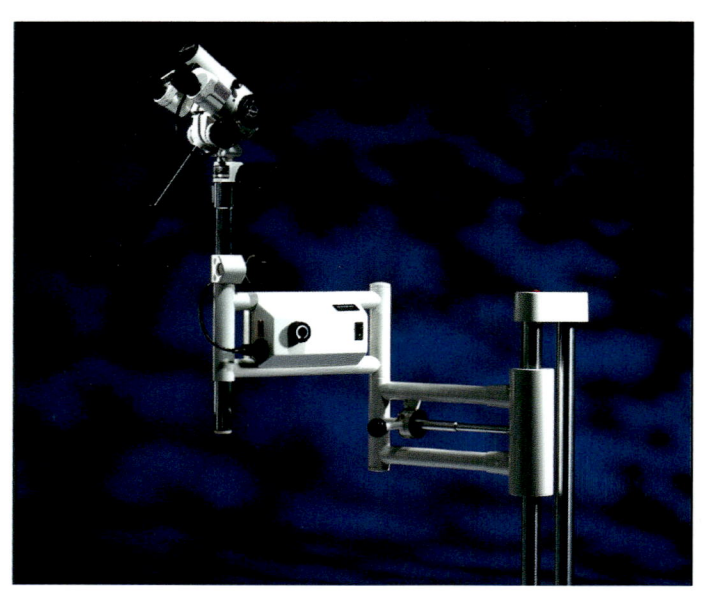

Figura 4.20D: Suporte articulado (ou móvel).

nomiza espaço e permite a livre circulação no ambiente. Alguns acessórios de braço articulável podem ser anexados à cadeira ou à base de rolamento sem conectores ou adaptadores extras, que são os que devem ser preferidos já que o colposcópio poderá, então, ser facilmente montado sobre a base de rolamento, no caso que seja necessário em algum outro local. Um ponto importante a ser lembrado quando da compra deste suporte é que ele possa realmente ser montado na cadeira ou sofá de exame que está disponível ou sendo utilizado.

Na verdade, é importante informar o fabricante do colposcópio da marca e do modelo da cadeira/sofá de exame a ser utilizado, pois ele pode, assim, verificar se o acessório é compatível ou não com a cadeira/sofá. Se ele não puder ser montado na cadeira/sofá, alguns fabricantes fazem adaptadores sob medida para permitir a montagem; no entanto, uma decisão mais sábia seria mudar a cadeira/sofá ou escolher um suporte diferente.

4. Um suporte articulado: pode ser acoplado a uma base de rolamento ou na cadeira de exame. Vantagens e outras características importantes são semelhantes ao suporte com braço articulável.

EQUIPAMENTO DE CRIOCIRURGIA

A criocirurgia é um procedimento muito fácil para tratar lesões benignas e pré-malignas do trato genital inferior. Alguns países têm treinado profissionais de saúde para realizar a criocirurgia em áreas remotas onde eles empregam a política "ver e tratar" em um esforço para reduzir o câncer cervical pela oferta de serviços próximo ao domicílio da paciente.[4] Isso destaca a facilidade de procedimento e treinamento, e mais importante, o aspecto da segurança do procedimento, já que não é preciso haver eletricidade. A política de treinar profissionais de saúde em criocirurgia e na política "ver e tratar" é cercada por controvérsias, e a autora não concorda com esta política.

A criocirurgia pode ser realizada utilizando dióxido de carbono e óxido de nitrogênio como gás de refrigeração. O dióxido de carbono é mais barato do que o óxido nitroso, mas a temperatura atingida pelo óxido nitroso é mais baixa do que a obtida pelo dióxido de carbono. Assim, a profundidade da destruição tecidual é maior com o óxido nitroso, e ele é o gás refrigerante a ser preferido. Algumas características importantes e boas de equipamentos de criocirurgia são descritas abaixo (Figs. 4.21A e B).

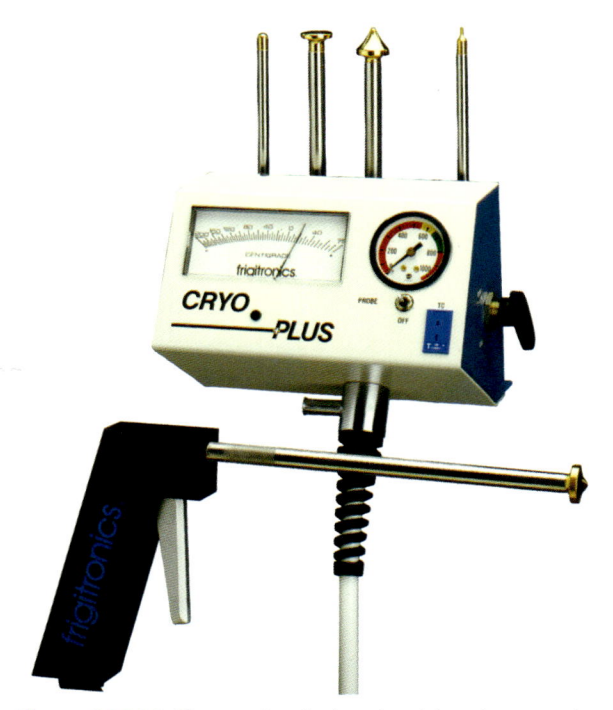

Figura 4.21A1: Sistema de criocirurgia Frigitronics Cryo-Plus.

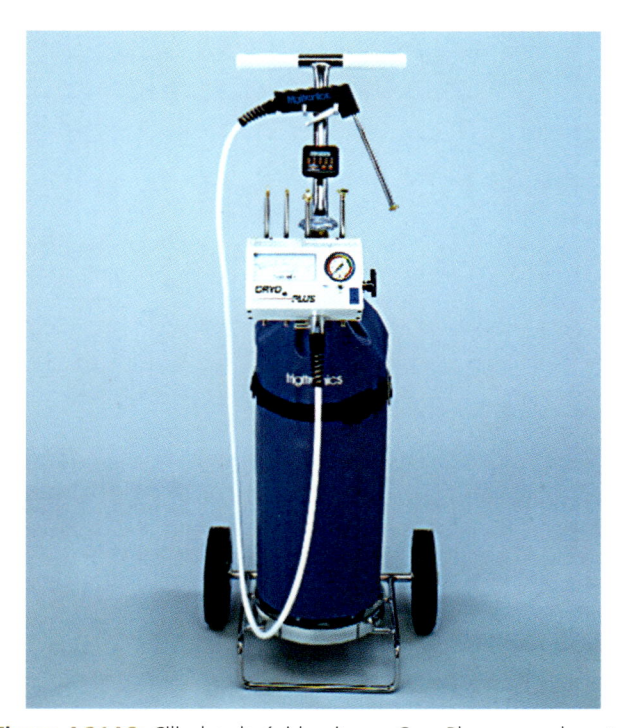

Figura 4.21A2: Cilindro de óxido nitroso Cryo-Plus com cabeçote.

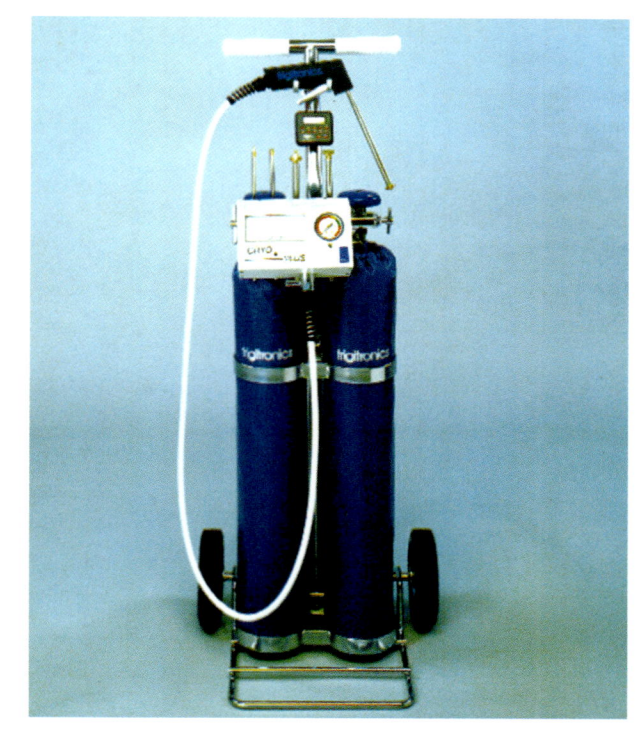

Figura 4.21A3: Cilindro de óxido nitroso Cryo-Plus com cabeçote duplo.

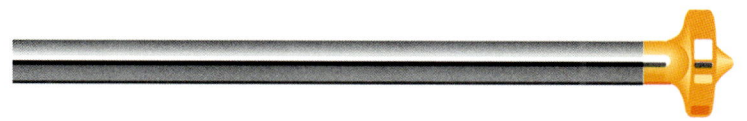

Figura 4.21A4: Sonda cervical pequena – 19 mm D x 9 mm C.

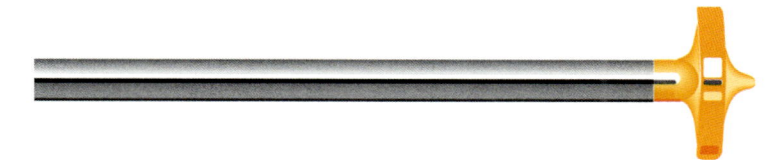

Figura 4.21A5: Sonda cervical grande – 25 mm D x 8 mm C.

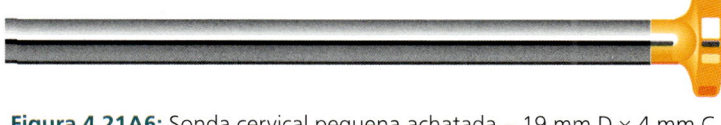

Figura 4.21A6: Sonda cervical pequena achatada – 19 mm D x 4 mm C.

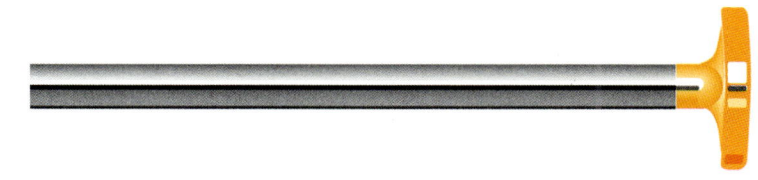

Figura 4.21A7: Sonda cervical grande achatada – 25 mm D x 4 mm C.

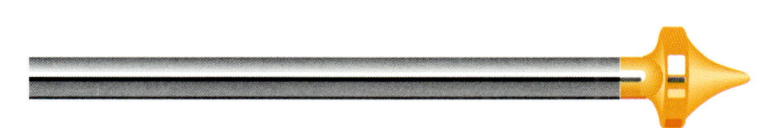

Figura 4.21A8: Sonda cônica pequena – 19 mm D x 15 mm C.

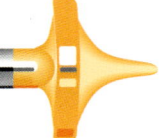

Figura 4.21A9: Sonda cônica grande – 25 mm D × 17 mm C.

Figura 4.21A10: Microssonda – 2 mm D × 4,5 mm C.

Figura 4.21A11: Sonda multiuso – 6 mm D × 6,5 mm C.

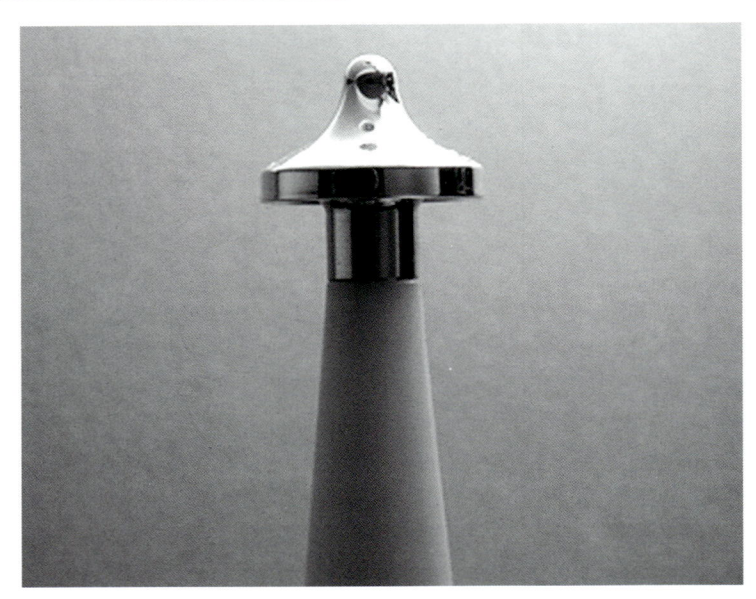

Figura 4.21B3: Sonda exoendocervical – 19 mm D × 14 mm C.

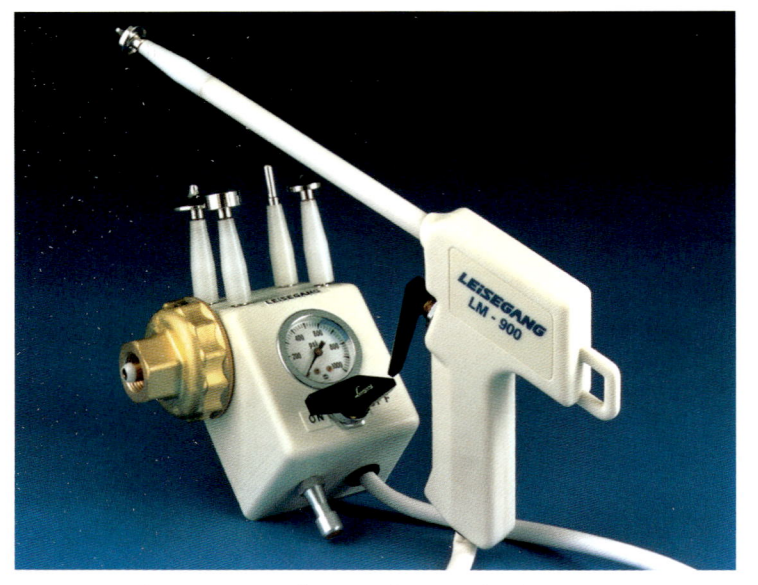

Figura 4.21B1: Sistema Leisegang de criocirurgia.

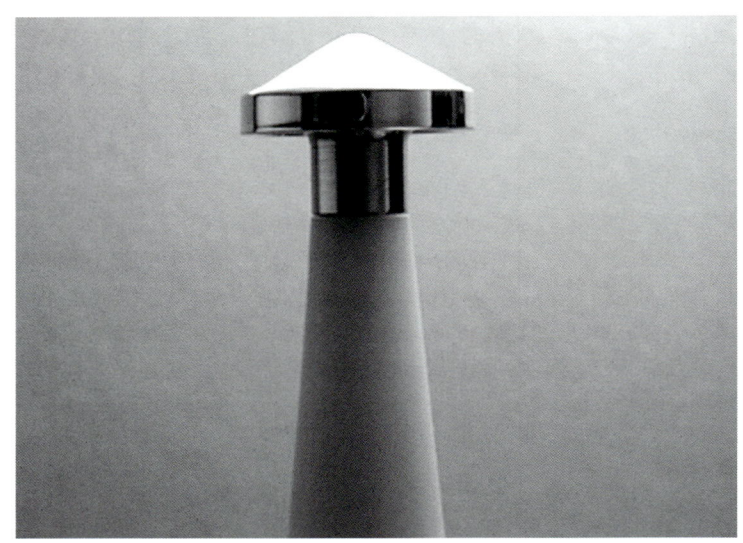

Figura 4.21B4: Sonda exocervical – 19 mm D × 9 mm C.

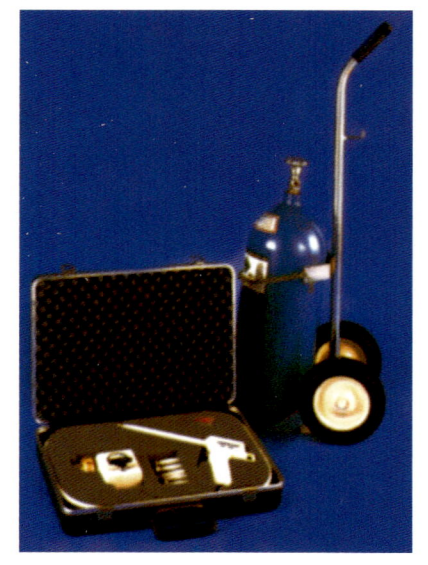

Figura 4.21B2: Equipamentos de criocirurgia Leisegang em estojo compacto e cilindro de óxido nitroso.

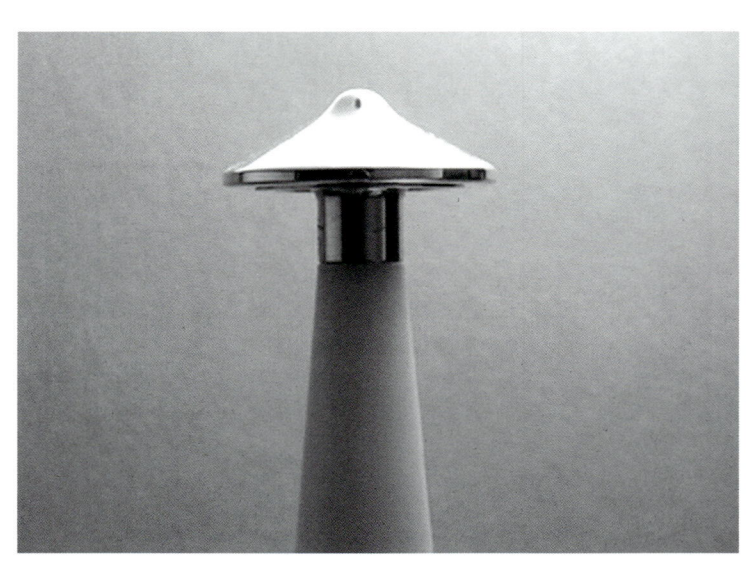

Figura 4.21B5: Sonda exocervical grande – 25 mm D × 10 mm C.

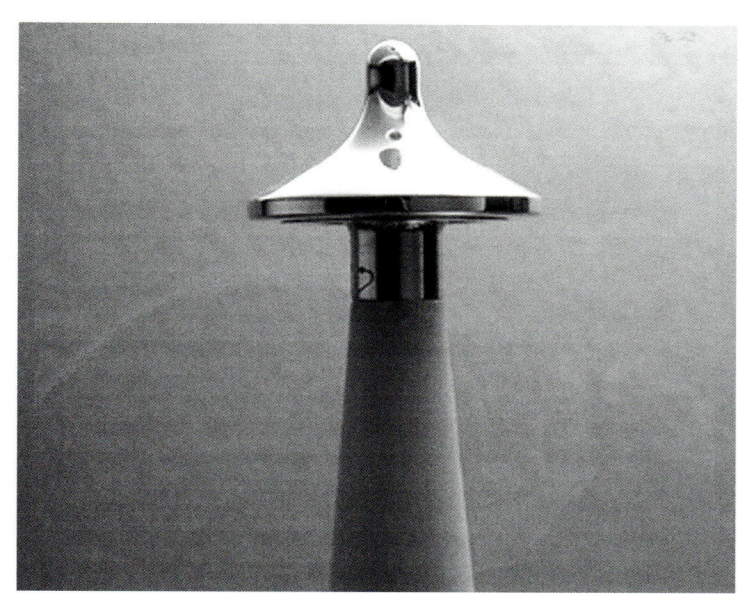

Figura 4.21B6: Sonda exoendocervical jumbo – 25 mm D × 17 mm C.

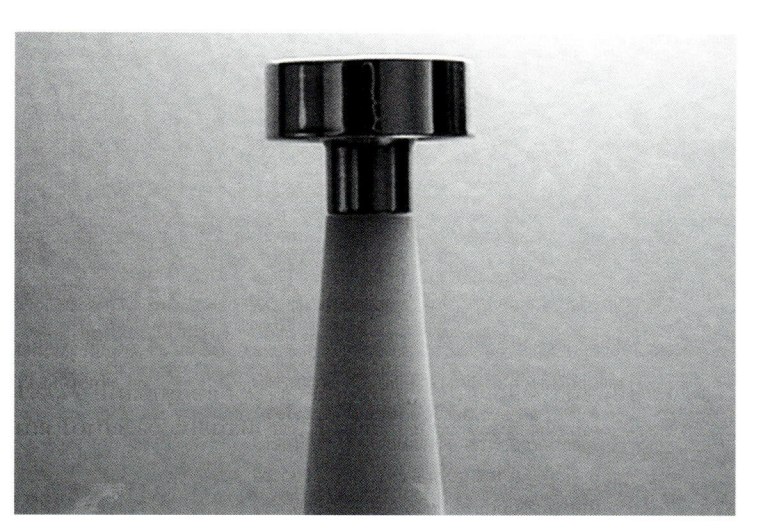

Figura 4.21B7: Sonda multiuso – 19 mm D × 8 mm C.

Peça de Mão

1. Deve ser possível colocar/pendurar no carrinho entre usos, aumentando assim a facilidade de uso.
2. O gatilho de controle para o dedo deve estar na posição solta para ligar o refrigerante e deve ser pressionado para desligar o refrigerante. Isto diminui a fadiga.
3. Ela deve ter uma ampla gama de sondas intercambiáveis que permitem aplicações de procedimento versáteis.
4. As sondas e o eixo devem ser autoclaváveis ou esterilizáveis, eliminando assim a contaminação cruzada.
5. O eixo deve ser isolado para diminuir a chance de congelamento de tecidos adjacentes.

O Console de Controle

1. Deve ser um console moldado de alto impacto para proteger os componentes internos.
2. Deve ter um manômetro preciso.
3. Deve ter um controle remoto instantâneo para ligar/desligar para garantir a limpeza automática de linha de gás.
4. Deve ter um indicador de temperatura na ponta da sonda, que permite um desempenho de congelamento preciso, ideal e reproduzível.
5. Deve ser não elétrico.
6. Deve ser portátil.
7. Deve se adaptar a várias configurações de cilindro.
8. Deve ter um sistema limpador de gás para exaustão de gás.

Linhas de Gás, Conectores e Purificadores

1. Deve ter linhas de gás pré-testadas de alta resistência a 2.000 PSI para a máxima segurança.
2. Deve ter uma variedade de conectores para cilindros de gás.
3. Deve ter um purificador de gás para um congelamento eficiente e confiável.

Projeto

1. Deve ser projetado para ter segurança e portabilidade.
2. Diversas configurações de carrinho devem estar disponíveis para permitir o uso em vários locais. O carrinho deve ser fácil de manobrar.
3. Um estojo feito sob encomenda deve estar disponível para proteger o sistema durante viagens e armazenamento.
4. Todos os selos de pressão devem ser removidos de possível exposição ao paciente e médico para garantir ventilação segura.

EQUIPAMENTO PARA PROCEDIMENTO DE EXCISÃO ELETROCIRÚRGICA COM ALÇA (CAF)

A CAF é muito eficaz para o tratamento da neoplasia intraepitelial do colo do útero e da vulva, e também para algumas condições benignas (p. ex., condiloma) do colo do útero, da vagina e da vulva. O equipamento para CAF é indispensável em uma unidade de colposcopia (Fig. 4.22A). Ele é mais barato do que o *laser*.

O sistema CAF consiste de:

1. Unidade eletrocirúrgica (UEC).
2. Aspirador de fumaça.
3. Eletrodos tipo alça e bola (Figs. 4.22B1 e 4.22B2).
4. Instrumentos isolados utilizados durante o procedimento (Fig. 4.23).
5. Carrinho compacto (Figs. 4.22A1 para 4.22A3).

Algumas boas características do sistema CAF estão enumeradas.

60 COLPOSCOPIA – PRINCÍPIOS E PRÁTICA

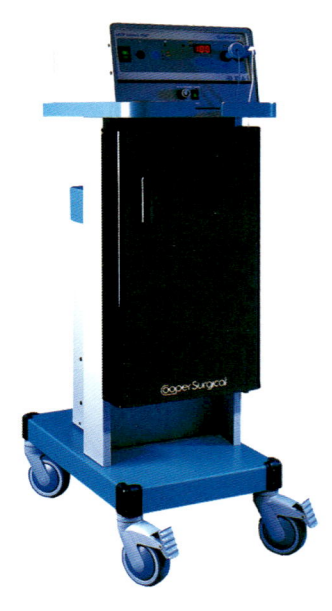

Figura 4.22A1: Estação de trabalho sistema 1.000 para LEEP.

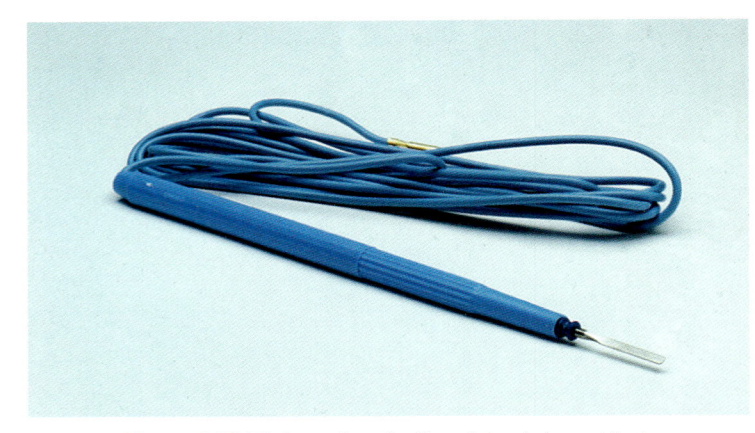

Figura 4.22A4: Peça de mão (*handpiece*) descartável.

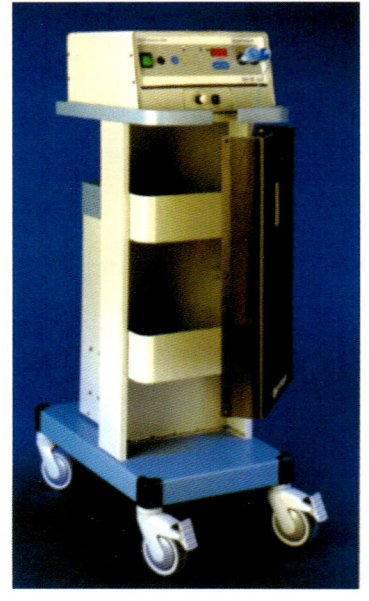

Figura 4.22A2: Estação de trabalho sistema 1.000 para LEEP.

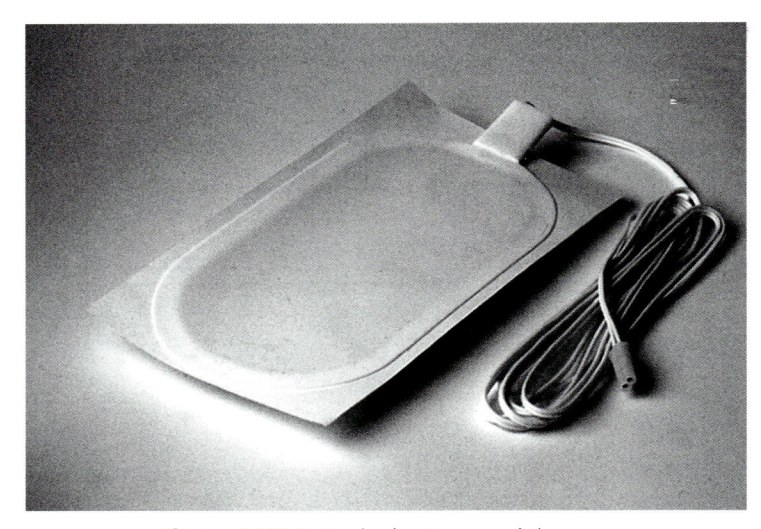

Figura 4.22A5: Apoio de retorno – único uso.

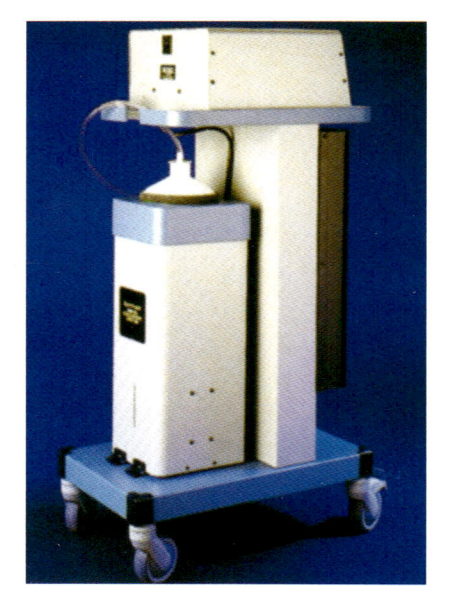

Figura 4.22A3: Estação de trabalho sistema 1.000 para LEEP mostrando exaustor de fumaça no carrinho.

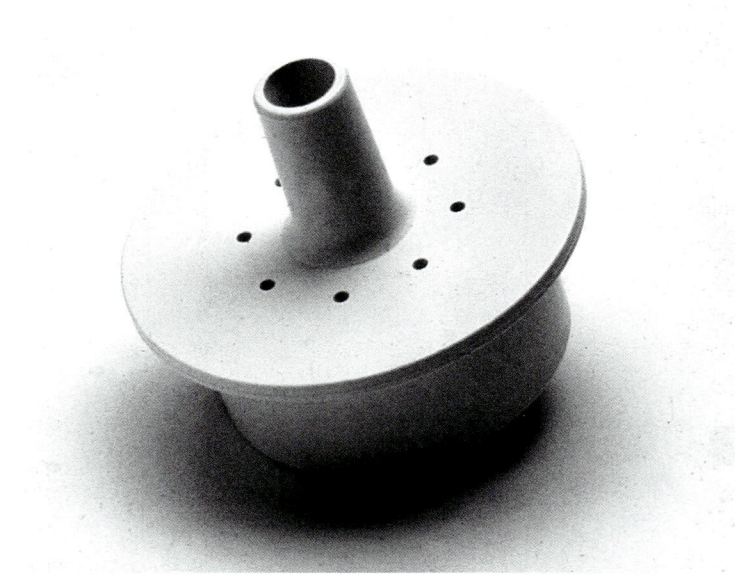

Figura 4.22A6: Redutor para exaustor de fumaça.

UNIDADE DE COLPOSCOPIA   61

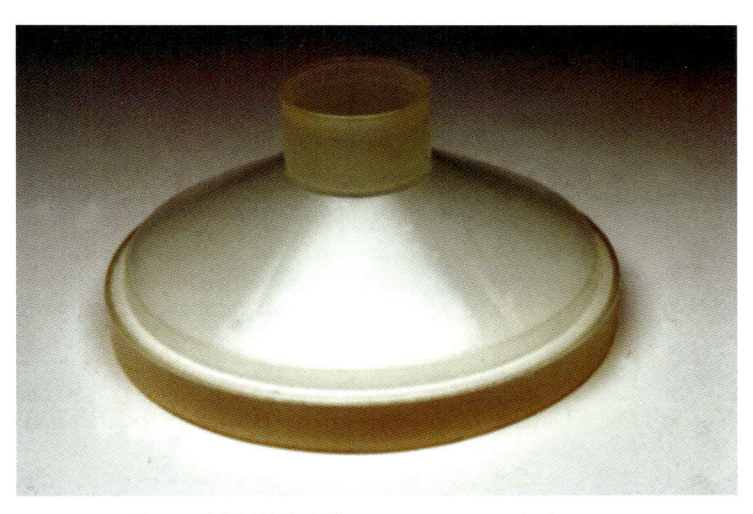

Figura 4.22A7: Pré-filtro para exaustor de fumaça.

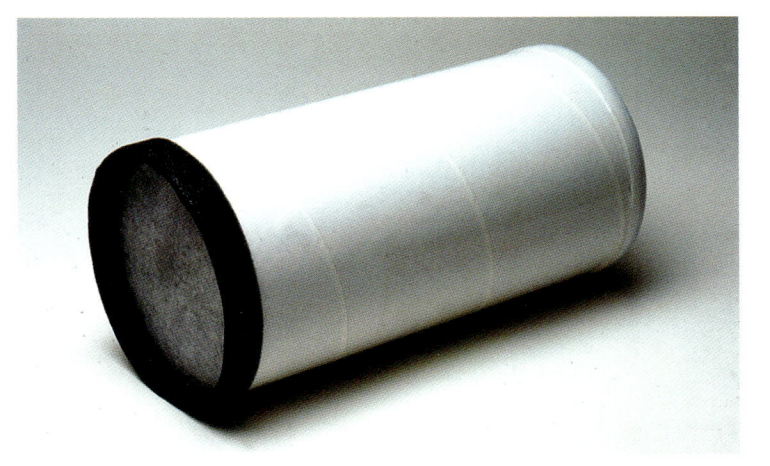

Figura 4.22A8: Filtro ULPA para evacuador de fumaça.

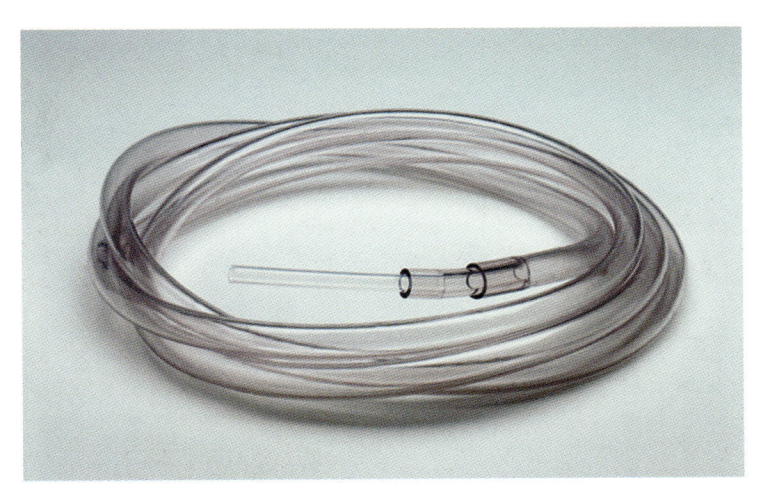

Figura 4.22A9: Conjunto de cânulas – para uso em uma só paciente.

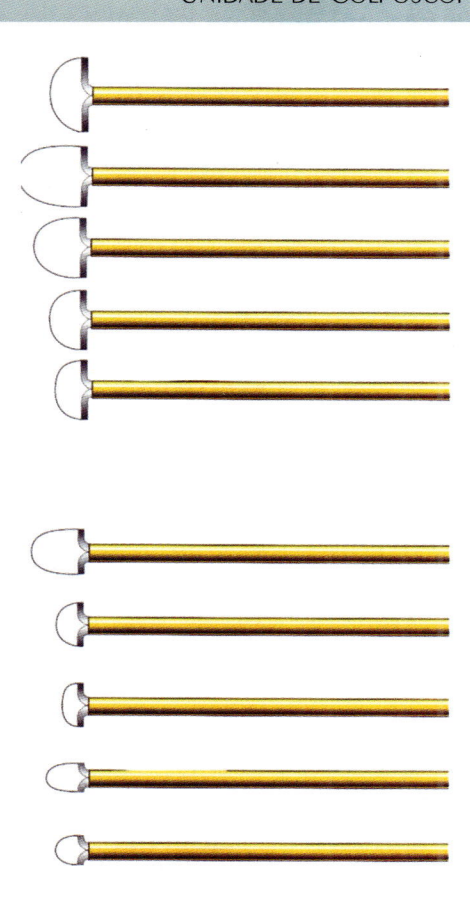

Figura 4.22B1: Eletrodos de LOOP de raio grande (mais de 2 cm de largura) e raio médio (menos de 2 cm de largura).

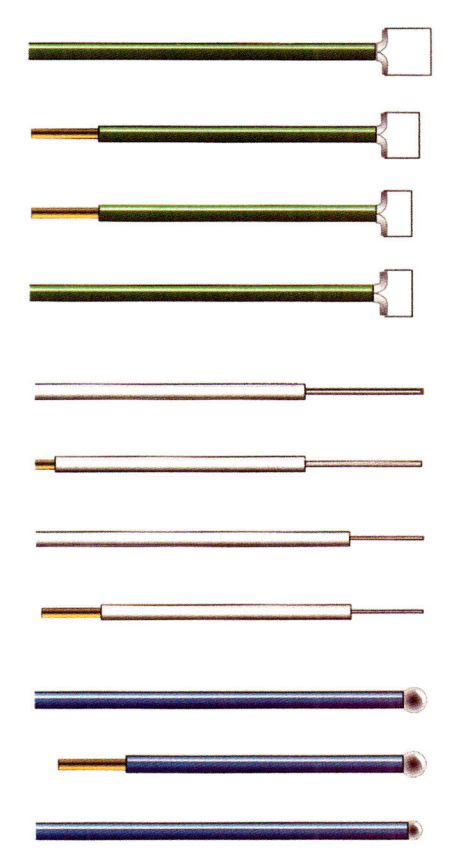

Figura 4.22B2: Eletrodos quadrados, de agulha e de esféricos.

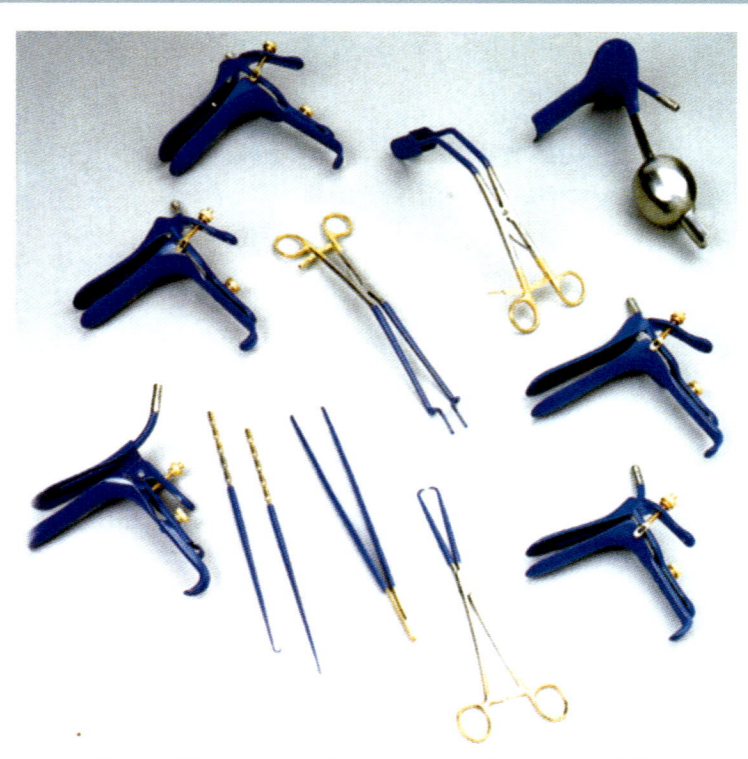

Figura 4.23: Instrumentos isolados usados durante LEEP.

Unidade Eletrocirúrgica

1. A unidade deve satisfazer os requisitos regulamentares nacionais de segurança.
2. Deve ter uma opção de corte, mistura e formas de onda de coagulação para acomodar diferenças sutis na técnica e no desempenho do eletrodo.
3. O visor LED da saída de energia deve ser localizado na frente para seleção precisa de potência, entrega e facilidade de uso.
4. Todos os ajustes deverão ser controlados por microprocessador para a exatidão, precisão, reprodutibilidade e segurança.
5. Um mecanismo automático de autoteste deve estar presente para garantir uma operação precisa do sistema.
6. A unidade deve ter uma placa de aterramento para a paciente, de preferência com capacidade de monitoramento por eletrodo remoto (MER).[12]
7. As proporções de mistura de corte e coagulação devem desempenhar igualmente bem em 20 W, assim como em 50 W.[12]
8. A unidade deve ser capaz de manter uma tensão de mais de 200 V em todo o procedimento.[12]
9. Tons distintos para cada configuração de operação compreendem as características de segurança audível.
10. Deve ter um pedal pneumático de segurança.

Aspirador de fumaça

1. Deve ter triplo-estágio de filtração para capturar partículas no ar, vapor e odor com um nível de eficiência 99,99%.
2. Deve estar incorporado com a UEC.

Carrinho

1. Deve haver uma estação/carrinho compacta que acomode a UEC e o aspirador de fumaça (se unidades separadas), e tenha prateleiras de armazenamento. Isso aumenta a funcionalidade do sistema.
2. Deve ter rodas resistentes (que possam ser travadas) que garantam fácil mobilidade com estabilidade (Figs. 4.22A1 a 4.22A3).

Eletrodos tipo Alça, Bola e Agulha

As alças utilizadas para grandes excisões da zona de transformação (LLETZ) devem ser feitas de aço inoxidável duro, fio de platina ou tungstênio. O diâmetro deve ser de 0,2 mm. Eletrodos cortantes de alça de fio de tungstênio têm maior controle e maior durabilidade do que o aço inoxidável. O fio de tungstênio resiste à quebra mesmo em níveis mais elevados de energia, proporcionando um melhor controle contra deformação durante o uso.

Os eletrodos com base em forma de U permitem uma melhor visibilidade. O fio da alça que sai da base isolada em forma de U tem maior resistência à tração em contraste com a alça com uma base transversal, porque no primeiro o fio não está deixando a base em ângulos retos.[12]

Eletrodos reutilizáveis e descartáveis de vários tamanhos devem estar disponíveis (Figs. 4.22B1 e 4.22B2). Eletrodos descartáveis eliminam a contaminação cruzada. Eletrodos tipo bola de tamanhos variados devem estar disponíveis para a hemostasia.

Instrumentos Isolados para LLETZ

1. Uma série de espéculos vaginais isolados em diferentes formas e tamanhos (Figs. 4.24A a D). As características importantes são o isolamento e o tubo de sucção acoplado à parte inferior do lábio anterior para a evacuação de fumaça. A autora sugere que alguns espéculos de Sim ou Auvard também devem ser isolados e estar disponíveis para LLETZ, especialmente quando se realiza o procedimento em pacientes nos quais é difícil visualizar o colo do útero com o espéculo de autorretenção bivalvular.
2. Espéculos endocervicais de diferentes tamanhos de ponta (Fig. 4.25).
3. Ganchos Íris (Figs. 4.26A a C).
4. Tenáculo de dente único (Fig. 4.27).
5. Pinça tipo anel e pinça Campion (Figs. 4.28A e B).
6. Afastadores de parede lateral vaginal (Figs. 4.29A e B).
7. Pinça para tecidos.
8. Réguas (Figs. 4.30A e B).

Uma seringa odontológica com agulha de calibre 27 é indispensável para LLETZ (Figs. 4.14A e B).

As características de uma boa pinça de função para biópsia cervical (Figs. 4.7A a C, 4.8A e B e 4.31A e B) estão muito bem enumeradas por Cartier e Cartier (1993)[13]

1. Leve e suficientemente longa (20-25 cm).
2. Deve ter uma parte de corte móvel e uma parte fixa.
3. Após a biópsia, a pinça não deve esmagar o tecido, ou seja, a parte móvel deve ser oca ou fenestrada.
4. A parte fixa deve ter uma borda ou uma grade barrada estreita para prevenir a ejeção da amostra.
5. O tamanho da biópsia deve ser pelo menos 5 mm de largura e 3 a 4 mm de profundidade, de forma que um estroma suficiente esteja disponível.
6. Pinças de aço inoxidável são preferíveis.

A autora acredita que ter um eixo de rotação da pinça de biópsia permite fácil manipulação do instrumento.

Fotografias de pontas de *punch* para biópsia de aço inoxidável – a série clássica (Fig. 4.31A) e pontas rotativas (Fig. 4.31B) são retratadas.

UNIDADE DE COLPOSCOPIA **63**

Figura 4.24A: Espéculo Pederson para CAF.

Figura 4.24B: Espéculo Prima para CAF (médio).

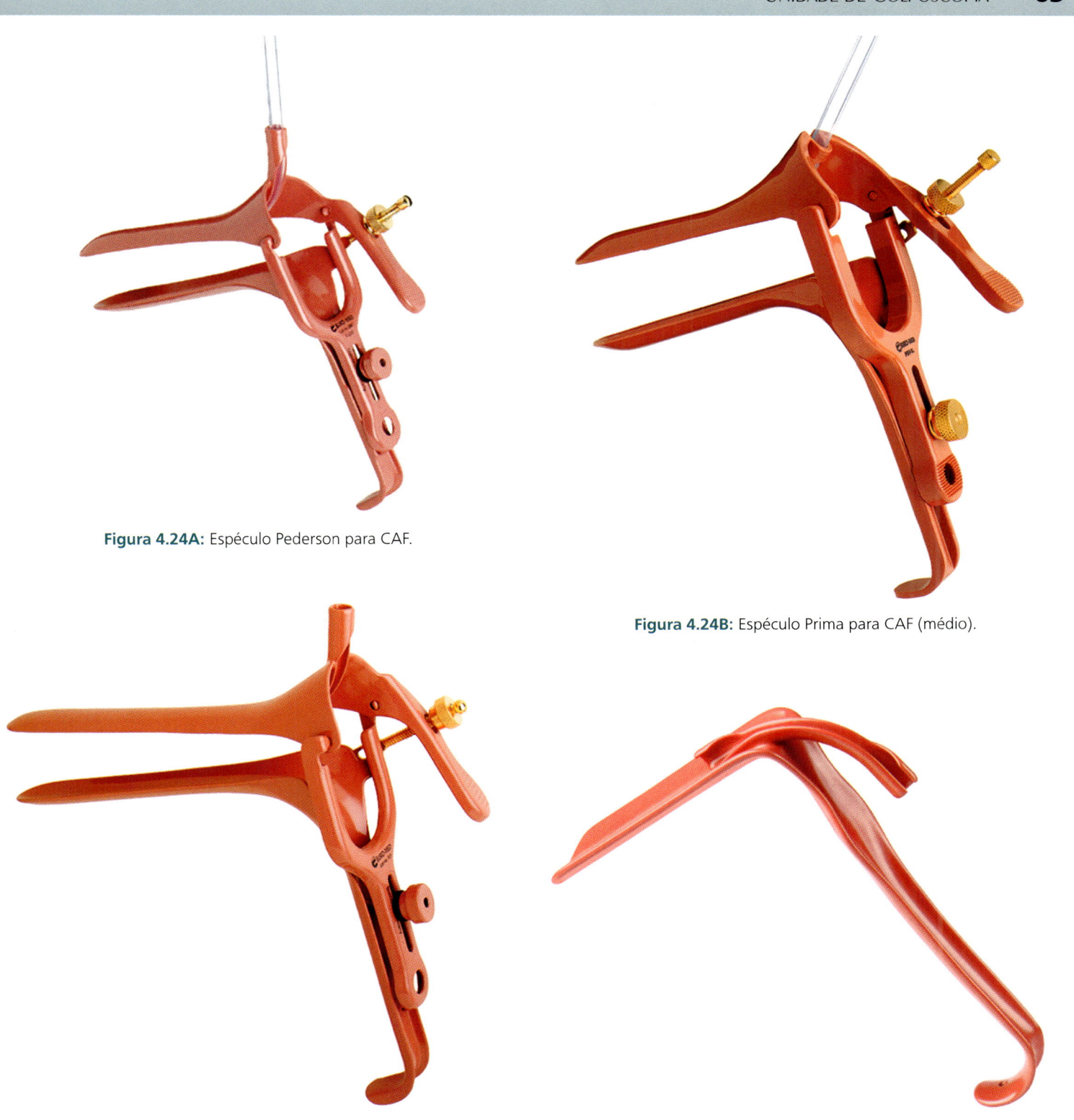

Figura 4.24C: Espéculo Snowman para CAF.

Figura 4.24D: Retrator Jackson para CAF.

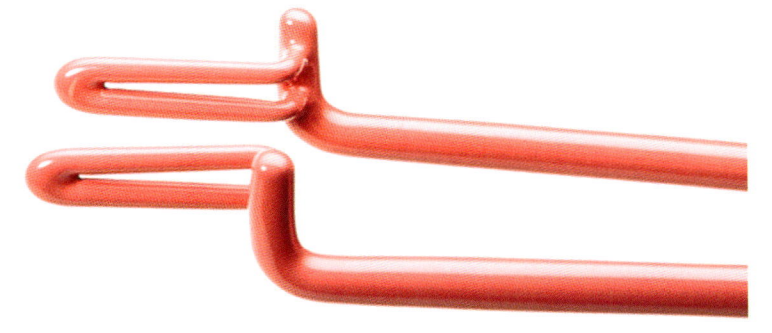

Figura 4.25: Ponta de espéculo endocervical para CAF.

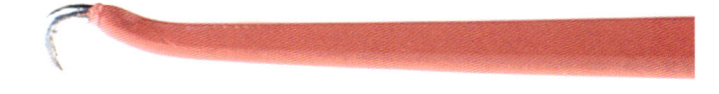

Figura 4.26A: Gancho íris para CAF.

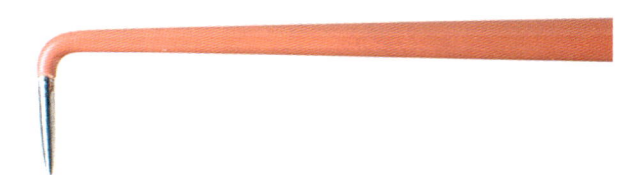

Figura 4.26B: Gancho reto para CAF.

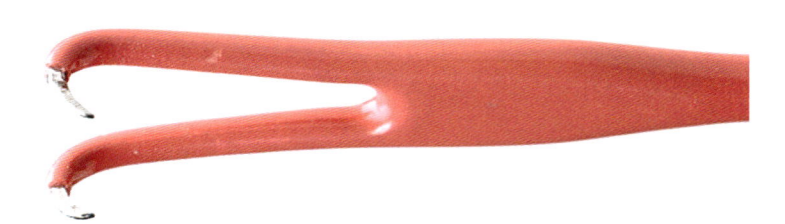

Figura 4.26C: Gancho de dois pinos para CAF.

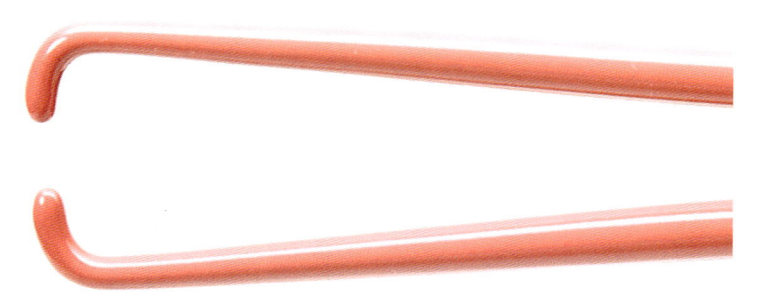

Figura 4.27: Tenáculo LEEP dentado simples.

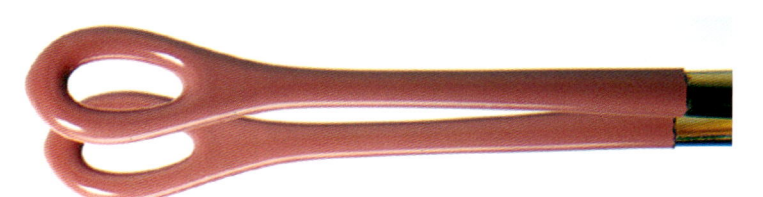

Figura 4.28A: Pinça em anel para CAF.

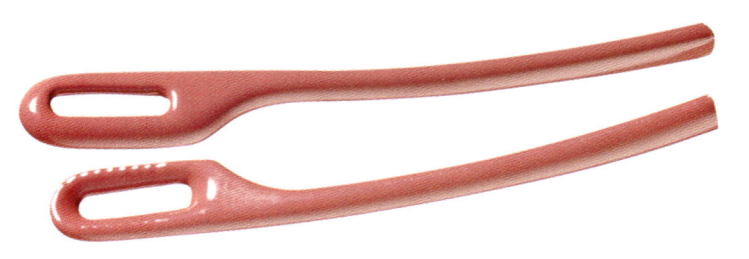

Figura 4.28B: Pinça Champion para CAF.

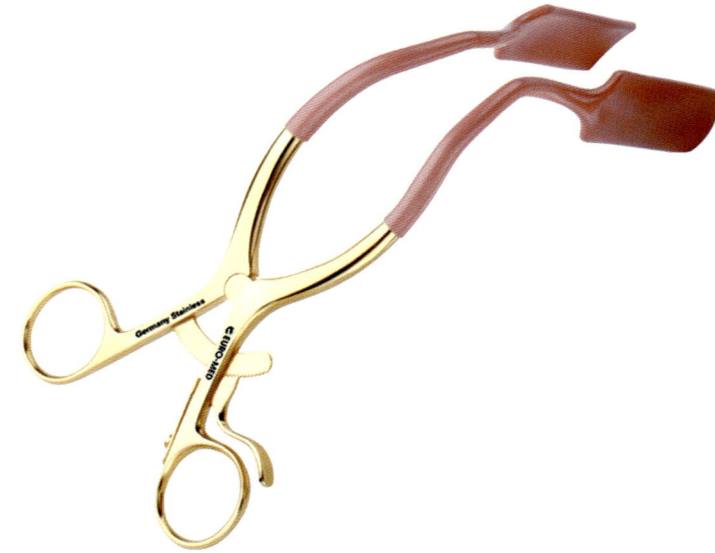

Figura 4.29A: Cer-View retrator da parede lateral para CAF.

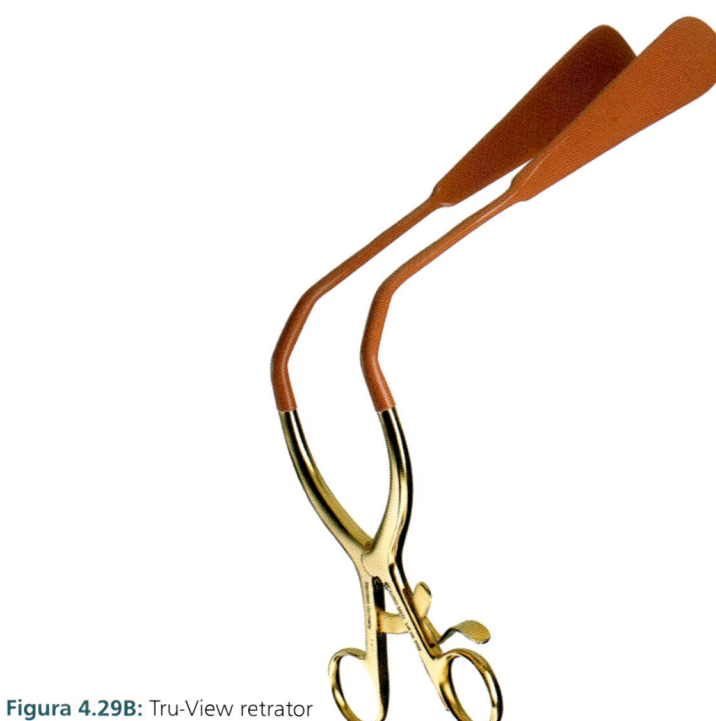

Figura 4.29B: Tru-View retrator da parede lateral para CAF.

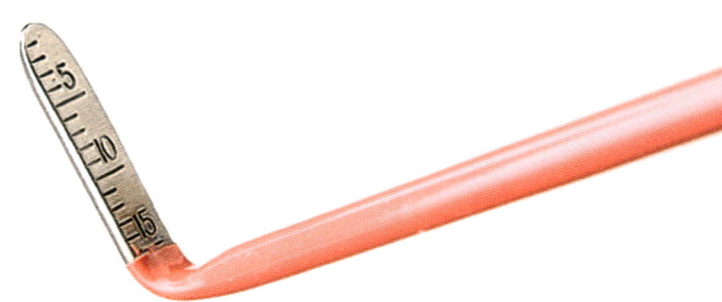

Figura 4.30A: CAF com régua.

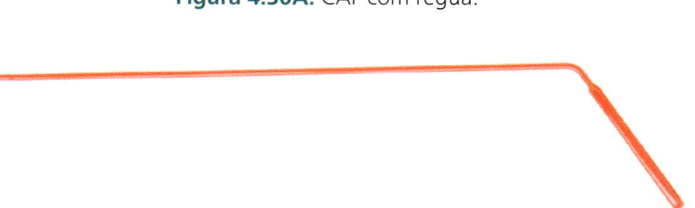

Figura 4.30B: CAF com régua de profundidade.

UNIDADE DE COLPOSCOPIA

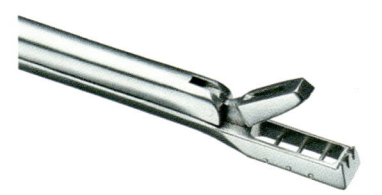

Figura 4.31A1: Ponta de *punch* para biópsia Euro-Med Série Clássica Kevorkian Pacific 8 × 3 mm.

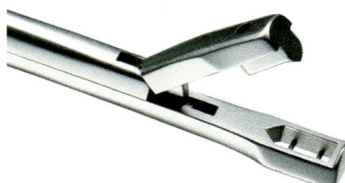

Figura 4.31A2: Ponta de *punch* para biópsia Euro-Med Série Clássica Coppleson 7,5 × 3 mm.

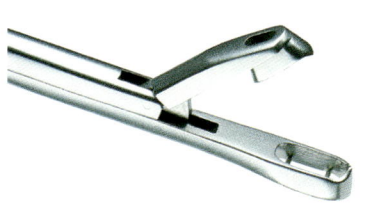

Figura 4.31A3: Ponta de *punch* para biópsia Euro-Med Série Clássica Tischler-Morgan 7 × 3 mm.

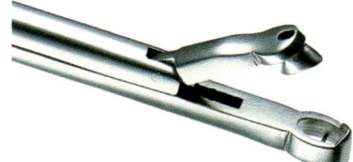

Figura 4.31A4: Ponta de *punch* para biópsia Euro-Med Série Clássica Burke 5,5 × 3,25 mm.

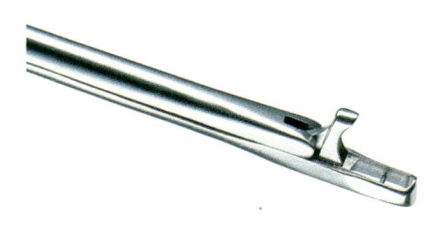

Figura 4.31A5: Ponta de *punch* para biópsia Euro-Med Série Clássica Mini-Townsend 4,2 × 2,3 mm.

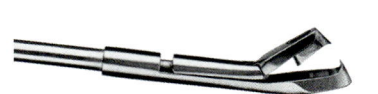

Figura 4.31B1: Ponta de *punch* para biópsia Euro-Med rotativa Tischler acima 7 × 3 mm.

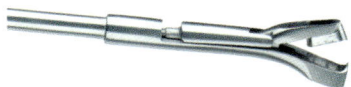

Figura 4.31B2: Ponta de *punch* para biópsia Euro-Med rotativa Tischler abaixo 7 × 3 mm.

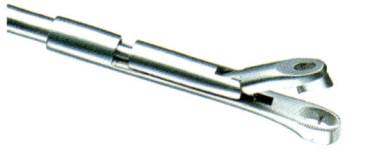

Figura 4.31B3: Ponta de *punch* para biópsia Euro-Med rotativa Oval Tip 5 × 3 mm.

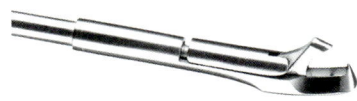

Figura 4.31B4: Ponta de *punch* para biópsia Euro-Med rotativa Mini Tip acima 4,2 × 2,3 mm.

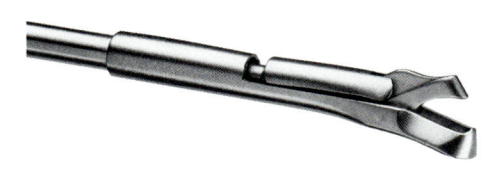

Figura 4.31B5: Ponta de *punch* para biópsia Euro-Med rotativa Mini Tip abaixo 4,2 × 2,3 mm.

CADEIRA/SOFÁ DE EXAME

Deve ser confortável, já que o exame pode tornar-se prolongado, especialmente se também está prevista a terapia. Joelhos, panturrilhas e solas da paciente devem ser apoiados. Controles remotos pneumáticos e eletrônicos devem estar presentes, porque em caso de falha de eletricidade a energia do gerador pode ser utilizada para equipamentos mais importantes. Deve haver controles para a inclinação da extremidade inferior para que permita a fácil visualização do colo do útero. Apoios para mãos também devem estar disponíveis. A cadeira/sofá deve ser compatível com o suporte com braço articulável do colposcópio. Deve haver um receptáculo para a coleta de sangue e descarga, o que não interfere com a posição do colposcópio ou o examinador (Figs. 4.32A e B).

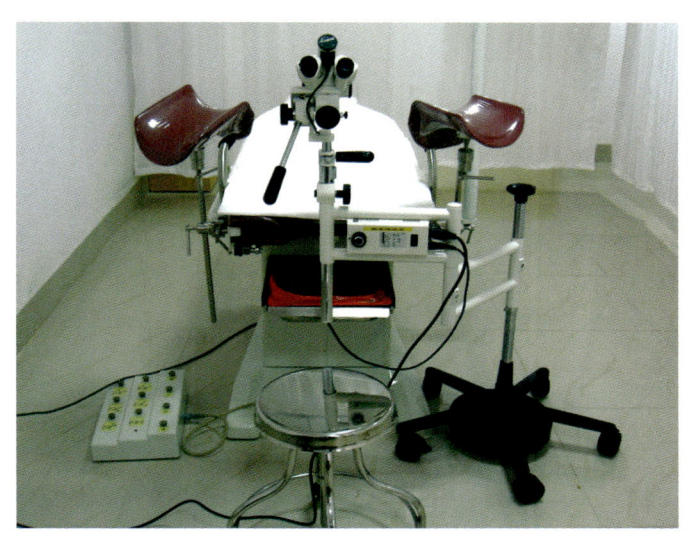

Figura 4.32A: Cadeira odontológica Confident® com controle remoto eletrônico e bacia que desliza para fora sendo usada como cadeira de colposcopia. O colposcópio Leisegang modelo 3ML em suporte móvel ligado à base rolo aranha pesada pode ser visto.

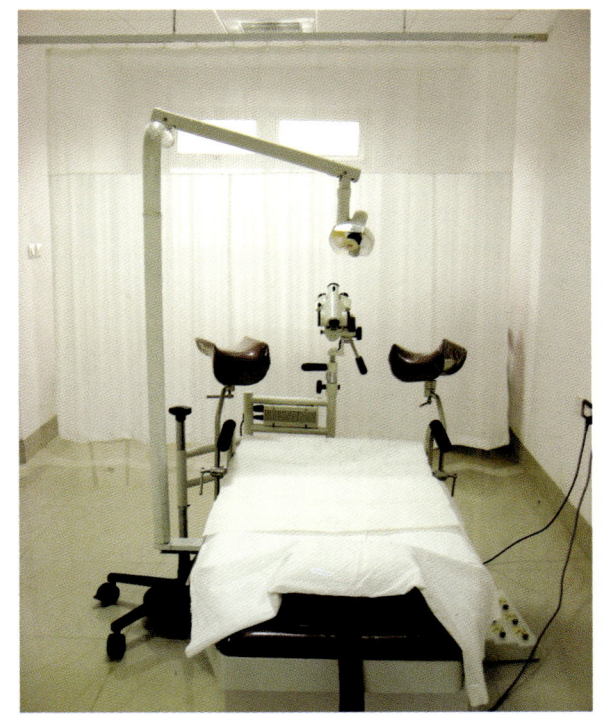

Figura 4.32B: Cadeira odontológica Confident® com controle remoto eletrônico e luz do teto ligado a ela, sendo usada como sofá de colposcopia.

CADEIRA/BANCO PARA O COLPOSCOPISTA

Deve ser confortável, com assento acolchoado. Controles fáceis de usar que podem levantar ou abaixar o assento são desejáveis.

CARRINHO PARA EXAME COLPOSCÓPICO

Deve ser suficientemente grande para conter todos os reagentes e instrumentos de exame e biópsia. O carrinho deve estar sobre rodas, que possam ser travadas. Ele deve ter um suporte para uma bacia contendo solução enzimática ou solução de descolorantes em pó para a descontaminação, na qual os instrumentos reutilizáveis podem ser imersos após o uso (antes da limpeza e da esterilização final).

ARRUMAÇÃO DA MESA

Está descrita nas Fig. 4.33A e B.

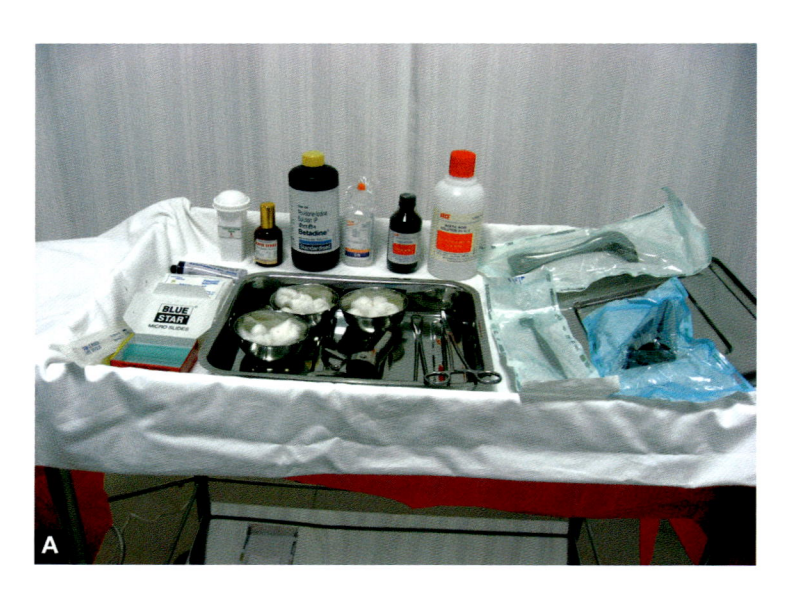

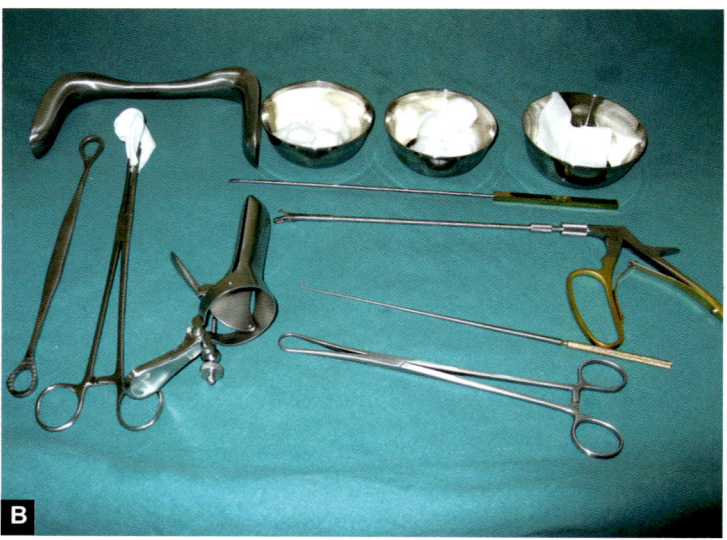

Figura 4.33A e B: Arrumação da mesa.

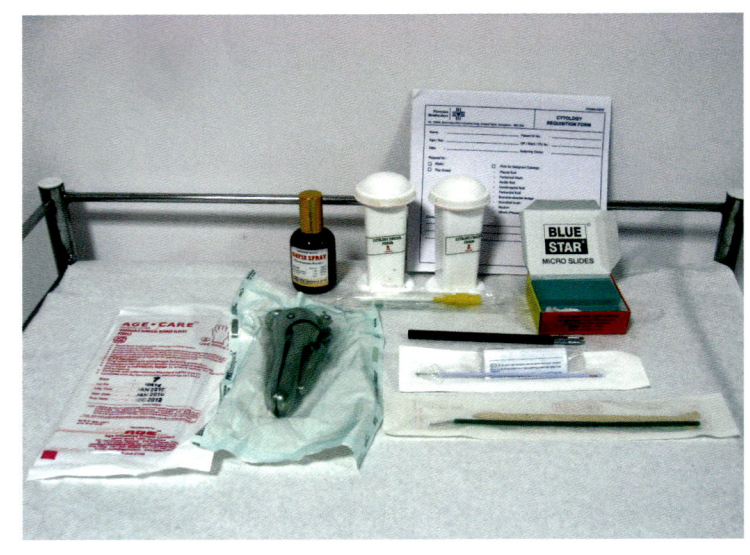

Figura 4.34: Instrumentos e reagentes para a tomada de Papanicolaou e do DNA do HPV (HC2).

AGRADECIMENTOS

A autora agradece à CooperSurgical, EUA e Leisegang™, Alemanha, por fornecer informações sobre os vários colposcópios e instrumentos descritos neste capítulo, e por permitir a reprodução das fotografias neste livro. As fotos dos equipamentos de criocirurgia e CAF e dos instrumentos de escritório são fornecidas pela CooperSurgical™, EUA.

REFERÊNCIAS

1. GLOBOCAN 2002. Cancer incidence in five continents. Vol. 8. Lyon: IARC. CANCER Mondial. Available from URL: http://www.dep.iarc.fr
2. Li ZG, Qian de Y, Cen JM, Chen GD, Shu YH. Three-step versus "seeand-treat" approach in women with high-grade squamous intraepithelial lesions in a low-resource country. Int J Gynaecol Obstet 2009;106(3):202-5.
3. Palanuwong B. Alternative cervical cancer prevention in low-resource settings: experiences of visual inspection by acetic acid with single-visit approach in the first five provinces of Thailand. Aust NZJ Obstet Gynaecol 2007;47(1):54-60.
4. Blumenthal PD, Gaffikin L, Deganus S, Lewis R, Emerson M, Adadevoh S. Cervical cancer prevention: safety, acceptability, and feasibility of a single-visit approach in Accra, Ghana. Am J Obstet Gynecol 2007;196(4):407.e1-8.
5. TOMBOLA Group. Biopsy and selective recall compared with immediate large loop excision in management of women with low grade abnormal cervical cytology referred for colposcopy: multicentre randomized controlled trial. BMJ 2009;339:b2548.
6. Gage JC, Rodriguez AC, Schiffman M, Garcia FM, Long RL, Budihas SR, Herrero R, Burk RD, Jeronimo J. Treatability by cryotherapy in a screen-and-treat strategy. J Low Genit Tract Dis 2009;13(3):174-81.
7. Shen RN, Hicks DA, Cruickshank ME. Colposcopy services provided by Genito-Urinary Medicine clinics in the United Kingdom. BSCCP/National Co-ordinating Survey 1993. Int J STD AIDS 1996;7:98-101.
8. Walker P, Singer A. Colposcopy: who, when, where and by whom? [Commentary] Br J Obstet Gynaecol 1987;94(11):1011-3.

9. NHS Cancer Screening Programmes. Publication No. 20. Colposcopy and Programme Management. Guidelines for the NHS Cervical Screening Programme. Sheffield: NHS Cancer Screening Programmes; 2004: p. 26.
10. Cartier R, Cartier I. Practical colposcopy. 3rd ed. Paris: Laboratoire Cartier; 1993. p. 27-40.
11. Leisegang. LED beats halogen–cold light. Newsletter I. Berlin: Leisegang 2007. p. 3-12.
12. Prendiville W. Large loop excision of the transformation zone. In: Prendiville W, editor. Large loop excision of the transformation zone. A practical guide to LLETZ. London: Chapman and Hall Medical; 1993. p. 35-58.
13. Cartier R, Cartier I. Practical colposcopy. 3rd ed. Paris: Laboratoire Cartier; 1993. p. 145-164.

5 Terminologia Colposcópica e Aparências do Colo do Útero

A Federação Internacional de Patologia Cervical e Colposcopia (IFCPC) aprovou uma classificação colposcópica e terminologia colposcópica básica revisada em seu 11º Congresso Mundial em Barcelona, de 9 a 13 de junho de 2002.[1] A IFCPC recomenda o uso deste formato em todo o mundo para diagnóstico clínico, tratamento e pesquisa do câncer cervical (Tabela 5.1).

Tabela 5.1: Federação Internacional de Patologia Cervical e Colposcopia – Classificação Colposcópica (2002)

I. Achados colposcópicos normais:
- Epitélio escamoso original
- Epitélio colunar
- Zona de transformação

II. Achados colposcópicos anormais:
- Epitélio acetobranco plano
- Epitélio acetobranco denso*
- Mosaico fino
- Mosaico grosseiro*
- Pontilhado fino
- Pontilhado grosseiro*
- Positividade parcial ao iodo
- Negatividade ao iodo*
- Vasos atípicos*

III. Características colposcópicas sugestivas de câncer invasivo

IV. Colposcopia insatisfatória:
- Junção escamocolunar não visível
- Inflamação severa, atrofia severa, trauma
- Colo do útero não visível

V. Achados diversos:
- Condilomas
- Queratose
- Erosão
- Inflamação
- Atrofia
- Deciduose
- Pólipos

*Grandes alterações.

O Comitê de Nomenclatura da IFCPC propôs a nova nomenclatura colposcópica. O rascunho da nomenclatura colposcópica de 2011 da IPCPC foi postada no *website* da IFCPC em 29 de junho de 2010 e inclui a proposta para a terminologia colposcópica para o colo uterino, vagina e vulva. A nomenclatura colposcópica de 2011 da IFCPC será finalizado durante o Congresso Mundial, em julho de 2011.

TERMINOLOGIA COLPOSCÓPICA E APARÊNCIAS

Achados Colposcópicos Normais

Epitélio Escamoso Original

É liso, rosa e inexpressivo, originalmente no colo do útero e na vagina. Não há resquícios de epitélio colunar como aberturas glandulares ou cistos de Naboth. Não fica branco após a aplicação de ácido acético e se cora de marrom após a aplicação de iodo de Lugol. Às vezes, um padrão vascular discreto pode ser visto como capilares em alça ou numa rede fina (Figs. 5.1A e B).

Epitélio Colunar

Estende-se entre o endométrio cranialmente, tanto no epitélio escamoso original quanto no epitélio escamoso metaplásico caudalmente. A colposcopia tem uma aparência típica de cacho de uva após a aplicação de ácido acético. Normalmente, está presente na endocérvice e pode estar presente na ectocérvice (ectopia) ou, em raras ocasiões, na vagina (Figs. 5.1A e B).

Zona de Transformação (ZT)

Estende-se entre o epitélio escamoso original e o epitélio colunar, em que diferentes graus de maturidade podem ser identificados (Figs. 5.2A a C). O epitélio metaplásico imaturo fica branco após a aplicação de ácido acético e é negativo para o iodo; já o epitélio metaplásico maduro pode tornar-se ligeiramente branco após a aplicação de ácido acético e ser parcial ou completamente corado de marrom com o iodo de Lugol (Figs. 5.2B e C).

A área inclui ilhas de epitélio colunar cercadas por epitélio escamoso metaplásico, aberturas de glândula/fissura e cistos de Naboth. As várias fases da metaplasia já foram descritas e mencionadas anteriormente (veja o Capítulo 2).

Em uma pequena porcentagem de mulheres, a ZT pode estender-se caudalmente para a vagina, geralmente com um triângulo ou língua anterior e posterior. Ela pode conter um padrão regular fino de vasos em mosaico (Fig. 5.2B).

Tipos de zona de transformação: Existem três tipos de ZT.[1]

Uma ZT *tipo 1* é completamente ectocervical e totalmente visível e pode ser pequena ou grande (Figs. 5.1A e B).

Uma ZT *tipo 2* tem um componente endocervical, é totalmente visível e pode ter um componente ectocervical pequeno ou grande (Figs. 5.2A a C e 5.3A a C).

Uma ZT *tipo 3* tem um componente endocervical que não é totalmente visível, e pode ter um componente ectocervical que pode ser pequeno ou grande (Figs. 5.4A a C).

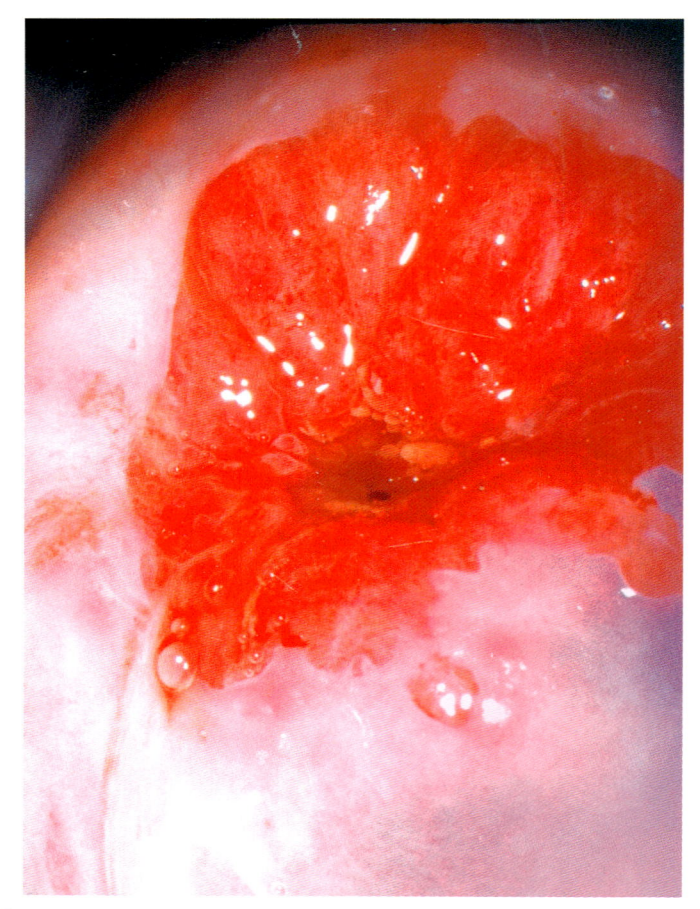

Figura 5.1A: Zona de transformação normal tipo 1, mostrando epitélio escamoso original rosa pálido e epitélio colunar vermelho escuro que cobre parte da ectocérvice.

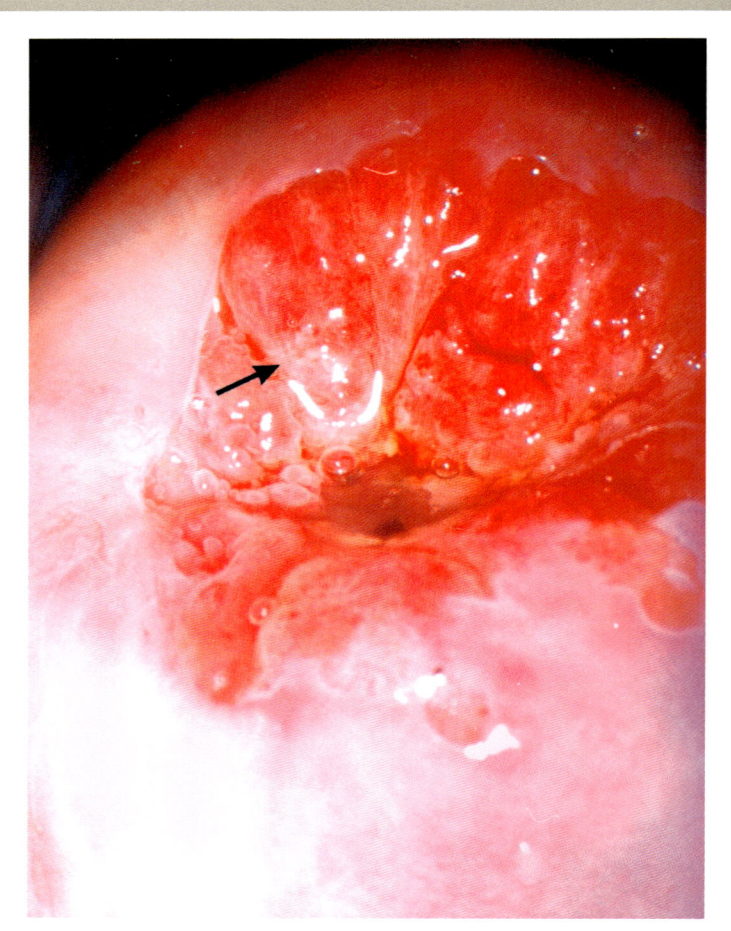

Figura 5.1B: Após a lavagem com ácido acético. Note os filamentos brancos do epitélio metaplásico (seta) e as vilosidades tipo cacho de uva do epitélio colunar.

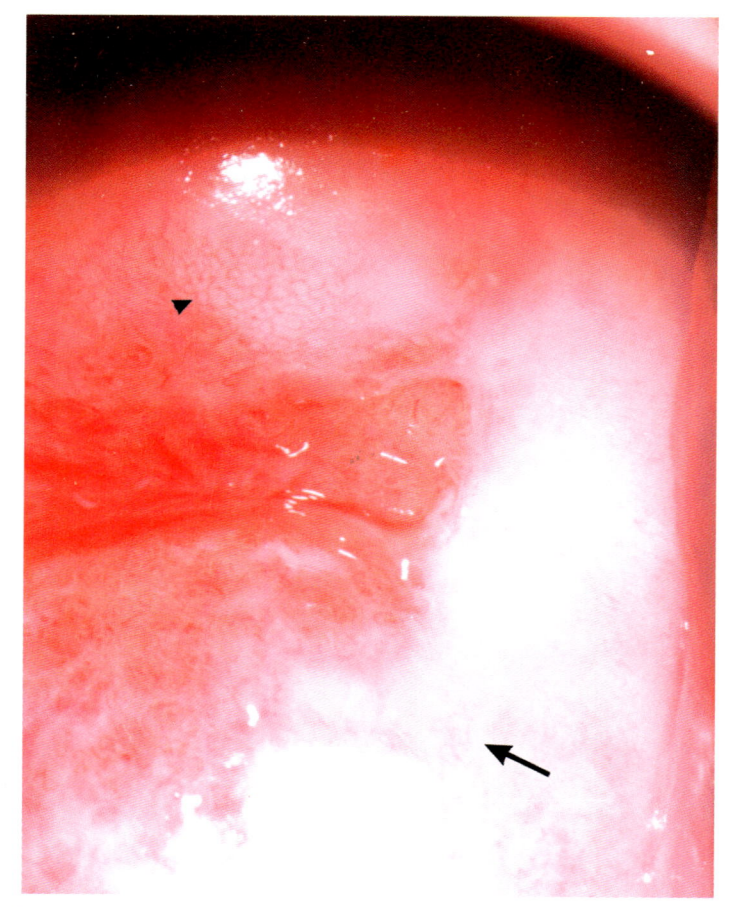

Figura 5.2A: Zona de transformação normal tipo 2, mostrando epitélio escamoso original rosa pálido (seta), epitélio colunar e vasos ligeiramente proeminentes, sugestivos de um padrão de mosaico (ponta de seta).

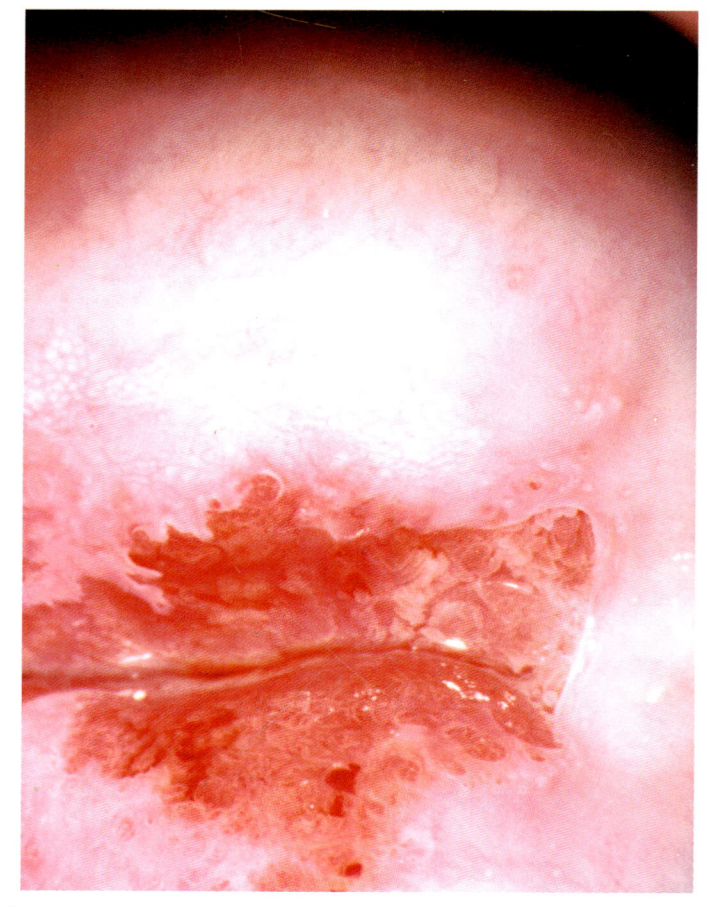

Figura 5.2B: Após a lavagem com ácido acético, apresentando mosaico fino no epitélio metaplásico. ZT normal tipo 2.

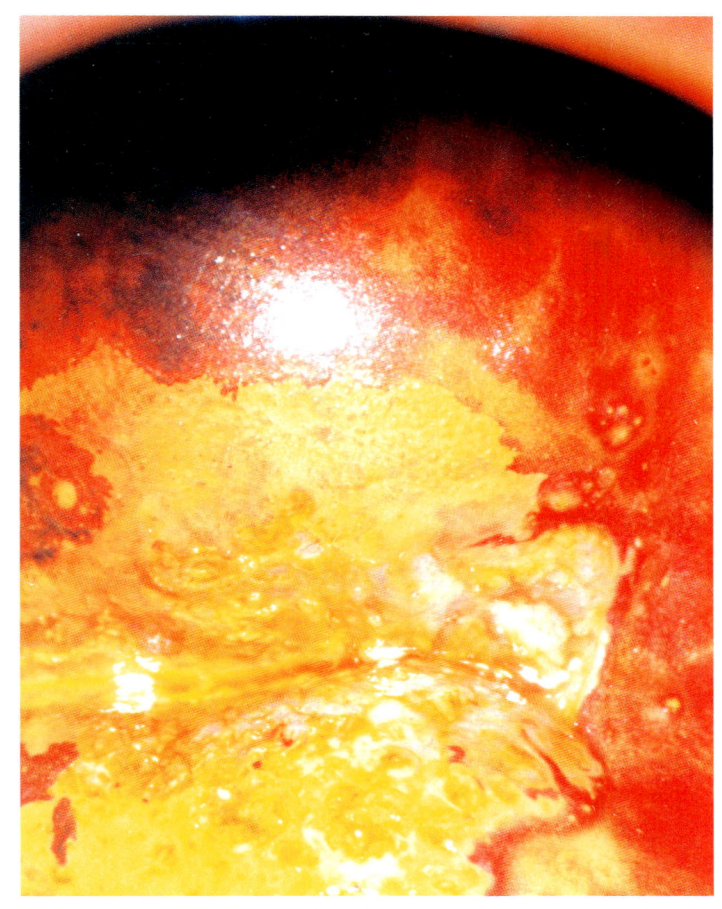

Figura 5.2C: Após a aplicação de iodo, mostrando áreas de epitélio metaplásico imaturo.

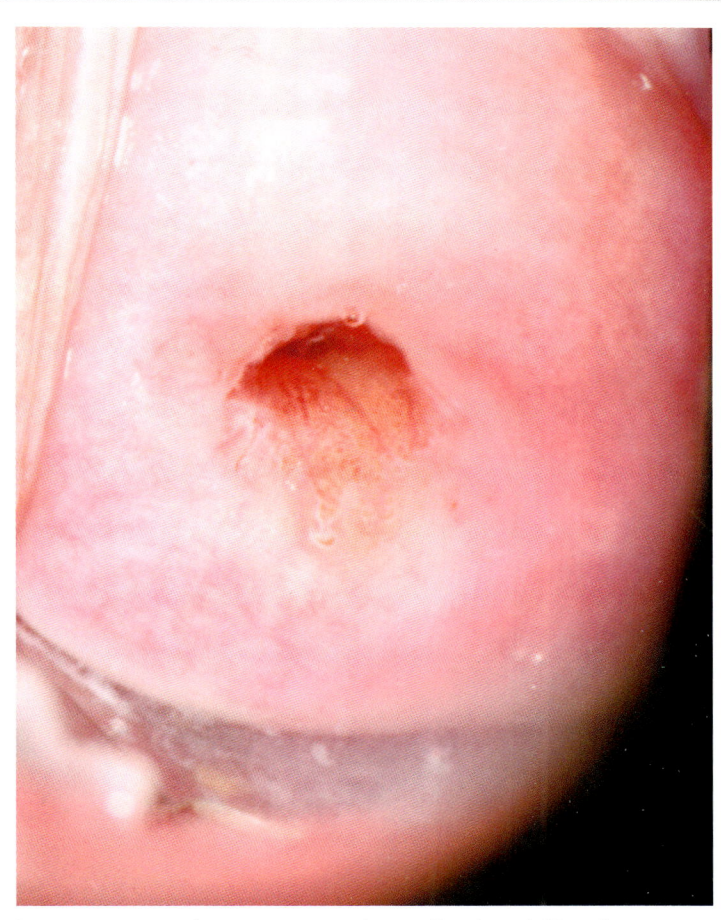

Figura 5.3B: Acetobranqueamento das papilas do epitélio colunar. ZT normal tipo 2.

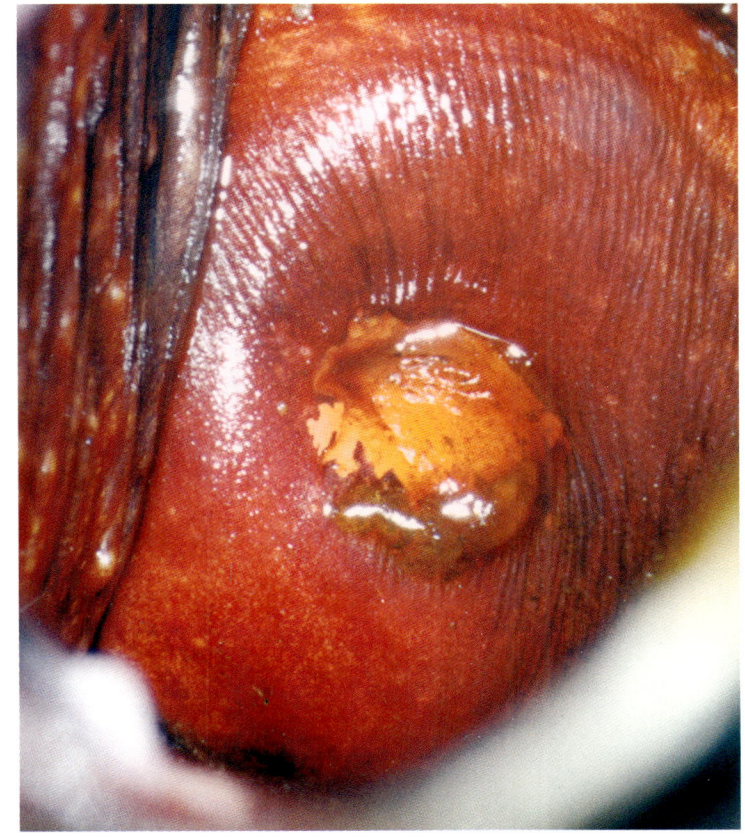

Figura 5.3C: Efeito da coloração com iodo dos epitélios.

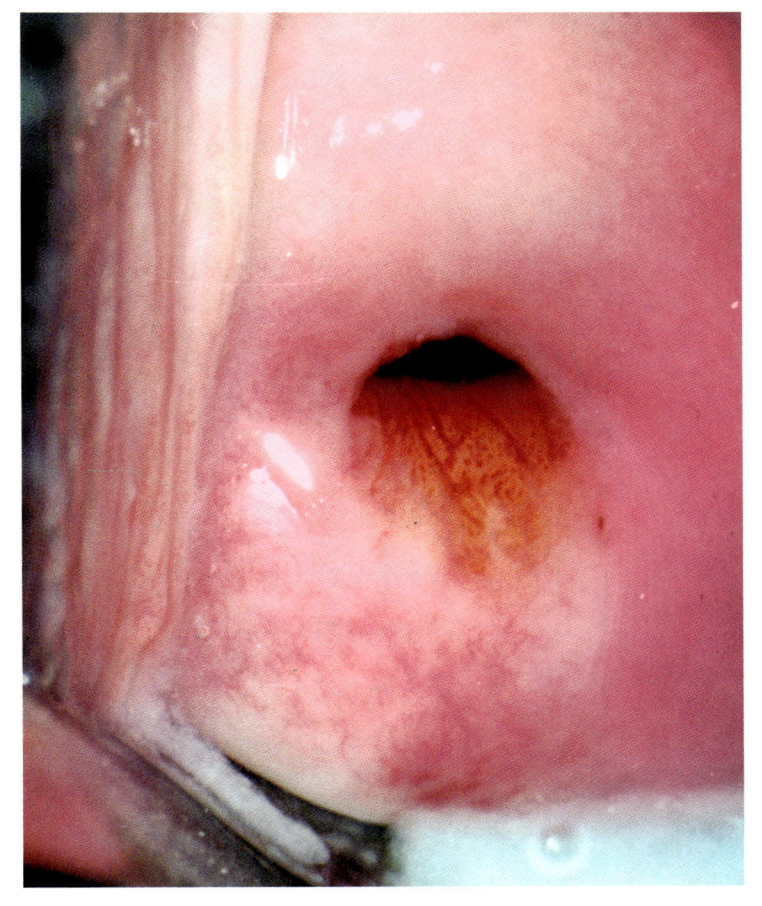

Figura 5.3A: Colo do útero em uma mulher nulípara no dia 12 do ciclo menstrual, mostrando um orifício externo amplamente aberto por meio do qual o canal cervical é facilmente visto. ZT normal tipo 2.

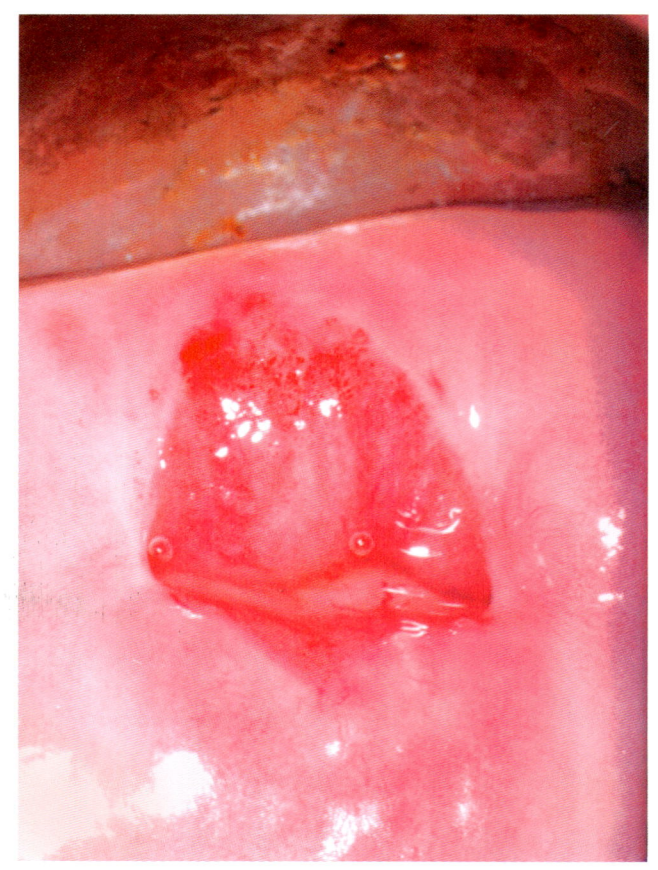

Figura 5.4A: Colo com eversão do epitélio colunar com o espéculo de Cusco mostrando pontilhados finos no epitélio colunar. ZT tipo 3.

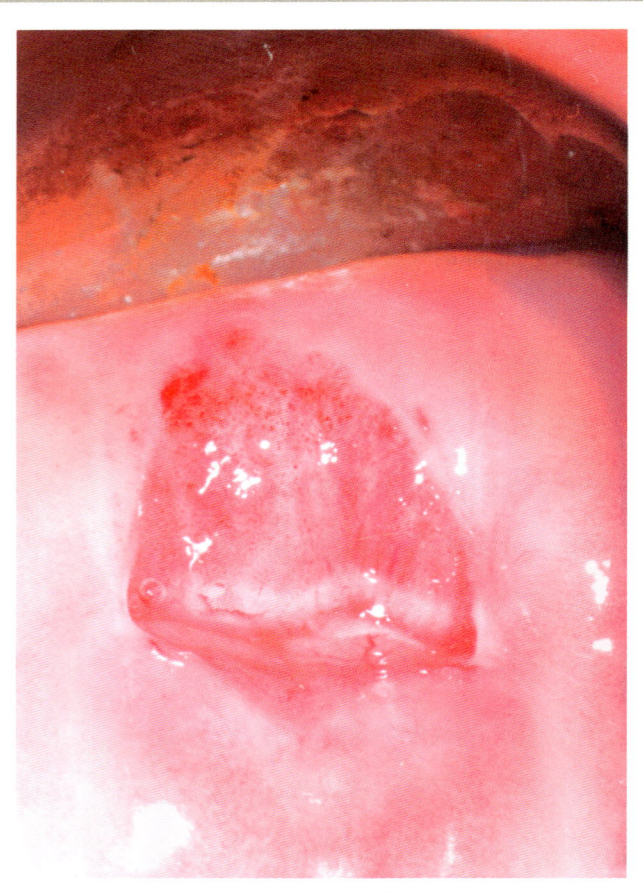

Figura 5.4B: Após a lavagem com ácido acético, apresentando pontilhado fino no epitélio metaplásico. ZT tipo 3.

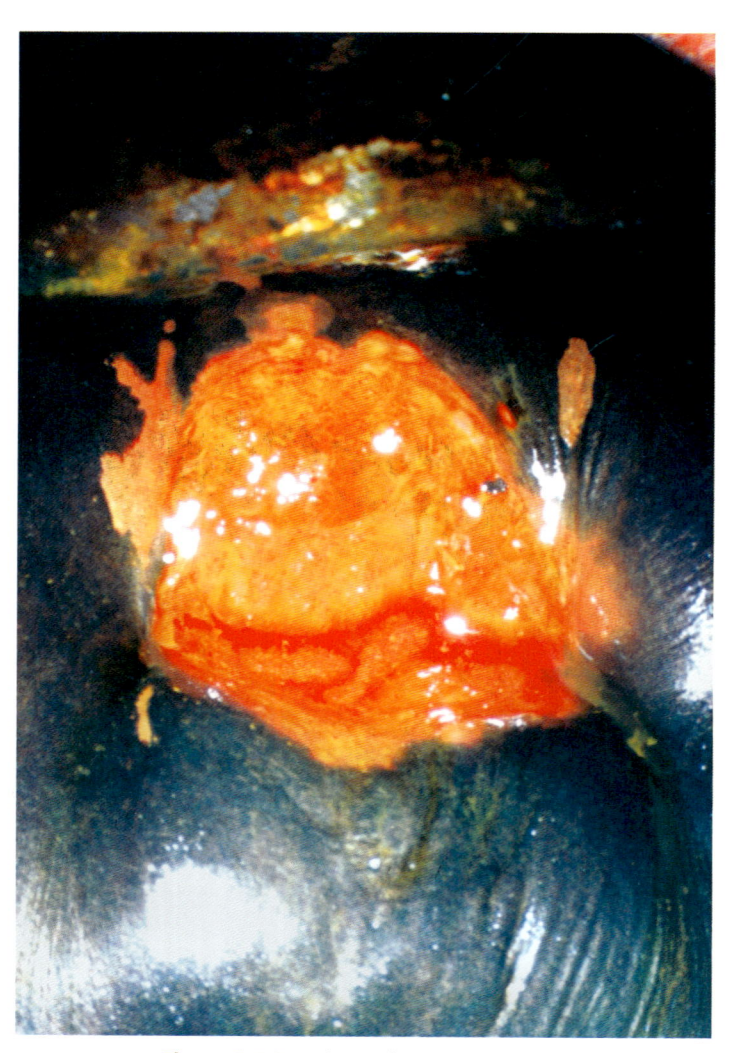

Figura 5.4C: Após a coloração com iodo.

Características colposcópicas sugestivas de alterações metaplásicas incluem uma superfície lisa com vasos finos e de calibre uniforme, leve alteração acetobranca e positividade negativa ou parcial com iodo de Lugol.[1]

Resultados Colposcópicos Anormais

Epitélio Acetobranco

Epitélio acetobranco plano: Áreas de alta atividade nuclear aparecem em branco.

Um grau leve de acetobranqueamento ocorre em áreas de metaplasia imatura (Figs. 5.2B e 5.4B).

Epitélio acetobranco denso: Uma lesão grave é geralmente associada a uma transformação acetobranca densa que aparece rápido e persiste por mais tempo (Fig. 5.5). Uma alteração acetobranca densa dentro do epitélio colunar pode indicar doença glandular.

Pontilhado

Pontilhado fino: Esta é uma área focal com os capilares que aparecem em um padrão pontilhado como pontos. Quanto mais fino o pontilhado, mais provável de a lesão ser de baixo grau ou metaplasia ou inflamação (Figs. 5.4A e B).

Pontilhado grosso: Quanto mais grosso for o pontilhado, mais provável que a lesão seja de grau severo ou maior (Fig. 5.5).

Mosaico

Mosaico fino: Uma aparência colposcópica focal no qual os capilares parecem cercar áreas anormais aparecendo como ladri-

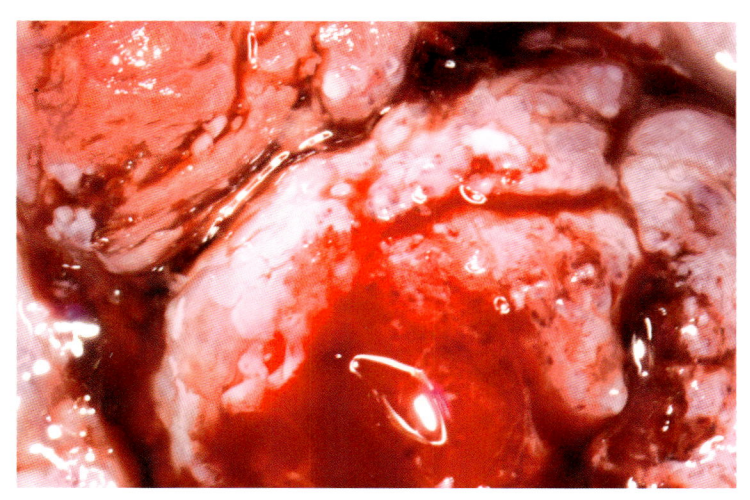

Figura 5.5: Câncer invasivo mostrando áreas acetobrancas densas tipo algodão com superfície de contorno irregular e margens indefinidas, pontilhado grosseiro, mosaico grosseiro e vasos atípicos.

lhos. Quanto menor e mais liso/fino o mosaico, mais provável de a lesão ser de baixo grau ou metaplasia (Fig. 5.2B).

Mosaico grosso: Quanto mais grosseiro, amplo e irregular o mosaico, mais provável que a lesão seja de grau severo ou maior (Fig. 5.5).

Negatividade e Positividade Parcial ao Iodo

Tecidos ricos em glicogênio, como o epitélio escamoso maduro, coram-se de marrom escuro com solução de Lugol (Figs. 5.3C e 5.4C).

Negatividade ao iodo: Estas áreas podem representar epitélio colunar, metaplasia imatura, atrofia, inflamação, infecção por papilomavírus humano (HPV), neoplasia intraepitelial cervical (NIC)/lesão intraepitelial escamosa (SIL) ou câncer.

Positividade parcial ao iodo: Uma aparência salpicada dentro de uma área de mudança acetobranca leve pode acontecer por causa de uma metaplasia imatura (Figs. 5.3C e 5.4C), epitélio em regeneração, infecção subclínica pelo papilomavírus (ISP), ou NIC/SIL de baixo grau. Uma cor amarelada dentro de uma área de denso acetobranqueamento é altamente sugestiva de NIC/SIL de alto grau, ou câncer.

Vasos Atípicos

Uma área focal, onde os vasos não são como pontilhados ou mosaico, mas aparecem como vasos superficiais horizontais, com calibre e ramificações irregulares, muitas vezes aparecendo como vírgulas, formas semelhantes a sacarrolhas ou espaguete. Estes vasos são geralmente indicativos de câncer invasivo (Figs. 5.5 e 5.6).

Características Colposcópicas Sugestivas de Câncer Invasivo

1. Contorno irregular da superfície, erosão ou úlcera.
2. Alteração acetobranca densa.
3. Pontilhado e mosaico largo, irregular e grosseiro.
4. Vasos atípicos (Figs. 5.5 e 5.6).

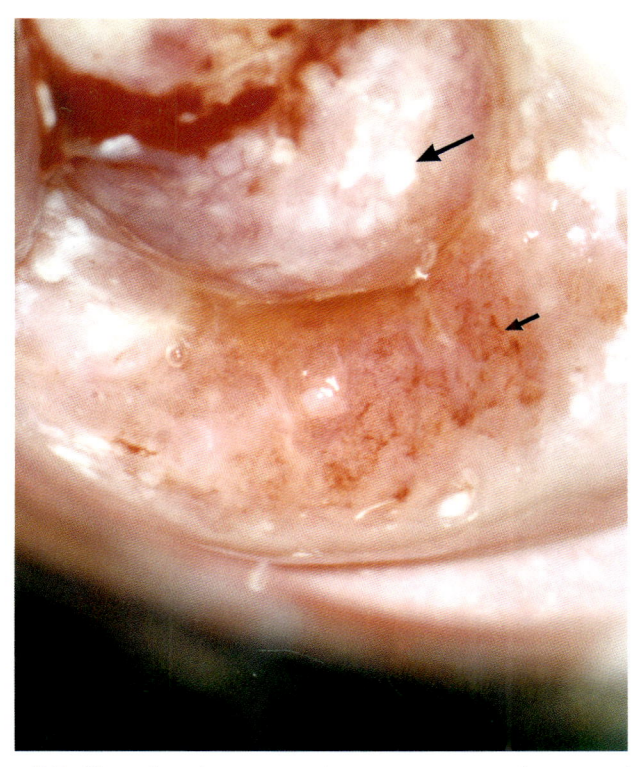

Figura 5.6: Câncer invasivo mostrando queratose grossa (seta grande) e vasos atípicos (seta pequena).

Colposcopia Insatisfatória

As condições que dão origem à colposcopia insatisfatória são mencionadas na Tabela 5.1.

Achados Diversos

Condilomas

Podem ocorrer dentro ou fora da ZT e indicar infecção pelo HPV. Eles podem aparecer como epitélio acetobranco: planos, como na ISP, ou como alteração acetobranca densa com contorno irregular da superfície. Vasos irregulares – tanto pontilhado vertical e em formato de grampo quanto mosaico fino horizontal – podem estar presentes em lesões dentro e fora da ZT. A superfície pode ter (i) projeções micropapilares (asperezas), ou (ii) microcircunvoluções que são mais amplas do que as anteriores, têm vasos em padrões de mosaico e assemelham-se a circunvoluções cerebrais.[2]

Condilomas com superfície de contorno irregular, acetobranqueamento denso, negatividade ao iodo e com vasos semelhantes a vasos atípicos podem ser facilmente diagnosticados erroneamente como câncer invasivo. Condilomas, no entanto, têm processos digitais, com uma alça capilar em cada um desses processos.[2] Detalhes das aparências colposcópicas da infecção pelo HPV são descritos no Capítulo 16.

Queratose

É uma aparência colposcópica focal de uma placa branca elevada que está presente antes da aplicação do ácido acético. Ela representa uma área de hiperqueratose e impede a visualização adequada da ZT subjacente.

Erosão

É uma área de desnudamento epitelial, que pode ter sido causada por uma inflamação severa, atrofia associada a uma infla-

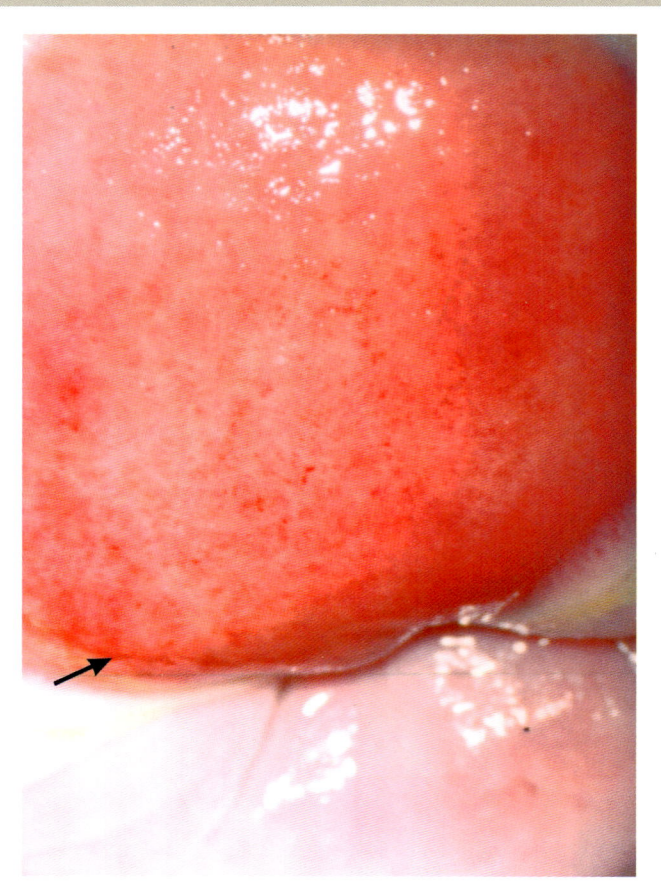

Figura 5.7: Erosão (seta) em um caso de prolapso uterino.

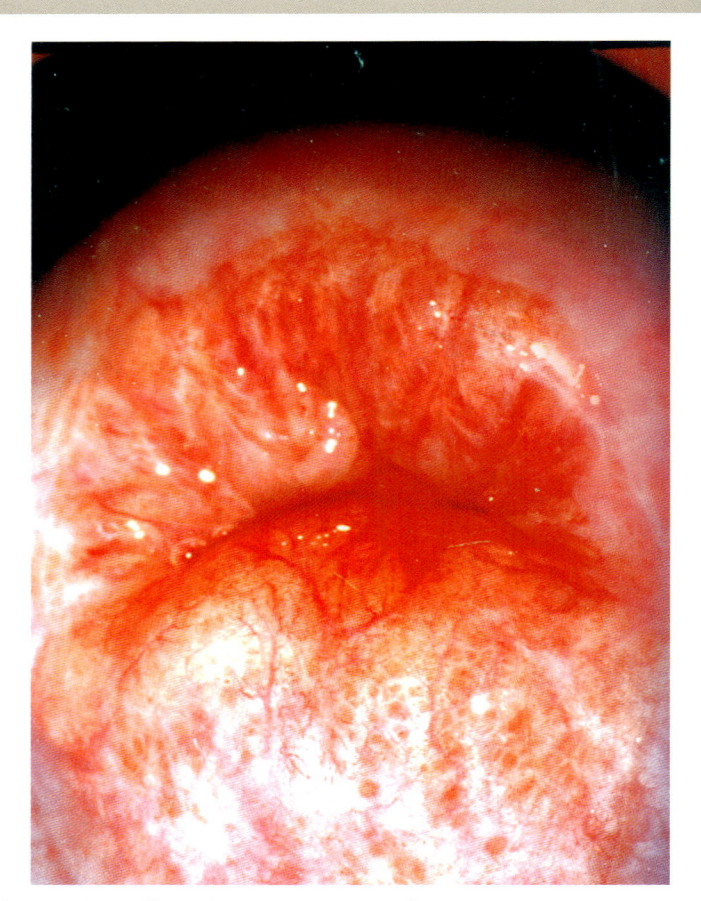

Figura 5.8A: Inflamação com vasos proeminentes e uma cor amarelo-avermelhada.

mação e trauma por causa da introdução do espéculo (Fig. 5.7). Pode ser uma indicação de que o epitélio é anormal, como na lesão intraepitelial escamosa de alto grau (HSIL).

Inflamação

Na inflamação aguda, a vascularização é aumentada, e o colo do útero torna-se vermelho. Pode haver pontilhados e aumento do número de vasos, que se apresentam com maior calibre. O pontilhado pode ter aparência intermediária entre fino e grosso. Como a inflamação geralmente envolve também a vagina, o pontilhado geralmente também se estende para a vagina.

Às vezes, os pontilhados se coalescem e formam áreas em vermelho-escuro. Pode haver erosões e corrimento no orifício externo. Em casos graves, aparecem pequenas áreas necróticas deprimidas amarelas rodeadas por um halo vermelho causado pela formação de microabscessos cercados por estroma hiperemiado (Figs. 5.8A e B).[3] A aplicação do ácido acético é dolorosa e não causa qualquer alteração. Após a aplicação de solução de Lugol, pode haver uma aparência granular; em casos graves, o colo se cora de vermelho-alaranjado difuso por falta de glicogênio e aumento da vascularização (Figs. 5.8B e 2.16B).

Na inflamação crônica, pontilhados brancos são vistos contra um fundo rosa. Isso é cervicite folicular e se deve à formação de folículos linfoides no estroma.[3]

O típico aparecimento colposcópico de vasos inflamatórios é de calibre regular e com ramificação (Figs. 5.8A e 2.16A).

Atrofia

Esta é uma mudança epitelial que se dá em decorrência do estrógeno baixo, já que é vista na pós-menopausa e em meninas pré-púberes (Figs. 5.9A e B).

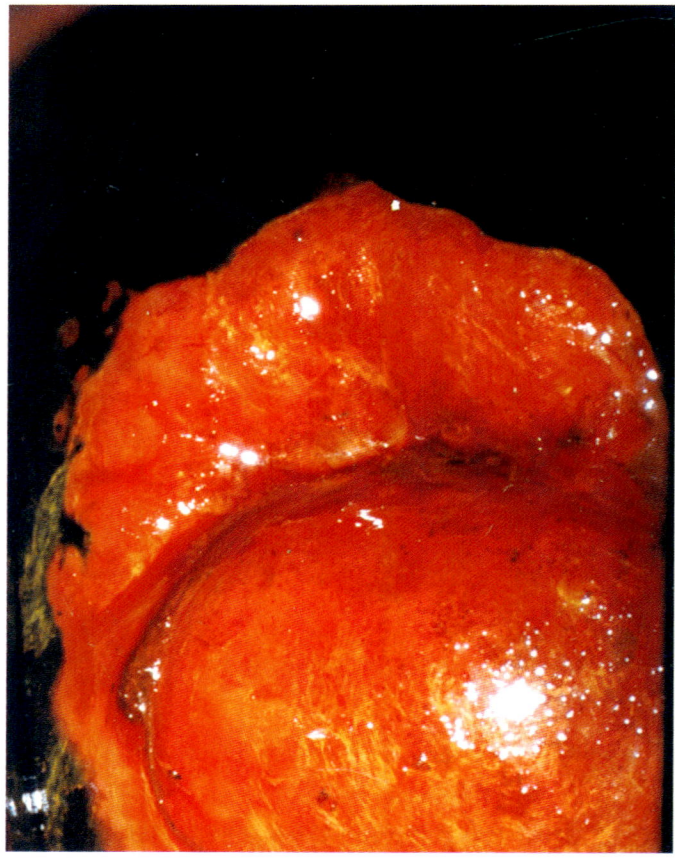

Figura 5.8B: Cor laranja após a coloração com iodo.

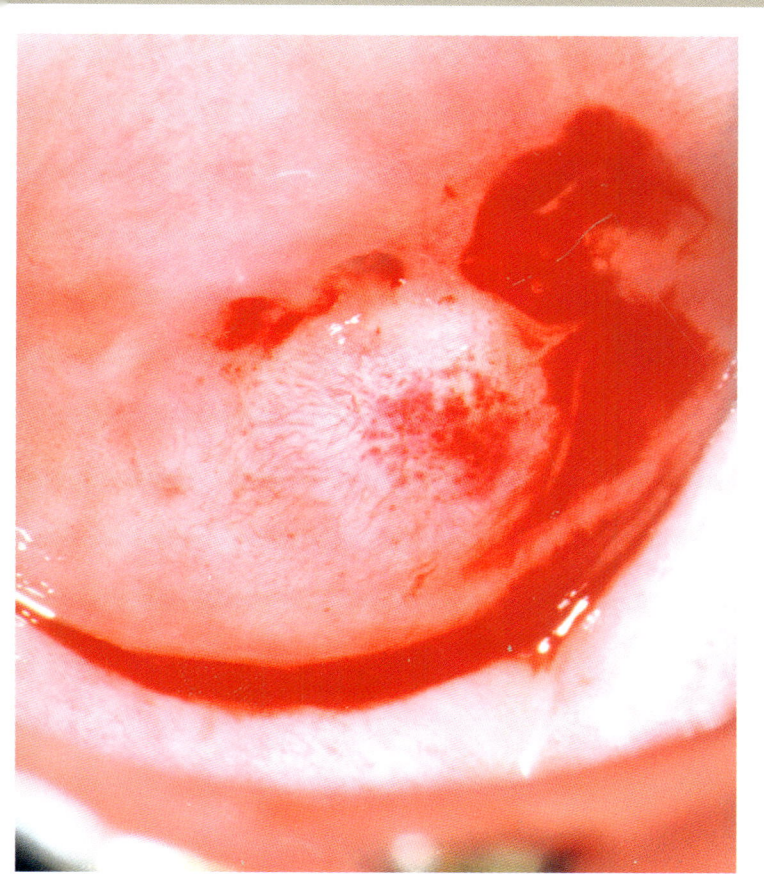

Figura 5.9A: Atrofia com epitélio friável, que sangra facilmente, hemorragias subepiteliais e vasos estromais proeminentes imitando pontilhado grosso.

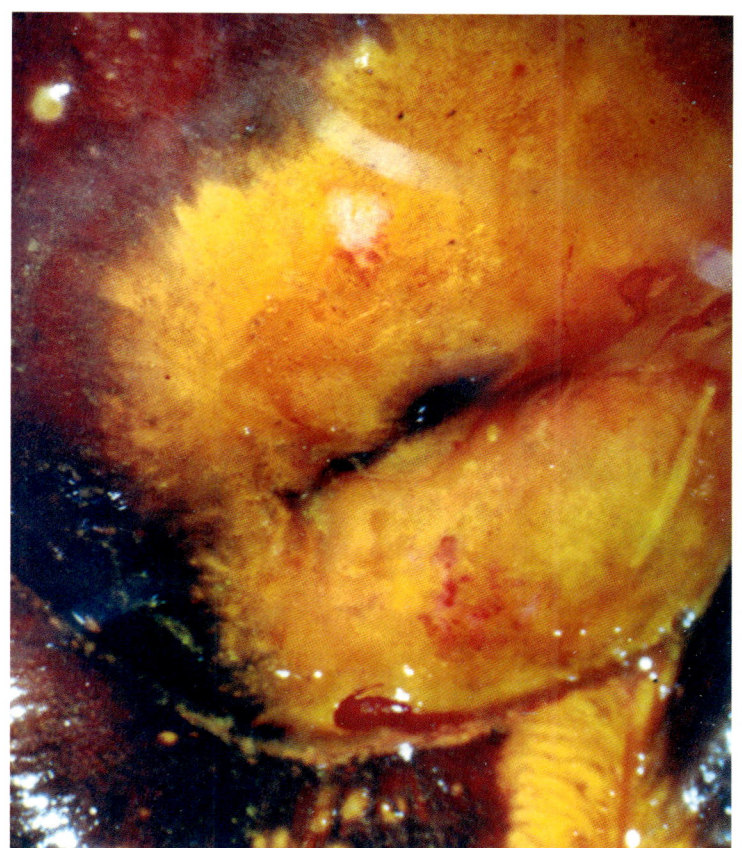

Figura 5.9B: Negatividade significativa após a coloração com iodo.

Deciduose

Esta é uma mudança vista durante a gravidez, em que o estroma torna-se edematoso, amolecido e hiperplásico. Às vezes, manifesta-se como lesões polipoides no orifício externo, conhecidas como "pólipos deciduais" (Fig. 5.10). Esses pólipos não têm cobertura epitelial e são de cor cinzenta ou amarelada. Em contraste, os pólipos convencionais são cobertos por epitélio escamoso metaplásico liso e rosa, ou pelo epitélio colunar com aparência de cacho de uva.[4]

Pólipos

Podem ser adenomatosos e cobertos com epitélio escamoso colunar e/ou metaplásico (Fig. 5.11), podem ser leiomiomatosos, deciduais ou cancerosos.

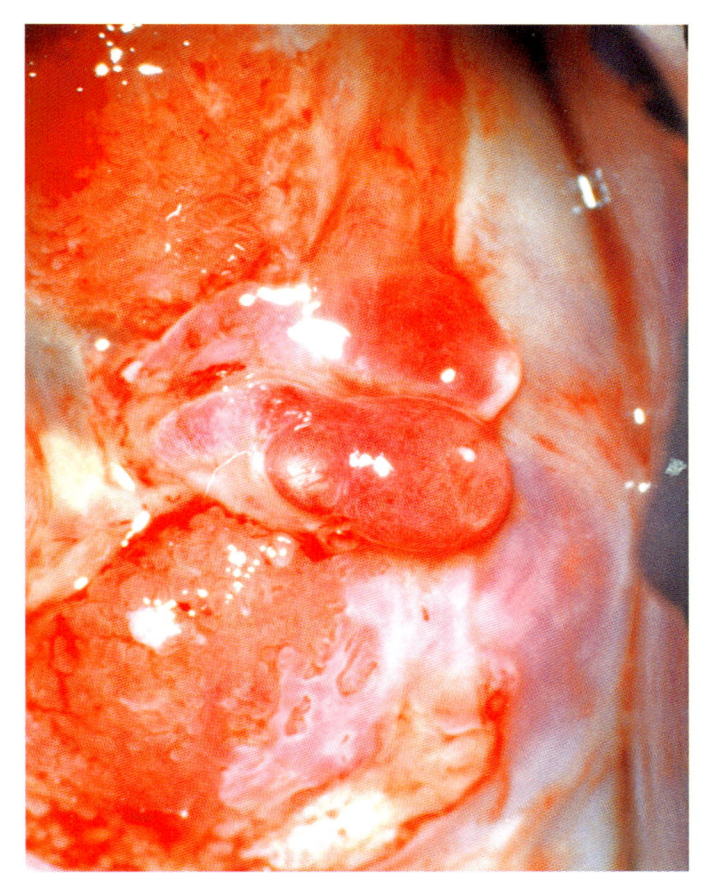

Figura 5.10: Pólipos deciduais.

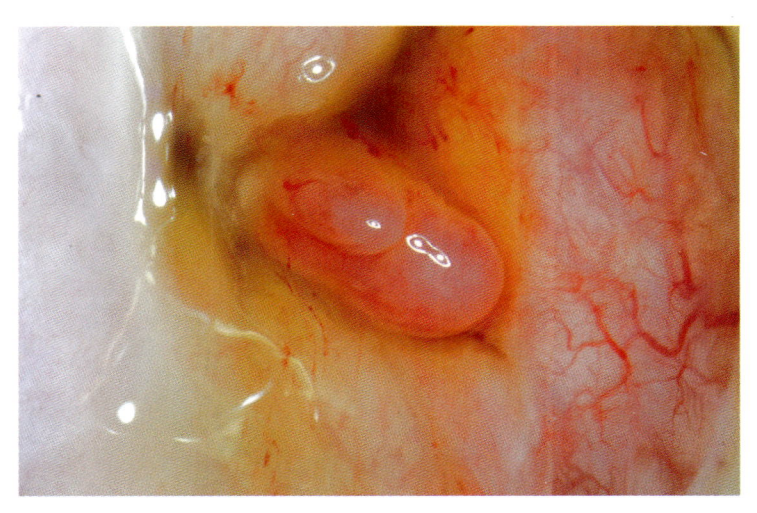

Figura 5.11: Pólipos adenomatosos.

REFERÊNCIAS

1. Walker P, De Palo G, Campion M, Jakob C, Roy M. International terminology of colposcopy: an updated report from the International Federation for Cervical Pathology and Colposcopy. Obstet Gynecol 2003;101(1):175-7.
2. Coppleson M, Pixley EC. Colposcopy of the cervix. In: Coppleson M, editor. Gynecologic oncology. Fundamental principles and clinical practice. 2nd ed. Vol. 1. Churchill Livingstone; New York (NY): 1992. p. 297-324.
3. Das SK, Nigam S, Batra A, Chandra M. An atlas of colposcopy, cytology and histopathology of lower female genital tract (Text with colour atlas). CBS Publishers; New Delhi: 1995. p. 45-68.
4. Burghardt E, Pickel H, Girardi F. Colposcopy–Cervical Pathology. Textbook and atlas. 3rd ed. New York (NY): Thieme; 1998. p. 203-17.

6 Avaliação e Interpretação de Aparências Colposcópicas Anormais do Colo do Útero

APARÊNCIAS COLPOSCÓPICAS ANORMAIS

Na presença de estímulos oncogênicos, o epitélio colunar sofre metaplasia escamosa anormal/atípica, resultando em um epitélio neoplásico. As aparências colposcópicas anormais dependerão do estágio da metaplasia, em que esta transformação anormal ocorre, e o grau de transformação neoplásica. A transformação durante o início do curso da metaplasia permite que os capilares se estendam para perto da superfície e sejam comprimidos verticalmente pelo epitélio neoplásico resultando em pontilhado. Um desenvolvimento um pouco mais tardio permite que os capilares cheguem apenas até a metade do epitélio, resultando em mosaicismo. Se a transformação neoplásica ocorre mais tarde, quando todos os capilares foram empurrados para baixo das papilas, ocorre o epitélio acetobranco, que é visto apenas após a aplicação de ácido acético. Se o epitélio anormal produz queratina em sua superfície, ela irá aparecer como queratose, que aparece como uma mancha branca que pode ser vista a olho nu antes da aplicação de ácido acético. Se ocorrer neoangiogênese, ela resultará em vasos atípicos.

O conjunto de aparências colposcópicas anormais é variável em intensidade e extensão. Variações de intensidade podem ocorrer no mesmo colo do útero refletindo variações no grau de anormalidade do tecido subjacente [por exemplo, lesão intraepitelial escamosa de baixo grau (LSIL), juntamente com lesão intraepitelial escamosa de alto grau (HSIL), ou HSIL, juntamente com câncer invasivo, ou infecção subclínica por papilomavírus (ISP), juntamente com HSIL].

AVALIAÇÃO E INTERPRETAÇÃO DE RESULTADOS COLPOSCÓPICOS ANORMAIS

Todo colposcopista tenta prever a histologia subjacente com base nas aparências colposcópicas. Vários pesquisadores desenvolveram sistemas para avaliar essas aparências colposcópicas anormais na tentativa de prever a anormalidade do tecido subjacente (ou seja, histopatologia).[1-5] As aparências de diagnóstico colposcópico que são de valor na avaliação e interpretação dos resultados colposcópicos anormais incluem:[1-8]

1. Resposta ao ácido acético.
2. Contorno da superfície.
3. Margem da lesão.
4. Pontilhados e mosaico e distância intercapilar.
5. Aparência dos vasos sanguíneos.
6. Vasos atípicos.
7. Aparecimento de aberturas glândulares.
8. Absorção de iodo.
9. Queratose.

Quanto mais distinta uma característica é, e quanto maior a variedade de características vista em combinação, mais aumenta o índice de suspeita de um anormalidade subjacente de alto grau.[6] Alguns pesquisadores gostam de diferenciar as características colposcópicas da doença de baixo grau (alterações menores) e doença de alto grau (alteração importante).[3] Outros preferem denominá-las como características benignas/insignificantes e suspeitas/significativas.[2,6]

O objetivo principal do colposcopista é diferenciar entre lesões que são "insignificantes" e não exigem biópsia e aquelas que são "suspeitas" e requerem biópsia.

Com a prática, o colposcopista terá sucesso em diminuir o número de biópsias. É aqui que se percebe o papel fundamental do patologista no desenvolvimento dos conhecimentos do colposcopista.

Resposta ao Ácido Acético

Tecidos com alta atividade nuclear e alta relação núcleo-citoplasmática ficam brancos após a aplicação de ácido acético a 3 ou 5% (Figs. 6.1 a 6.3). A velocidade com que esta mudança ocorre e a velocidade com a qual ela desaparece é indicativa do grau de anormalidade subjacente. Quanto mais rápido ela aparece e quanto mais tempo persistir, mais provável de a lesão ser HSIL. A cor também ajuda na previsão da lesão. A ISP geralmente apresenta uma tonalidade branco-brilhante, madrepérola,[6] enquanto a HSIL geralmente é cinza-fosco ou branco-ostra e opaca.

Contorno da Superfície

A lesão intraepitelial escamosa de alto grau (especialmente NIC 3) e o câncer têm contornos de superfície irregular (Figs. 6.3A e B). O câncer invasivo em estágio inicial tem uma típica aparência de cordilheira, a chamada microexofítica.[8] A ISP também pode ter contorno de superfície irregular – superfície micropapilar ou microcircunvolta (como um cérebro): Pode haver pontilhados grosseiros e mosaico e vasos de formato irregular dentro destes áreas e isso pode ser facilmente diagnosticado erroneamente como câncer invasivo. No entanto, a ISP tem uma cor perolada em contraste com a cor branco-ostra fosca, ou opaca, de HSIL e câncer. Este último, às vezes, tem aparência de algodão. Outro recurso útil de diagnóstico é a presença de um ou mais pontos sobre ou perto da lesão ISP, já que estes, frequentemente, coexistem com condilomas papilares ou pontiagudos.[6]

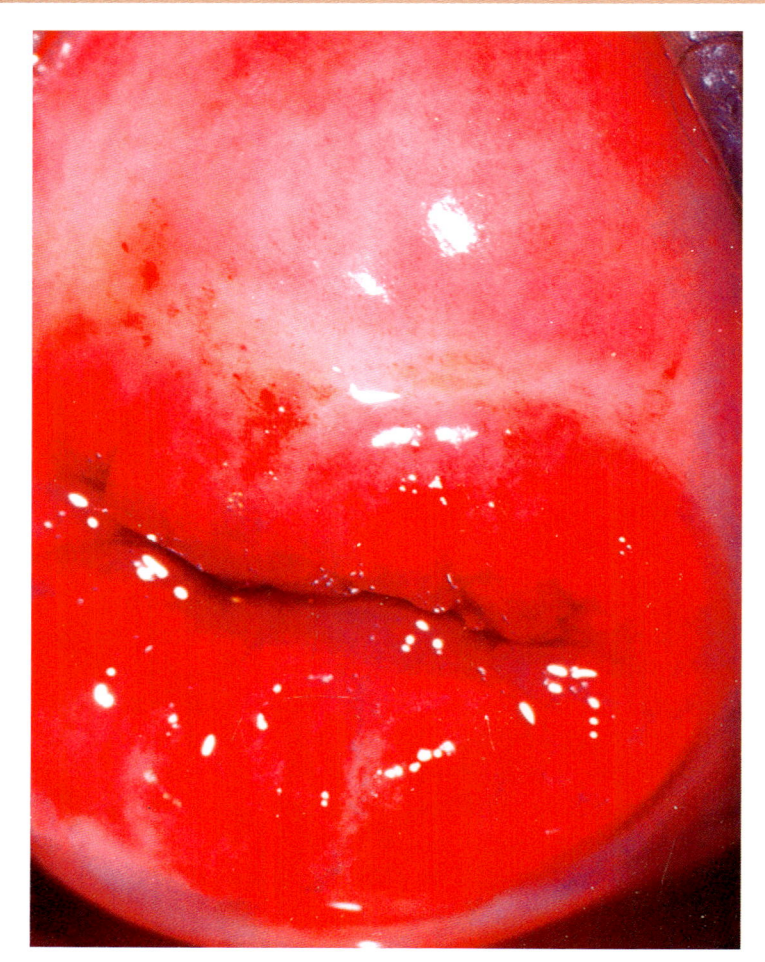

Figura 6.1A: Cérvice em um caso de prolapso apresentando muco cervical claro e epitélio hiperêmico decorrente de tratamento com estrogênio.

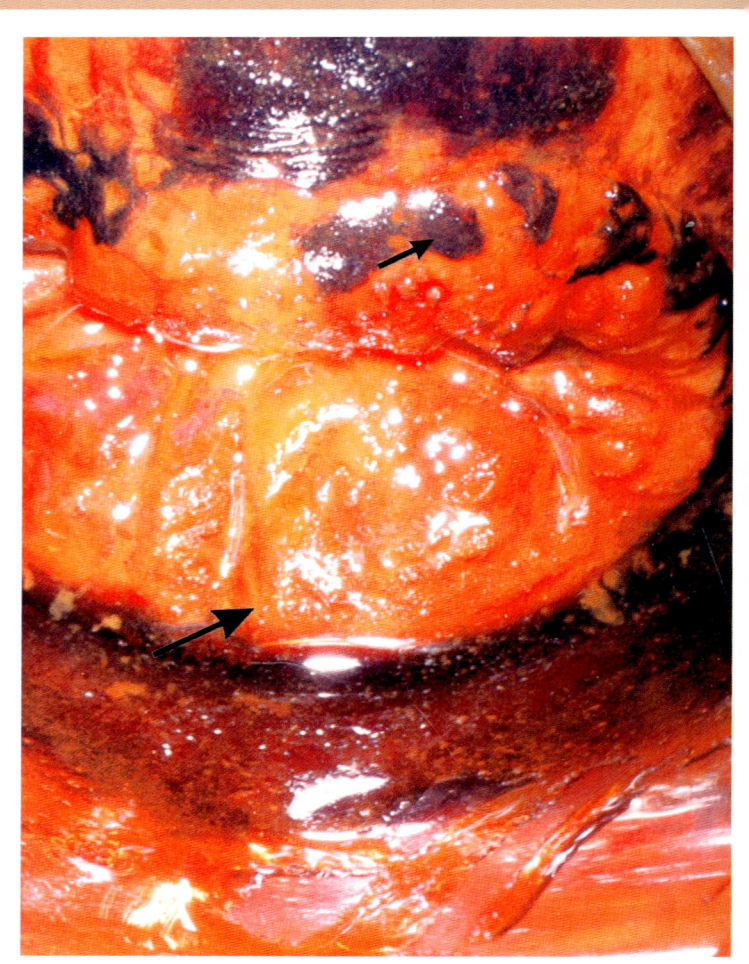

Figura 6.1C: Áreas de epitélios metaplásicos imaturos (seta grande) e maduros (seta pequena) são visíveis.

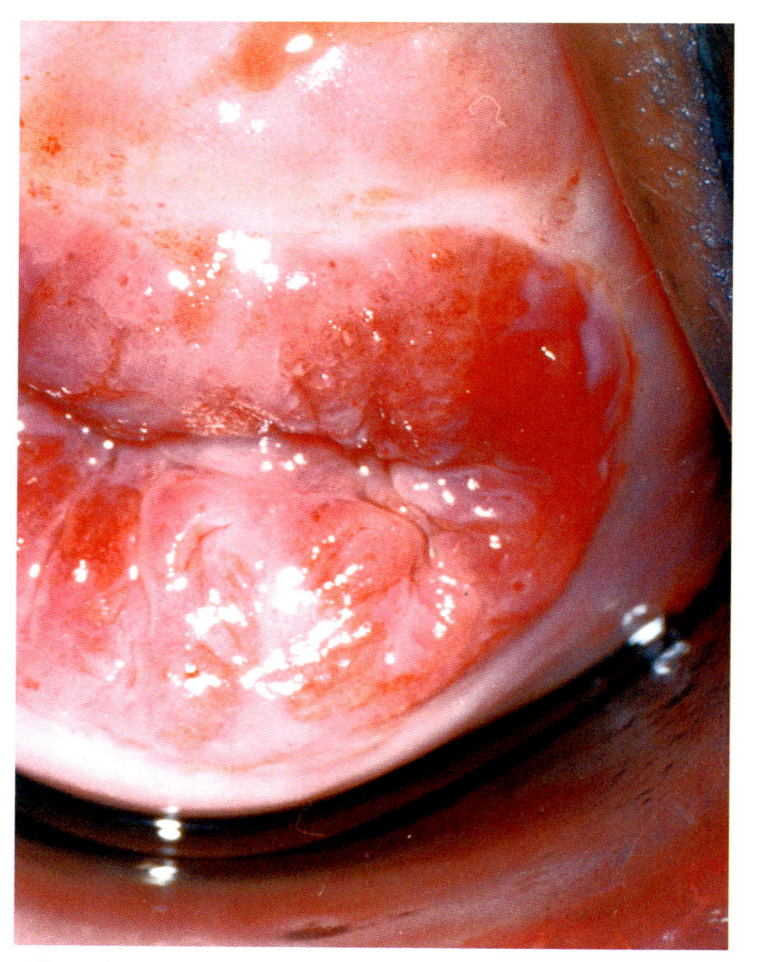

Figura 6.1B: O epitélio acetobranco de grau 1 da metaplasia é visível.

O pontilhado e o mosaico vistos na acantose e metaplasia imatura são finos e não se projetam acima da superfície (Fig. 6.4). Pontilhados e mosaico vistos em HSIL e câncer são grosseiros e se projetam acima da superfície e assemelhando-se a papilas elevadas e cristas grosseiras, respectivamente (Fig. 6.5).[6]

Margem da lesão

Quase todas as lesões significativas têm bordas bem definidas e tornam-se distintas após a aplicação de iodo.[6] O pontilhado visto em inflamação e metaplasia imatura (Fig. 6.4) e mosaico, causados por metaplasia imatura, têm margens indistintas. Margens nítidas são importantes na diferenciação entre lesões colposcópicas significantes e insignificantes (Fig. 6.5).[6] No entanto, as lesões acantóticas e de alto grau têm margens bem definidas e essa característica não pode ser utilizada para diferenciar entre estas lesões.[6]

Pontilhado e Mosaico

São finos, regulares, com distância intercapilar pequena e não se elevam acima da superfície na acantose, metaplasia imatura e inflamação (Figs. 6.4, 6.7 e 6.9). As margens são nítidas na acantose e indistintas nas duas últimas condições. Pontilhado e mosaico grosseiros e irregulares que se elevam acima da superfície, com distância intercapilar larga e irregular, dentro de uma área densa e bem demarcada de acetobranqueamento, são vistos em HSIL e câncer (Figs. 6.5 e 6.8).

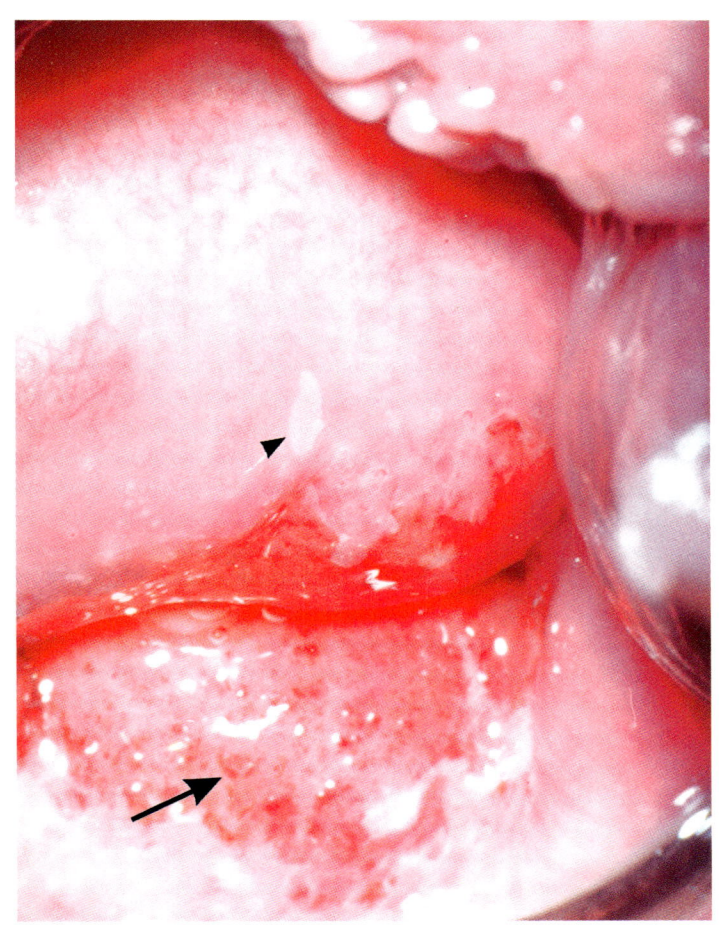

Figura 6.2A: Cérvice com inflamação leve da zona de transformação apresentando vasos proeminentes (seta grande) e queratose fina (ponta de seta) no lábio anterior.

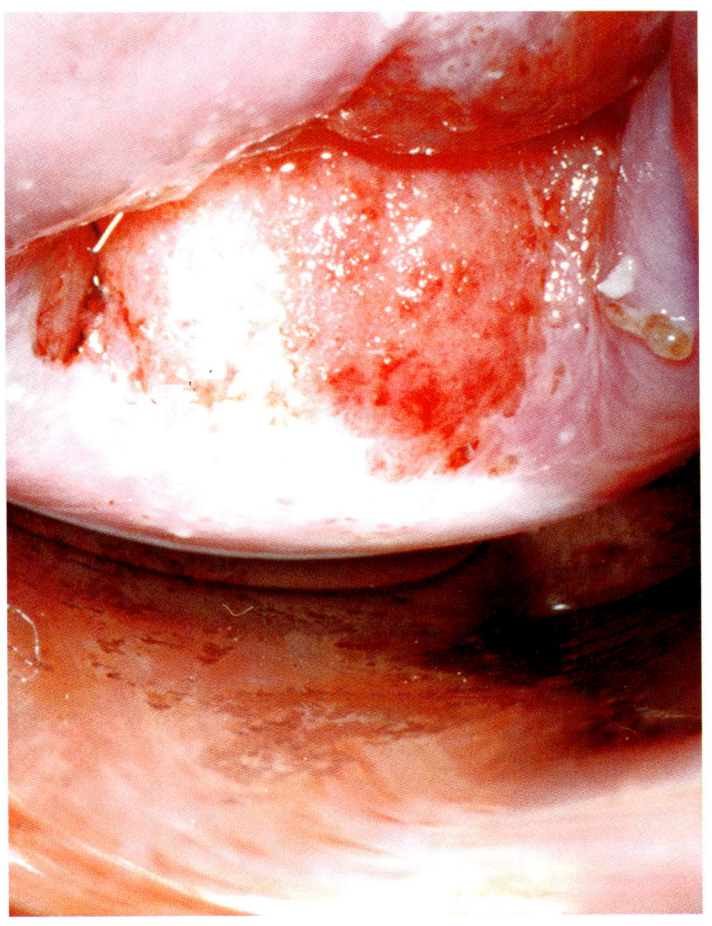

Figura 6.2B: Área acetobranca de grau 2 do epitélio metaplásico.

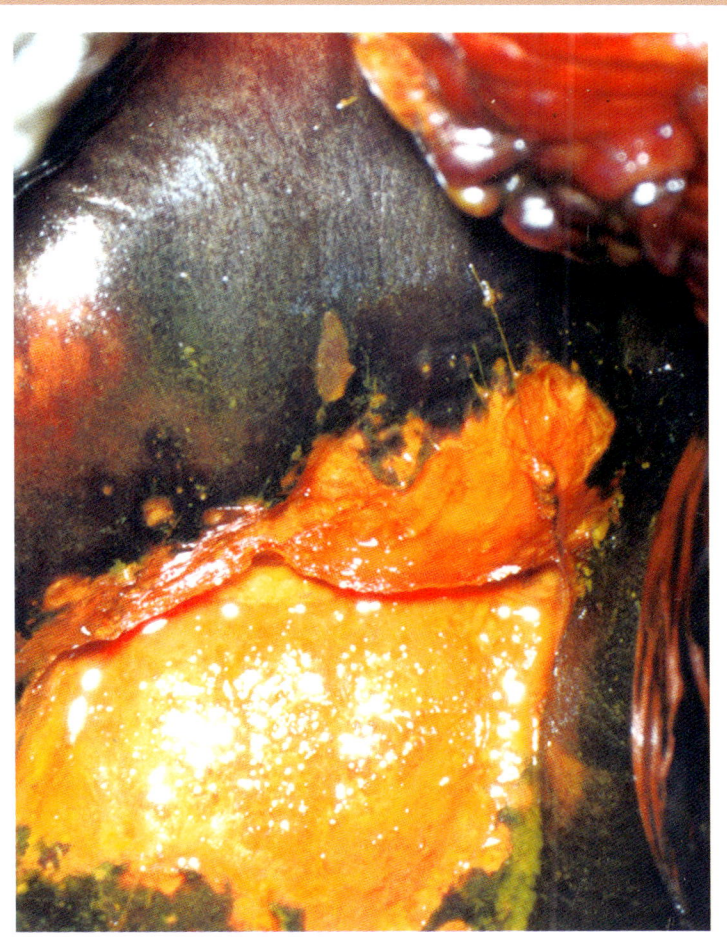

Figura 6.2C: Absorção parcial de iodo da área acetobranca (metaplasia imatura).

Aparência dos Vasos Sanguíneos

Hinselmann atribuía uma grande importância ao padrão vascular.[9] Outros também estudaram o padrão vascular em detalhe.[10-12] A natureza dos vasos sanguíneos fornece um indício importante de diagnóstico da lesão subjacente. Os vasos são mais bem observados após a lavagem com solução salina e uso de filtro verde, que os faz parecer escuros (Fig. 6.25B).[13] O ácido acético mascara o padrão vascular e pode fazê-lo desaparecer. Aplicação de ornipressina (5 UI em 2 mL de solução salina) induz a uma dilatação reativa e faz os vasos mais proeminentes.[14] Alguns pesquisadores diferenciam entre padrões vasculares e suspeitos não suspeitos (Fig. 6.6A a K).[6,11]

Padrão Vascular não Suspeito

Esses vasos têm cursos e ramificações regulares e as alças terminais têm distância intercapilar normal. Eles são difusamente distribuídos. Esses vasos são vistos em inflamações. Em casos graves, o colo do útero parece pontilhado. Os vasos aparecem em formato de grampo ou de vírgula. Às vezes, os vasos aparecem em forma de garfo ou em forma de chifre, mas a distância intercapilar permanece normal (Figs. 6.9 a 6.20). As lesões são mal circunscritas (o que é observado facilmente após a aplicação de iodo).

O epitélio atrófico em mulheres na pós-menopausa aumenta o padrão vascular, que é uma malha nítida e fina.[6] Às vezes, na atrofia severa com inflamação, os vasos subepiteliais

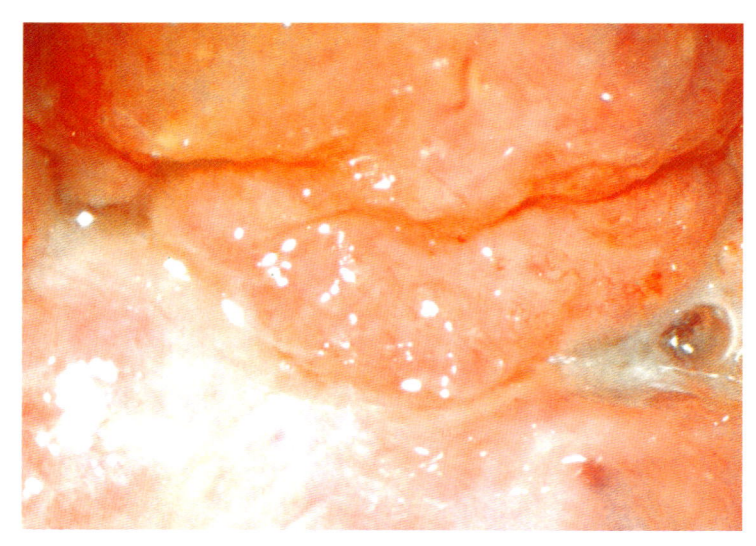

Figura 6.3A: Cérvice com câncer apresentando superfície irregular.

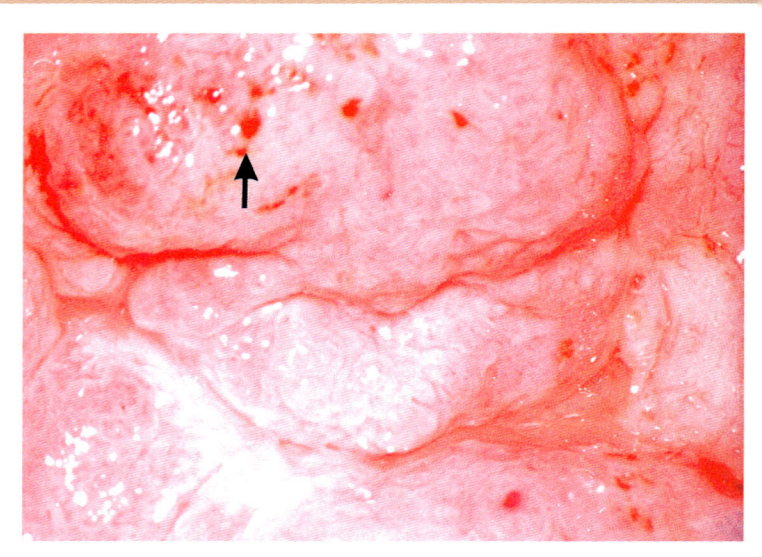

Figura 6.3B: Alteração acetobranca densa com superfície de contorno irregular, margens indefinidas e vasos atípicos (seta).

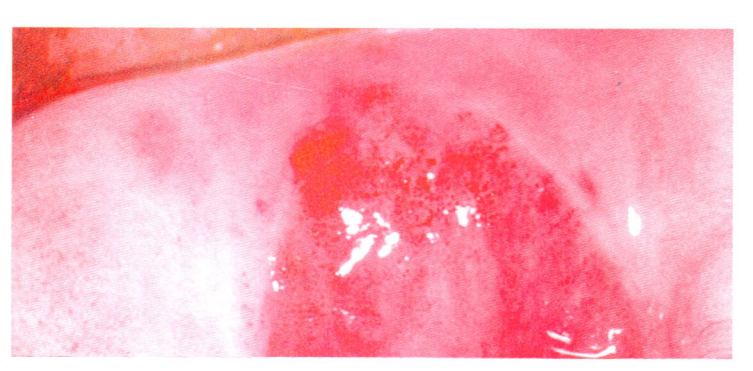

Figura 6.4: Pontilhados finos dentro da zona de transformação normal.

são muito proeminentes e podem ser confundidos com pontilhado grosso (Fig. 6.21). O epitélio atrófico fino é facilmente traumatizado durante o exame e os vasos, algumas vezes, coalescem-se para formar pontos vermelho-escuros.

Na zona de transformação normal (ZT), os vasos são longos e mostram ramificação regular e diminuição do calibre, sem mudanças bruscas de direção ou calibre (Fig. 6.9). Os vasos sobre um cisto de Naboth podem ser grandes, mas apresentam ramificação regular e diminuição do calibre (Fig. 6.12).

O pontilhado fino e o mosaico já foram descritos anteriormente.

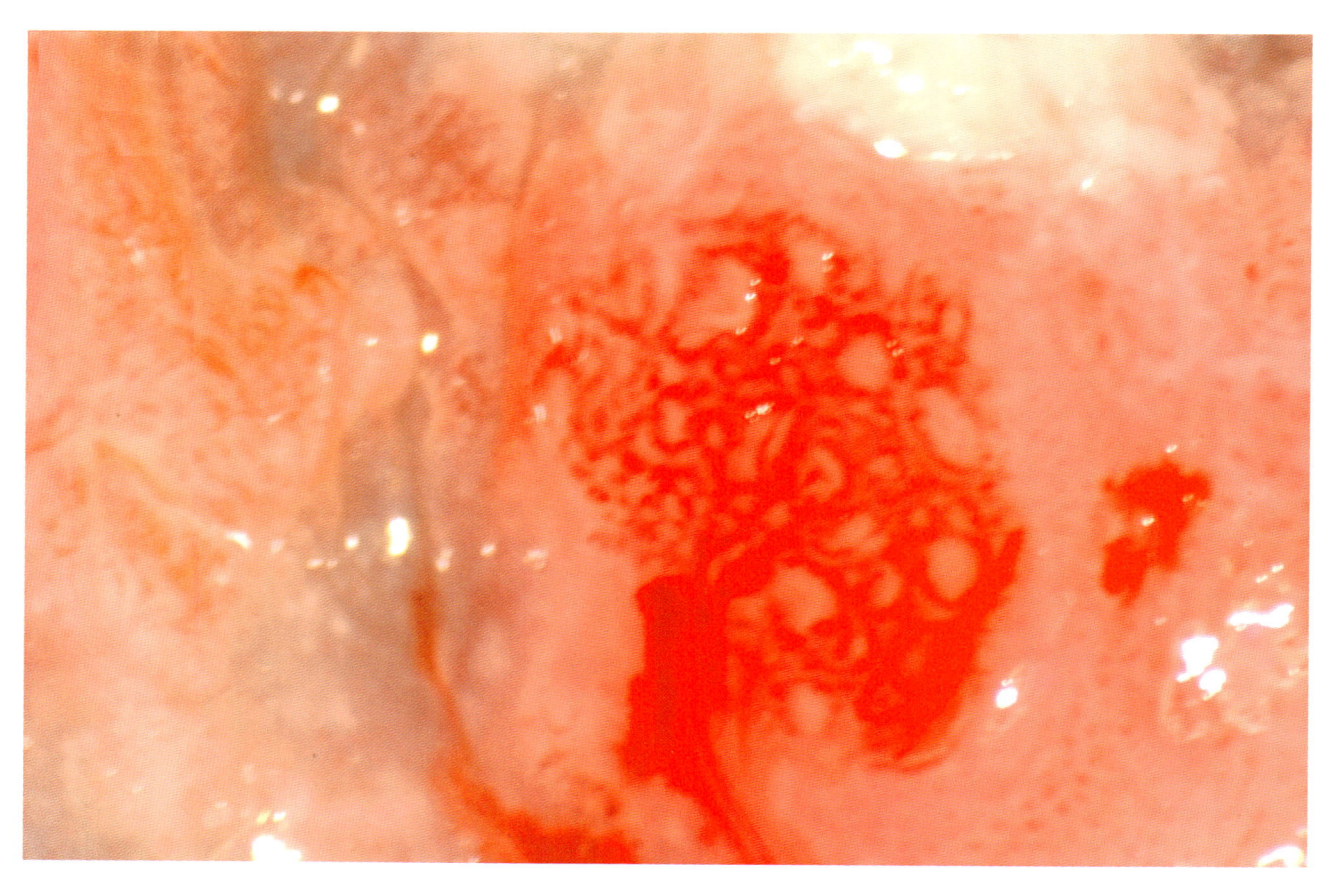

Figura 6.5: Mosaico grosseiro, pontilhado grosseiro e vasos atípicos dentro do epitélio acetobranco denso em cérvice com câncer (30 ×).

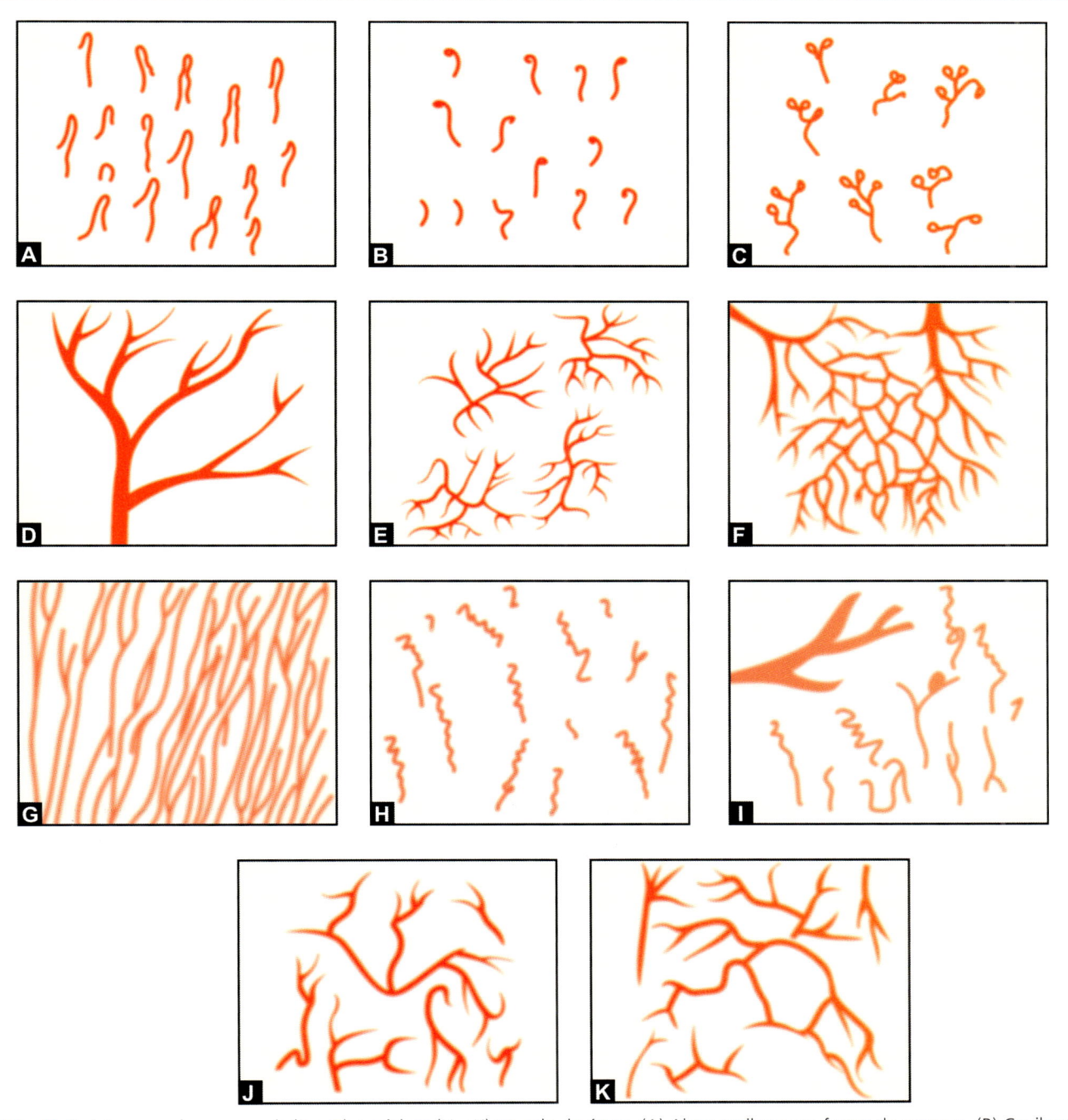

Figura 6.6A a K: Padrões vasculares normais (A a G) e atípicos (H a K) no colo do útero. (A) Alças capilares em forma de grampo. (B) Capilares em formato de vírgula. (C) Vasos tipo Staghorn, vistos em inflamação. (D) Longa árvore vascular de ramificação regular, com diminuição gradual do calibre. (E) Vasos sanguíneos com ramificação regular. (F) Rede vascular regular, simulando mosaico. (G) Vasos sanguíneos longos em curso paralelo. (H) Vasos saca-rolhas irregulares, com ligeira variação no calibre. (I) Vasos atípicos bizarros, tortuosos, com variação acentuada do calibre. (J) Vasos sanguíneos atípicos com variação grosseira de calibre e disposição com mudanças bruscas de direção. (K) Vasos irregulares com grande flutuação de calibre. (Cortesia: Dra. J Anupama, New Delhi).

Padrão Vascular Suspeito

O primeiro indício de uma lesão significativa é o confinamento dos vasos sanguíneos em áreas nitidamente circunscritas (aparente após a aplicação de iodo).[6] A única exceção é o epitélio acantótico, que também é bem demarcado.

O pontilhado grosso e o mosaico já foram descritos anteriormente. Vasos tortuosos, em forma de vírgula e saca-rolhas que são grossos e apresentam ramificação aleatória e grande variação de calibre, com aumento da distância intercapilar, são sugestivos de lesões de alto grau (em geral HSIL e câncer) (Figs. 6.8, 6.24, 6.26 e 6.28).

Às vezes, vasos relativamente regulares e mais ou menos paralelos podem parecer suspeitos quando são mais largos e apresentam mudança abrupta de calibre.[6] Eles são, às vezes, vistos em inflamações e em áreas de reparo (especialmente após a eletrocoagulação) (Fig. 6.22).

Geralmente, o padrão vascular pode imitar um mosaico. Uma inspeção mais minuciosa revelará que os vasos exibem uma ramificação tipo árvore e redução uniforme do calibre e estão dentro de áreas mal circunscritas (Fig. 6.27).

Vasos Atípicos

Apresentam formas aleatórias, grande variação de calibre, com mudanças bruscas de direção e calibre, muitas vezes formando ângulos agudos e com distância intercapilar maior e variável. Eles podem aparecer em formas de espaguete, saca-rolhas e

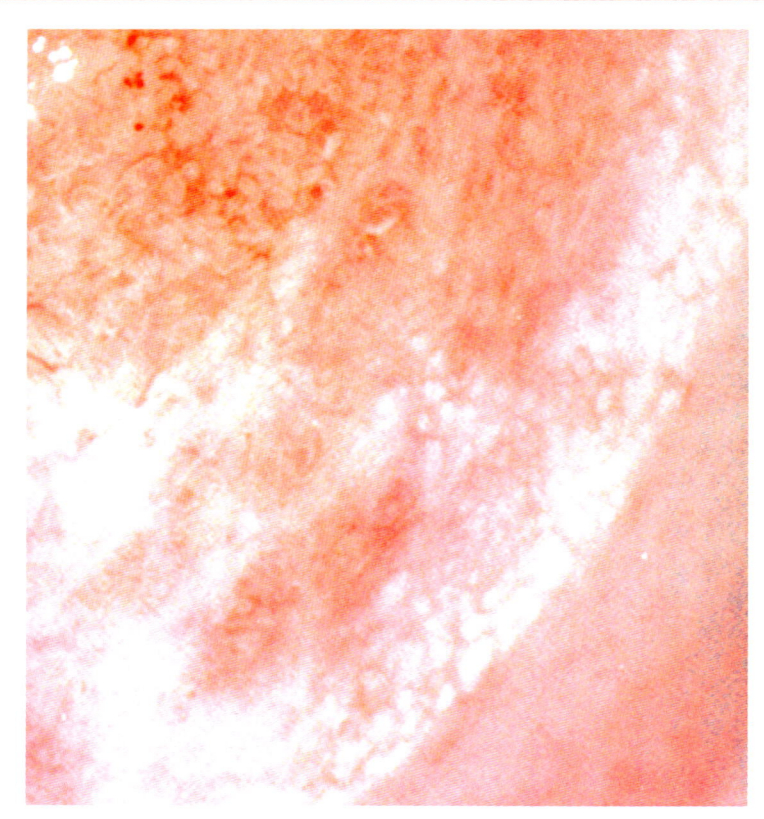

Figura 6.7: Ectrópio com inflamação leve apresentando mosaico fino na periferia, vasos proeminentes não suspeitos e áreas acetobrancas de epitélio metaplásico de grau 1-2.

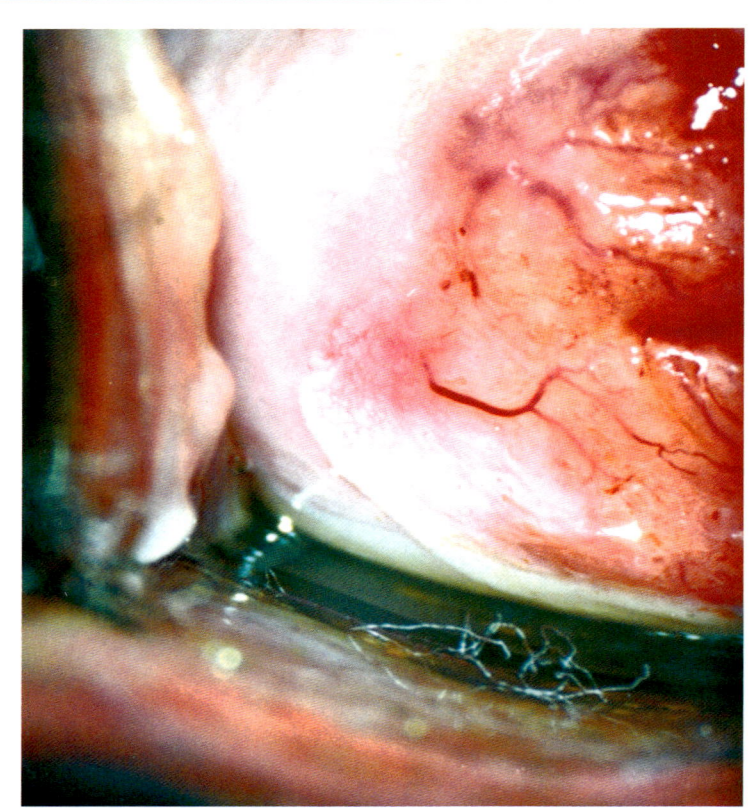

Figura 6.9: Ectrópio com inflamação leve apresentando mosaico fino e vasos proeminentes não suspeitos, que se estão ramificando regularmente.

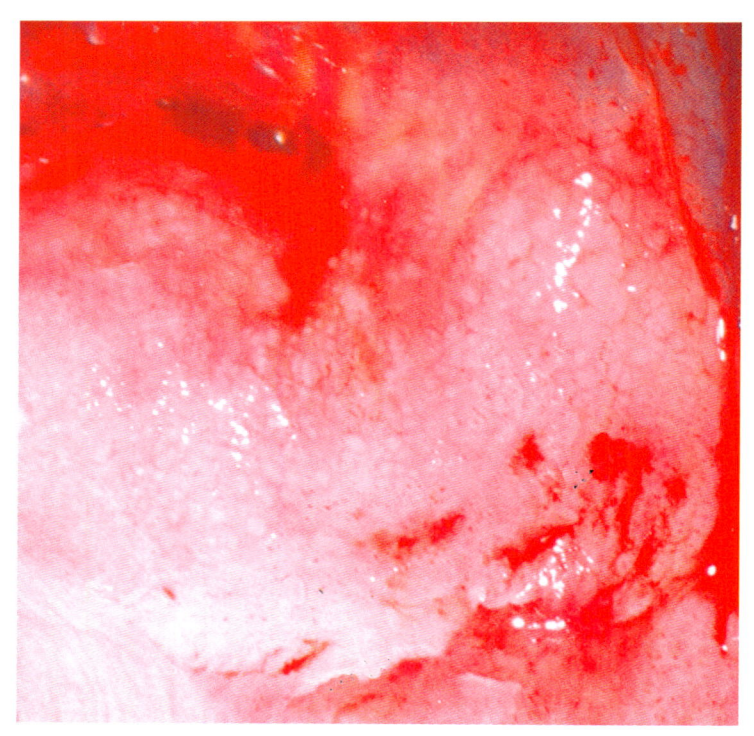

Figura 6.8: Câncer invasivo apresentado mosaico grosseiro estendendo-se sobre a vagina, no lado esquerdo, e vasos atípicos.

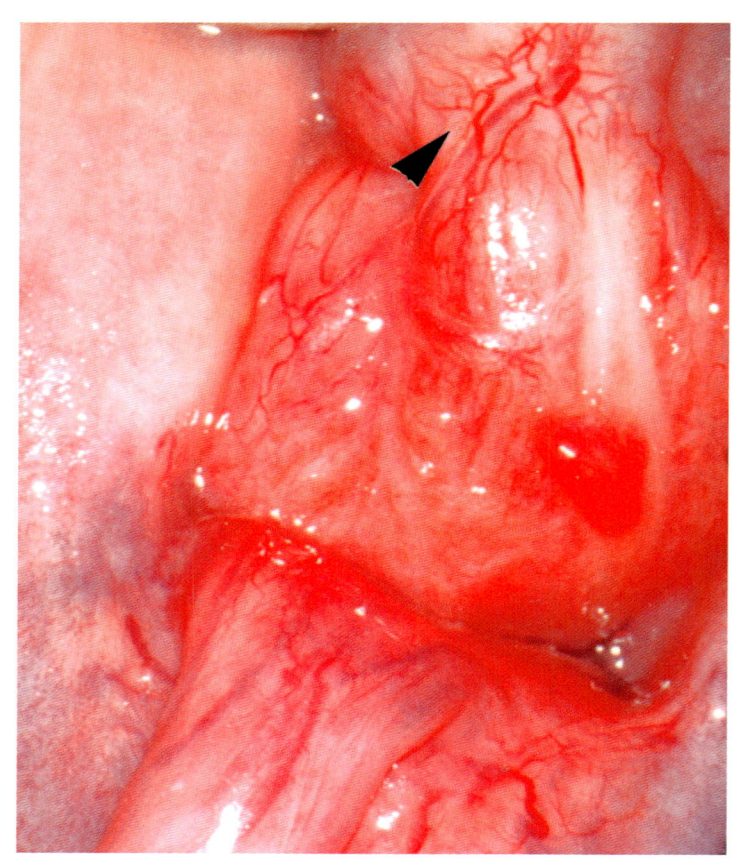

Figura 6.10: Vasos proeminentes em bases de pólipos (ponta de seta) com padrão não suspeito.

formatos de vírgula. Estes vasos são, muitas vezes, vistos dentro de áreas elevadas bem demarcadas, que mostram acetobranqueamento denso. Estes vasos são indicativos de cânceres invasivos. Quando as lesões achatadas exibem esses vasos em áreas focais, deve-se suspeitar de câncer microinvasivo.[6] O calibre desses vasos aumenta com o avanço do estágio do câncer (Figs. 6.24, 6.26 e 6.28).

Os vasos vistos na ISP e nos condilomas evidentes podem por vezes imitar vasos atípicos de câncer, tornando o diagnóstico muito difícil. Biópsia e exame histopatológico são obrigação para o diagnóstico final.

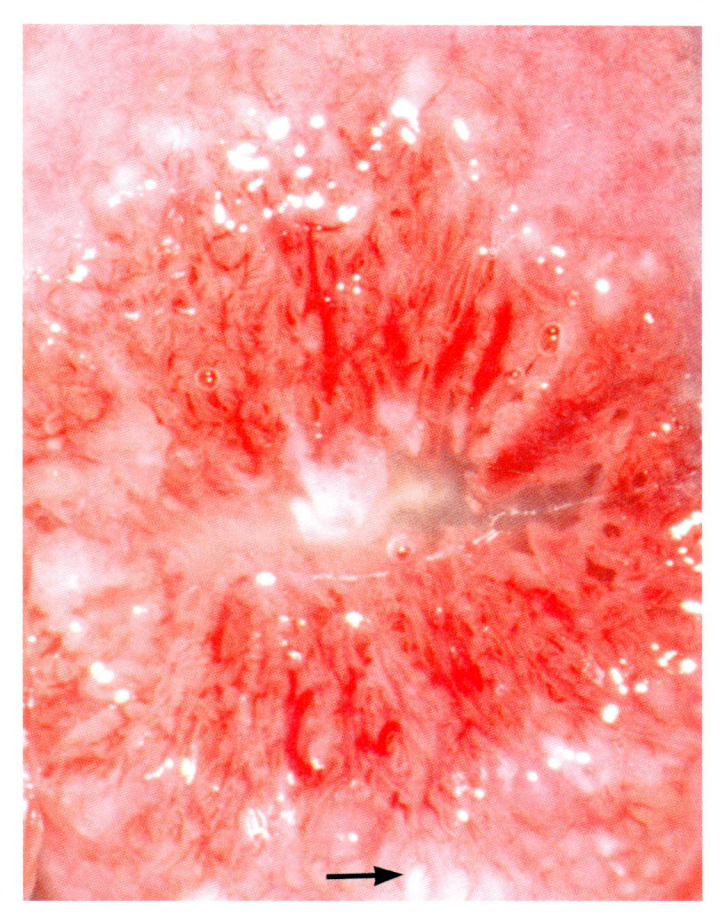

Figura 6.11: Cérvice de uma grávida apresentando vasos proeminentes não suspeitos de cor azul-avermelhado, e mosaico, decorrente da reação decidual do estroma (seta).

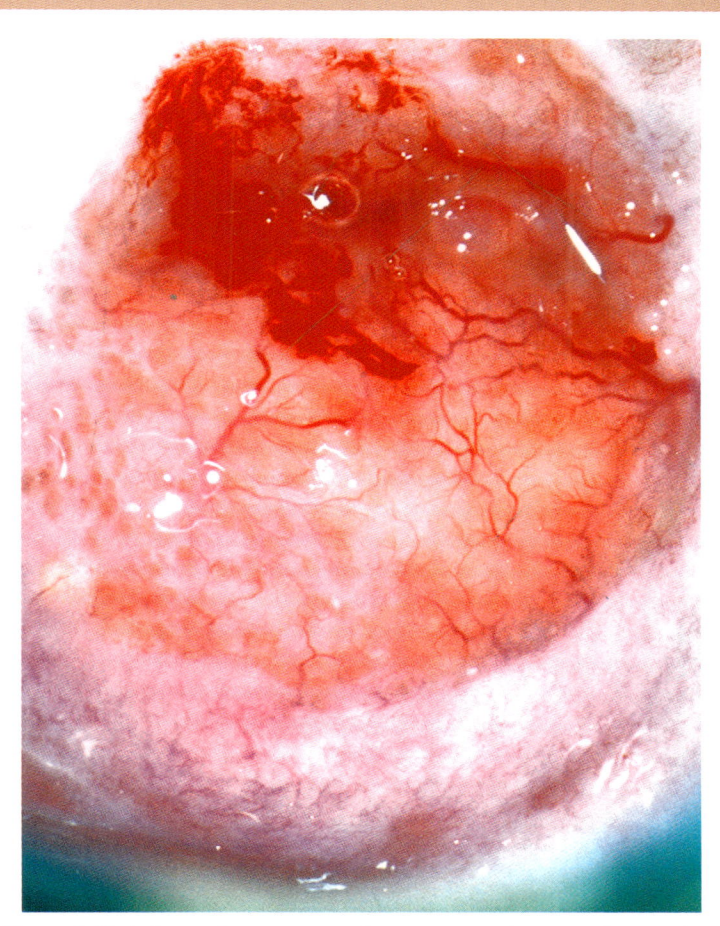

Figura 6.13: Inflamação apresentando vasos proeminentes não suspeitos com ramificação regular no lábio posterior e vasos proeminentes de aparência suspeita no lábio anterior, alguns do tipo saca-rolhas.

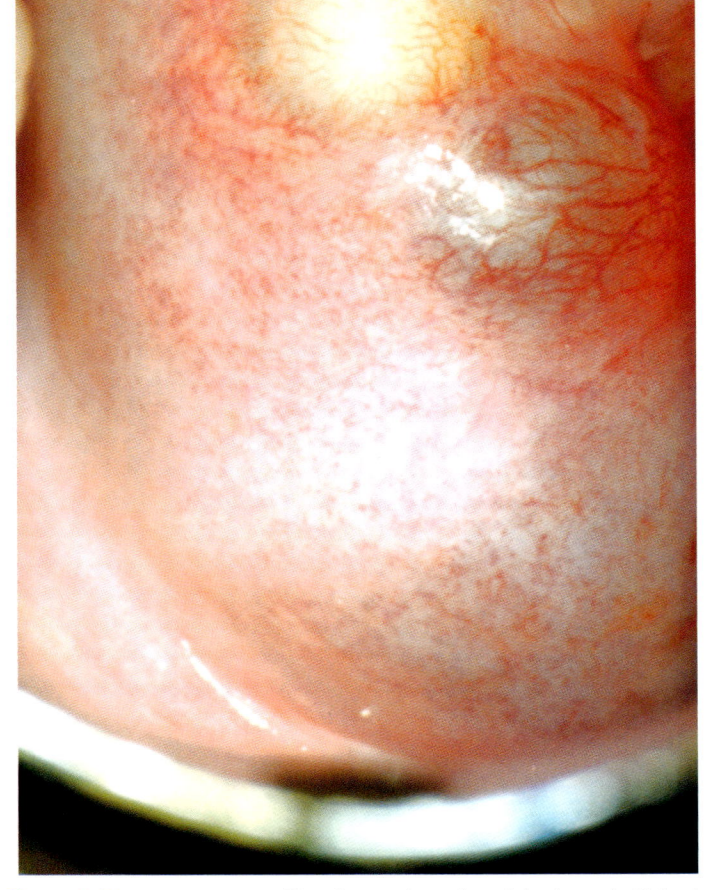

Figura 6.12: Vasos com ramificação regular sobre dois cistos de Naboth.

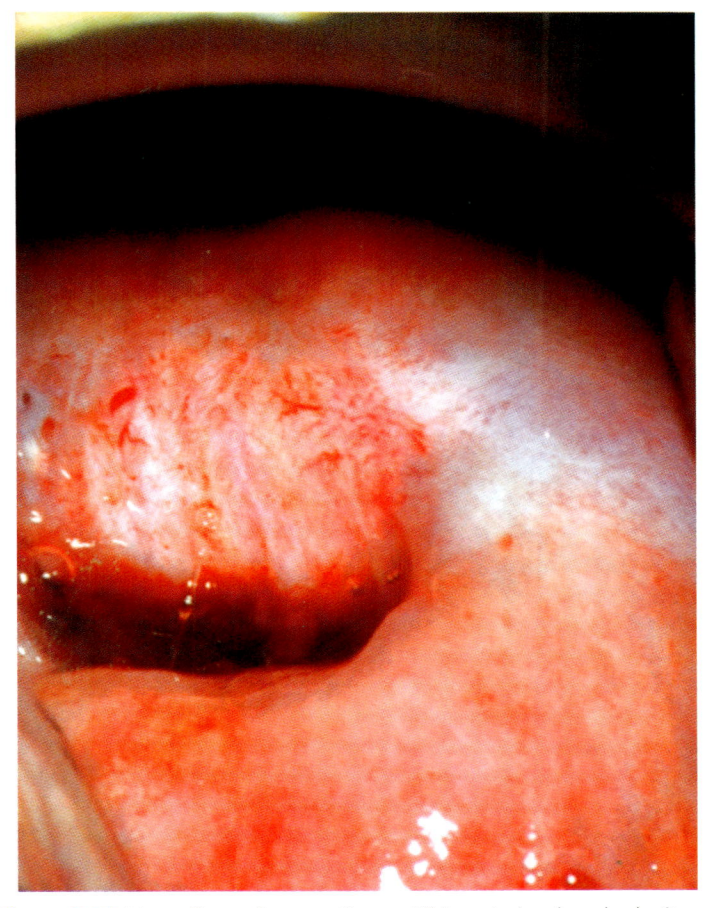

Figura 6.14: Vasos finos não suspeitos no lábio anterior do colo do útero. A paciente apresentou sangramento pós-menopausa; diagnosticada com pólipos adenomatosos endometriais após a histerectomia.

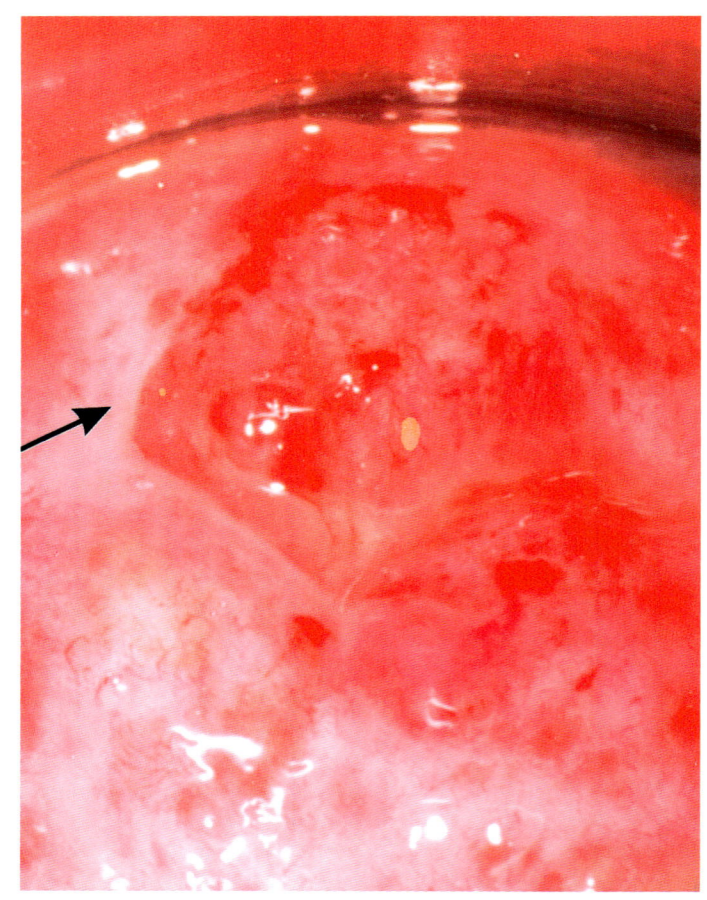

Figura 6.15: Zona de transformação em mulher multípara apresentando fibrose (seta) e vasos finos em forma de vírgula.

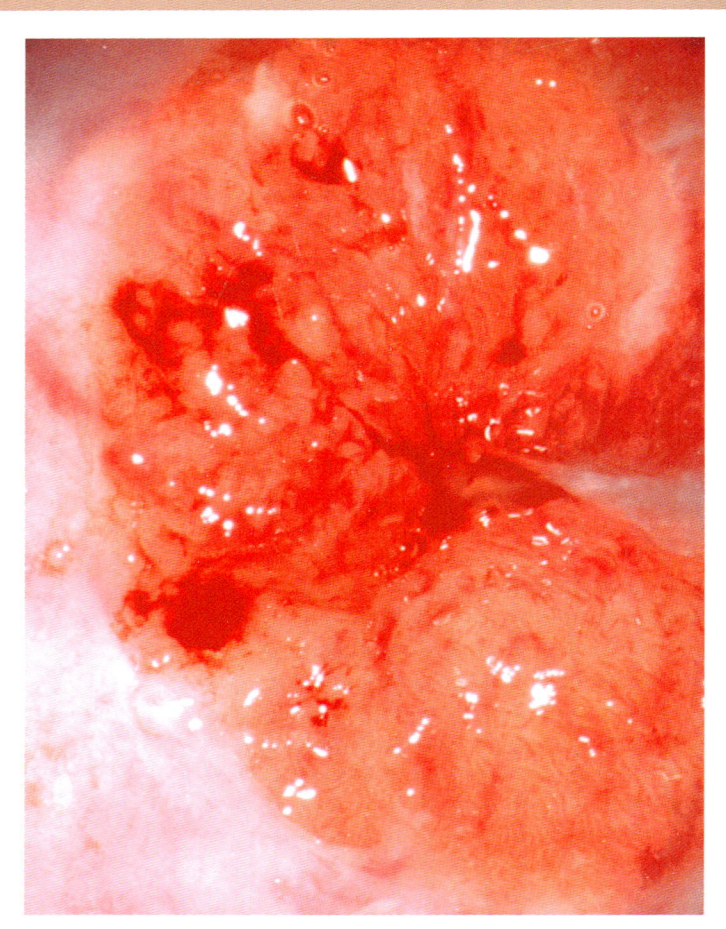

Figura 6.17: Ectrópio apresentando vasos proeminentes, alguns são em forma de saca-rolhas no lábio posterior.

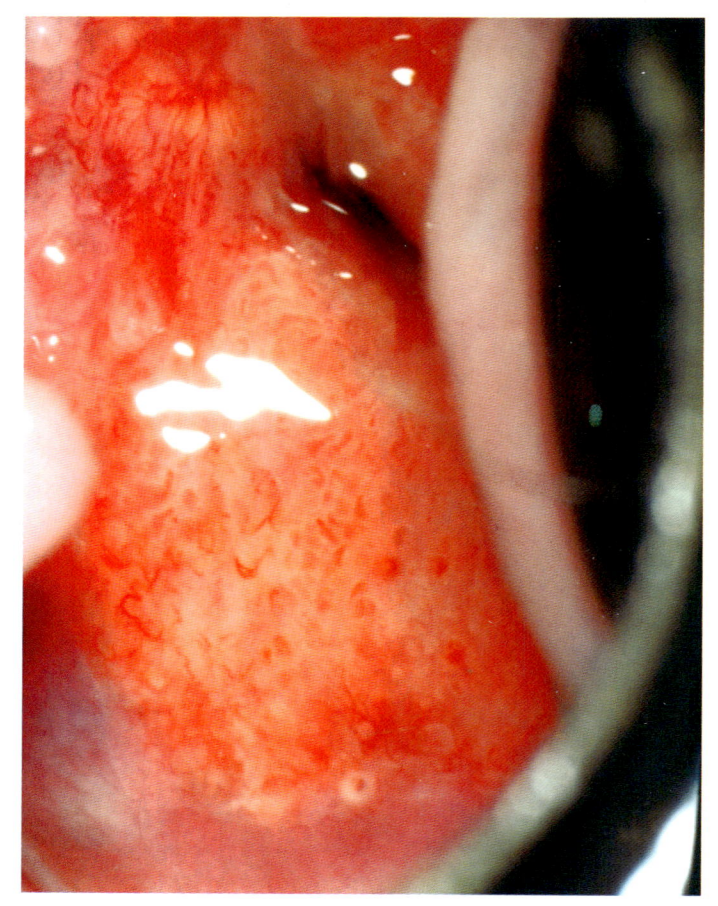

Figura 6.16: Ectrópio com vasos finos em forma de vírgula no lábio posterior.

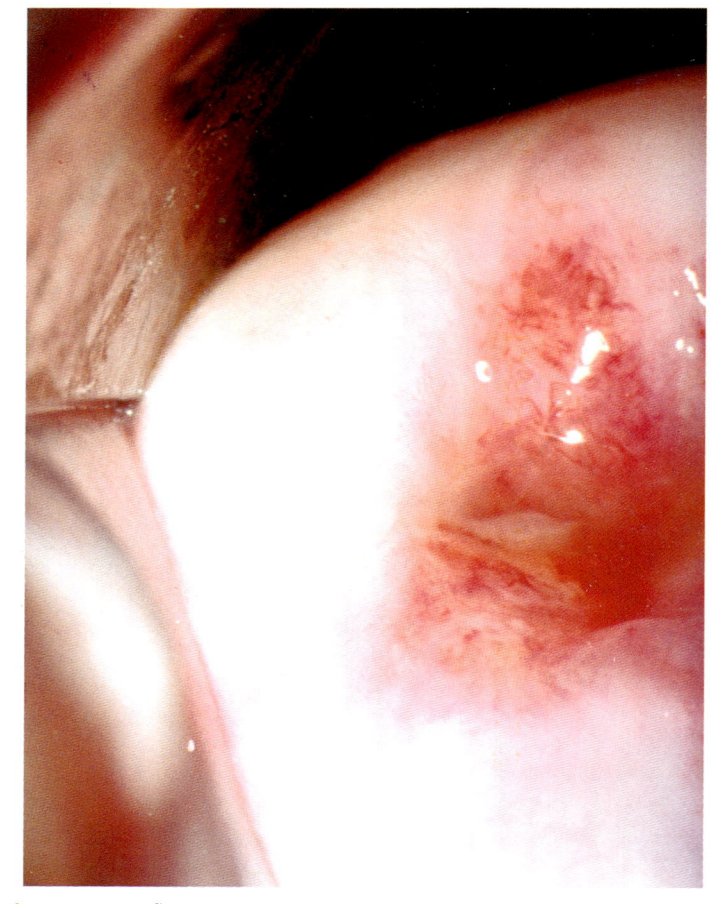

Figura 6.18: Inflamação apresentando muco cervical de cor amarela e vasos em forma de vírgula no lábio anterior.

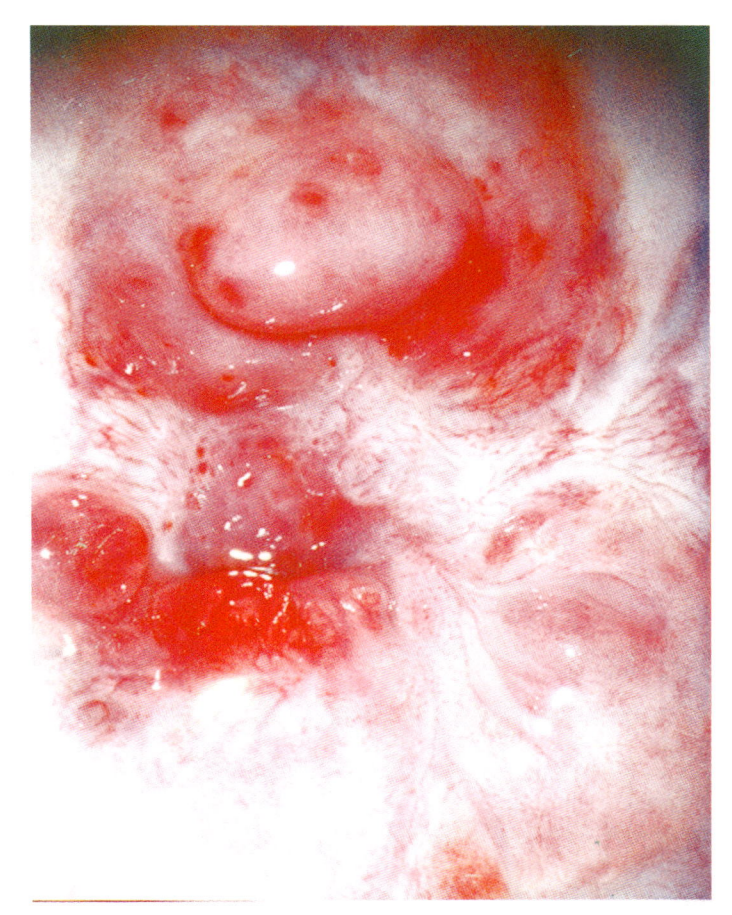

Figura 6.19: Doze semanas após biópsia do colo do útero. Vasos em curso paralelo à superfície em uma área de regeneração.

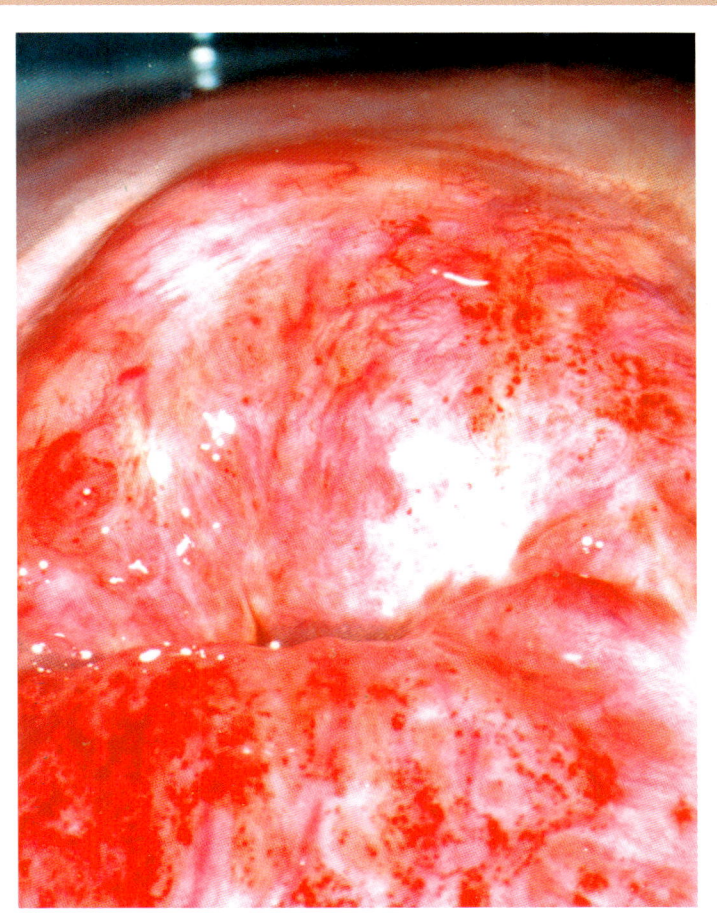

Figura 6.21: Atrofia. Note os vasos estromais proeminentes, com alguns lembrando um pontilhado grosso.

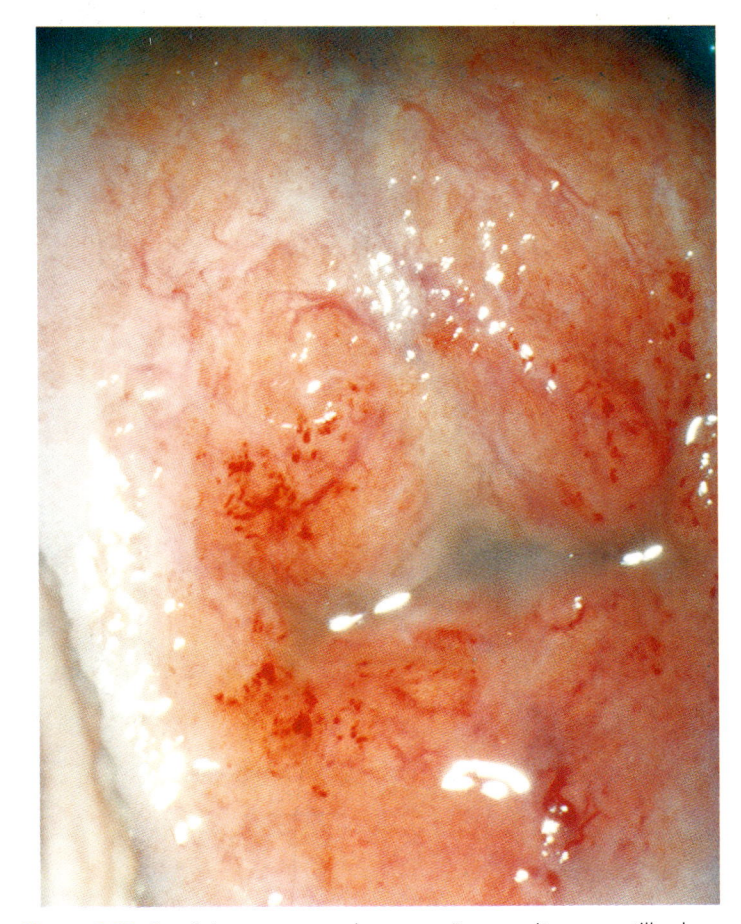

Figura 6.20: Ectrópio apresentando vasos não suspeitos e pontilhado fino.

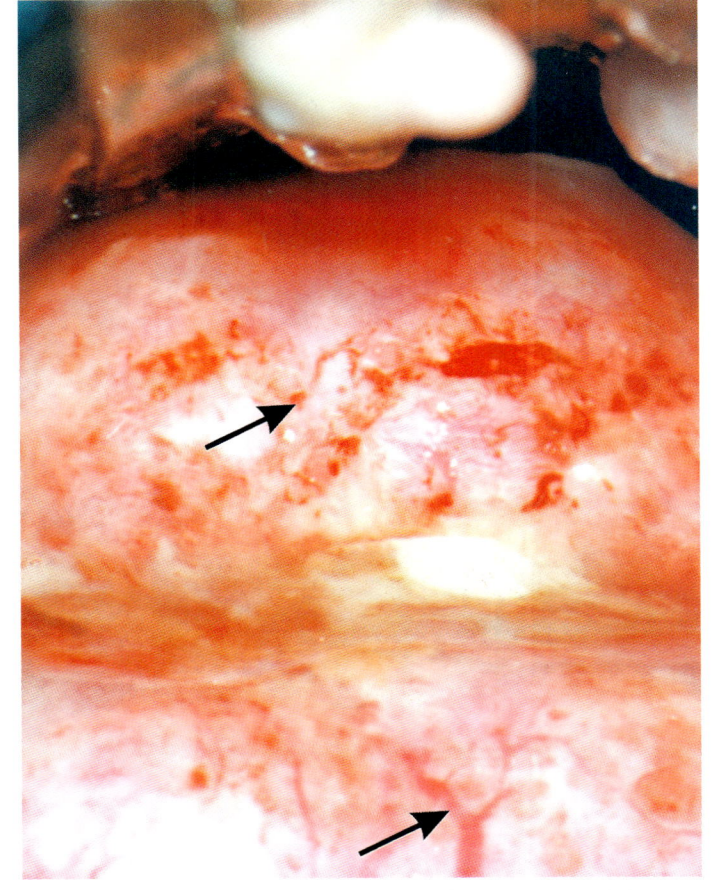

Figura 6.22: Quatro anos após a eletrocauterização para ectrópio. A paciente tem inflamação. Note a cor amarela do muco cervical e os vasos proeminentes, que têm uma aparência suspeita (setas).

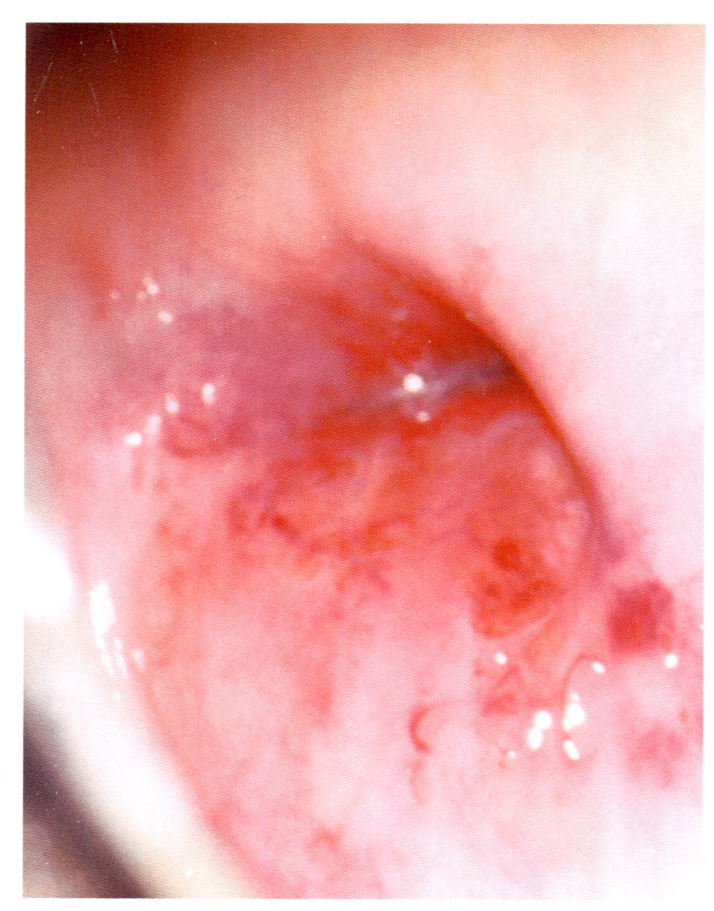

Figura 6.23: Atrofia. Note os vasos estromais proeminentes lembrando vasos atípicos.

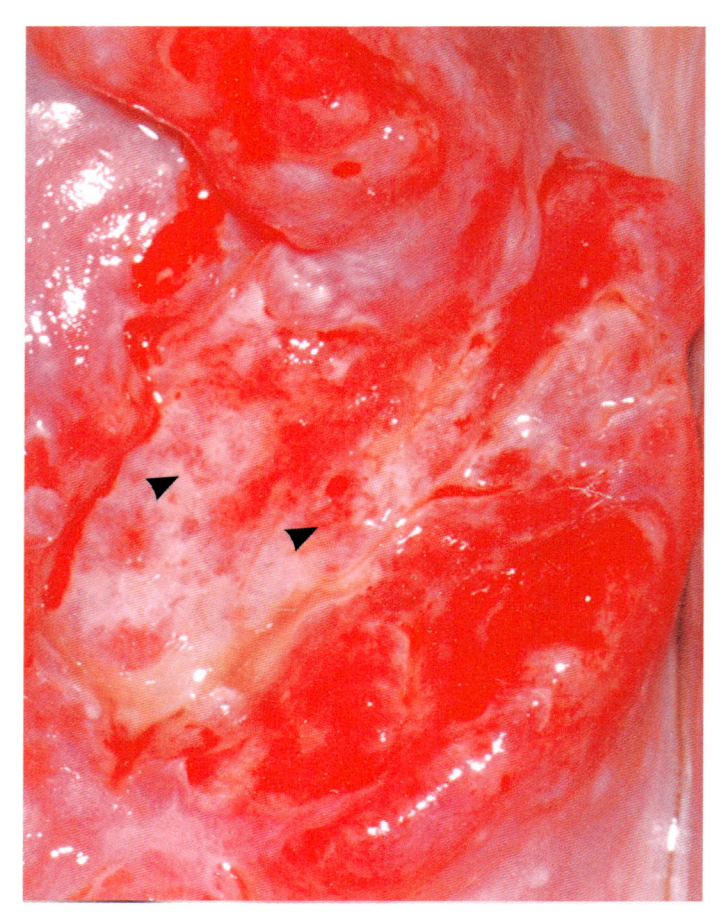

Figura 6.25A: Tuberculose do colo do útero. O aspecto grosseiro que lembra câncer. Veja os vasos de aparência atípica, mas finos (pontas de seta).

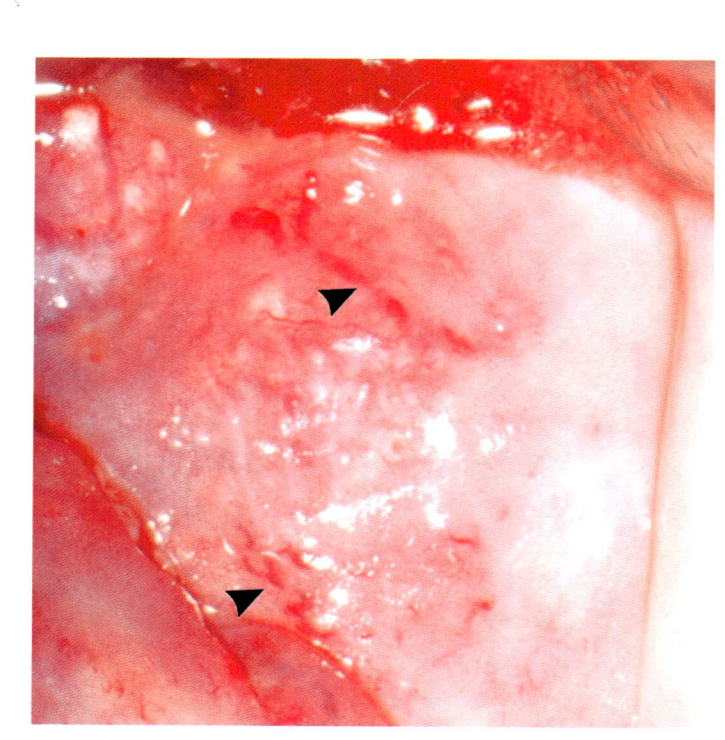

Figura 6.24: Câncer. Note os vasos atípicos de calibre largo (pontas de seta).

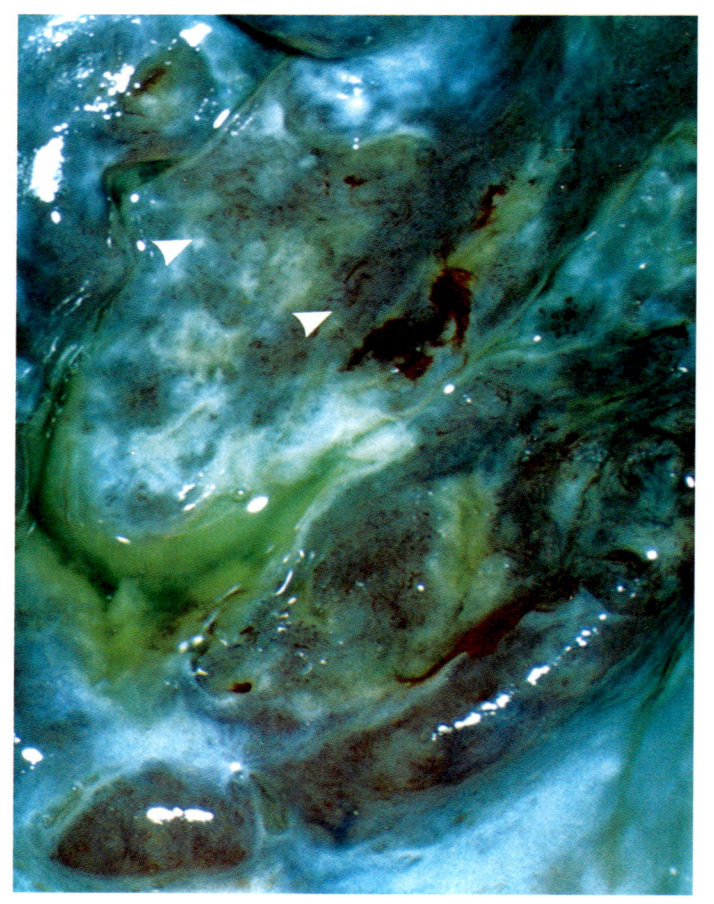

Figura 6.25B: Visto por meio de um filtro verde. Os vasos são facilmente vistos (pontas de seta).

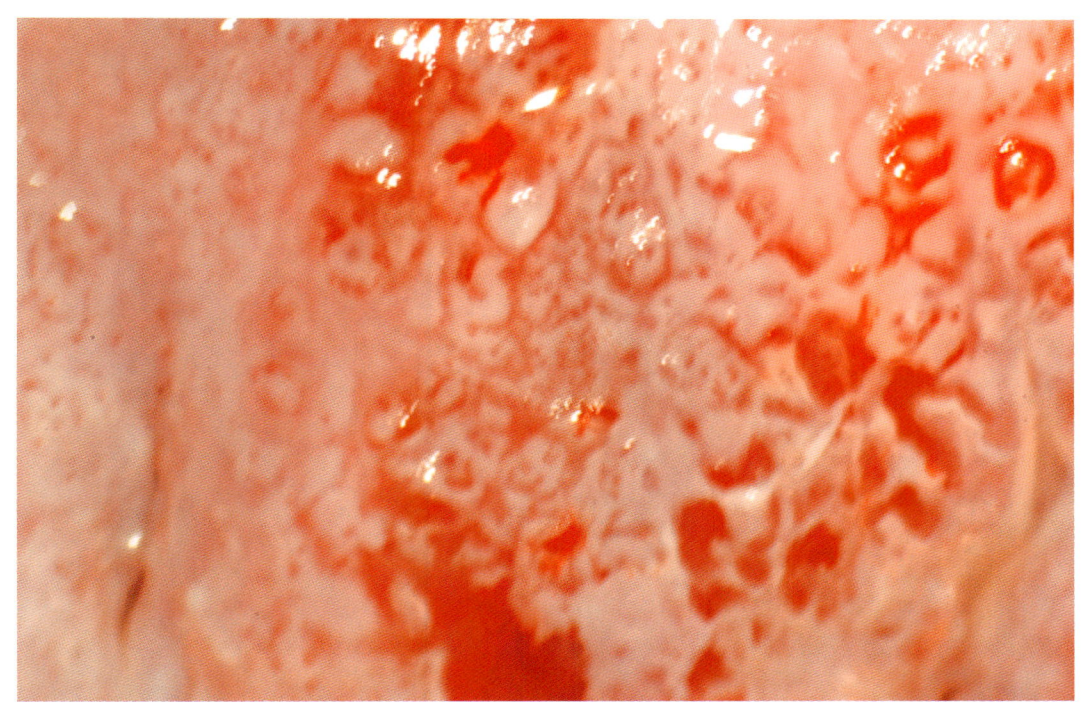

Figura 6.26: Mosaico grosseiro, pontilhado grosseiro e vasos atípicos dentro do epitélio acetobranco denso em cérvice com câncer (30 ×).

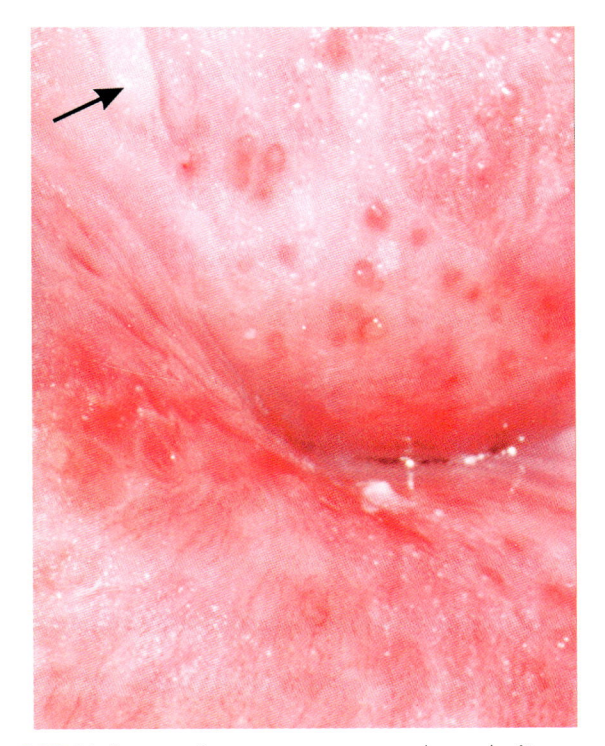

Figura 6.27: Mulher na pós-menopausa com prolapso do útero em tratamento com estrogênio antes da cirurgia. Note a queratose fina (seta).

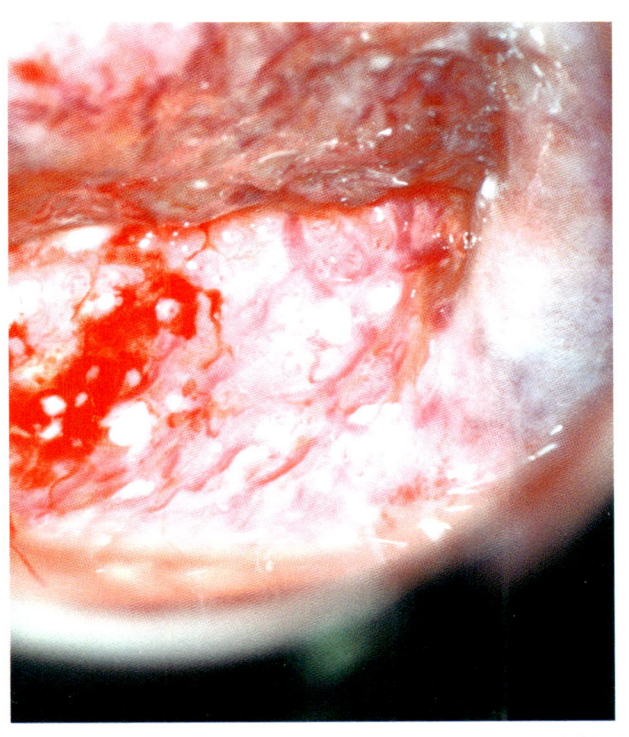

Figura 6.28: Câncer invasivo com vasos atípicos em ambos os lábios e a queratose grossa.

Às vezes, vasos atípicos podem ser vistos na inflamação grave. No entanto, os vasos, nestes casos, são mais finos do que os observados no câncer, têm distância intercapilar normal e são difusamente distribuídos (Figs. 6.25A e B). Em caso de dúvida, a biópsia é obrigatória. Da mesma forma, em erosões causadas por inflamações graves e em condições atróficas com inflamação (como uma úlcera de decúbito), os vasos do estroma podem ser facilmente confundidos com vasos atípicos (Fig. 6.23). O exame do epitélio circundante pode ajudar a fazer um diagnóstico correto. Deve ser lembrado que é muito difícil diagnosticar o câncer de colo do útero colposcopicamente quando ele está na forma de uma úlcera. No entanto, quando em dúvida, a biópsia é obrigatória. Antes de recorrer à biópsia, vale a pena colher um exame de Papanicolaou da erosão e aguardar o seu relatório.

A porcentagem de vasos atípicos em lesões diversas é descrita na Tabela 6.1.[15]

Tabela 6.1: Vasos atípicos e diagnóstico histológico

Diagnóstico histológico	Vasos atípicos (%)
Lesão benigna	0,6
Displasia	0,7
Carcinoma in situ	16,7
Carcinoma invasivo precoce	76,9
Carcinoma invasivo	96,6

Aberturas Glandulares

Aberturas glandulares são uma característica da ZT. Colposcopicamente, o epitélio metaplásico aparece como anéis brancos ao redor das aberturas das glândulas após a aplicação de ácido acético e geralmente é iodo-negativo ou apresenta coloração parcial (Figs. 6.29 a 6.32). Na metaplasia anormal, os anéis são mais largos e mais pronunciados do que na ZT normal e são chamados de "aberturas glandulares algemadas" (Fig. 6.32).

Absorção de Iodo

A coloração marrom ocorre em epitélio rico em glicogênio e, portanto, uma área acetobranca que é corada de marrom deve indicar um epitélio metaplásico maduro. Áreas negativas ao iodo dão-se por inflamação, epitélio colunar, epitélio fino em regeneração, metaplasia imatura, epitélio atrófico e HSIL. O colo do útero tem aparência de "pele de leopardo" na infecção com *Candida* e *Trichomonas vaginalis* (Figs. 6.33 e 13.6B).

Metaplasia imatura, epitélio em regeneração, ISP e LSIL podem apresentar leve acetobranqueamento e absorção parcial (Figs. 6.1C e 6.2C).

O epitélio acantótico mancha-se uniformemente de amarelo-canário e permanece plano.[6] HSIL e câncer também mancham-se de amarelo-canário em uma área acetobranca que se torna manchada e tem uma superfície irregular, muitas vezes com pontilhados e mosaico.[36]

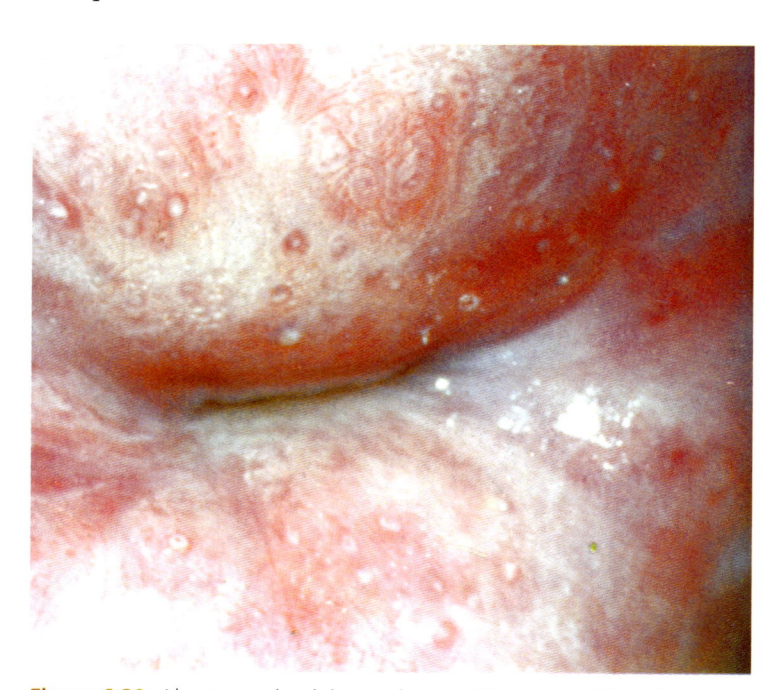

Figura 6.29: Aberturas glandulares, algumas têm um anel fino de epitélio metaplásico branco.

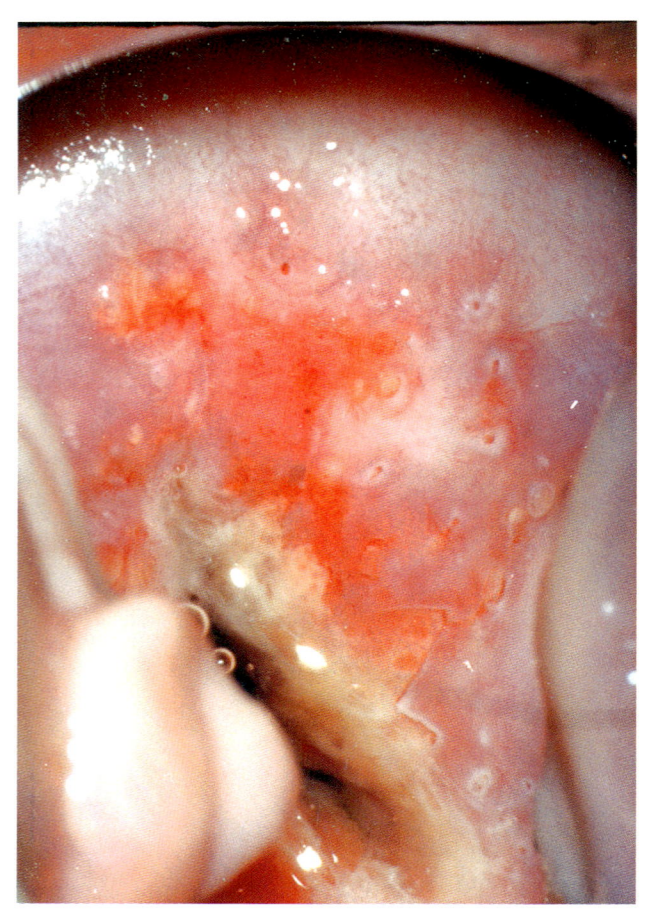

Figura 6.30: Zona de transformação com aberturas glandulares circundadas por anéis finos de epitélio metaplásico acetobranco.

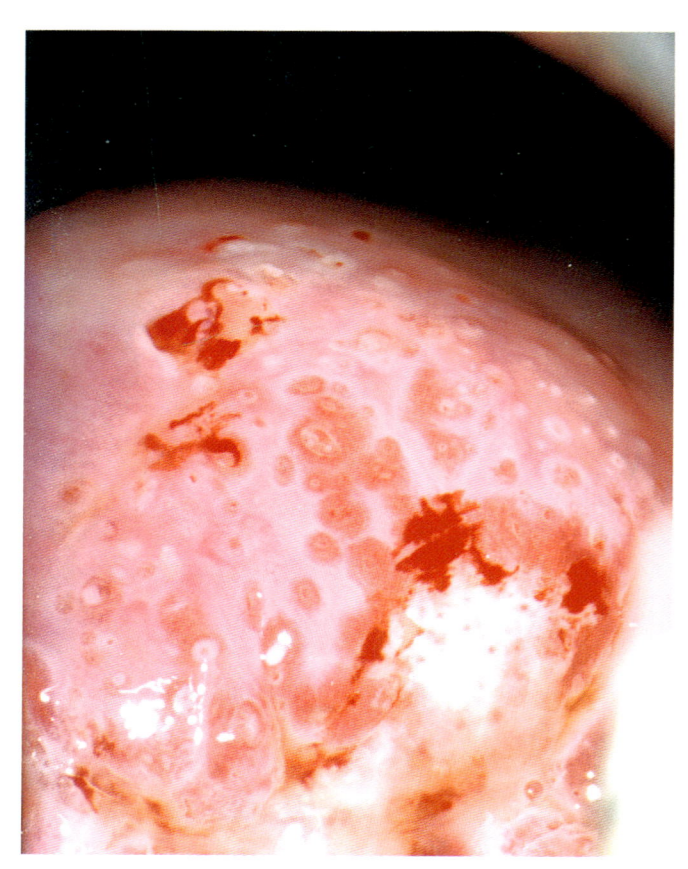

Figura 6.31: Zona de transformação mostrando aberturas glandulares com anel grosso de epitélio acetobranco, imitando lesão de alto grau. A biópsia é INDISPENSÁVEL. A histopatologia mostrou metaplasia; sem NIC.

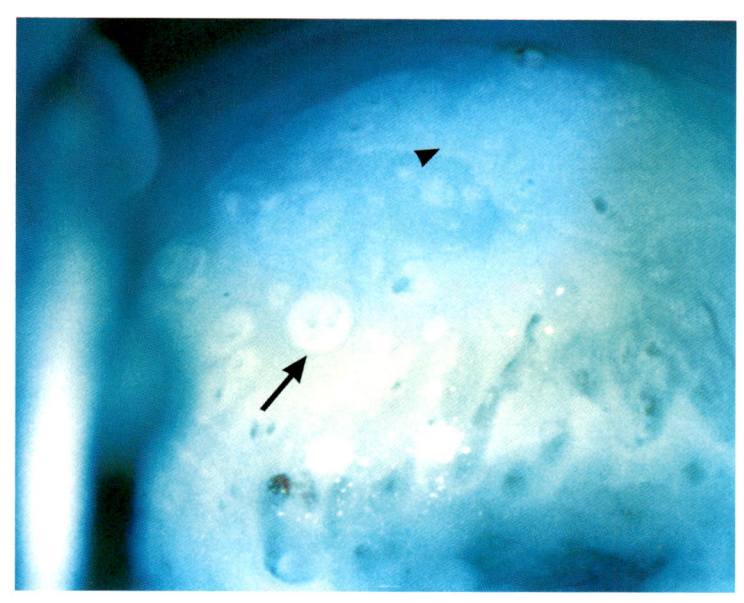

Figura 6.32: HSIL vista por meio de filtro verde. Observe as aberturas glandulares obstruídas (seta), e o epitélio acetobranco grosso atípico (ponta de seta).

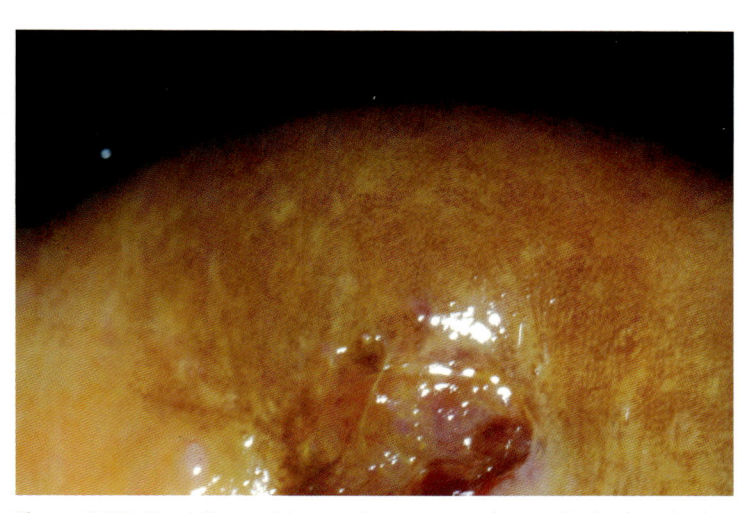

Figura 6.33: Cervicite por tricomoníase mostrando aparência de pele de leopardo após a coloração com iodo.

Metaplasia imatura, epitélio em regeneração, ISP e LSIL podem demonstrar leve acetobranqueamento e absorção parcial (Figs. 6.1C e 6.2C).

Epitélio acantótico cora-se uniformemente de amarelo-canário e permanece plano. HSIL e câncer também se coram de amarelo-canário em uma área acetobranca, mas se tornam mosqueados e têm uma superfície irregular, muitas vezes com pontilhado e mosaico.[3,6]

Queratose

Anteriormente denominada "leucoplasia", pode ser vista a olho nu como uma mancha branca independente da aplicação de ácido acético. A queratinização lisa ou leve se dá por acantose, e a queratose grossa é geralmente causada por infecção por HPV (ISP e condiloma), SIL e câncer (Fig. 6.28). Quando a queratose é vista fora da ZT, isso se pode dar por infecção por HPV, em razão de estrogenização do epitélio, em terapia de reposição hormonal (Fig. 12.1C) e também em casos de prolapso uterino (Fig. 6.27).

A queratose impede a avaliação do epitélio subjacente. Deve ser retirada, se possível. Caso contrário, ela deve ser submetida a biópsia ou pelo menos sujeita a repetidos exames citológicos.

O "SINAL DA CRISTA" E O "SINAL DA BORDA INTERNA"

Duas importantes aparências colposcópicas – o "sinal da crista" (Figs. 6.34 e 6.35) e o "sinal da borda interna" (Figs. 6.36 e 6.37) dentro da nova ZT – foram introduzidos em 2009 por Scheungraber *et al.* para indicar a presença de NIC de alto grau de (NIC 2/3).[16,17] A autora não tem experiência pessoal sobre este assunto, mas é da opinião de que eles vão ajudar a identificar NIC de alto grau.

APARÊNCIAS COLPOSCÓPICAS DE LESÕES GLANDULARES

O diagnóstico de adenocarcinoma *in situ* (Figs. 6.38A e B) e adenocarcinoma invasivo precoce de colo do útero é extremamente difícil. A autora nunca se deparou com um caso em colposcopia e, portanto, não tem experiência pessoal.

O Dr. Quek Swee Chong, de Singapura, afirma que a característica distintiva do adenocarcinoma *in situ* é o brotamento epitelial (Fig. 6.38B). Há extensa ramificação das vilosidades colunares. Várias outras características semelhantes a metaplasia imatura são vistas, incluindo o aparecimento de manchas vermelhas e brancas, grandes aberturas "glandulares", vilosidades papilares com pontas vermelhas e ausência de mosaico e pontilhado (comunicação pessoal do Dr. Chong, 16 de março de 2010).

A American Society for Colposcopy and Cervical Pathology, em seu boletim postado em março de 2010, tem a seguinte descrição. O diagnóstico de adenocarcinoma *in situ* ou adenocarcinoma invasivo precoce de colo do útero é um dos aspectos mais desafiadores da colposcopia. Os resultados colposcópicos são, muitas vezes, sutis e inespecíficos para entidades clinicamente pouco frequentes. O gritante acetobranqueamento de massas fundidas e irregulares de vilosidades glandulares pode ser visto na zona de transformação e talvez cercado por um epitélio glandular completamente normal. A neoplasia glandular é, muitas vezes, acompanhada por lesões escamosas displásicas de alto grau. Os padrões vasculares são geralmente menos impressionantes do que na displasia escamosa ou no câncer precoce. Alguns descrevem as alterações vasculares associadas a diplasias glandulares como "parecidas com gavinhas".

CARACTERÍSTICAS COLPOSCÓPICAS

O IFCPC, em seu relatório de 2002, descreveu as características colposcópicas sugestivas de doença de baixo grau, doença de alto grau e câncer invasivo.[3]

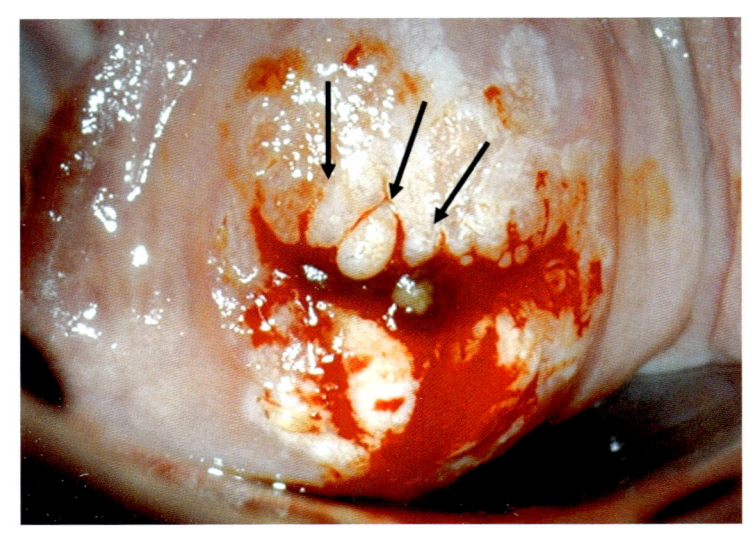

Figura 6.34: Colpofotografia de uma paciente de 32 anos com "sinal da crista" (setas) após a aplicação de ácido acético a 5%. Fotografia reproduzida com permissão do Dr. C. Scheungraber, Alemanha.

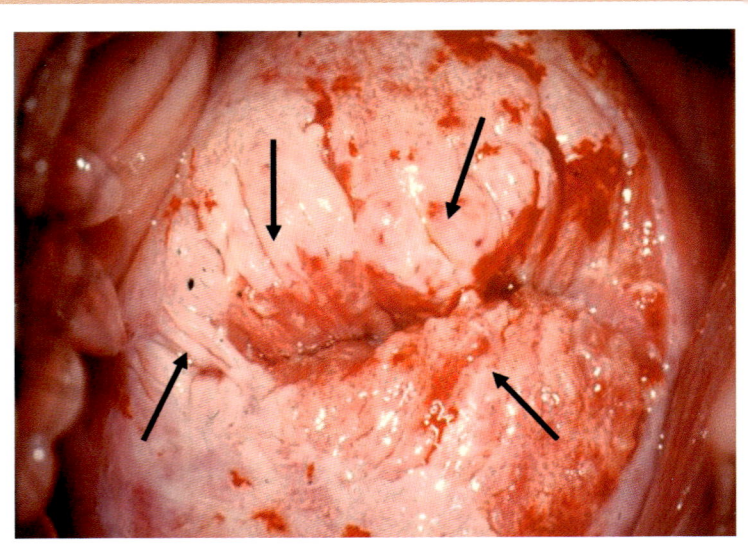

Figura 6.35: Colpofotografia de uma paciente de 28 anos com "sinal da crista" (setas) após a aplicação de ácido acético a 5%. Fotografia reproduzida com permissão do Dr. C. Scheungraber, Alemanha.

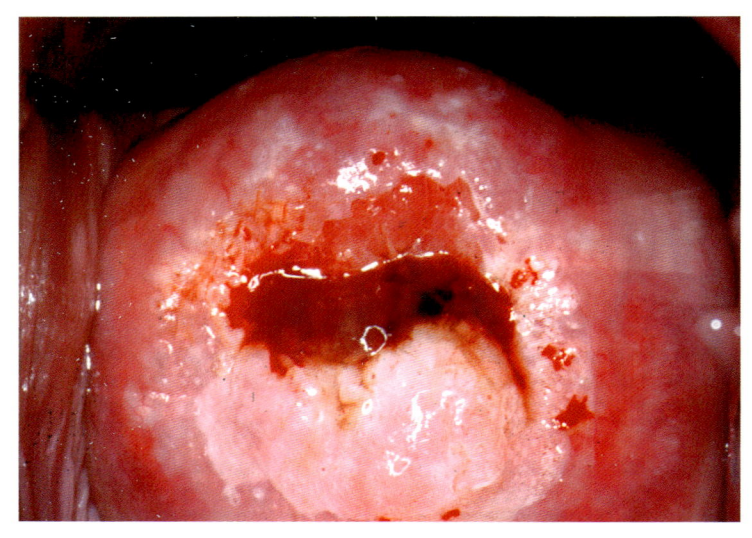

Figura 6.36: Colpofotografia de uma paciente de 27 anos. A borda interna pode ser vista entre as posições de 3 e 9 horas. A citologia era normal, HPV positivo para HPV 16 e a histologia confirmou NIC 3. Fotografia reproduzida com permissão do Dr. C. Scheungraber, Alemanha.

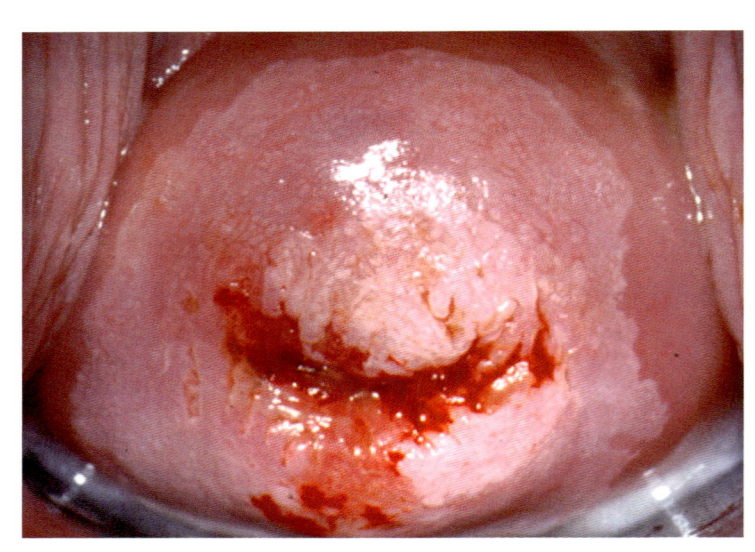

Figura 6.37: Colpofotografia de uma paciente de 23 anos. O sinal da "borda interna" pode ser visto entre as posições de 10 e 6 horas. A citologia era normal, o teste de HPV positivo para HPV 16 e a histologia confirmou NIC 3. Fotografia reproduzida com permissão do Dr. C. Scheungraber, Alemanha.

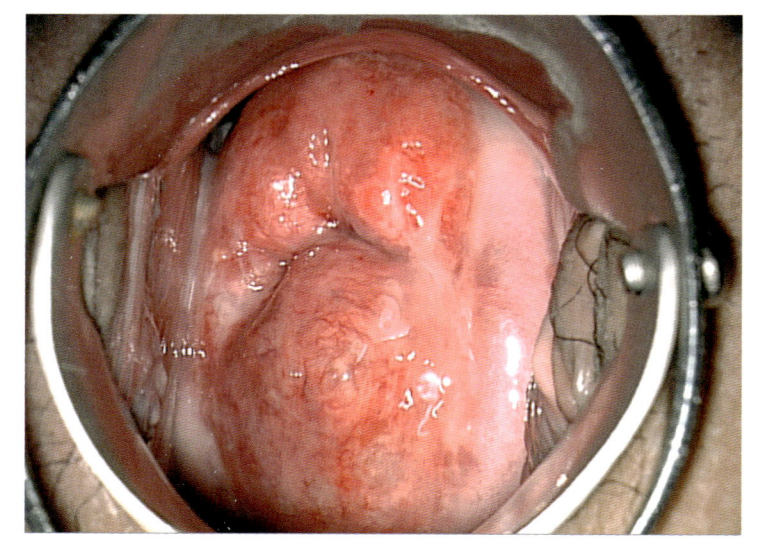

Figura 6.38A: Vista de baixa ampliação da cérvice mostrando ectrópio grande. Fotografia reproduzida com a permissão do Dr. Quek Swee Chong, Singapura.

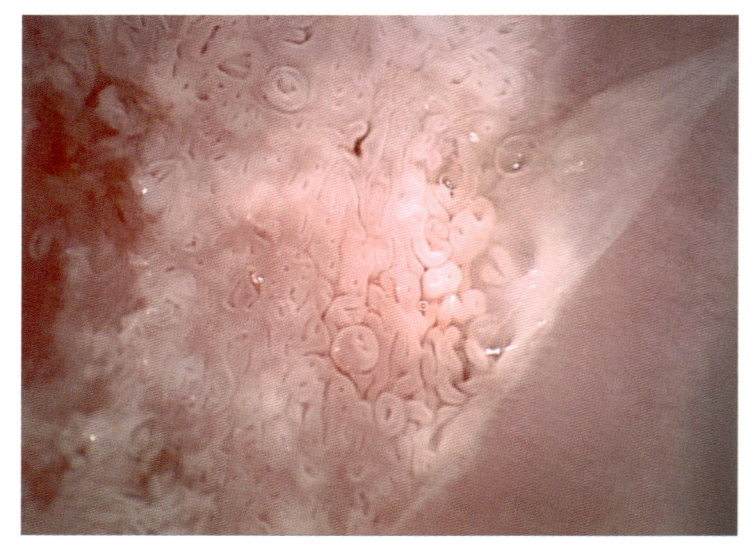

Figura 6.38B: Vista de alta ampliação do mesmo caso na Fig. 6.38A após lavagem com ácido acético. Note o brotamento epitelial: A biópsia confirmou AIS. Fotografia reproduzida com a permissão do Dr. Quek Swee Chong, Singapura.

Características Colposcópicas Sugestivas de Doença de Baixo Grau (Pequenas Alterações)

1. Superfície lisa com borda exterior irregular.
2. Alteração acetobranca leve que demora a aparecer e desaparece rapidamente.
3. Positividade parcial ao iodo leve, muitas vezes salpicada.
4. Pontilhado fino e mosaico fino e regular.

Características Colposcópicas Sugestivas de Doença de Alto Grau (Grandes Alterações)

1. Superfície lisa com borda exterior definida.
2. Alteração acetobranca densa, que aparece precocemente e se resolve lentamente, que pode ser branco-ostra.
3. Negatividade ao iodo, aparência amarela em um epitélio que antes era densamente branco.
4. Pontilhado grosso e mosaicos largos irregulares de diferentes tamanhos.
5. Uma alteração acetobranca densa dentro do epitélio colunar pode indicar doença glandular.

Características Colposcópicas Sugestivas de Câncer Invasivo

1. Superfície irregular, erosão ou úlcera.
2. Alteração acetobranca densa.
3. Pontilhado e mosaico largo e irregular.
4. Vasos atípicos.

O comitê de nomenclatura da IFCPC postou um projeto de proposta da nomenclatura IFCPC para 2011 em 29 de junho de 2010 em seu *site*, e isso inclui uma terminologia colposcópica revisada para o colo do útero. Os membros estão convidados a fazer sugestões e comentários para consideração. A Nomenclatura Colposcópica para 2011 será finalizada em julho de 2011 na Conferência Mundial da IFCPC no Brasil.

SISTEMAS DE CLASSIFICAÇÃO E PONTUAÇÃO

Muitos pesquisadores têm desenvolvido sistemas de classificação ou pontuação para ajudar a prever a doença subjacente.

Sistema de Classificação de Coppleson et al.

Coppleson *et al.* usam um sistema de classificação para ajudar a prever a histologia subjacente.[2] Este sistema tem sido amplamente utilizado pela autora e considerado muito prático, simples e útil.

Grau I (Insignificante, não Suspeito)

Epitélio acetobranco, geralmente brilhante ou semitransparente, bordas não necessariamente definidas, com ou sem va-

Tabela 6.2: O índice colposcópico combinado

Sinal colposcópico	Zero ponto	Um ponto	Dois pontos
Margem	Contorno condilomatoso ou micropapilar Acetobranqueamento indistinto Margens flocutadas ou emplumadas Lesões angulares e irregulares Lesões satélite e acetobranqueamento que se estendem além da zona de transformação	Lesões regulares com contornos lisos e retos	Bordas enroladas e descamantes Demarcações internas entre áreas de aspecto diferente
Cor (após a aplicação de ácido acético)	Cor brilhante, branco-neve Acetobranqueamento indistinto	Tom intermediário (cinza brilhante)	Fosco, branco-ostra
Vasos	Vasos de fino calibre, padrões mal formados Lesões condilomatosas ou micropapilares	Vasos ausentes	Pontilhado e mosaico definido
Iodo	Coloração iodo positiva	Absorção parcial de iodo	Coloração negativa de lesão significativa

Tabela 6.3: Sistema de classificação de Burke et al.

Grau	Superfície	Margem	Cor	Tempo	Vasos	Patologia
I	Plano	Indistinto	Levemente branco	Aparece devagar, permanece por pouco tempo, desaparece rápido	Finos, com DIC normal	ISP, inflam, metapl imat, gravidez, regeneração, reparo
II	Plano	Distinto	Mais branco	Tempo médio para aparecer, permanece por vários minutos, desaparece com velocidade média	Pontilhado, mosaico, com ligeiro aumento na DIC	ISP, NIC 1 e NIC 2
III	Elevado	Nítida	Muito mais branco	Aparece rapidamente, permanece um longo tempo, desaparece lentamente	Pontilhado e mosaico grosseiro, DIC aumentada, vasos atípicos	NIC 3 e câncer

ISP = infecção subclínica por papilomavírus; inflam = inflamação; metapl imat = metaplasia imatura; DIC = distância intercapilar; NIC = neoplasia intraepitelial cervical.

Tabela 6.4: O sistema de classificação de dois níveis	
Grau	Resultados
1. Insignificante	O epitélio acetobranco é brilhante ou semitransparente. As bordas não são nítidas. Os vasos são de fino calibre e têm padrões mal definidos e curtas distâncias intercapilares. Pontilhado fino e/ou mosaico fino podem ser vistos. Os vasos atípicos estão ausentes
2. Significante	O epitélio acetobranco é denso, opaco, com bordas nítidas e superfície de contorno irregular. Os vasos são de calibre largo e de forma irregular. Pontilhado grosso e/ou mosaico podem ser vistos. Vasos atípicos podem estar presentes

Tabela 6.5: Índice colposcópico modificado de Reid			
Característica	0 ponto	1 ponto	2 pontos
Cor da área acetobranca (AB)	Acetobranqueamento de baixa intensidade; AB branco-neve, brilhante; AB indistinto; AB transparente; AB além da zona de transformação	AB cinza-esbranquiçado com superfície brilhante	Fosco, branco-ostra; AB cinza
Margem da lesão AB e contorno da superfície	Margens emplumadas; lesões angulares, irregulares; lesões planas com margens indistintas; superfície microcondilomatosa ou micropapilar	Lesões regulares com contornos lisos e retos	Bordas enroladas e descamantes; demarcações internas (área central de alteração de alto grau e área periférica de alteração de baixo grau)
Vasos	Vasos finos/uniformes; padrões mal formados de pontilhado fino e/ou mosaico fino; vasos além da margem da zona de transformação; vasos finos dentro de lesões microcondilomatosas ou micropapilares	Vasos ausentes	Pontilhado grosseiro e mosaico grosseiro bem definidos
Coloração por iodo	Absorção positiva de iodo dando cor marrom de mogno; absorção negativa de lesões marcando 3 pontos ou menos em três categorias acima	Absorção parcial de iodo por lesão com pontuação de 4 ou mais pontos em três categorias acima – aparência variada e salpicada	Absorção negativa de iodo por lesão com pontuação de 4 ou mais pontos em três categorias acima

Pontuação: 0 a 2 pontos = provavelmente NIC 1; 3 a 4 pontos = lesão sobreposta, que é provavelmente NIC 1-2; 5 a 8 pontos = provavelmente lesões NIC 2-3.

sos de calibre fino, muitas vezes com padrões mal definidos, ausência de vasos atípicos, distância intercapilar pequena.

A histologia prevista é epitélio metaplásico (imaturo e maduro), epitélio acantótico, ISP e neoplasia intraepitelial cervical [NIC 1 (LSIL)].

Grau II (Significativo, Suspeito)

Epitélio acetobranco com maior opacidade e com bordas bem definidas; com ou sem calibre dilatado, vasos com formato regular; padrões definidos; ausência de vasos atípicos; geralmente maior distância intercapilar. A histologia prevista é NIC 2-3 (HSIL).

Grau III (Altamente Significativo, Altamente Suspeito)

Epitélio opaco muito branco ou cinza; bordas acentuadas; calibre dilatado, de forma irregular, muitas vezes em espiral, vasos atípicos, ocasionalmente; distância intercapilar aumentada, mas variável; e contorno da superfície, às vezes, irregular – epitélio microexofítico.

A histologia prevista é NIC 3 (HSIL) ou câncer invasivo precoce. O diagnóstico provável é este último, na presença de vasos atípicos e microexofitia.

Aparências colposcópicas atípicas de significância duvidosa ou fisiológica podem ser vistas em cerca de 10% das mulheres examinadas pela triagem colposcópica.[8] Estas características geralmente são de grau I, ocasionalmente de grau II, mas nunca de grau III.[8] As características incluem acetobranqueamento, pontilhado e mosaico e podem resultar em falso-positivos. Elas são vistas com metaplasia imatura, ZT original ou congênita decorrente de vida fetal ou pós-natal, acantose, em algumas mulheres expostas ao dietilestilbestrol *in utero* e em algumas formas de ISP. Essas características também podem ser vistas em casos de inflamação, reparo e regeneração e fibrose.[1]

Índice Colposcópico Combinado

Reid e Scalzi propuseram um sistema de pontuação para prever o diagnóstico histológico com base em quatro características colposcópicas.[4] Estas quatro características incluem margem, cor (após a aplicação de ácido acético), vasos e absorção de iodo. Combinando estas quatro características, o índice colposcópico combinado foi de 97% exatos na previsão de ISP ou LSIL e HSIL. O índice colposcópico combinado é descrito na Tabela 6.2.

Sistema de classificação de Burke et al.

Burke *et al.* recomendaram um sistema de classificação para predizer a lesão subjacente, descrito na Tabela 6.3.

Sistema de Classificação de Dois Níveis de Coppleson et al.[18]

É descrito na Tabela 6.4.

O Índice Modificado de Reid[19]

É descrito na Tabela 6.5. Hong *et al.* descobriram que a sensibilidade e a especificidade são de 91,3 e 92,9%, respectivamente, para a detecção de HSIL.[19]

Tabela 6.6: A Classificação de Swede: modelo de pontuação				
No.S.	Modelo original	Nível 'A'	Nível 'B'	Nível 'C'
1.	Absorção acética	0 ou transparente	Sombreado, leite	Distinto, estearina
2.	Margens e superfície	0 ou difuso	Satélites "geográficos" nítidos mas irregulares e denteado	Nítido e uniforme, diferença em nível da superfície incluindo "corte"
3.	Vasos	Finos, regulares	Ausentes	Vasos grossos ou atípicos
4.	Tamanho da lesão	< 5 mm	5-15 mm ou 2 quadrantes	> 15 mm ou 3-4 quadrantes ou endocervicalmente indefinido
5.	Coloração por iodo	Marrom	Amarelo esmaecido ou manchado	Amarelo distinto
	Pontuação final	0	1	2

Classificação de Swede[20]

É descrita na Tabela 6.6. Strander *et al.* consideram essa pontuação muito útil em mulheres grávidas e não grávidas submetidas a colposcopia.[20, 21] A pontuação total possível varia de 0 a 10. Eles relataram que uma pontuação de ≥ 5 pontos identificava todas as lesões de alto grau (HGL) e ≥ 8 pontos tinha uma especificidade de 90% para HGL. Eles puderam facilmente diferenciar entre aquelas que se pode prever serem benignas e não requerem biópsia (< 5 pontos), aquelas que são claramente lesões de alto grau (≥ 8 pontos), que podem não exigir biópsia e ser tratadas diretamente com o "método ver e tratar" e aquelas que necessitam de biópsia para o diagnóstico (5-7 pontos). Eles relatam que só 10% das mulheres tratadas pelo método "ver-e-tratar" tinham menos de um HGL.[20] Bowring *et al.* também consideram que a pontuação melhora o desempenho da colposcopia.[22, 23]

Um instigante artigo por Jeronimo e Schiffman discute o desempenho da colposcopia, e, mais importante, aponta para a sensibilidade menor que a ideal da colposcopia para a detecção de NIC de alto grau.[24] Uma análise do estudo ALTS, por Gage *et al.*, mostra que a sensibilidade para a detecção de NIC de alto grau pode ser melhorada, colhendo duas ou mais biópsias de diferentes locais da lesão anormal (se grande), ou de lesões diferentes, com diferentes graus/pontuações.[25]

A autora considera o sistema de classificação de três níveis proposto por Coppleson *et al.*[2] muito útil, simples e prático para a predição de lesões subjacentes. Com isso, a colposcopia apresentou sensibilidade de 78,5% e especificidade de 75% para o diagnóstico de SIL e câncer. Após a exclusão de LSIL, a sensibilidade foi de 94% e a especificidade foi de 92,3%.

Todas as biópsias devem ser etiquetadas e enviadas para o departamento de patologia em recipientes separados. Um bom acompanhamento com o patologista é o único caminho para melhorar a precisão e a especificidade da colposcopia.

AGRADECIMENTOS

A autora agradece a Dra. Cornelia Scheungraber MD, ginecologista e colposcopista certificada (AGCPC) da Universidade de Jena, na Alemanha, por fornecer as colpofotografias do "sinal da crista" e "sinal da borda interna" (Figs. 6.34 a 6.37) e permitir a sua publicação neste livro.

A autora agradece o Dr. Quek Swee Chong, Médico Sênior e Chefe da Unidade de Pré-Neoplasia e Triagem do Departamento de Oncologia Ginecológica, KK Women's and Children's Hospital, Singapura por fornecer informações e fotografias de adenocarcinoma *in situ* (Figs. 6.38A e B), e permitir sua publicação neste livro.

A autora estende sua gratidão ao Dr. Björn strander, Diretor, Centro de Oncologia, Sahlgren's University Hospital, Göteberg, Suécia, pelo envio de cópia do seu trabalho sobre a Classificação Swede.

REFERÊNCIAS

1. Burke L, Antonioli DA, Ducatman BS. Colposcopy–Text and Atlas. Norwalk (CT): Appleton and Lang; 1991. p. 61-81.
2. Coppleson M, Pixley EC, Reid BL. Colposcopy. A scientific and practical approach to the cervix, vagina, and vulva in health and disease. 3rd ed. Springfield: Thomas; 1986.
3. Walker P, De Palo G, Campion M, Jakob C, Roy M. International terminology of colposcopy: an updated report from the International Federation for Cervical Pathology and Colposcopy. Obstet Gynecol 2003;101(1):175-7.
4. Reid R, Scalzi P. Genital warts and cervical cancer VII. An improved colposcopic index for differentiating benign papilloma viral infections from high grade cervical intraepithelial neoplasia. Am J Obstet Gynecol 1985;153(6): 611-8.
5. Girardi F, Tamussino K, Greenberg MD. Colposcopic assessment systems. In: Apgar BS, Brotzman GL, Spitzer M, editors. Colposcopy- principles and practice. An integrated textbook and atlas. Philadelphia: WB Saunders Company; 2002. p. 187-224.
6. Burghardt E, Pickel H, Girardi F. Colposcopy – Cervical pathology. Textbook and atlas. New York (NY): Thieme; 1998. p. 219-23.
7. Cartier R, Cartier I. Practical colposcopy. 3rd ed. Paris: Laboratoire Cartier; 1993. p. 15-44.
8. Coppleson M, Pixley EC. Colposcopy of cervix. In: Coppleson M, editor. Gynecologic oncology. Fundamental principles and clinical practice. 2nd ed. Vol. 1. New York (NY): Churchill Livingstone; 1992. p. 297-324.
9. Hinselmann H. Die Atiologie, Symptomatologie und Diagnostik des Uteruscarcinoms. In: Veit J, Stockel W, editors. Handbuch der Gynakologie, vol. 6.1. Munich:Bergmann; 1930. p. 854.
10. Koller O. The vascular pattern of the uterine cervix. Oslo: Universitets Forlaget; 1963.
11. Kolstad P, Stafl A. Atlas of colposcopy. 3rd ed. Oslo: Universitets Forlaget; 1982.
12. Zinser HK, Rosenbauer KA. Untersuchungen uber die Angioarchiektonik der normalen und pathologisch veranderten Cervix uteri. Arch Gynakol 1960;194:73.
13. Burke L, Antonioli DA, Ducatman BS. Colposcopy- Text and atlas. Norwalk (CT): Appleton and Lang; 1991. p. 7-27.
14. Horcajo M. Uber den Wert der Anwendung eines vasokonstrik-torischen Peptids als Zusatzuntersuchung der Koloskopie. Geburtshilfe Frauenheilkd 1976;36:388.
15. Kolstad P. The development of the vascular bed in tumors as seen in squamous-cell carcinoma of the cervix uteri. Br J Radiol 1965;38: 216-23.

16. Scheungraber C, Koenig U, Fechtel B, Kuehne-Heid R, Duerst M, Schneider A. The colposcopic feature ridge sign is associated with the presence of cervical intraepithelial neoplasia 2/3 and human papillomavirus 16 in young women. J Low Genit Tract Dis 2009;13(1):13-6.
17. Scheungraber C, Glutig K, Fechtel B, Kuehne-Heid R, Duerst M, Schneider A. Inner border–a specific and significant colposcopic sign for moderate or severe dysplasia (cervical intraepithelial neoplasia 2 or 3). J Low Genit Tract Dis 2009;13(1):1-4.
18. Coppleson M, Dalrymple JC, Atkinson AH. Colposcopic differentiation of abnormalities arising in the transformation zone. In: Wright VC (editor). Contemporary Colposcopy. Philadelphia:WB Saunders; 1993.
19. Hong DG, Seong WJ, Kim SY, Lee YS, Cho YL. Prediction of highgrade squamous intraepithelial lesions using the modified Reid index. Int J Clin Oncol. 2010 Jan 20. [Epub ahead of print].
20. Strander B, Ellstrom- Anderson A, Franzen S, Milsom I, Radberg T. The performance of a new scoring system for colposcopy in detecting highgrade dysplasia in the uterine cervix. Acta Obstet Gynecol Scand 2005;84:1013-7.
21. Kärrberg C, Ryd W, Strander B, Brännström M, Rådberg T. Application of a colposcopic system (Swede score) in pregnant women diagnosed with atypical cytology. (abstract). Abstract book of the 5th European Congress of the European Federation for Colposcopy and Cervical Pathology; May 27-29, 2010; Berlin. p. 22. Avaialble at URL: http://www.efc2010.de
22. Bowring J, Strander B, Young M, Evans H, Walker PG. The Swede Score: A scoring system designed to improve predictive value of colposcopy. JLGTD. In press.
23. Bowring J, Young Evans H, Walker P. Are colposcopic scoring systems useful and can they improve colposcopic accuracy? (abstract). Abstract book of the 5th European Congress of the European Federation for Colposcopy and Cervical Pathology; May 27-29, 2010; Berlin. P.23. Avaialble at URL: http://www.efc2010.de
24. Jeronimo J, Schiffman M. Colposcopy at the crossroads. Am J Obstet Gynecol 2006;195:349-53.
25. Gage JC, Hanson VW, Abbey K, Dippery S, Gardner S, Kubota J, Schiffman M, Solomon D, Jeronimo J; ASCUS/LSIL Triage Study (ALTS) Group. Number of cervical biopsies and sensitivity of colposcopy. Obstet Gynecol. 2006;108(2):264-72

7 Indicações e Técnica da Colposcopia do Colo do Útero

COLPOSCOPIA DO COLO DO ÚTERO

A colposcopia do colo do útero é classificada como:
1. Colposcopia de rotina.
2. Colposcopia para triagem.
3. Colposcopia seletiva.

Colposcopia de Rotina

Alguns ginecologistas argumentam que ela deve fazer parte de todos os exames ginecológicos.[1] Eles acreditam que para uma pessoa experiente, levaria apenas cerca de 5 minutos a mais, e daria informações instantâneas valiosas sobre a zona de transformação (ZT). Outros acreditam que essa prática não deve ser recomendada, já que a colposcopia não é um procedimento rápido e fácil como os protagonistas acreditam e, a menos que a pessoa seja suficientemente experiente em colposcopia, pode fazer mais mal do que bem para a paciente.[2] A autora não é a favor da colposcopia de rotina, especialmente porque o número de pacientes atendidas em hospitais privados e do governo é muito grande. Um exame apressado pode resultar em baixos padrões dos exames colposcópicos e ginecológicos.

Colposcopia para Triagem

Alguns ginecologistas acreditam que a colposcopia deve ser incorporada ao mesmo tempo em que se faz a triagem do câncer de colo do útero, levando em conta a taxa de falso-negativos elevados do Papanicolaou para a triagem de pré-câncer e câncer cervical.[3-6] Na Índia, a triagem do câncer cervical pelo exame de Papanicolaou não atingiu os resultados desejados por causa de falta de recursos, alta taxa de abandono, analfabetismo e restrições geográficas. Em 1992, Miller relatou uma redução da incidência de câncer cervical em 65%, se uma mulher passa por triagem apenas 1 vez em sua vida entre a idade 40 e 50 anos.[7] Luthra *et al.*, sugerem que a colposcopia deve ser incorporada para esta triagem de uma vez na vida, especialmente em mulheres de alto risco e naquelas com uma cérvice clinicamente "suspeita de malignidade".[6] A autora é da opinião que o exame de Papanicolaou é superior à colposcopia para o rastreamento do câncer do colo do útero, já que o citopatologista é experiente.

No entanto, tendo em mente a população migratória que frequenta hospitais públicos nas grandes cidades, a alta taxa de abandono e o resultado instantâneo disponível com a colposcopia, a autora está de acordo com o parecer do Luthra *et al.*, especialmente onde estão disponíveis instalações para colposcopia e quando não se espera que as mulheres retornem para o acompanhamento. Em caso de colposcopia insatisfatória, todo o esforço deve ser feito para assegurar que a mulher seja acompanhada com o relatório de exame de Papanicolaou, especialmente quando ele for anormal.

Colposcopia Seletiva

A colposcopia é efetuada somente quando indicada.

INDICAÇÕES PARA COLPOSCOPIA

As indicações são:
1. Avaliação da mulher com anormalidades de células escamosas ou glandulares no exame de Papanicolaou, sem nenhuma lesão grave no colo do útero ou na vagina.
2. Persistência de células inflamatórias, apesar de tratamento adequado.[2]
3. Presença de células queratinizadas.[2]
4. Mulheres com sangramento pós-coito, metrorragia e sangramento na pós-menopausa (Figs. 7.1A a C).[2]
5. Exame a olho nu revela uma cérvice "não saudável" ou suspeita de malignidade na vagina, especialmente com um acetobranqueamento significativo após a lavagem com ácido acético.
6. Avaliação de mulheres com um teste positivo de alto risco na triagem do DNA do HPV, incluindo aquelas com um exame de Papanicolaou negativo.
7. Tratamento de mulheres com lesão cervical intraepitelial (NIC).
8. Acompanhamento de mulheres tratadas por NIC comprovada por biópsia.
9. Avaliação de mulheres com condilomas anogenitais.
10. Avaliação pré-operatória de mulheres diagnosticadas com estágio I A ou B de câncer cervical no exame clínico e na biópsia (para descartar o envolvimento da vagina).
11. Avaliação de mulheres expostas ao dietilestilbestrol (DES) *in utero*.

TÉCNICA DA COLPOSCOPIA

Aconselhamento das Mulheres

Antes do exame colposcópico, o aconselhamento das mulheres é muito importante. Isso vai ajudar na prevenção de eventuais problemas psicológicos que podem ocorrer em mulheres

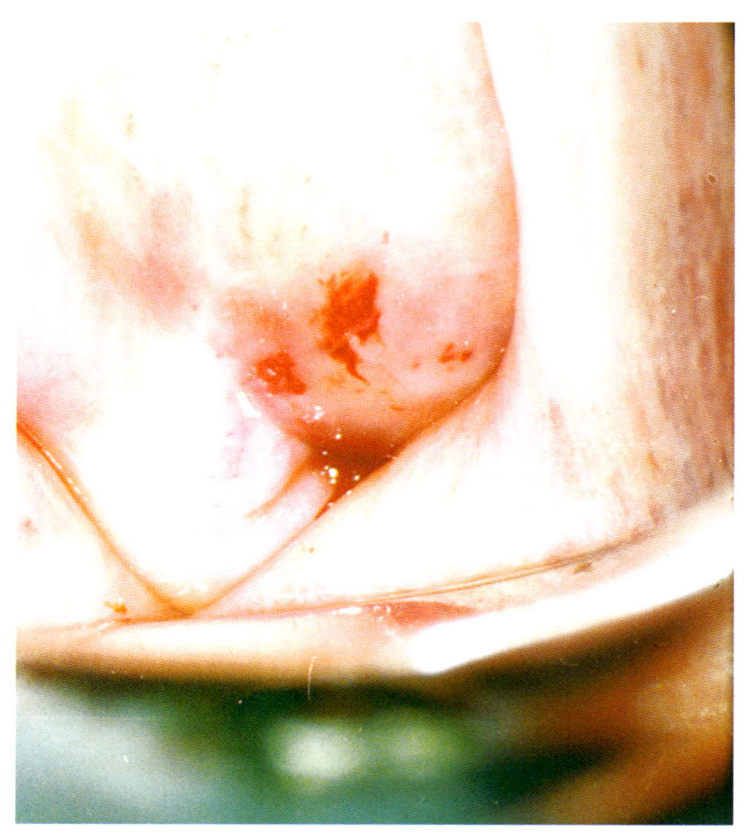

Figura 7.1A: Colposcopia insatisfatória em razão da dificuldade de visualização do colo do útero, uma vez que está puxado superiormente. Paciente apresentou sangramento pós-menopausa. Vasos atípicos são vistos no lábio anterior.

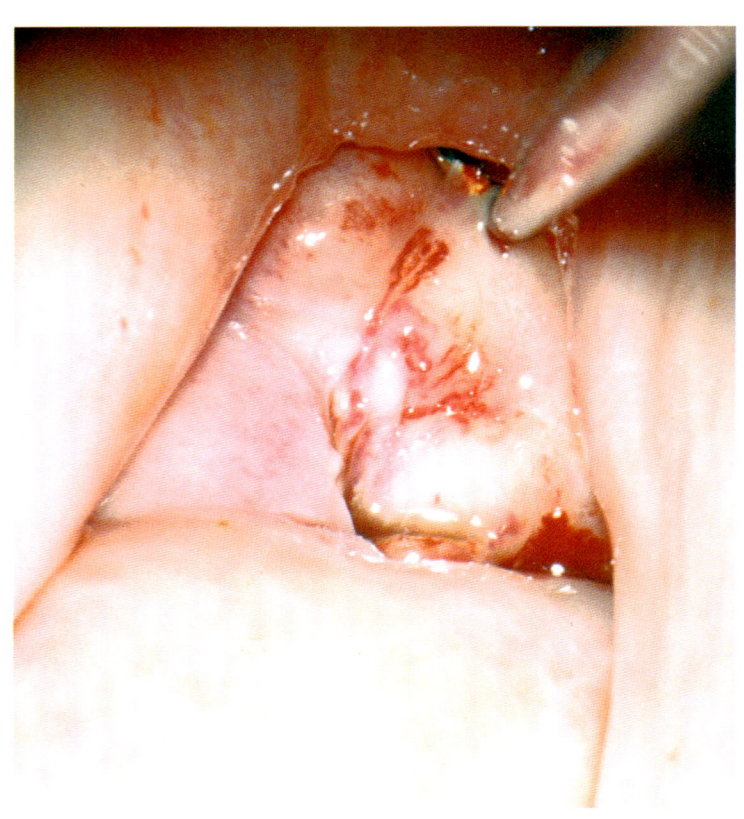

Figura 7.1C: Examinado utilizando gancho ÍRIS para puxar o colo do útero. A visualização do colo do útero é significativamente melhor e mostra vasos atípicos e queratose grosseira. A biópsia confirmou câncer.

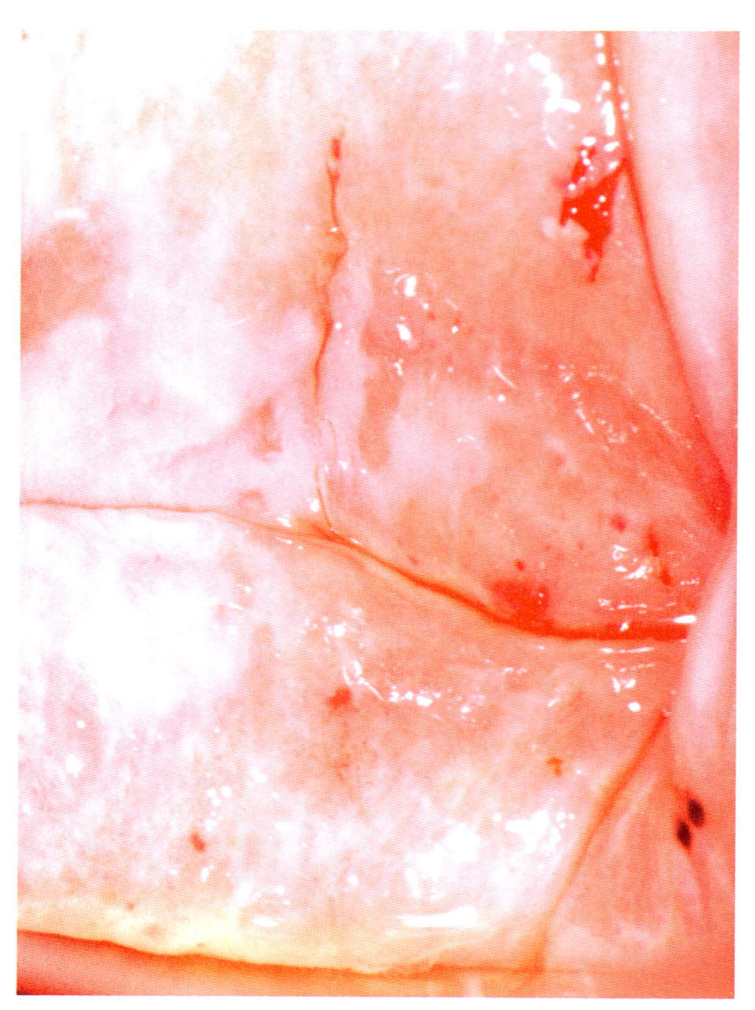

Figura 7.1B: Examinado com espéculo de Sim e em posição de litotomia estendida. A visualização do colo do útero é um pouco melhor.

submetidas à colposcopia pelo medo de câncer.[8] Isso também irá ajudar a melhorar a taxa de realização de exames de acompanhamento e a taxa de exames satisfatórios, já que uma paciente informada estará menos apreensiva e é mais provável que coopere com o médico que a está tratando.[9]

Histórico

Um histórico detalhado deve ser feito e registrado no formulário de avaliação colposcópica (Apêndice 4).

Consentimento Livre e Esclarecido

Um consentimento por escrito deve ser pedido para o procedimento e para uma biópsia, se necessária, na mesma sessão.

Exame

Idealmente, o exame deve ser feito sob condições hormonais ideais.[2] No entanto, nenhuma paciente deve ser enviada de volta, porque não está na "fase certa" do ciclo menstrual, nem porque ela não foi tratada com estrógeno antes do exame.

Mulheres com Ciclos Menstruais Normais

Em mulheres com ciclos menstruais normais, a colposcopia deve ser realizada entre os dias 8 e 12 do ciclo. Neste momento o muco cervical é abundante e claro, e o orifício externo está aberto. Se houver razões para suspeitar que o muco será insuficiente, etinilestradiol deve ser administrado em uma dose de 50 μg por 5 a 7 dias antes do exame.[2]

Mulheres que Usam DIU

Mulheres que usam o dispositivo intrauterino (DIU) têm muco cervical espesso e opaco mesmo no 12º dia do ciclo. O etinilestradiol 50 μg pode ser administrado a essas mulheres por 7 dias antes do exame.[2] Se um DIU precisa ser trocado, isto deve ser feito após o relatório do exame de Papanicolaou estar disponível. Se o relatório for anormal, o DIU deve ser removido no início do próximo ciclo e a colposcopia realizada após 1 mês. Os fios do DIU vão dificultar o exame, principalmente se qualquer biópsia precisar ser realizada para a confirmação de NIC.[2] Um contraceptivo alternativo pode ser utilizado neste ciclo, se necessário.

Mulheres que Usam AOCs

Mulheres que usam anticoncepcionais orais combinados (AOCs) têm muco cervical opaco e viscoso durante todo o ciclo. Após interromper o uso de AOCs, são precisos quase 2 meses para o muco tornar-se normal.[2] É mais fácil prescrever anticoncepcionais orais sequenciais (AOSs) no próximo ciclo e realizar a colposcopia ao final da fase puramente estrogênica do ciclo. Se ACOs sequenciais não estiverem disponíveis, pare o uso de AOCs e administre etinilestradiol e progestagênio sequencialmente.[2] A dose de etinilestradiol não deve ser superior a 50 μg, já que doses mais altas não são bem toleradas. Não é certo que a contracepção estará totalmente garantida; portanto, é essencial que a paciente deva usar algum outro método contraceptivo durante este ciclo.

Mulheres na Pós-Menopausa

Em mulheres na pós-menopausa, 25 μg de etinilestradiol devem ser administrados por via oral durante 7 dias antes do exame. Isto é suficiente para garantir um bom estado trófico da mucosa e permitir a diferenciação entre o epitélio normal e o anormal. Um exame de ultrassom da pelve, para medir a espessura endometrial, é recomendado antes de prescrever o estrogênio. É importante realizar o exame colposcópico no último dia de tratamento com estrogênio e não 2 a 3 dias após a interrupção do tratamento, já que a mucosa volta ao estado atrófico muito rapidamente.[2] Este tratamento com estrogênio não resulta em hemorragia de abstinência. Para modificar a mucosa do colo do útero e obter muco claro abundante, é importante administrar um estrogênio forte por um curto período, em vez de um estrogênio fraco por um tempo prolongado.[2] O etinilestradiol é preferível ao estradiol ou estriol, e a via oral é preferível à transcutânea.[2]

Mulheres que Sofreram Histerectomia

Mulheres que sofreram histerectomia subtotal com preservação dos ovários: as mulheres que têm atividade ovariana intacta são orientadas a manter um gráfico da temperatura basal do corpo e a colposcopia é realizada antes do aumento da temperatura.[2] No entanto, na opinião da autora, isso não é prático. Pode-se administrar etinilestradiol a elas durante 7 dias.

Mulheres que sofreram histerectomia total com preservação dos ovários: em tais mulheres, o etinilestradiol pode ser prescrito por 7 dias se a atividade ovariana está em dúvida e um bom exame da cavidade vaginal é necessário (p. ex., como um acompanhamento após histerectomia de lesão intraepitelial escamosa de alto grau (HSIL) ou histerectomia estendida para câncer cervical no estágio IA ou estágio IB1 em uma mulher jovem).

O exame colposcópico sob a influência de estrógenos nas condições mencionadas anteriormente é significativamente mais fácil e mais confiável do que o fazer sem estrógenos.[2] Ele aumenta a taxa de exames colposcópicos satisfatórios e diminui a taxa de biópsias (muitas vezes relatadas como "inadequadas"), curetagem endocervical e exames histeroscópicos. Estes últimos procedimentos também se tornaram mais fáceis se necessários e, de acordo com Cartier, a colposcopia foi satisfatória em 85% das mulheres.[2]

Realizar a colposcopia em condições hormonais ideais atrasa o exame, mas um atraso de 7 a 15 dias vale a pena, já que um atraso para criar condições ideais, muitas vezes, compensa o tempo perdido.[2] O único problema na Índia é garantir que as mulheres não abandonem e a melhor maneira de convencê-las é realizar o exame no dia em que se apresentaram ao médico, e repetir se o exame não foi satisfatório.

CONSIDERAÇÕES CRONOLÓGICAS

Idealmente, não deverá ter havido qualquer investigação ginecológica desde o início do ciclo, por exemplo, histerossalpingografia, biópsia cervical, dilatação e curetagem etc., já que até mesmo um mínimo de trauma, inflamação e regeneração pode alterar a aparência colposcópica. Nenhum exame vaginal com um lubrificante deverá ter sido realizado imediatamente antes do exame colposcópico: células displásicas são facilmente raspadas e até mesmo um trauma mínimo pode resultar em sangramento e colposcopia insatisfatória. Por esta mesma razão, um exame de Papanicolaou não deve ser colhido imediatamente antes do exame colposcópico.

Alguns profissionais sugerem que colher um exame de Papanicolaou guiado por colposcopia pode melhorar a sua sensibilidade. Na experiência da autora, o Papanicolaou colhido após a lavagem com ácido acético é inferior aos colhidos antes da colposcopia, porque os primeiros são menos celulares para fornecer informações úteis.[10] Cartier e Cartier relatam uma experiência semelhante.[2] O ácido acético e a solução de Lugol a 50% não danificam as células, mas removem as células que descamam facilmente (células com SIL).

Roupas da Paciente e Entrada na Sala de Colposcopia

Na Índia e outros países em desenvolvimento onde as mulheres usam calçados abertos, como chinelos e sandálias, e percorrem longas distâncias a pé ou em transportes públicos (ônibus) os pés estão geralmente cobertos de poeira e sujeira. É uma boa prática que a mulher seja instruída a lavar seus pés com água corrente no lavatório adjacente, evacuar a bexiga e usar chinelos novos e limpos antes de entrar na sala de colposcopia. A paciente deve ser instruída a remover suas calças ou sári e calcinha completamente, de modo que não haja obstrução à luz ou à visualização adequada. Se suas roupas estiverem sujas, é provável ou planejado um procedimento sob orientação colposcópica (p. ex., criocirurgia, cirurgia de alta frequência [CAF] etc.) é melhor fornecer à paciente roupas limpas para centro cirúrgico, o que irá garantir a esterilidade. Essas práticas ajudarão muito a manter a limpeza e a esterilidade na sala de colposcopia, que é como um pequeno centro cirúrgico.

Os médicos e as enfermeiras também devem trocar seus calçados e calçar sapatos limpos para centro cirúrgico, e usar máscaras antes de entrar na sala de colposcopia. Os médicos devem lavar as mãos com detergente líquido e trocar as luvas descartáveis estéreis entre os casos.

Sofá para Colposcopia

O sofá para colposcopia deve ser confortável; detalhes foram descritos no Capítulo 4.

Posição da Paciente

A maioria dos casos é facilmente examinada com a paciente em posição de litotomia. Em algumas mulheres, nas quais o colo do útero é puxado superiormente ou nivelado com a abóboda, uma posição de litotomia estendida é necessária para a visualização do colo do útero (Fig. 7.1B). É importante lembrar que a altura do sofá para colposcopia, do banquinho/cadeira do examinador e do colposcópio terá de ser ajustada para a visualização adequada do colo do útero, da vagina e da vulva. É importante lembrar que o colposcopista também deve estar confortável durante a realização de exame e procedimento(s).

Escolha do Espéculo

A maioria dos casos pode ser examinada com o espéculo vaginal bivalve de autorretenção. Note-se que o tamanho deve ser adequado para a capacidade da vagina e do introito. Espéculos sem serrilhas são preferíveis, já que as rugosidades vaginais são efetivamente mantidas afastadas e não obstruem o campo de visão. Espéculos com um acabamento fosco são preferíveis aos que têm um acabamento brilhante, já que os primeiros refletem menos luz e são melhores para fotografia. Em pacientes em que o colo do útero é nivelado com a abóboda, puxado superiormente, ou está apontando para a frente (com o útero retrovertido), o espéculo vaginal Sims de lâmina única com afastador da parede vaginal anterior é recomendado (Fig. 7.1B).

Cartier recomenda a colocação de um chumaço de algodão de tamanho apropriado entre a lâmina posterior do espéculo bivalve e o fundo de saco posterior para recentrar a cérvice.[2] Paredes vaginais flácidas podem ser separadas por um afastador especial de parede vaginal (veja o Capítulo 4, Figs. 4.5A e B), afastador de parede vaginal anterior, retrator de bexiga em ângulo reto (utilizado durante a histerectomia vaginal) ou deslizando um preservativo sobre o espéculo bivalve (com a ponta do preservativo cortada).

Introdução do Espéculo

Umedecer o espéculo com soro fisiológico ou água limpa antes da introdução irá diminuir o desconforto para a paciente. Em mulheres nulíparas e na pós-menopausa é importante lubrificar as bordas do espéculo com xilocaína em gel antes da introdução. Deve-se ter o cuidado de não traumatizar o colo do útero com o espéculo, já que a hemorragia resultante pode resultar em exame insatisfatório e também remover o epitélio anormal, resultando em um diagnóstico incorreto de "erosão".

EXAME COLPOSCÓPICO

Há dois métodos de exame:
1. Método da solução salina.
2. Método clássico ou estendido.

Método da Solução Salina

Este método foi criado por Koller[11] e desenvolvido por Kolstad e Stafl.[12] O muco é retirado primeiro com cotonetes umedecidos com solução salina normal. O colo do útero e a vagina são, então, completamente embebidos em soro fisiológico a fim de visualizar os padrões vasculares. Lesões macroscópicas, detalhes vasculares e opacidade do epitélio podem ser verificados neste exame[13] (Figs. 7.1C e 7.2A). O filtro verde é, então, utilizado para ajudar a avaliar os detalhes vasculares. Os vasos sanguíneos aparecem em preto-escuro contra um fundo de epitélio translúcido (Fig. 7.2B). Ocasionalmente, o epitélio anormal irá destacar-se do epitélio normal circundante quando o filtro verde é utilizado.[13] Este método deve preceder a aplicação de ácido acético.

Método Clássico ou Estendido[13]

Este é o método mais utilizado. Depois de retirar o excesso de muco com um pano seco ou gaze montada embebido em solução salina, o colo do útero é esfregado liberalmente com um *swab* grande ou gaze solta embebida em ácido acético diluído. A concentração recomendada é de 3 a 5%; Cartier e Cartier recomendam uma solução a 2%.[2] A autora prefere utilizar a solução a 5% em todas, exceto em mulheres pós-menopausa, nas quais uma solução a 3% é preferível. A solução a 5% pode causar uma leve sensação de queimação em algumas mulheres, especialmente aquelas com inflamação. A solução a 3% demora um pouco mais para extrair uma resposta. Todos os epitélios com alta relação núcleo-citoplasmática tornam-se brancos após a aplicação de ácido acético. A ação é transitória e desaparece entre 1 a 3 minutos, dependendo da natureza do epitélio subjacente. O acetobranqueamento reaparece com uma aplicação repetida de ácido acético (Figs. 7.3A e B).

É importante não esfregar ou bater a gaze contra o colo do útero ou a vagina, pois isso pode facilmente ferir o epitélio anormal resultando em sangramento. A melhor maneira é comprimir a gaze contra a superfície epitelial. Alguns profissionais sugerem que o ácido acético que é recolhido dentro da lâmina posterior do espéculo pode ser reutilizado para lavar o colo do útero. A autora prefere remover o excesso da solução

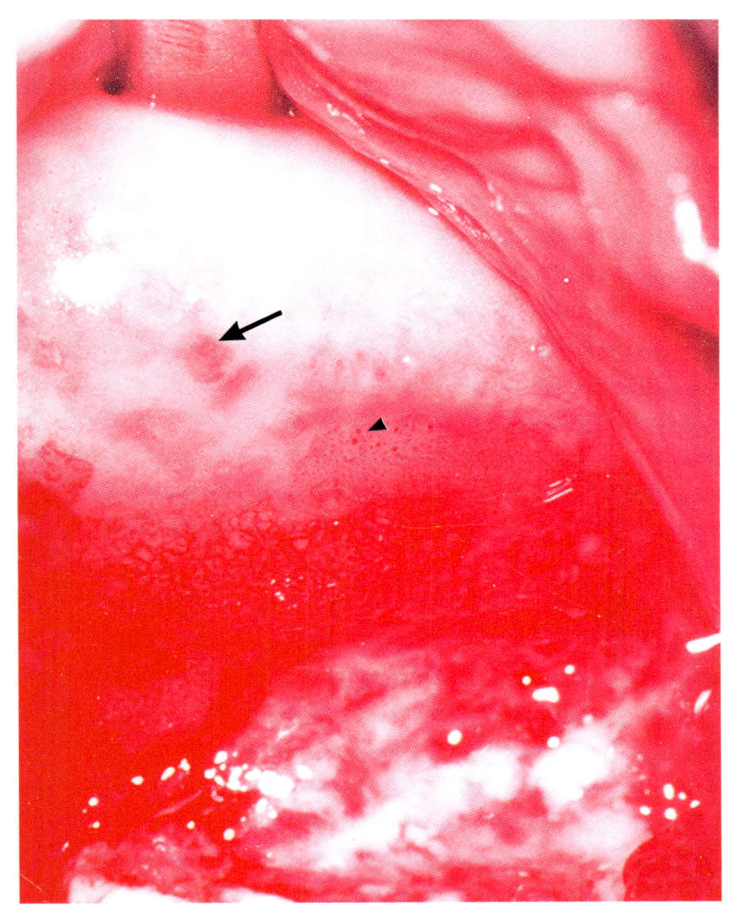

INDICAÇÕES E TÉCNICA DA COLPOSCOPIA DO COLO DO ÚTERO

Figura 7.2A: Câncer invasivo mostrando vasos atípicos (seta) queratose grosseira e pontilhado grosseiro (ponta de seta). A área em vermelho escuro não pode ser avaliada para vasos atípicos.

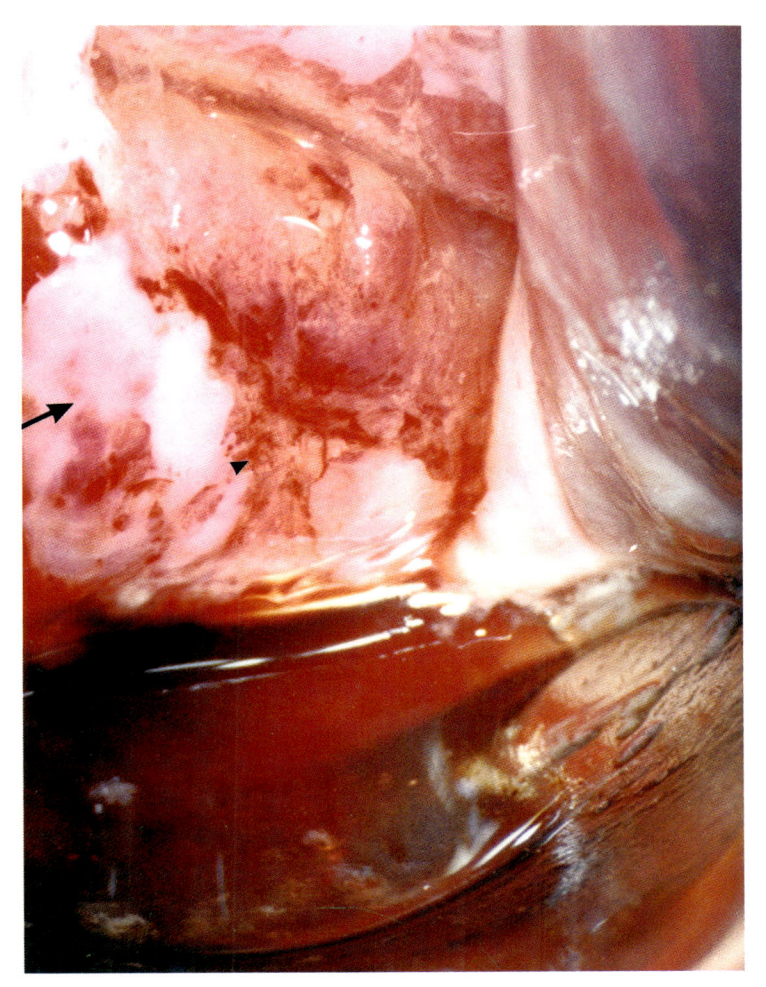

Figura 7.3A: Cérvice mostrando áreas acetobrancas de grau 3 (seta) e vasos de aparência atípica (ponta de seta). Aspecto sugestivo de lesão de alto grau.

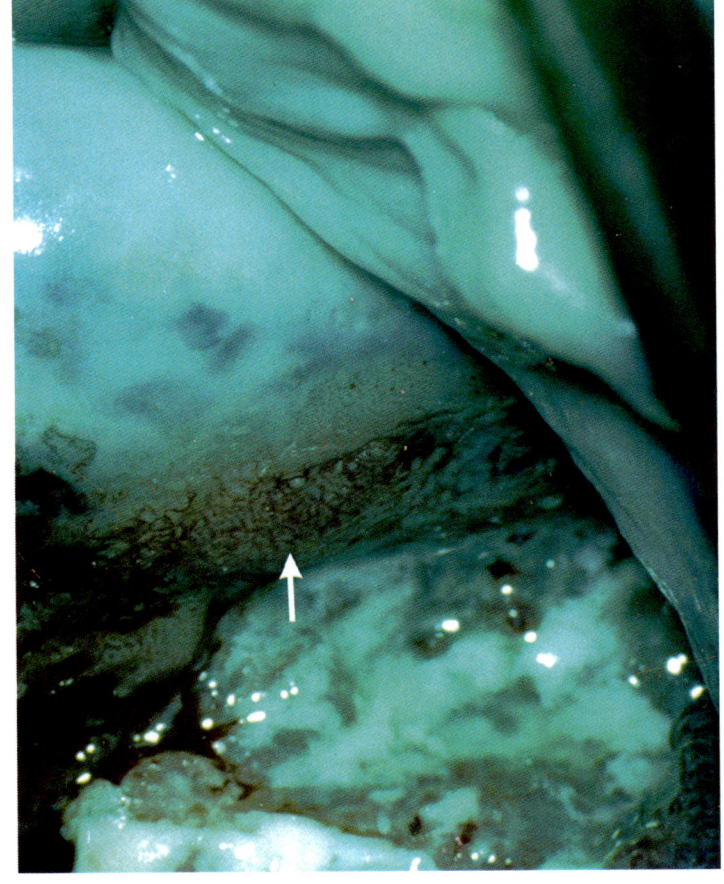

Figura 7.2B: Visto por meio de um filtro verde. Vasos atípicos são claramente vistos (seta).

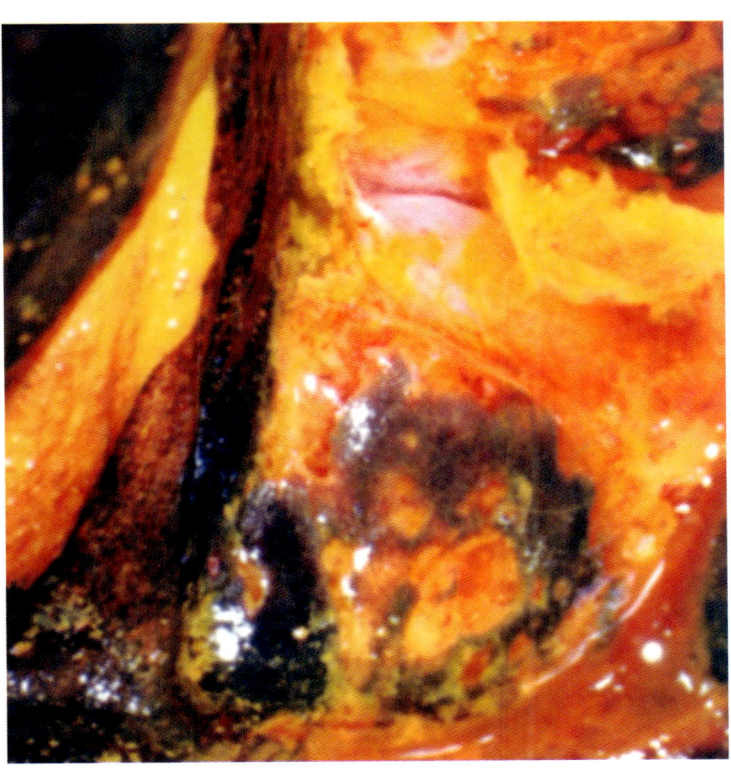

Figura 7.3B: Após coloração com iodo. Aspecto sugestivo de metaplasia madura e imatura. Biópsia mostrou epitélio metaplásico com inflamação.

coletando posteriormente, já que às vezes isso pode dificultar a visualização e, também, causar a reflexão da luz, o que não é bom para a fotografia.

É nessa hora que a nova junção escamocolunar (JEC) deve ser visualizada. As papilas do epitélio colunar original tornam-se brancas, mas depois de repetidas aplicações tornam-se cada vez menos visíveis.[2]

É melhor esperar pelo menos 1 minuto antes de registrar as mudanças acetobrancas. É interessante notar que quanto mais se espera e após a aplicação de mais ácido acético, o epitélio anormal torna-se branco enquanto o reagente atinge camadas cada vez mais profundas do epitélio patológico.[2]

Identificando e Visualizando a Nova JEC

A parte mais importante da colposcopia é identificar e visualizar a nova junção escamocolunar (JEC) na sua totalidade. Se a nova JEC (ou parte dela) não está na ectocérvice, ela deve ser procurada dentro do canal cervical (Figs. 7.4 e 7.5A). Isto pode ser feito de várias maneiras:

1. Use uma gaze seca montada em uma pinça para fazer pressão para trás no lábio posterior do colo do útero. Isto irá abrir o orifício externo e permitir a visualização da parte posterior do canal cervical. Da mesma forma, repita o procedimento com uma pressão para a frente no lábio anterior e visualize a porção anterior do canal cervical. No entanto, isso pode não permitir a visualização satisfatória das paredes laterais do canal cervical (Fig. 7.5B).

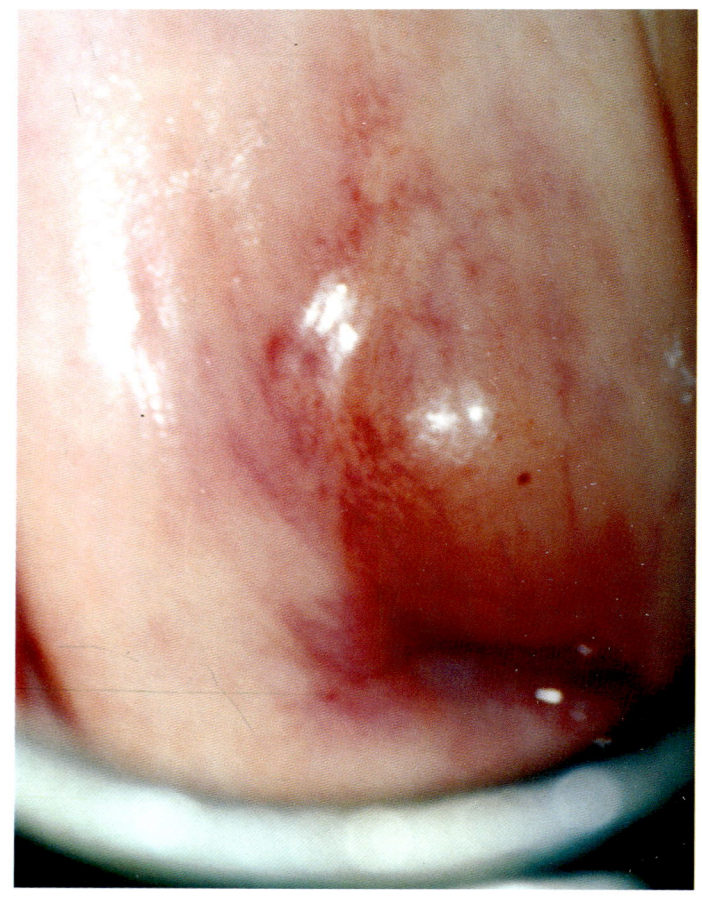

Figura 7.5A: Colposcopia insatisfatória em uma mulher na pós-menopausa.

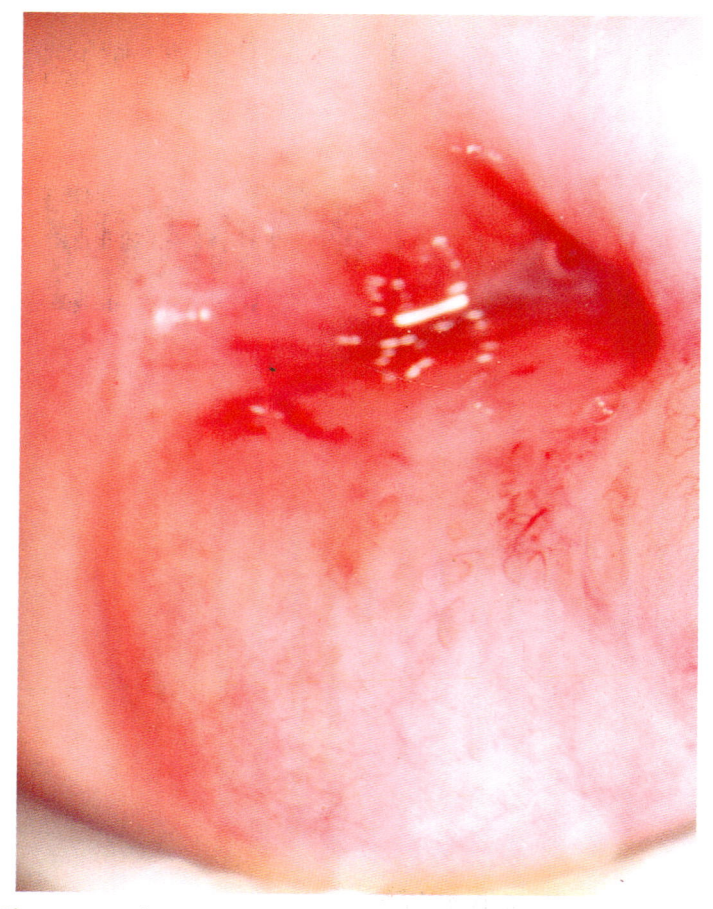

Figura 7.4: Colposcopia insatisfatória em uma mulher na pós-menopausa.

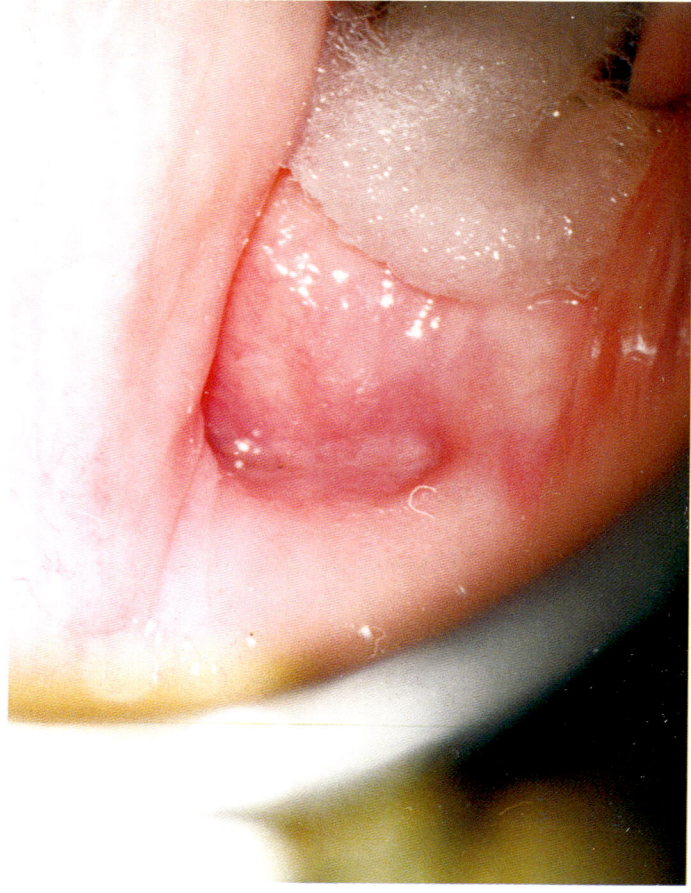

Figura 7.5B: Gaze montada sendo utilizada para visualizar a endocérvice.

2. Espéculos endocervicais (veja o Capítulo 4, Fig. 4.6) de tamanhos de ponta diferentes estão disponíveis para a visualização do canal cervical. Estes instrumentos são caros, um pouco traumáticos e causam algum grau de dor. Cartier e Cartier recomendam o uso da pinça de pólipos Palmer.[2] Eles afirmam que ela é leve e fácil de manipular por causa de sua superfície curva. Além disso, a ponta desta pinça é arredondada e relativamente atraumática.[2] O espéculo ou pinça é introduzido no canal com as pontas fechadas. As pontas são, então, abertas lentamente, o que abre o orifício externo e o canal (Fig. 7.6)

Uma gaze embebida em ácido acético é introduzida e retirada após 30 segundos. Isto irá remover excesso de muco. Este procedimento é repetido algumas vezes para limpar o canal e permitir a visualização satisfatória do canal. O espéculo/pinça é girado em torno de seu eixo para a visualização completa de todas as superfícies do canal. Os 1,5 cm inferiores do canal cervical podem ser facilmente visualizados com esses espéculos e pinças. Em algumas mulheres, todo o comprimento do canal pode ser visualizado. Na experiência da autora, o uso do espéculo endocervical causa sangramento, dor e é, muitas vezes, insatisfatório.

3. Quando o orifício externo é estreito ou coagulado, ele pode ser aberto usando uma pinça de dissecação de tecidos com pontas finas e suaves.
4. O gancho Íris pode ser utilizado para retrair os lábios cervicais (Figs. 7.7A e B).

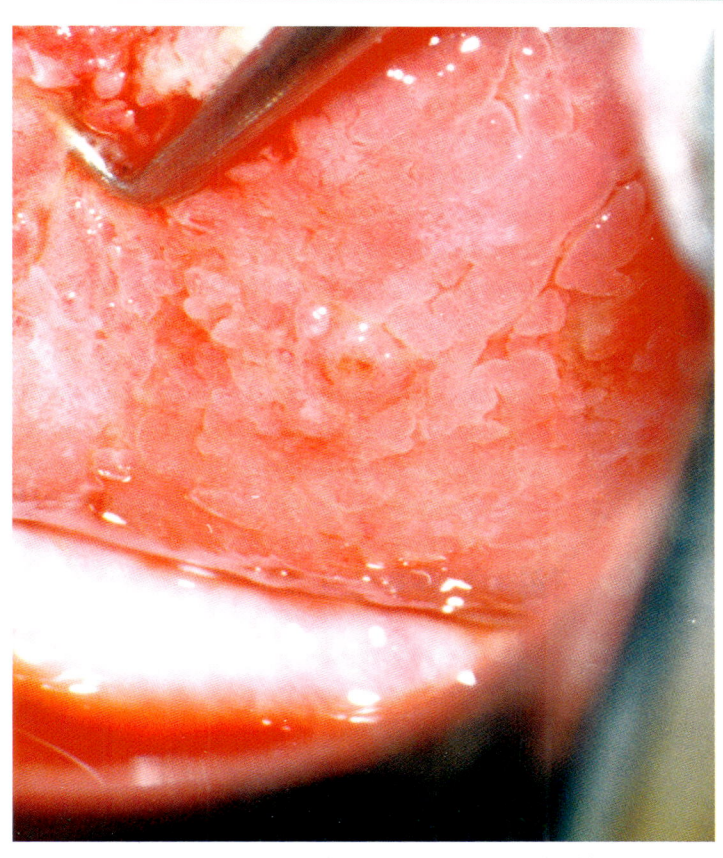

Figura 7.7A: Colposcopia insatisfatória por causa da dificuldade de visualização do colo do útero. A paciente foi operada há 12 anos de septo vaginal transverso e criptomenorreia. A cérvice tem um ectrópio enorme. Gancho Íris sendo utilizado para visualizar o limite exterior da ZT.

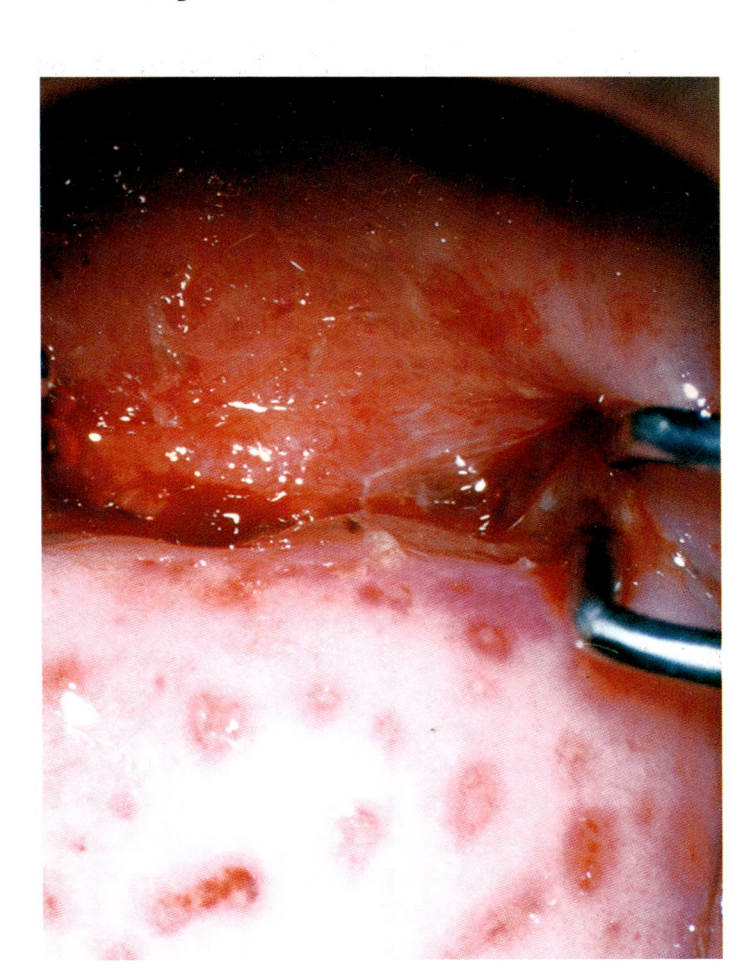

Figura 7.6: Tricomoníase com "colo em framboesa". Endocérvice sendo avaliada com espéculo endocervical.

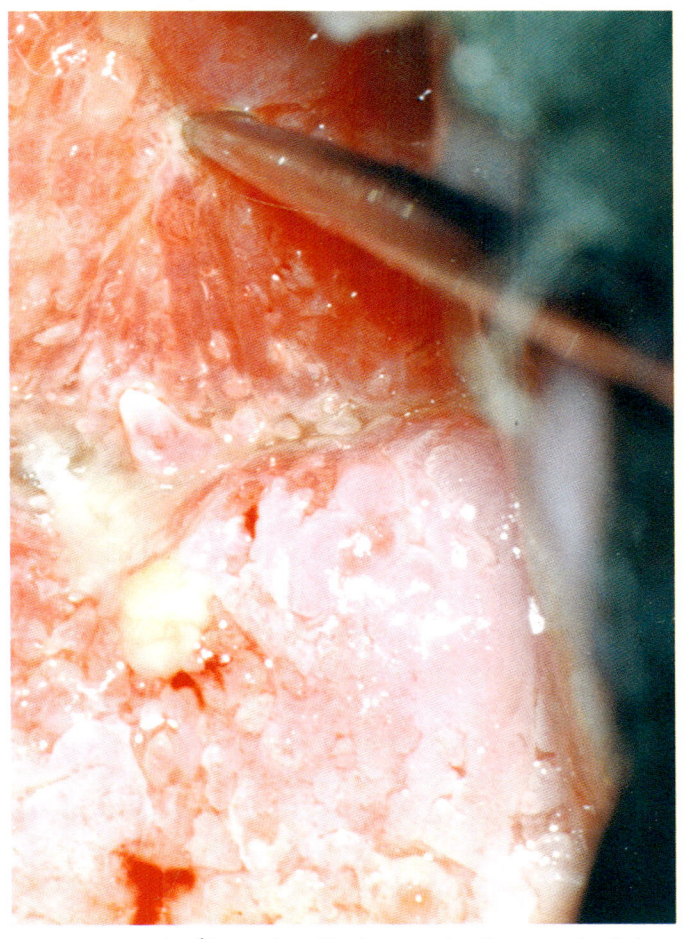

Figura 7.7B: Gancho Íris sendo utilizado para visualizar a endocérvice. A colposcopia é, ainda, insatisfatória.

O exame da endocérvice é tedioso e demorado. Às vezes demora cerca de 10 a 15 minutos e deve ser feito com muito cuidado para evitar trauma e dor. A autora prefere realizar uma curetagem endocervical (CEC) e enviar o tecido/sangue e muco em líquido de Bouin para o patologista. Examinar a endocérvice em mulheres com sangramentos intermenstruais é, às vezes, muito útil; se um pequeno pólipo é visto, ele pode ser facilmente removido.

Exame da Vagina

Após a análise da ectocérvice e da endocérvice, não se deve esquecer de examinar os fórnices e as paredes vaginais. Este exame é geralmente negligenciado, mas é muito importante, especialmente quando não é detectada nenhuma anormalidade no colo do útero, e a mulher é encaminhada por causa de um exame de Papanicolaou anormal. Com o espéculo no lugar, o colo do útero é movido lateralmente e depois para a frente e para trás para visualizar os fórnices. Uma gaze montada em uma pinça longa, um fórceps de dissecação de tecidos, ou gancho Íris (veja o Capítulo 4, Figs. 4.11A e B) é usado para mover o colo do útero e pressionar o fórnice para o lado oposto ao que está sendo examinado. As paredes laterais da vagina são examinadas depois de lavadas com ácido acético. O espéculo de Cusco é, então, retirado progressivamente sem ser completamente fechado para examinar as paredes anterior e posterior. A autora prefere usar o espéculo de Sim e um retrator da parede vaginal anterior para examinar a cavidade vaginal (Figs. 7.8, 7.9A e B).

Às vezes, as rugosidades são muito proeminentes para permitir uma visualização satisfatória. Um gancho e um espelho montado em um cabo longo podem ser utilizados para auxiliar a visualização entre as dobras vaginais.

Teste de Iodo

Em seguida, o teste de iodo é realizado para completar o exame. O espéculo é reinserido e ao colo do útero e vagina são liberalmente pintados com solução de iodo. Duas soluções estão disponíveis: de Lugol e de Schiller (veja Capítulo 4). Uma solução aquosa deve ser usada, porque uma base alcoólica causa a destruição do epitélio e dificulta a avaliação histopatológica das biópsias.[13] A solução de Lugol é normalmente usada em diluição a 50%.[13] A solução a 50% também é a preferida pela autora, uma vez que é suficientemente forte.

Muitos colposcopistas experientes acreditam que o teste de iodo acrescenta pouco ou nada à avaliação colposcópica do colo uterino. Ele também tende a destruir os minúsculos detalhes vasculares do epitélio anormal. No entanto, a autora considera o teste de imenso valor, especialmente na avaliação de lesões de grau II. Na experiência da autora, um grande número de lesões de grau II são de metaplasia madura; quando estas se coram de marrom-escuro, não há nenhuma suspeita de qualquer anormalidade das lesões e elas não precisam ser biopsiadas desnecessariamente (Fig. 7.3B). No exame colposcópico da vagina, o teste de iodo é de imenso valor.

Colposcopia Insatisfatória

O exame colposcópico é "insatisfatório" se a nova JEC não é visualizada em sua totalidade. É também denominado "insatisfatório" se a análise apropriada não for possível por causa de sangramento constante do epitélio friável, ou o colo do útero não for visualizado completamente. **Em tais casos, o diagnóstico colposcópico não pode, nem deve, ser feito.**

DOCUMENTAÇÃO DE ACHADOS COLPOSCÓPICOS

Todos os resultados devem ser documentados de forma a indicar o(s) local(is) da(s) biópsia(s) e observar a resposta da(s) lesão(ões) ao tratamento (veja Apêndice 5). Registros fotográficos ou em vídeo dos dados são os mais precisos; eles também são muito úteis para a revisão dos casos com o laudo histopatológico, permitindo a autoaprendizagem e a formação dos alunos.

A gravação digital de imagens com o uso de um *software* especial para a documentação de registros dos pacientes também está disponível nos dias de hoje e é muito útil (Fig. 7.10). Se estes dispositivos não estão disponíveis, um desenho simples à mão pode ser usado (veja Apêndices 5, 6). Setas localizam as lesões vistas com detalhes destes na narrativa.

Alguns diagramas pré-impressos com círculos concêntricos e várias seções estão disponíveis com alguns fabricantes (veja Apêndice 5). A autora os considera úteis, mas não usa quaisquer abreviaturas; em vez disso, ela usa termos descritivos completos na narrativa.

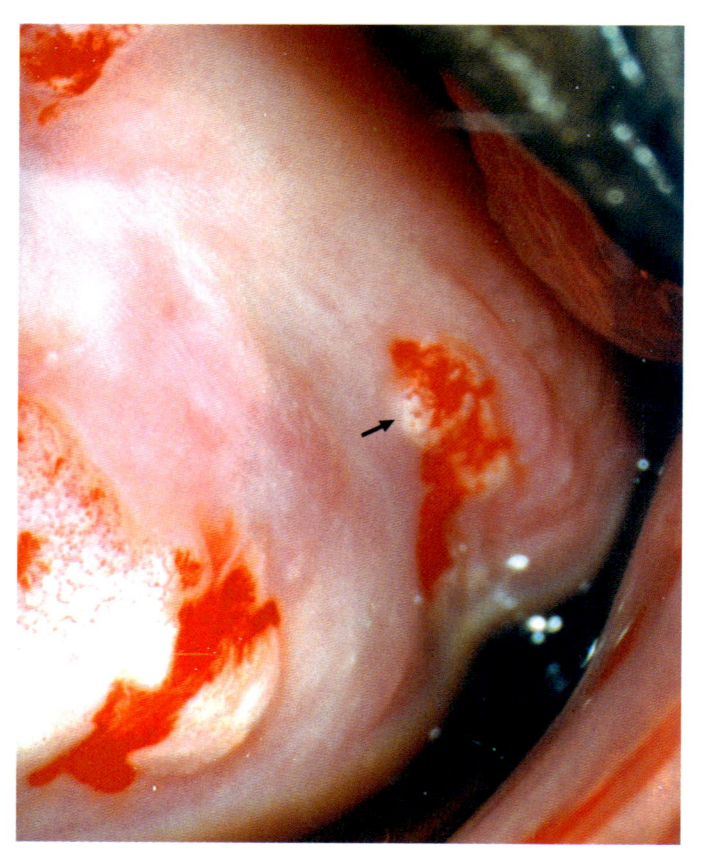

Figura 7.8: HSIL. Espéculo de Sim e retrator da parede vaginal anterior sendo usados para examinar a cavidade vaginal. Um mosaico grosseiro é notado na junção cervicovaginal (seta).

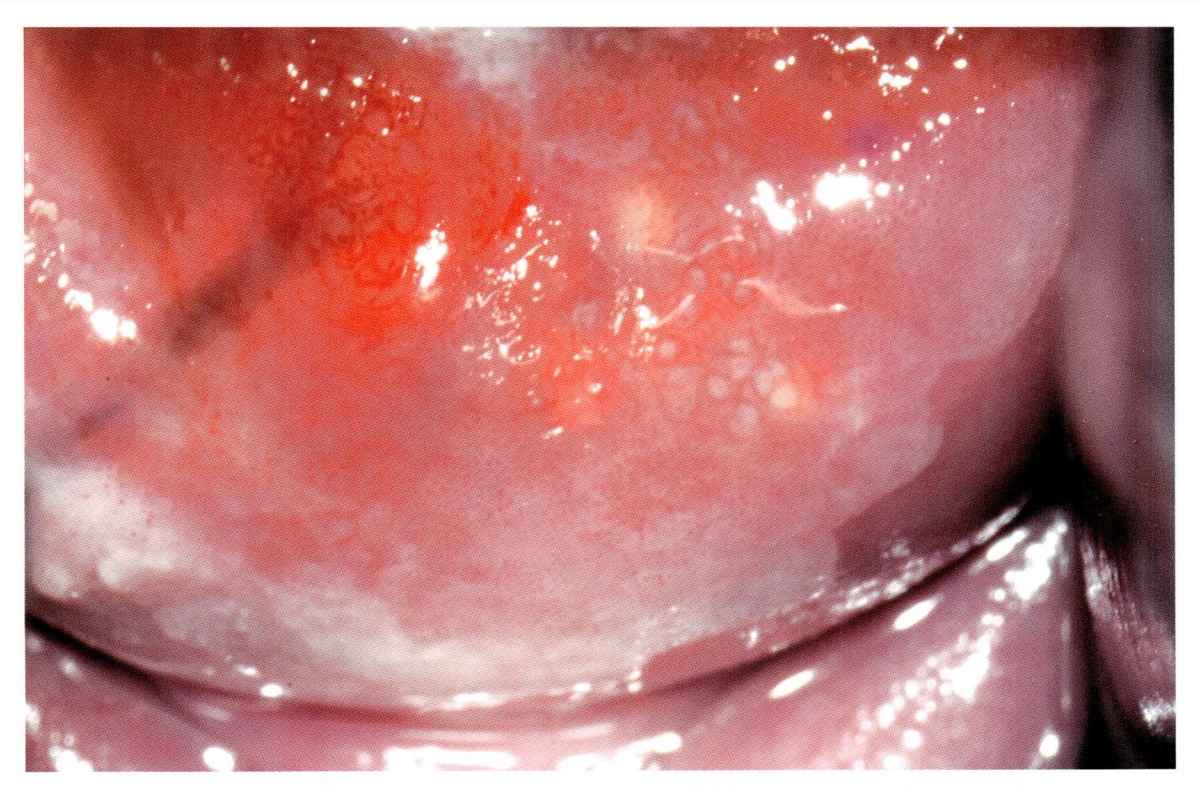

Figura 7.9A: Câncer cervical. Áreas acetobrancas densas e pontilhado grosseiro estendendo-se posteriormente, pouco abaixo da vagina.

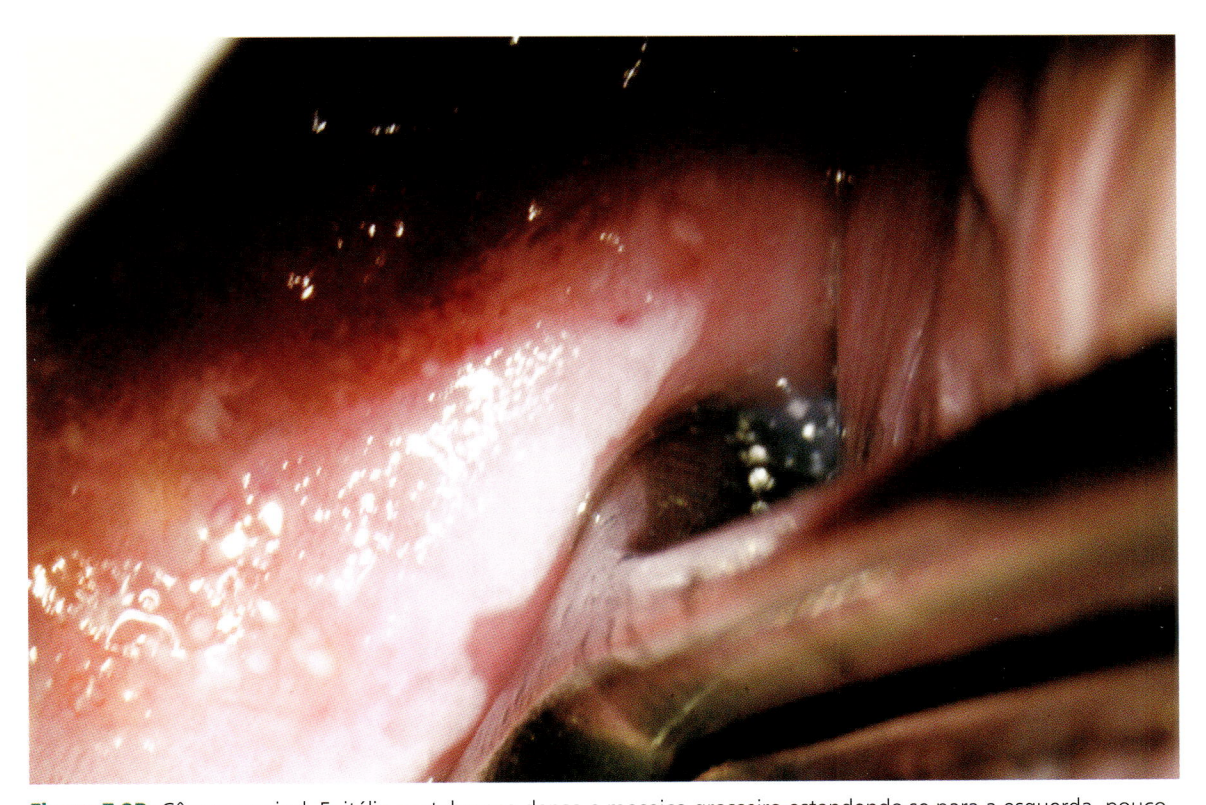

Figura 7.9B: Câncer cervical. Epitélio acetobranco denso e mosaico grosseiro estendendo-se para a esquerda, pouco abaixo da vagina.

Alguns colposcopistas usam certos desenhos convencionais.[2] A autora os considera confusos e pesados e com o advento de fotografia de vídeo e, de gravação informatizada de dados, estes desenhos convencionais estão obsoletos. **O desenho deve sempre mostrar o *site* da nova JEC e se esta não estiver visível, isso deve ser mencionado.**

Classificação dos Achados Colposcópicos

Os resultados colposcópicos devem ser classificados de acordo com a Classificação Internacional recomendada pela Federação Internacional de Patologia Cervical e Colposcopia (IFCPC), em 2002.[14] O tipo de zona de transformação (ZT) também deve ser mencionado. A IFCPC propôs uma nomenclatura col-

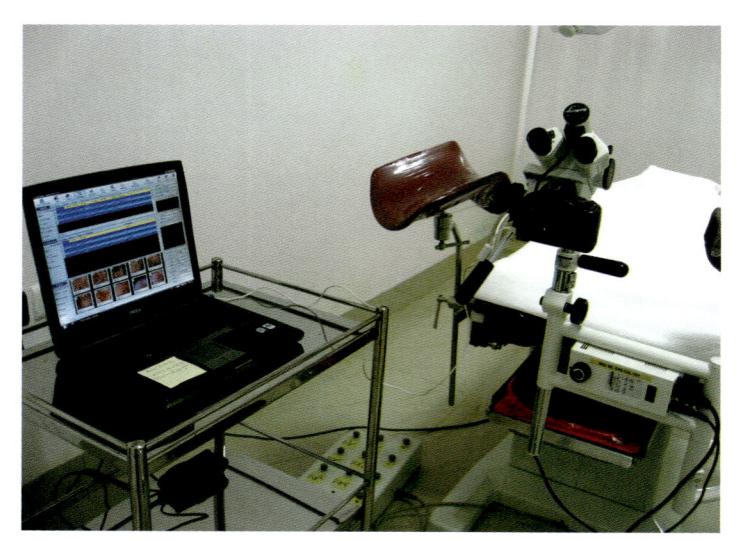

Figura 7.10: Fotocolposcópio Leisegang modelo 3ML ligado a computador *laptop* para gravação digital de dados no *software* Leisecap da Leisegang. Usado pela autora para documentação.

poscópica revista e uma terminologia colposcópica para o colo do útero, a vagina e a vulva: o rascunho da nomenclatura colposcópica da IFCPC para 2011 foi publicado no *site* da IFCPC em 29 de junho de 2010. Novas classificações serão finalizadas no Congresso Mundial, em julho de 2011, no Brasil.

Todos os resultados colposcópicos anormais devem ser classificados[15,16] e/ou graduados[17,18] para ajudar a prever a patologia subjacente (veja o Capítulo 6). Isso vai ajudar na diferenciação entre os resultados insignificantes (não suspeitos) e significativos (suspeitos) descobertos.

CURETAGEM ENDOCERVICAL

A curetagem endocervical (CEC) é realizada em todos os casos de colposcopia insatisfatória e quando uma lesão anormal estende-se para o canal cervical e não pode ser feita a biópsia. O uso da CEC em exames colposcópicos satisfatórios é controverso: a autora não realiza a CEC nestes casos, especialmente porque pode dar origem a resultados falsos-positivos em razão de amostragem de epitélio anormal do ectocérvice enquanto a cureta é retirada. Curetas endocervicais especiais estão disponíveis (veja o Capítulo 4, Figs. 4.9A a D).

Deve-se visar a amostragem do estroma também, para tornar a avaliação significativa. As amostras devem ser coletadas em papel-filtro ou gaze Telfa e colocadas em líquido de Bouin ou solução de formol a 10%. Todo sangue, muco e tecidos devem ser removidos com uma pinça fina para a dissecação e enviado para exame. No caso de papel-filtro ou gaze Telfa não estarem disponíveis, sangue, muco e qualquer tecido podem ser colocados diretamente em uma garrafa de líquido de Bouin ou formol a 10%, rotulado corretamente e enviado. O patologista, então, processa o espécime adequadamente.

BIÓPSIA

Todas as biópsias devem ser feitas sob orientação colposcópica. Isso vai ajudar a decidir se a biópsia é necessária ou não, se deve ou não ser feita (ou seja, ir direto para conização), o local da biópsia, a escolha do instrumento adequado e confirma se foi realmente feita a biópsia da lesão selecionada (evitando erros de interpretação).

Indicações

1. Todas as áreas de queratose devem ser biopsiadas, mesmo na presença de citologias negativas.[19] Aqueles associados a prolapso ou após o tratamento com estrogênio para atrofia severa podem ser dispensados, especialmente se as citologias são negativas e as lesões estão fora da ZT.
2. Todas as lesões colposcopicamente anormais devem ser biopsiadas. Se o colposcopista é suficientemente experiente, ele/ela pode evitar a biópsia das lesões não suspeitas.
3. Todas as lesões incomuns que são difíceis de interpretar em colposcopia.

Contraindicações

A biópsia não deve ser feita quando as informações fornecidas não terão utilidade. Um exemplo é quando há uma lesão acetobranca suspeita na ZT se estendendo para dentro do canal cervical e a lesão e a nova JEC não podem ser vistas inteiramente. A biópsia da parte inferior visível não terá valor, já que a natureza da parte superior da lesão não foi determinada colposcopicamente.

Além disso, a biópsia pode ser uma fonte de erros em exames histológicos subsequentes: [19]

1. Quando uma biópsia é feita com pinça de punção de biópsia, fragmentos do epitélio escamoso podem ser enterrados dentro do tecido conectivo. Após biópsia em cone ou histerectomia 3 ou 4 semanas mais tarde, eles têm a aparência de nódulos isolados, não rodeados por membrana basal, e rodeados por uma reação celular do tecido conectivo. Estes nódulos pseudoinvasivos são difíceis de distinguir de uma invasão verdadeira.
2. Durante a reepitelização após a biópsia, os limites entre o epitélio escamoso e o tecido conectivo são imprecisos e a membrana basal não se forma imediatamente. Há uma reação inflamatória do tecido conectivo, e um diagnóstico errôneo de invasão precoce pode ser feito.

Selecionando o Local da Biópsia

Quando a lesão acetobranca for homogênea, o local deve estar na região da nova JEC, que é a região com mais probabilidade de abrigar a pior anormalidade. No entanto, quando a lesão é heterogênea, a área mais suspeita deve ser biopsiada. Em caso de dúvida e de uma grande lesão, mais de uma biópsia pode ser feita. Gage *et al.* relataram que a sensibilidade da colposcopia para detectar NIC de alto grau é aumentada se duas ou mais biópsias são colhidas de locais diferentes de uma mesma lesão (se grande) ou de duas ou mais diferentes lesões de diferentes graus/classes.[20] Em última instância, a autora prefere executar o procedimento de cirurgia de alta frequência (CAF) ou biópsia utilizando a alça de diatermia. Um bisturi também pode ser usado, com o local da biópsia delineado com iodo.

Escolha de Instrumentos para Biópsia

Incluem a pinça de punção para biópsia, o bisturi (utilizando lâmina nº 11 ou nº 15 em cabo nº 3) e a alça de diatermia.

Uma grande variedade de pinças de punção para biópsia estão disponíveis (veja o Capítulo 4, Figs. 4.7, 4.8, 4.31A e B). Deve-se usar uma boa pinça, como mencionado anteriormente no Capítulo 4.

Em mulheres nas quais é difícil visualizar o colo do útero, o bisturi é preferível, e a biópsia é feita sob anestesia. Em mulheres com uma grande lesão, a alça de diatermia é preferível; alternativamente, o bisturi pode ser utilizado, mas alguma forma de hemostasia é normalmente exigida.

Biópsia em Pacientes Ambulatoriais ou Hospitalizadas?

Maioria das biópsias pode ser realizada em pacientes ambulatoriais. Em mulheres nas quais o colo do útero é do mesmo nível da abóboda ou é difícil de visualizar (geralmente em mulheres na pós-menopausa), a biópsia deve ser realizada sob anestesia exigindo a hospitalização das pacientes. A biópsia sob orientação colposcópica normalmente não é possível. O exame colposcópico deve ser realizado 1 dia antes da cirurgia e as áreas anormais que requerem biópsia marcadas com uma linha desenhada. A lupa binocular (4×) pode ser utilizada na sala de cirurgia para identificar o local anormal a ser biopsiado.

Escolha de Espéculo para o Procedimento

A biópsia não será possível com o espéculo bivalve de autorretenção em mulheres nas quais o colo do útero é difícil de visualizar. O espéculo de Sim será exigido nessas mulheres e, portanto, é essencial realizar o exame colposcópico utilizando-o. Da mesma forma, se o tamanho da lesão é grande, exigindo um bisturi para biópsia, o espéculo de Sim será necessário. Também nestes casos, é essencial repetir o exame colposcópico utilizando espéculo de Sim; o uso de um gancho de Íris ou tenáculo em cada lábio cervical irá ajudar na eversão dos lábios do colo do útero com a visualização adequada da nova JEC e a localização da lesão. Na experiência da autora o espéculo de Sim é essencial para a avaliação e a biópsia de lesões que se estendem aos fórnices vaginais (Fig. 7.8).

Em todos os casos mencionados anteriormente, é quase impossível realizar a biópsia sob orientação colposcópica. O colo do útero pode ser lavado com ácido acético; HSIL, neoplasia intraepitelial vaginal (NIVA) e câncer mostram acetobranqueamento intenso que pode ser visto a olho nu. Na experiência da autora, o uso da lupa binocular com aumento de 4× imediatamente antes e após a biópsia vai confirmar que a biópsia foi retirada do local correto. O uso da lupa de 4× no momento do exame colposcópico pré-operatório será útil para observar a aparência das lesões sob a ampliação de 4×.

Tamanho, Fixação e Rotulagem de Espécimes para Biópsia

A biópsia deve ser suficientemente profunda para incluir o estroma adequado (tecido conectivo), para avaliar a presença e a extensão da invasão.

O agente de fixação deve ser um fixador nuclear. O formol preserva a estrutura dos núcleos e cromossomos muito mal.[19] O líquido de Bouin e suas variantes deve ser usado.[19] Cartier e Cartier recomendam e destacam alguns detalhes técnicos de fundamental importância.[19] Sangue e muco em torno do espécime devem ser removidos, já que mudam de forma após a fixação. O espécime deve ser segurado com uma pinça fina e colocado em uma pequena esponja de espuma de polietileno que retém o muco e o sangue. Se o espécime tem bordas enroladas, devem ser desenroladas e espalhadas sobre a superfície da esponja. A esponja é cortada com uma tesoura e é imersa no fixador juntamente com o espécime.

Quando mais de uma biópsia é necessária, é importante colocar as biópsias em garrafas numeradas separadas e escrever o número correspondente no diagrama colposcópico a ser enviado para o departamento de patologia. Esta é a única forma pela qual um colposcopista pode aumentar a sua experiência. Isso também ajuda no planejamento do tratamento final, dependendo do laudo histopatológico e do local e da extensão da lesão.

TÉCNICA DE BIÓPSIA

Biópsias do lábio posterior devem ser colhidas primeiro, para que o sangramento não prejudique a visão. Isto pode não ser importante quando a alça de diatermia é utilizada.

Biópsia da Ectocérvice

A biópsia da ectocérvice pode ser realizada usando pinça de punção para biópsia, bisturi ou alça de diatermia.

Pinça de Punção para Biópsia

Essas pinças são normalmente utilizadas quando o local da biópsia é facilmente acessível e a lesão exige uma biópsia pequena e relativamente superficial.[19] Quando o local da biópsia está na margem do orifício externo, a parte fixa da pinça é introduzida no canal cervical, enquanto a parte móvel permanece na ectocérvice. Às vezes, é muito difícil colher a biópsia da ectocérvice, porque a pinça tende a escorregar. O gancho Íris, a pinça Pozzi-Palmer[19] ou o tenáculo podem ser usados para estabilizar o colo do útero e também para pegar uma dobra de mucosa ao lado do local a ser biopsiado. Depois de cada biópsia, o colo do útero é limpo com algodão embebido em ácido acético para confirmar que a biópsia foi retirada do local selecionado. Se a lesão é pequena, o colposcópio deve ser usado para confirmar se a lesão está contida no espécime da biópsia.[19]

O sangramento após a biópsia é geralmente pequeno e facilmente controlado por pressão com *swab*, ou com solução de Monsel. Às vezes, um pacote vaginal pode ser inserido por 4 a 6 horas, e um agente hemostático (p. ex., Cromostato I/V ACV Gyne), também dado; isso deve ser observado no prontuário da paciente. A paciente deve ser instruída a remover o pacote, e a importância de fazê-lo deve ser enfatizada.

Biópsia Utilizando o Bisturi

Os princípios são essencialmente os mesmos que se usam com a pinça de punção para biópsia. O bisturi é utilizado quando a lesão a ser biopsiada é grande, e o eletrodo de alça de diatermia não está disponível. É importante lembrar que não se deve colher uma biópsia muito profunda, o que é desnecessário e leva a sangramento. A hemostasia após biópsia com bisturi pode ser alcançada por pressão, agentes hemostáticos e de estanque, colocando uma sutura com fio categute, ou por coagulação utilizando o eletrodo de bola (controverso). Lâminas de bisturi de tamanhos nos 11 e 15, e cabos nº 3 são os mais adequados para a biópsia. Os detalhes sobre a escolha do local, segmentação e confirmação de que a lesão foi biopsiada foram mencionados anteriormente.

Alça de Diatermia

Cartier foi o primeiro a desenvolver esses eletrodos em alça para biópsia cervical.[19] As alças que ele desenvolveu têm formato retangular. O fio é de tungstênio ou aço inoxidável, mede 0,2 mm na seção transversal, e tem ~0,75 cm de comprimento e largura. Espécimes longos e profundos pode ser removidos, sem danos aos tecidos com exceção de uma fina camada de tecido carbonizado medindo 0,1 mm no momento do corte.[19] As alças circulares convencionais de diatermia são circulares, medem 0,5 mm na seção transversal e são rígidas. Estas não devem ser utilizadas, já que produzem espécimes com danos acentuados aos tecidos, impossibilitando o diagnóstico histopatológico. Nos últimos anos, alças de diatermia de vários tamanhos e formatos estão disponíveis para CAF. Elas são de aço inoxidável ou de tungstênio, medem 0,2 mm na seção transversal e, mais importante, têm uma base isolada que previne o dano à superfície do epitélio durante a biópsia. Estas alças são muito úteis para a biópsia do colo do útero.

Indicações para o Uso da Alça de Diatermia para Biópsia:

1. As lesões que requerem a biópsia devem ser de grande porte e profundidade, por exemplo, aberturas glandulares envolvidas, suspeitas de câncer invasivo e lesões papilares, como SIL, condilomas e carcinomas papilares, tendo um epitélio espesso.
2. Lesões de difícil acesso.[19]

Contraindicações para o Uso da Alça de Diatermia para Biópsia:

1. Biópsia da endocérvice, exceto quando a lesão se situa acima de um orifício externo amplamente aberto.[19]
2. Biópsia da vagina, por causa do risco de danos às estruturas vizinhas.

Estas alças têm uma vantagem distinta sobre a pinça de punção para biópsia, já que eles não deslizam sobre o colo do útero e, ao contrário das biópsias realizadas com algumas pinças, o epitélio não é esmagado.

Procedimento: Um gerador de diatermia de corte que é capaz de produzir correntes no modo misto é preferível. A eletricidade deve estar entre 40 W e 50 W e a corrente mista deve ser usada. O eletrodo de retorno deve ser colocado abaixo das nádegas da paciente. O tamanho da alça selecionada depende do tamanho da lesão a ser biopsiada. Uma alça de 5 mm de largura e 8 mm de profundidade é, geralmente, adequada. A alça é introduzida sob orientação colposcópica cerca de 2 mm lateral à margem da lesão diretamente perpendicular à superfície do colo do útero a uma profundidade de ~6 mm. É, então, passada paralela à superfície de um lado a outro da lesão e retirados 2 mm laterais à margem do local a ser biopsiado. Isto deve ser feito dentro de 1 segundo, e é possível com a experiência.

Iniciantes devem praticar em amostras de peito de frango para aperfeiçoar a arte antes de tentar isso em pacientes. O procedimento geralmente não exige anestesia de infiltração (no colo do útero), e é tão doloroso como o procedimento utilizando uma pinça para biópsia. Se ocorrer sangramento, alguns profissionais, como Cartier e Carrier,[19] usam o eletrodo esférico para a coagulação, este método de hemostasia é controverso, uma vez que destrói o tecido e dificulta a avaliação em uma data posterior. Alternativamente, outros métodos descritos nas seções anteriores podem ser usados.

Biópsia da Endocérvice

Se o orifício externo está aberto e a lesão está situada na parte inferior do canal cervical com seu limite superior visto, ela pode ser biopsiada sob orientação colposcópica. A pinça de pólipos de Palmer ou uma pequena alça de diatermia podem ser usadas. O espécime (geralmente minúsculos fragmentos) é coletado em uma esponja de espuma e fixado de modo plano.

Em todos os outros casos, a endocérvice é curetada como mencionado anteriormente.

Biópsia da Vagina

A biópsia da vagina não é dolorosa nem sangra. Alguns profissionais afirmam que o espéculo bivalve de autorretenção pode ser utilizado.[19] A autora prefere usar o espéculo de Sim, especialmente para lesões nos fórnices. A pinça de biópsia ou o bisturi podem ser utilizados. Cautela extrema é necessária para garantir que a biópsia não fira as estruturas circundantes.

ORIENTAÇÃO DOS ESPÉCIMES DE BIÓPSIA

Uma orientação adequada dos espécimes para biópsia no bloco de parafina é importante para que as seções fiquem perpendiculares à superfície do epitélio. Seções tangenciais ou oblíquas são difíceis de interpretar e podem resultar em diagnóstico equivocado de lesão de maior grau.

REFERÊNCIAS

1. Burke L, Antonioli DA, Ducatman BS. Colposcopy–Text and atlas. Norwalk (CT): Appleton and Lange; 1991. p. 1-6.
2. Cartier R, Cartier I. Practical colposcopy. 3rd ed. Paris: Laboratoire Cartier; 1993. p. 27-40.

3. Davison JM, Marty JJ. Detecting premalignant cervical lesions. Contribution of screening colposcopy to cytology. J Reprod Med 1994;39(5):388-92.
4. Mannino JK. Colposcopy in the routine pelvic examination: reducing the false negative rate in annual cervical cancer screening. The Female Patient 1992;2(1):23-8.
5. Giles JA, Hudson E, Crow J, Williams D, Walker P. Colposcopic assessment of the accuracy of cervical cancer screening. Br Med J 1988;296:1099.
6. Luthra UK, Prabhakar AK, Seth P, Agarwal SS. Natural history of precancerous and early cancerous lesions of the uterine cervix. Acta Cytol 1987;31(3):226-33.
7. Miller AB. Cervical cancer screening programmes: management guidelines. Geneva: World Health Organization; 1992.
8. Hellsten C, Sjöström K, Lindqvist PG. A longitudinal 2-year follow-up of quality of life in women referred for colposcopy after an abnormal cervical smear. Eur J Obstet Gynecol Reprod Biol 2009;147(2):221-5.
9. Galaal KA, Deane K, Sangal S, Lopes AD. Interventions for reducing anxiety in women undergoing colposcopy. Cochrane Database Syst Rev. 2007;(3):CD006013.
10. Raza S. Evaluation of modified speculoscopy for cervical cancer screening [dissertation]. New Delhi: Delhi Univ.; 1995.
11. Koller O. The vascular patterns of the uterine cervix. Oslo: Universitets Forlaget; 1963.
12. Kolstad P, Stafl A. Atlas of colposcopy. Oslo: Universitets Forlaget; 1972.
13. Burke L, Antonioli DA, Ducatman BS. Colposcopy–Text and atlas. Norwalk (CT): Appleton and Lange; 1991. p. 7-27.
14. Walker P, De Palo G, Campion M, Jakob C, Roy M. International terminology of colposcopy: an updated report from the International Federation for Cervical Pathology and Colposcopy. Obstet Gynecol 2003;101(1):175-7.
15. Coppleson M, Pixley EC, Reid BL. Colposcopy. A scientific and practical approach to the cervix, vagina, and vulva in health and disease. 3rd ed. Springfield: Thomas; 1986.
16. Coppleson M, Dalrymple JC, Atkinson AH. Colposcopic differentiation of abnormalities arising in the transformation zone. In: Wright VC (editor). Contemporary Colposcopy. Philadelphia: WB Saunders; 1993.
17. Hong DG, Seong WJ, Kim SY, Lee YS, Cho YL. Prediction of highgrade squamous intraepithelial lesions using the modified Reid index. Int J Clin Oncol 2010 Jan 20. [Epub ahead of print]
18. Strander B, Ellstrom- Anderson A, Franzen S, Milsom I, Radberg T. The performance of a new scoring system for colposcopy in detecting highgrade dysplasia in the uterine cervix. Acta Obstet Gynecol Scand 2005;84:1013-7.
19. Cartier R, Cartier I. Practical colposcopy. 3rd ed. Paris: Laboratoire Cartier; 1993. p. 145-64.
20. Gage JC, Hanson VW, Abbey K, Dippery S, Gardner S, Kubota J, Schiffman M, Solomon D, Jeronimo J; ASCUS/LSIL Triage Study (ALTS) Group. Number of cervical biopsies and sensitivity of colposcopy. Obstet Gynecol 2006;108(2):264-72.

8 Problemas e Erros em Colposcopia

PROBLEMAS ENCONTRADOS DURANTE A COLPOSCOPIA

Muitos problemas podem ser encontrados durante o exame colposcópico. Eles estão enumerados na Tabela 8.1.

É óbvio que a maioria dos problemas encontra-se em senhoras idosas[1] ou pessoas com inflamação do trato genital.

SOLUÇÕES PARA OS PROBLEMAS

É possível lidar com a maioria dos problemas. As soluções para eles são:

1. Explique o procedimento à paciente antes de iniciar, isso irá reduzir sua ansiedade.
2. Adie ou repita o exame em mulheres com inflamação e/ou infecção do trato genital após o tratamento médico adequado.
3. Em mulheres na pós-menopausa, sem suspeita de câncer de endométrio, administre 25 µg de etinilestradiol por 7 a 10 dias ou 1,25 mg de estrogênios conjugados por 2 a 3 semanas antes de repetir o exame.
4. Lubrifique as extremidades do espéculo com xilocaína em gel, especialmente em mulheres ansiosas e idosas.[1]
5. Use o tamanho e o tipo apropriados de espéculo para visualizar o colo do útero em casos difíceis.
6. Use a posição de litotomia estendida e espéculo Sim em mulheres nas quais o colo do útero é puxado superiormente, no mesmo nível da abóboda, ou empurrado anteriormente.[1]
7. Aplique ácido acético no colo do útero mantendo a gaze comprimida contra ele em vez de esfregá-la.
8. Use solução de ácido acético a 3% em mulheres na pós-menopausa.
9. Use sempre um sofá para colposcopia, que seja confortável para a paciente deitar, ou seja, deve ser suficientemente amplo, com um bom colchão de borracha ou de espuma e, de preferência, com alças laterais para a paciente segurar (veja o Capítulo 4. Figs. 4.32A e B).
10. Paredes vaginais flácidas podem ser tratadas com retratores ou usando um preservativo deslizado sobre o espéculo bivalve (veja o Capítulo 7).
11. Em mulheres com prolapso cervical de terceiro grau ou superior, um assistente terá que levantar e estabilizar o

Tabela 8.1: Problemas encontrados durante a colposcopia

1. Dificuldade em introduzir o espéculo em razão de atrofia e/ou inflamação da vulva e da vagina (Fig. 8.1).
2. Dificuldade em visualizar o colo do útero e a vagina em virtude de:
   - Dificuldade no posicionamento da paciente por causa de artrite, problemas da coluna vertebral, ou ansiedade e medo da paciente
   - Dor causada por atrofia da vulva, vulvite, vaginite ou doença inflamatória pélvica (DIP)
   - Paredes vaginais relaxadas (Fig. 8.2).
   - Septo vaginal transversal incompleto ou septo vaginal longitudinal (Figs. 8.3A e B)
   - Colo no mesmo nível da abóboda (Figs. 8.4A e B)
   - Colo empurrado anteriormente ou puxado superiormente.
   - Outras razões dificultando a visualização, como, por exemplo, ascite, massa abdominal, gravidez
3. Dificuldade em realizar exame colposcópico do colo do útero e/ou vagina decorrente de:
   - Sangramento constante da cavidade uterina ou do epitélio cervical fragilizado (Figs. 8.5A e B)
   - Prolapso cervical com resultante dificuldade em focalizar
   - Muco cervical espesso, como na fase pré-menstrual, em mulheres que tomam anticoncepcionais orais combinados
   - Cirurgia no colo do útero no passado, que resultou em um orifício externo com estenose cervical

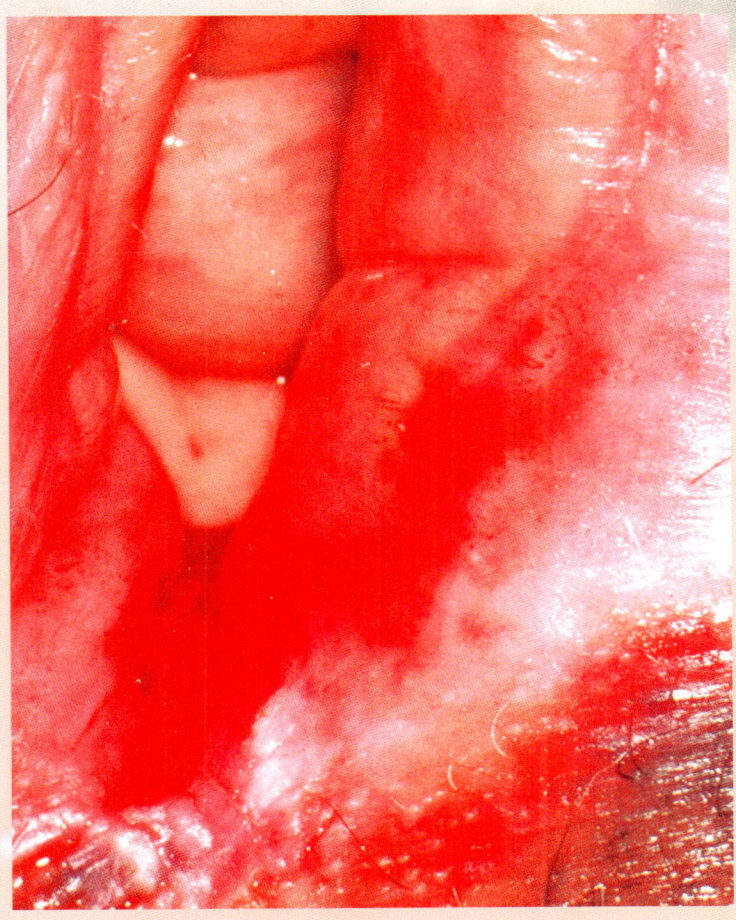

Figura 8.1: Vulvite grave em uma mulher na pós-menopausa, causando dificuldade na colposcopia.

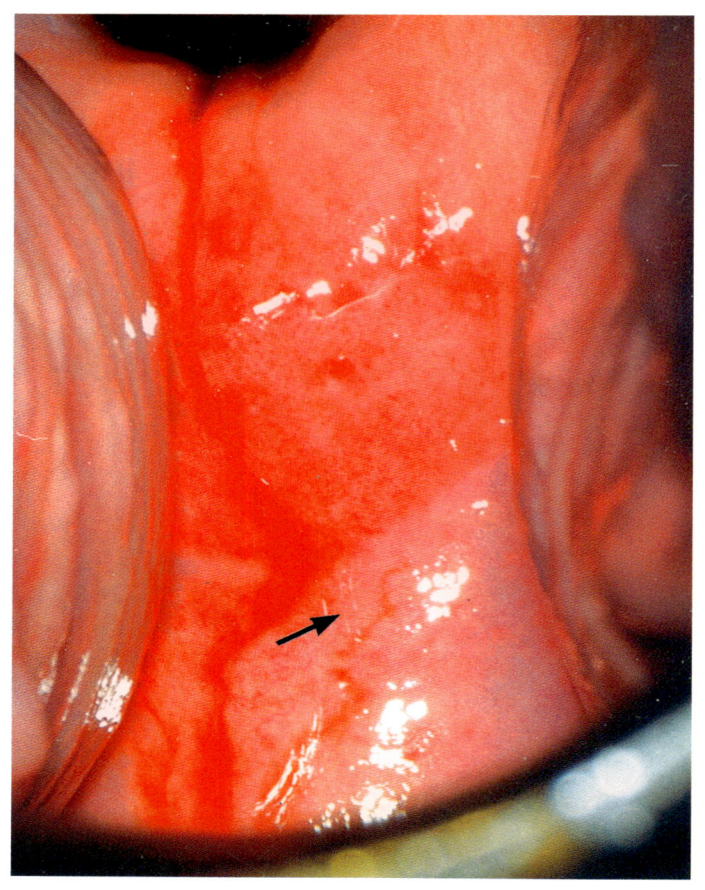

Figura 8.2: Colposcopia insatisfatória por causa de paredes vaginais laterais flácidas, inflamação grave da vagina (seta) e do colo do útero e sangramento contínuo do útero.

colo do útero com os dedos ou tenáculo. A paciente deve estar ligeiramente mais alta em cima do sofá (ou seja, longe do colposcopista).[1]

12. Nunca realize exames colposcópicos com pressa.

Nunca faça diagnóstico ou relatório quando o exame colposcópico for insatisfatório.

ERROS NO DIAGNÓSTICO COLPOSCÓPICO

Erros no diagnóstico colposcópico ocorrem por:
1. Visualização incompleta da nova junção escamocolunar (JEC), ou seja, informar quando o exame não é satisfatório. Isso geralmente é a causa mais importante e frequente de erro (Figs. 8.6 a 8.10).
2. Mudanças normais que ocorrem durante a gravidez levam a uma interpretação exagerada das aparências (veja o Capítulo 13). Estas consistem geralmente de um aumento da intensidade e da duração do acetobranqueamento, mosaico e pontilhado dentro do epitélio metaplásico.
3. Em mulheres na pós-menopausa, severa atrofia com inflamação pode resultar em má interpretação dos vasos terminais do estroma como pontilhado grosseiro e a rede estromal basal de capilares como vasos atípicos. O problema pode ser resolvido pela repetição do exame após o tratamento com estrogênio (Figs. 8.4A e 8.11).

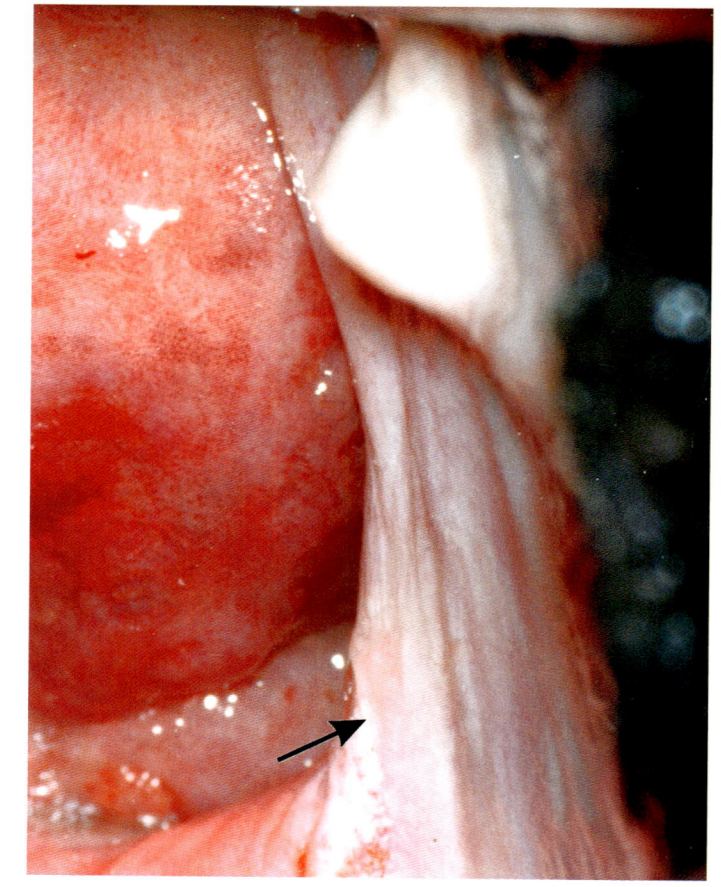

Figura 8.3A: Colposcopia insatisfatória decorrente da dificuldade de visualização do colo do útero. A seta mostra o resto do septo vaginal transverso, que foi retirado há alguns anos.

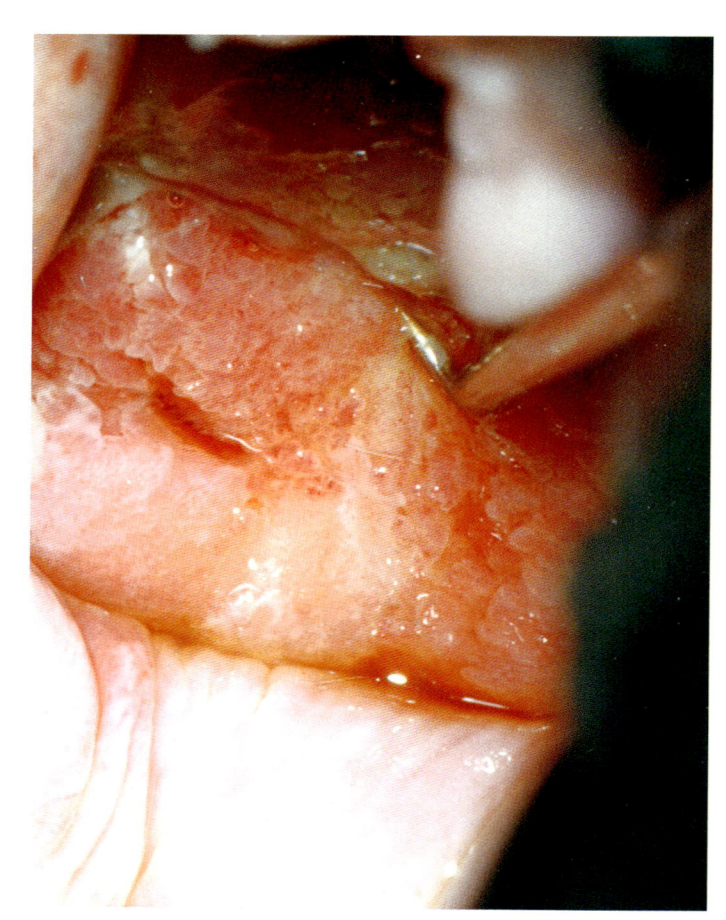

Figura 8.3B: O limite exterior da ZT está sendo visualizado pela retração do colo do útero para a frente com gancho íris.

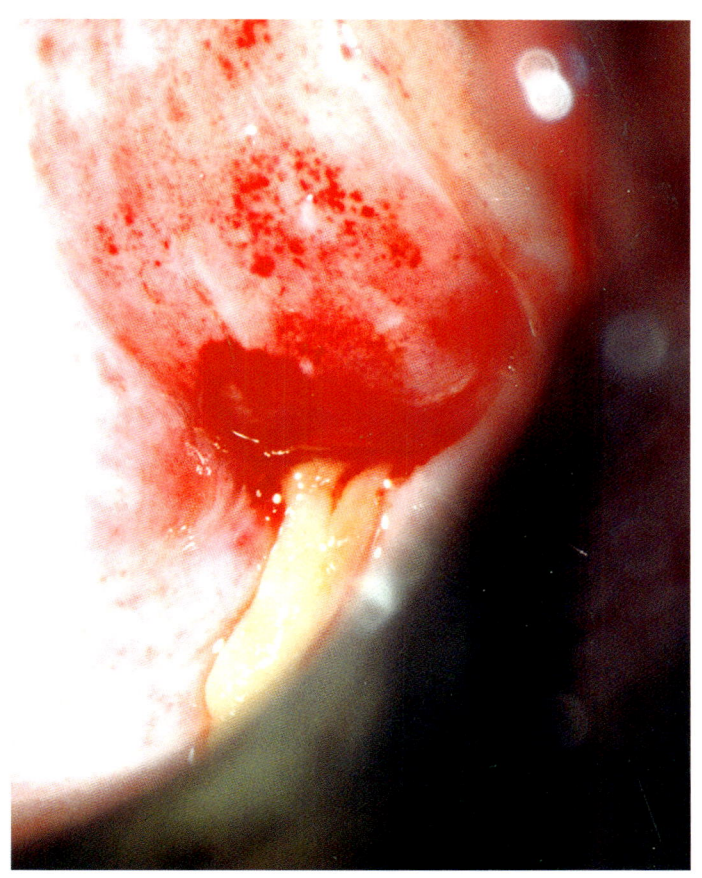

Figura 8.4A: Colposcopia insatisfatória em uma paciente que apresenta sangramento na pós-menopausa. Colo do útero é puxado superiormente e no mesmo nível que a abóboda. Alterações atróficas dão ao colo do útero uma aparência suspeita. O corrimento amarelo no orifício externo dá impressão de câncer. O diagnóstico final foi câncer endometrial estágio 1a.

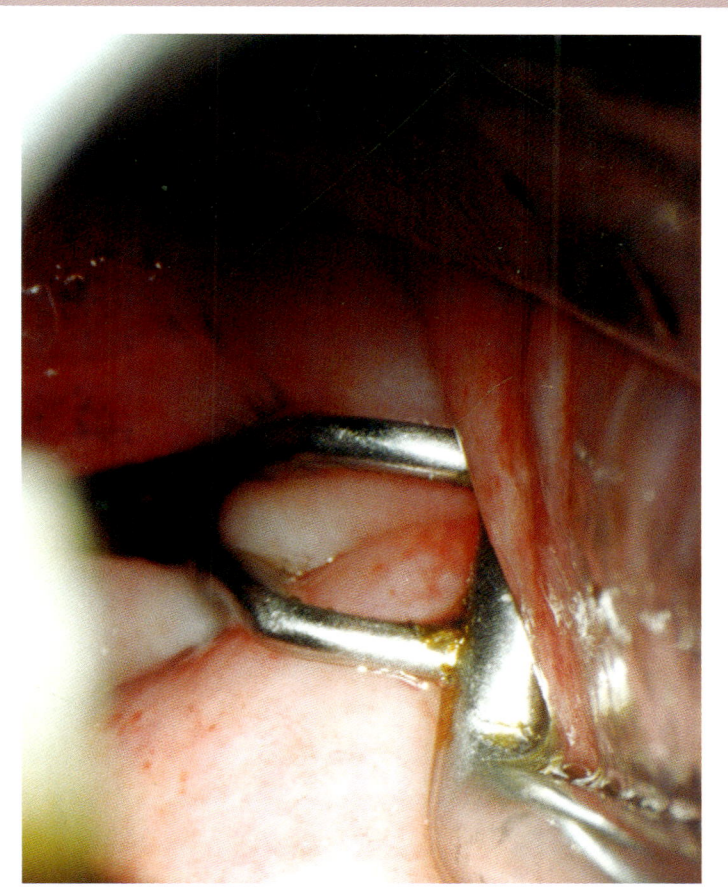

Figura 8.4B: O uso de espéculo endocervical não é útil.

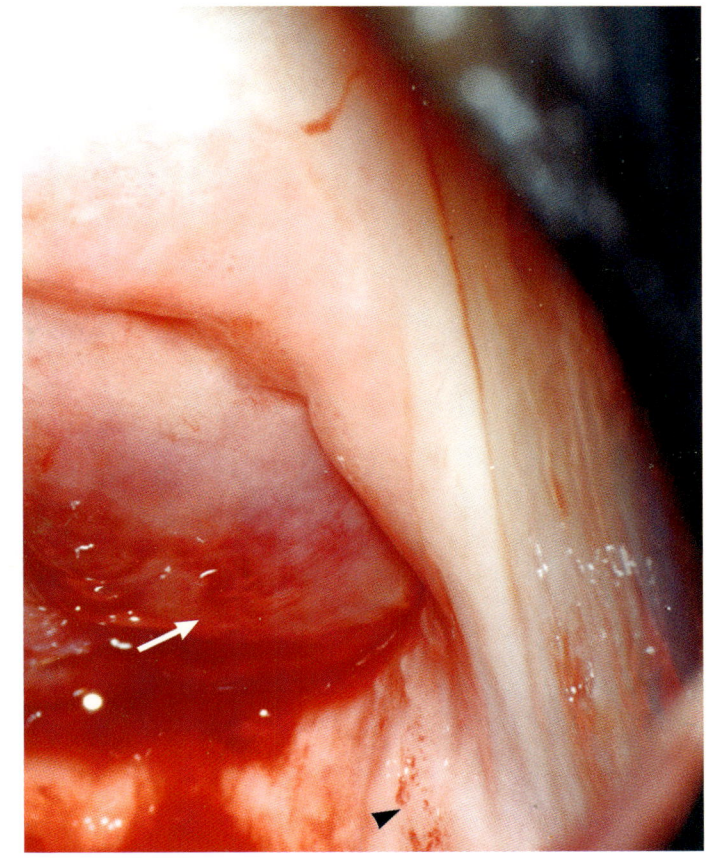

Figura 8.5A: Colposcopia insatisfatória em um caso de câncer de colo do útero, já que o colo do útero está no mesmo nível da abóboda e há sangramento contínuo. Vasos atípicos são vistos (seta). A vagina também está envolvida (ponta da seta).

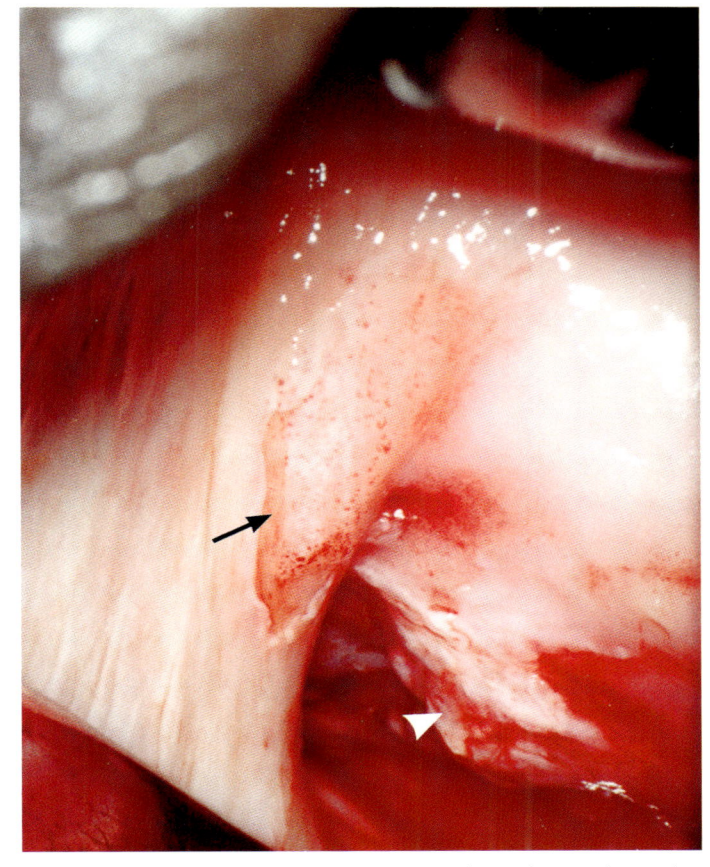

Figura 8.5B: Observe o epitélio atípico (ponta da seta). A vagina está envolvida (seta) e traumatizada pelo espéculo.

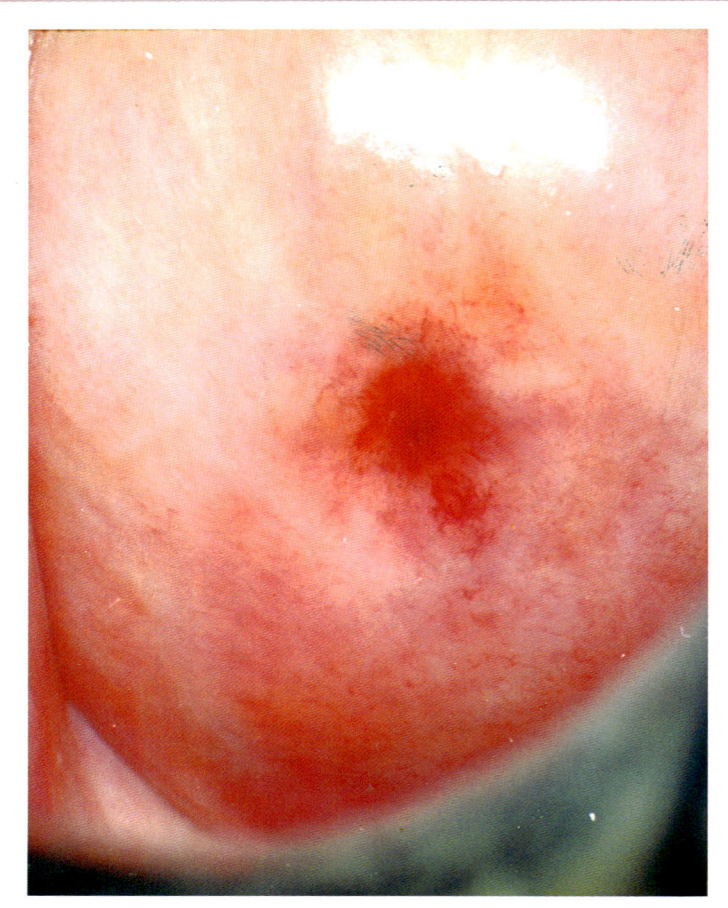

Figura 8.6: Colposcopia insatisfatória já que a ZT recuou para dentro do canal cervical.

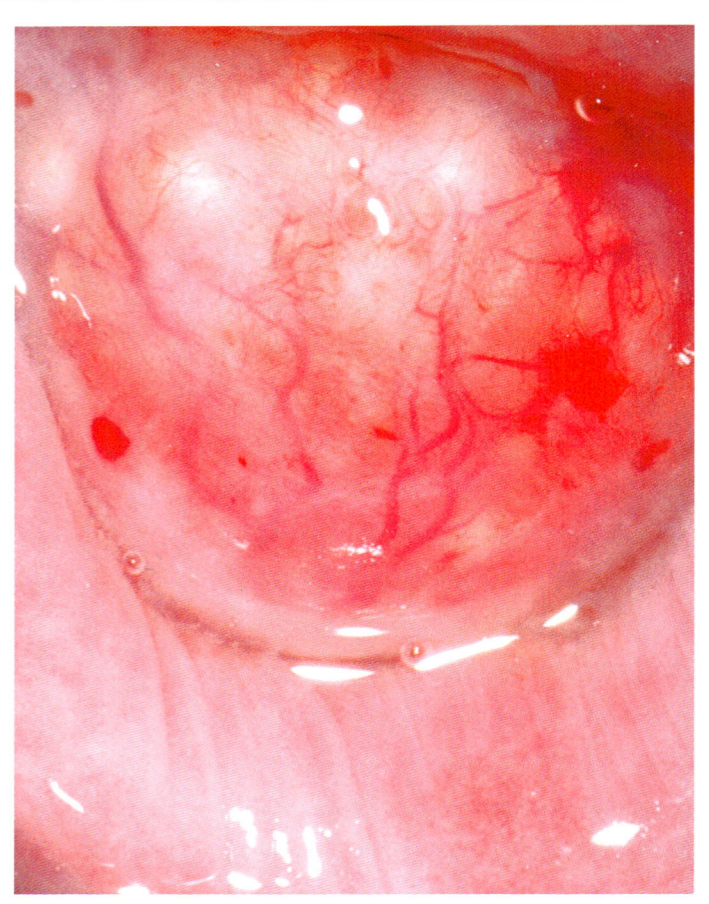

Figura 8.8: Colposcopia insatisfatória em uma mulher multípara. Note os cistos de Naboth no orifício externo.

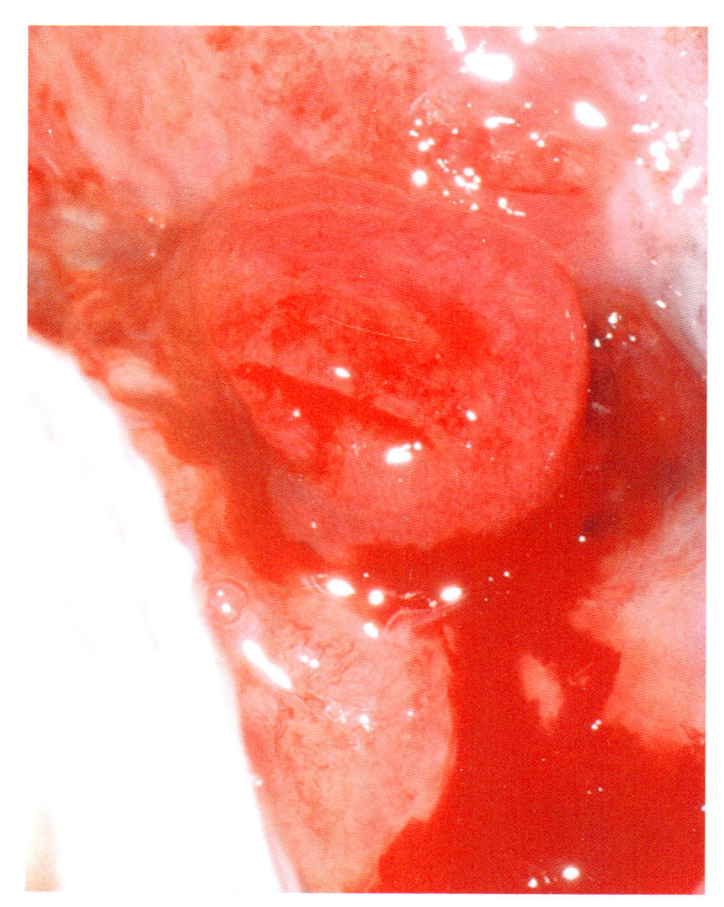

Figura 8.7: Colposcopia insatisfatória em virtude de pólipo no orifício externo.

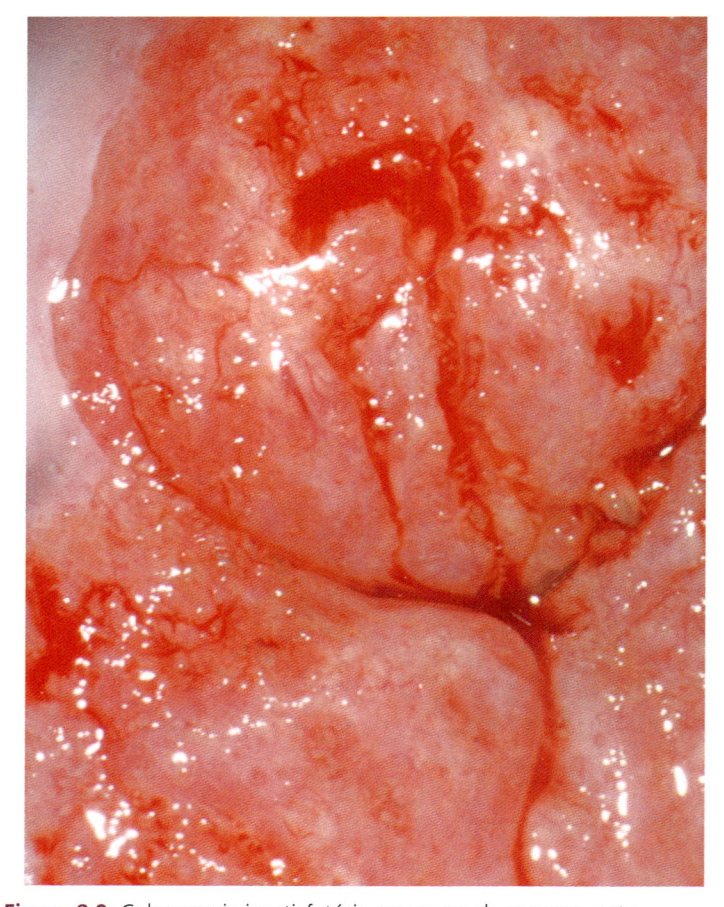

Figura 8.9: Colposcopia insatisfatória por causa do sangramento contínuo a partir do epitélio fragilizado inflamado do ectrópio.

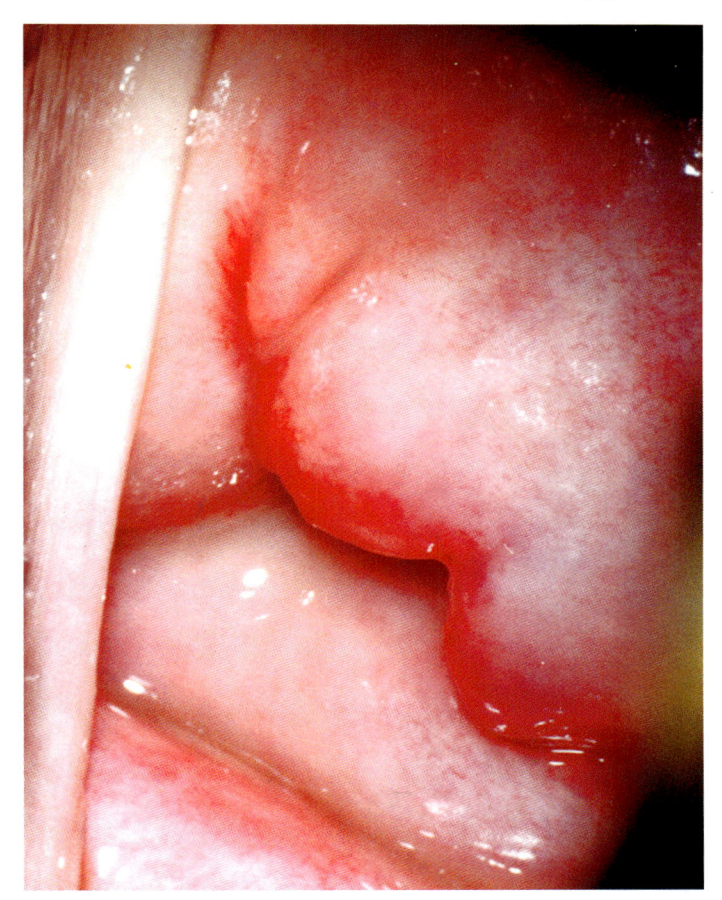

Figura 8.10A: Colposcopia insatisfatória em uma paciente que apresenta sangramento na pós-menopausa. O colo do útero é puxado superiormente e o lábio anterior rasgado está obliterando a visão.

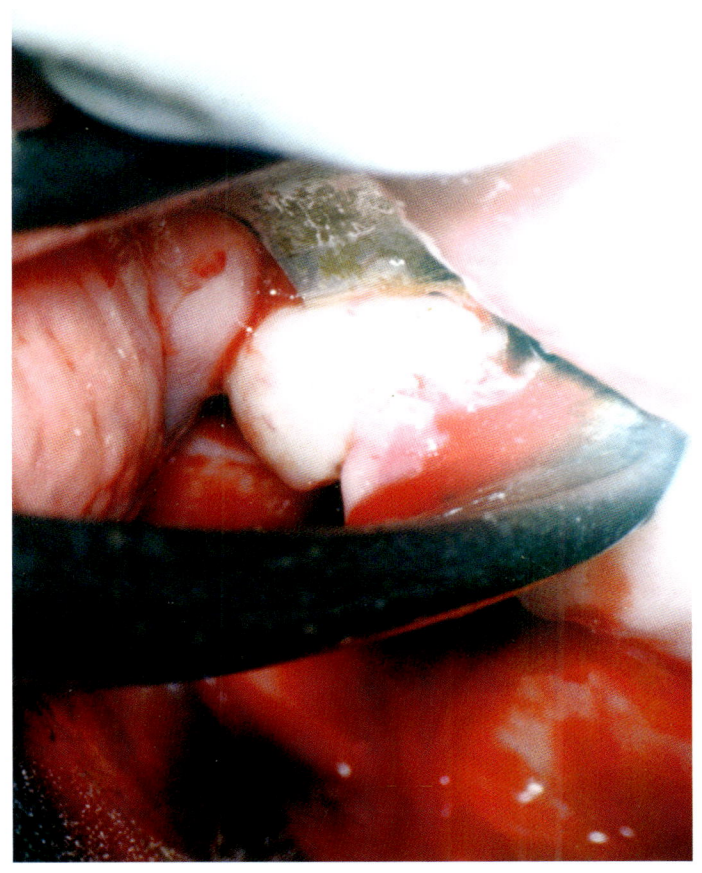

Figura 8.10B: Retração do lábio anterior com tenáculo revela queratose grosseira, sugestiva de câncer.

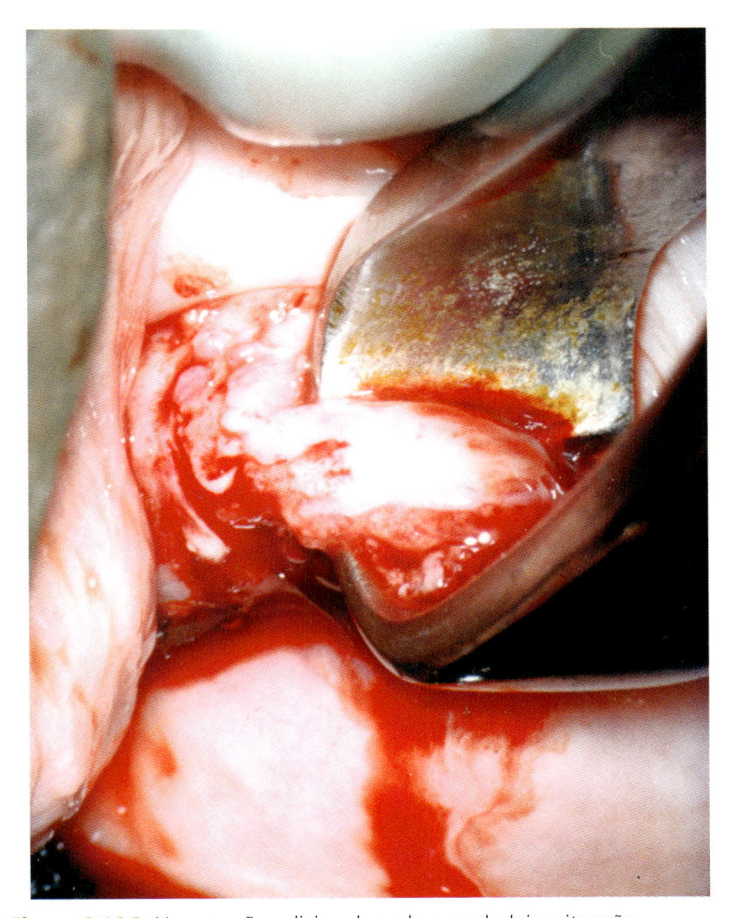

Figura 8.10C: Uma tração adicional revela a verdadeira situação. O diagnóstico final foi câncer cervical.

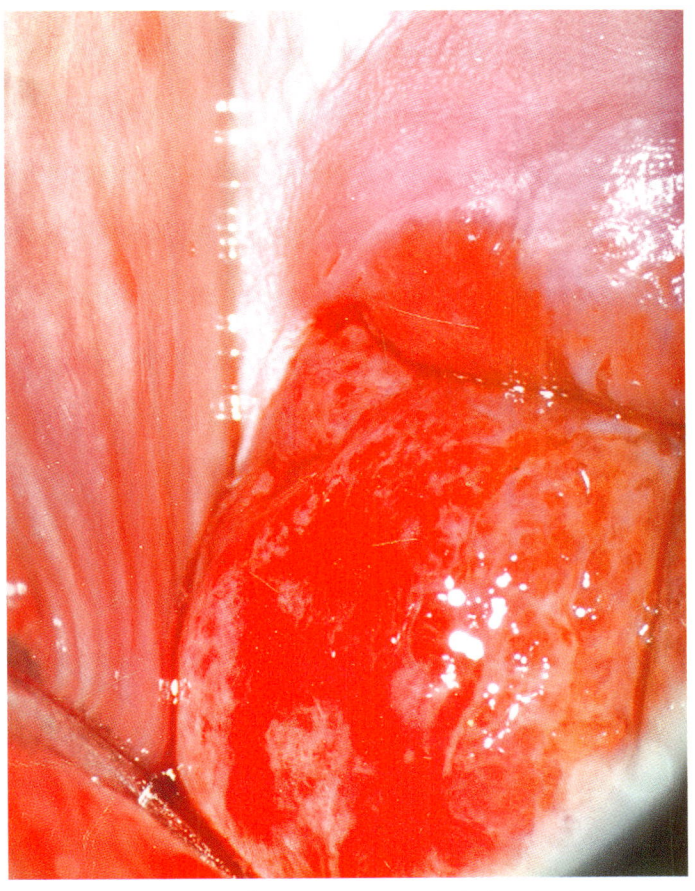

Figura 8.11: Atrofia severa com erosão imitando câncer.

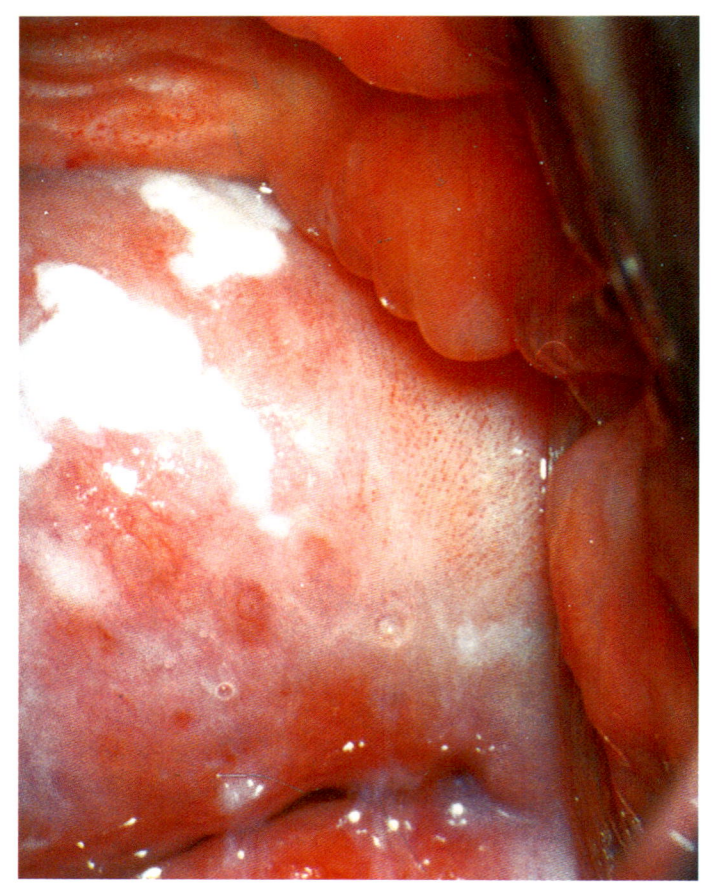

Figura 8.12: Infecção por *Candida* imitando queratose grosseira. Um pontilhado fino também é visto.

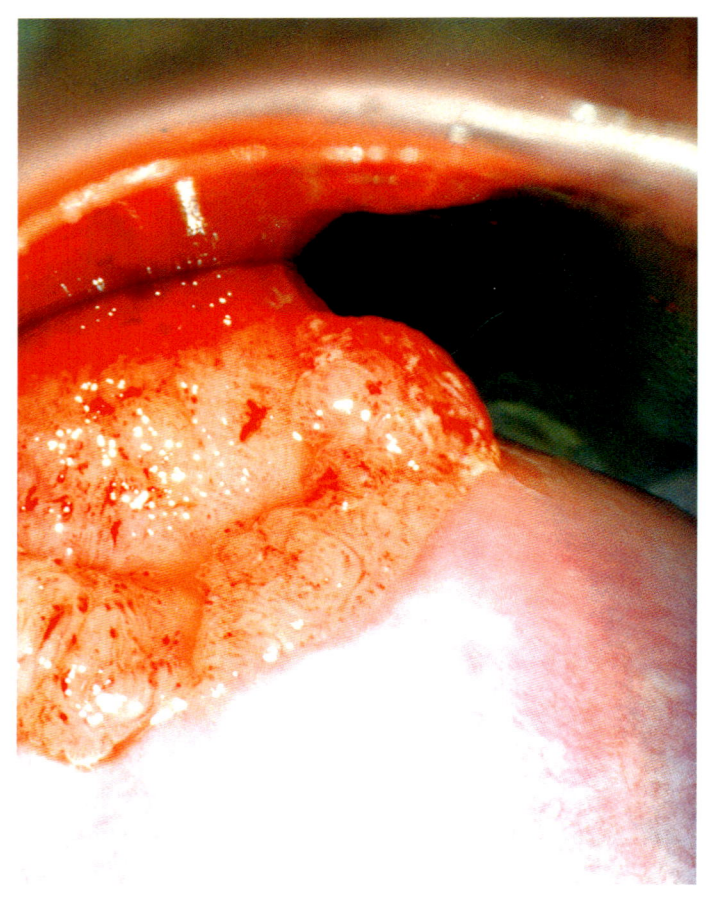

Figura 8.13: Crescimento exofítico no colo do útero, simulando câncer. O diagnóstico final foi condiloma.

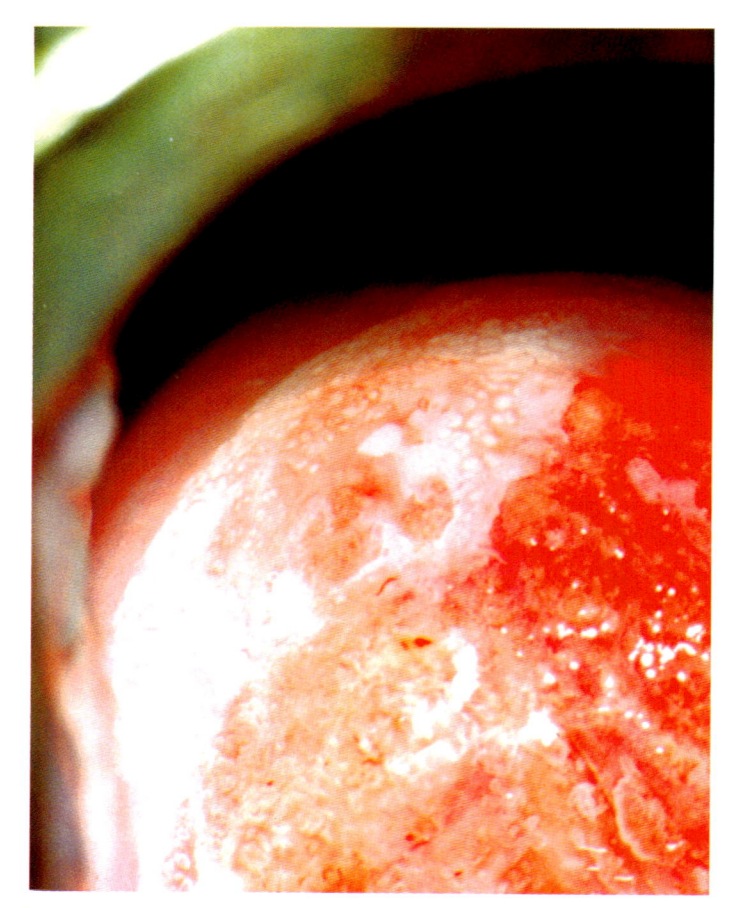

Figura 8.14A: Mosaico médio a grosseiro na periferia de um ectrópio lembrando HSIL.

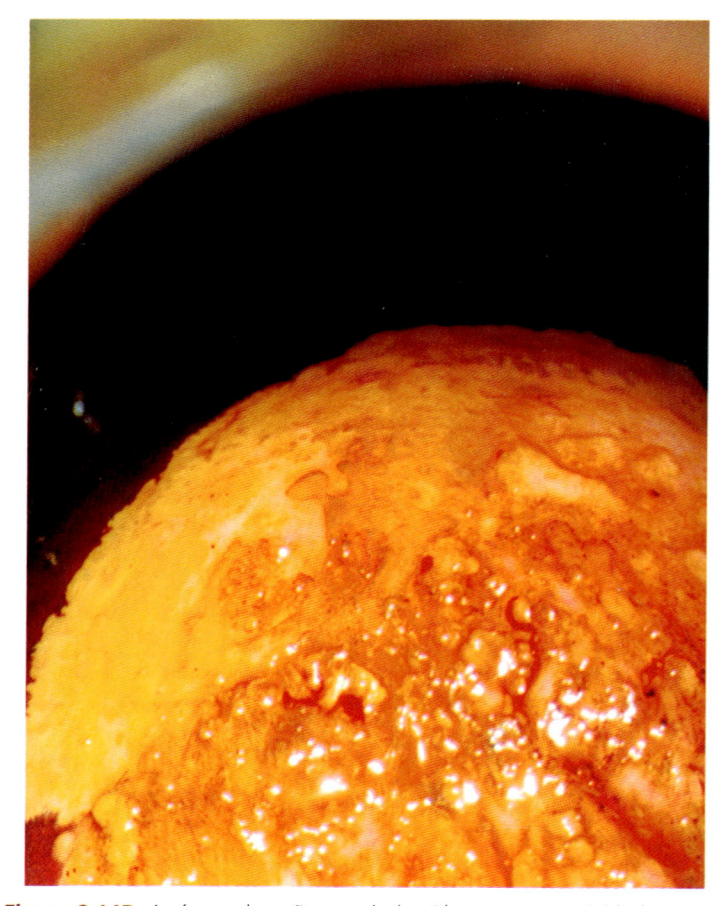

Figura 8.14B: Após a coloração com iodo. Observe a negatividade significativa do mosaico e o contorno irregular da superfície.

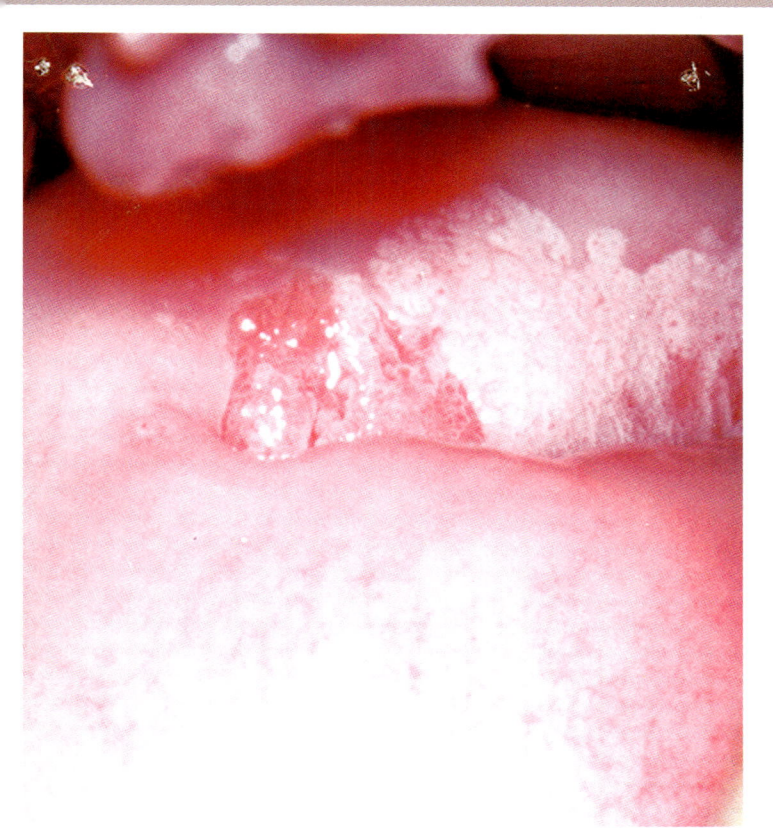

Figura 8.15A: Área acetobranca de grau 2 com mosaico "médio" na endocérvice, sugestivo de HSIL.

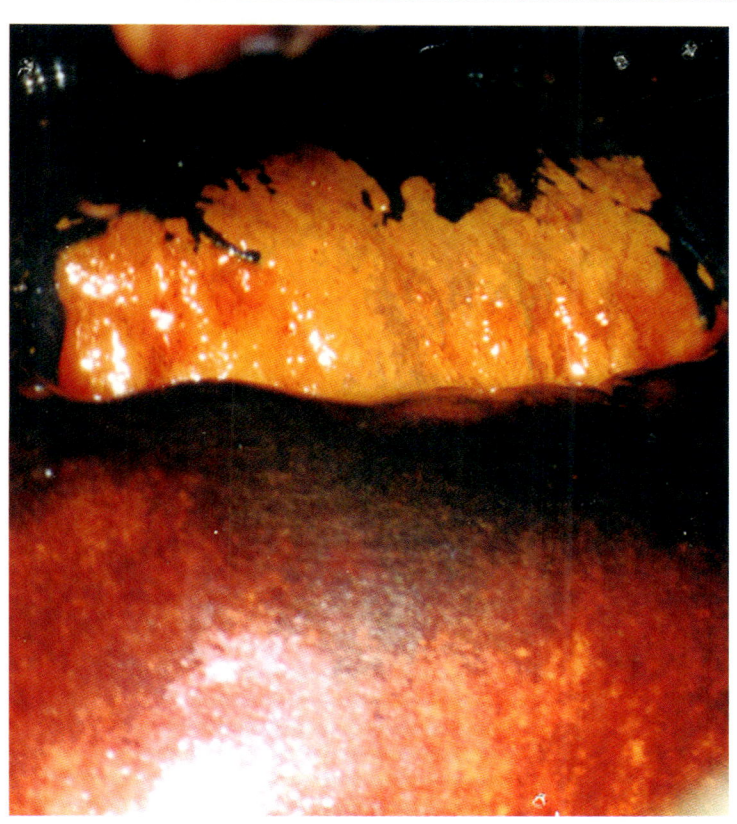

Figura 8.15B: Negatividade significativa após a coloração com iodo. O diagnóstico final foi epitélio metaplásico imaturo.

4. Interpretação exagerada ou insuficiente de achados colposcópicos anormais (Figs. 8.12 a 8.15). Algumas das lesões acetobrancas de grau 2 interpretadas como lesão intraepitelial escamosa de baixo grau (LSIL)/lesão intraepitelial escamosa de alto grau (HSIL) ou condilomas planos [infecção subclínica por papilomavírus (ISP)] são relatadas pelos patologistas como epitélio metaplásico imaturo, epitélio em regeneração ou cervicite.[2] Alguns mosaicos e pontilhados são intermediários entre fino e grosseiro (Figs. 8.12, 8.14 e 8.15) e podem ser interpretados como HSIL, ou até mesmo câncer. A autora os rótula como "médios". É importante notar que eles são significativos se aparecerem dentro de uma área de acetobranqueamento denso (grau 3). O condiloma microcircunvoluto e exofítico pode facilmente ser confundido com câncer invasivo[3] (Fig. 8.13). O acetobranqueamento do epitélio metaplásico imaturo dentro do canal cervical observado como fios acetobrancos através do epitélio colunar pode facilmente ser confundido com adenocarcinoma *in situ* (AIS), especialmente durante a gravidez.[3]

Por outro lado, o AIS pode ser mal diagnosticado como epitélio metaplásico normal. Quando a queratose dentro da ZT é leve, pode tornar-se mais branca após a aplicação de ácido acético, dando uma aparência de HSIL. Ela também pode obscurecer o epitélio subjacente da anormalidade significativa.[4] Candidíase grave pode ser interpretada como queratose grosseira[1] (Fig. 8.12). Na inflamação grave, o pontilhado grosseiro e os padrões vasculares podem ser interpretados como sugestivos de câncer.

5. **Técnica de biópsia imprópria, biópsia e fixação inadequadas e orientação do espécime podem levar a erros** (geralmente resultando em pobre correlação entre colposcopia e histologia). O formulário de requisição patológica deve incluir toda a história relevante, resultados do exame de Papanicolaou, resultados colposcópicos e local da biópsia. Detalhes da técnica de biópsia foram descritos no Capítulo 7.

É melhor que erros de interpretação exagerada ocorram, em vez da desastrosa interpretação insuficiente. **É melhor fazer a colposcopia após o relatório do exame de Papanicolaou estar disponível; no entanto, um relatório de citologia negativo não deve conduzir a um exame casual.**

REFERÊNCIAS

1. Anupama J, Jain M, Baliga BS. Problems and pitfalls of colposcopy in postmenopausal women. J Obstet Gynecol India 2007;57(6):525-9.
2. Burke L, Antonioli DA, Ducatman BS. Colposcopy–Text and Atlas. Norwalk (CT): Appleton and Lange; 1991. p. 193-201.
3. Coppleson M, Pixley EC. Colposcopy of cervix. In: Coppleson M, editor. Gynecologic oncology. Fundamental principles and clinical practice. 2nd ed. Vol. 1. New York (NY): Churchill Livingstone; 1992. p. 297-324.
4. Anderson M, Jordan J, Morse A, Sharp F. Text and atlas of integrated colposcopy. London: Chapman and Hall; 1992.

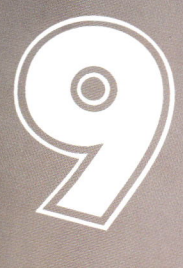

9 Atlas de Colpofotografias – Zona de Transformação Normal

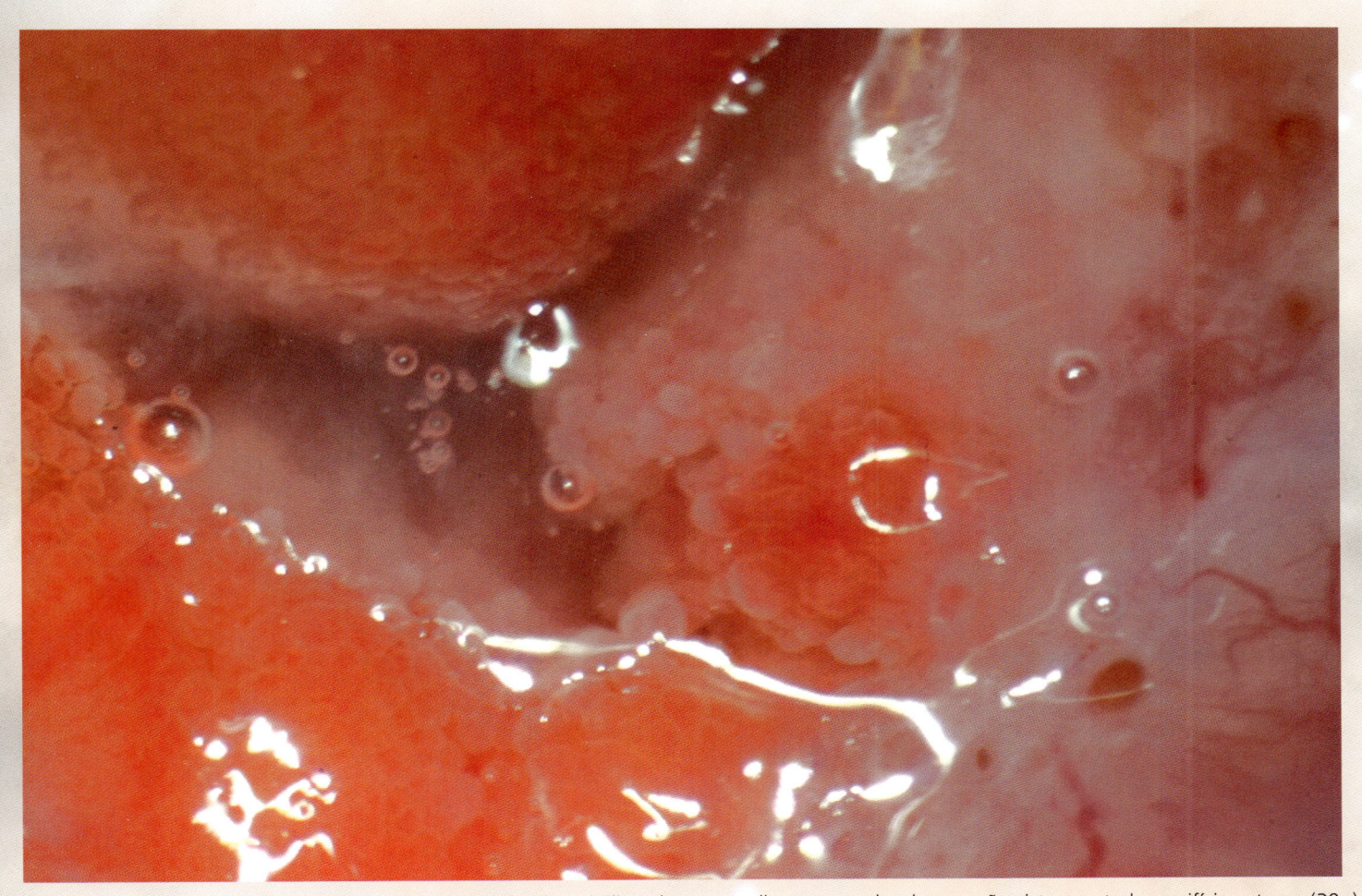

Figura 9.1: Zona de transformação (ZT) tipo 1. Vilosidades do epitélio colunar semelhantes a cacho de uvas são vistas em todo o orifício externo (30×).

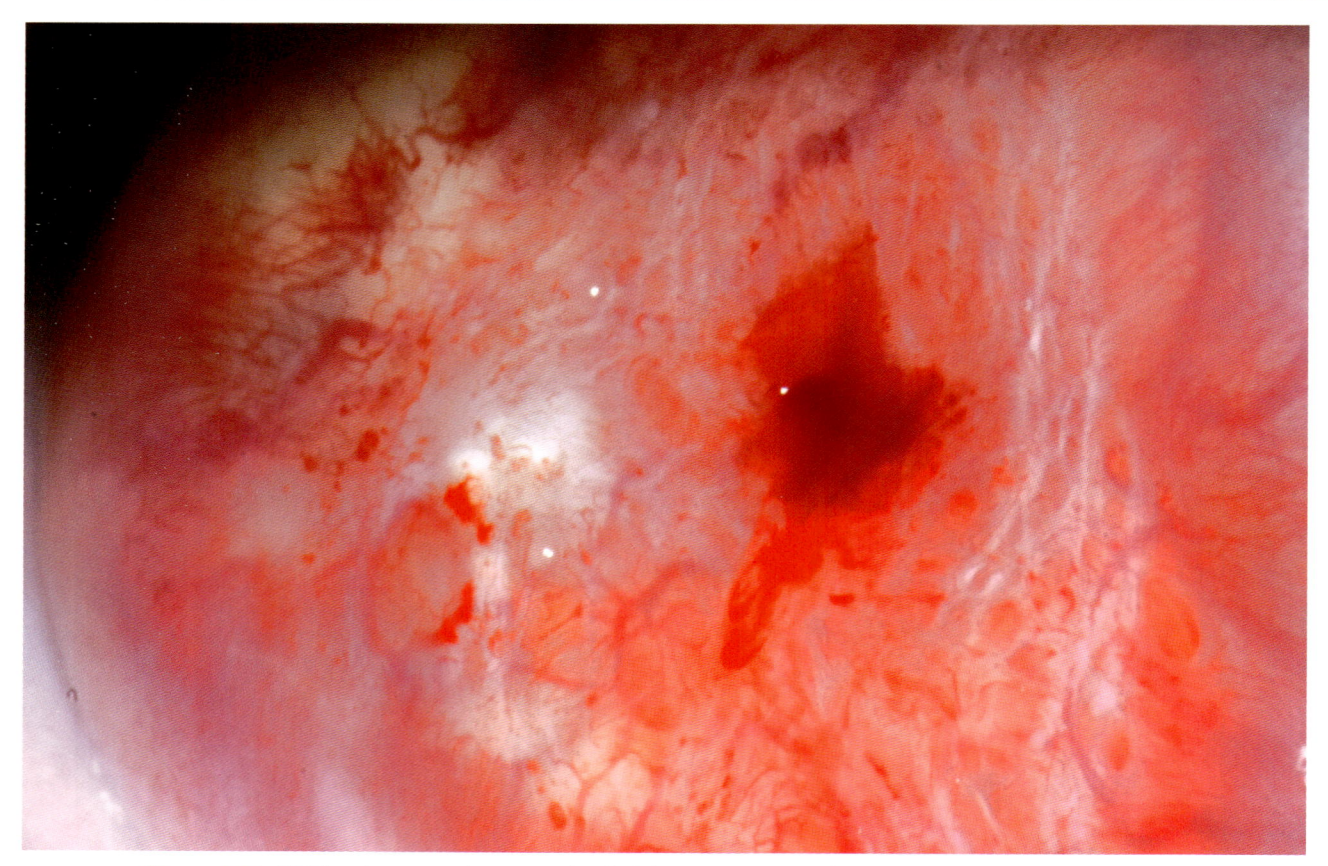

Figura 9.2A: ZT Tipo 1 mostrando vasos subepiteliais proeminentes, alguns aparecendo com pontilhados.

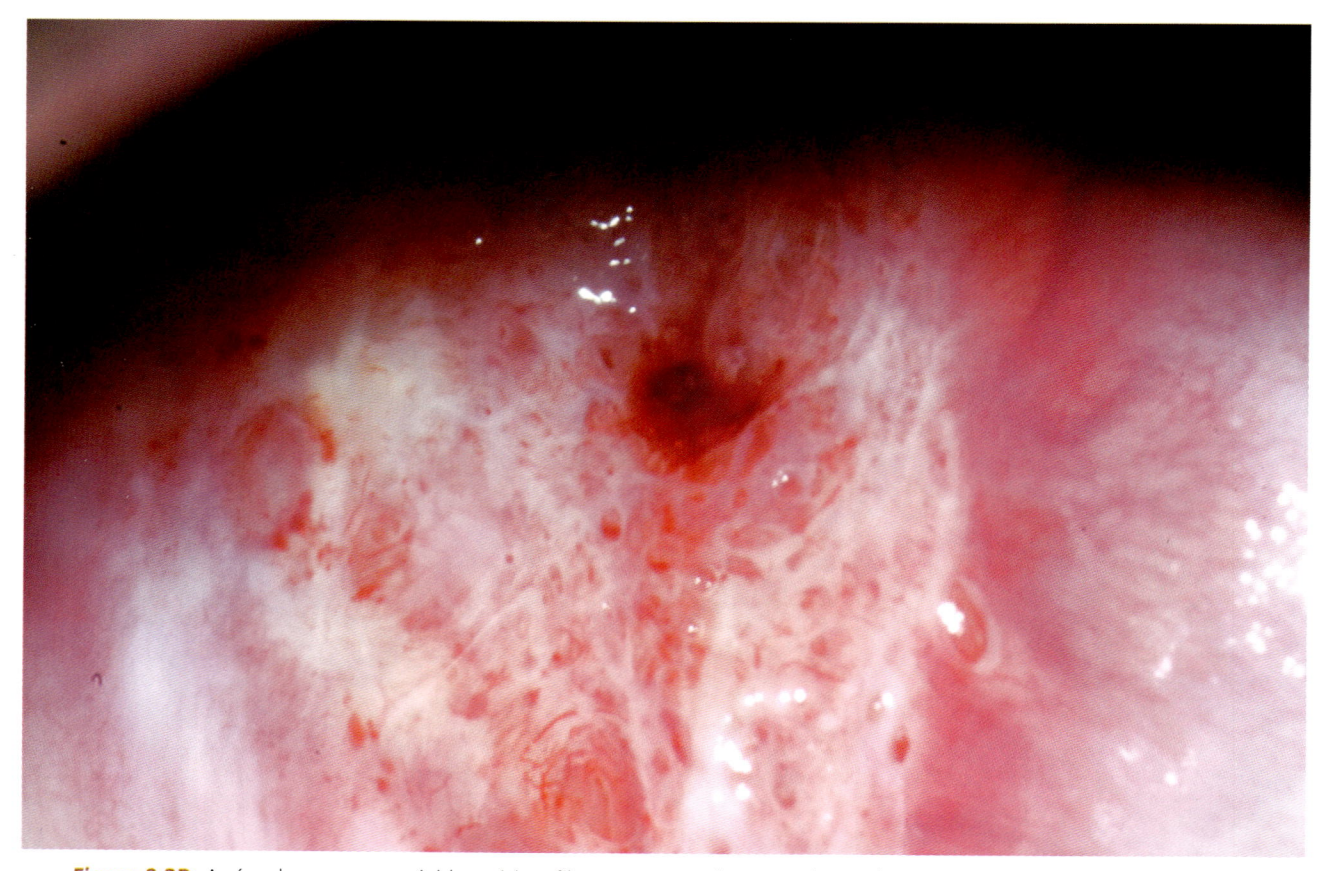

Figura 9.2B: Após a lavagem com ácido acético, filamentos acetobrancos planos de epitélio metaplásico são mostrados.

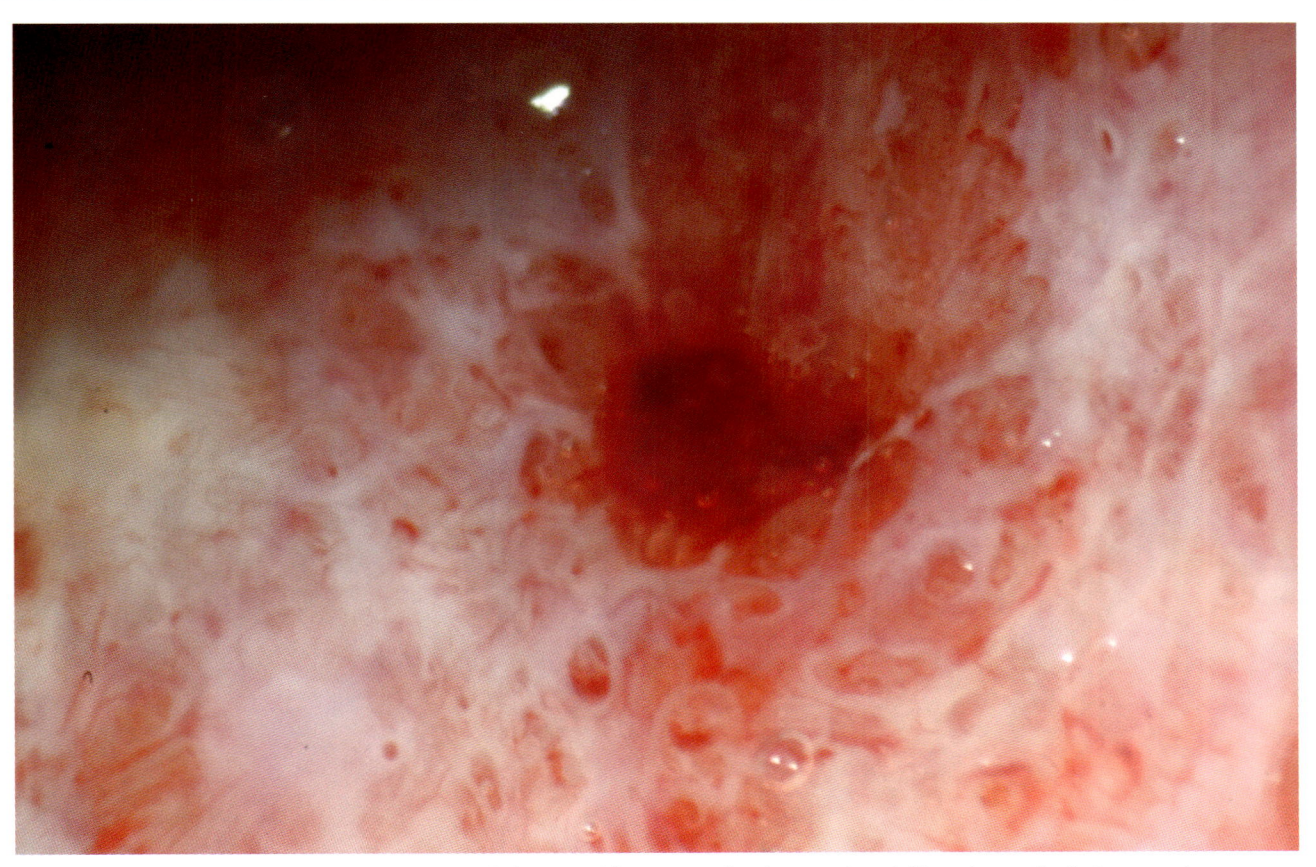

Figura 9.2C: Com uma ampliação de 30×, vilosidades parecidas com cacho de uvas do epitélio colunar são facilmente vistas em todo lugar dentro do canal cervical.

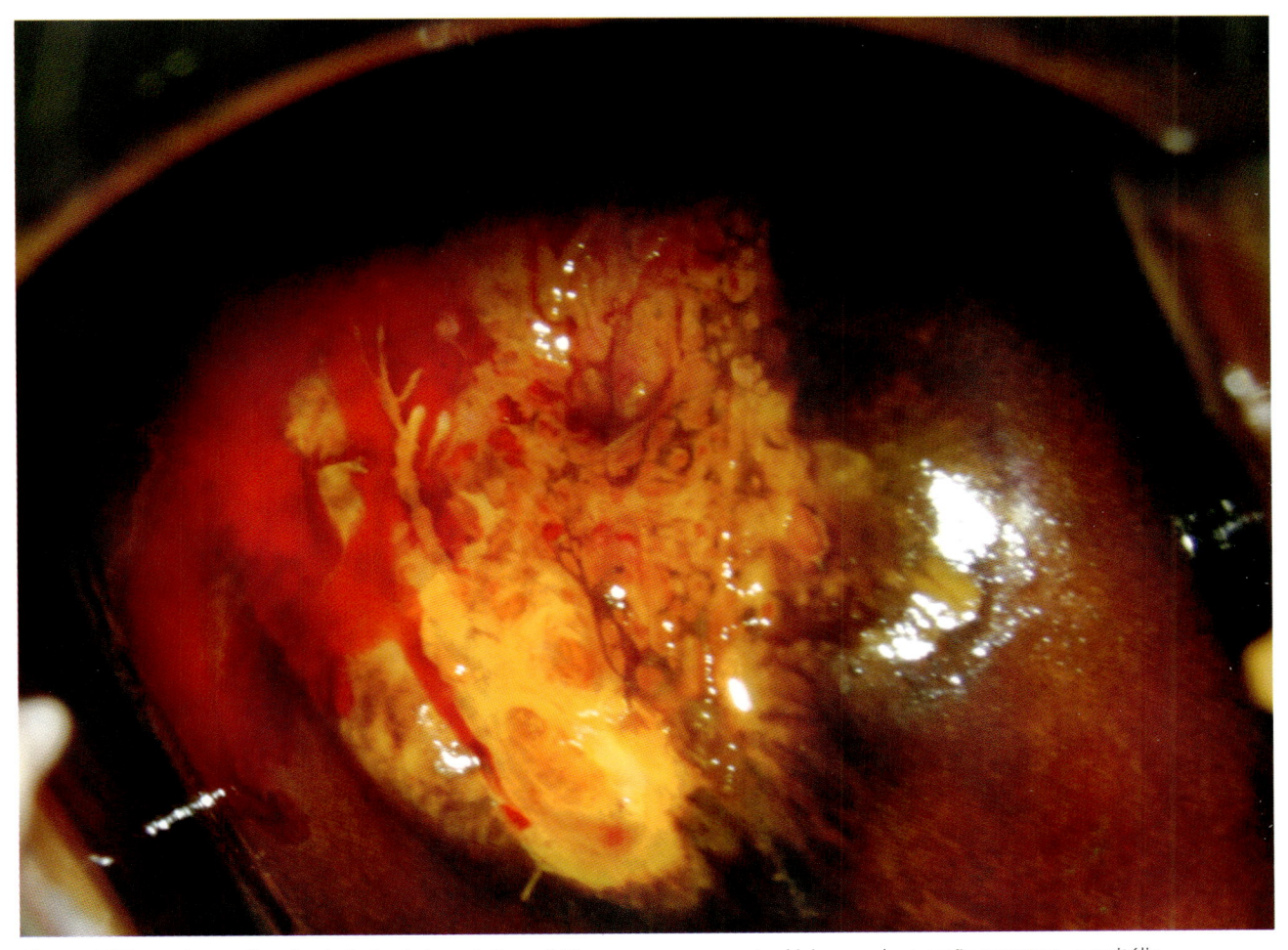

Figura 9.2D: Após a aplicação de iodo de Lugol. Os epitélios escamoso e metaplásico maduro estão marrons, o epitélio metaplásico imaturo está amarelo desigual, e o epitélio colunar não está corado.

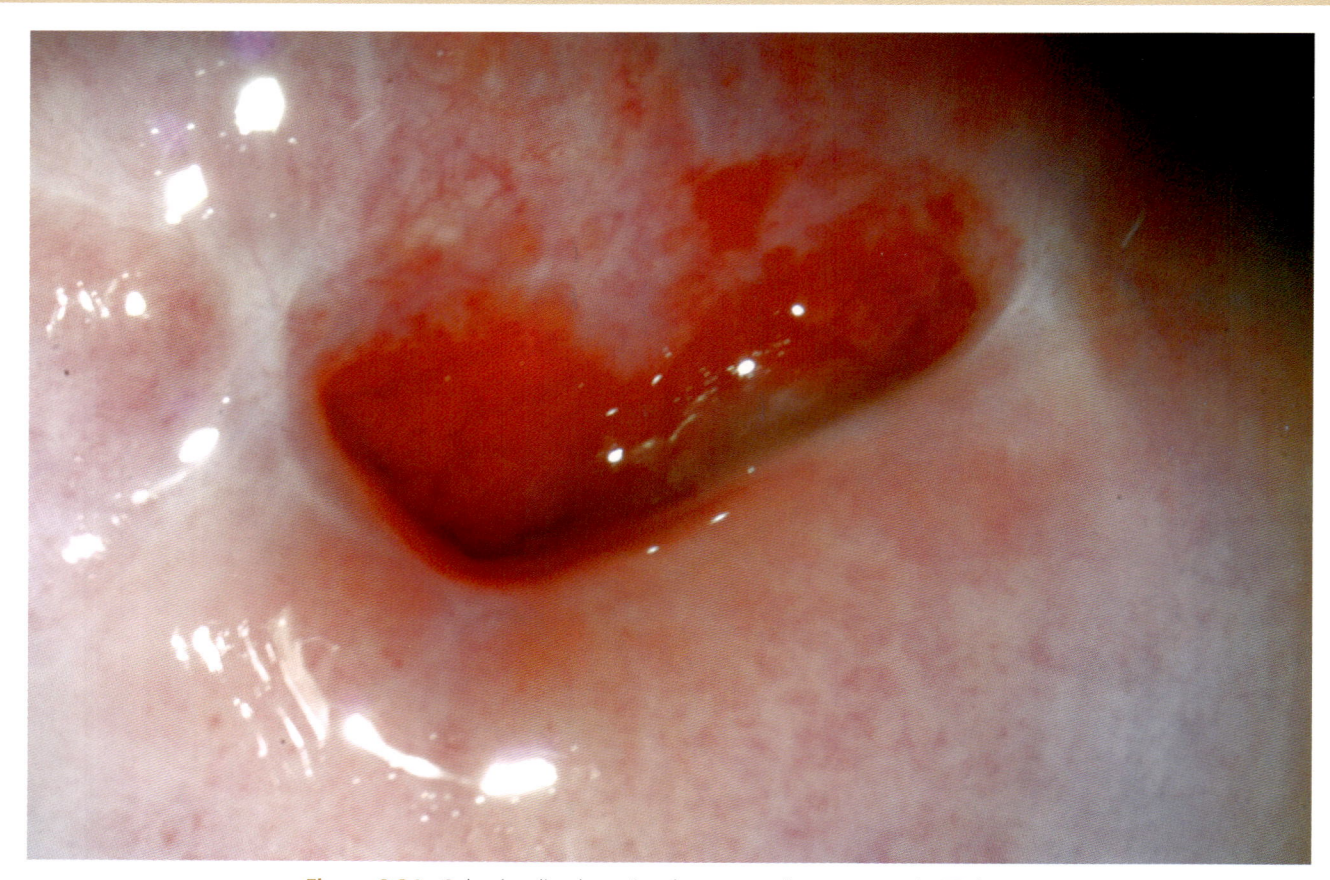

Figura 9.3A: Colo visualizado após a lavagem salina, mostrando ZT tipo 2.

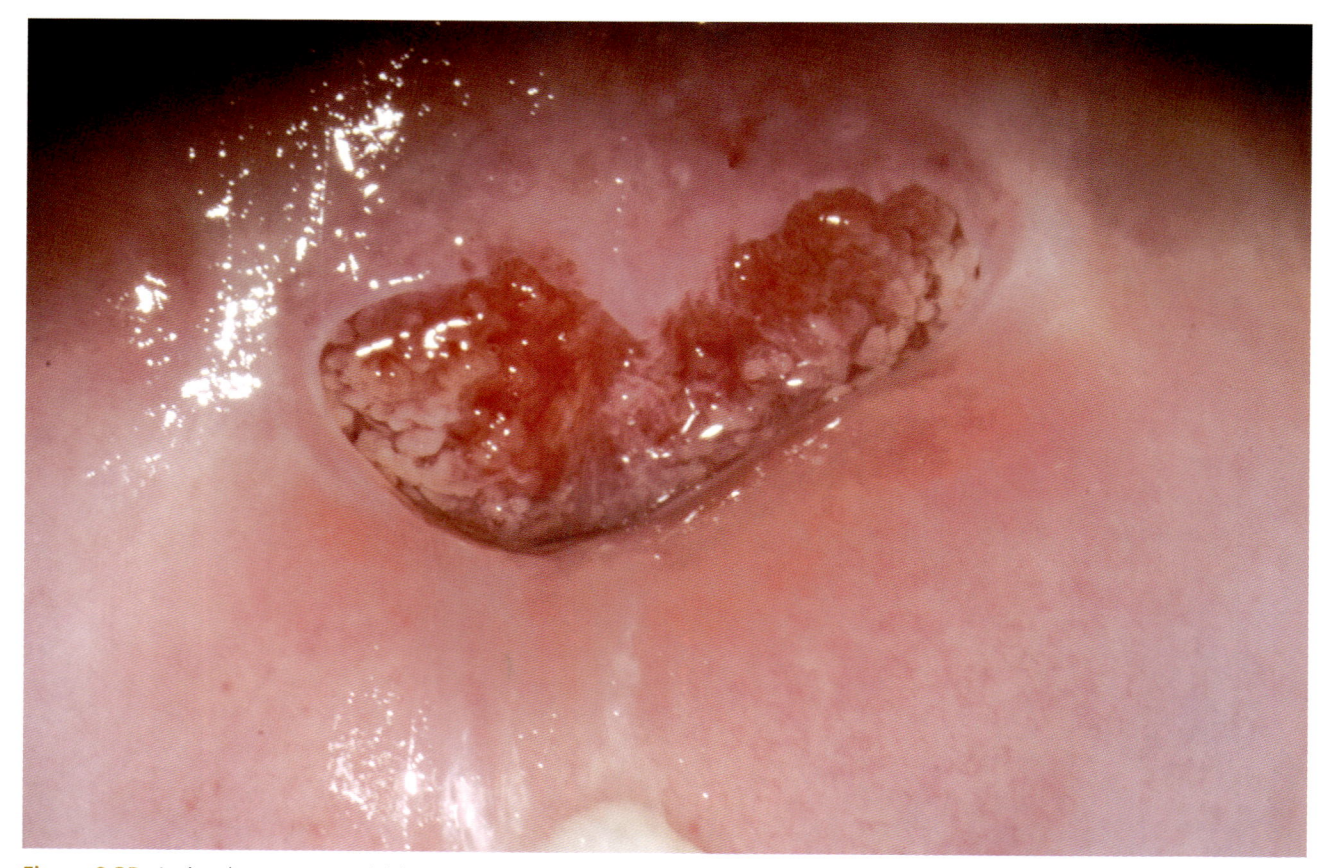

Figura 9.3B: Após a lavagem com ácido acético, o epitélio colunar semelhante a cacho de uvas e o epitélio metaplásico entrando no canal cervical são mostrados.

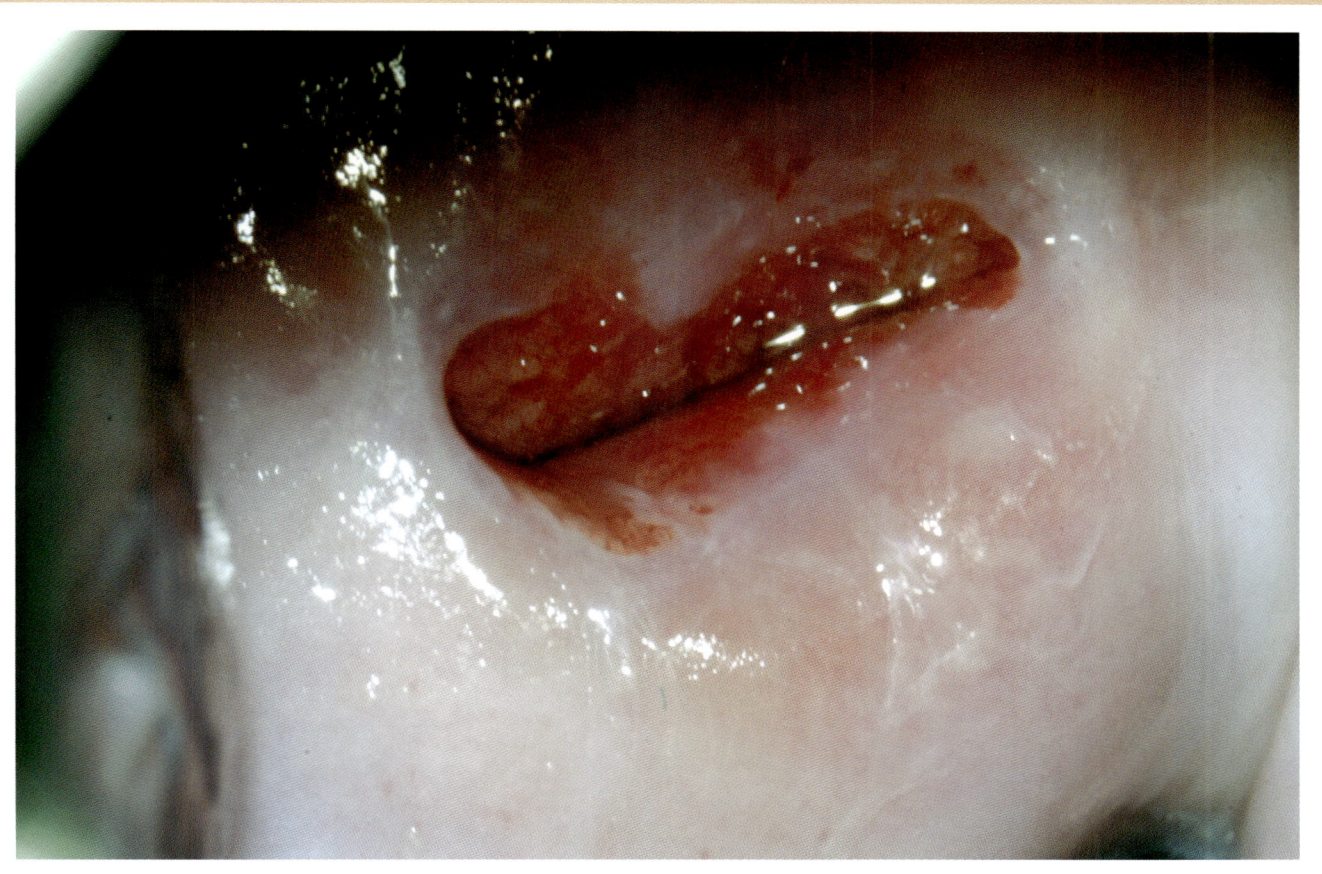

Figura 9.3C: Visto após a depressão do lábio posterior. A nova junção escamocolunar é vista na sua totalidade. ZT tipo 2.

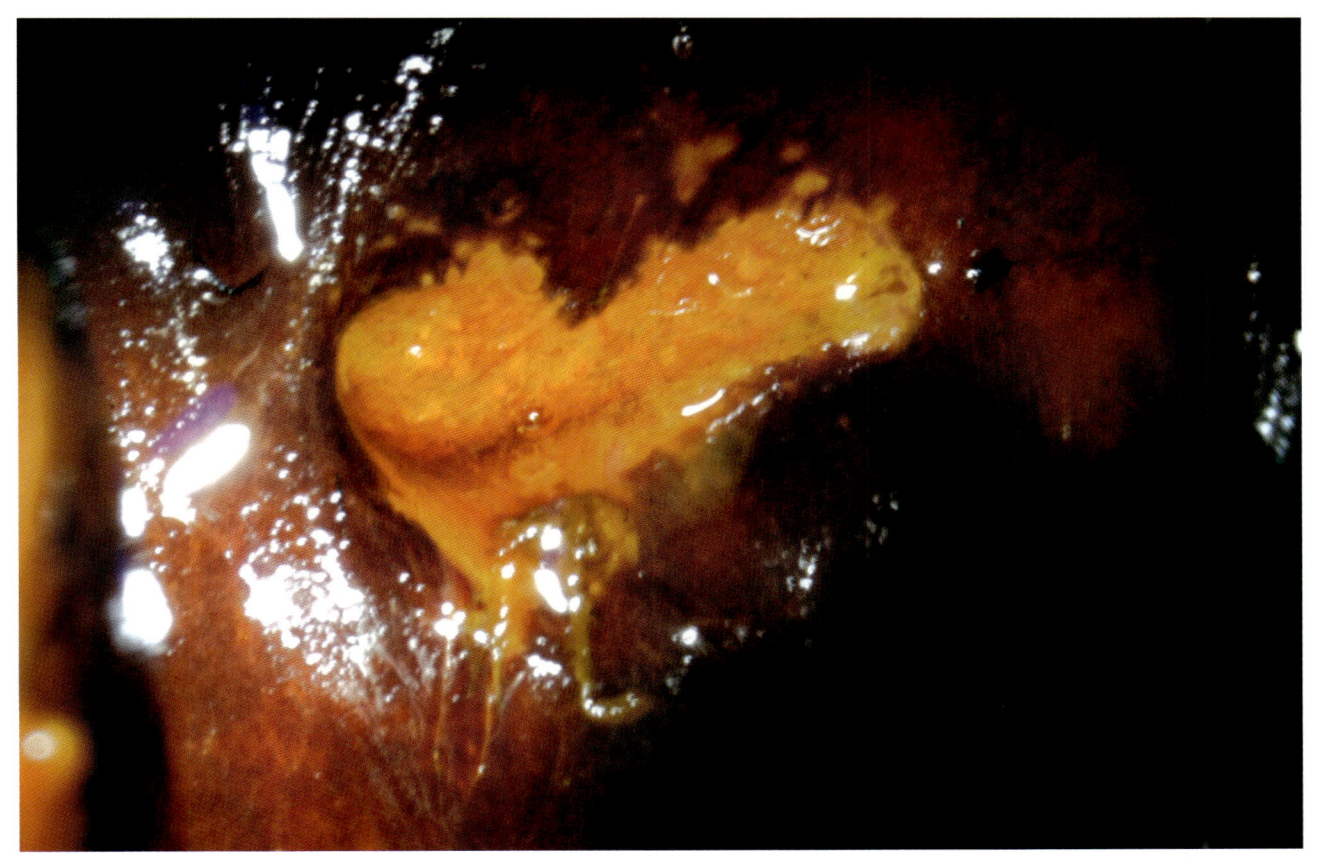

Figura 9.3D: Visto após a aplicação de iodo de Lugol. O epitélio metaplásico maduro é iodo-positivo, e o epitélio metaplásico imaturo mostra a coloração por iodo parcial.

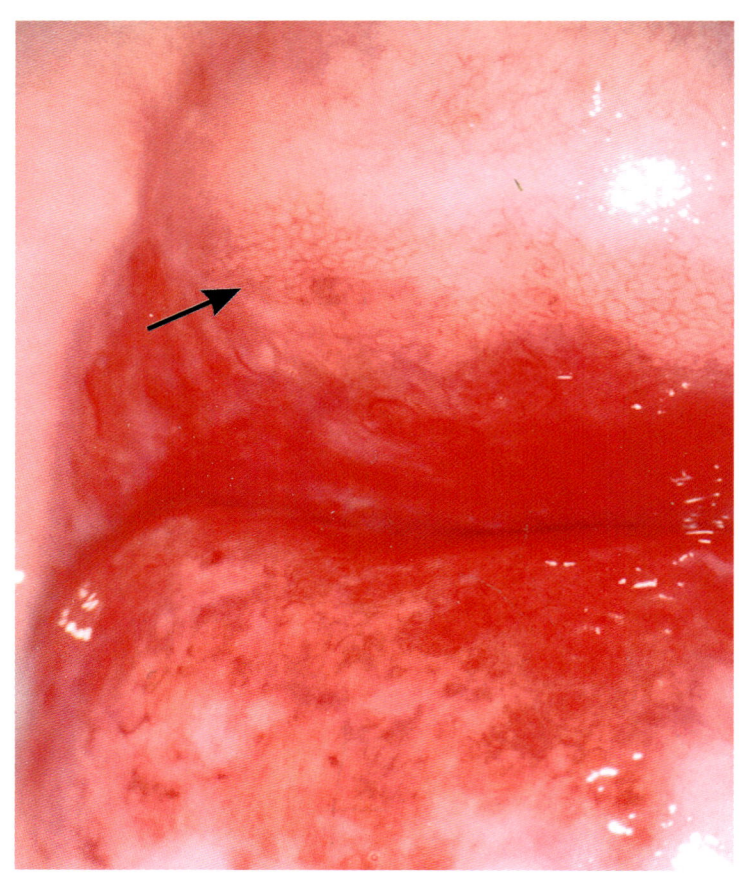

Figura 9.4A: ZT tipo 2 em mulher multípara, mostrando os vasos proeminentes no lábio anterior (seta).

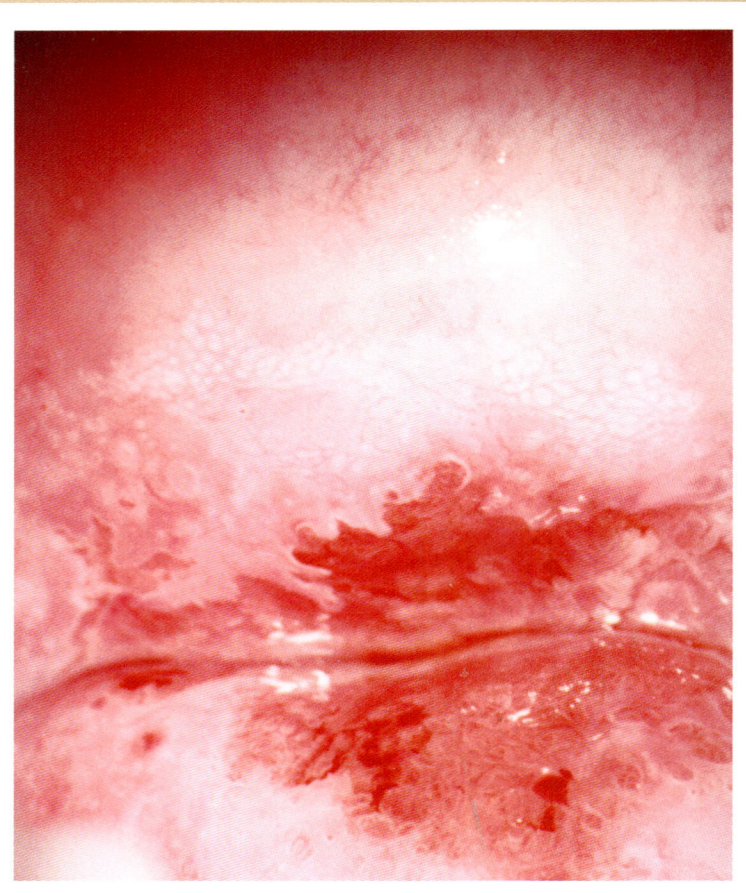

Figura 9.4B: ZT tipo 2. Após a lavagem com ácido acético, mosaico fino apresenta-se.

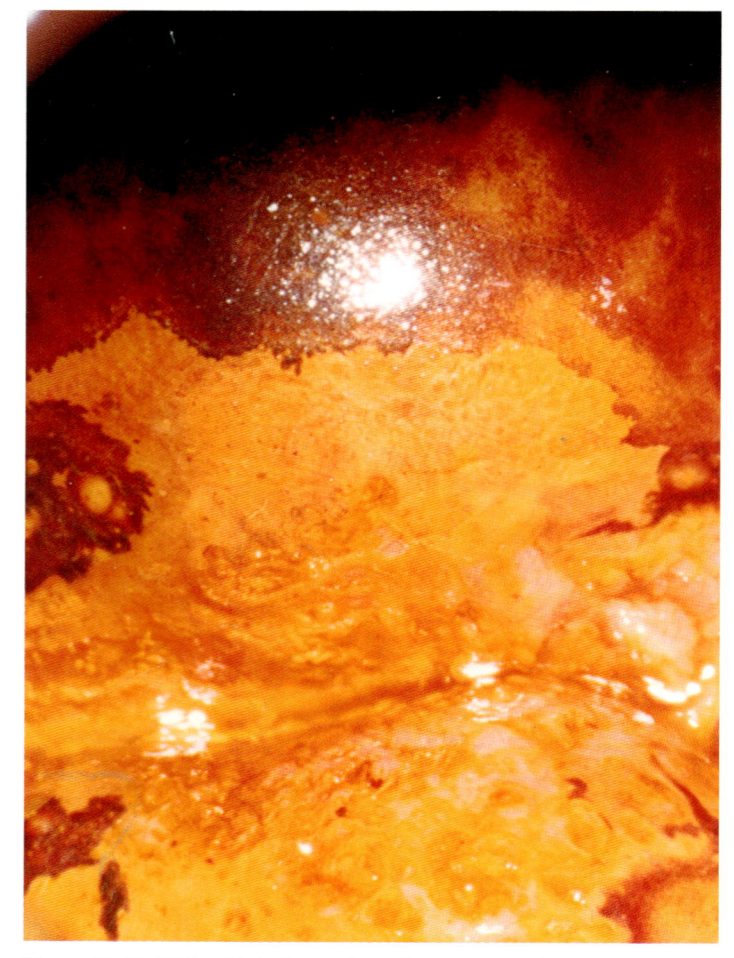

Figura 9.4C: ZT tipo 2. Após a coloração com iodo, demonstram-se epitélios metaplásicos imaturo e maduro.

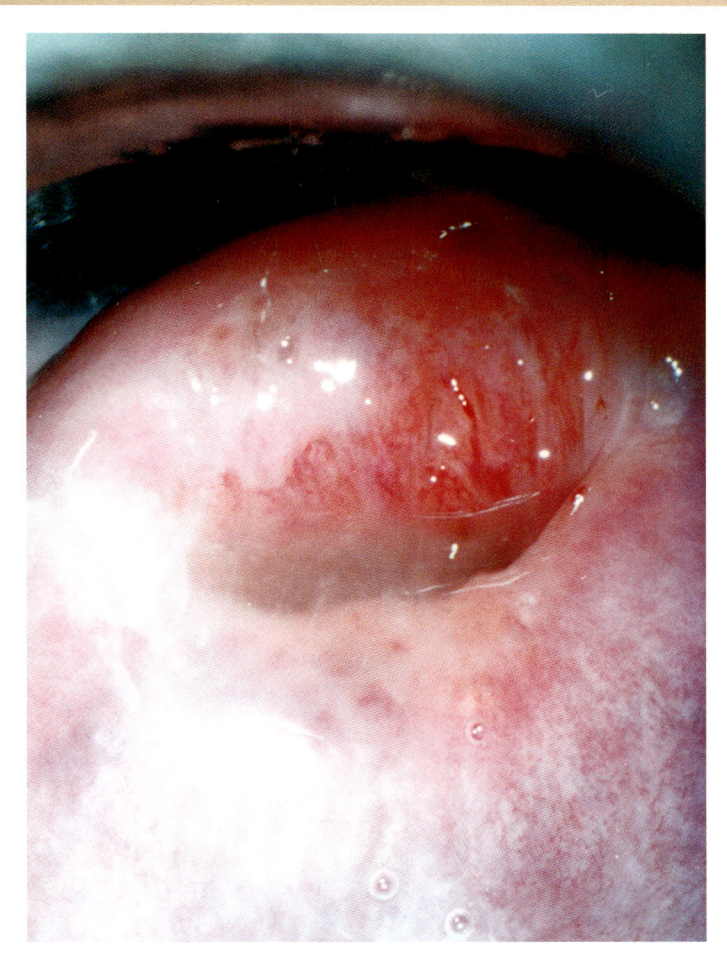

Figura 9.5A: ZT tipo 3 vista com solução salina.

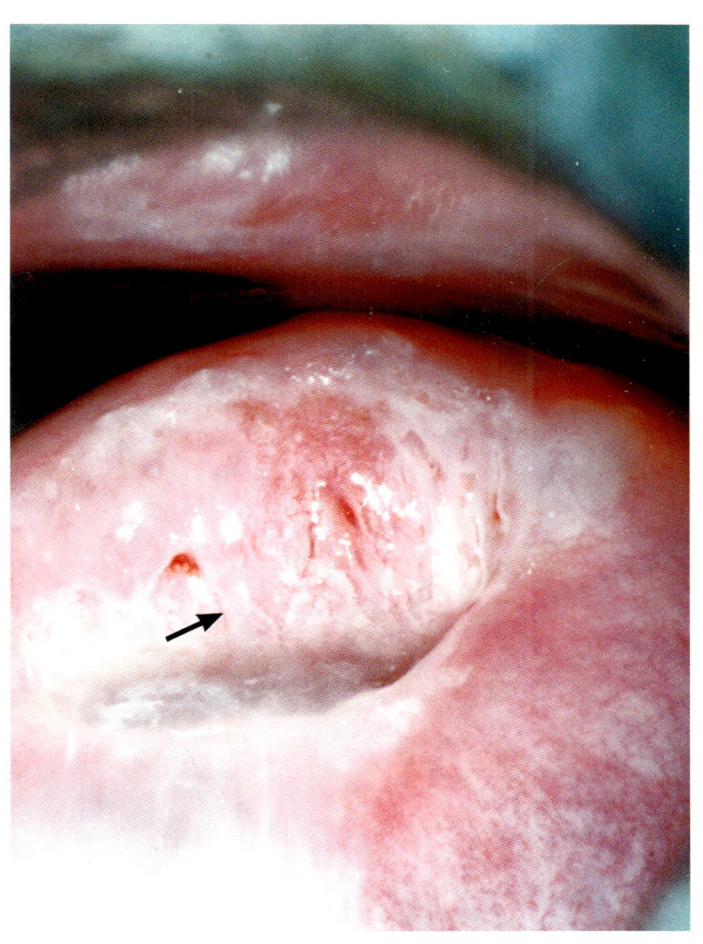

Figura 9.5B: ZT tipo 3. Área acetobranca de grau 1 do epitélio metaplásico (seta) e papilas semelhantes a cacho de uvas são vistas.

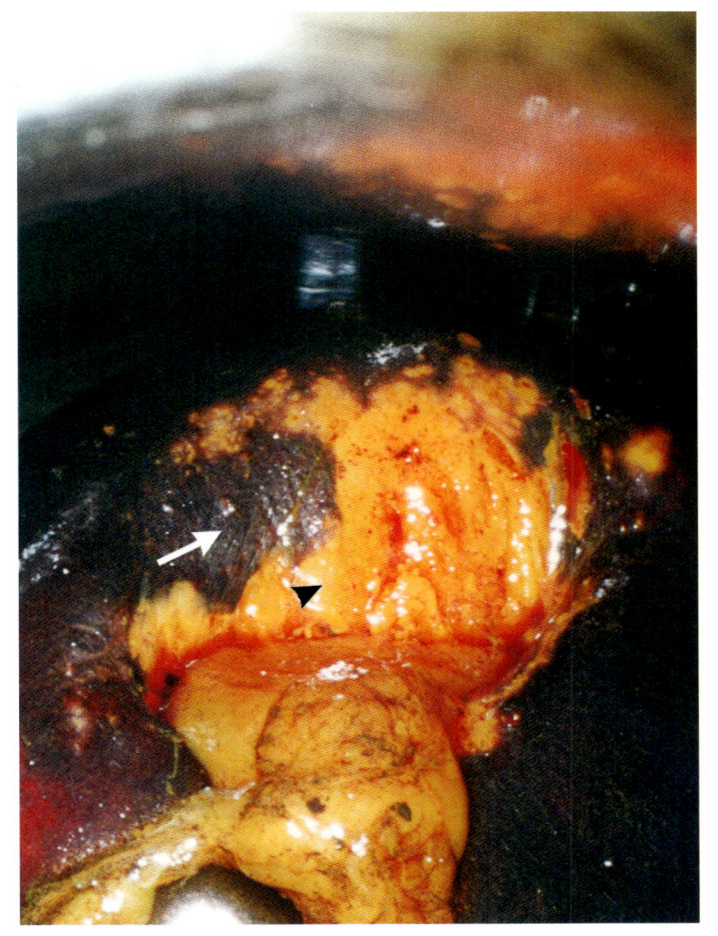

Figura 9.5C: ZT tipo 3. Após a coloração com iodo, epitélios metaplásicos maduros (seta) e imaturos (ponta de seta) são vistos.

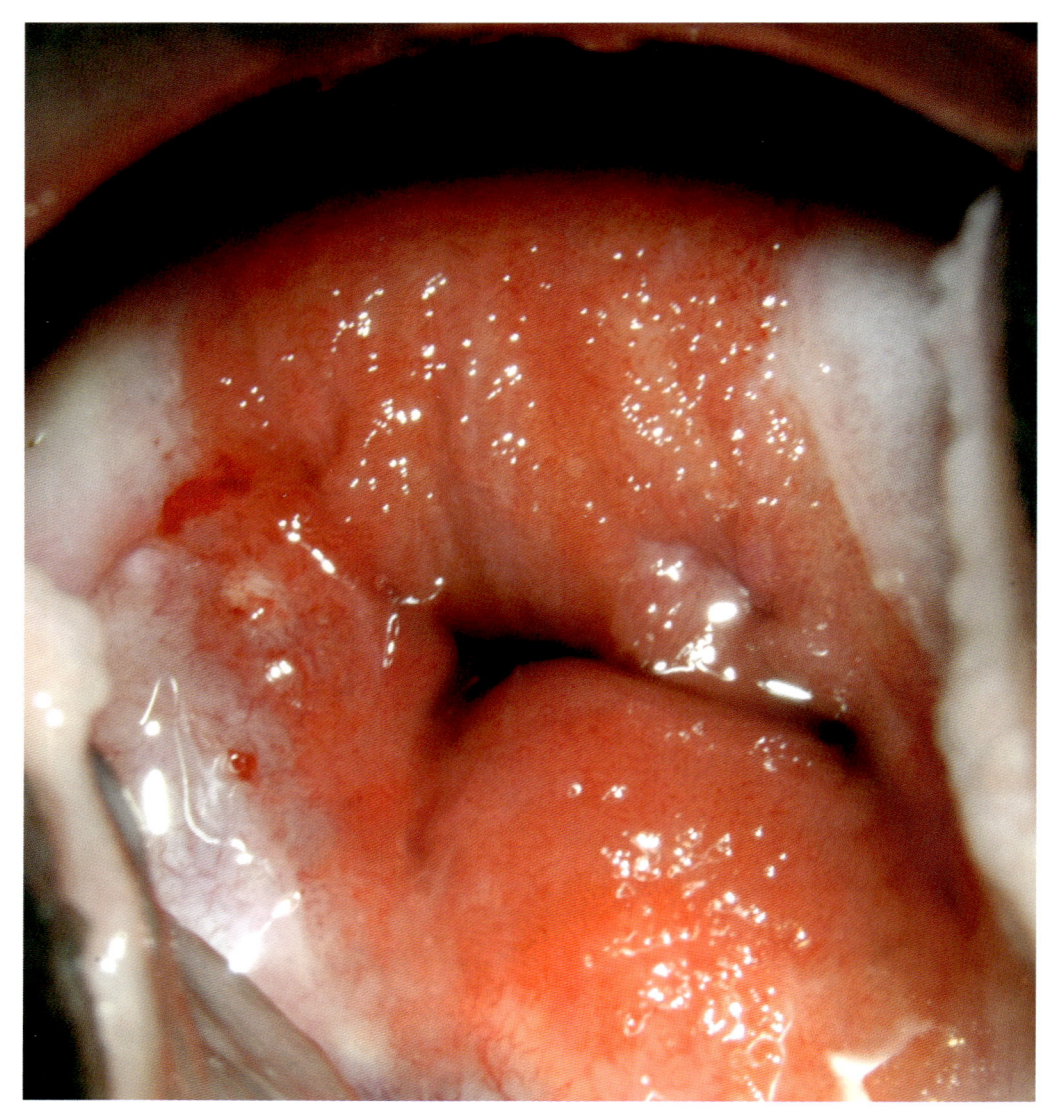

Figura 9.6A: Colo visualizado após a lavagem salina, mostrando ectrópio. ZT tipo 1 (7,5×).

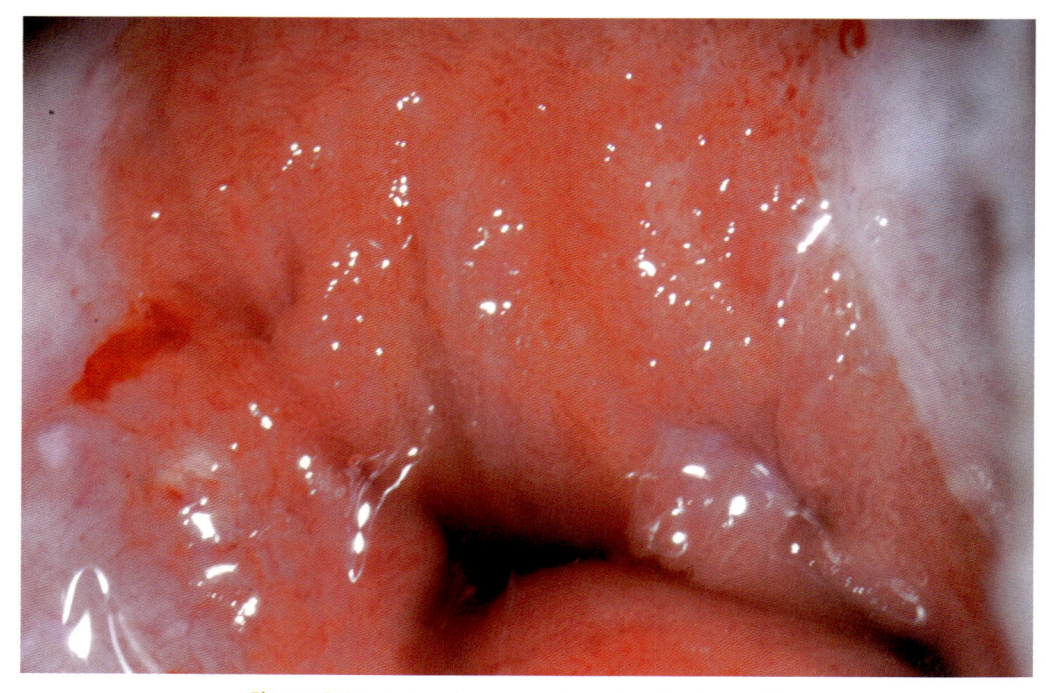

Figura 9.6B: Após a lavagem salina, visualizado em 15×.

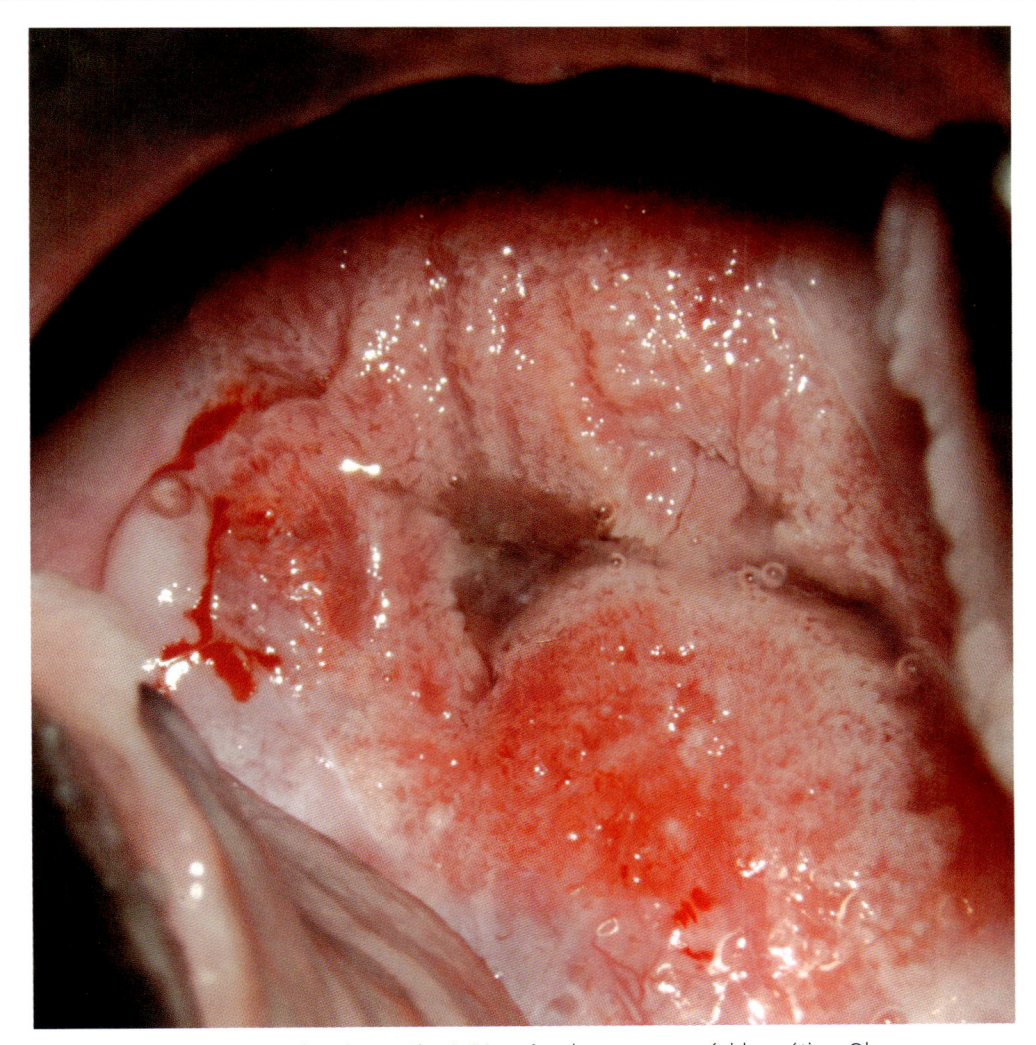

Figura 9.6C: Mesmo caso descrito na Fig. 9.5A após a lavagem com ácido acético. Observe o epitélio colunar semelhante a cacho de uvas (7,5×).

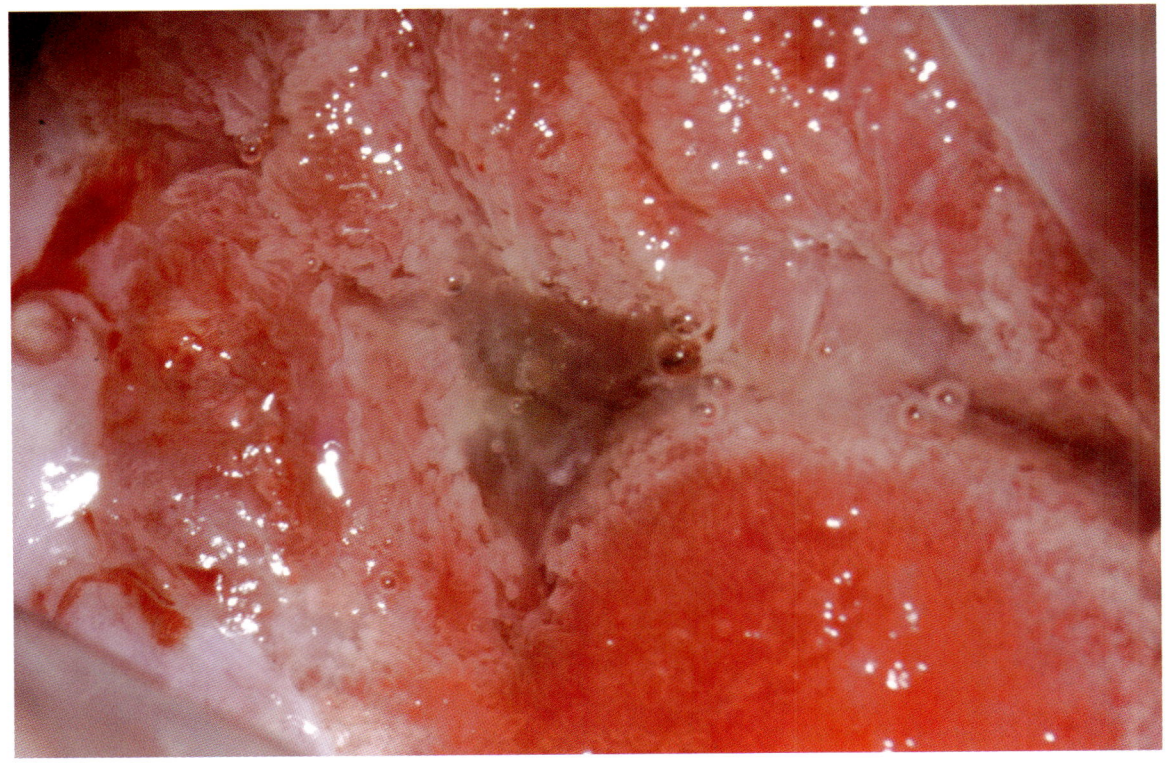

Figura 9.6D: Após a lavagem com ácido acético visto em 15×.

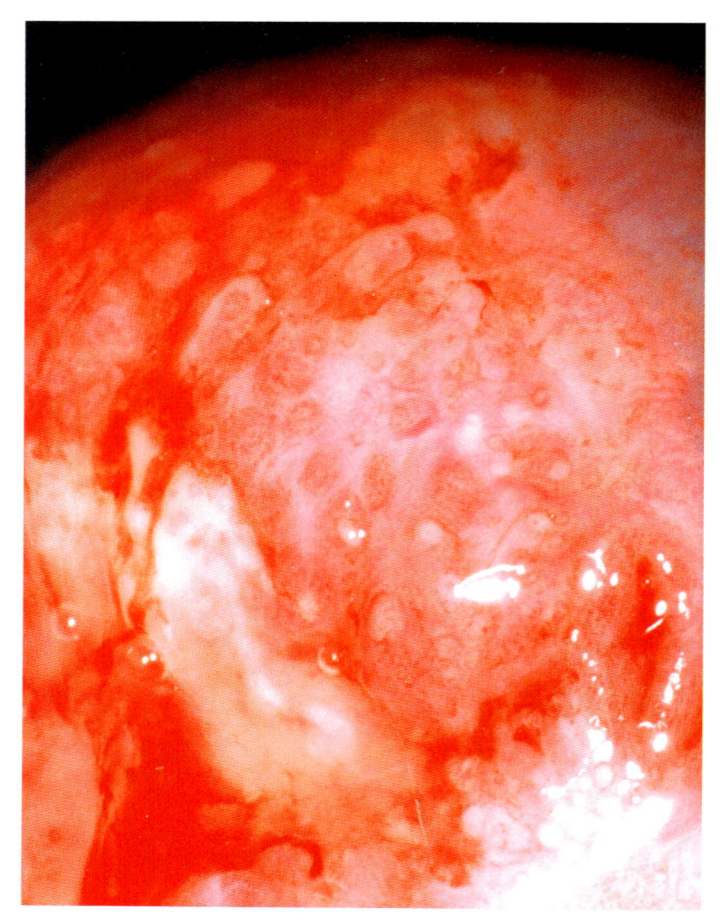

Figura 9.7A: Colo com ectrópio enorme com inflamação mostrando vasos proeminentes, cistos de Naboth e corrimento amarelo.

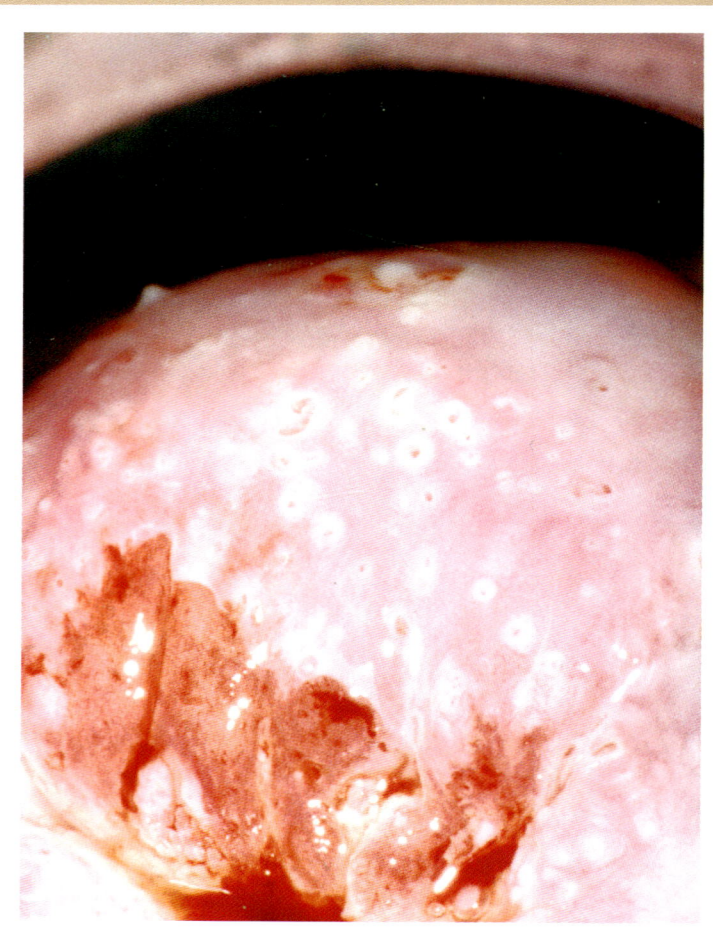

Figura 9.7B: Mesmo caso descrito na Fig. 9.7A mostrando espessos anéis acetobrancos em torno de aberturas glandulares.

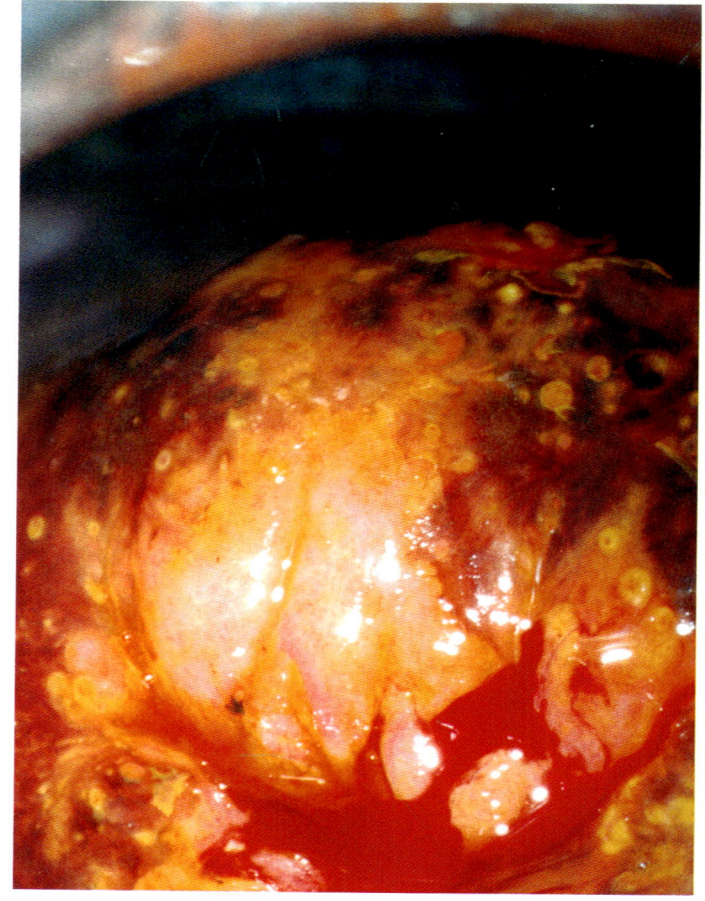

Figura 9.7C: Mesmo caso descrito na Fig. 9.7A após a aplicação de iodo. A biópsia descartou SIL.

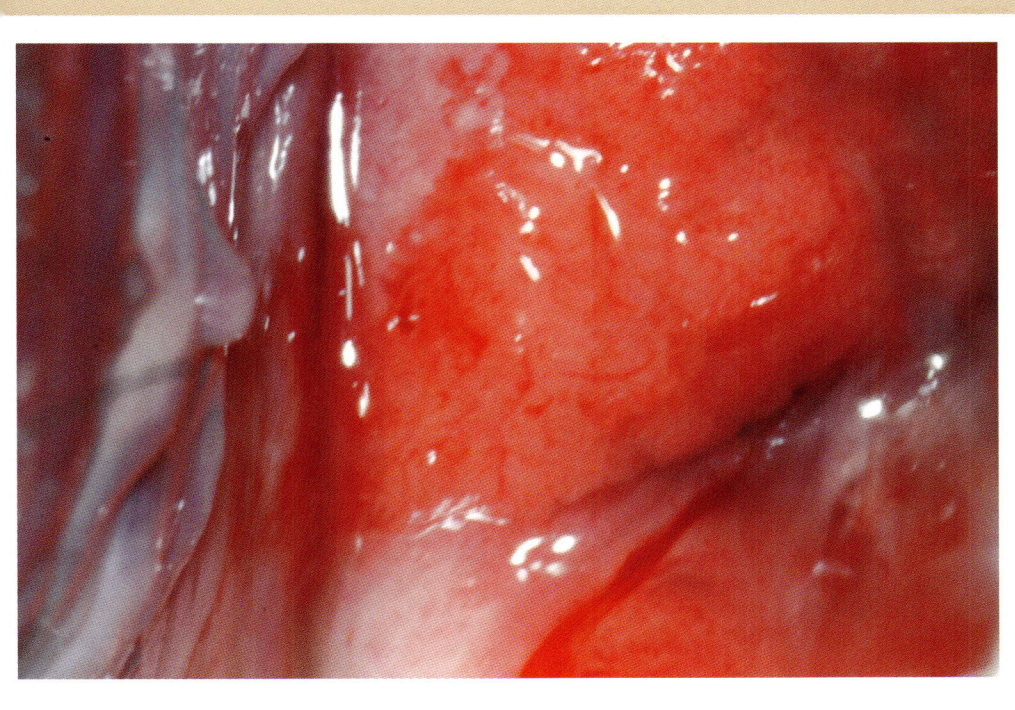

Figura 9.8A: ZT tipo 1. Ectrópio visualizado após a lavagem salina, lábio anterior (15×).

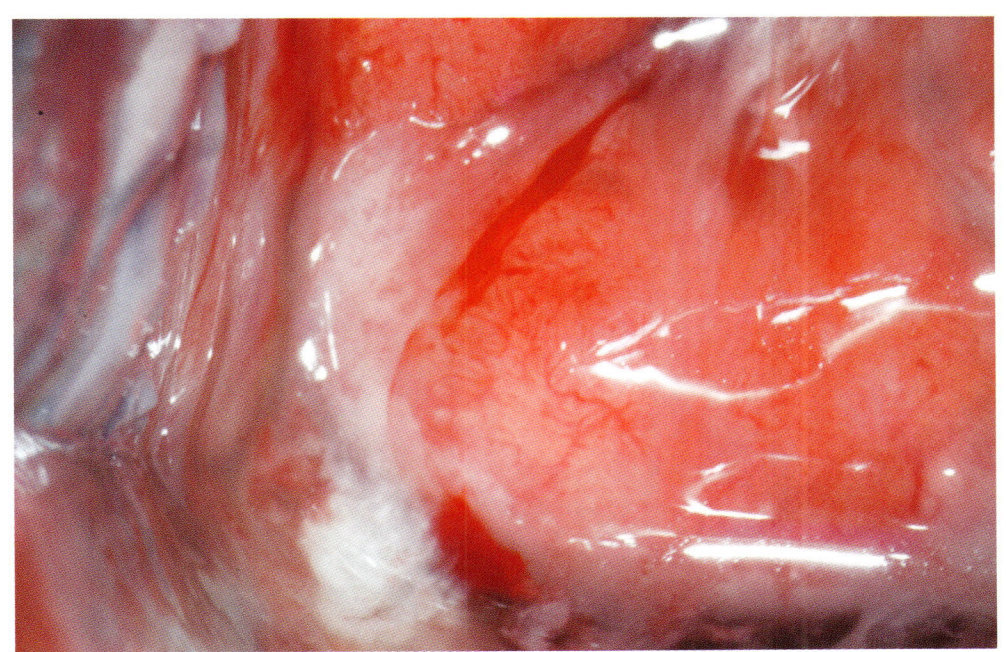

Figura 9.8B: ZT tipo 1. Ectrópio visualizado após a lavagem salina, lábio posterior (15×).

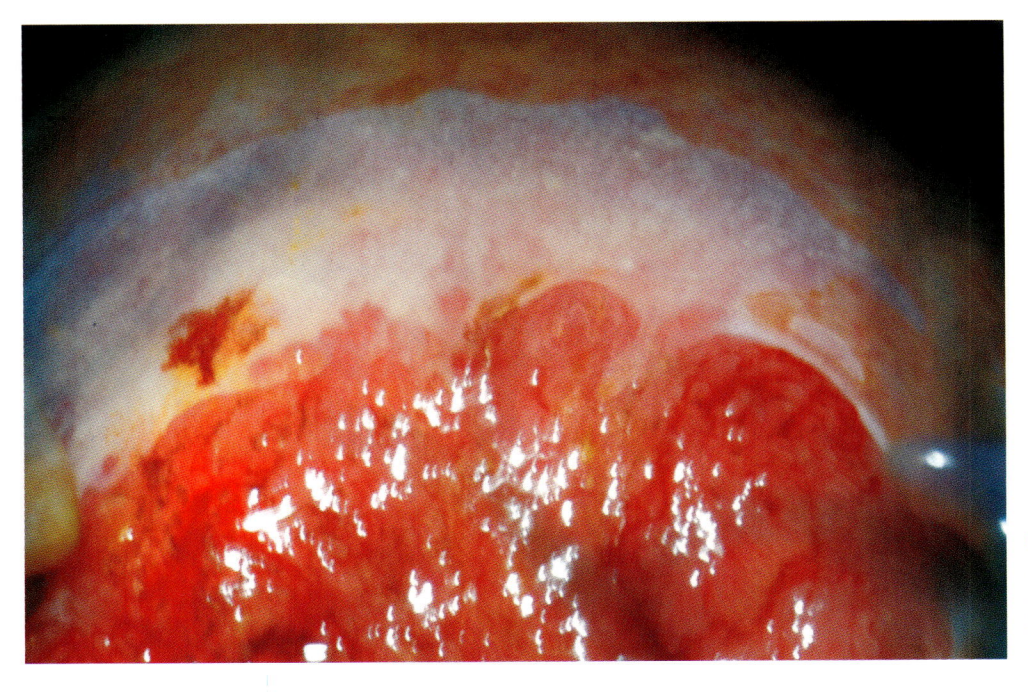

Figura 9.8C: ZT tipo 1. Ectrópio visto após a aplicação de iodo de Lugol, lábio anterior. Observe a área acetobranca média com mosaico fino que é iodo-negativa dentro da ZT. A biópsia mostrou metaplasia (15×).

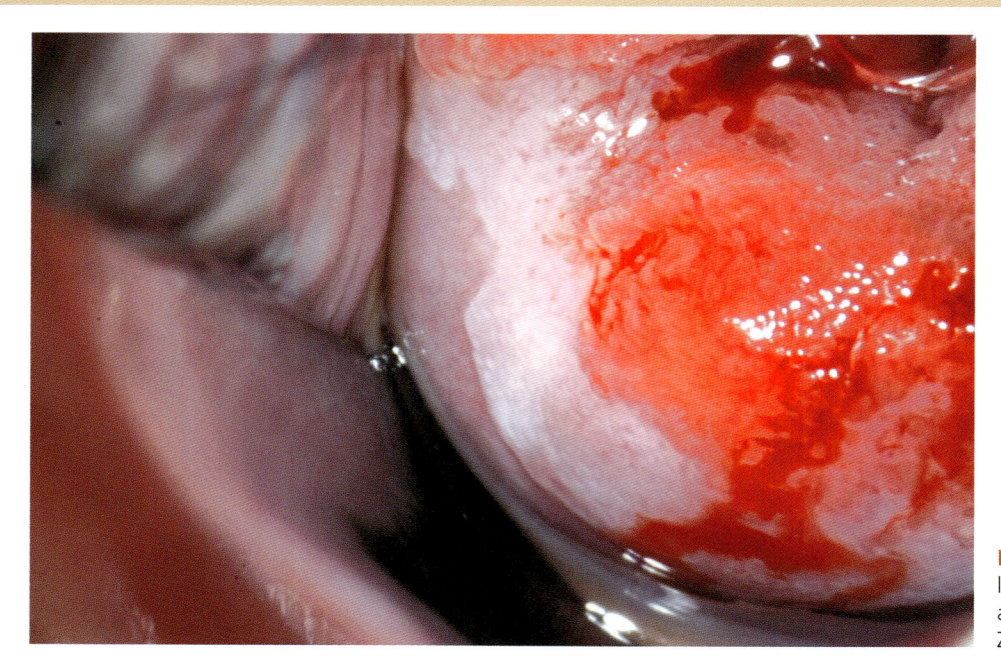

Figura 9.8D: ZT tipo 1. Ectrópio visto após a lavagem em ácido acético, lábio posterior; observe a área acetobranca média e o mosaico médio dentro da ZT. A biópsia do mosaico mostrou metaplasia (15×).

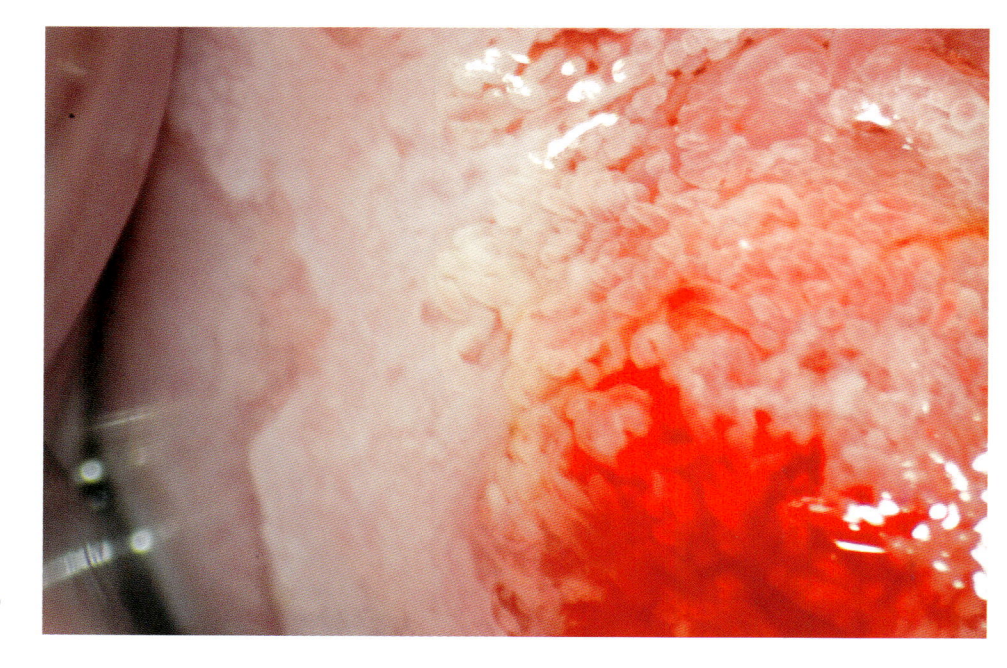

Figura 9.8E: Mesmo ângulo que o da Fig. 9.8D. ZT tipo 1. Ectrópio visto após a lavagem com ácido acético (30×).

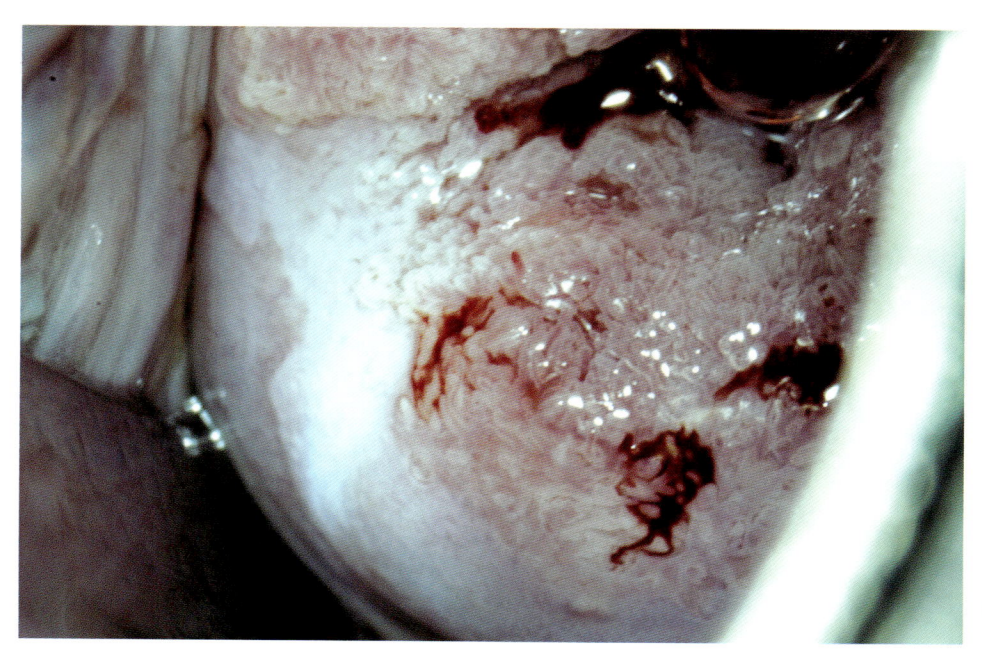

Figura 9.8F: Mesmo ângulo que o da Fig. 9.8D, utilizando filtro verde (15×).

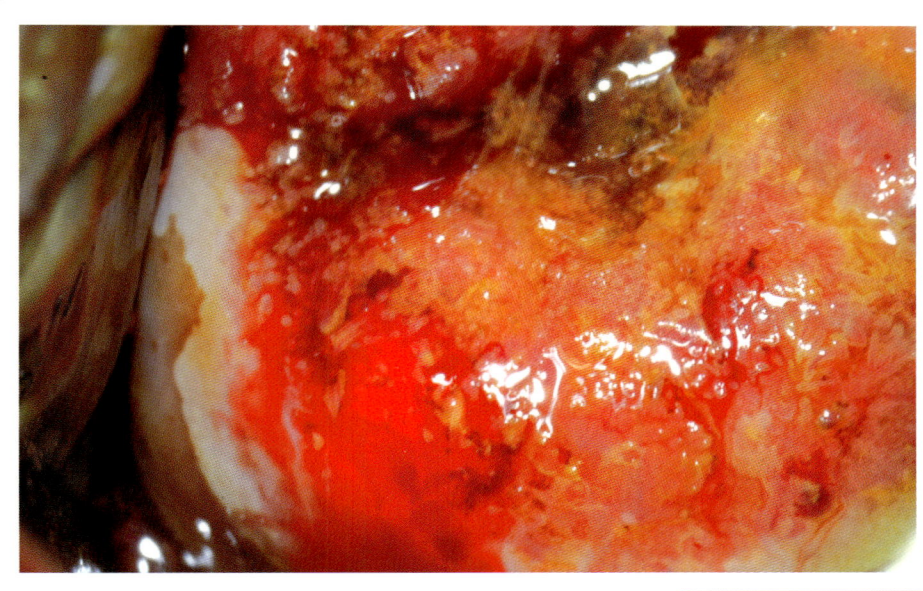

Figura 9.8G: Mesmo ângulo que o da Fig. 9.8B visualizada após a aplicação de iodo de Lugol, mostrando negatividade ao iodo da área acetobranca com mosaico médio. A biópsia mostrou epitélio metaplásico (15×).

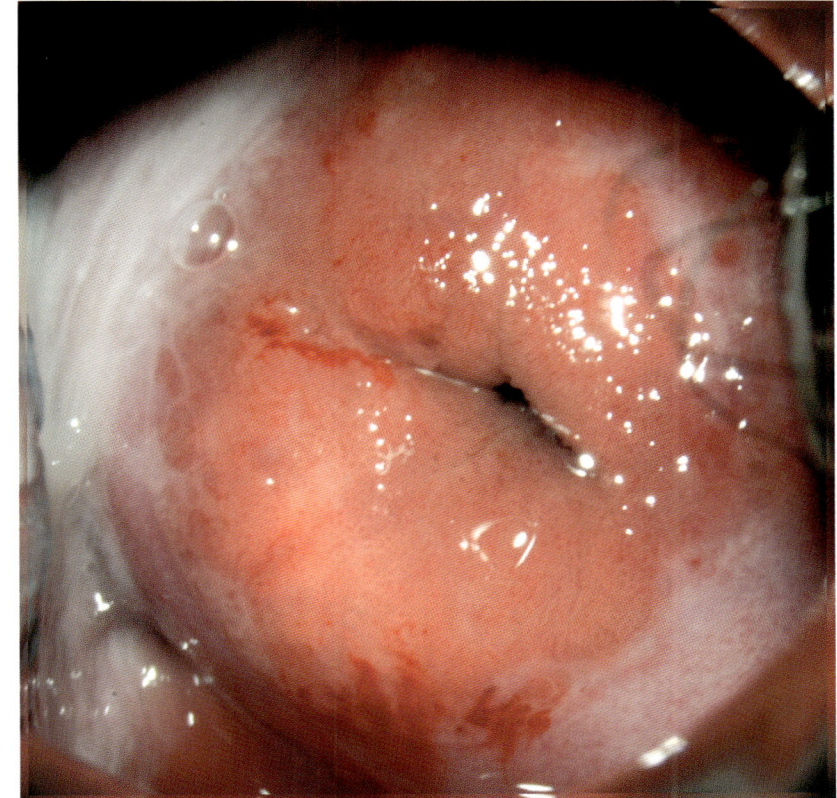

Figura 9.9A: ZT tipo 1. Ectrópio visualizado após a lavagem salina (7,5×).

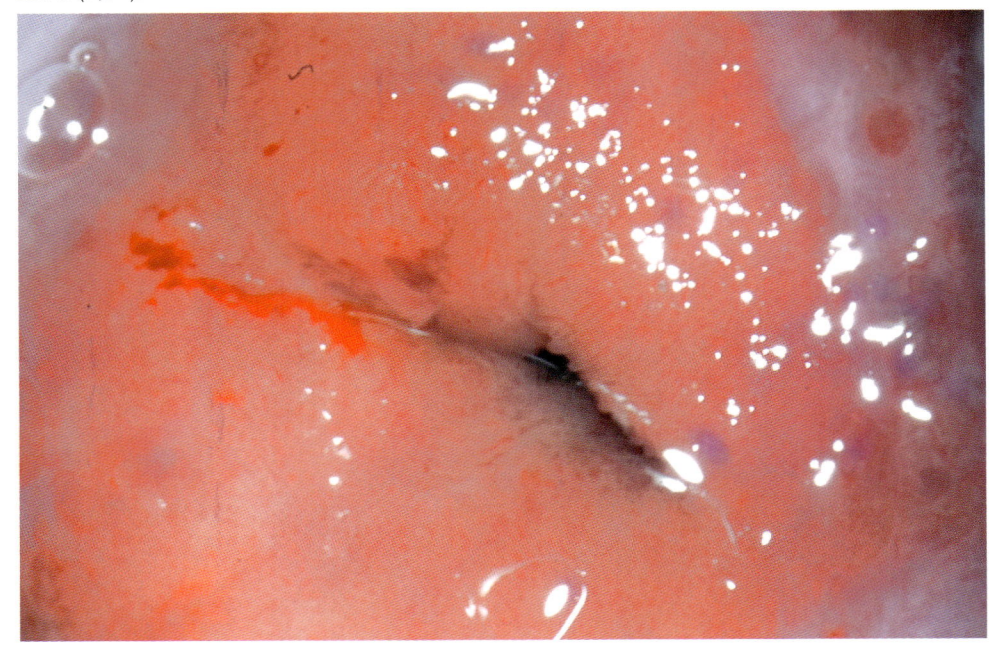

Figura 9.9B: Mesmo caso descrito na Fig. 9.9A após a lavagem com solução salina (15×).

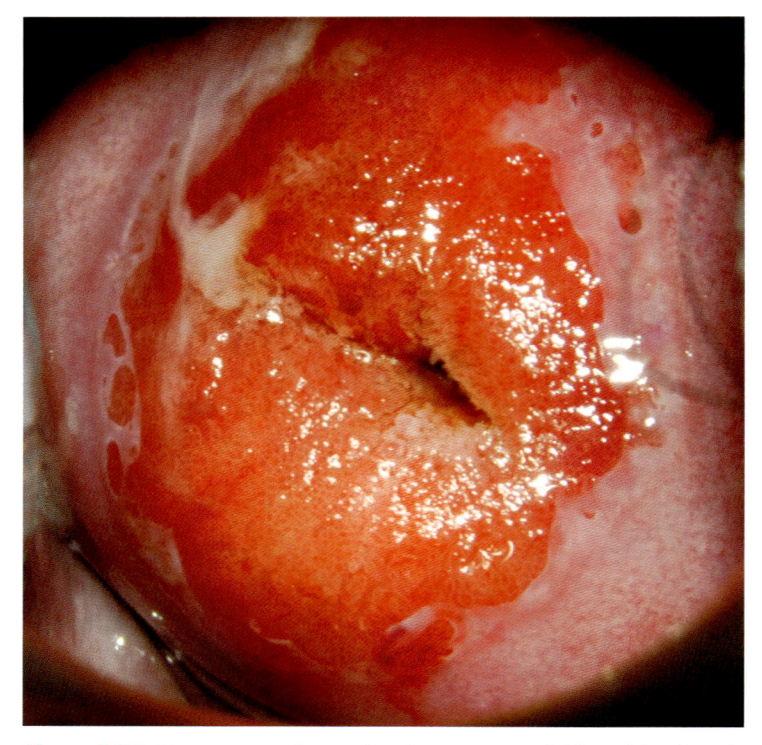

Figura 9.9C: Mesmo caso visto após a lavagem com ácido acético (7,5×).

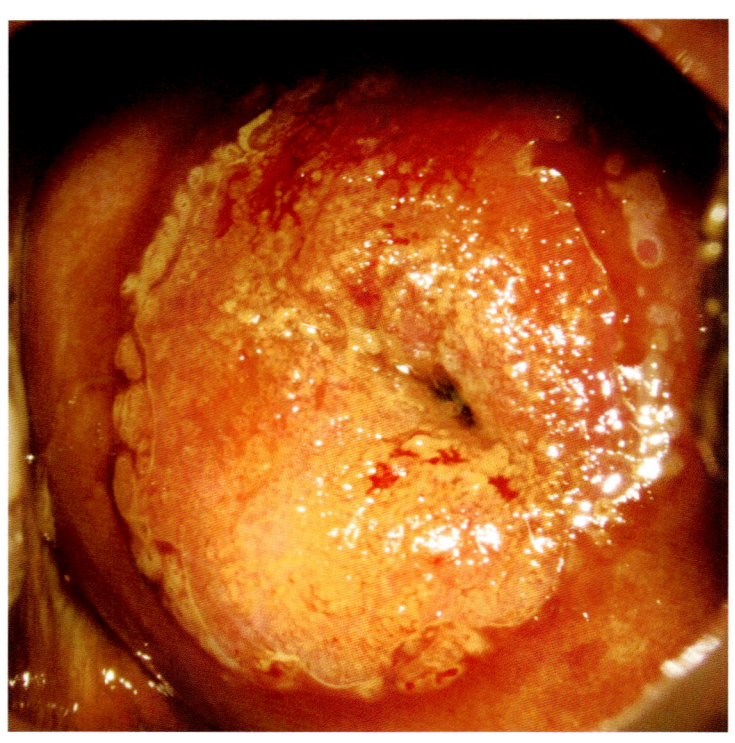

Figura 9.9D: Mesmo caso descrito na Fig. 9.9A após a aplicação de iodo de Lugol, mostrando filetes de epitélio metaplásico maduro corados de marrom e poucas áreas de metaplasia imatura coradas de amarelo (7,5×).

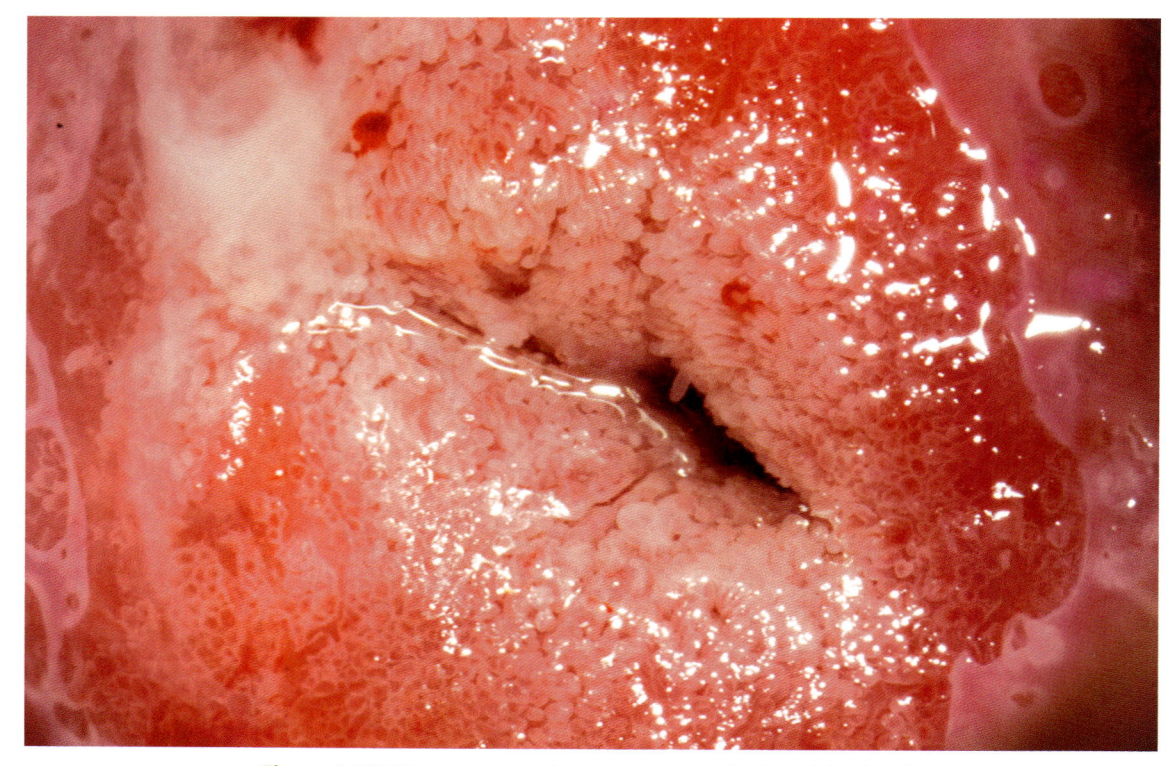

Figura 9.9E: Mesmo caso após a lavagem com ácido acético (15×).

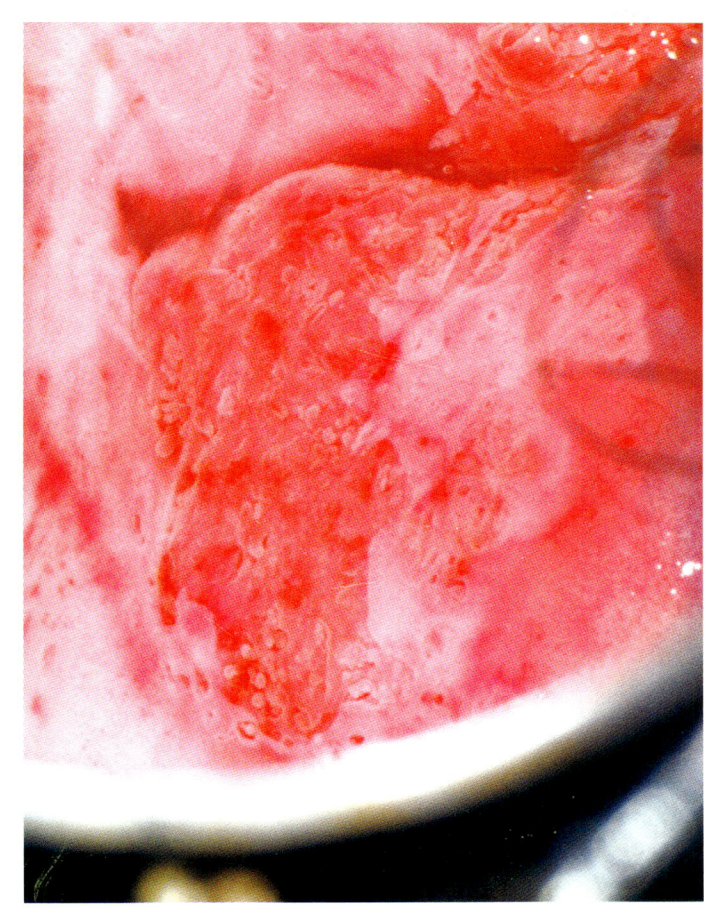

Figura 9.10A: Ectrópio no lábio posterior mostrando áreas acetobrancas planas do epitélio metaplásico.

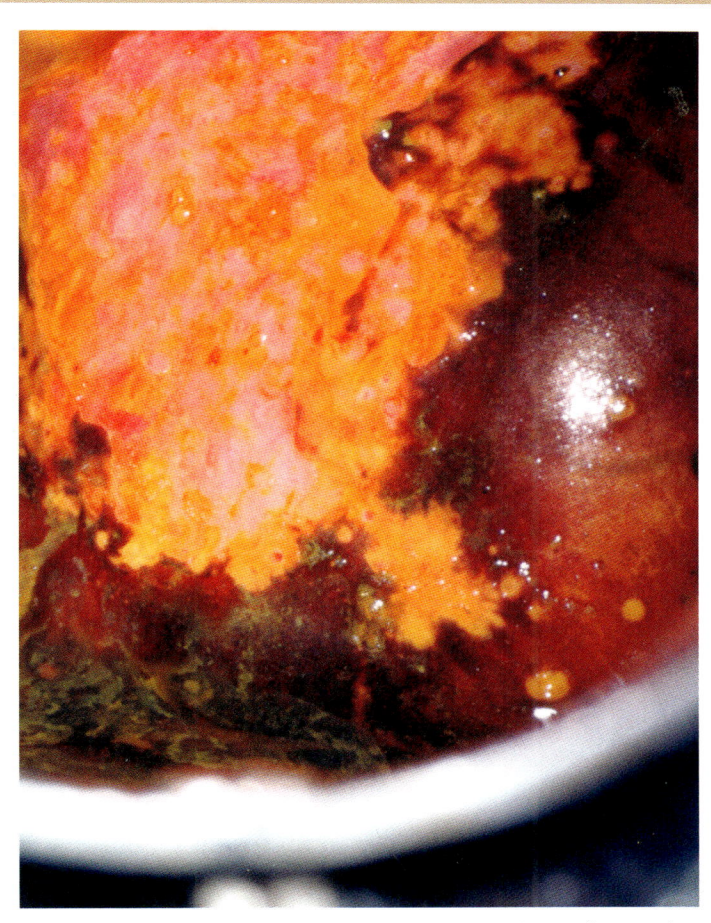

Figura 9.10B: Mesmo caso descrito na Fig. 9.10A após a aplicação de iodo, mostrando negatividade ao iodo do epitélio colunar, absorção parcial do epitélio metaplásico imaturo e coloração marrom do epitélio metaplásico maduro.

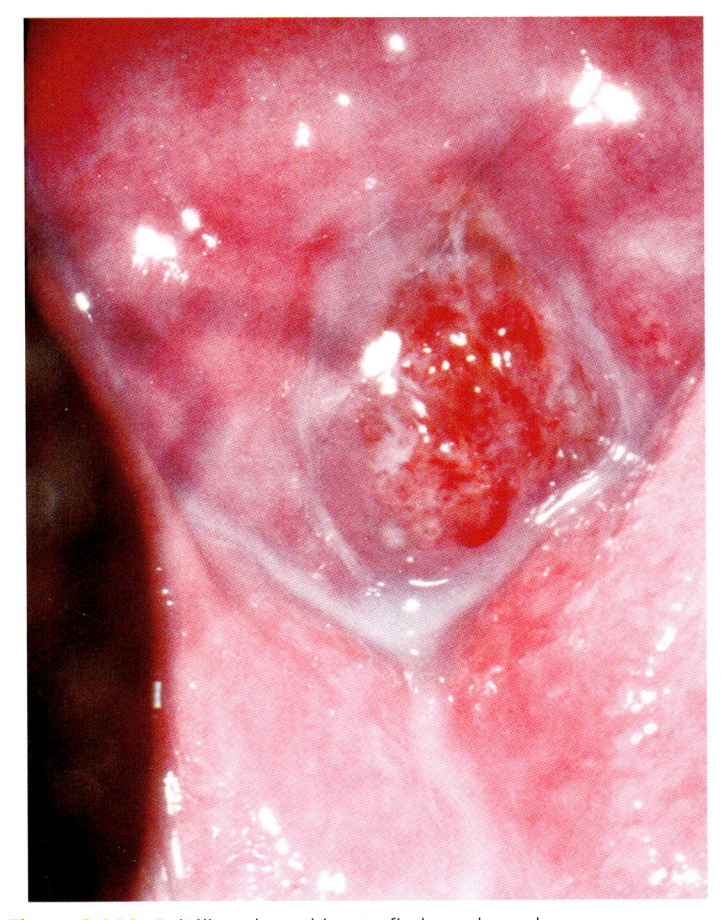

Figura 9.11A: Epitélio colunar hipertrofiado prolapsado em uma primigesta.

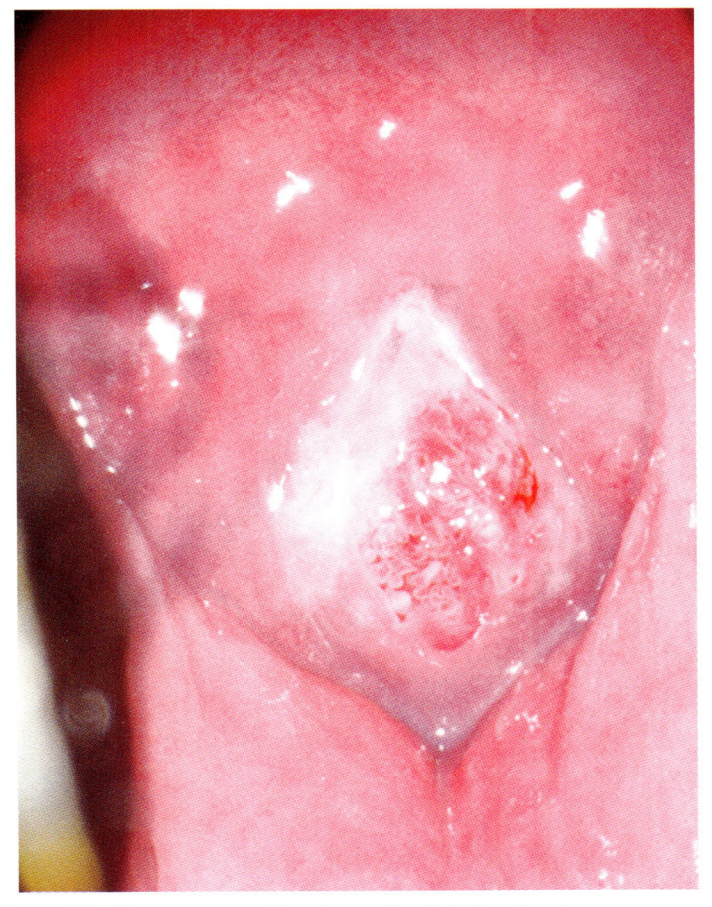

Figura 9.11B: Mesmo caso descrito na Fig. 9.11A após a lavagem com ácido acético.

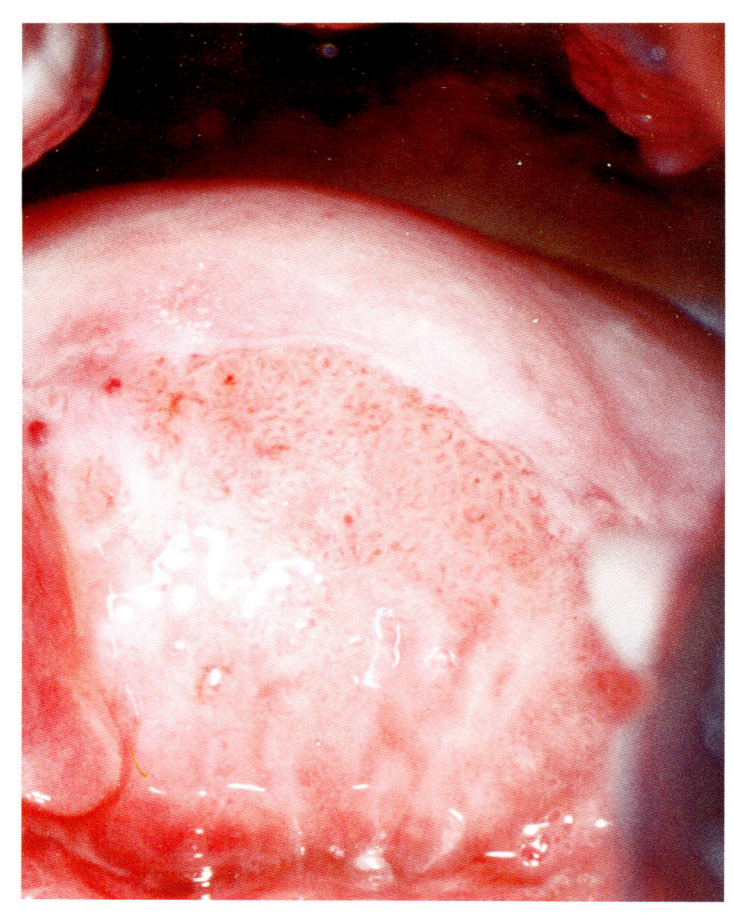

Figura 9.12A: Ectrópio em uma mulher multípara mostrando pontilhado fino.

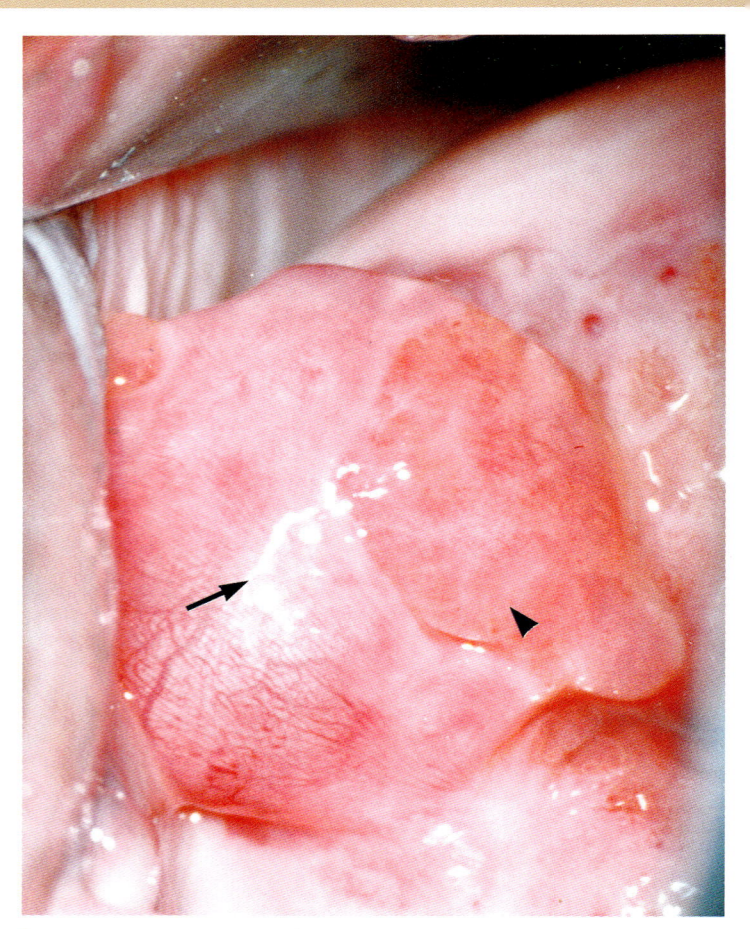

Figura 9.12B: Mesmo caso descrito na Fig. 9.12A mostrando uma parte rasgada do colo do útero com epitélio escamoso (seta) e glandular (ponta de seta).

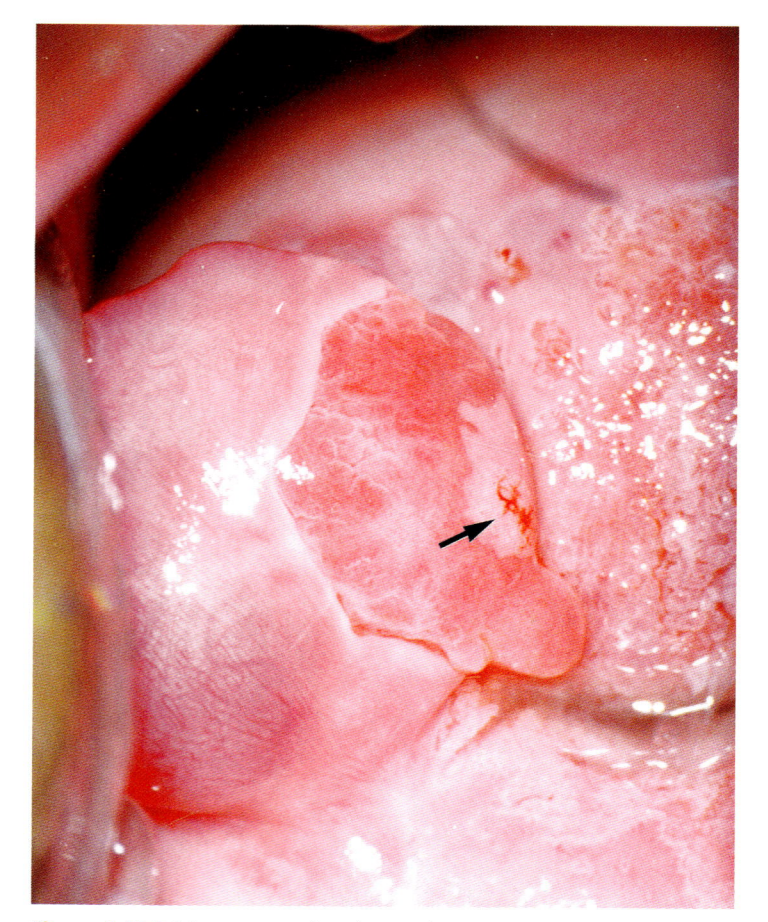

Figura 9.12C: Mesmo caso descrito na Fig. 9.12A mostrando uma parte rasgada do colo do útero com epitélio escamoso, glândula e metaplásico (seta), e papilas brancas de epitélio colunar no lábio anterior.

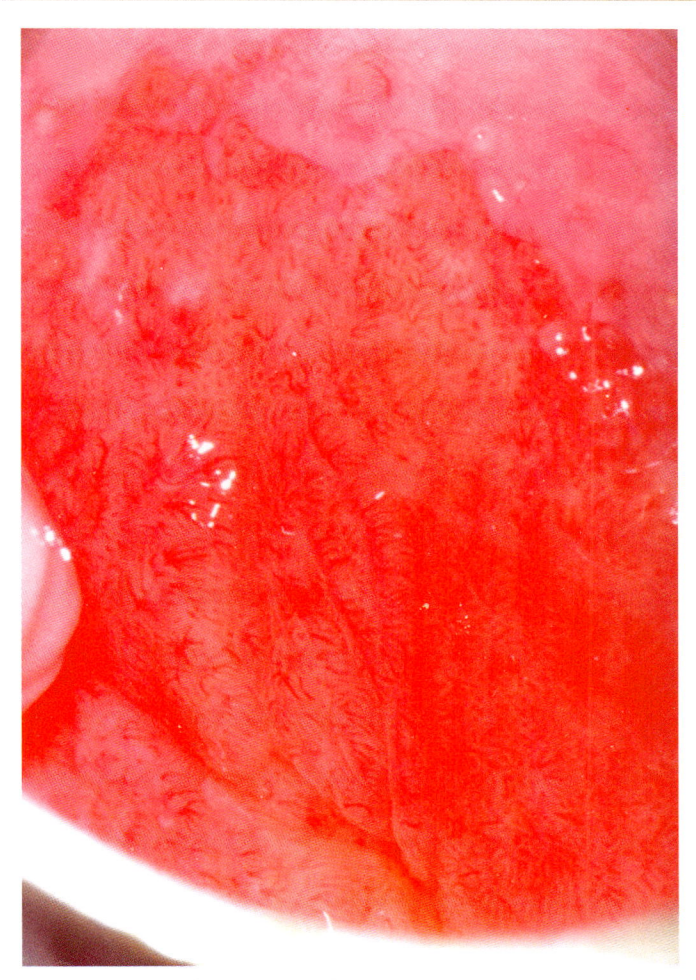

Figura 9.13A: Colo com ectrópio enorme com vasos proeminentes.

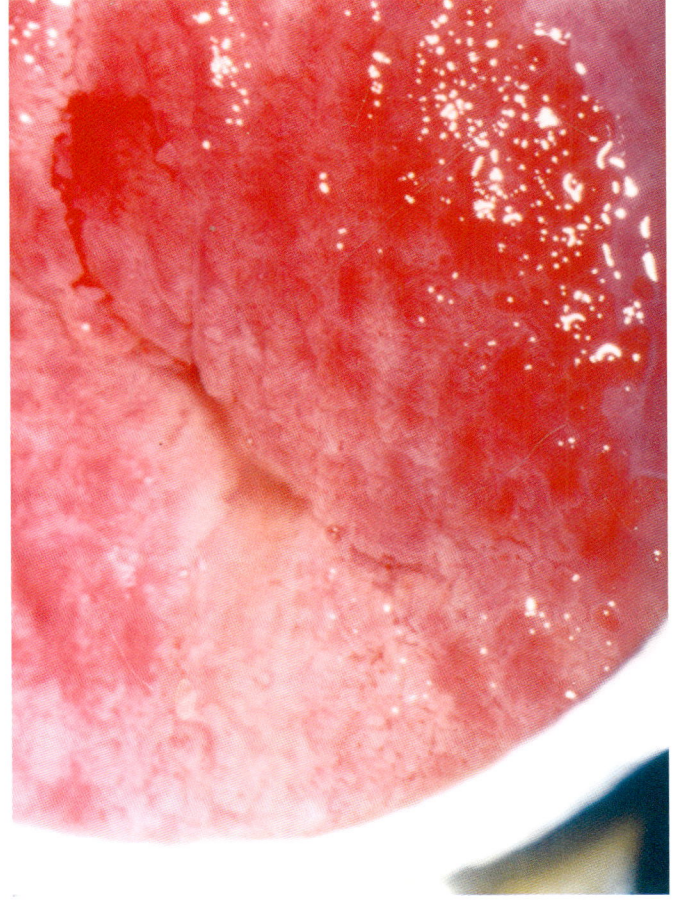

Figura 9.13B: Mesmo caso descrito na Fig. 9.13A mostrando papilas do epitélio colunar semelhantes a cacho de uvas.

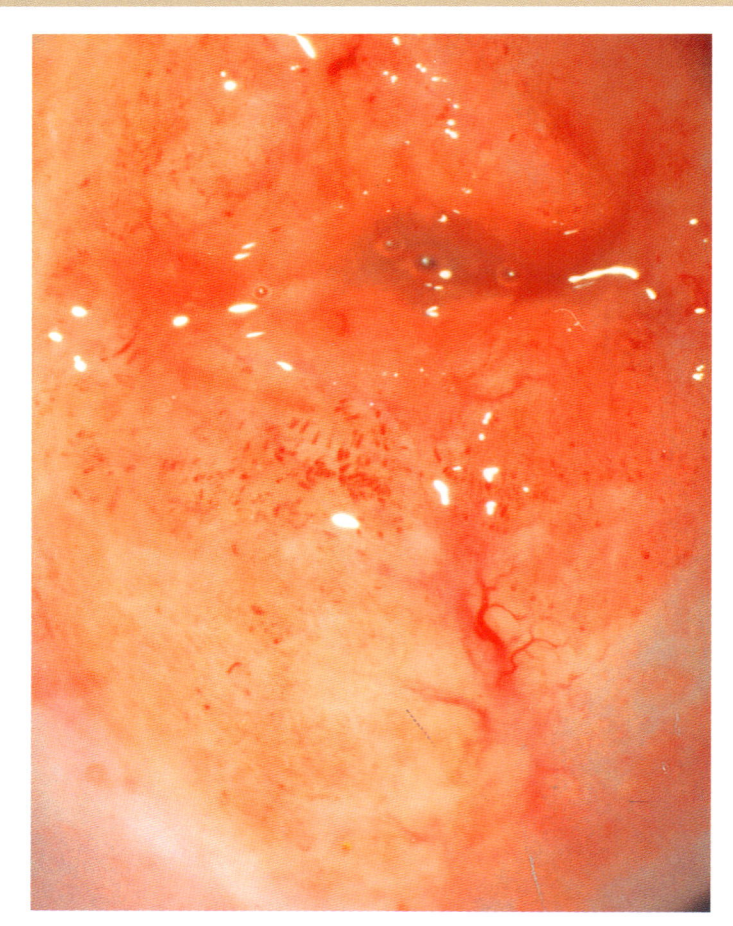

Figura 9.14A: Colo com ectrópio enorme e alguns vasos lembrando pontilhados grosseiros.

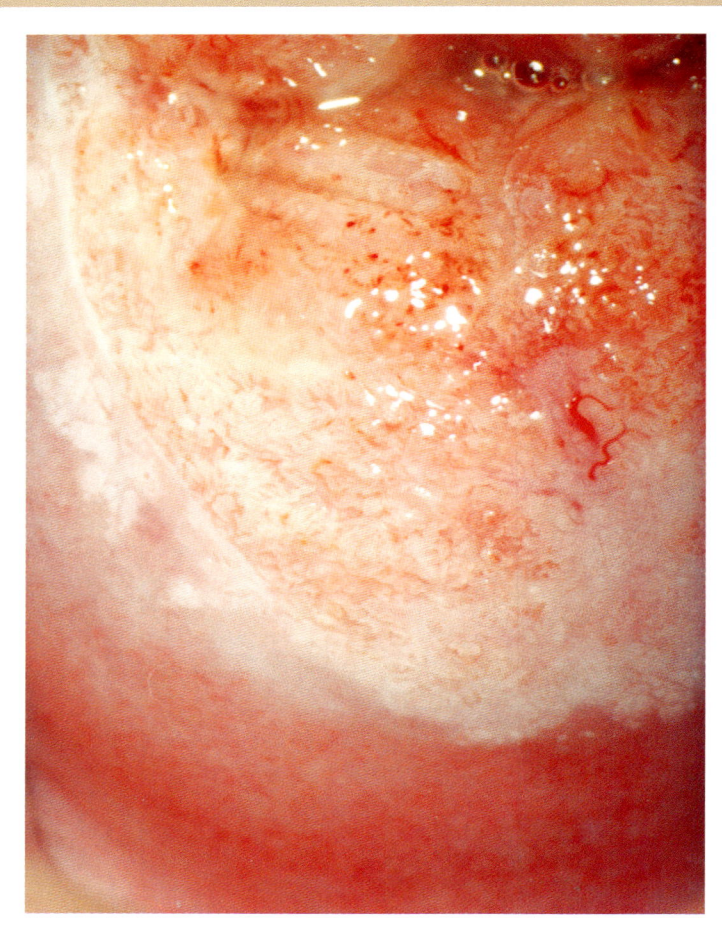

Figura 9.14B: Mesmo caso descrito na Fig. 9.14A mostrando papilas do epitélio colunar semelhantes a cacho de uva e mosaico fino na periferia.

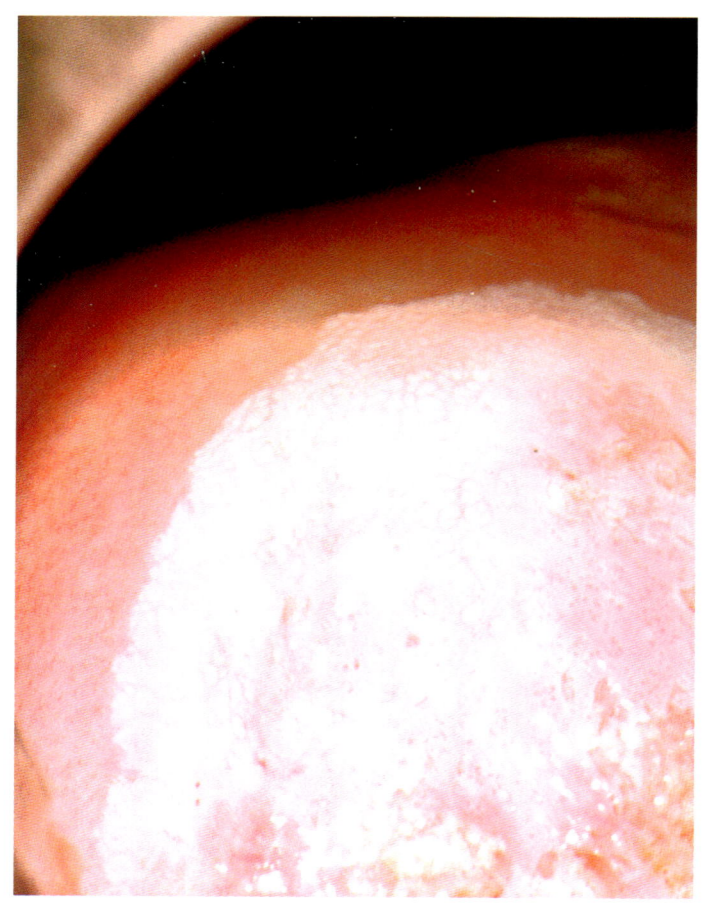

Figura 9.14C: Mesmo caso descrito na Fig. 9.14A mostrando papilas do epitélio colunar semelhantes a cacho de uvas e mosaico fino a médio na periferia.

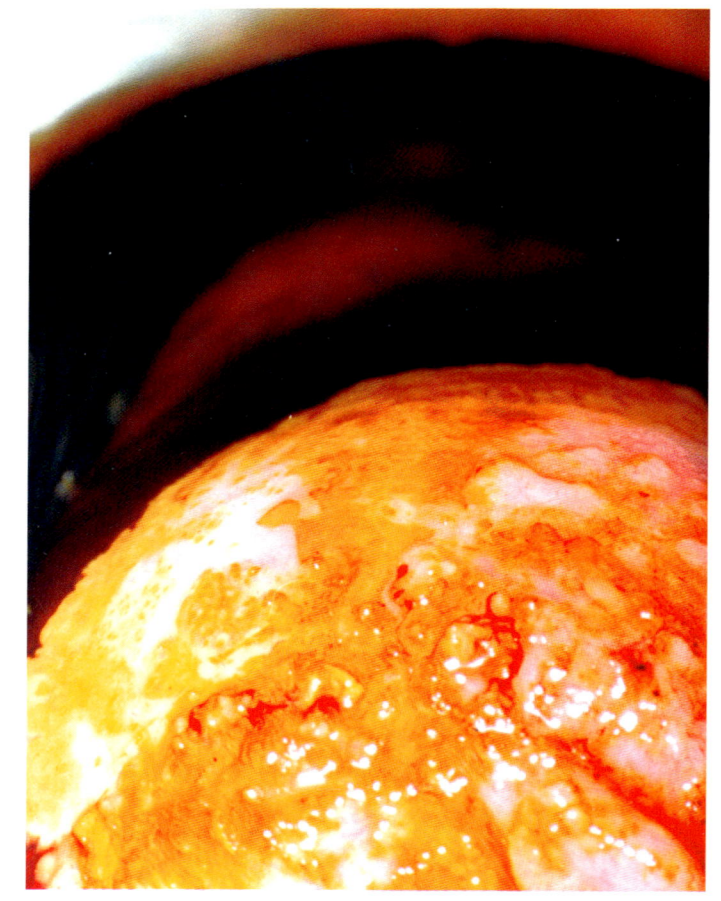

Figura 9.14D: Mesmo caso descrito na Fig. 9.14A após a aplicação de iodo. A biópsia mostrou epitélio metaplásico.

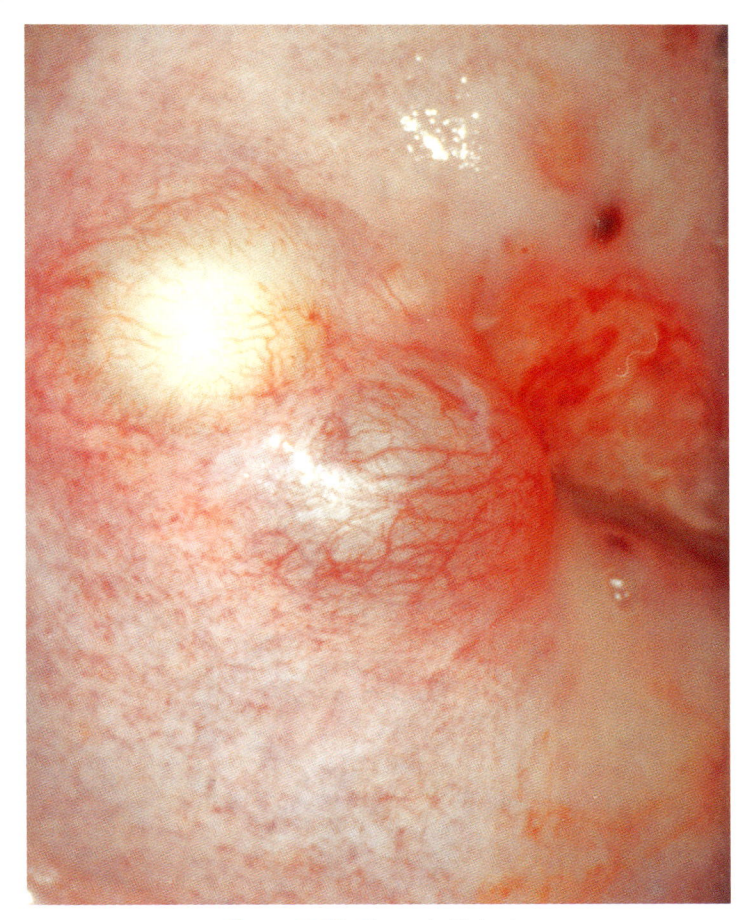

Figura 9.15: Cistos de Naboth.

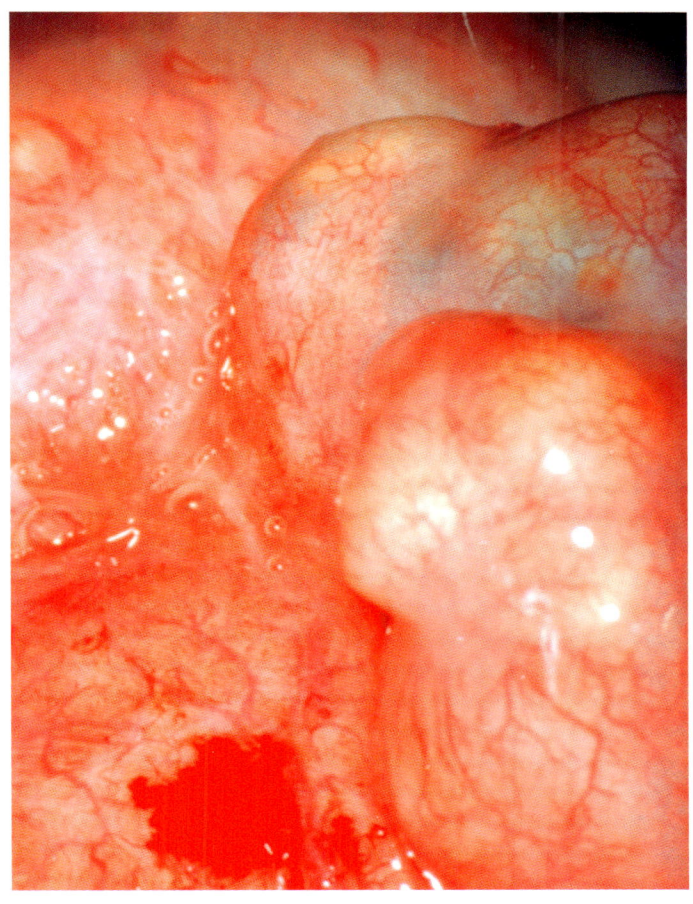

Figura 9.17: A paciente foi encaminhada por crescimento no colo do útero. A colposcopia mostrou que o crescimento era uma parte rasgada do colo do útero com cistos de Naboth.

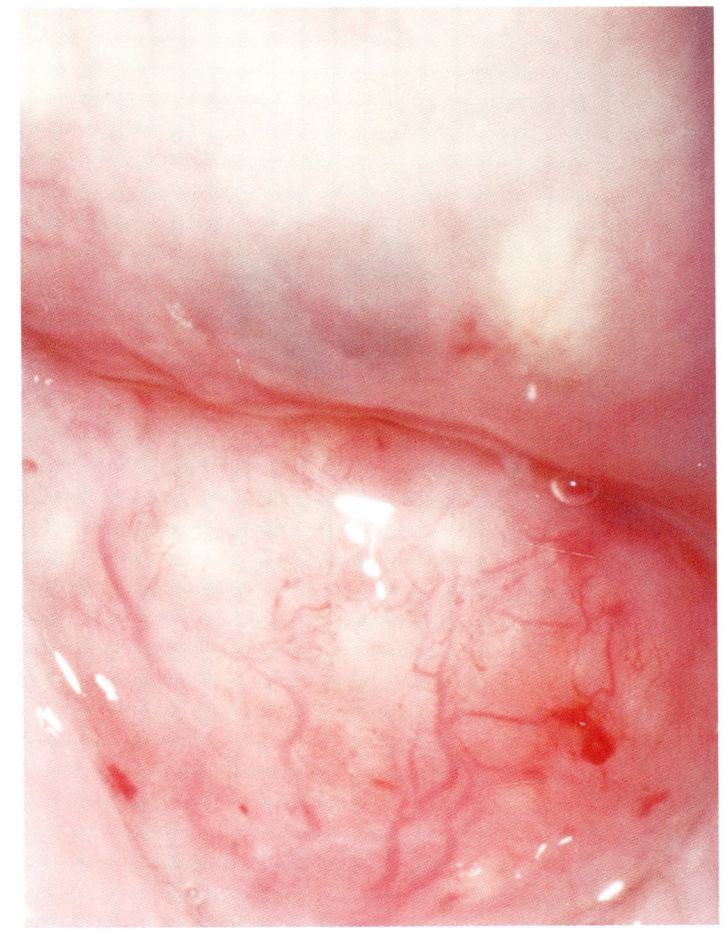

Figura 9.16: Cistos de Naboth em ambos os lábios causando colposcopia insatisfatória.

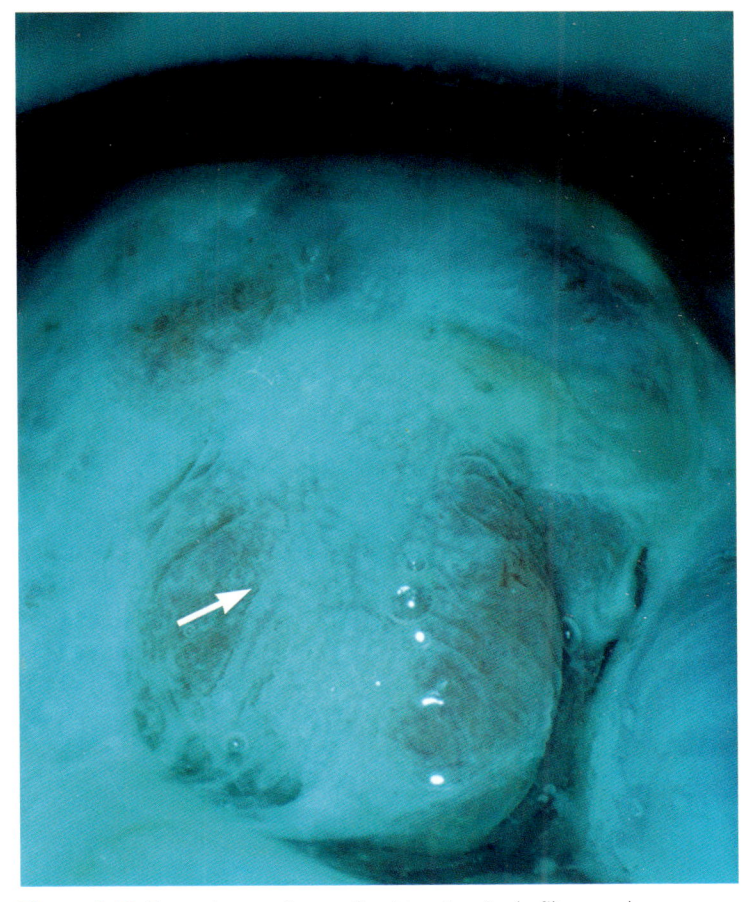

Figura 9.18: Zona de transformação vista através de filtro verde, mostrando mosaico fino a médio (seta).

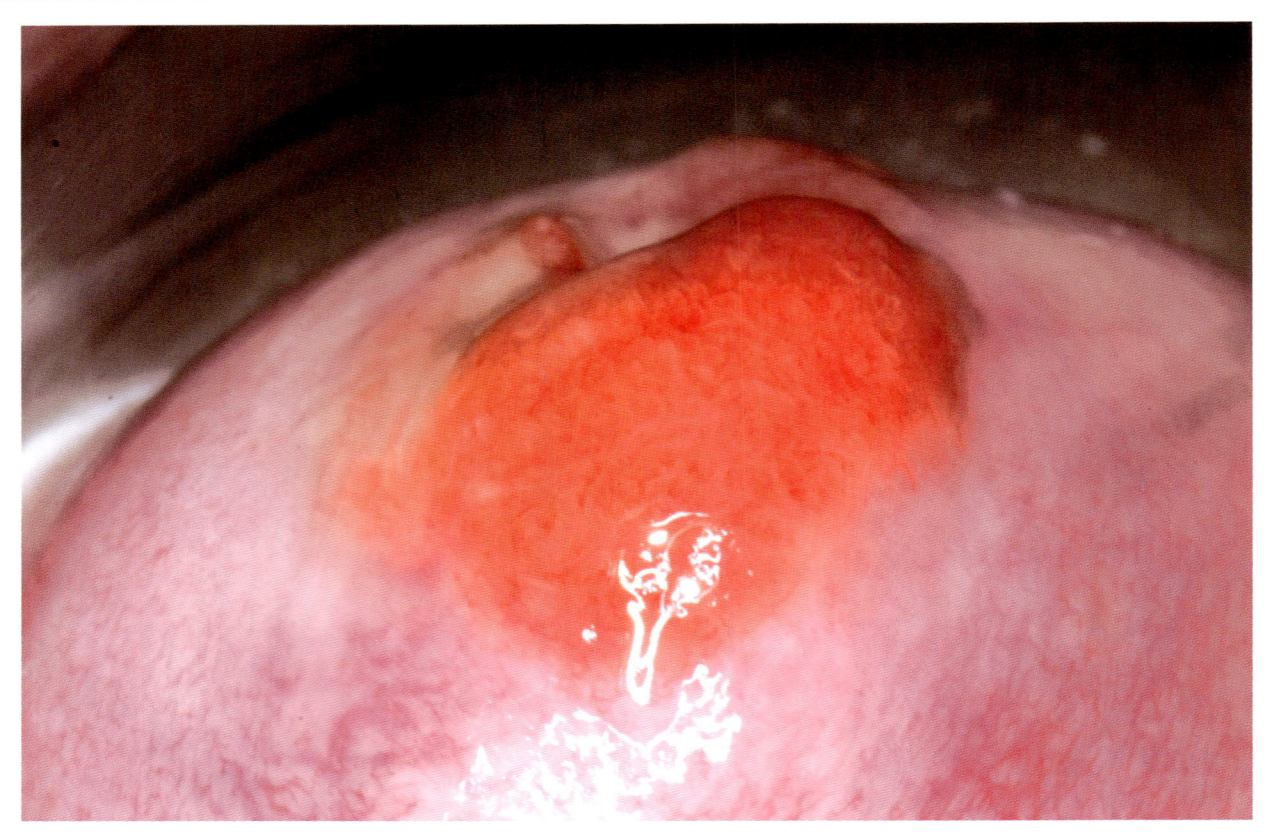

Figura 9.19A: Colo visualizado após a lavagem salina. Ectrópio é visto no lábio posterior.

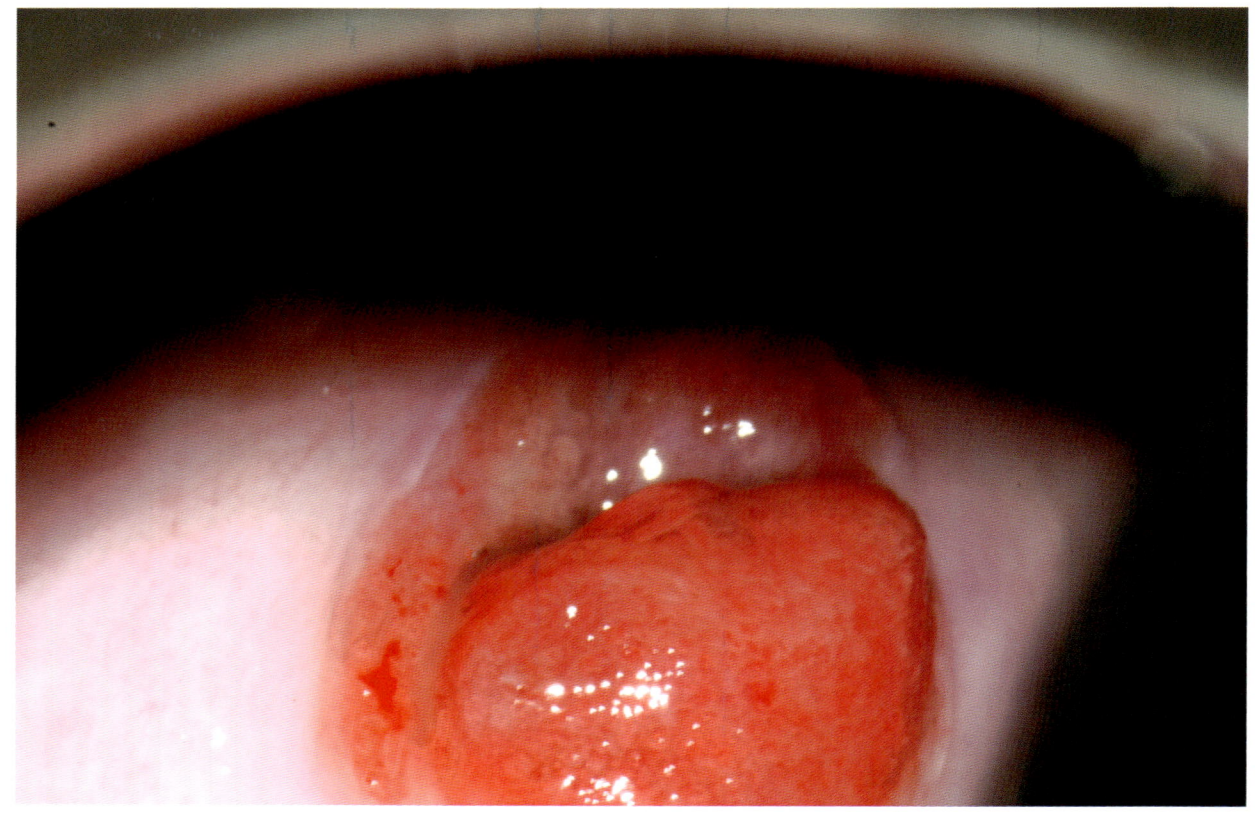

Figura 9.19B: Mesmo caso após a lavagem salina, lábio anterior.

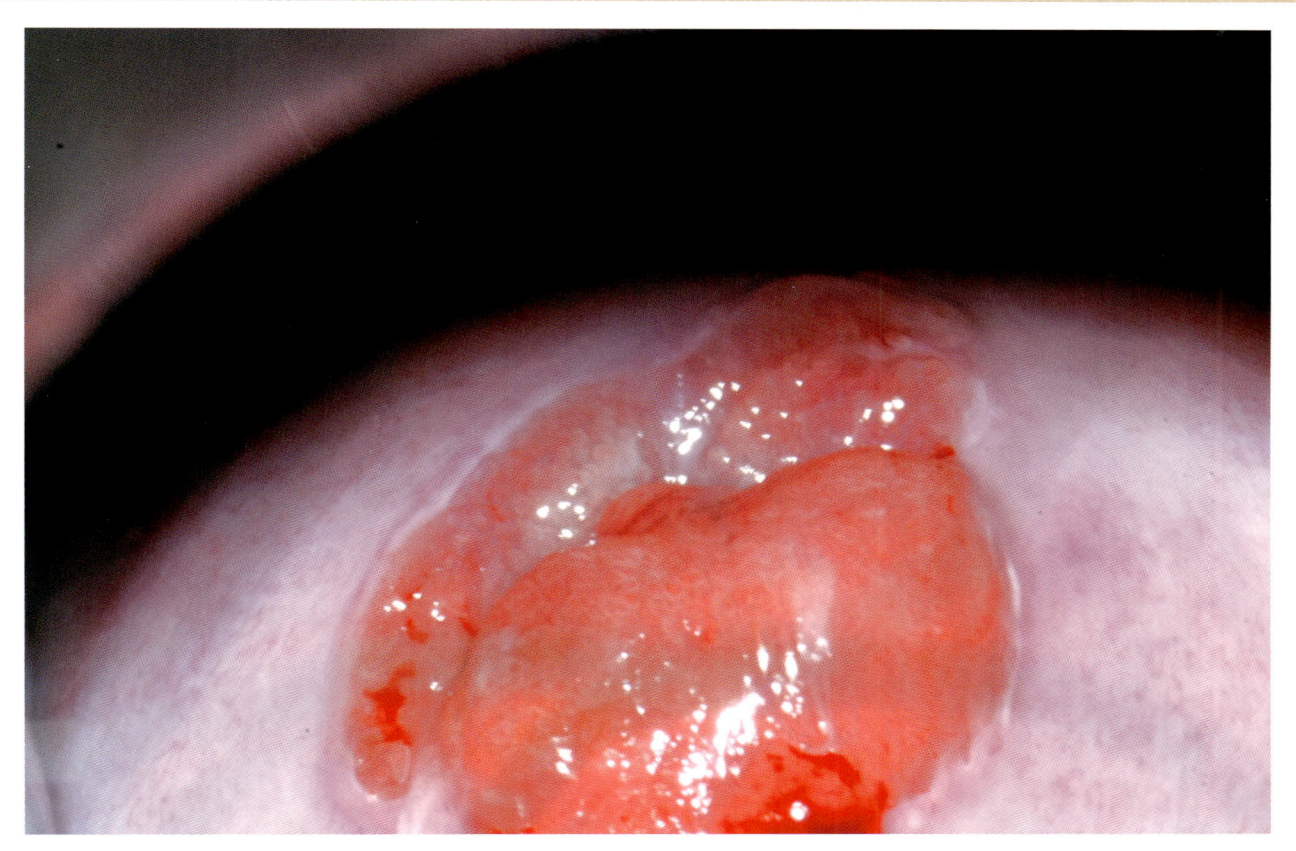

Figura 9.19C: Visto após a lavagem com ácido acético. Ectrópio é confirmado. ZT tipo 1.

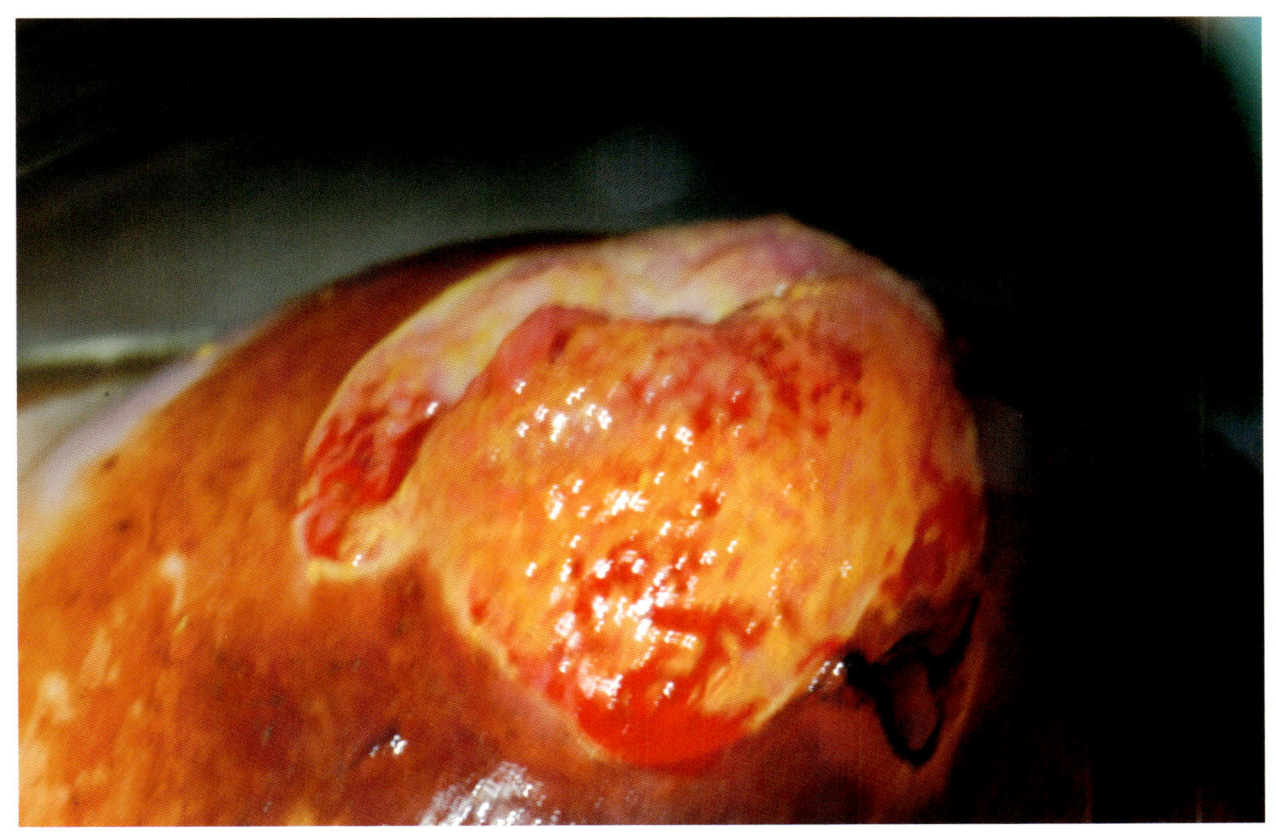

Figura 9.19D: Após a aplicação de iodo de Lugol, mostrando significativa negatividade ao iodo do ectrópio.

10 Atlas de Colpofotografias – Zona de Transformação Anormal – Neoplasia Intraepitelial Cervical

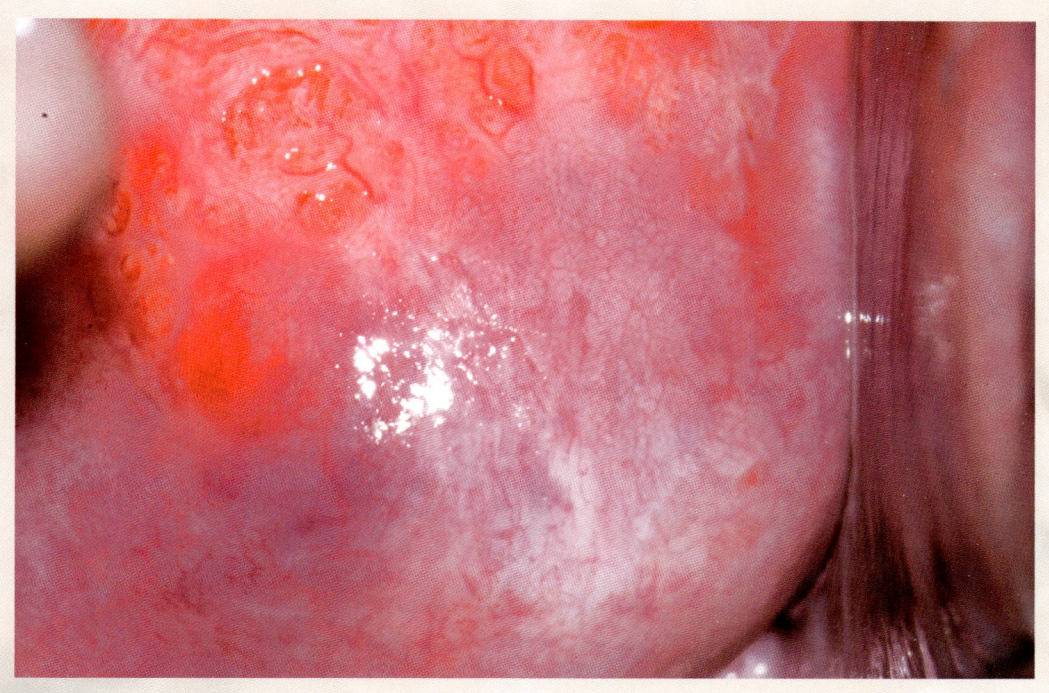

Figura 10.1A: Pontilhado e mosaico que estão entre finos e grosseiros e vasos de aparência suspeita dentro da ZT. Visto após a lavagem em ácido acético. Teste de Papanicolaou negativo para SIL; DNA de HPV de alto risco (HC2) foi positivo (55RLU).

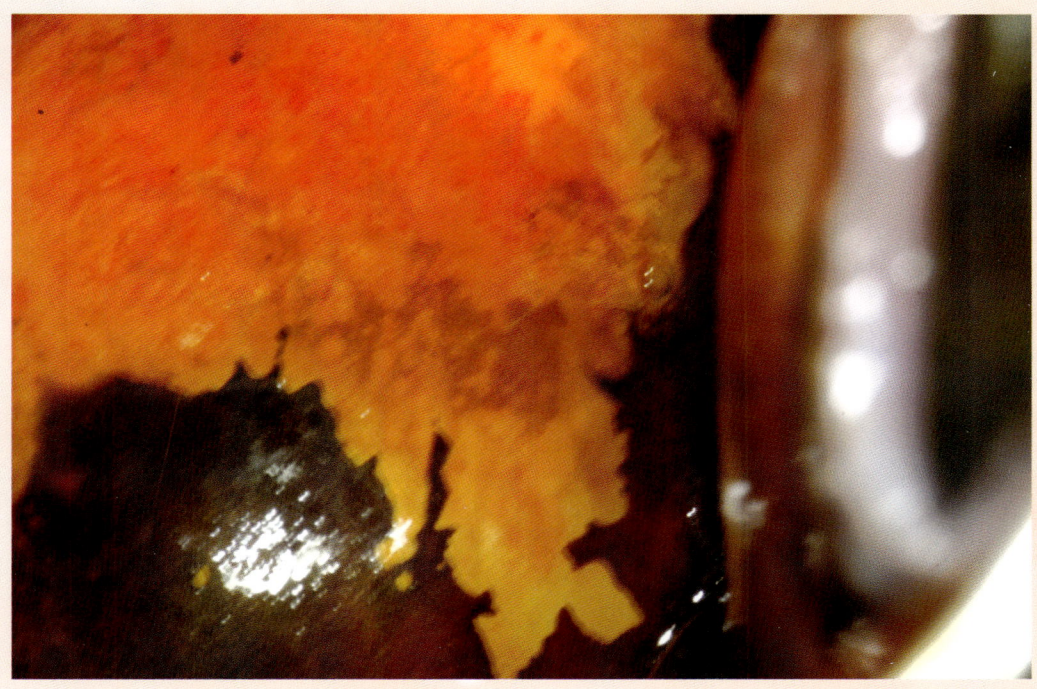

Figura 10.1B: Após iodo de Lugol mostrando absorção parcial de iodo das áreas. Biópsia mostrou NIC 2 com coilócitos.

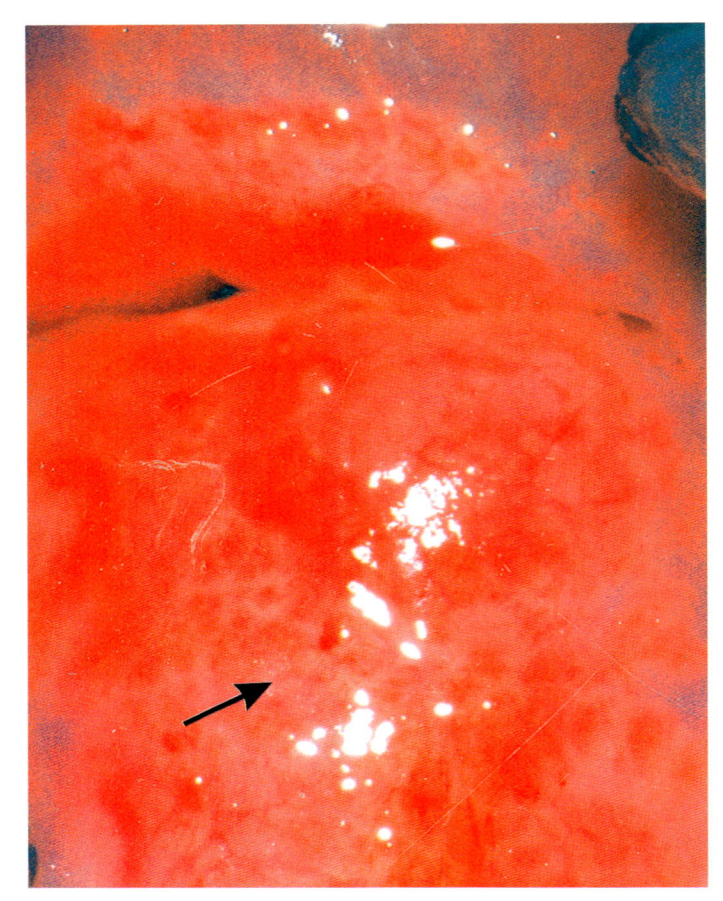

Figura 10.2A: Colo mostrando algumas áreas cinzentas dentro da ZT (seta).

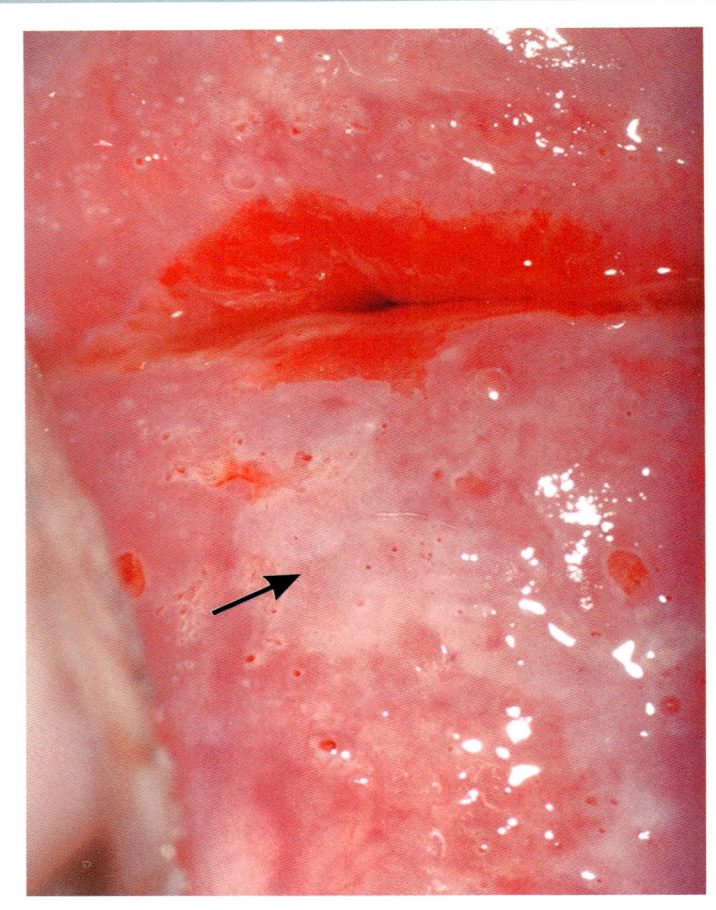

Figura 10.2B: Após a lavagem em ácido acético, apresentando áreas acetobrancas de graus 2 e 3 (seta).

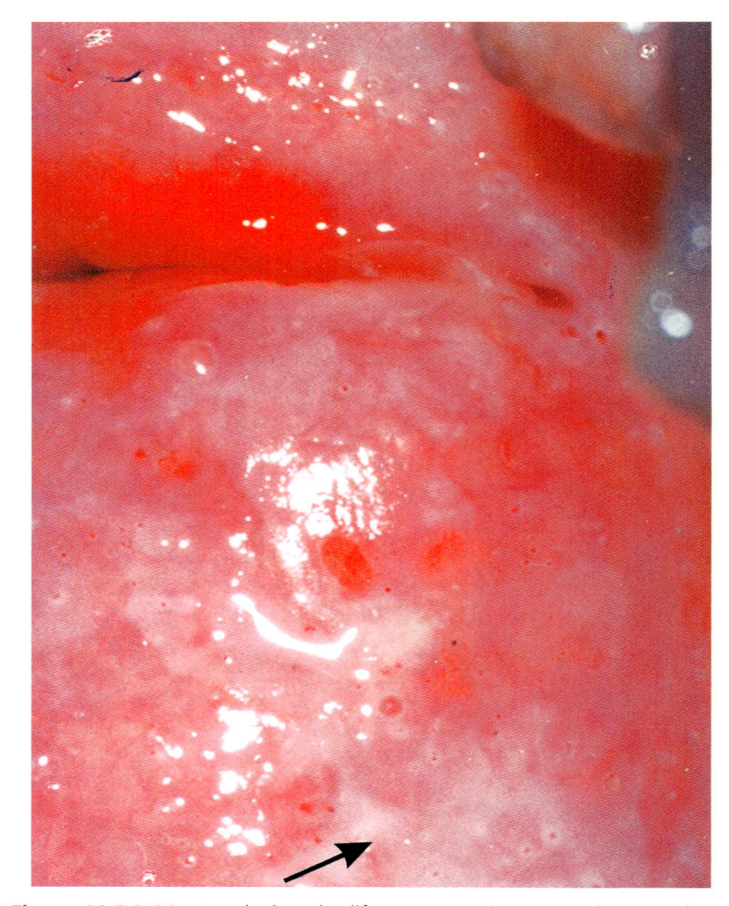

Figura 10.2C: Mostrando ângulo diferente com áreas acetobrancas de graus 2 e 3 (seta).

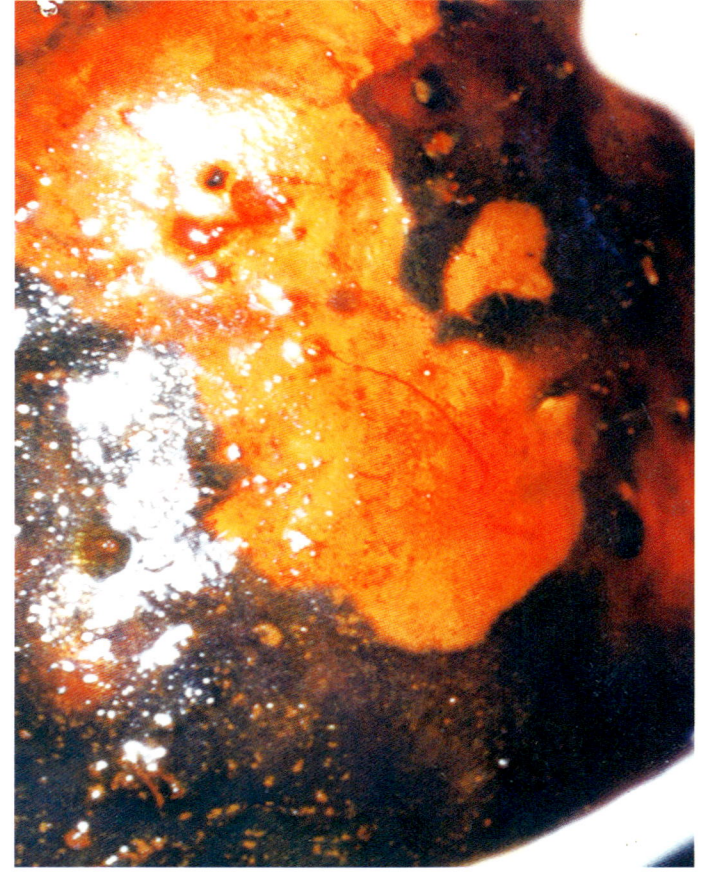

Figura 10.2D: Mesmo ângulo que o da Fig. 10.2C, mostrando negatividade significativa ao iodo das áreas acetobrancas. O diagnóstico final foi NIC 2.

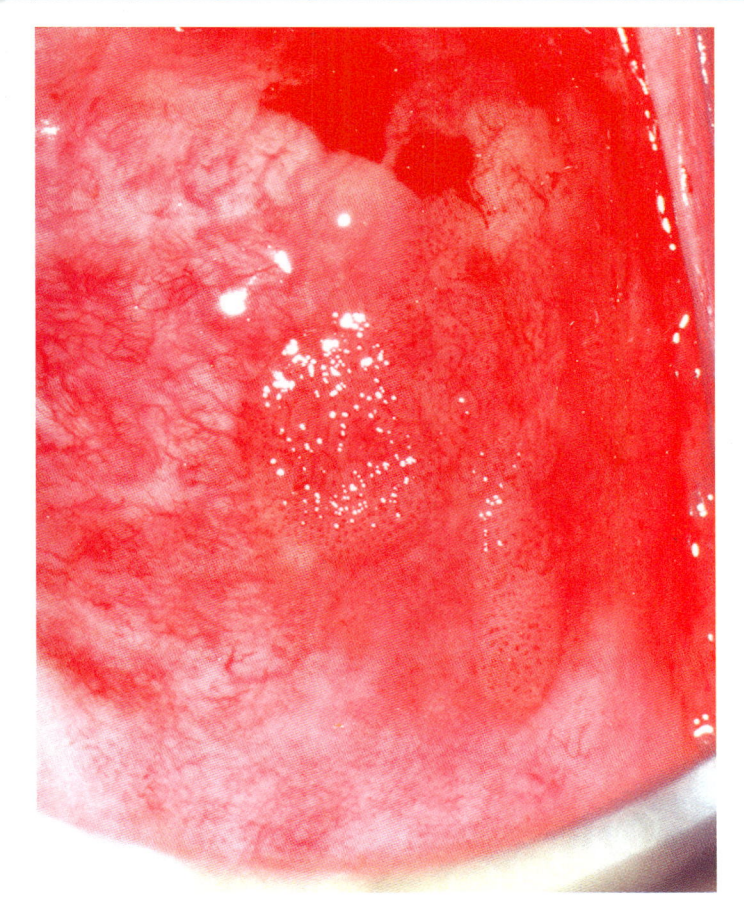

Figura 10.3A: Colo visualizado após a lavagem salina. Uma área elevada vermelha com superfície papilar e pontilhado é vista.

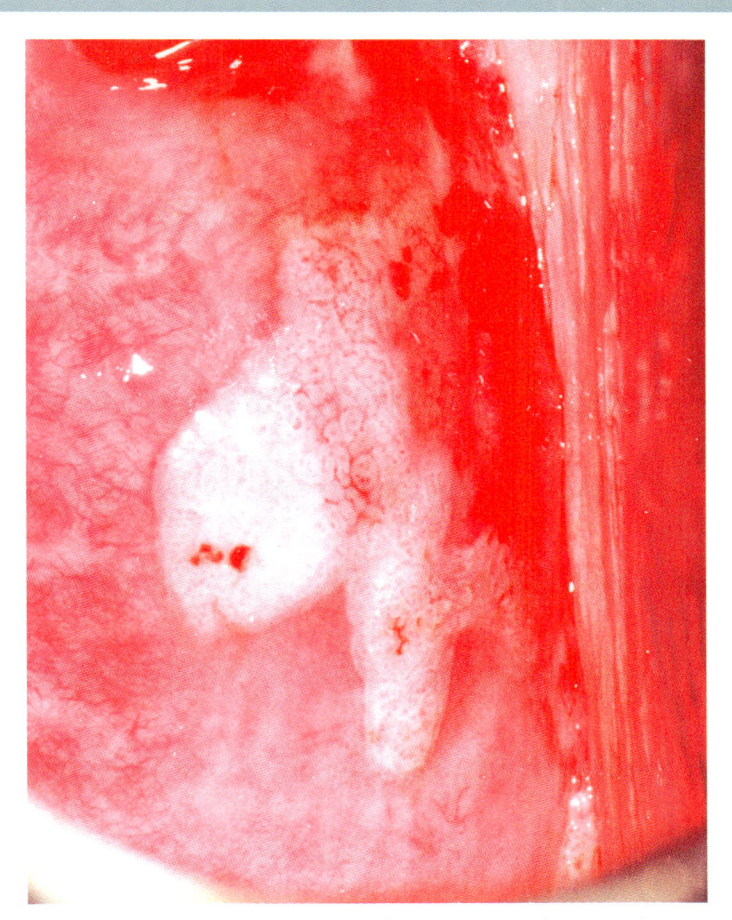

Figura 10.3B: Após a lavagem em ácido acético, mosaico grosseiro e pontilhado grosseiro são vistos.

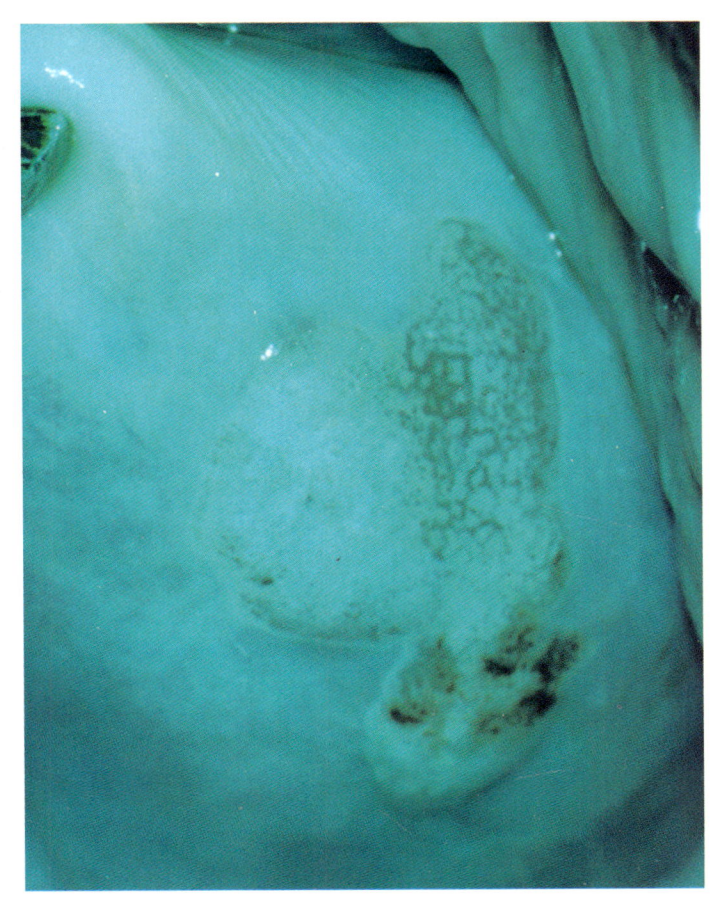

Figura 10.3C: Visto através de um filtro verde. O mosaico grosseiro e pontilhado grosseiro são mais bem vistos.

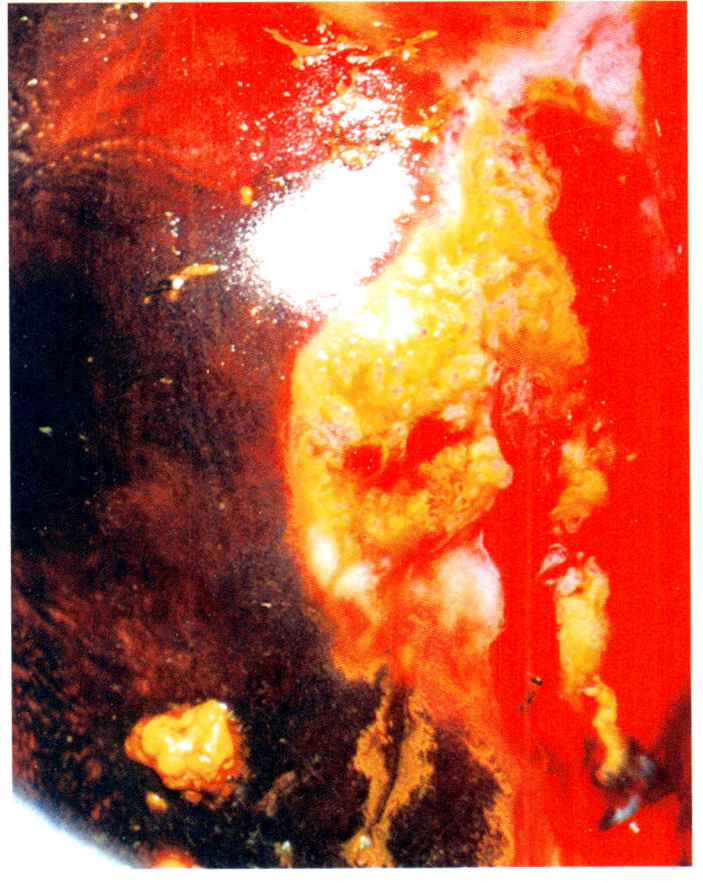

Figura 10.3D: Negatividade significativa ao iodo da área acetobranca. O diagnóstico final foi NIC 3.

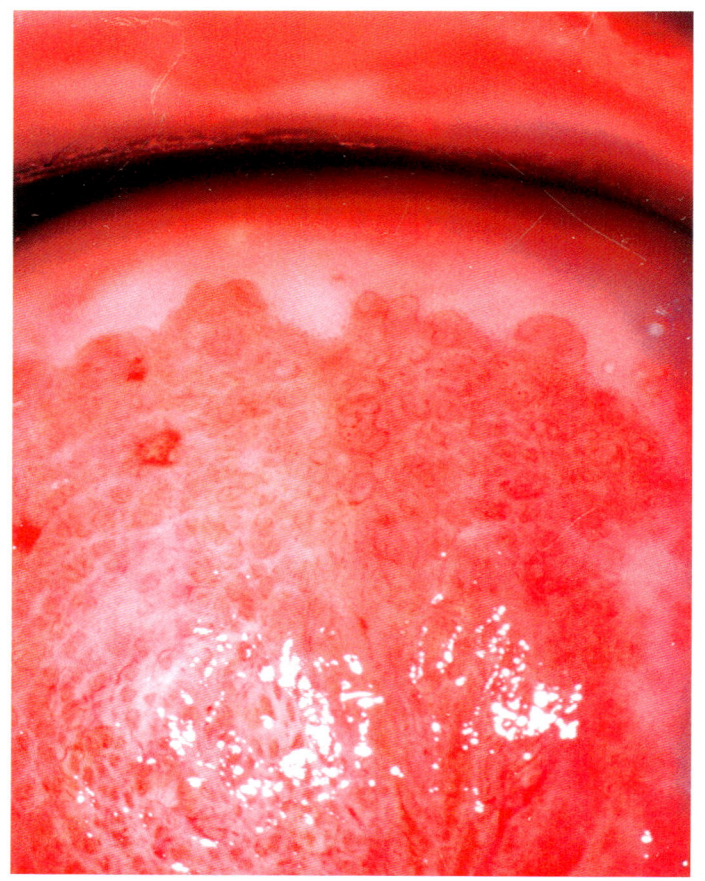

Figura 10.4A: Colo mostrando ectrópio enorme com vasos proeminentes e filamentos entrelaçados de epitélio metaplásico. Visto após a lavagem salina.

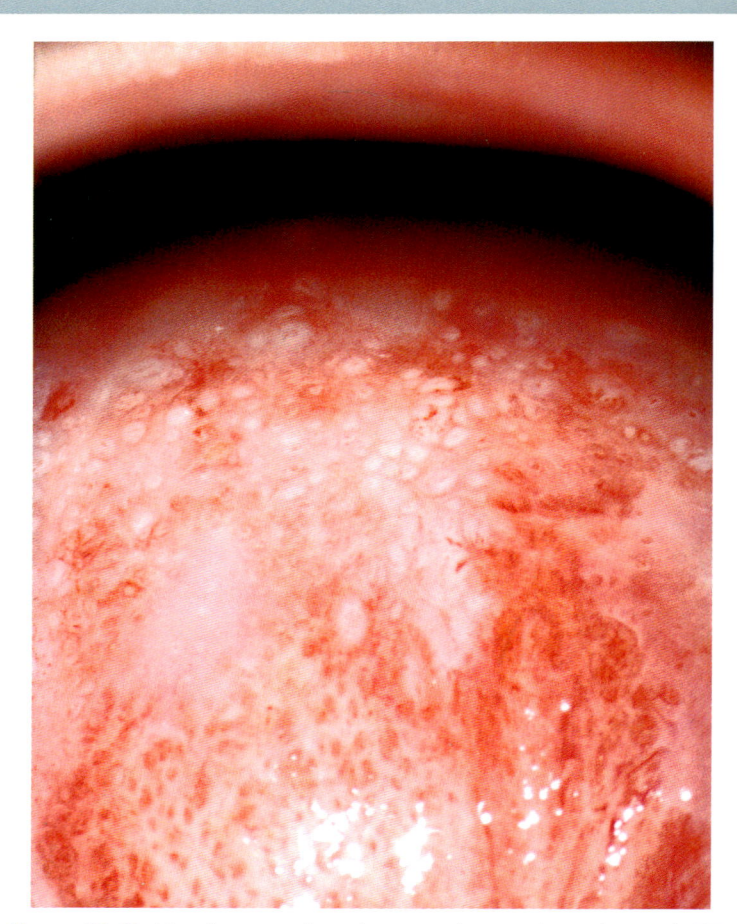

Figura 10.4B: Mosaico grosseiro e área acetobranca densa dentro da ZT.

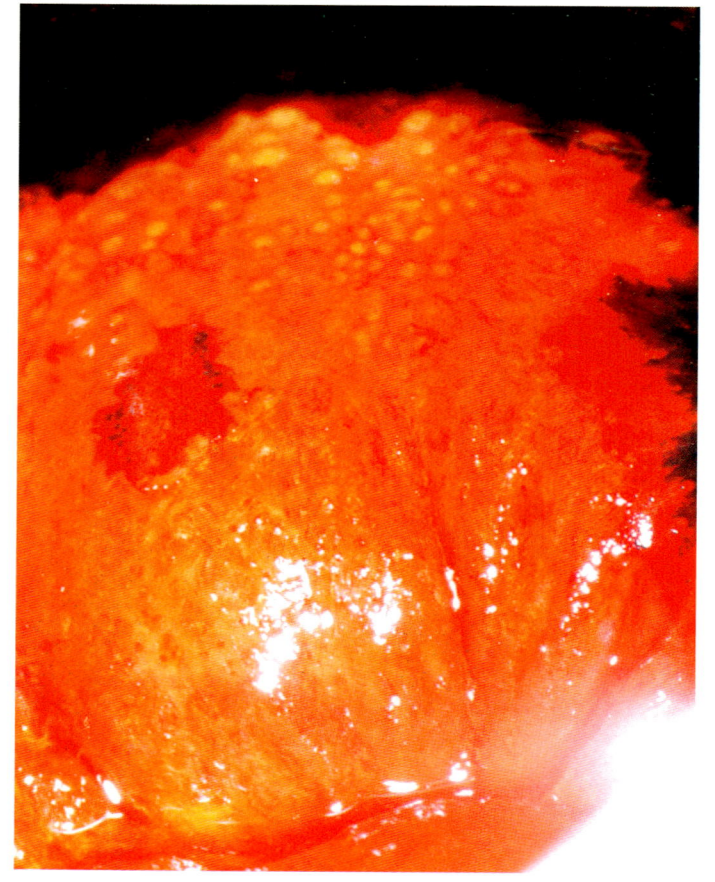

Figura 10.4C: Negatividade significativa ao iodo da área do mosaico com contorno irregular da superfície. O diagnóstico final foi NIC 3.

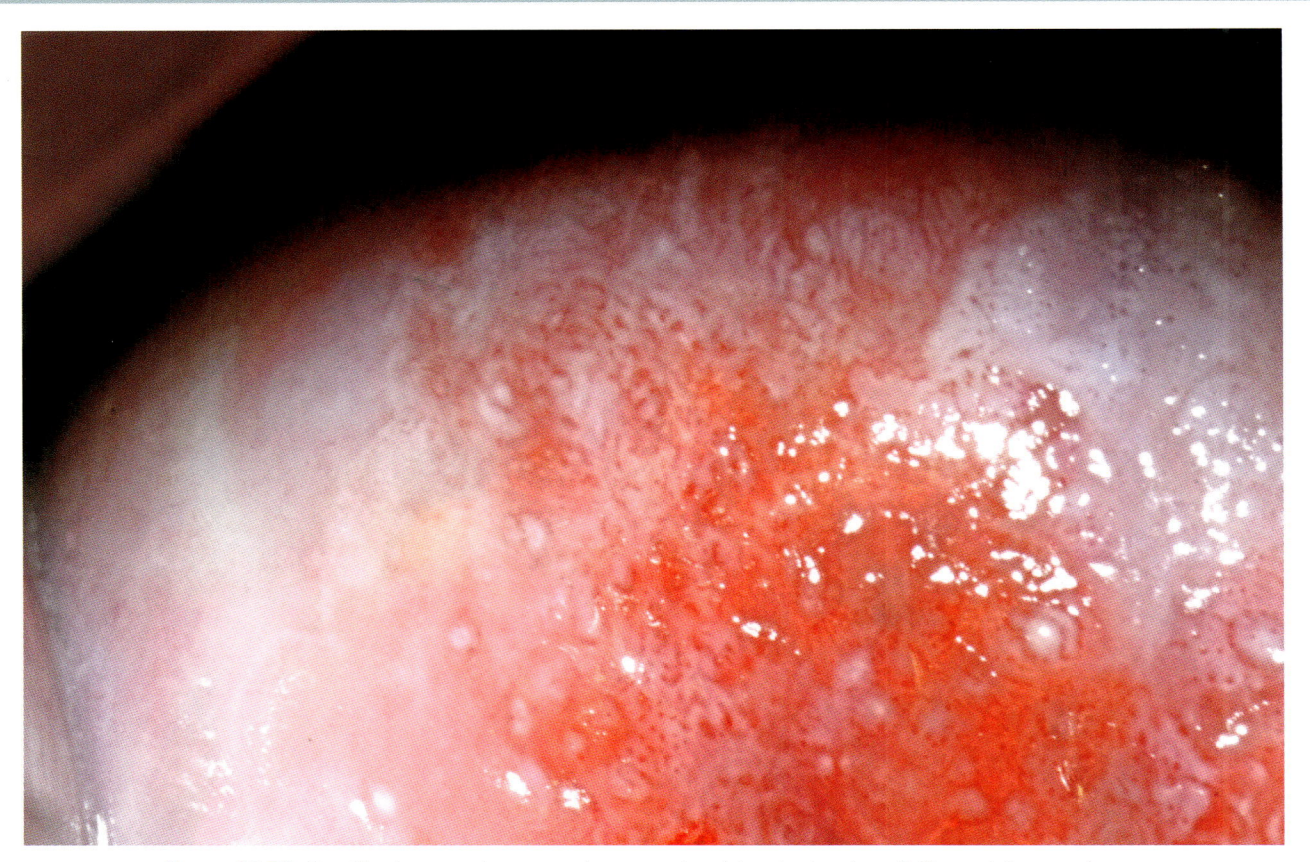

Figura 10.5A: Pontilhado grosseiro e mosaico grosseiro vistos dentro do epitélio acetobranco denso.

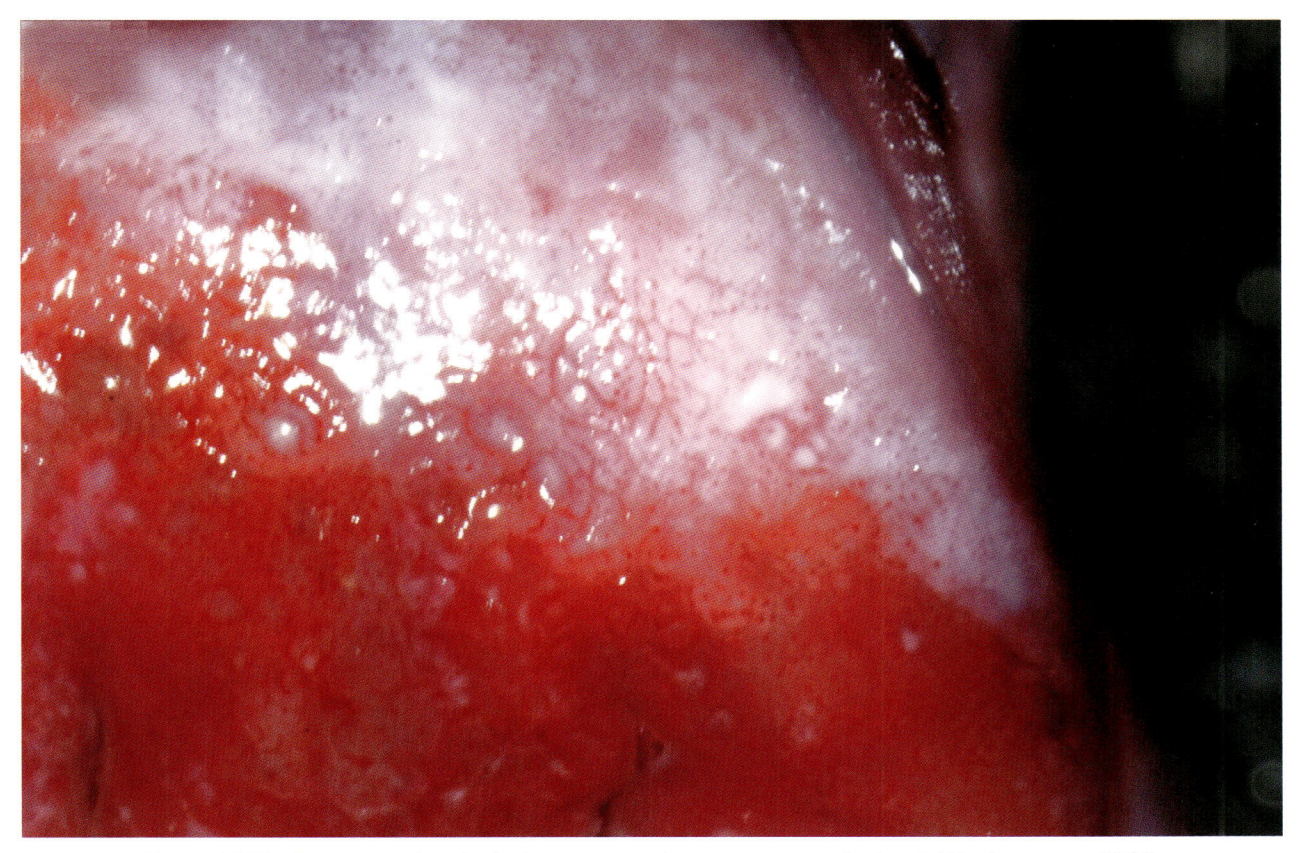

Figura 10.5B: Outra parte do colo do útero mostrando os mesmos resultados. A biópsia mostrou NIC 3.

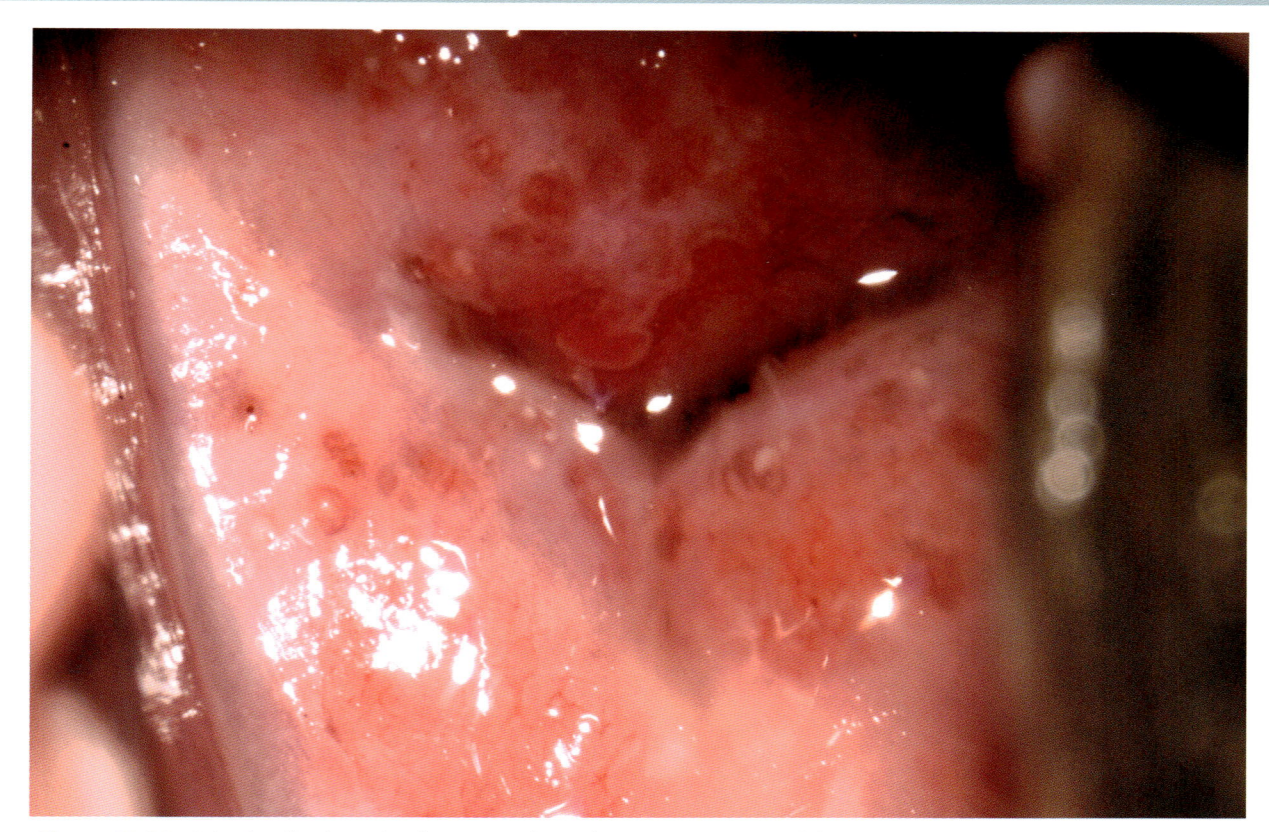

Figura 10.6A: Colo visualizado após a lavagem salina. Observe o mosaico no lábio posterior entre as posições 6 e 8 horas.

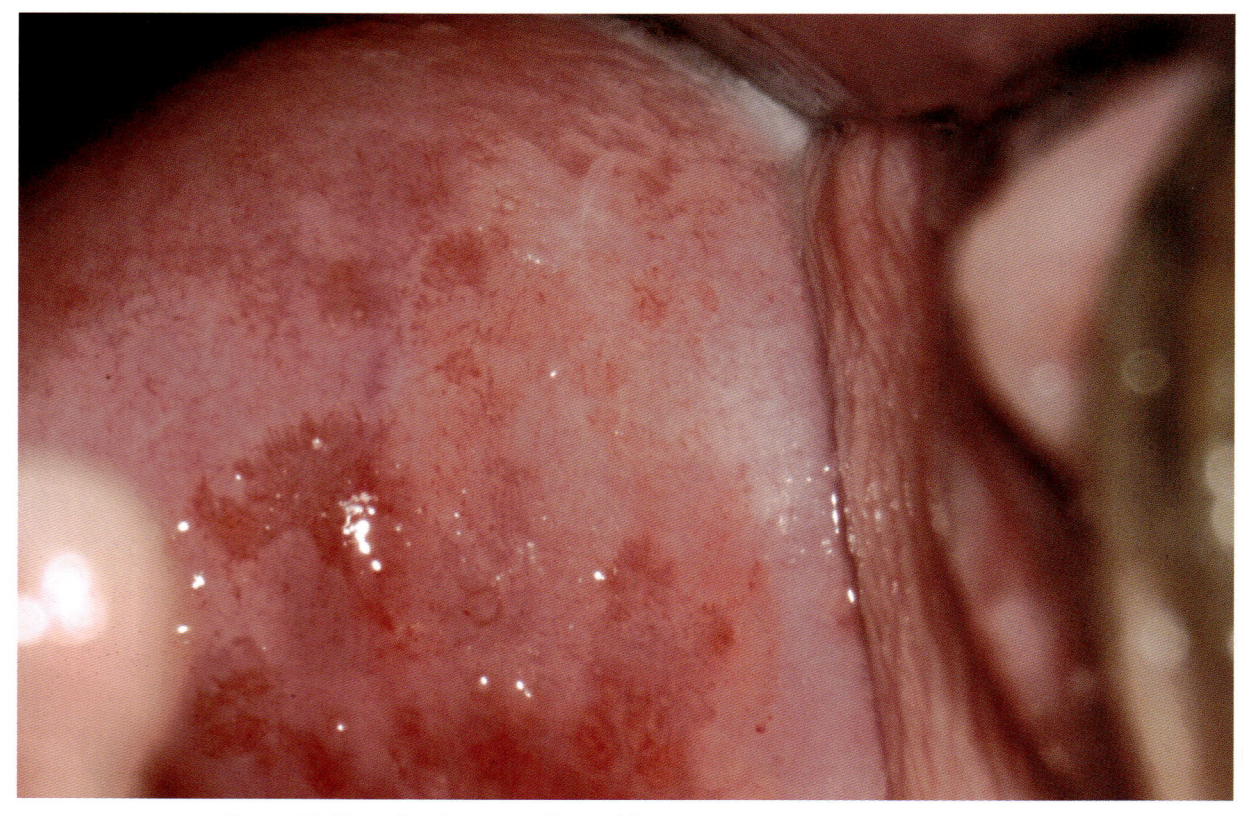

Figura 10.6B: Após a lavagem salina. Lábio anterior mostra mosaico e pontilhado.

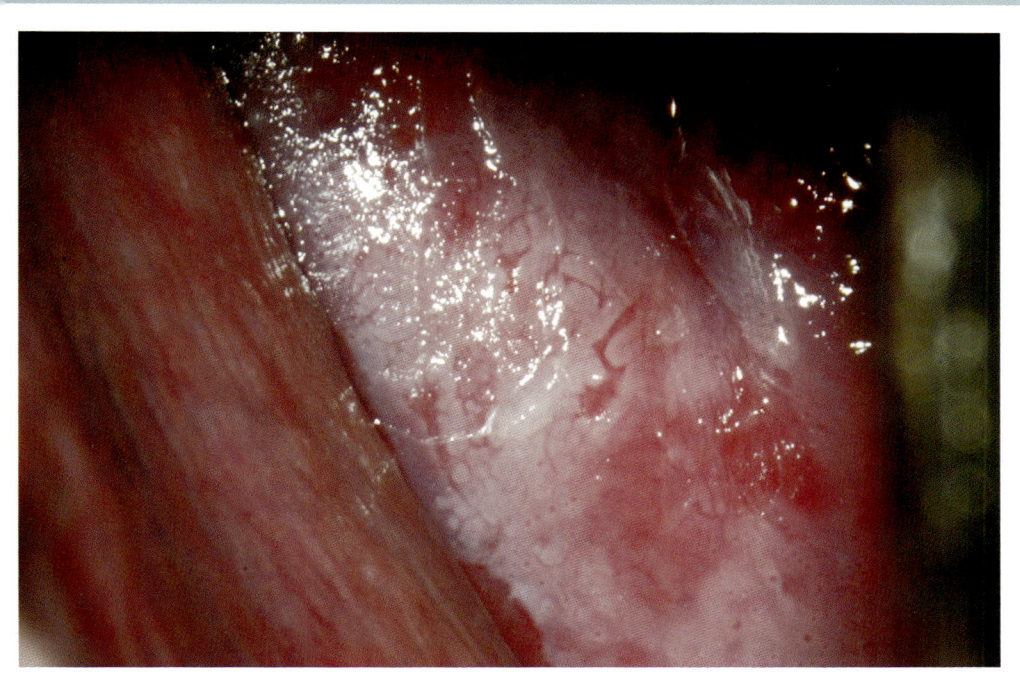

Figura 10.6C: Após a lavagem em ácido acético. Mosaico grosseiro e pontilhado no lábio posterior estendendo-se até a posição 9 horas. Biópsia em cone mostrou NIC 3 nesta área.

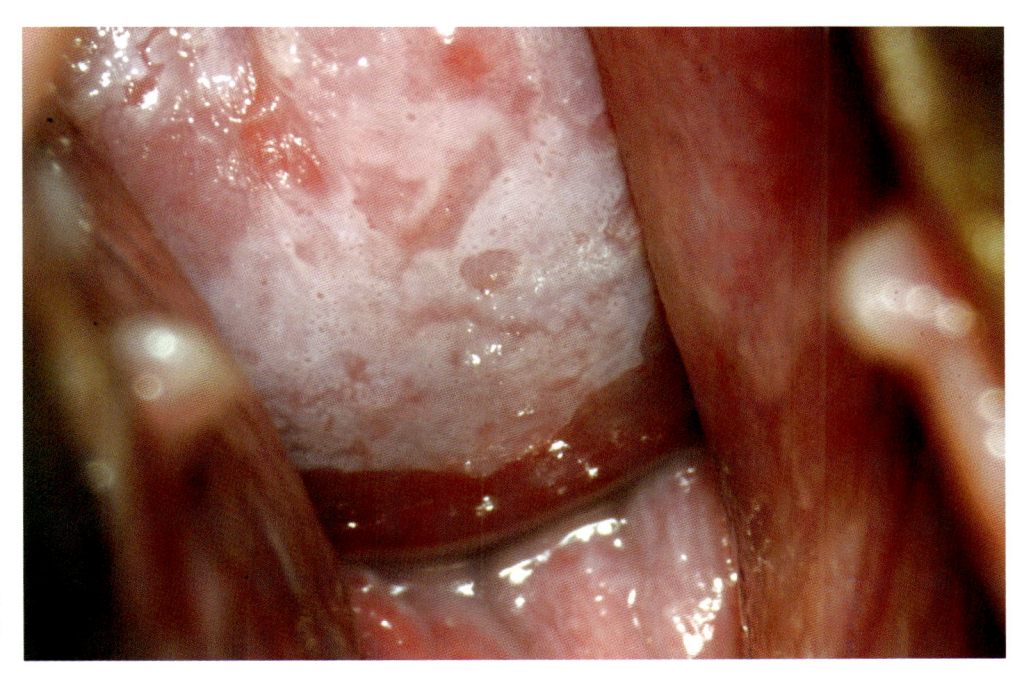

Figura 10.6D: Após a lavagem em ácido acético. Mosaico grosseiro e pontilhado no lábio posterior até a posição 4 horas. Biópsia em cone mostrou NIC 3 nesta área.

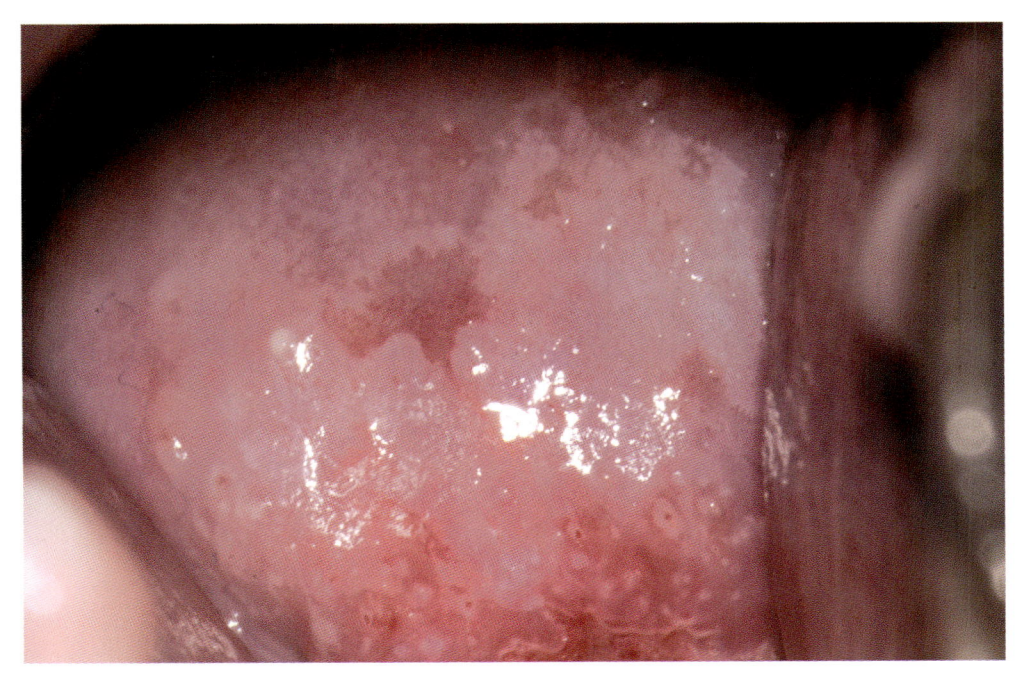

Figura 10.6E: Após a lavagem em ácido acético. Mosaico médio e pontilhado grosseiro no lábio anterior. Biópsia em cone mostrou NIC 2 nesta área.

11 Atlas de Colpofotografias – Zona de Transformação Anormal – Câncer Microinvasivo e Invasivo

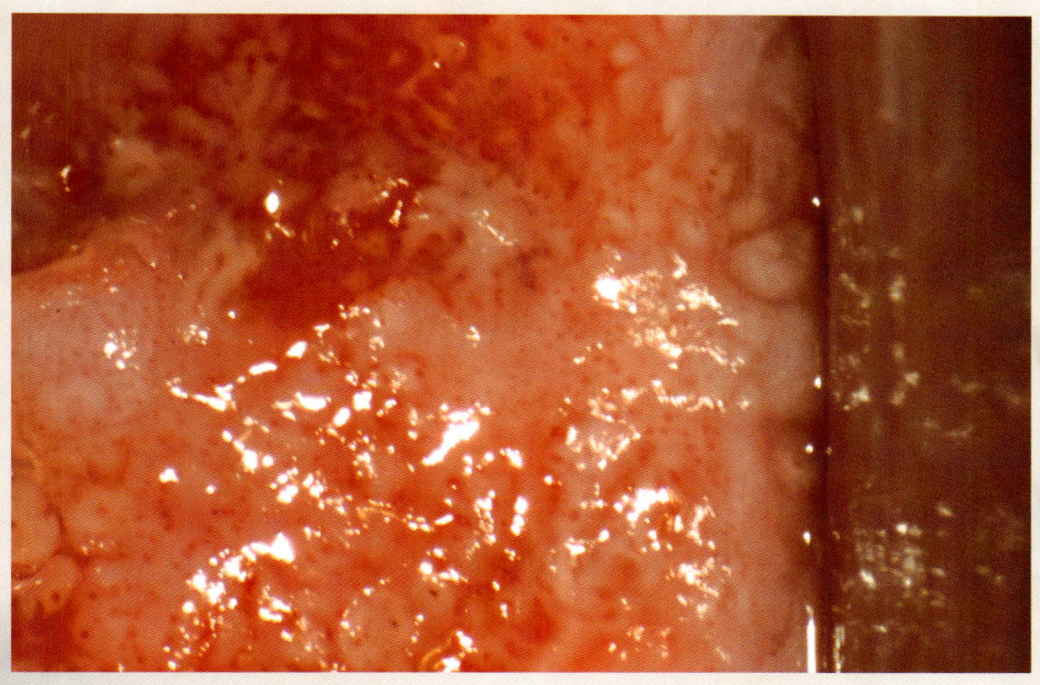

Figura 11.1A: Cérvice mostrando pontilhado e mosaico grosseiros, e vasos atípicos dentro do epitélio acetobranco denso (30×).

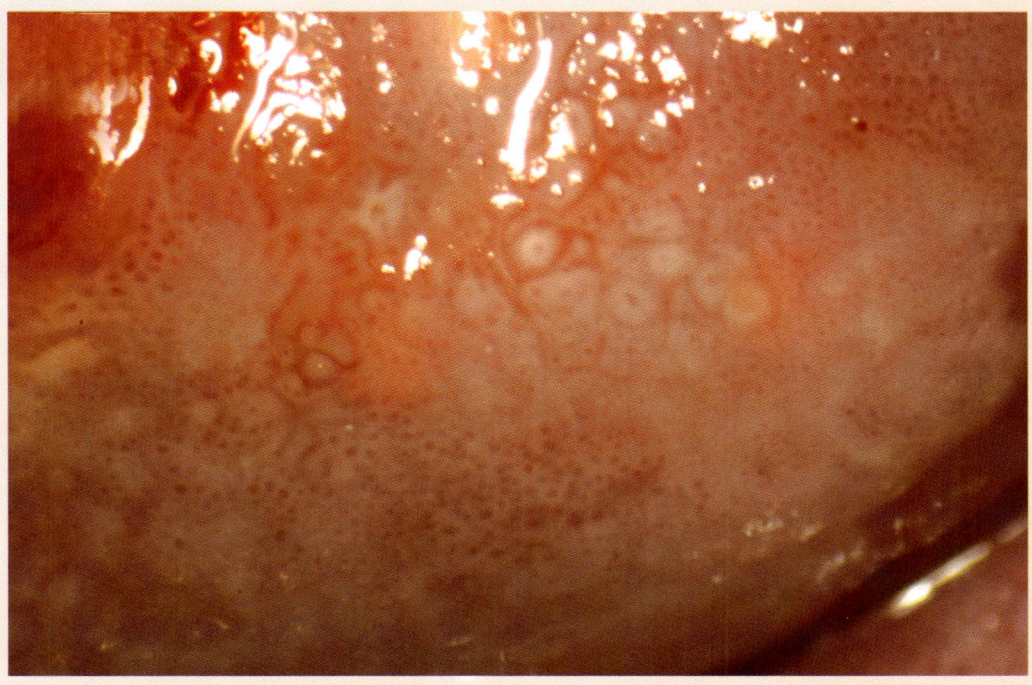

Figura 11.1B: Mesmo caso; outra parte do colo do útero mostrando os mesmos resultados (30×). A biópsia mostrou câncer microinvasivo.

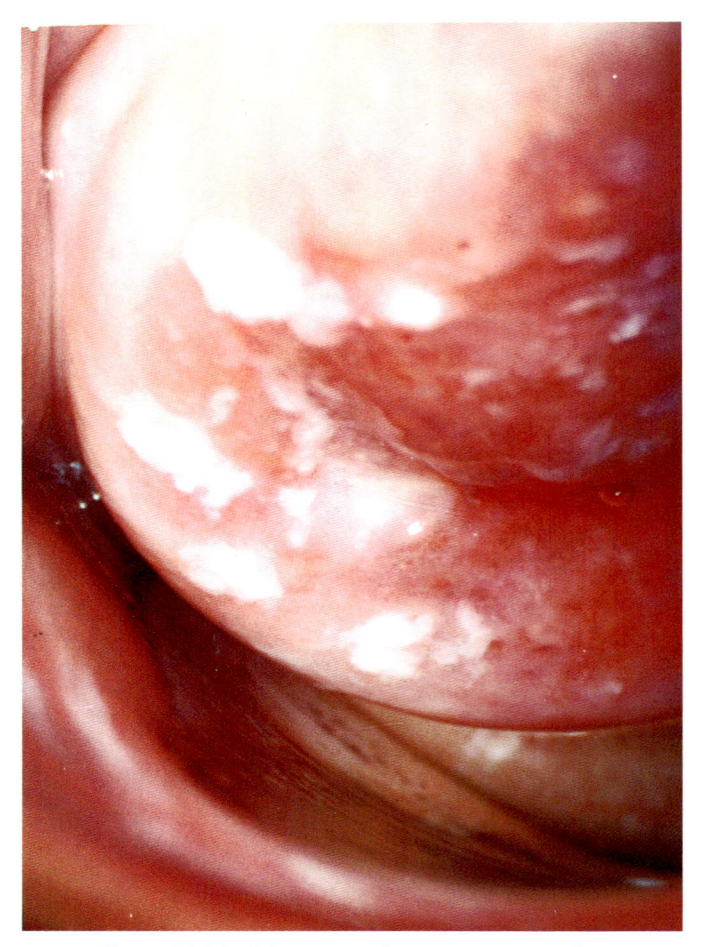

Figura 11.2A: Colo mostrando queratose grosseira.

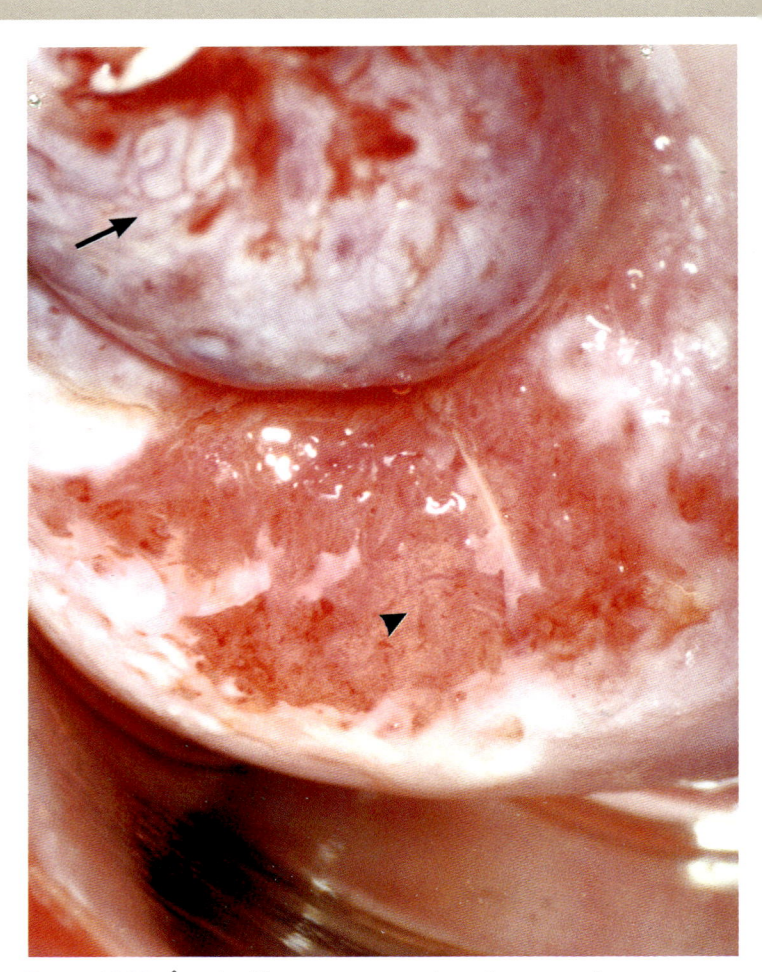

Figura 11.2B: Ângulo diferente, mostrando as áreas acetobrancas densas, mosaico grosseiro (seta), e vasos atípicos (ponta de seta).

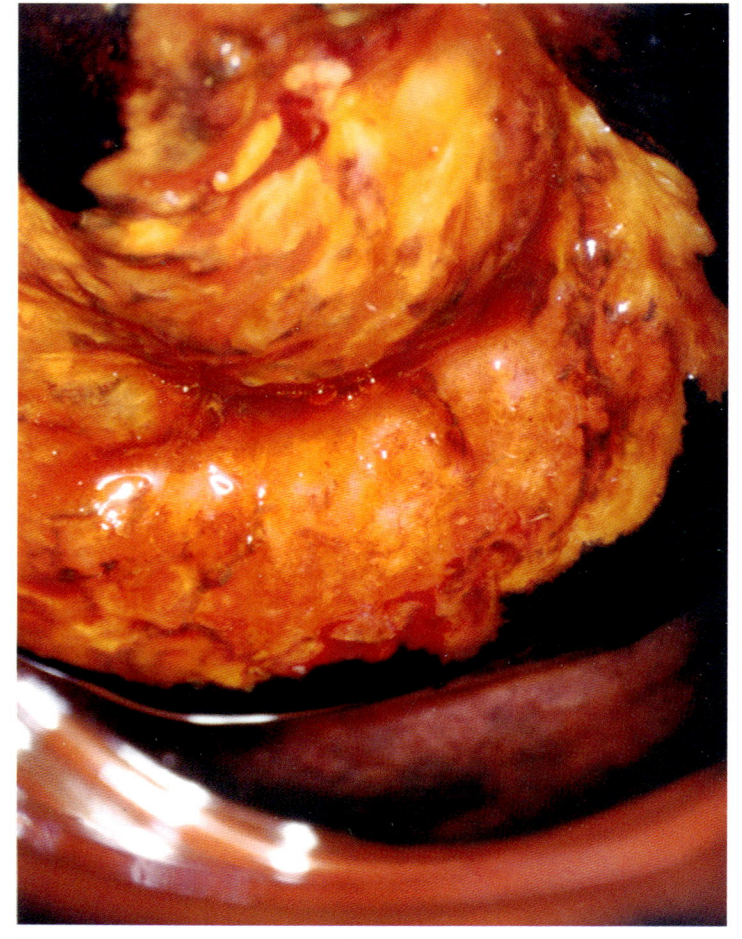

Figura 11.2C: Negatividade significativa ao iodo das áreas acetobrancas. O diagnóstico final foi carcinoma microinvasivo.

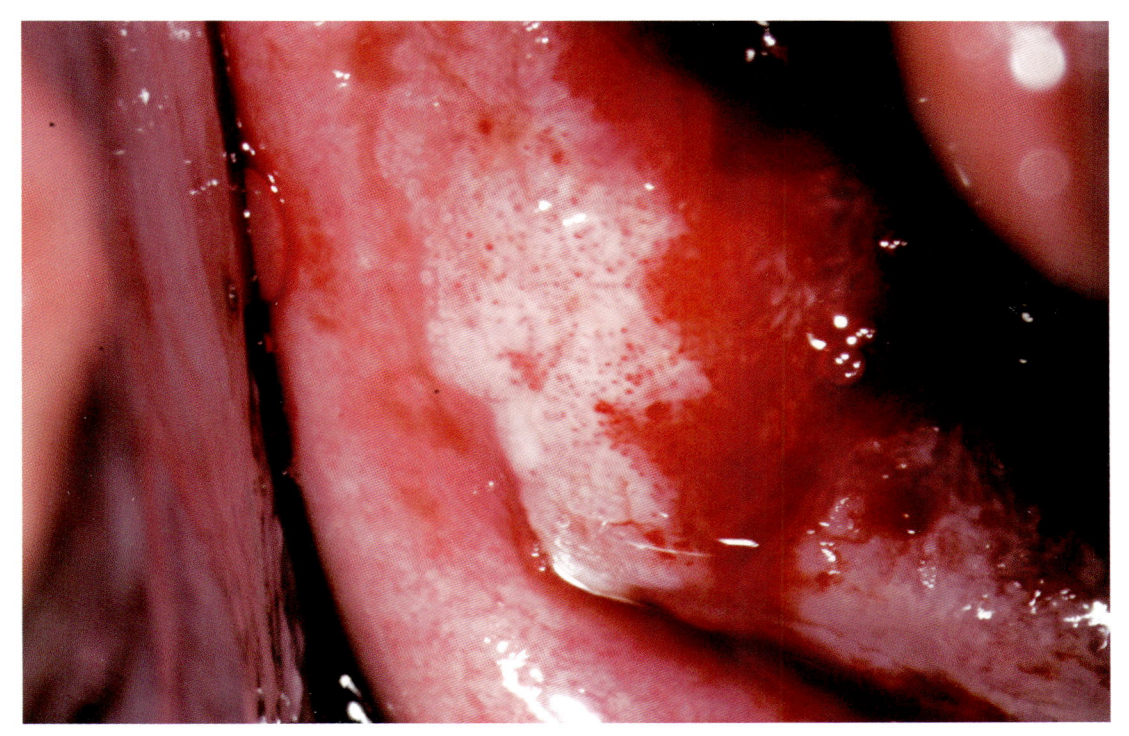

Figura 11.3: Mulher de 45 anos apresentou sangramento contínuo durante 1 mês. Cérvice vista após a lavagem em ácido acético. Pontilhado grosseiro e vasos atípicos vistos dentro do epitélio acetobranco denso. Colposcopia insatisfatória em razão de sangramento. ECC mostrou câncer pouco diferenciado do colo.

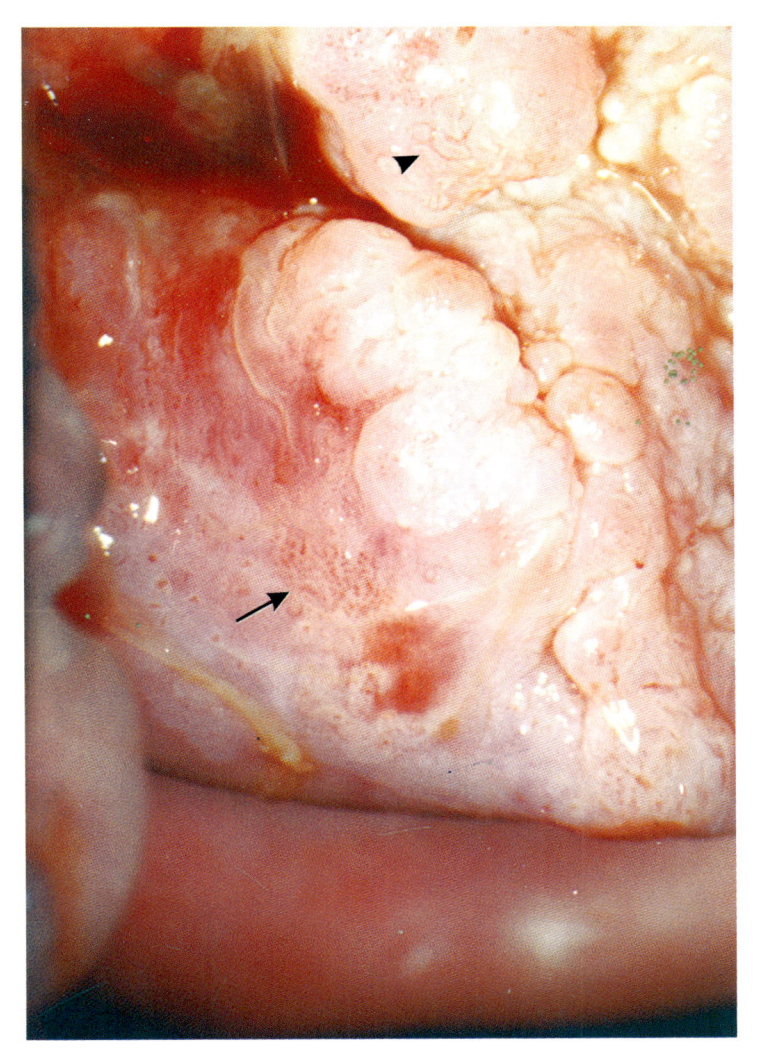

Figura 11.4: Carcinoma avançado mostrando áreas acetobrancas densas com margens enroladas, contorno de superfície irregular, pontilhado grosseiro (seta) e mosaico grosseiro (ponta de seta).

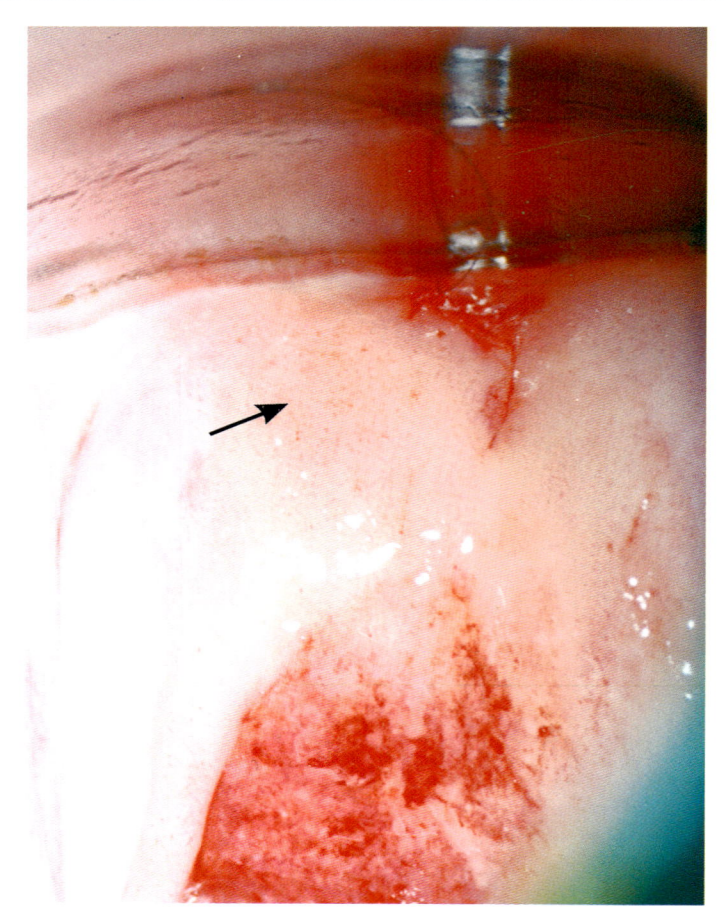

Figura 11.5A: Colo mostrando pontilhado fino no lábio anterior (seta) e vasos de calibre médio em forma de vírgula na parede anterior da endocérvice.

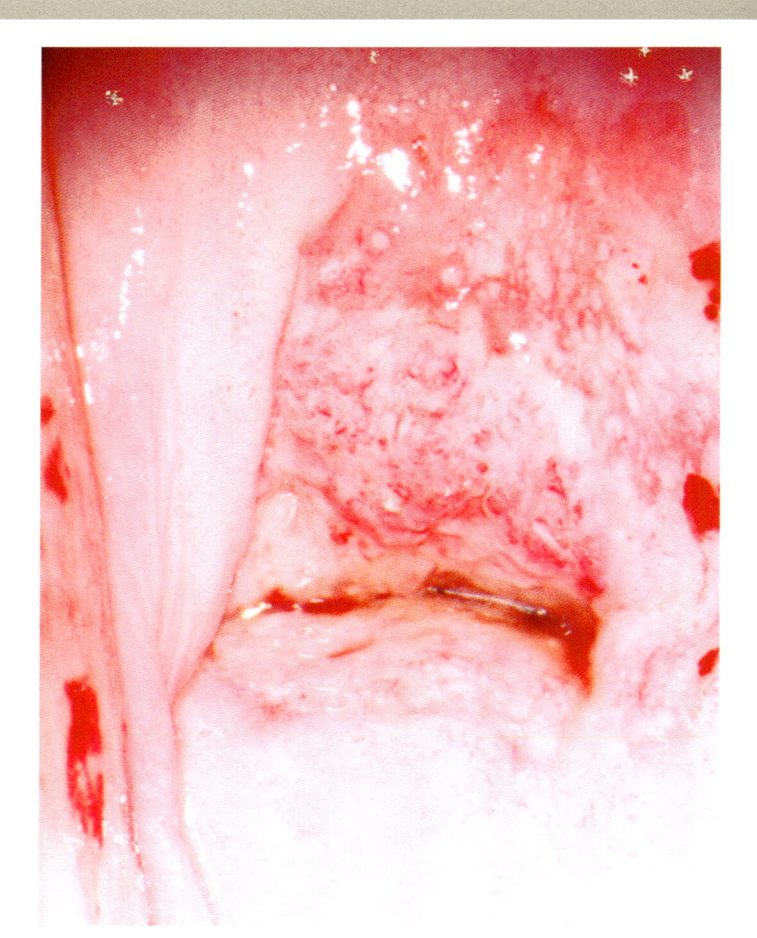

Figura 11.5B: Vasos atípicos vistos dentro do epitélio acetobranco denso.

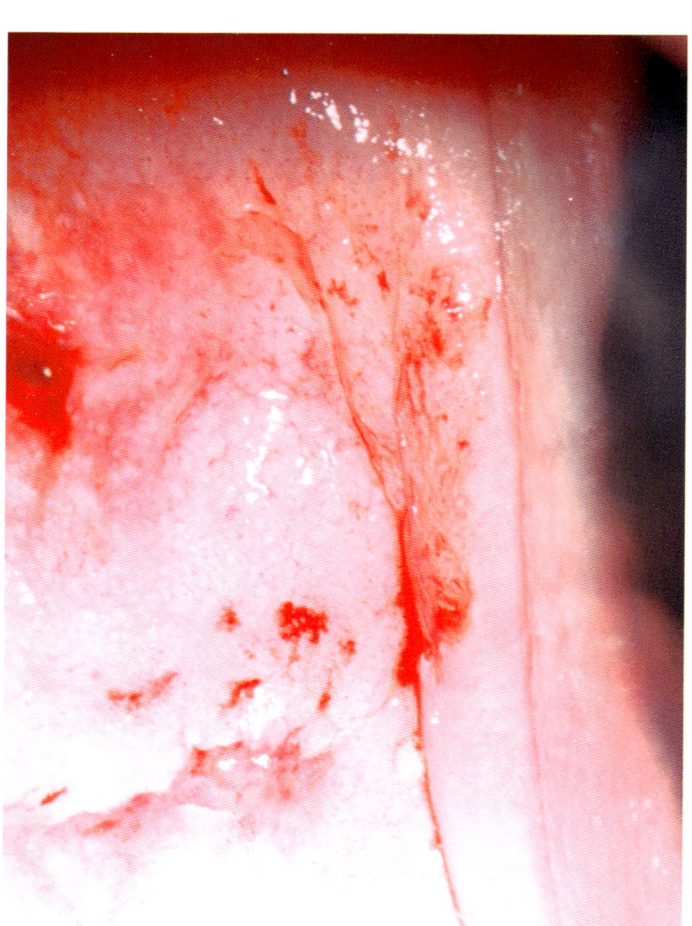

Figura 11.5C: Mesmo caso mostrando as áreas acetobrancas densas e mosaico grosseiro e vasos atípicos na parte lateral esquerda do colo do útero, no lábio posterior e na vagina.

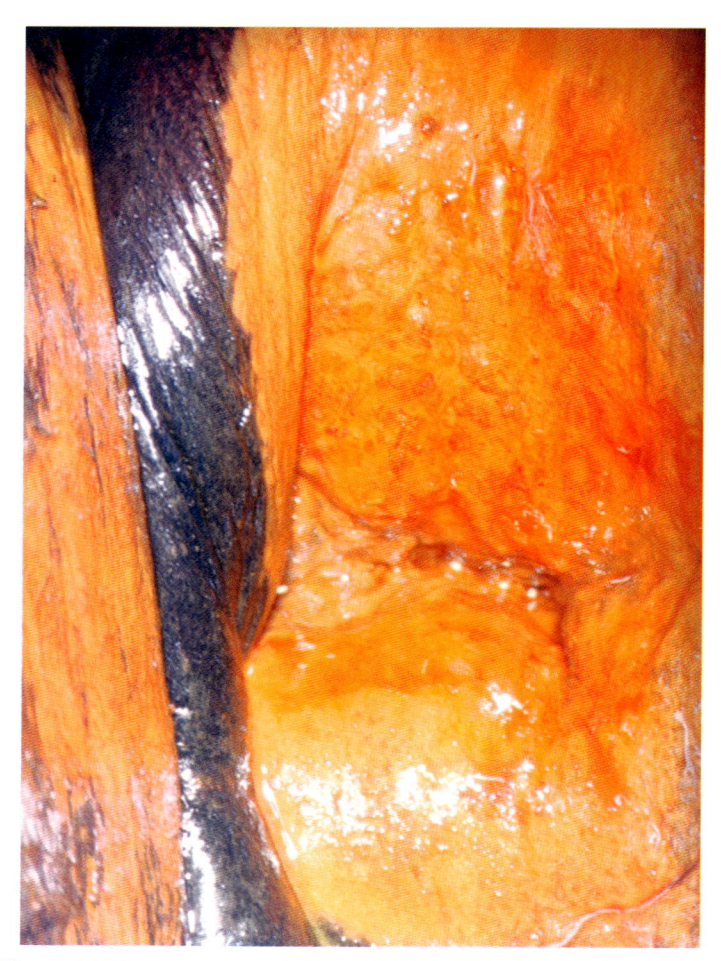

Figura 11.5D: Mesmo caso, mostrando significativa negatividade ao iodo. O diagnóstico final foi carcinoma do colo do útero com extensão para a vagina.

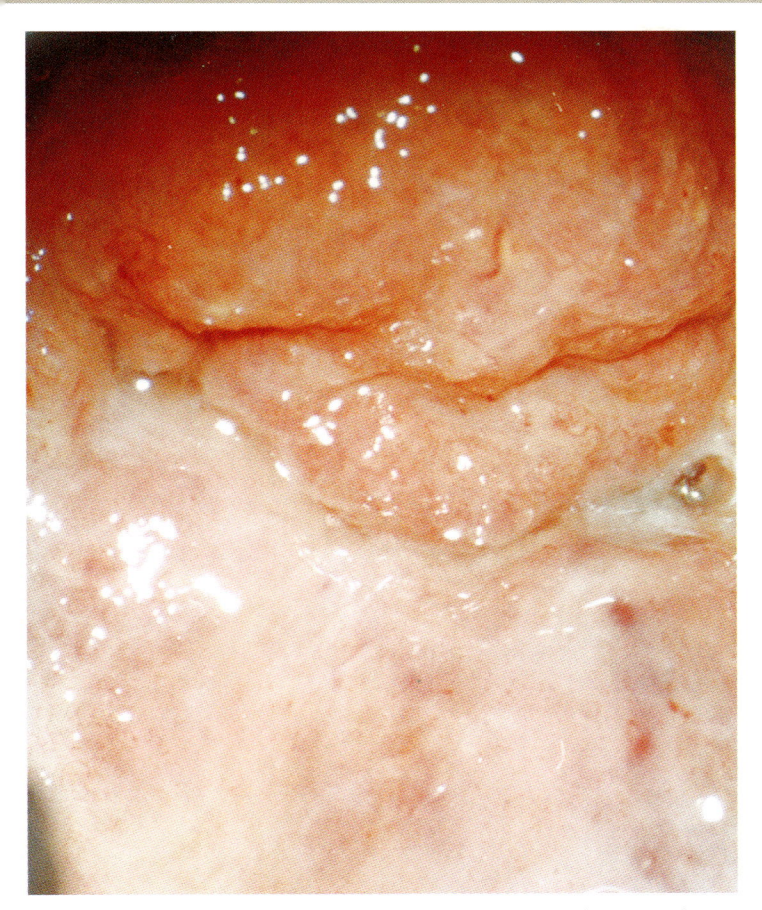

Figura 11.6A: Colo do útero hipertrofiado com superfície irregular.

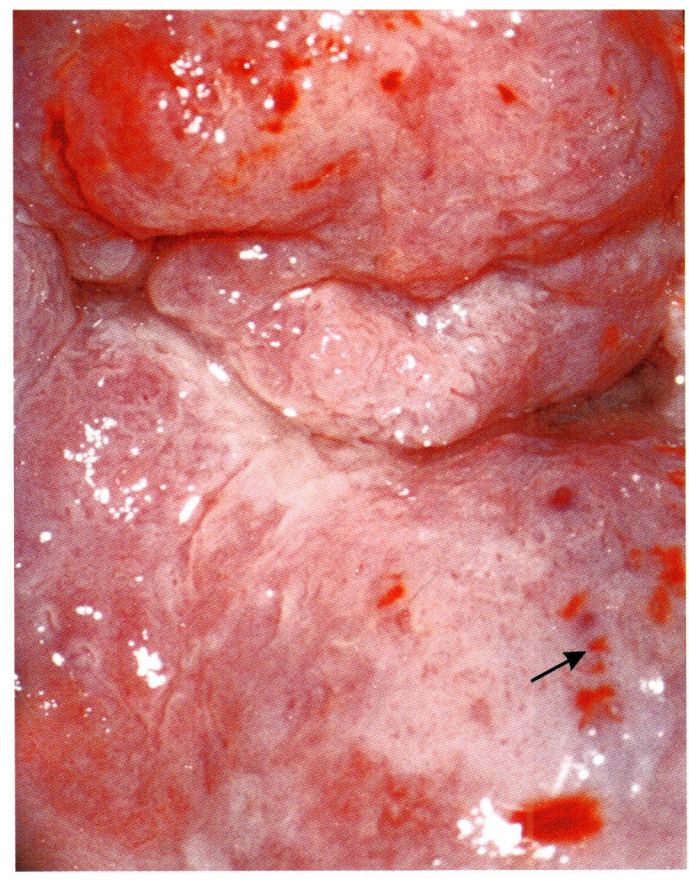

Figura 11.6B: Mesmo caso mostrando as áreas acetobrancas densas e vasos atípicos (seta).

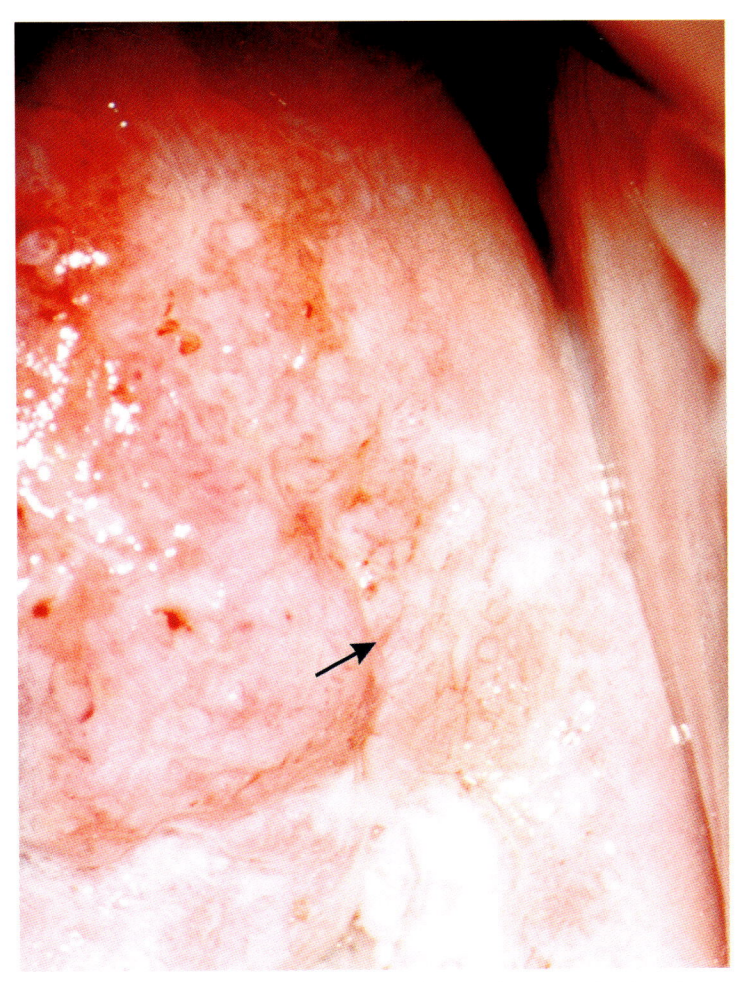

Figura 11.6C: Mesmo caso mostrando mosaico grosseiro (seta).

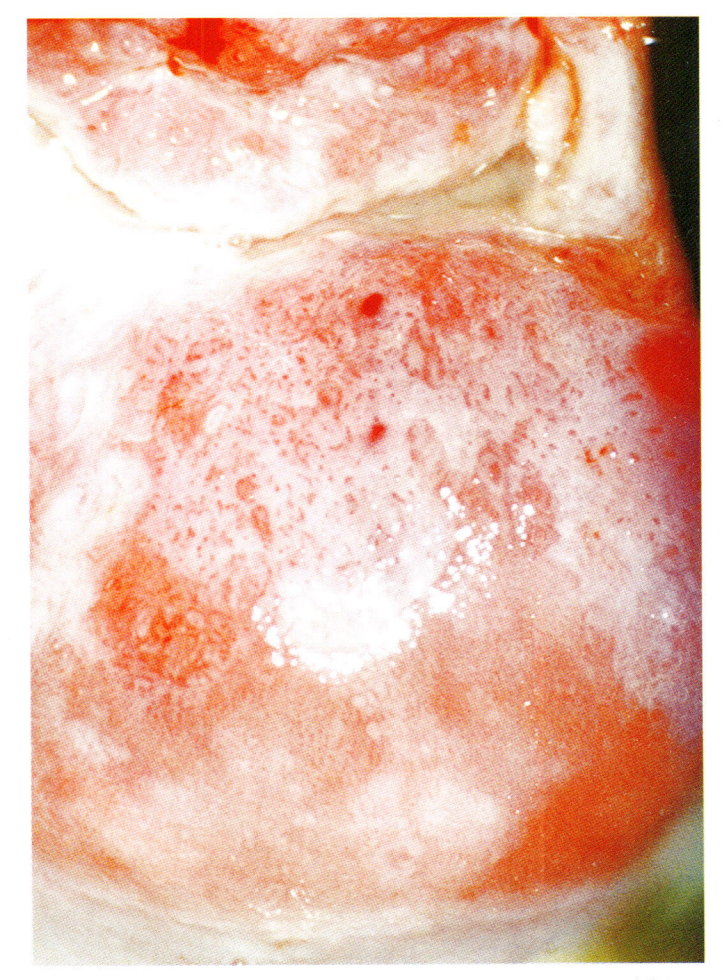

Figura 11.6D: Mesmo caso mostrando pontilhado grosseiro no lábio posterior que aparece quando o efeito da lavagem acética está desaparecendo. O diagnóstico final foi carcinoma.

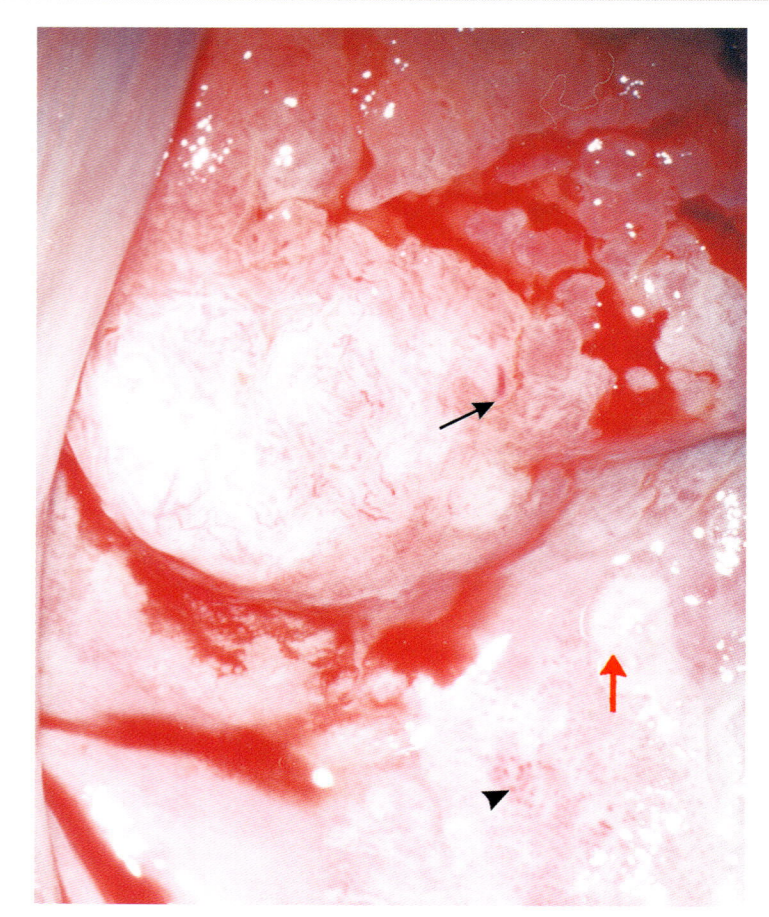

Figura 11.7A: Câncer invasivo, mostrando epitélio friável acetobranco denso com vasos atípicos (seta preta), pontilhado grosseiro (ponta de seta) e mosaico grosseiro (seta vermelha).

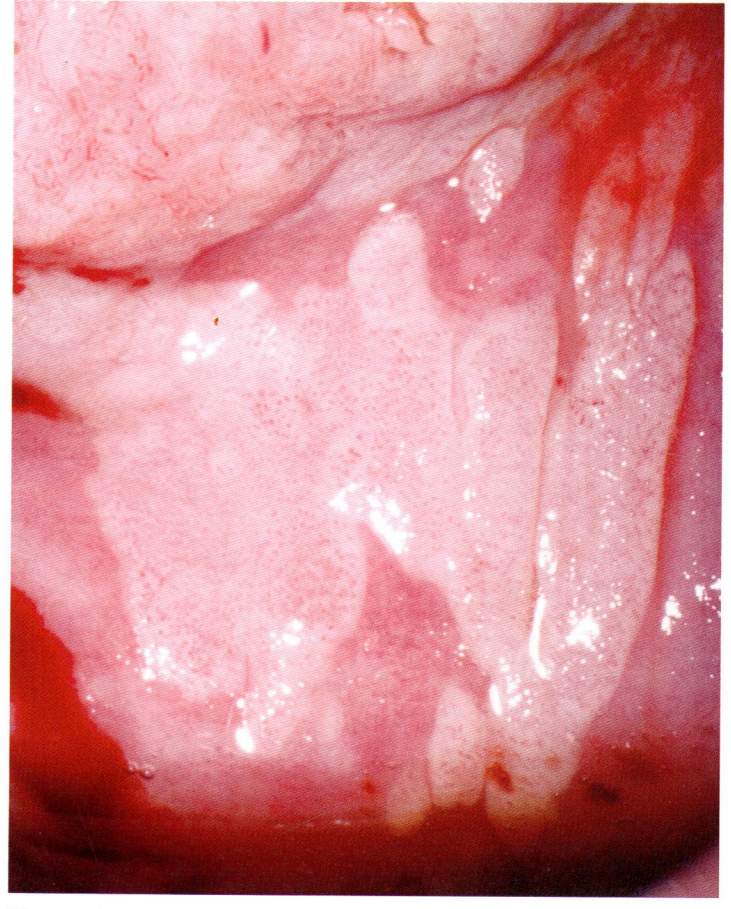

Figura 11.7B: Mesmo caso mostrando as áreas acetobrancas densas e pontilhado grosseiro, que se estendem até a vagina, indicando envolvimento vaginal.

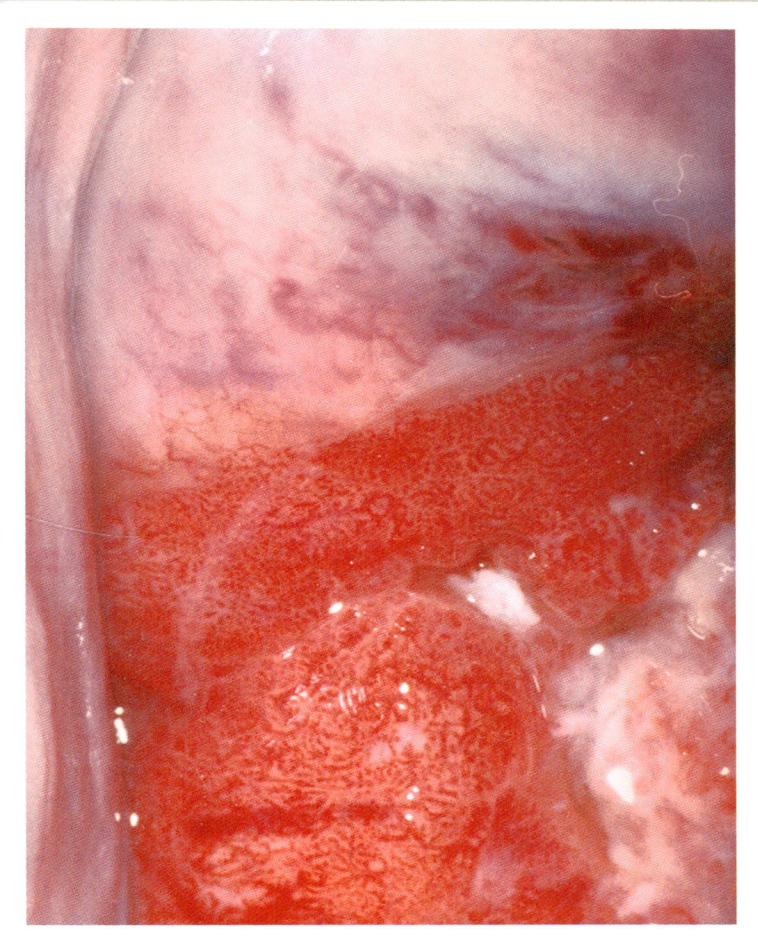

Figura 11.8A: Câncer invasivo, mostrando vasos atípicos, queratose grosseira e área em vermelho escuro difícil de avaliar.

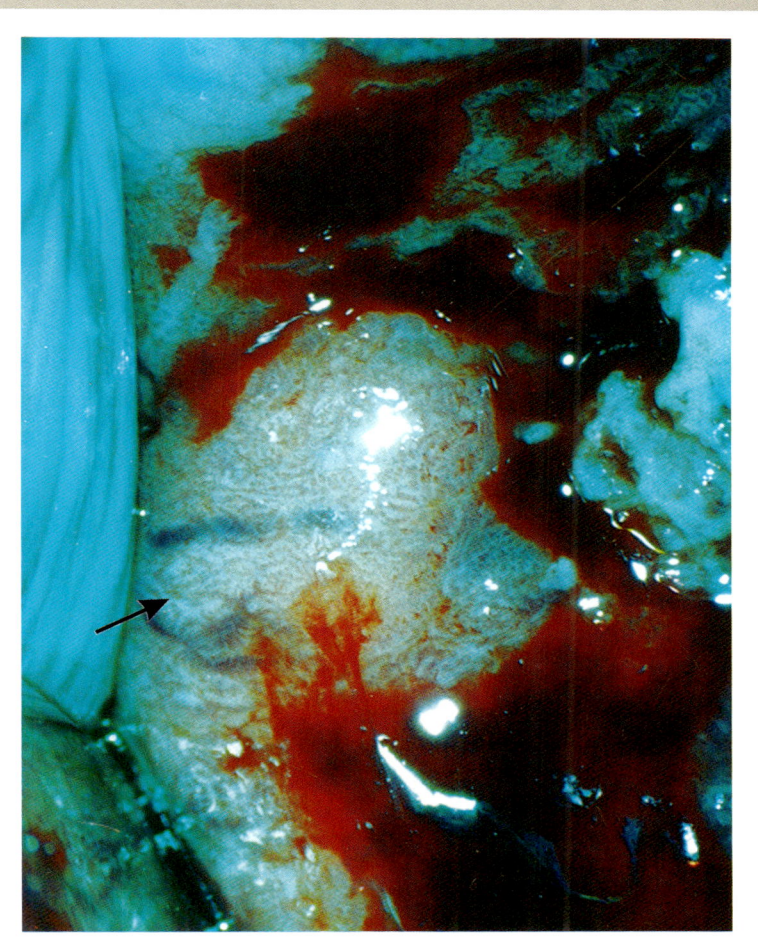

Figura 11.8B: Mesmo caso visto por meio do filtro verde, mostrando os vasos atípicos de forma muito clara (seta).

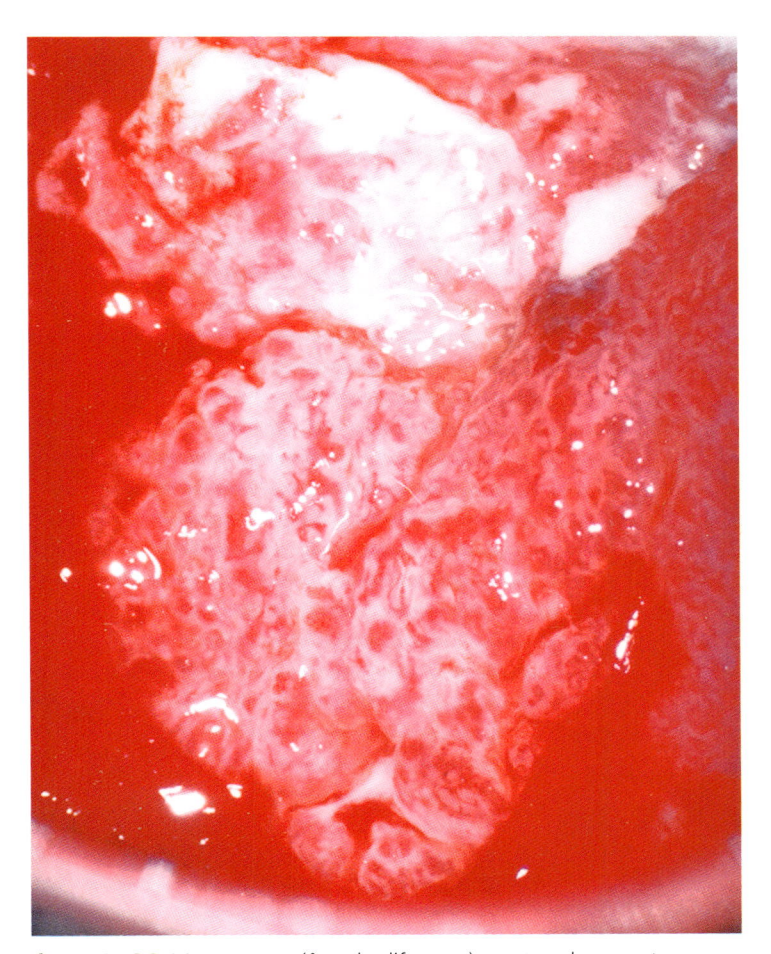

Figura 11.8C: Mesmo caso (ângulo diferente) mostrando queratose grosseira e vasos atípicos.

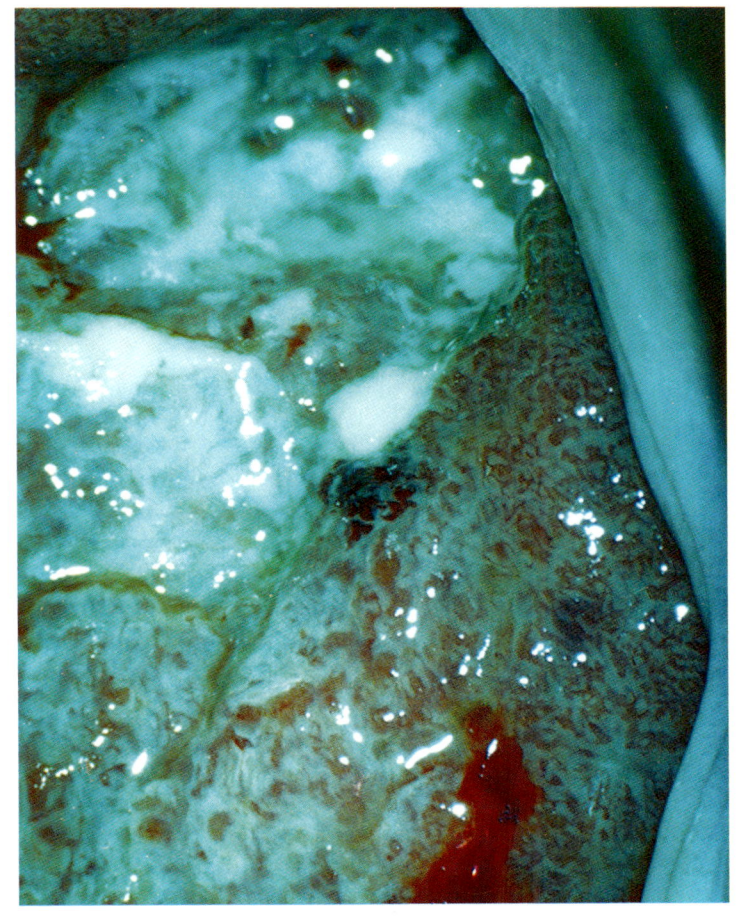

Figura 11.8D: Mesmo ângulo descrito na Fig. 11.8C visto por meio do filtro verde com vasos atípicos claramente vistos.

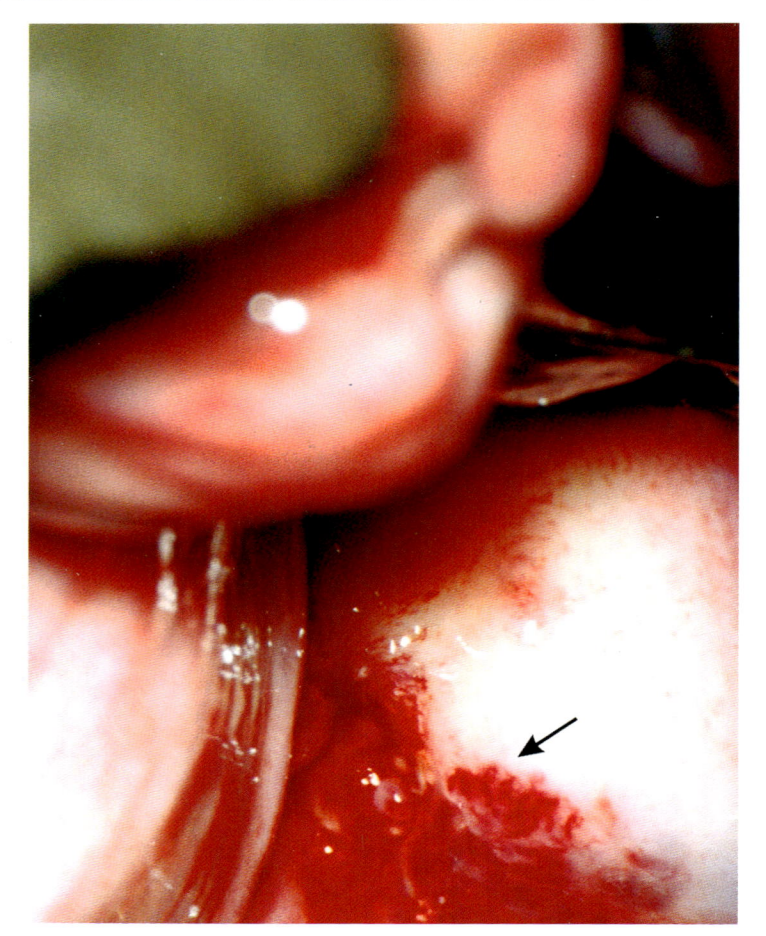

Figura 11.9A: Câncer invasivo mostrando vasos atípicos, alguns de grande calibre (seta).

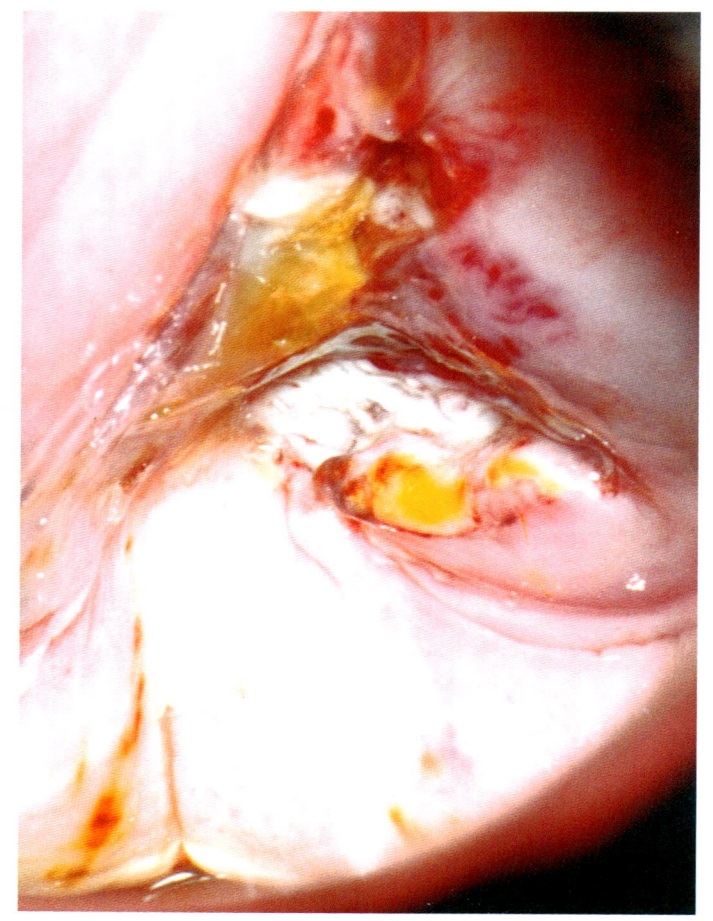

Figura 11.9B: Mesmo caso, mostrando as áreas acetobrancas densas no canal cervical com significativa negatividade ao iodo.

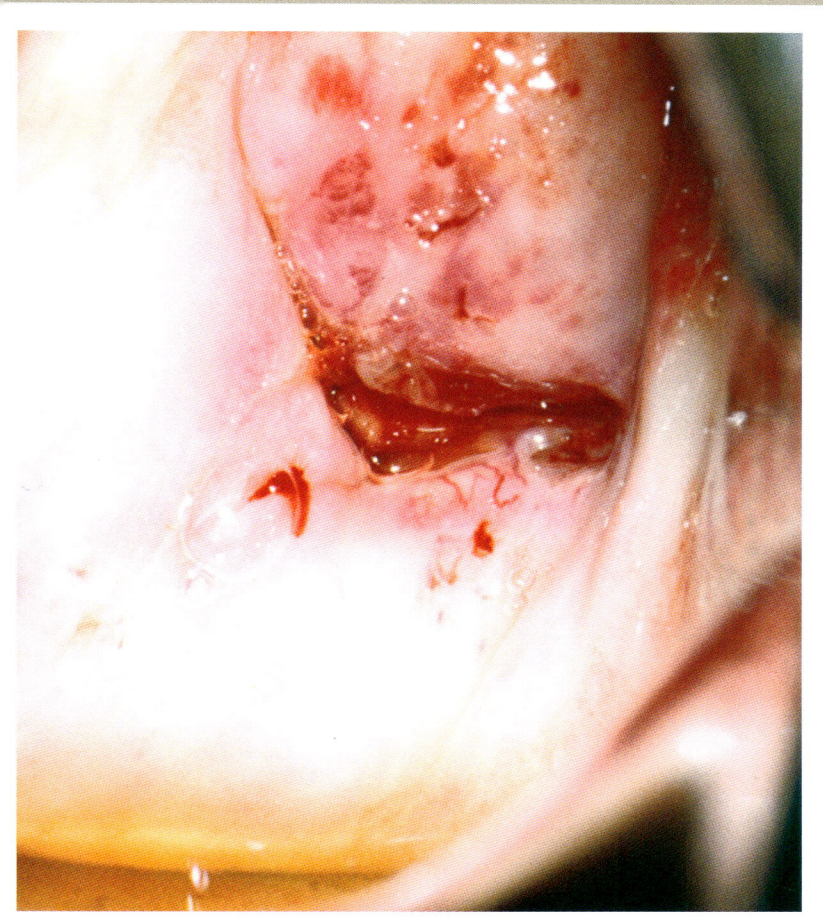

Figura 11.10A: Colo do útero canceroso mostrando vasos atípicos no lábio anterior.

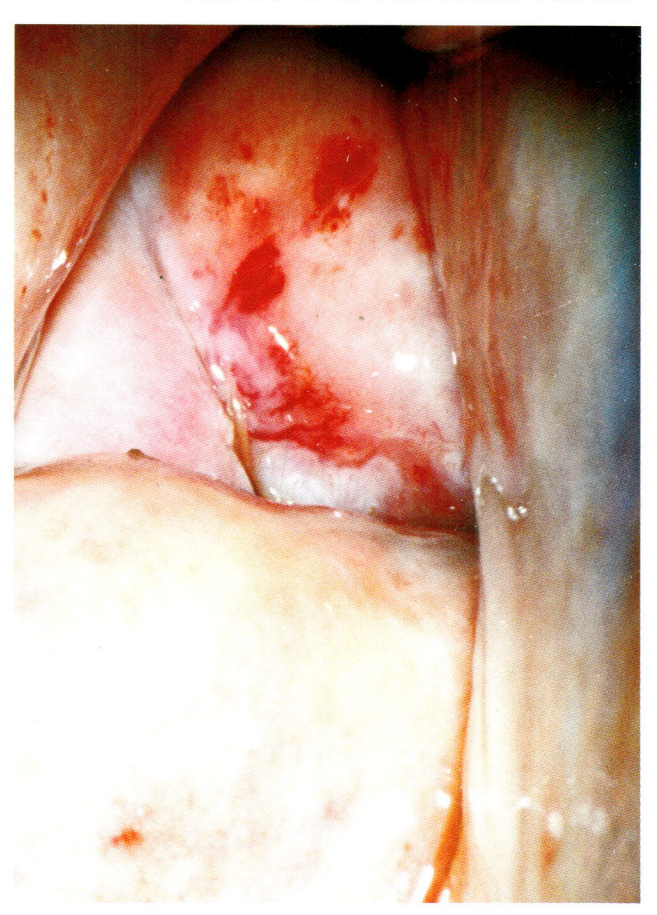

Figura 11.10B: Mesmo caso (ângulo diferente), mostrando vasos atípicos e área acetobranca densa.

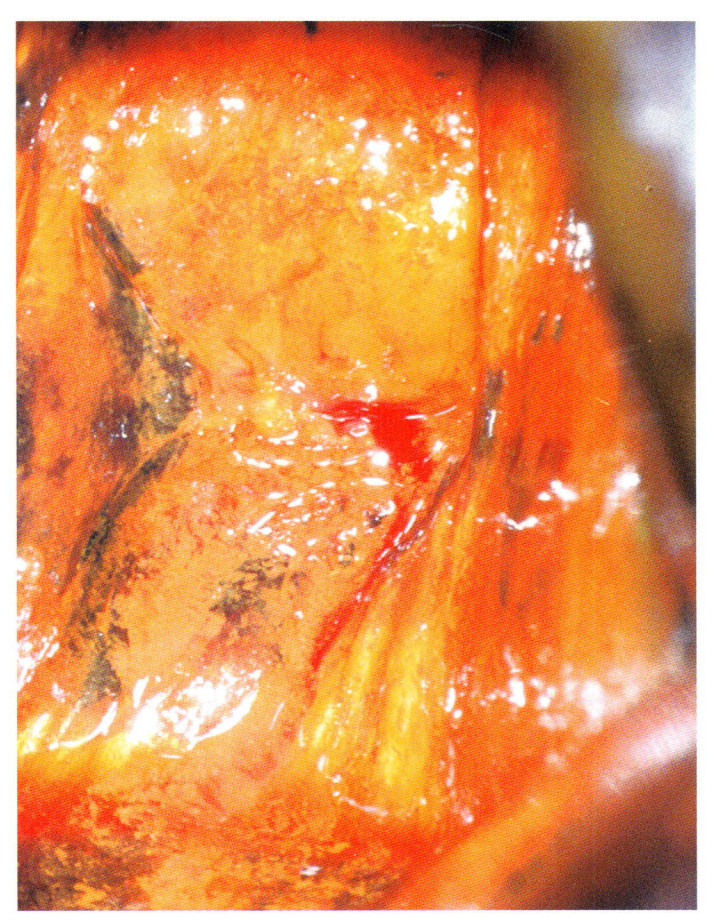

Figura 11.10C: Mesmo caso mostrando absorção parcial de iodo.

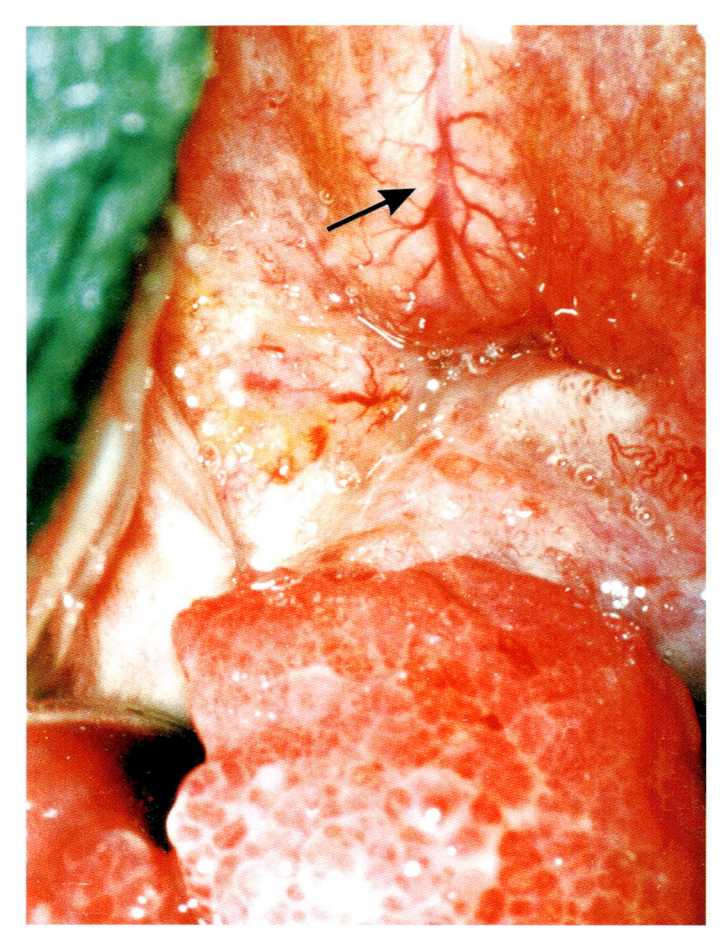

Figura 11.11A: Colo mostrando lábios hipertrofiados e um tumor no lábio posterior com vasos proeminentes no lábio anterior (seta), que não são claramente atípicos.

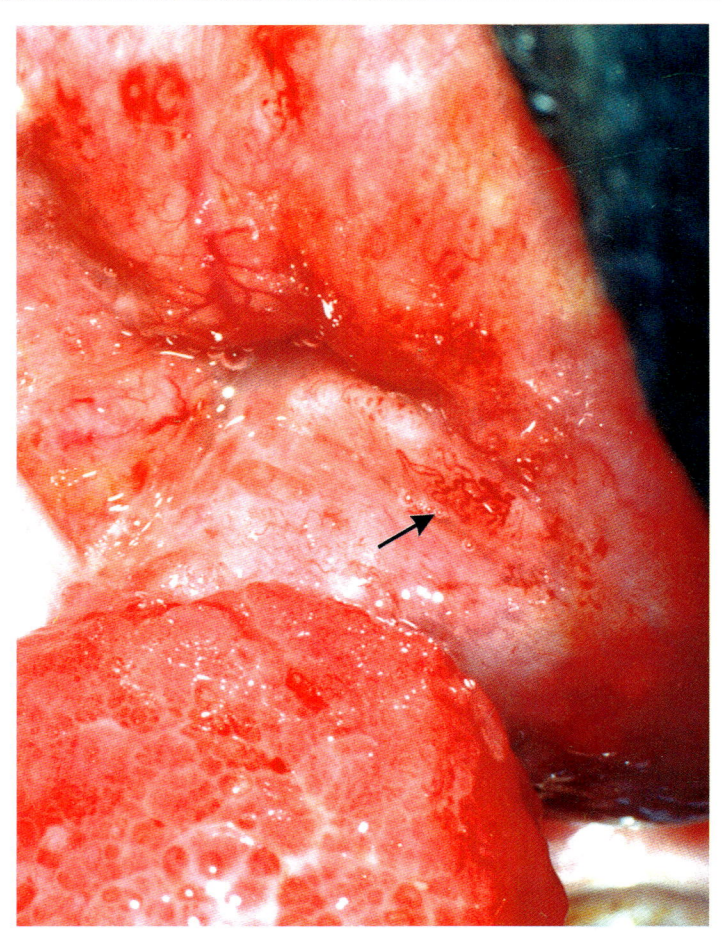

Figura 11.11B: Mesmo caso (ângulo diferente) mostrando vasos proeminentes também no lábio posterior (seta).

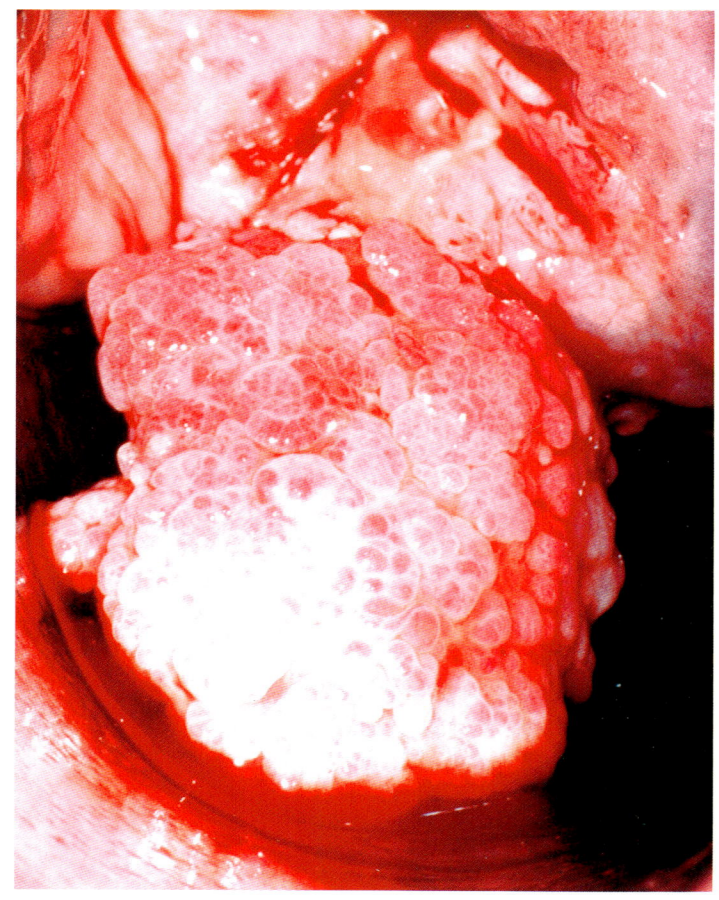

Figura 11.11C: Mesmo caso (ângulo diferente) mostrando áreas acetobrancas densas com superfície irregular, especialmente do tumor.

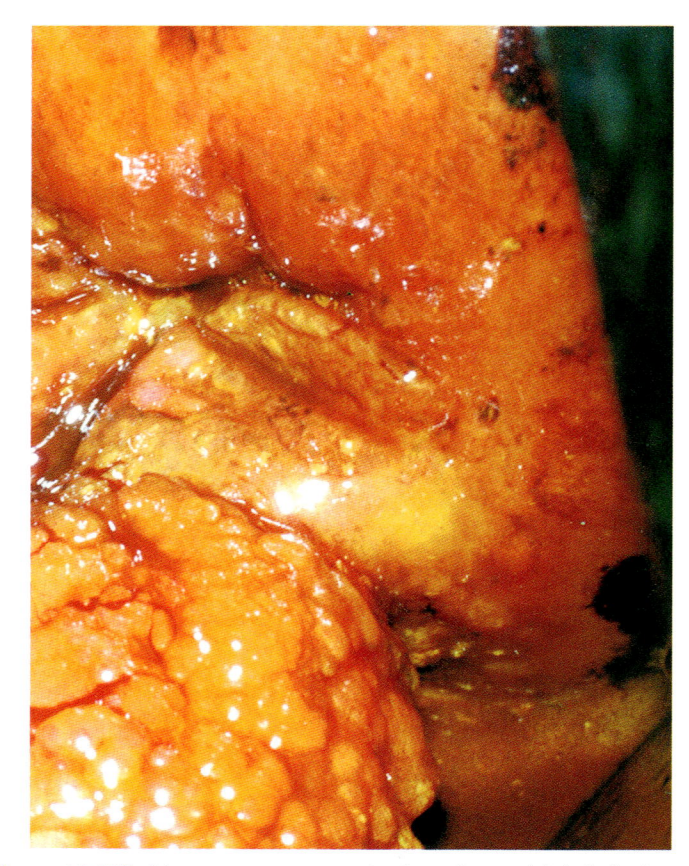

Figura 11.11D: Mesmo caso mostrando absorção parcial de iodo das áreas acetobrancas, com uma aparência de cordilheira do tumor. O diagnóstico final foi carcinoma cervical. Este caso destaca a vantagem da colposcopia em dar um diagnóstico imediato de lesões macroscópicas.

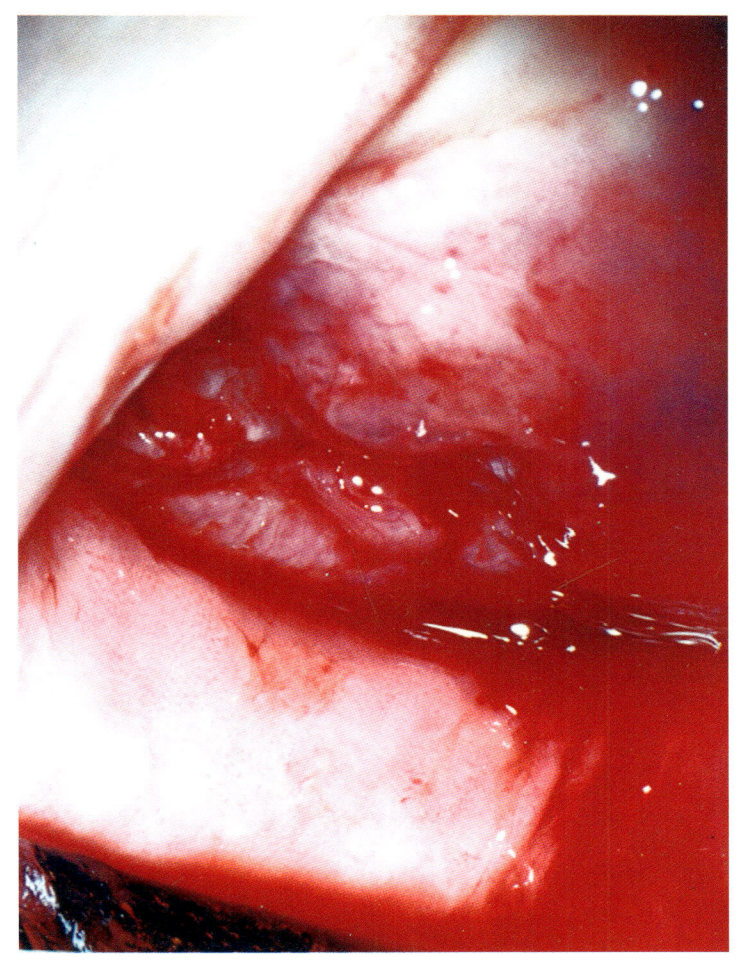

Figura 11.12: Câncer cervical mostrando vasos atípicos de grande calibre.

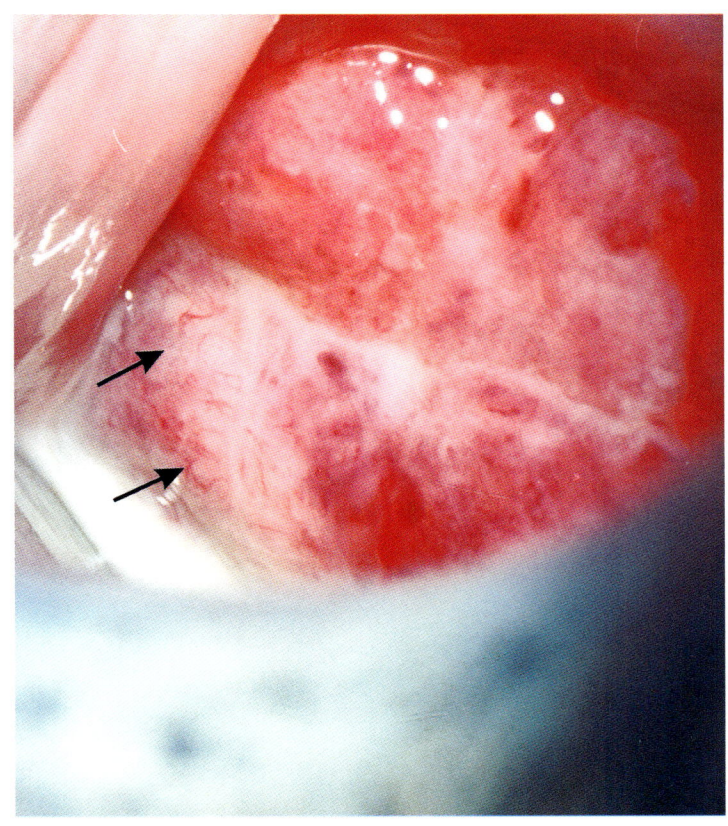

Figura 11.13A: Colo mostrando vasos de tamanho médio em forma de vírgula, que não parecem suspeitos (setas).

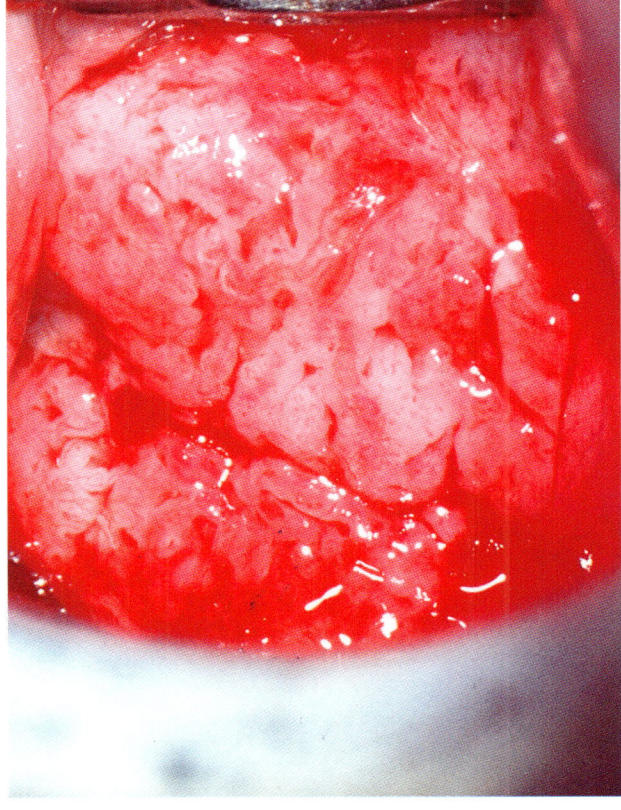

Figura 11.13B: Mesmo caso mostrando densas áreas acetobrancas com vasos atípicos e epitélio friável sugestivos de câncer. A biópsia confirmou o diagnóstico.

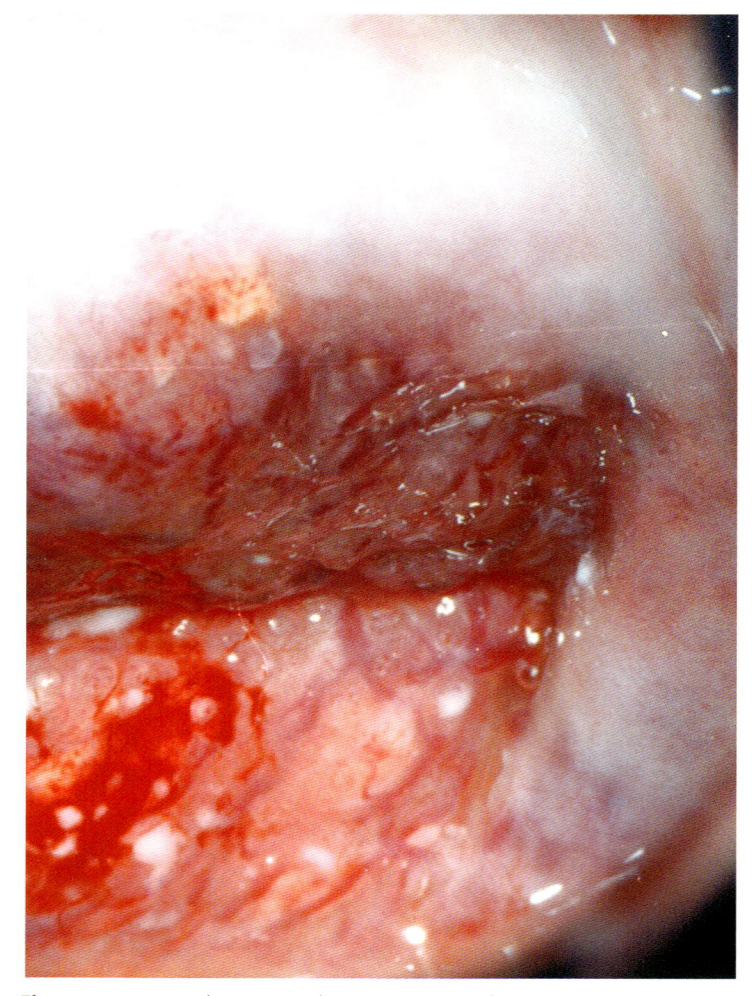

Figura 11.14A: Colo mostrando vasos atípicos de grande calibre em ambos os lábios e queratose grosseira sugestivos de câncer.

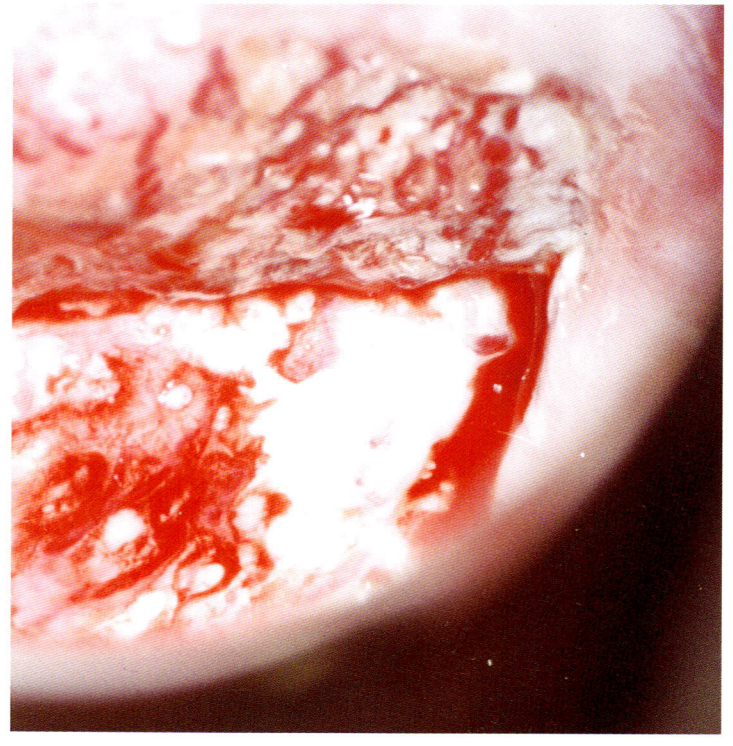

Figura 11.14B: Mesmo caso mostrando acetobranqueamento intenso tipo algodão, com os vasos atípicos vistos claramente. A biópsia confirmou câncer.

12 Atlas de Colpofotografias – Achados Colposcópicos Diversos

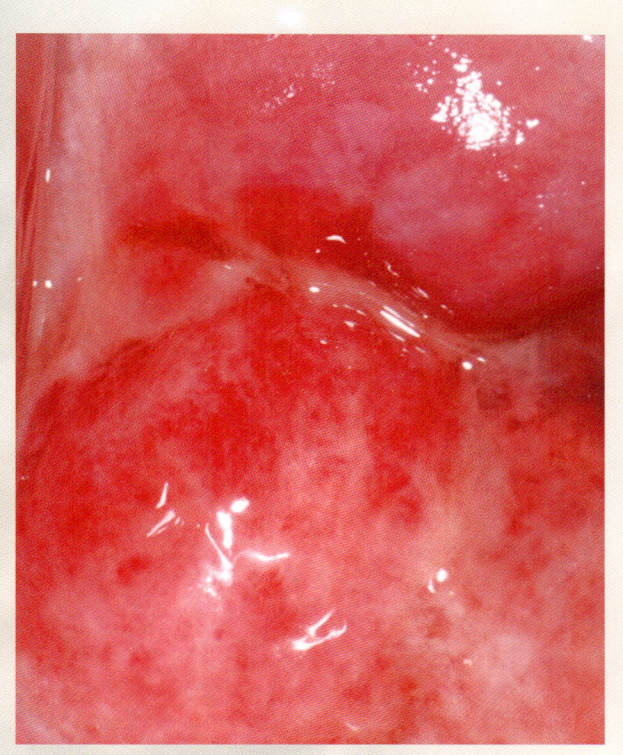

Figura 12.1A: Erosão por atrofia severa.

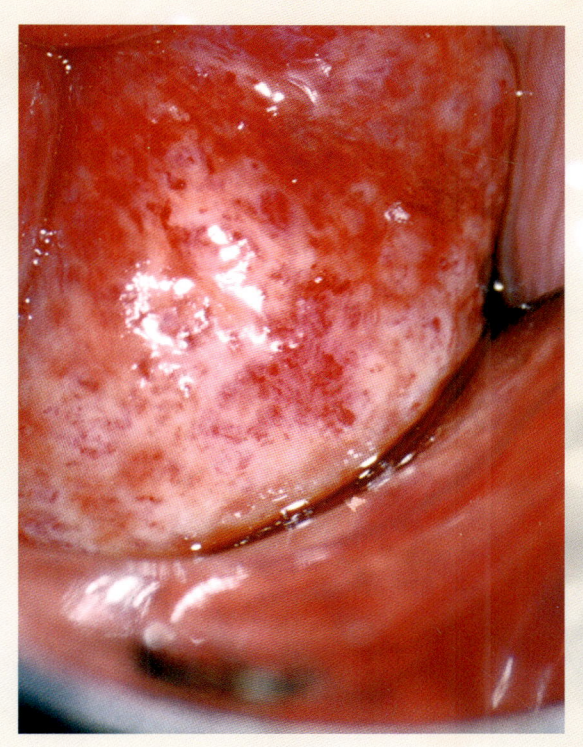

Figura 12.1B: Mesmo caso mostrando vasos estromais proeminentes lembrando vasos atípicos.

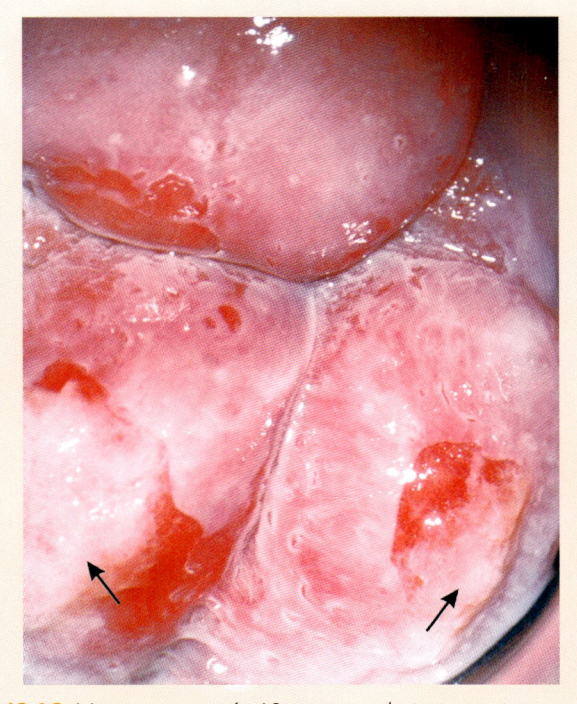

Figura 12.1C: Mesmo caso após 10 semanas de tratamento com estrogênio, mostrando boa epitelização e queratose grosseira (setas).

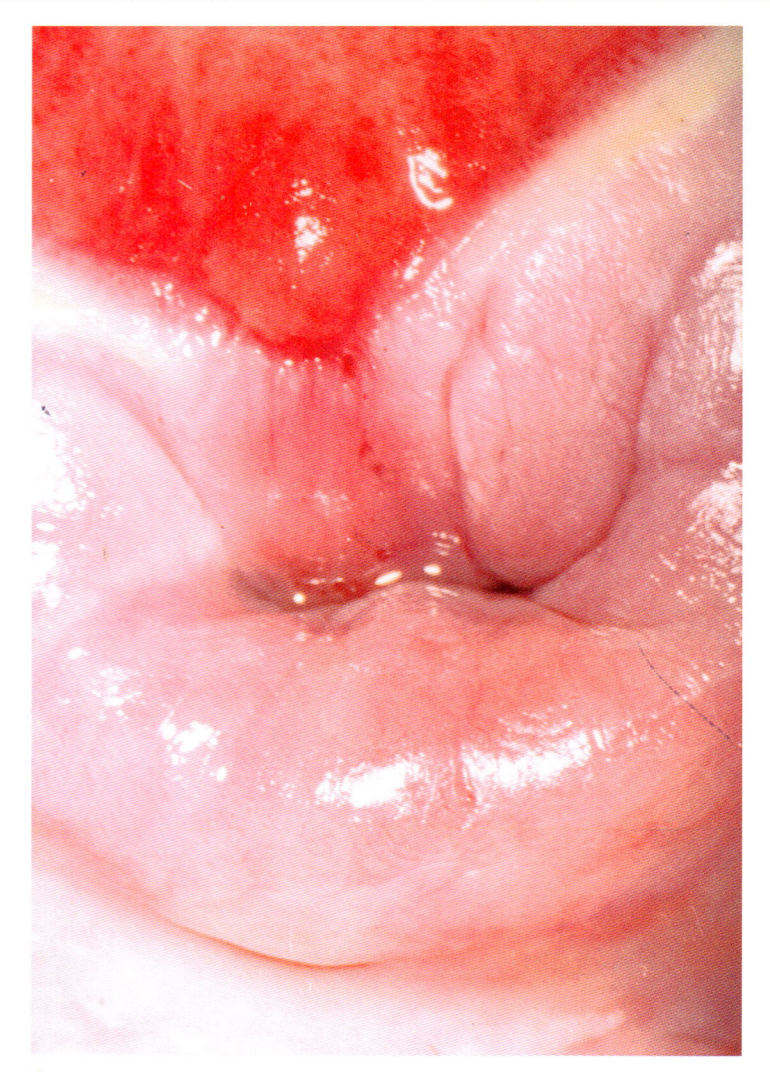

Figura 12.2: Erosão (úlcera de decúbito). Observe o muco cervical claro decorrente do tratamento com estrogênio.

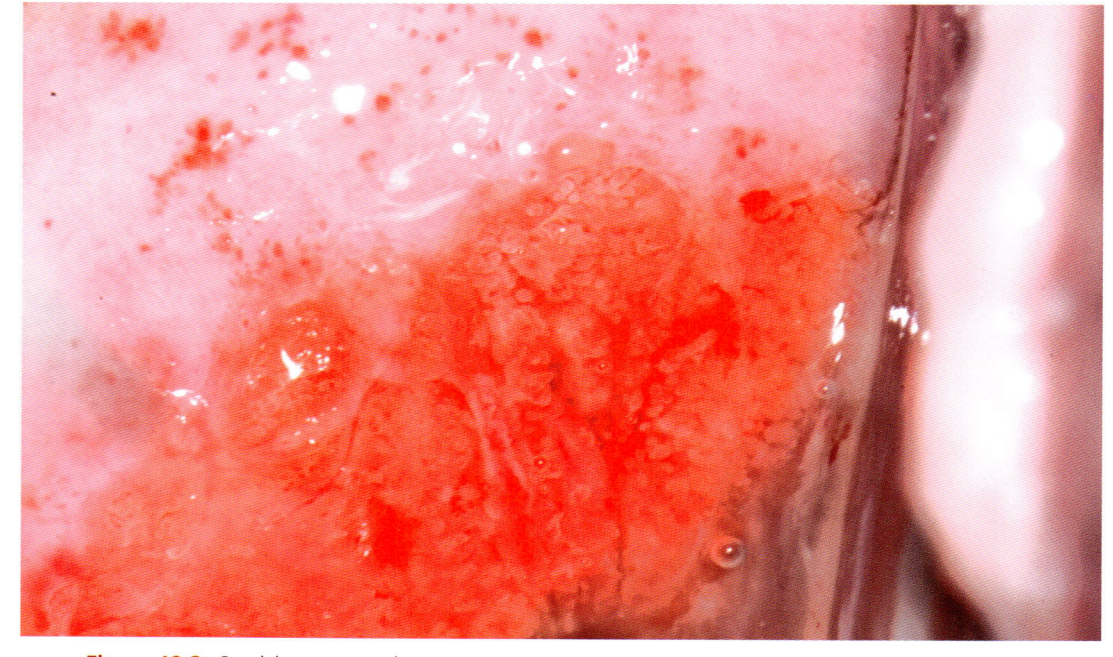

Figura 12.3: Cervicite mostrando vasos estromais proeminentes lembrando pontilhado grosseiro.

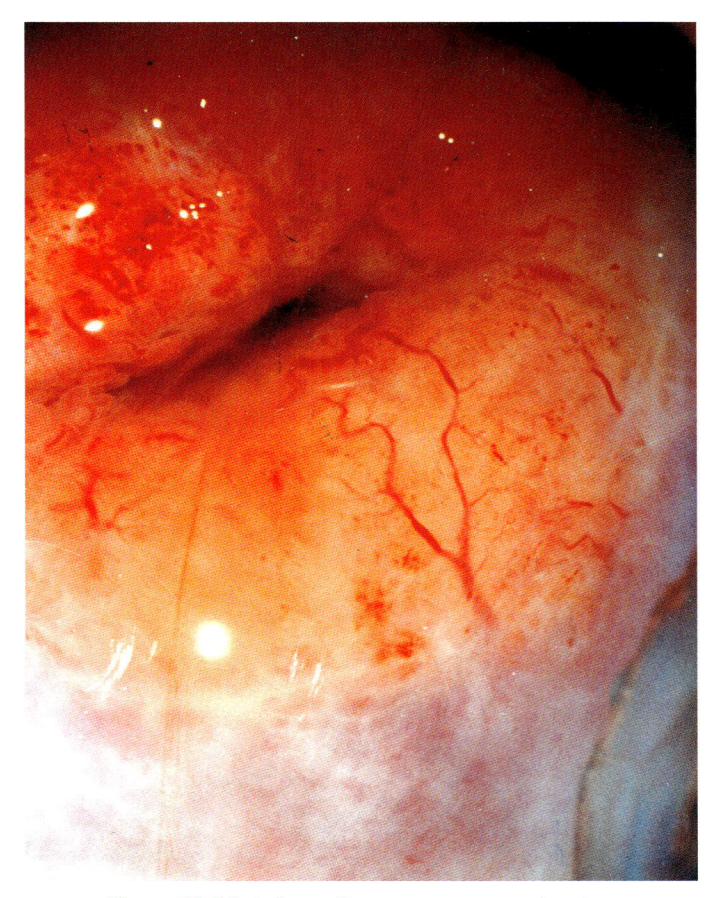

Figura 12.4A: Inflamação com vasos proeminentes.

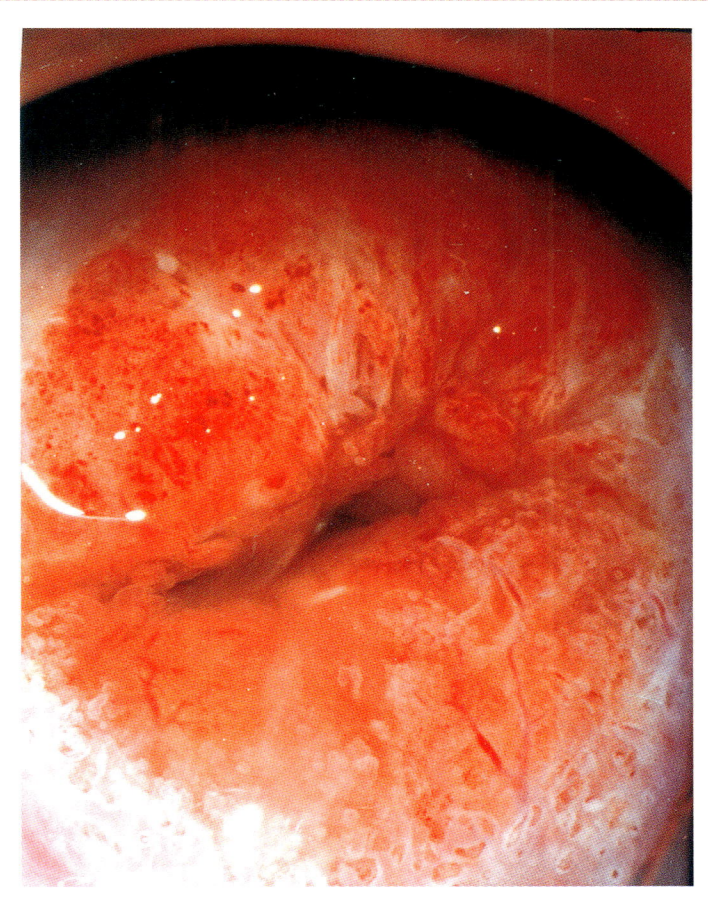

Figura 12.4B: Mesmo caso, mostrando áreas acetobrancas planas de epitélio metaplásico e vasos estromais proeminentes lembrando pontilhado grosseiro. O estroma tem cor amarelo-avermelhado.

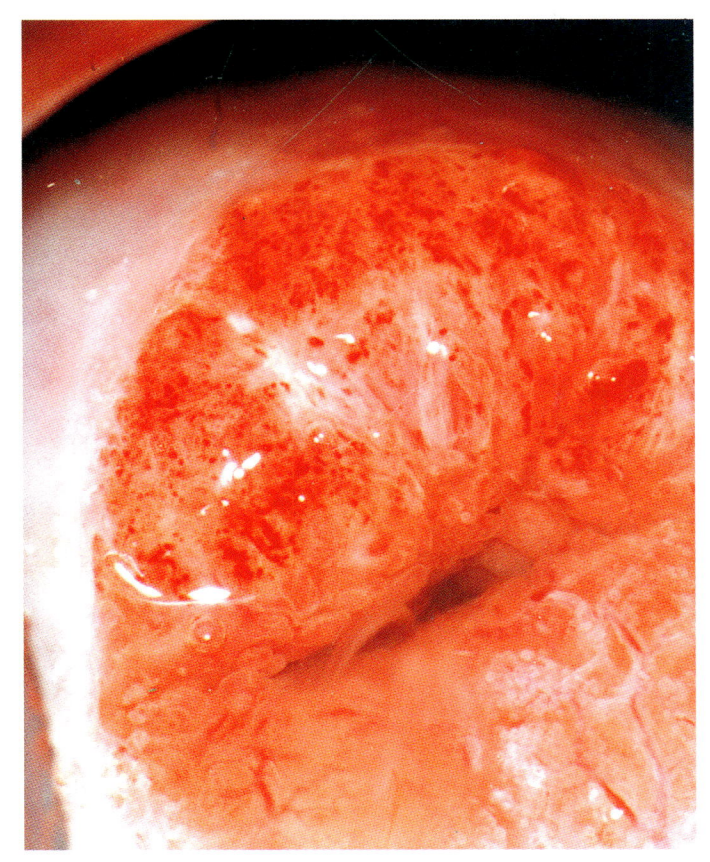

Figura 12.4C: Mesmo caso, mostrando áreas acetobrancas planas de epitélio metaplásico e vasos estromais proeminentes lembrando pontilhado grosseiro. O estroma tem cor amarelo-avermelhada (ângulo diferente).

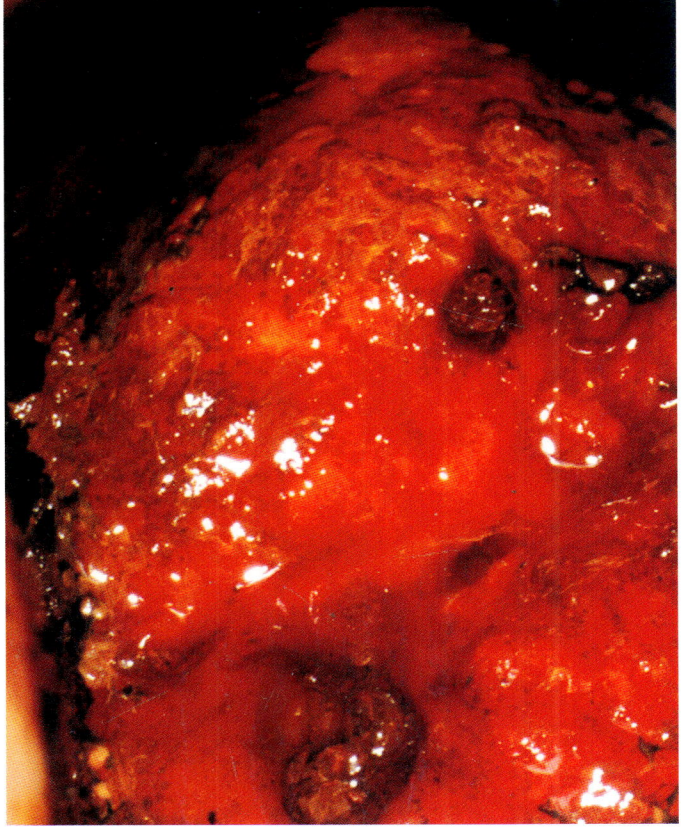

Figura 12.4D: Mesmo caso, mostrando cor de laranja com iodo.

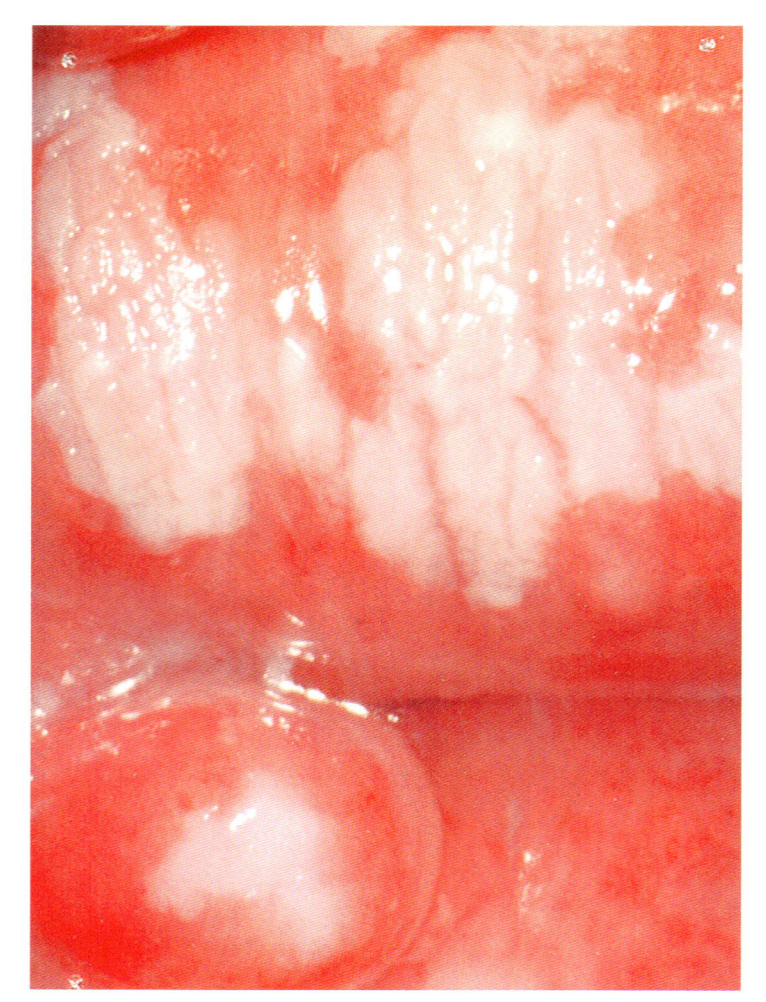

Figura 12.5A: Infecção por *Candida* imitando queratose grosseira.

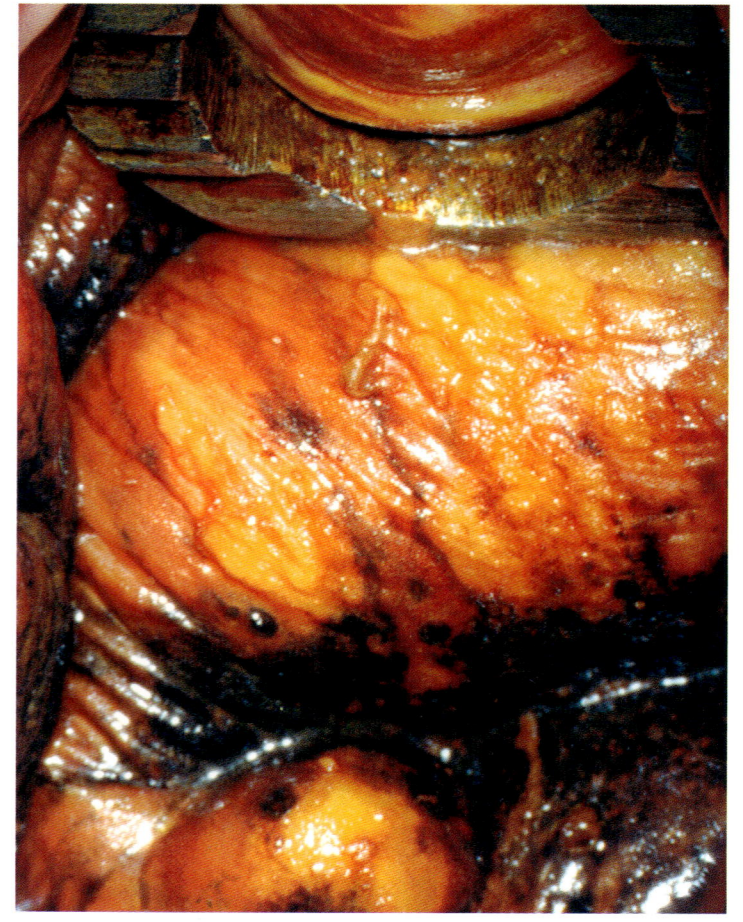

Figura 12.5B: Mesmo caso, mostrando negatividade ao iodo.

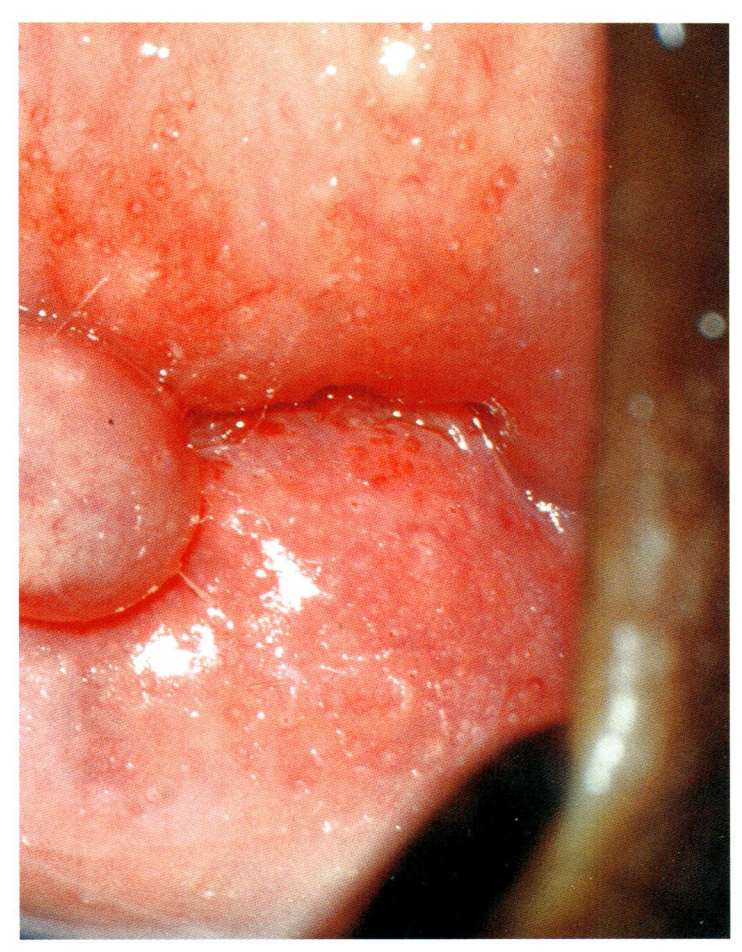

Figura 12.5C: Mesmo caso, após 1 semana de tratamento, mostrando o completo desaparecimento das lesões.

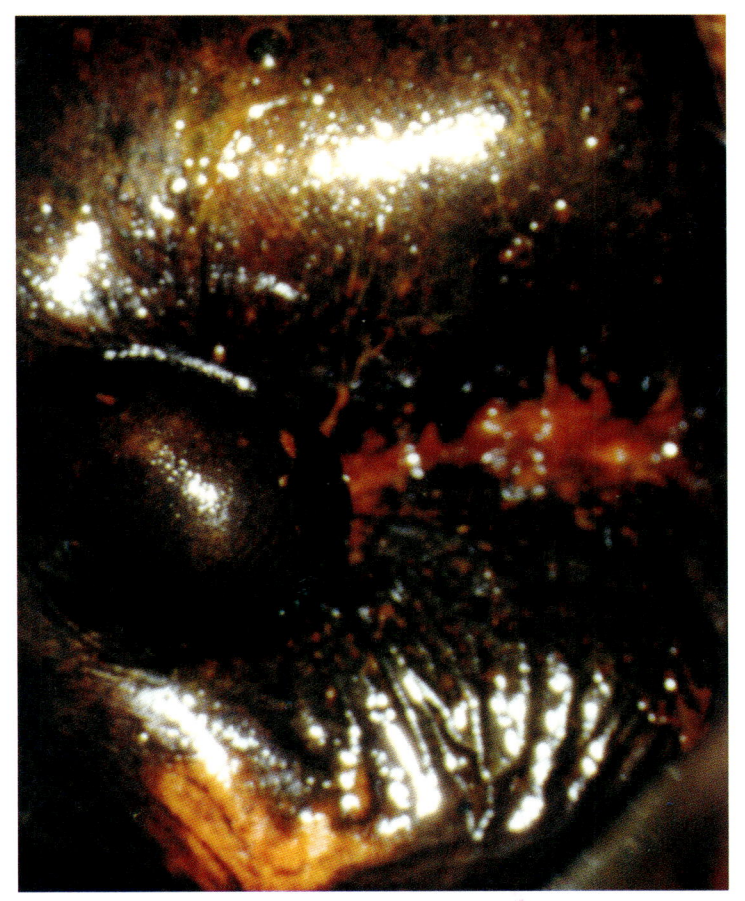

Figura 12.5D: Mesmo caso, após 1 semana de tratamento, mostrando boa absorção de iodo.

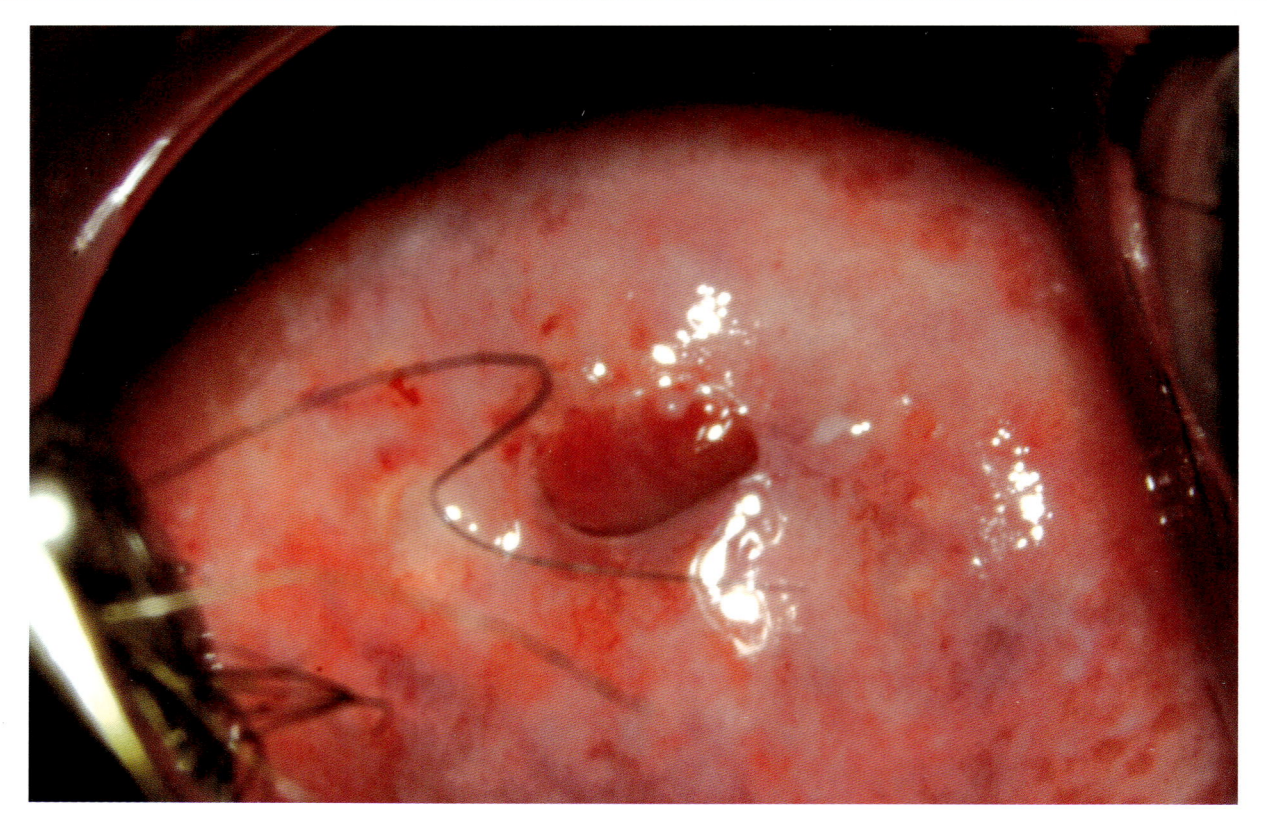

Figura 12.6A: "Colo em framboesa", causado por cervicite por *Trichomonas*, vista após a lavagem salina (7,5×).

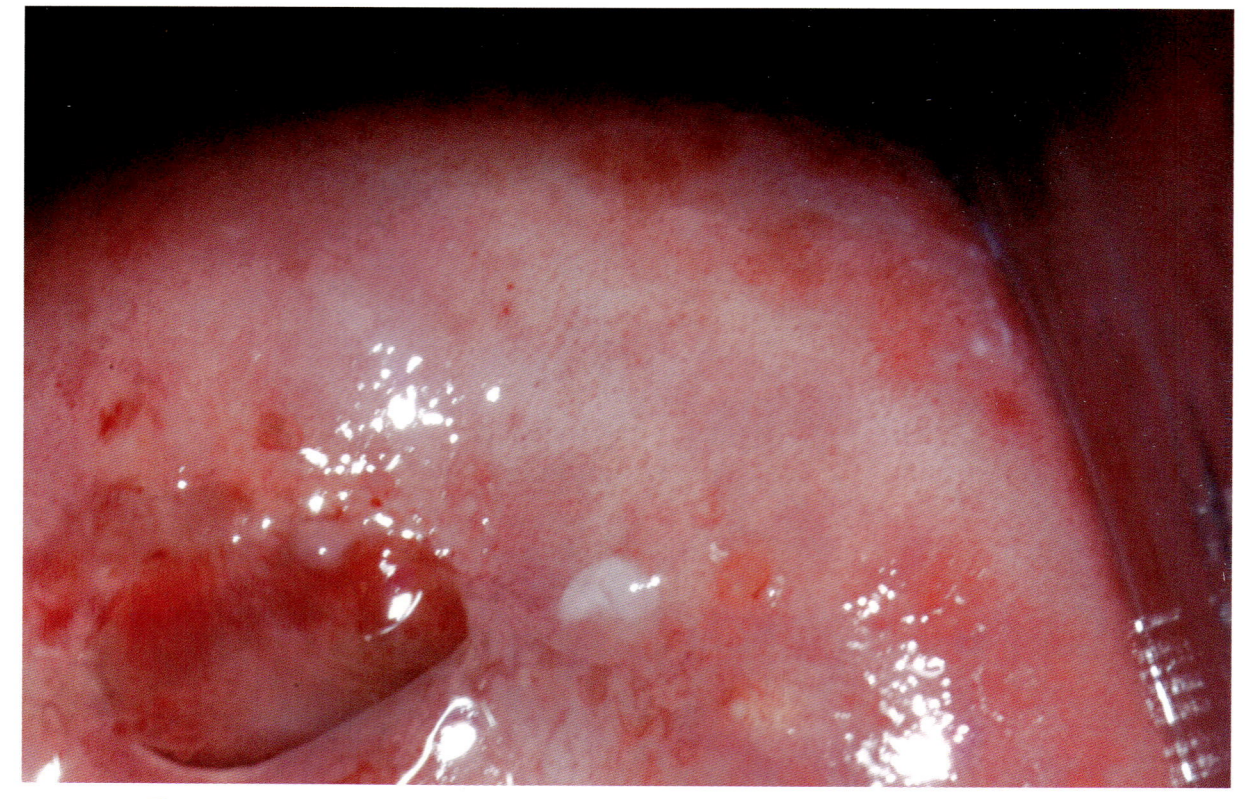

Figura 12.6B: Mesmo caso visualizado após a lavagem salina; observe o pontilhado médio (15×).

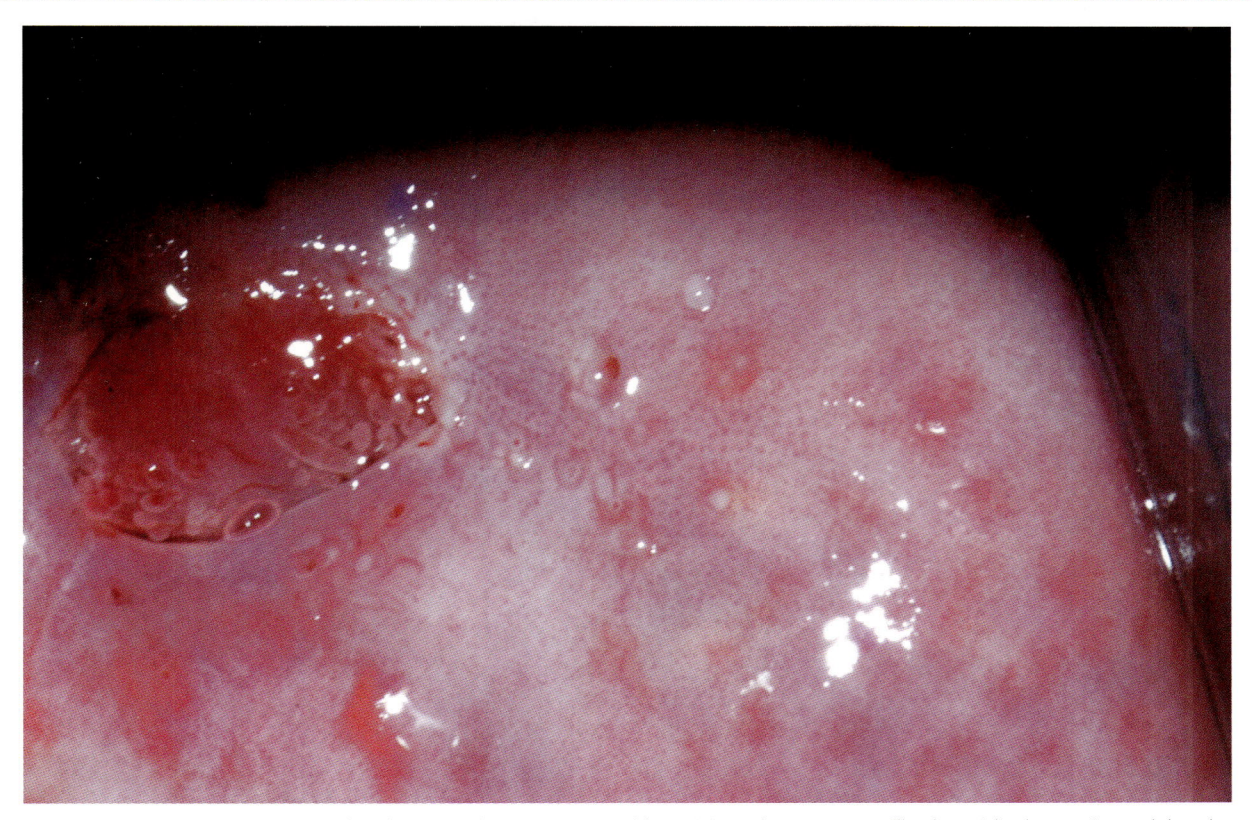

Figura 12.6C: Mesmo caso visualizado após a lavagem com ácido acético; observe o pontilhado médio (proeminente) (15×).

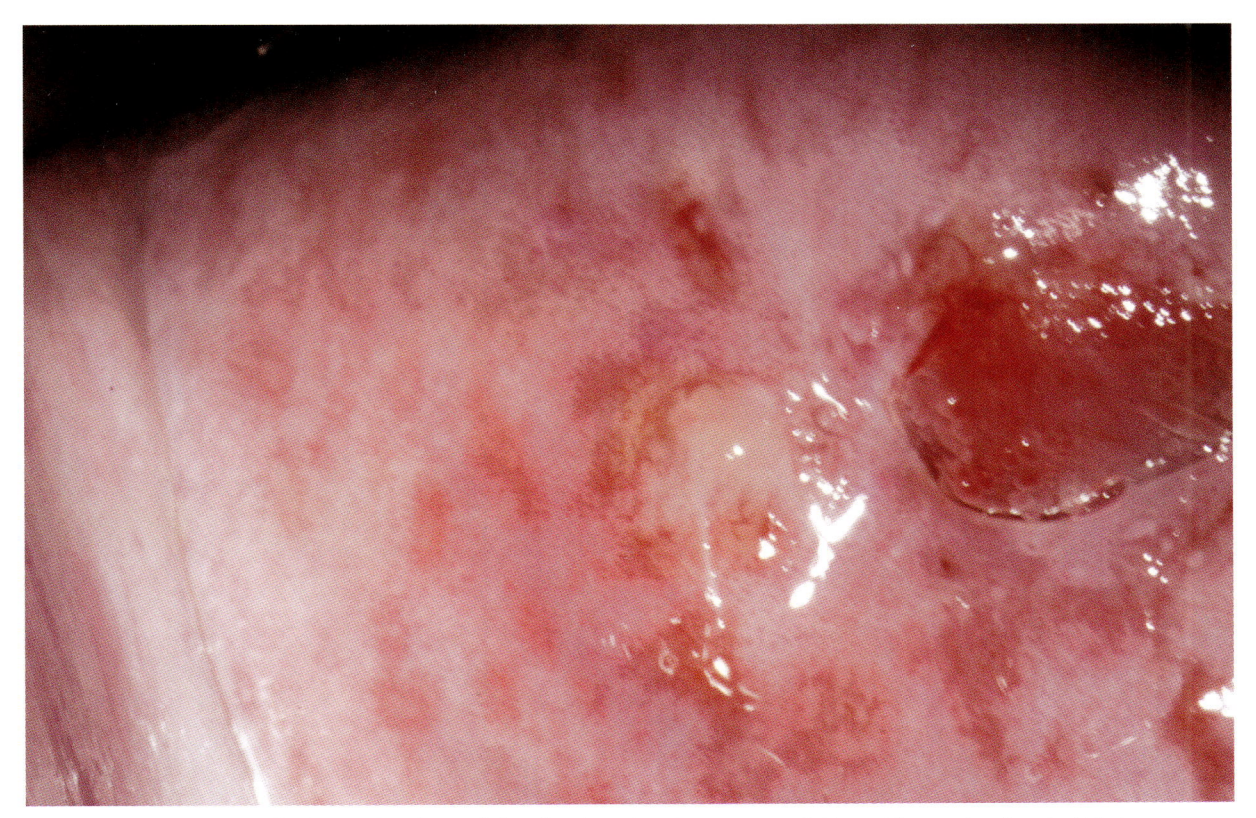

Figura 12.6D: "Colo em framboesa" visualizada após a lavagem em ácido acético, outro ângulo (15×).

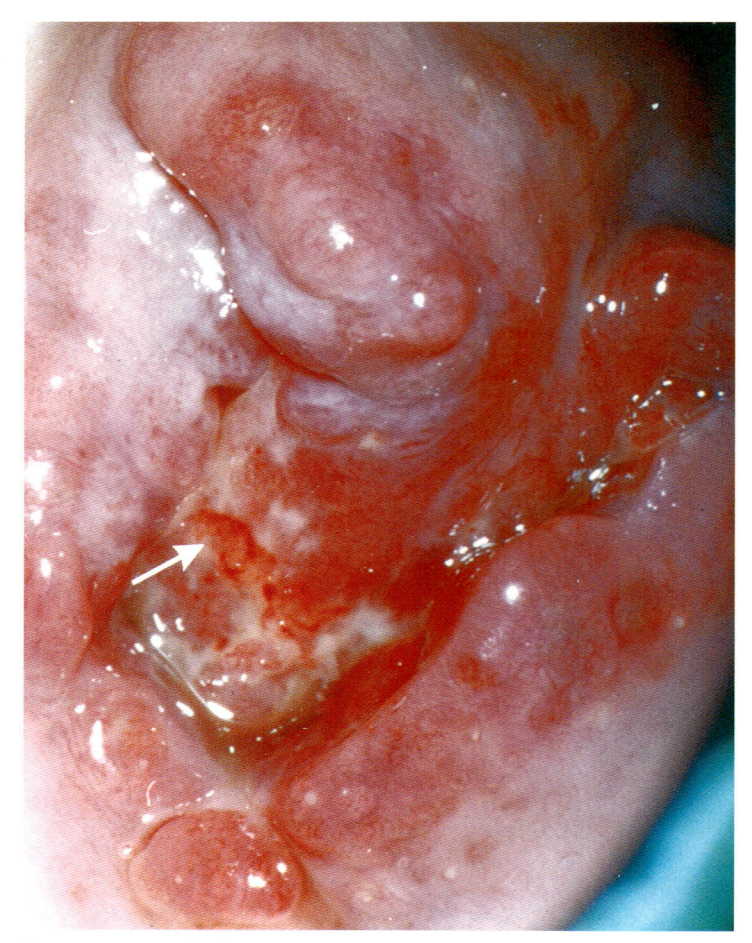

Figura 12.7A: Colo do útero saudável clinicamente "suspeito de malignidade" em uma mulher com sangramento na pós-menopausa. Observe os vasos finos em forma de vírgula (seta).

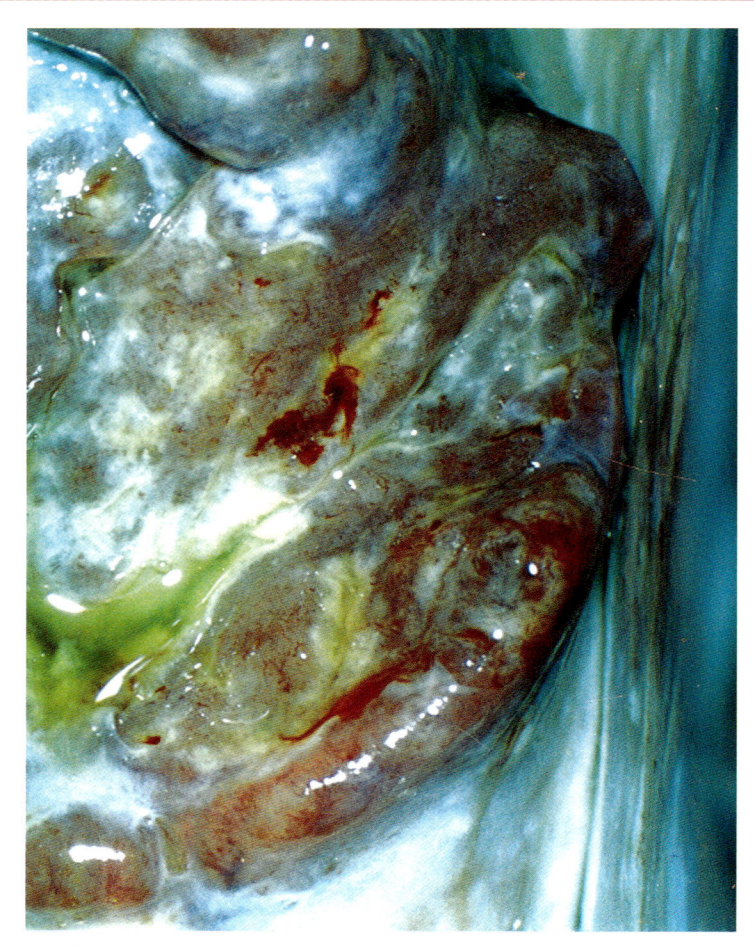

Figura 12.7B: Mesmo caso, com vasos atípicos mais bem vistos.

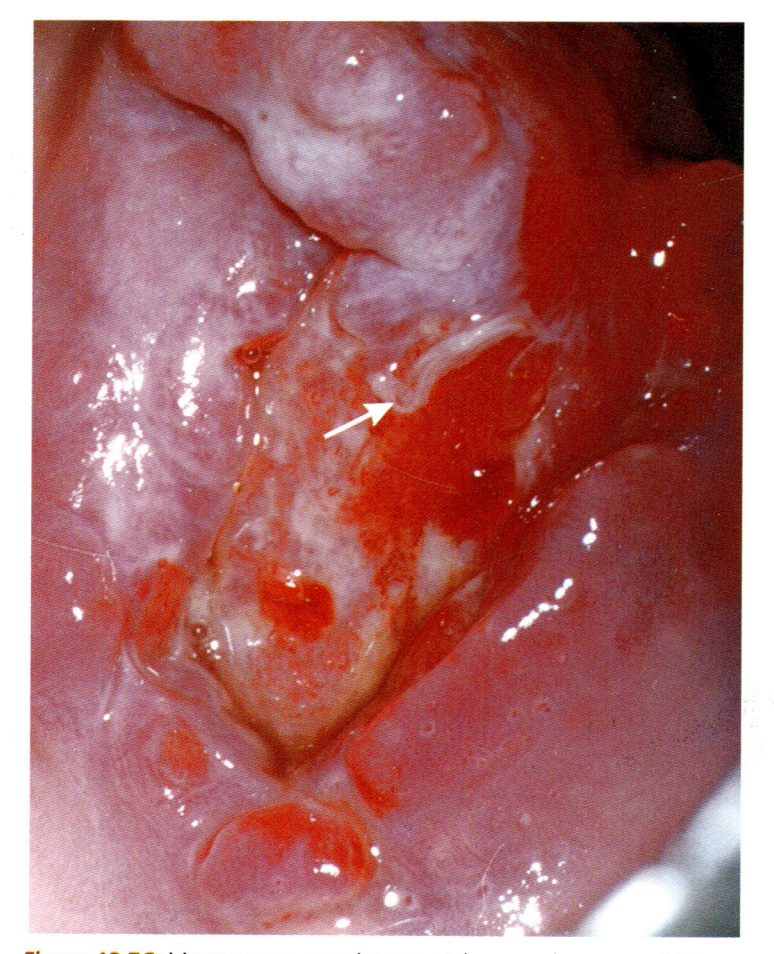

Figura 12.7C: Mesmo caso, com áreas acetobrancas densas e epitélio friável que está avulsionado (seta).

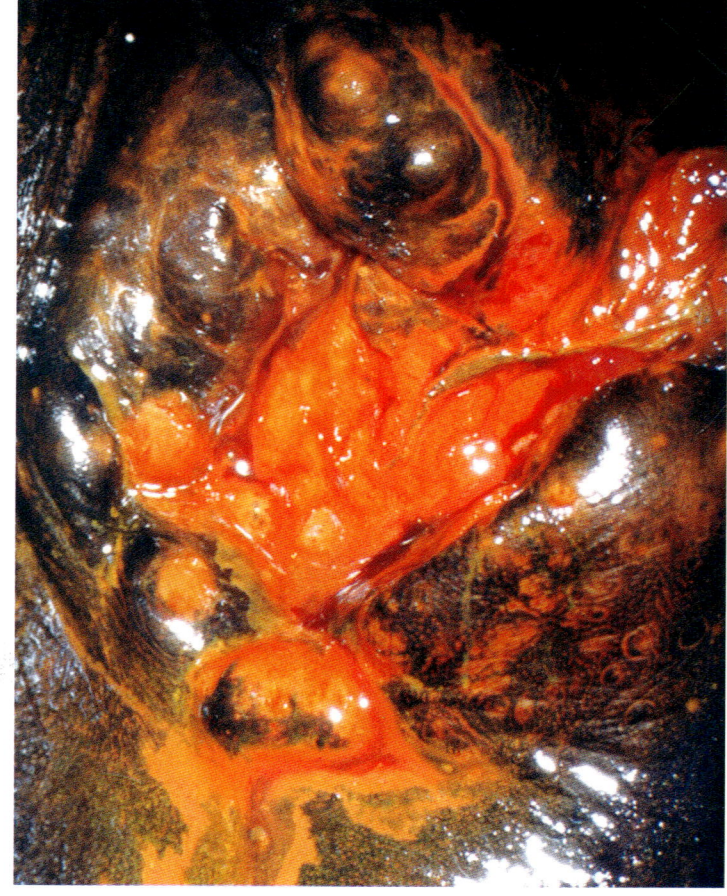

Figura 12.7D: Mesmo caso, mostrando a negatividade significativa ao iodo no centro e boa absorção na periferia. A biópsia mostrou cervicite tuberculosa.

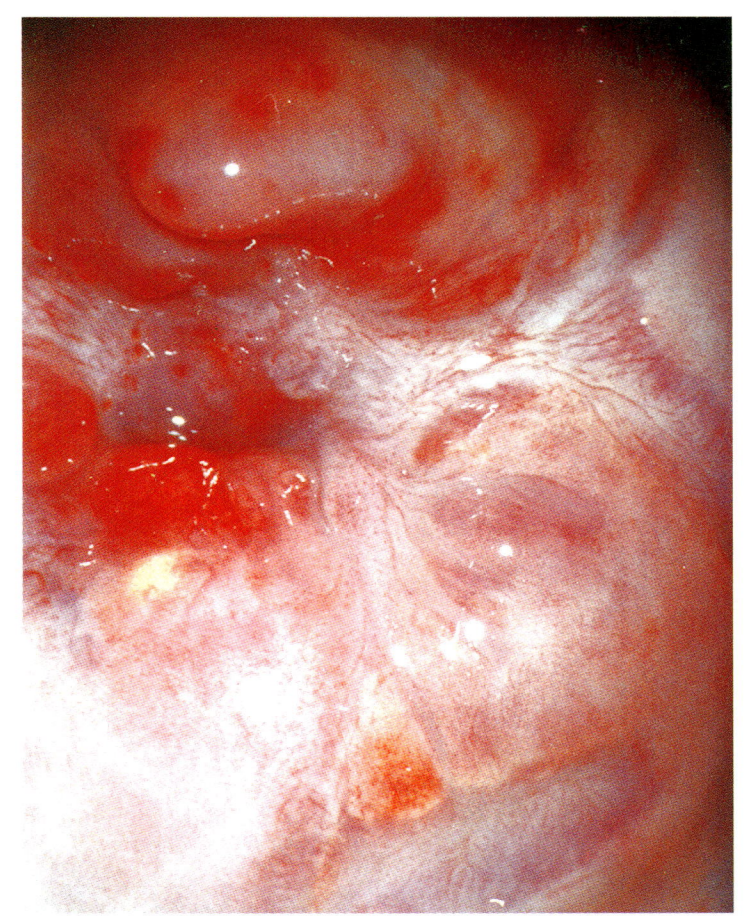

Atlas de Colpofotografias – Achados Colposcópicos Diversos **167**

Figura 12.7E: Mesmo caso, 12 semanas após a biópsia e o tratamento antituberculose. Observe os vasos em curso paralelo à superfície.

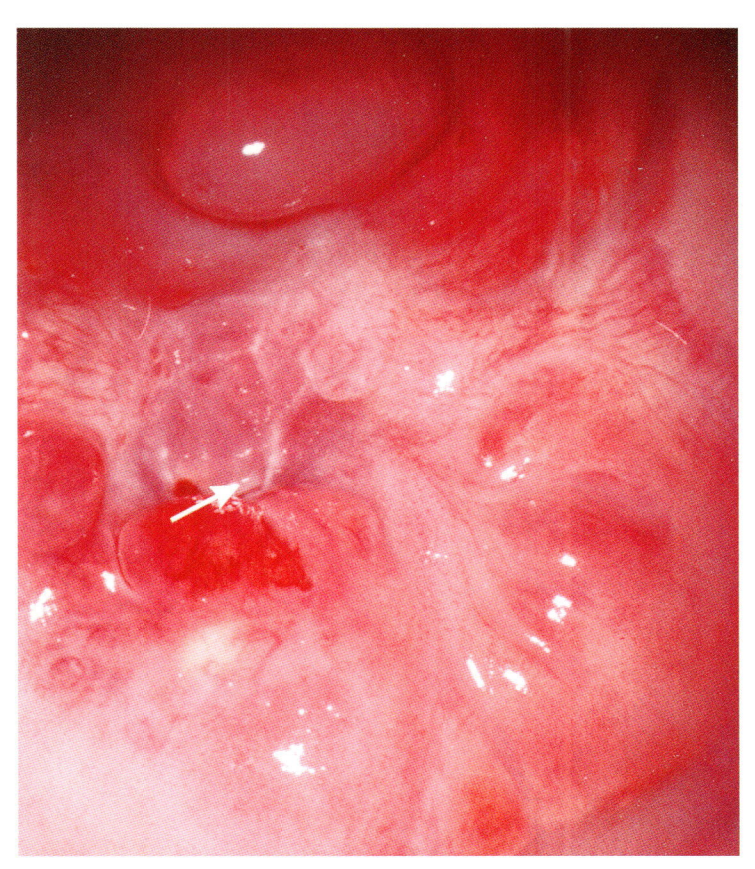

Figura 12.7F: Mesmo caso descrito na Fig. 12.7E após a lavagem em ácido acético mostrando epitélio acetobranco plano sugestivo de regeneração (seta).

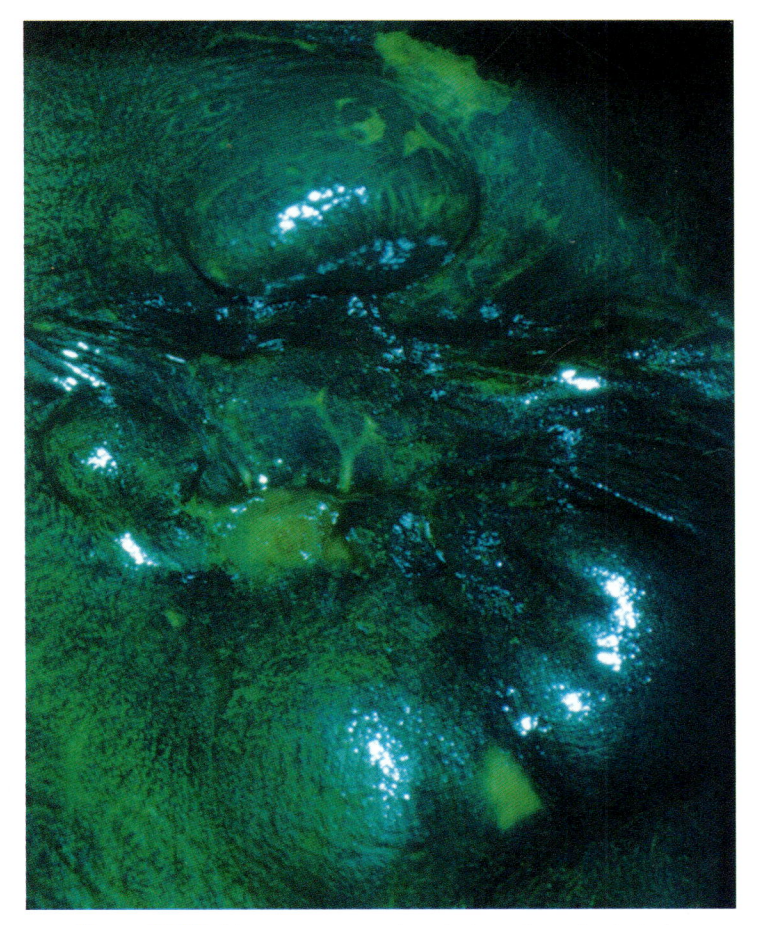

Figura 12.7G: Mesmo caso, mostrando boa absorção de iodo.

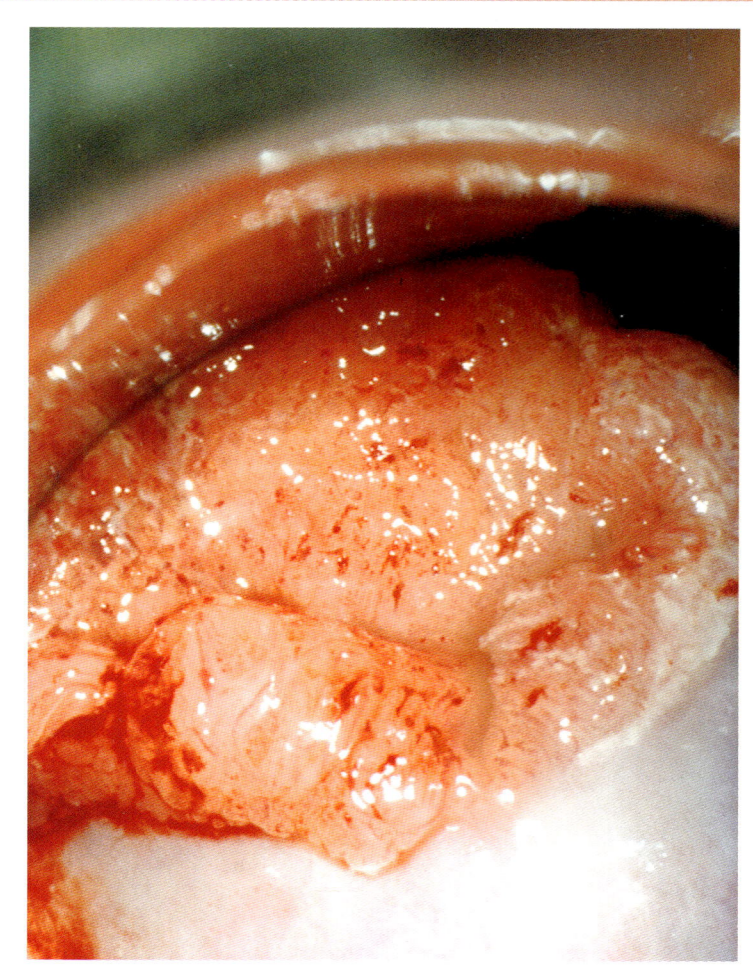

Figura 12.8A: Condiloma do colo do útero mal diagnosticado como câncer de colo do útero, mostrando vasos atípicos.

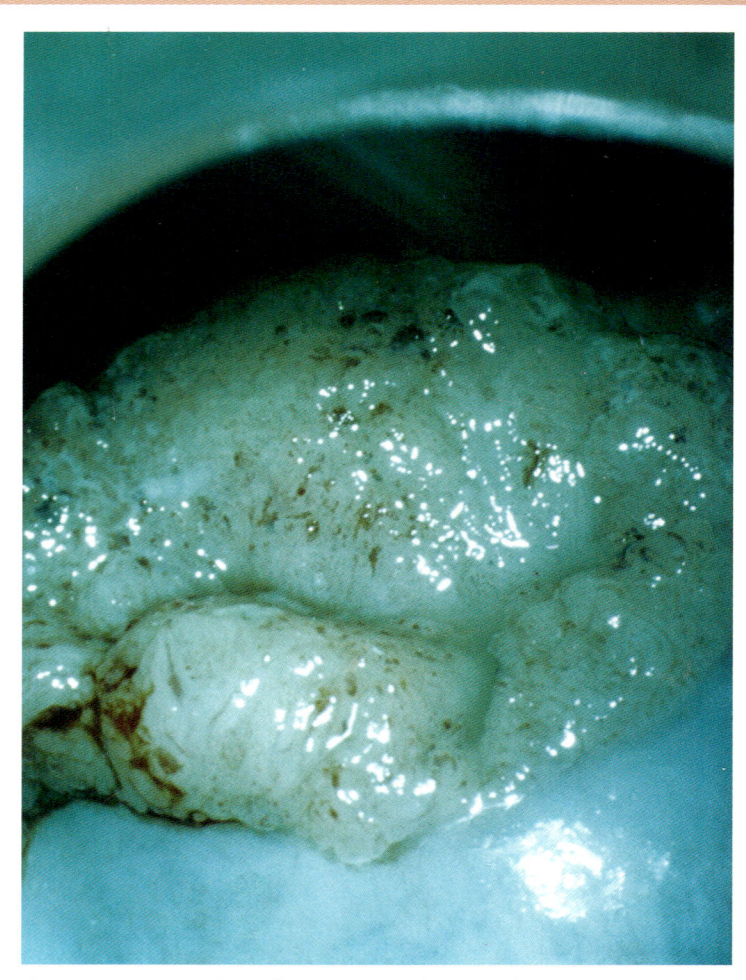

Figura 12.8B: São vistas alterações acetobrancas densas e vasos atípicos.

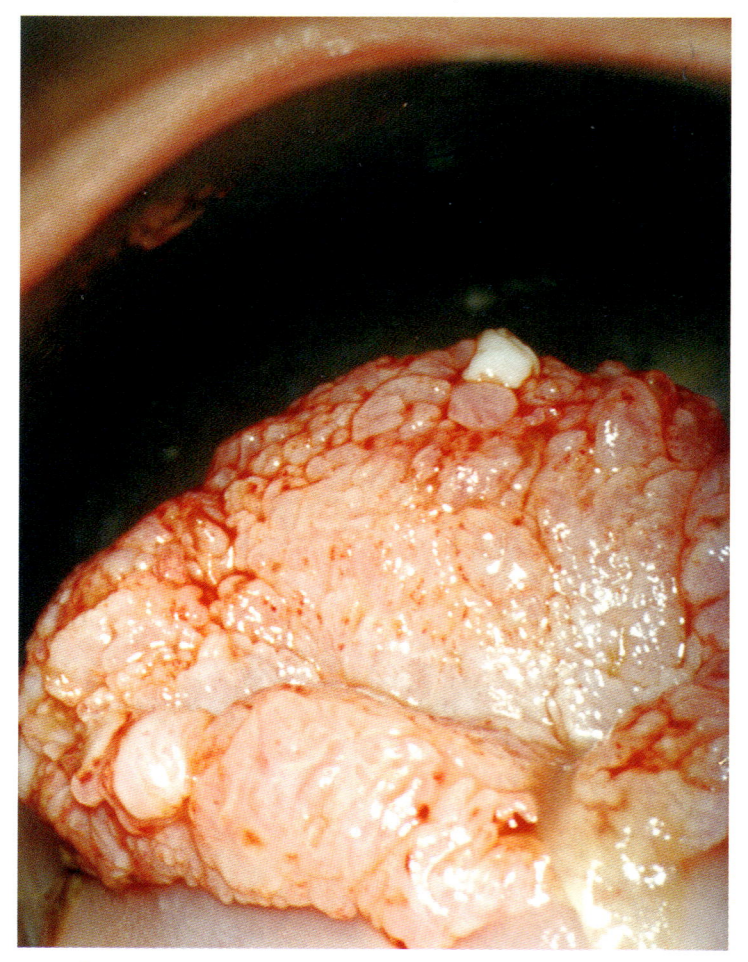

Figura 12.8C: Numerosos processos digitais suaves são vistos.

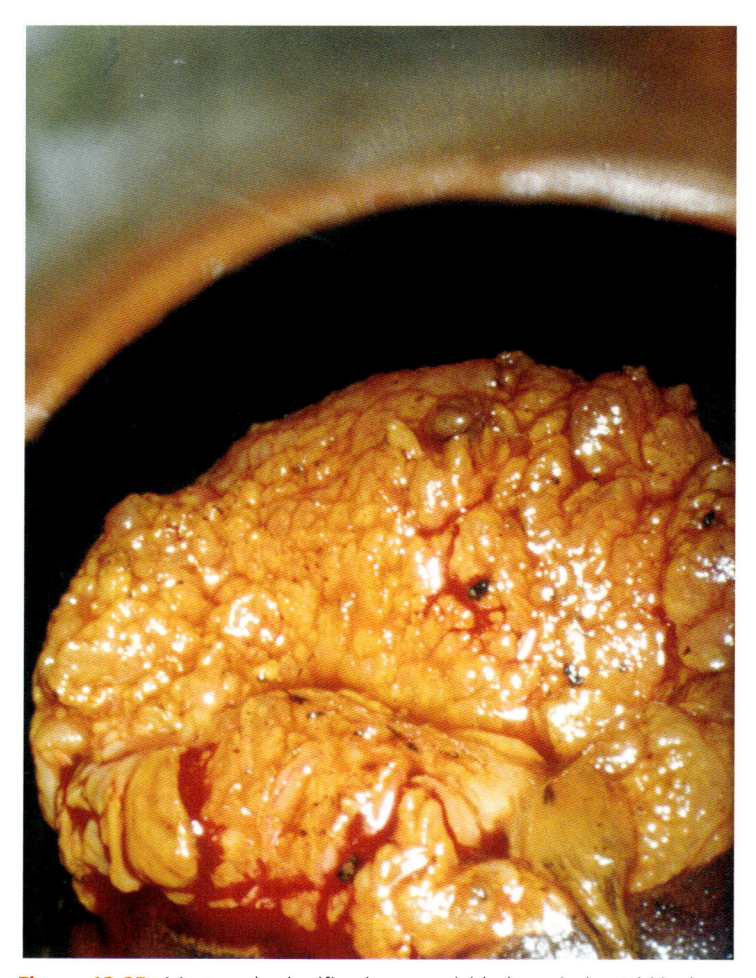

Figura 12.8D: Mostrando significativa negatividade ao iodo. A biópsia diagnosticou condiloma do colo do útero.

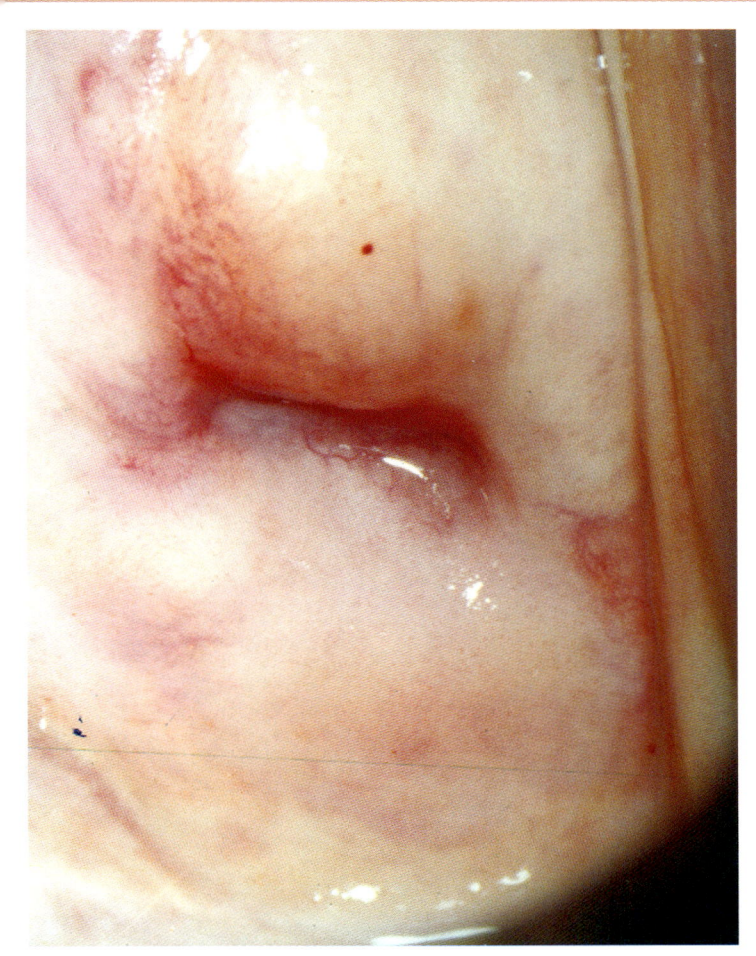

Figura 12.9: Colo atrófico na pós-menopausa com cores pálidas. A ZT recuou para dentro do canal cervical.

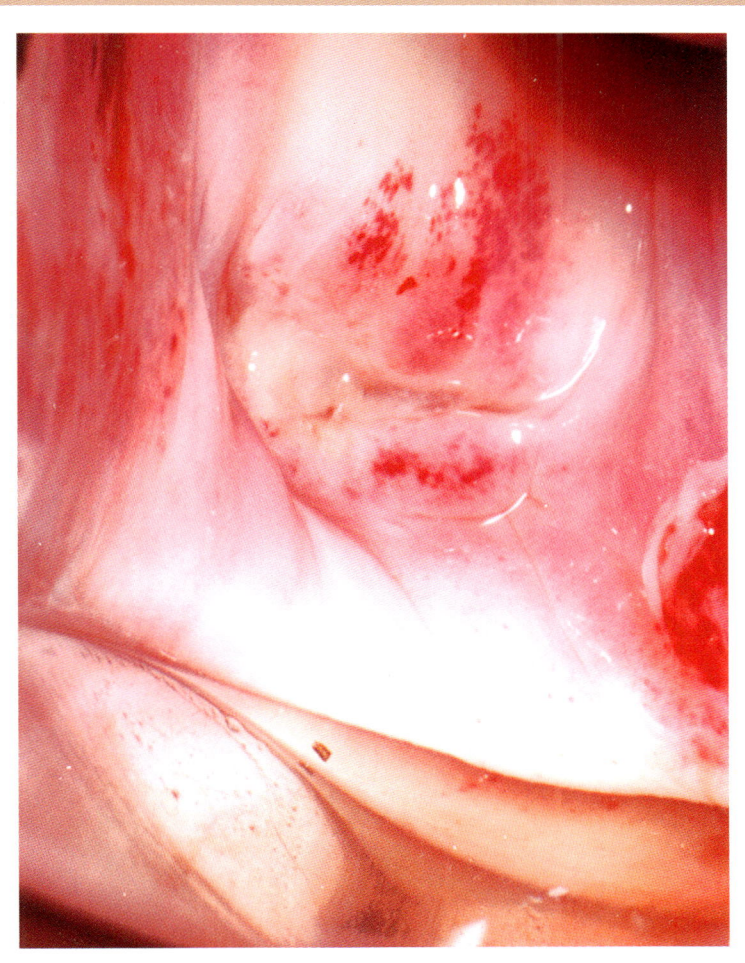

Figura 12.10: Atrofia severa com vasos estromais proeminentes lembrando pontilhado grosseiro.

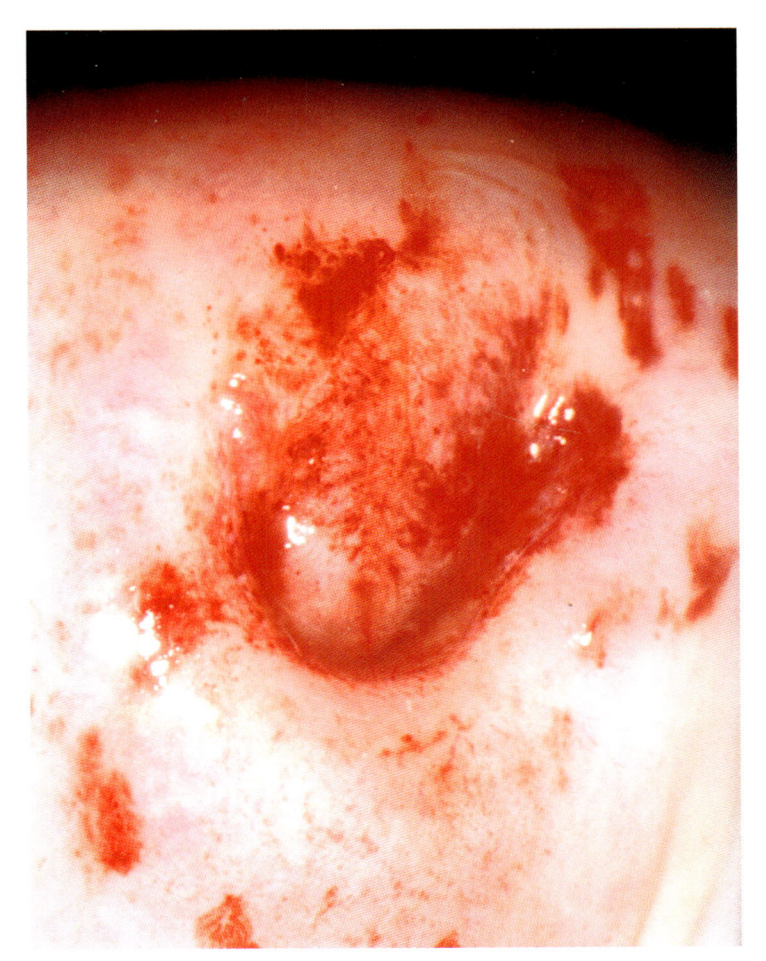

Figura 12.11: Atrofia severa com hemorragias subepiteliais.

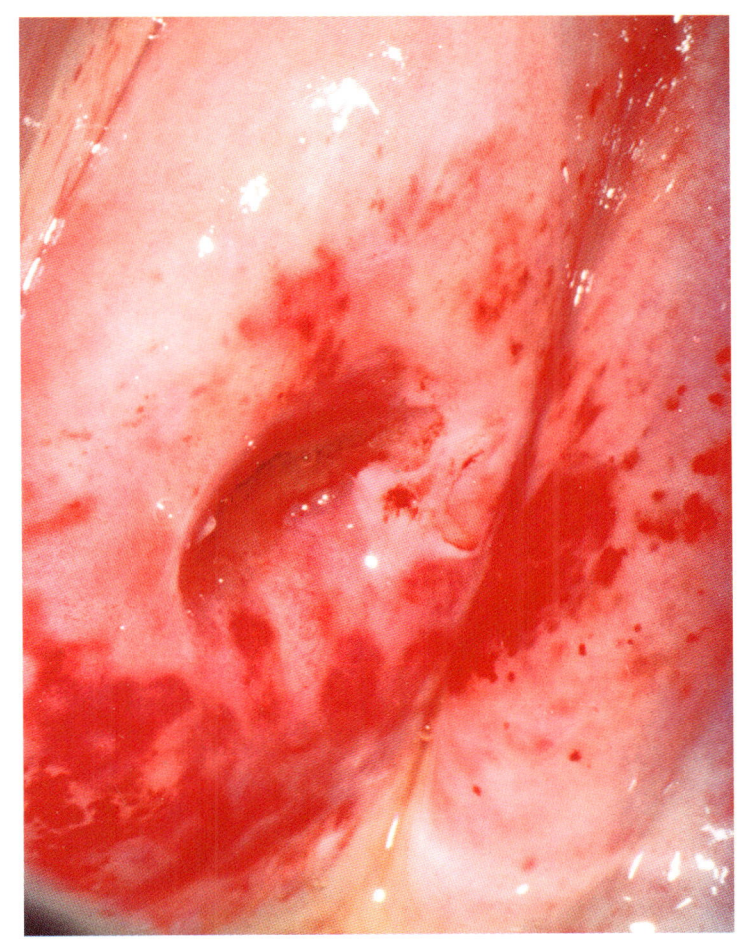

Figura 12.12: Atrofia severa com hemorragias subepiteliais e vasos estromais proeminentes imitando pontilhado grosseiro.

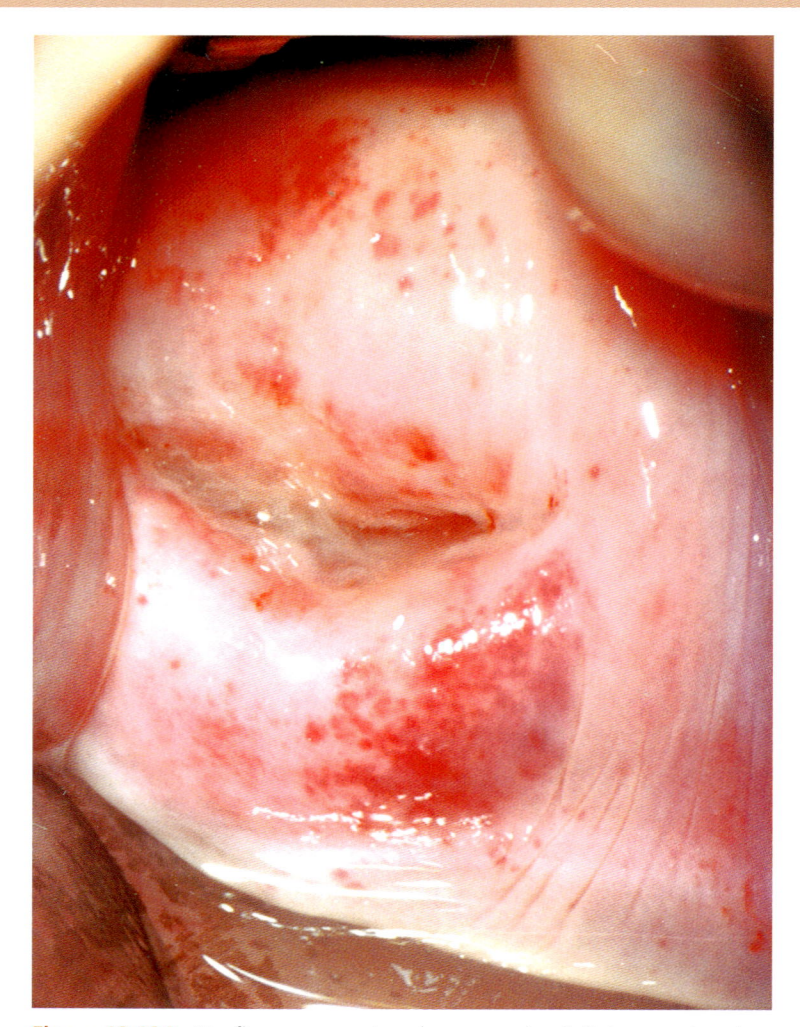

Figura 12.13A: Atrofia severa mostrando vasos subepiteliais proeminentes e hemorragia.

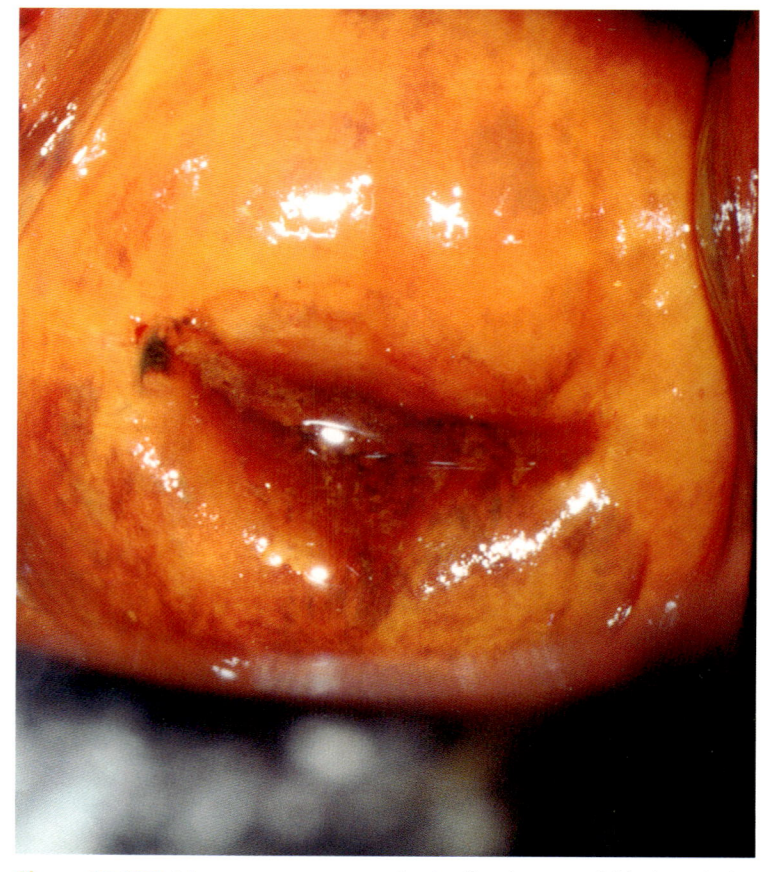

Figura 12.13B: Mesmo caso, mostrando significativa negatividade ao iodo.

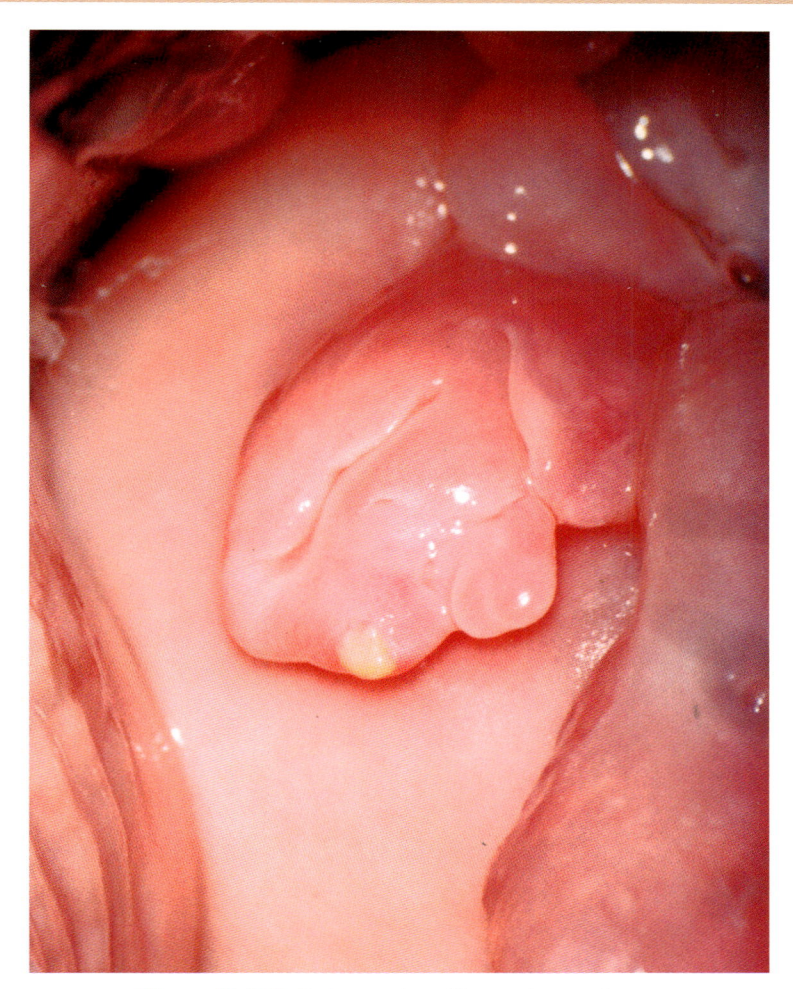

Figura 12.14A: Dois grandes pólipos adenomatosos.

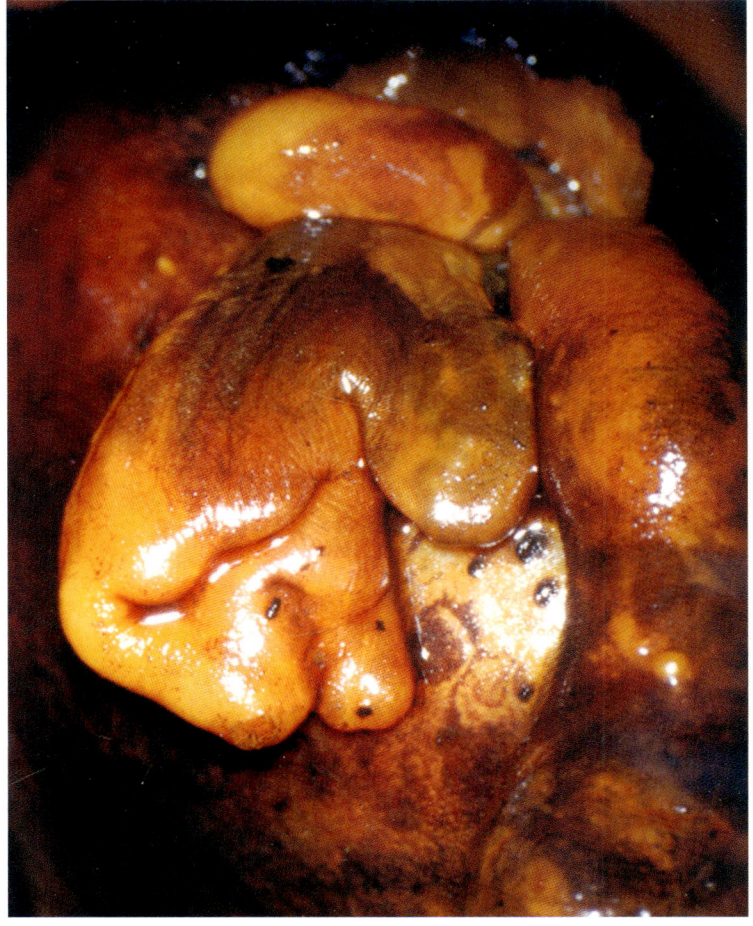

Figura 12.14B: Mostrando absorção parcial e boa de iodo.

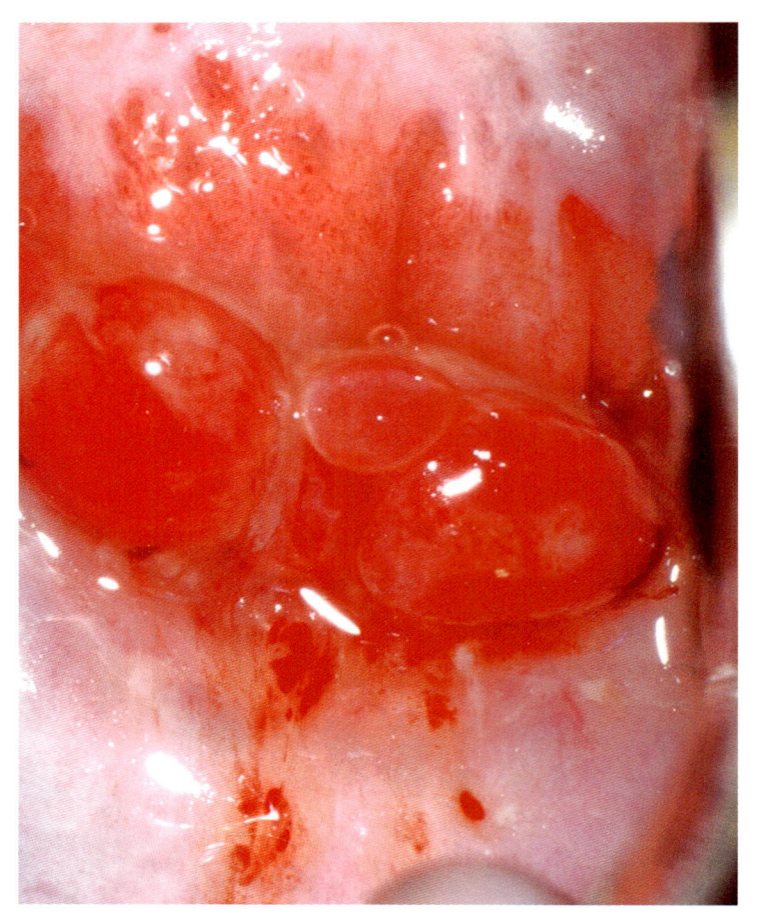

Figura 12.15A: Quatro pequenos pólipos adenomatosos.

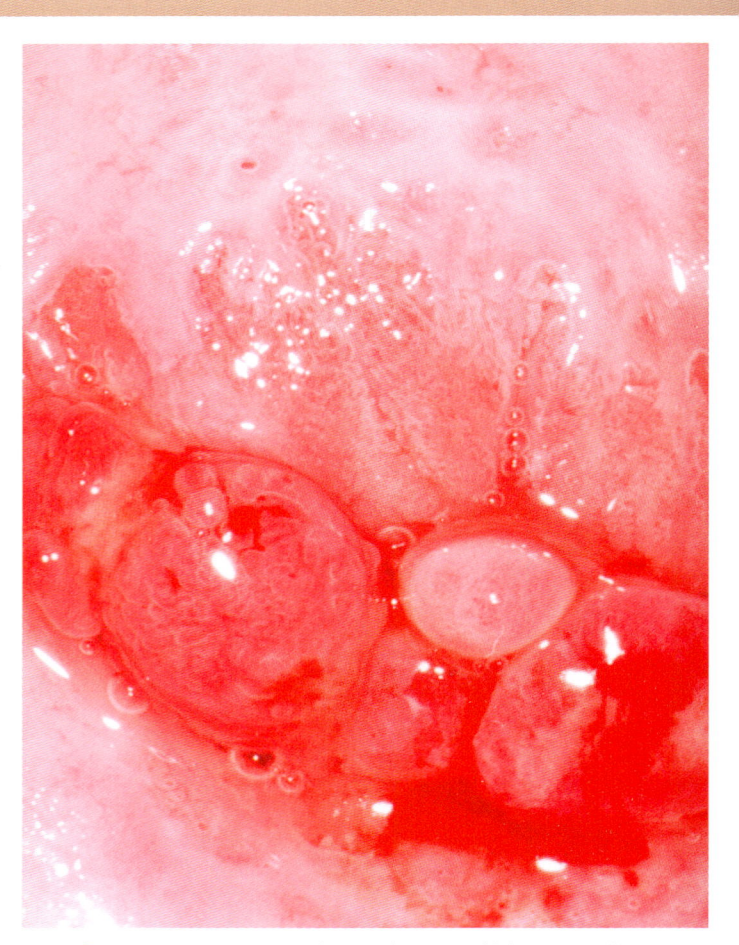

Figura 12.15B: Mostrando epitélio metaplásico nos pólipos.

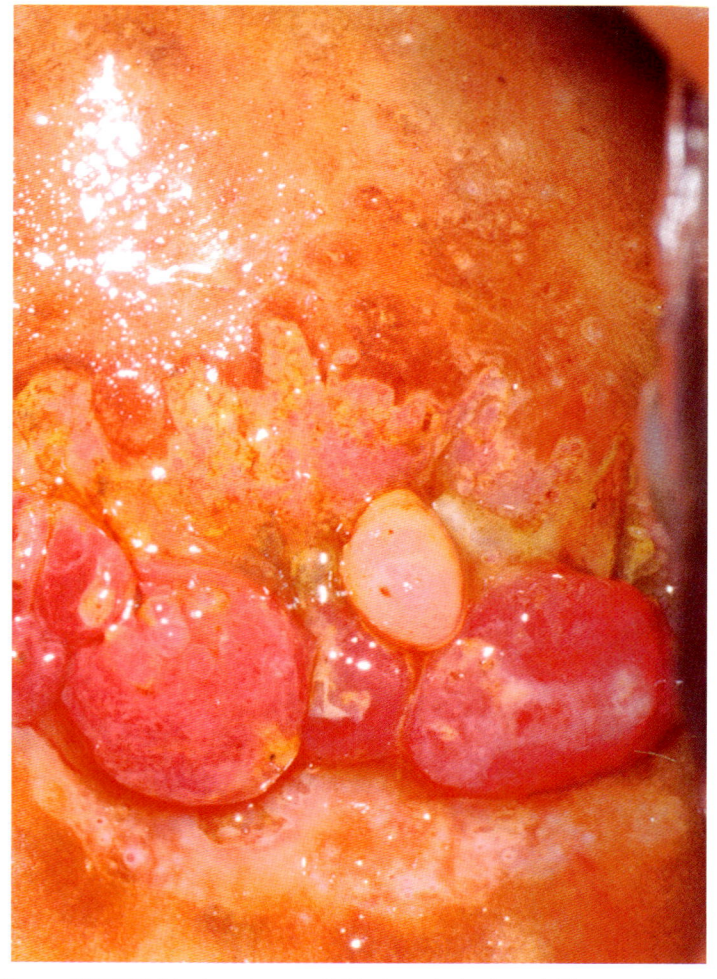

Figura 12.15C: Mostrando negatividade ao iodo do epitélio metaplásico.

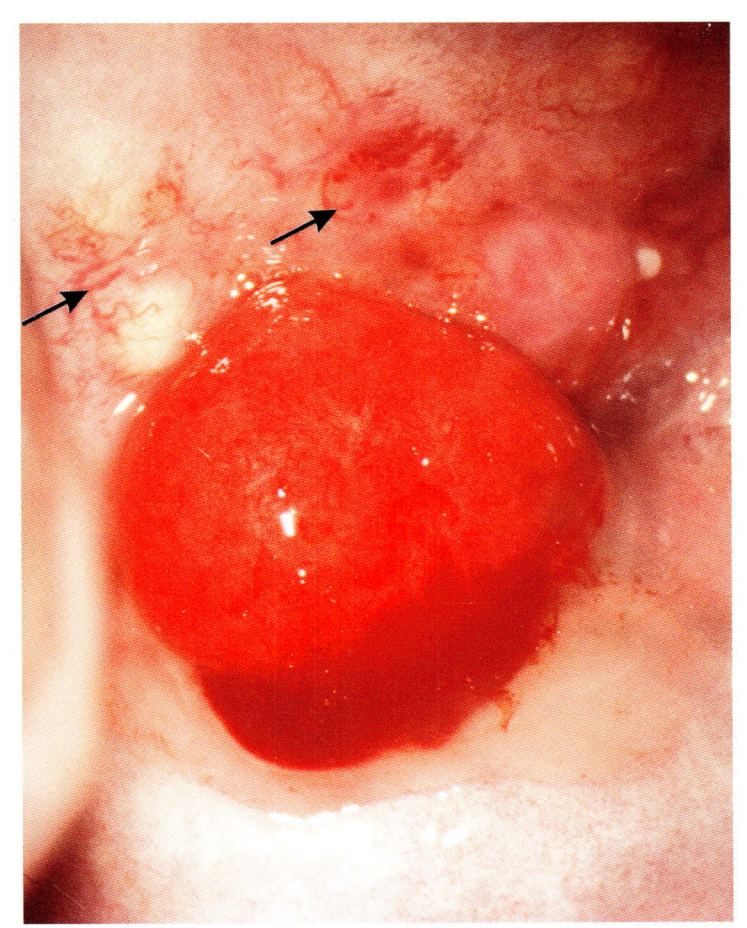

ATLAS DE COLPOFOTOGRAFIAS – ACHADOS COLPOSCÓPICOS DIVERSOS **173**

Figura 12.16A: Pólipo ulcerado com vasos de aparência suspeita no lábio anterior do colo do útero (setas).

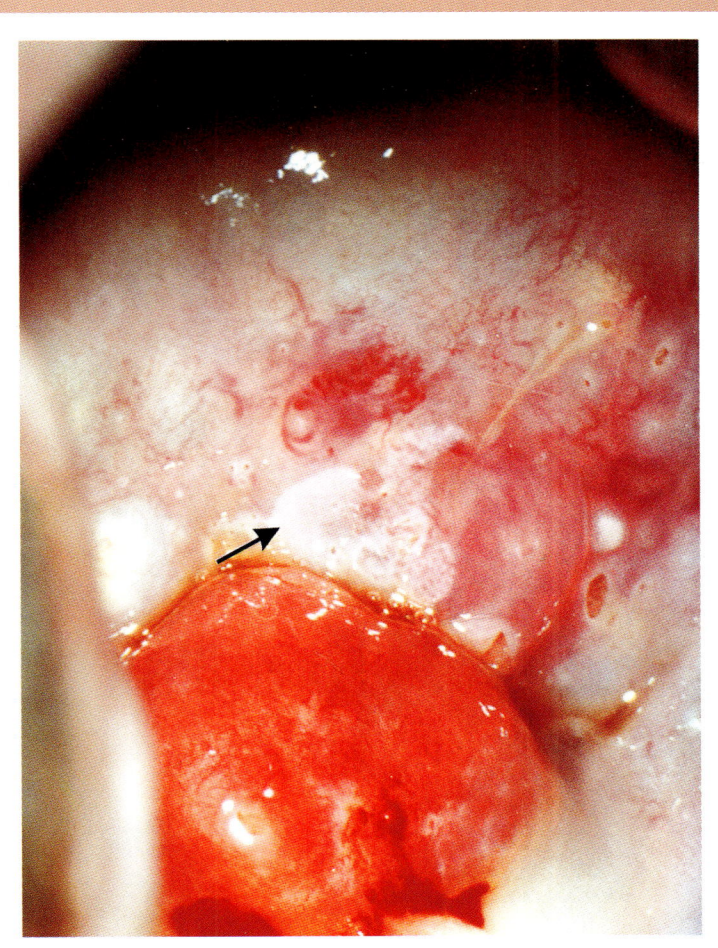

Figura 12.16B: Mostrando área acetobranca de graus 1 e 2 no lábio anterior (seta).

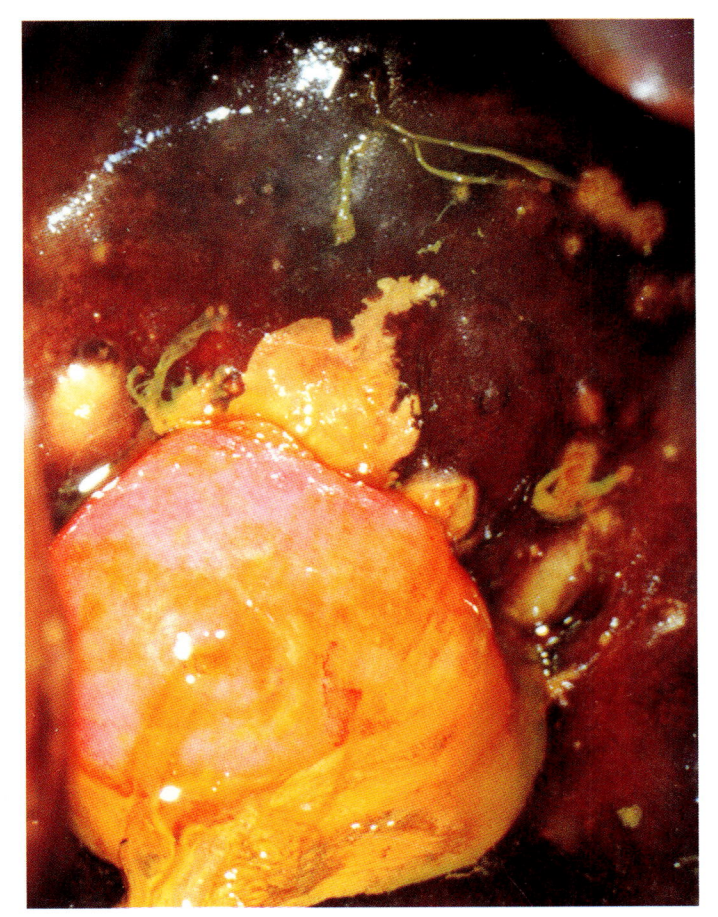

Figura 12.16C: Mostrando negatividade ao iodo. A biópsia mostrou pólipo com ulceração e epitélio metaplásico no lábio anterior.

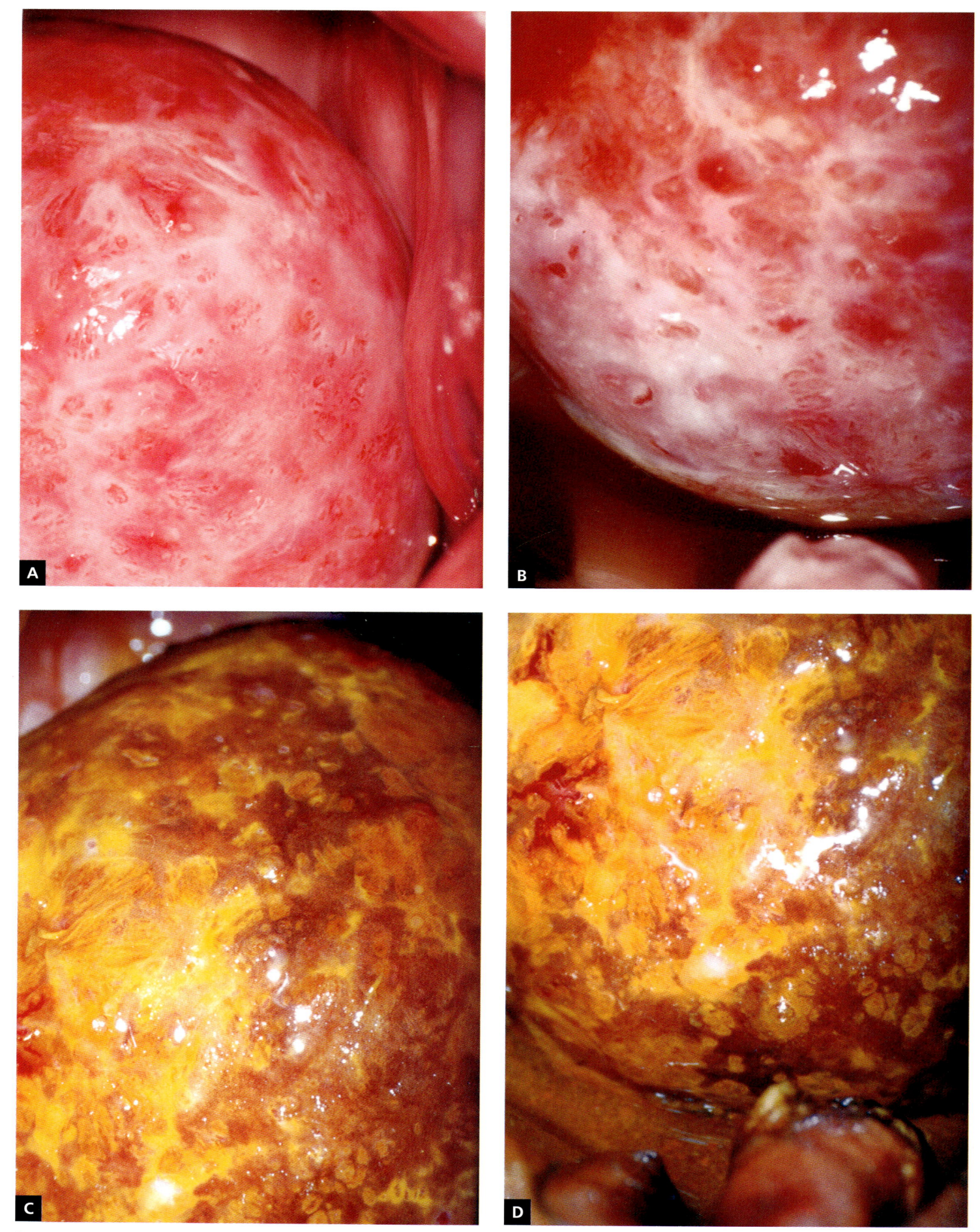

Figura 12.17A a D: Um pólipo adenomatoso. Observe as áreas de metaplasia e coloração por iodo variando de zero a boa, dependendo da fase de metaplasia e inflamação.

13 Colposcopia durante a Gravidez

Muitos profissionais nos países desenvolvidos recomendam um exame de Papanicolaou em todas as mulheres grávidas durante sua primeira visita pré-natal.[1,2] O racional é que o pico de prevalência de neoplasia intraepitelial coincide com o período fértil máximo. Burghardt et al., até mesmo recomendam pelo menos um exame colposcópico em todas as mulheres grávidas, de preferência no momento da confirmação da gravidez.[2] Eles acreditam que uma lesão colposcopicamente suspeita pode ser biopsiada com segurança durante o primeiro trimestre da gravidez e evitaria a detecção de câncer no final da gravidez ou puerpério. Burke et al., afirmam que a prevalência de citologias anormais durante a gravidez é entre 3 e 4%, e a incidência de câncer cervical entre mulheres grávidas varia de 0,004 a 0,13%.[1] Eles afirmam também que 1% das mulheres com câncer de colo do útero estão grávidas no momento do diagnóstico, geralmente com câncer em fase inicial.[1]

Infelizmente, a Índia não tem um bom programa de triagem citológica, nem bons serviços pré-natais; por isso, não há estatísticas disponíveis para neoplasia intraepitelial ou câncer cervical durante a gravidez. A autora acredita que todas as mulheres grávidas devem passar por um exame de Papanicolaou durante a primeira visita pré-natal, desde que seja o primeiro trimestre da gravidez (já que mais tarde na gravidez sangramento pode ser provocado no colo macio e hiperemico), e a paciente está em alto risco para o câncer de colo do útero. A colposcopia deve ser realizada naquelas com um esfregaço anormal ou um colo enfermo "suspeito de malignidade" no exame a olho nu.

EFEITOS DA GRAVIDEZ NO EXAME COLPOSCÓPICO E APARÊNCIA DO COLO DO ÚTERO E DA VAGINA

A visualização do colo do útero durante o terceiro trimestre da gravidez torna-se difícil, pois é um pouco desconfortável para a paciente. Ela pode ser mais difícil se a apresentação já estiver entrado na cavidade pélvica.

O muco cervical torna-se viscoso e turvo, esbranquiçado ou amarelado e contém filamentos ou partículas.[2] Este muco pode interferir com o exame colposcópico, especialmente porque é mais difícil de remover com ácido acético em comparação com o estado de não gravidez. É recomendado usar ácido acético a 5%, em vez de 3%.[1] O muco cervical espesso e de cor amarelada pode ser interpretado como infecção cervical.

O acentuado aumento na vascularização conduz a hiperemia do colo do útero e da vagina, dando à mucosa *cervicovaginal* uma cor lívida ou vermelho-violeta. Esta cor pode dar a uma zona de transformação (ZT) atípica um tom peculiar que pode ser mal interpretado como inofensivo;[2] isto se dá porque a intensidade do acetobranqueamento pode ser um pouco menor em contraste com o tecido ao redor.[1]

A retenção de líquidos com edema estromal leva ao amolecimento do colo do útero e à fragilidade da mucosa. A hiperplasia leva ao aumento acentuado do colo do útero e flacidez das paredes vaginais. As mudanças vaginais levam à dificuldade na visualização do colo do útero, e as mudanças cervicais levam a maior tendência de sangramento de contato durante a introdução do espéculo ou ao se colher um exame de Papanicolaou.

A hiperplasia do epitélio endocervical causa seu prolapso para fora do orifício externo; ele é macio como pelúcia e tem a aparência de favo de mel.[2] As papilas são 2 a 3 vezes maiores que nas mulheres não grávidas e agrupadas em grupos separados por sulcos, dando uma aparência "suspeita" ao colo do útero (Figs. 13.1 e 13.3).[2] O epitélio colunar, às vezes, forma projeções polipoidais que sofrem metaplasia escamosa.

A eversão do epitélio endocervical geralmente ocorre durante o final do primeiro trimestre da gravidez em primigestas em contraste com o último trimestre em multigestas A metaplasia ocorre predominantemente durante o segundo e início do terceiro trimestre em primigestas em comparação com o terceiro trimestre em multigestas. A metaplasia é mais proeminente em primigestas do que em multigestas.

Uma mudança característica da gravidez é a reação decidual do estroma, que pode ser limitada ou extensa, com formação de "pólipos deciduais" no orifício externo. Pólipos deciduais podem ser facilmente distinguidos dos pólipos endocervicais convencionais, porque estes últimos são cobertos por epitélio colunar liso, rosa, metaplásicas ou com aparência de cacho de uva, enquanto os pólipos deciduais são amarelados e não cobertos por epitélio.[2] Às vezes, a reação decidual produz uma aparência de um padrão de mosaico, o que, juntamente com o acetobranqueamento intenso do epitélio metaplásico imaturo, pode simular câncer invasivo (Figs. 13.4 e 13.5). No entanto, os vasos sanguíneos atípicos nunca estão presentes nessas mudanças fisiológicas.

Às vezes, a lividez e a suculência causam uma aparência colposcópica grosseira. O efeito do ácido acético também é mais pronunciado na gravidez. As duas últimas mudanças fazem as lesões benignas parecem suspeitas.[2]

O teste de iodo resulta em uma cor marrom-preta do epitélio escamoso do colo do útero e da vagina. O teste é útil na diferenciação de uma lesão acetobranca: uma lesão condilo-

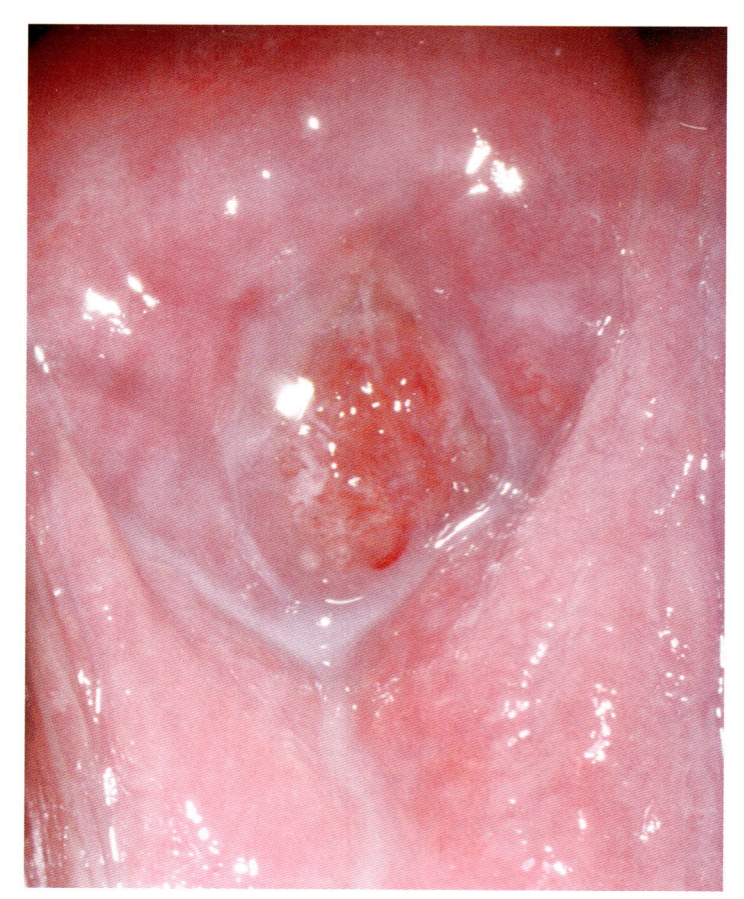

Figura 13.1A: Colo em uma primigesta durante o primeiro trimestre mostrando epitélio colunar hipertrofiado de cor azulada e prolapsado com vasos proeminentes.

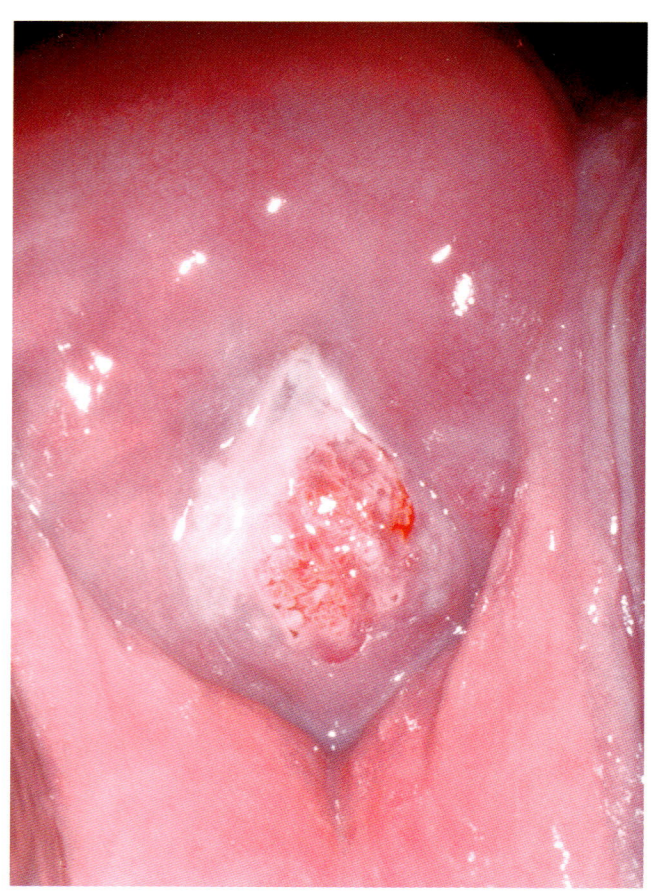

Figura 13.1B: Após a lavagem com ácido acético mostrando papilas hipertrofiadas acetobrancas de epitélio colunar com pontilhado fino.

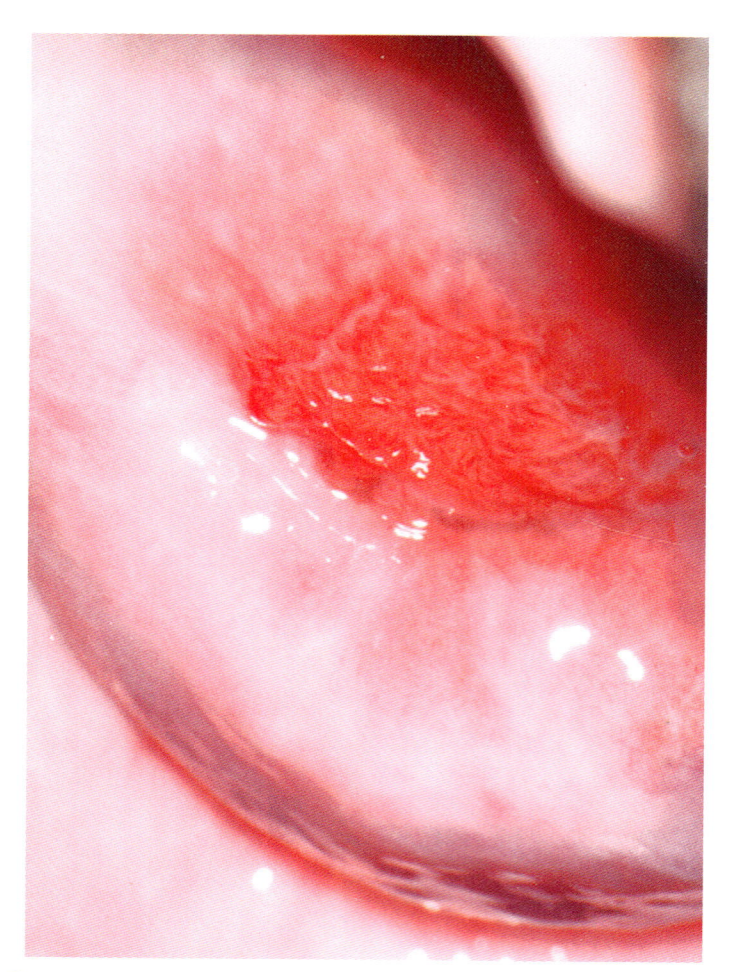

Figura 13.2: Colo em uma grávida com 2 a 10 semanas de gestação com epitélio colunar hipertrofiado evertido para fora.

matosa desenvolve uma aparência salpicada de marrom, enquanto a lesão intraepitelial escamosa de alto grau (HSIL) é iodo-negativa. A infecção da ectocérvice por *Candida* resulta em uma aparência manchada de "pele de leopardo" após a aplicação do iodo de Lugol (Fig. 13.6). É difícil diferenciar entre neoplasia intraepitelial cervical [NIC1 (LSIL)] e epitélio acantótico.[2] Os HSIL e cânceres invasivos não diferem em suas respectivas aparências colposcópicas com relação a suas aparência durante o estado de não gravidez.

EXAME DE PAPANICOLAOU E BIÓPSIA DURANTE A GRAVIDEZ

A escova endocervical nunca deve ser usada durante a gravidez pelo risco de sangramento e ruptura acidental das membranas. Um aplicador de algodão molhado pode ser usado para recolher a amostra da endocérvice. Até mesmo a espátula de Ayre pode causar sangramento. A biópsia do colo do útero pode resultar em sangramento significativo. Portanto, é melhor fazer as biópsias onde instalações para infusões intravenosas (IV) e sutura estejam disponíveis. O sangramento geralmente pode ser controlado com pacote vaginal por algumas horas, ou com solução de Monsel. A biópsia no primeiro trimestre está associada a menos sangramento do que no segundo e terceiro trimestres. A pinça *punch* de biópsia é geralmente utilizada.

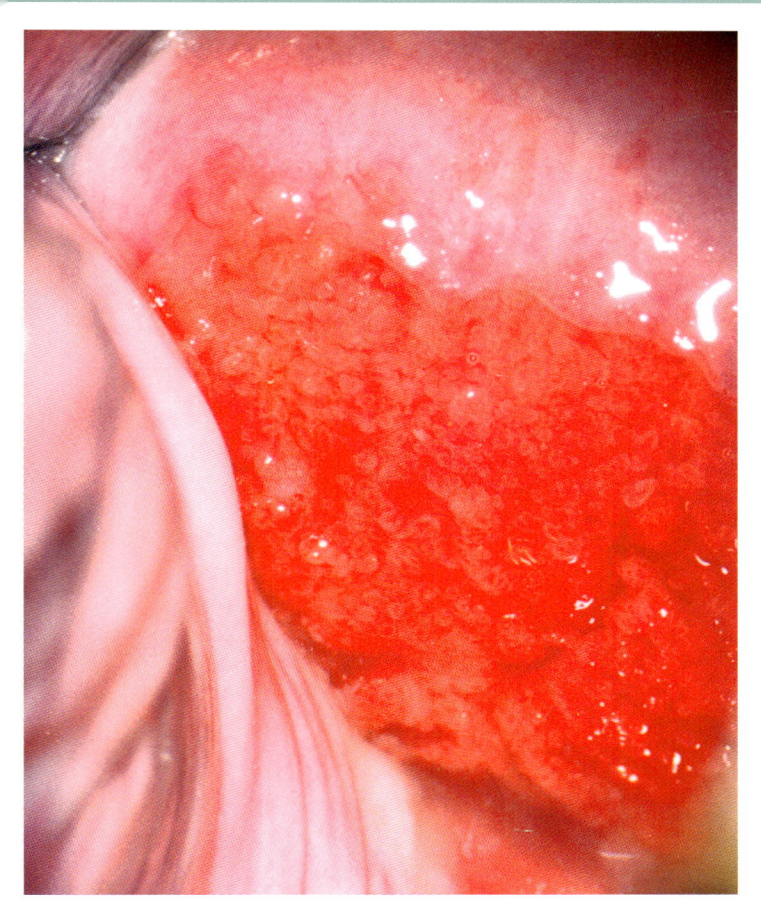

Figura 13.3A: Colo mostrando papilas marcadamente hipertrofiadas de epitélio colunar em uma multigesta.

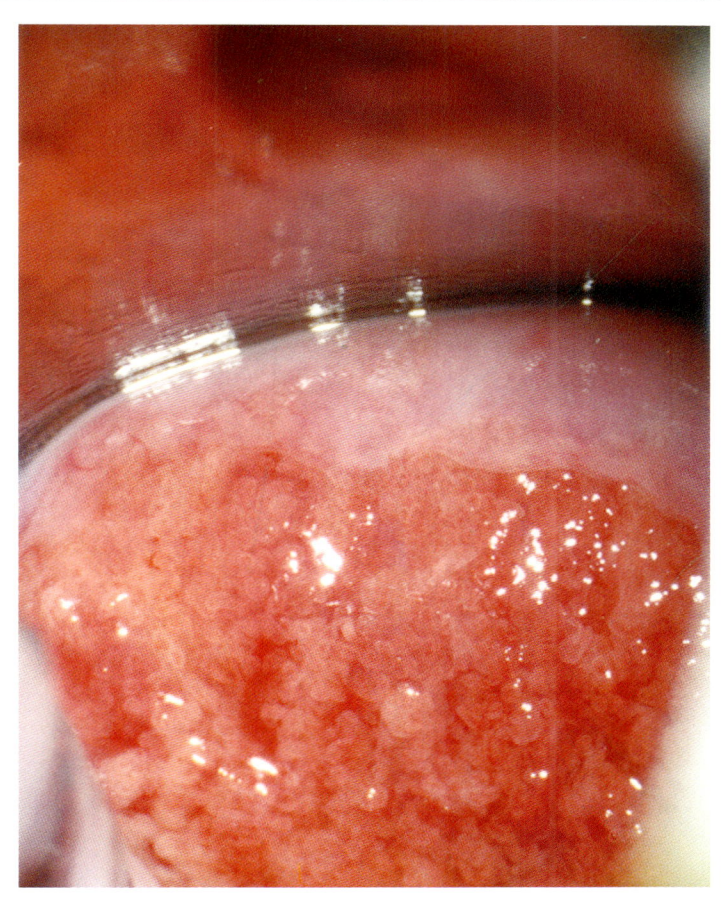

Figura 13.3B: Mostrando o efeito da aplicação de ácido acético.

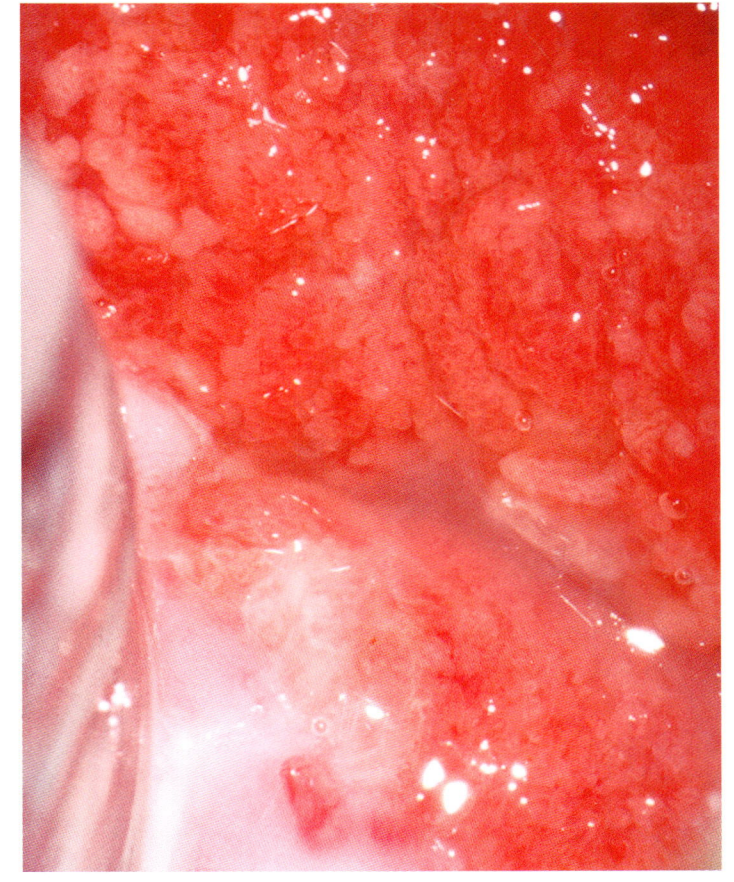

Figura 13.3C: Mostrando o efeito da aplicação de ácido acético (outro ângulo).

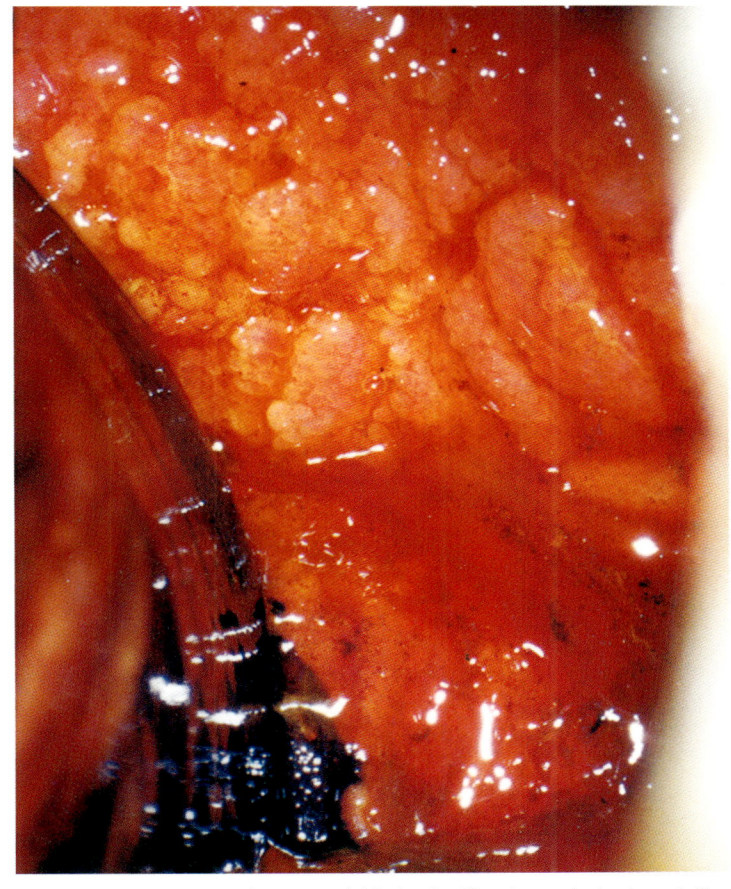

Figura 13.3D: Mostrando a negatividade significativa ao iodo do epitélio colunar.

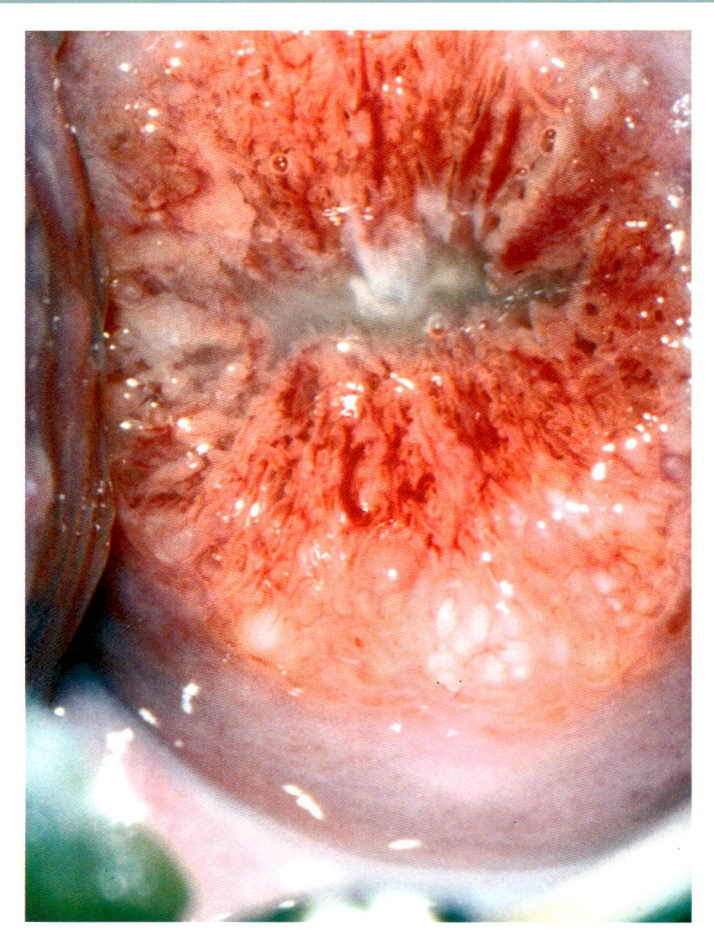

Figura 13.4A: Multigesta com 24 semanas de gestação com o orifício externo ligeiramente aberto e o muco cervical espesso. Observe os vasos proeminentes e mosaico no lábio posterior em razão de deciduose.

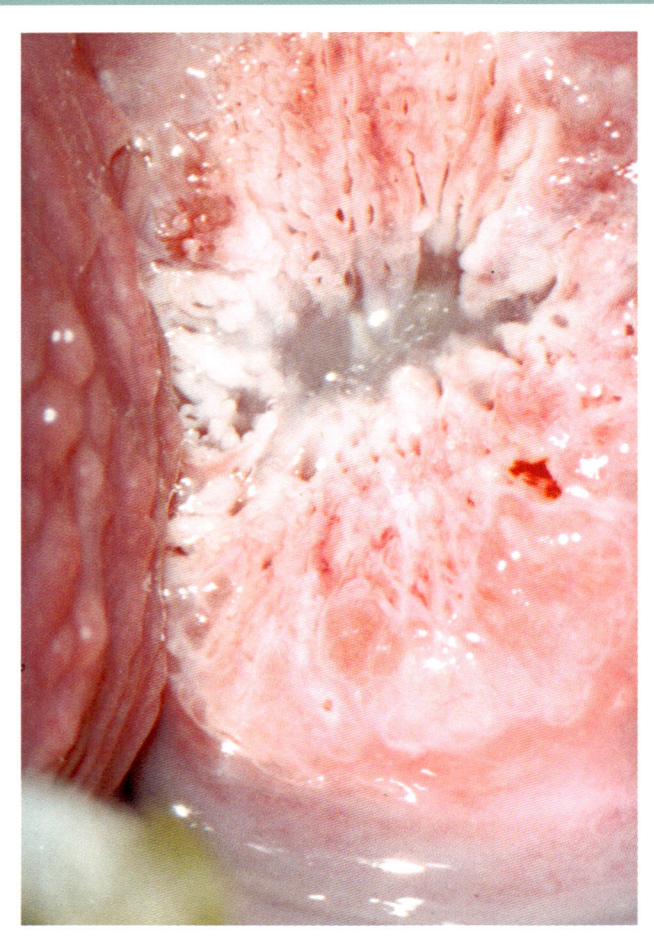

Figura 13.4B: Após a aplicação de ácido acético. Observe o intenso acetobranqueamento de grau 3 das papilas que se fundiram, dando uma impressão de lesão de alto grau. Observe a mucosa vaginal hipertrofiada azulada à esquerda.

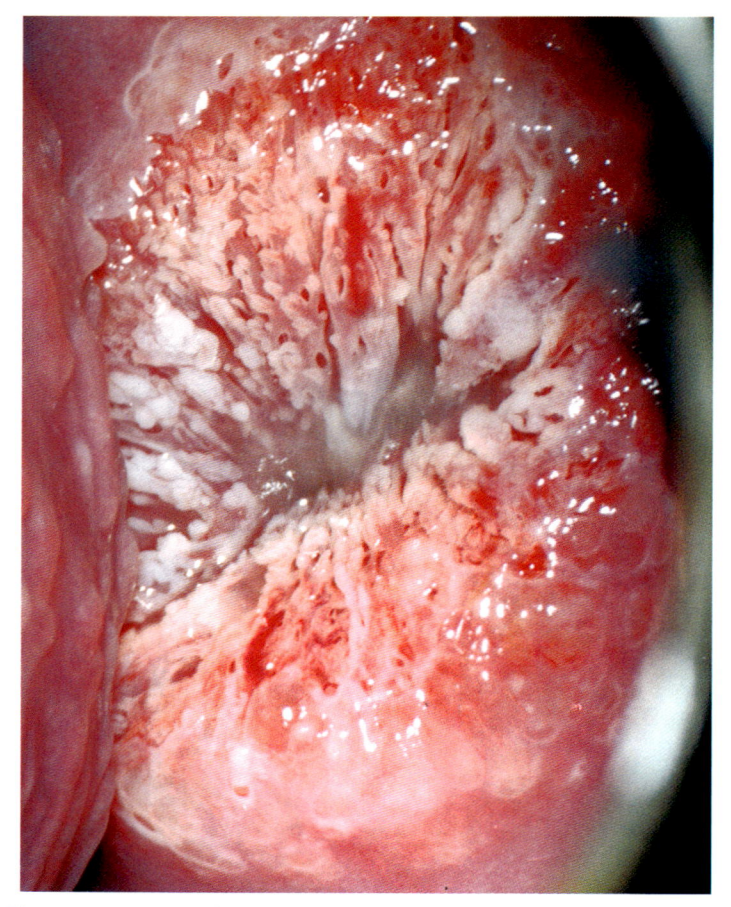

Figura 13.4C: Após alguns minutos da aplicação de ácido acético, mostrando lento desaparecimento do acetobranqueamento. O teste de Papanicolaou foi negativo para anormalidades das células epiteliais.

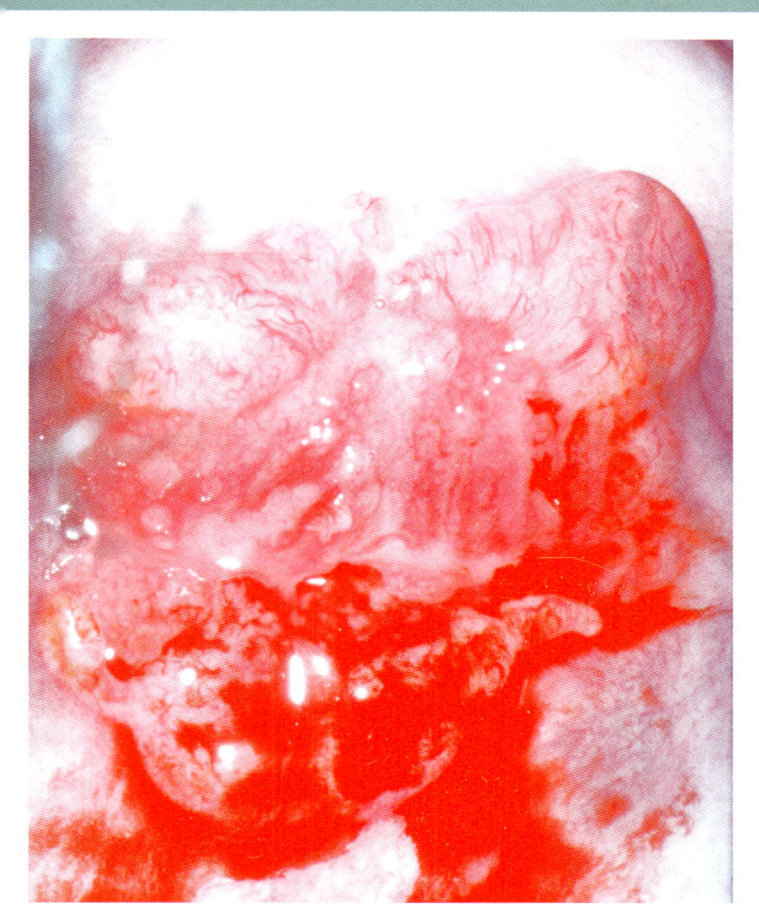

Figura 13.5A: Uma grávida de 2 a 13 semanas de gestação apresentou sangramento mínimo pela vagina. Observe o epitélio friável evertido formando projeções polipoidais anteriormente com epitélio metaplásico mostrando vasos finos, alguns de aparência atípica.

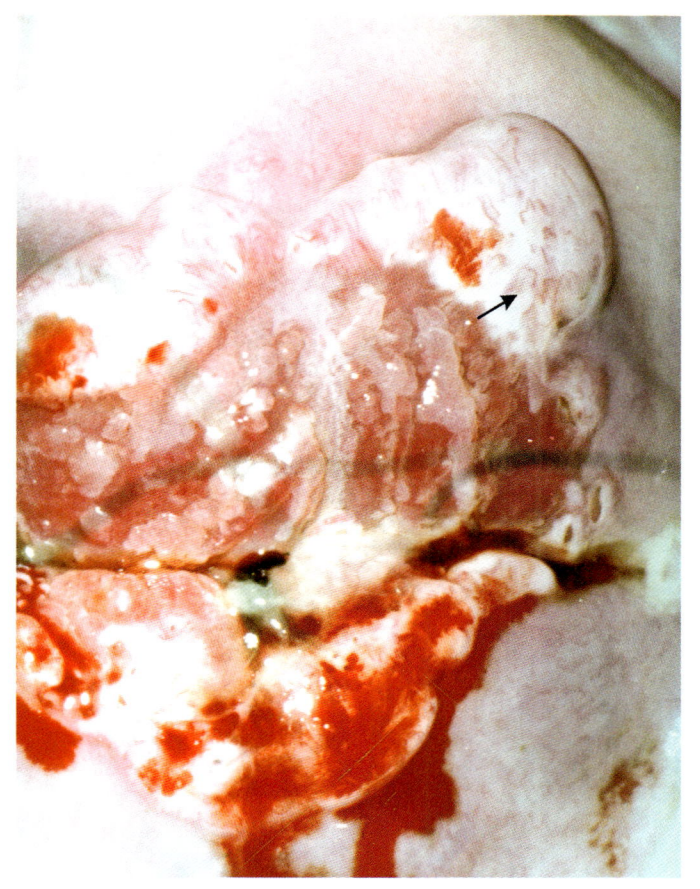

Figura 13.5B: Após a lavagem em ácido acético. Observe o acetobranqueamento intenso do epitélio metaplásico. Alguns dos vasos têm uma aparência suspeita semelhante a grampos de cabelo (seta). Testes repetidos de Papanicolaou foram negativos para as anormalidades das células epiteliais.

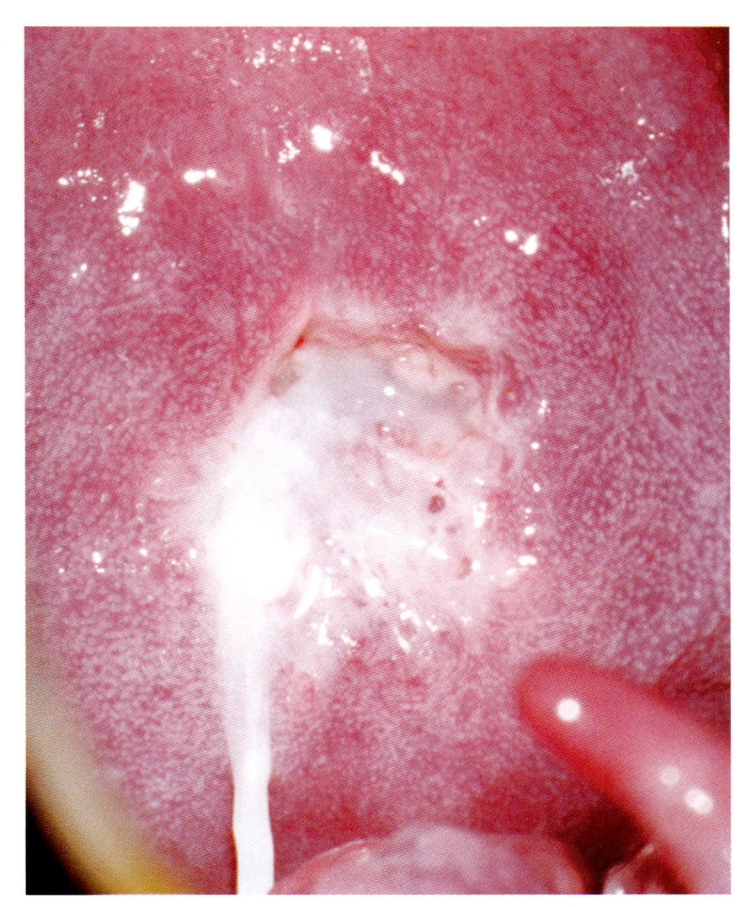

Figura 13.6A: Primigesta com infecção por *Candida*.

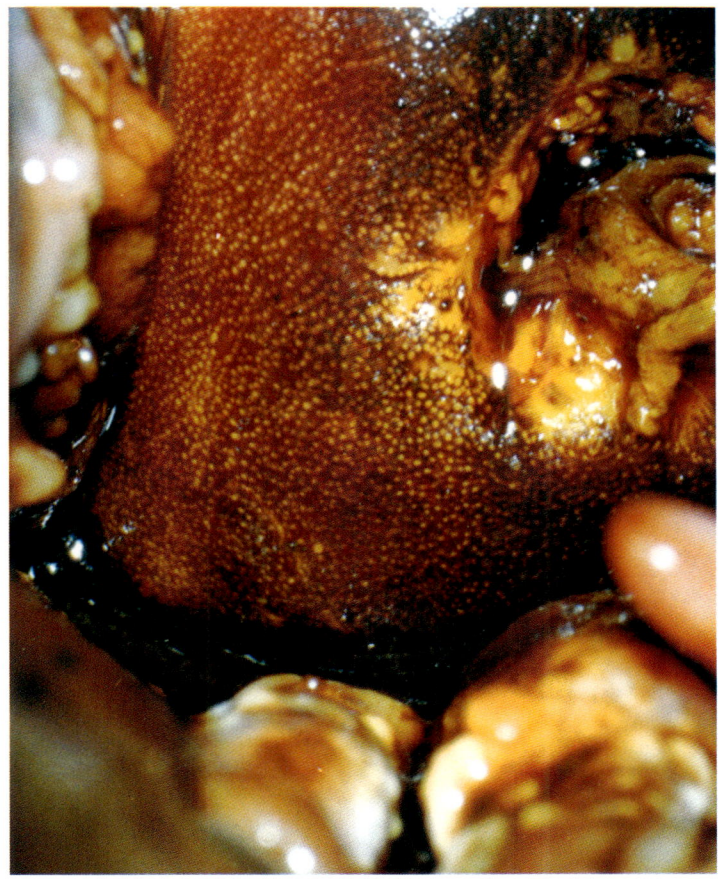

Figura 13.6B: Após a aplicação de iodo, mostrando uma aparência de "pele de leopardo".

Há controvérsias sobre a curetagem endocervical (CEC). Burke *et al.*, afirmam que ela é contraindicada durante a gravidez pelo risco de ruptura das membranas.[1] Em contraste, Burghardt *et al.,* afirmam que a CEC pode ser realizada durante a gravidez, se indicada.[2] Eles alertam contra a chegar à extremidade superior do canal cervical, onde as lesões são raras durante a gravidez.

REFERÊNCIAS

1. Burke L, Antonioli DA, Ducatman BS. Colposcopy: Text and Atlas. Norwalk (CT): Appleton and Lange; 1991. p. 165-74.
2. Burghardt E, Pickel H, Girardi F. Colposcopy–Cervical Pathology. Textbook and Atlas. 3rd ed. New York (NY): Thieme; 1998. p. 203-17.

14 Colposcopia da Vagina

A colposcopia da vagina é tediosa e demorada. Um gancho Íris e um espelho montado em um cabo longo são necessários para manipular as dobras e rugosidades (Figs. 14.1 e 14.2). O iodo de Lugol tem imenso valor na interpretação de lesões colposcopicamente anormais da vagina.

O tecido conectivo da vagina é mais frouxo e maior que o do colo do útero; a vascularização é maior que a do colo. O epitélio vaginal é escamoso e de cor rosa. Sob maior ampliação, a rede capilar terminal no estroma pode ser vista.[1] Não há zona de transformação, exceto em mulheres expostas ao dietilestilbestrol (DES) *in utero*, e em algumas mulheres, nais quais a zona de transformação congênita (ZT) se estendeu para os fórnices vaginais. Na maioria dessas mulheres, o epitélio colunar sofreu metaplasia e formou a junção escamoescamosa ou a junção escamocolunar original (JEC). As lesões colposcópicas observadas são as mesmas que no colo do útero, ou seja, acetobranqueamento, mosaico, pontilhado, queratose e vasos atípicos (Figs. 14.3A a D e 14.18A e B). As lesões na vagina tendem a ser de grau superior (colposcopicamente) que as do colo do útero para o mesmo grau histopatológico de neoplasia intraepitelial.[1]

INDICAÇÕES PARA COLPOSCOPIA DA VAGINA

1. Para avaliar a paciente com exame de Papanicolaou anormal e achados colposcópicos normais do colo do útero.
2. Para avaliar a paciente com exame de Papanicolaou anormal que já tenha sido submetida a histerectomia total.
3. Para avaliar mulheres com, ou tratadas para, neoplasia intraepitelial vulvar (NIV) ou neoplasia escamosa intraepitelial cervical de alto grau (HSIL) ou câncer cervical. Isto é para descartar a extensão vaginal do câncer cervical, e porque mulheres com NIV ou HSIL correm risco de lesões multifocais do trato genital.
4. Para avaliar mulheres com infecções por papilomavírus humano (HPV).

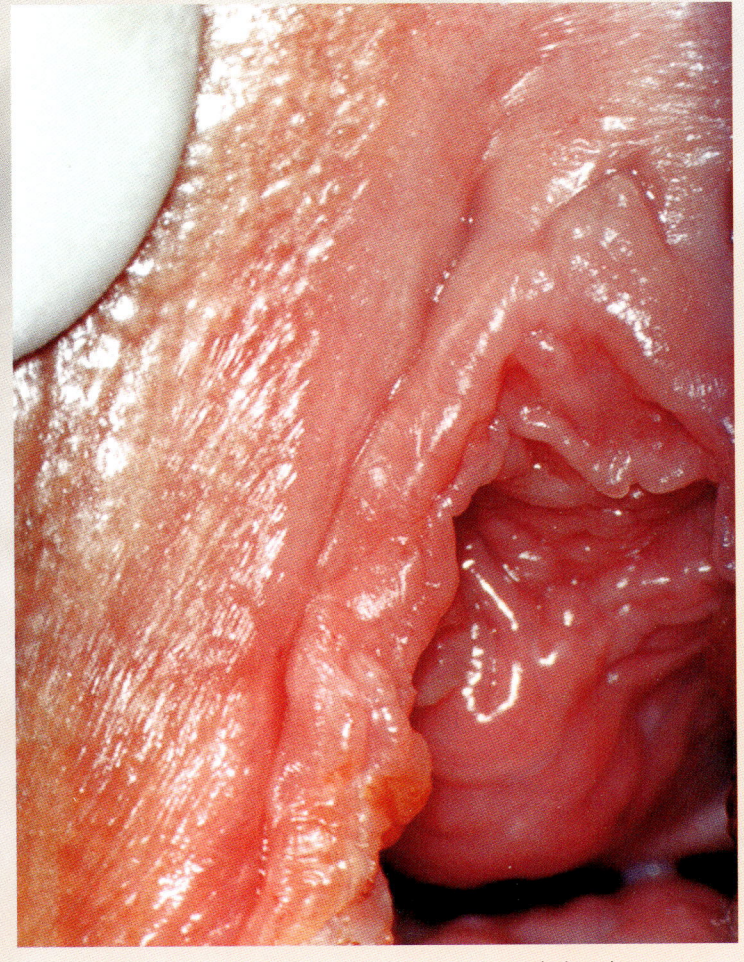

Figura 14.1: Rugosidades vaginais vistas pelo introito.

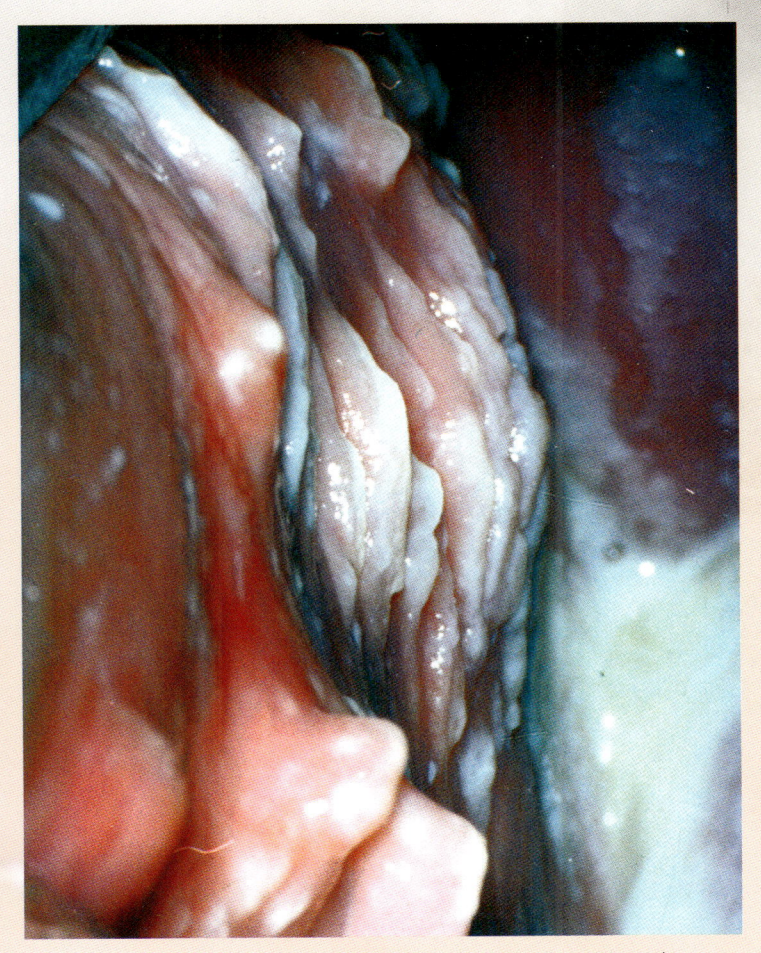

Figura 14.2: Mucosa vaginal hipertrofiada com descoloração azul e infecção por *Candida* em uma mulher grávida.

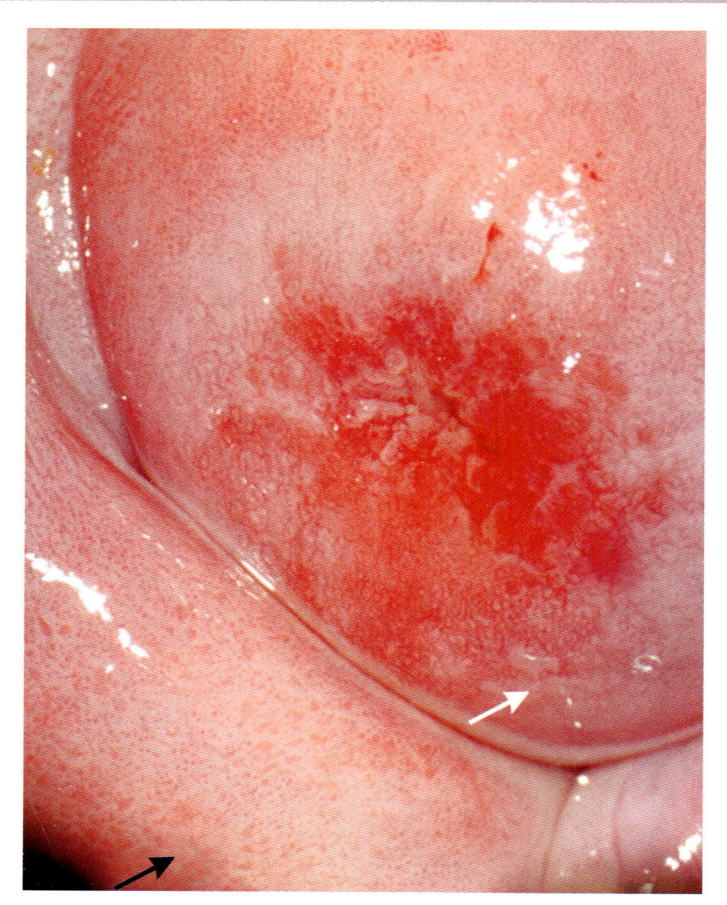

Figura 14.3A: Vagina mostrando pontilhado fino na abóbada posterior (seta preta) e queratose fina no colo do útero (seta branca).

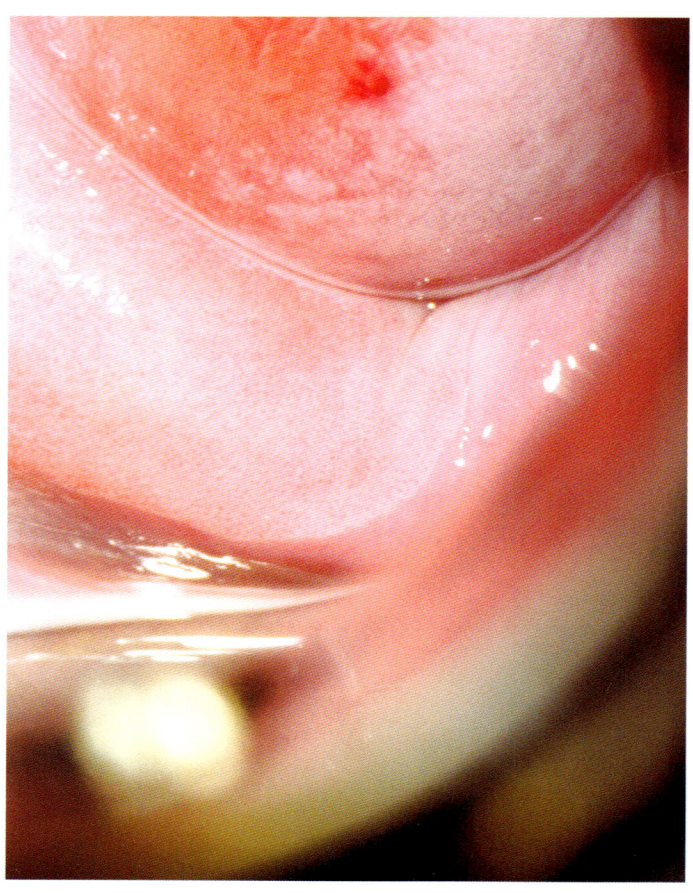

Figura 14.3B: Acetobranqueamento de grau 1 da abóbada vaginal e mosaico fino no colo do útero. A tipagem do DNA de HPV de alto risco por Hybrid Capture II™ foi negativa, mas foi positivo para DNA de HPV de baixo risco.

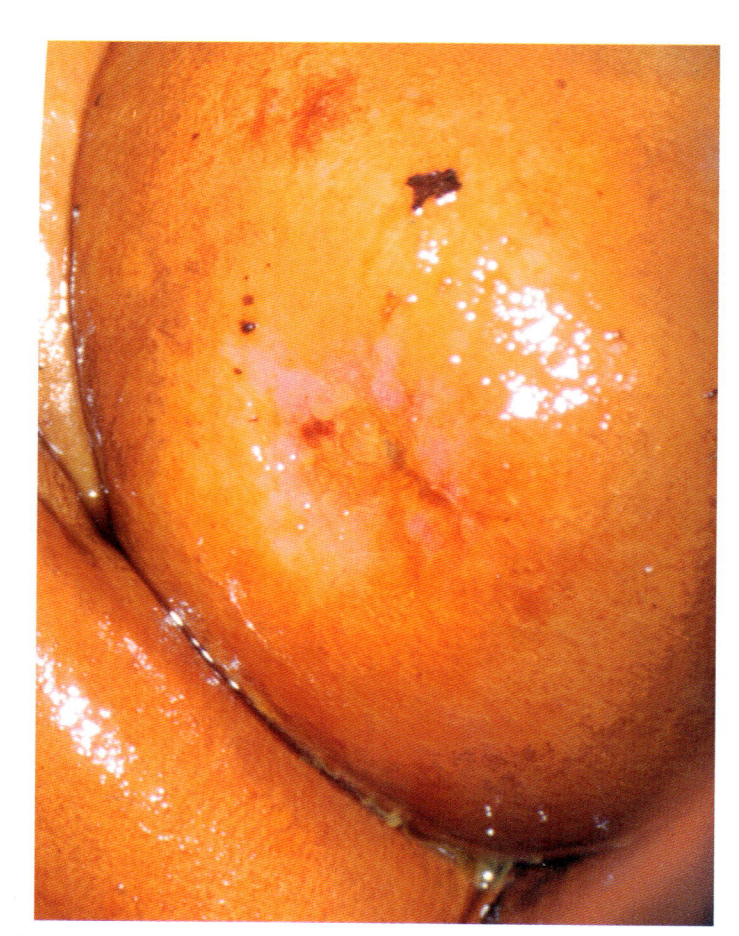

Figura 14.3C: Após a aplicação de iodo, há significativa negatividade ao iodo das áreas afetadas.

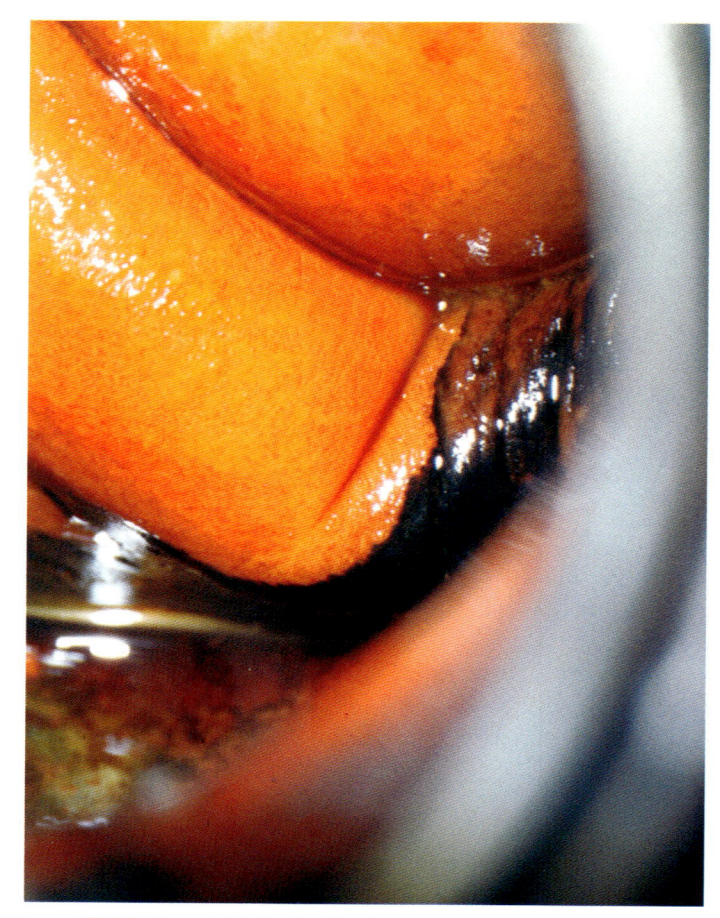

Figura 14.3D: Negatividade significativa ao iodo das áreas afetadas. O teste de Papanicolaou mostrou alterações reativas benignas de inflamação; a biópsia do colo do útero e da vagina confirmou a inflamação.

5. Avaliar a natureza de lesões vaginais macroscópicas.
6. Para detectar anormalidades em mulheres expostas ao dietilestilbestrol (DES) *in utero*.

TÉCNICA

Após a análise da ectocérvice e endocérvice (se o colo do útero estiver presente), as cavidades vaginais e as paredes são examinadas de cima para baixo. A vagina é limpa com *swab* para remover todas as secreções. A presença de queratose e qualquer outra lesão grave é observada. A vagina é, a seguir, limpa com um *swab* embebido em solução salina para observar a vascularização vaginal sob ampliação (veja o método de solução salina descrito no Capítulo 7). Com o espéculo no lugar, o colo do útero é movido lateralmente e depois para a frente e para trás para visualizar os fórnices. Uma gaze montada em uma pinça longa, uma pinça de dissecação de tecidos, ou gancho Íris pode ser utilizado para mover o colo do útero e pressionar o fórnice para o lado oposto ao que está sendo examinado. O colo do útero pode ser efetivamente trazido para o lado oposto com o gancho Íris ou tenáculo. As paredes laterais da vagina são então examinadas depois de lavadas com solução salina. O espéculo bivalve é, então, retirado progressivamente sem ser completamente fechado para examinar as paredes anterior e posterior. Às vezes, as rugosidades são muito proeminentes para permitir uma visualização satisfatória. Um gancho e um espelho montado em um cabo longo podem ser usados para auxiliar a visualização entre as dobras vaginais.

A vagina é, então, totalmente limpa com ácido acético a 3 ou 5%, e a resposta é observada. Local, tamanho e grau de todas as lesões acetobrancas são anotados em um desenho à mão (Apêndice 6), ou digitalmente.

Em seguida, o teste de iodo é realizado utilizando iodo de Lugol a 50% para completar o exame.

Outros detalhes sobre consentimento informado, cadeira de colposcopia e posição da paciente são semelhantes aos descritos no Capítulo 7. A posição de litotomia é normalmente adequada, exceto em algumas mulheres, nas quais a posição de litotomia estendida, e o uso de espéculo de Sim são necessários para visualizar os fórnices vaginais e o terço superior da vagina. O espéculo bivalve de autorretenção de tamanho adequado é normalmente usado. A autora considera que o espéculo de Sim é muito útil e menos doloroso para examinar a vagina, especialmente os fórnices e o terço superior da vagina. Um assistente será necessário para se usar o espéculo Sim, que tem de se certificar que seu antebraço e suas mãos não estão obstruindo a visão.

CLASSIFICAÇÃO COLPOSCÓPICA DE LESÕES

Não há nenhuma classificação colposcópica formal das lesões vaginais, por enquanto. O Comitê de Nomenclatura da IFCPC propôs a Nomenclatura Colposcópica da IFCPC para 2011, que inclui a terminologia colposcópica para a vagina; o projeto foi publicado no *site* da IFCPC em junho de 2010. A nomenclatura foi finalizada no Congresso Mundial em julho de 2011.

BIÓPSIA

Uma pinça *punch* de biópsia é geralmente utilizada. Às vezes o bisturi com lâmina Nº 11 ou Nº 15 precisa ser usado, especialmente para biopsiar lesões nos fórnices.

As biópsias podem ser realizadas sem anestesia, já que são indolores. Para minimizar o desconforto, a pinça para biópsia deve estar afiada. No entanto, em mulheres idosas, especialmente se a lesão for no fórnice, a biópsia pode ter que ser realizada sob anestesia.

A mucosa precisa ser "suspensa" e estabilizada por um gancho Íris para facilitar o procedimento. O instrumento de punção deve estar perpendicular à dobra da mucosa para evitar que deslize. Geralmente não há sangramento significativo. Às vezes, um preenchimento ou sutura pode ser necessário.

A alça de diatermia não é recomendada para lesões vaginais pela possibilidade de lesão das estruturas ao redor.[3]

LESÕES AVALIADAS COLPOSCOPICAMENTE

Queratose

A queratose é vista nas seguintes condições:
1. Mulheres que usam grandes doses de estrogênio sistemica ou vaginalmente (p. ex., no pré-operatório de uma mulher na pós-menopausa antes da histerectomia vaginal e da reparação de prolapso uterino; para o tratamento de vaginite senil grave) (Figs. 14.4A a C). A histopatologia mostra epitélio escamoso amadurecendo normalmente com uma camada espessa de queratina e sem características de infecção pelo HPV.
2. Em casos de longa duração de prolapso uterino e vaginal. A histologia é semelhante à descrita anteriormente.
3. Em mulheres que usam diafragma durante períodos prolongados de tempo para contracepção, o epitélio vaginal é espesso e opaco. Não se veem vasos atípicos. A principal característica histológica é a acantose.[1] Acredita-se que a natureza ácida do gel usado para lubrificar o diafragma estimula o epitélio vaginal.
4. A infecção por HPV, que se apresenta em três formas:[1]
   - Uma forma exofítica papilar vista em condilomas em qualquer local. Às vezes, os vasos proeminentes podem dar uma cor vermelha ao condiloma.[1]
   - O condiloma plano, que pode ser facilmente confundido com neoplasia intraepitelial vaginal (NIVA). Estas lesões são brancas, ligeiramente elevadas, mas sem projeções papilares, muitas vezes múltiplas, e, geralmente, nas cristas dos cumes vaginais. Elas podem ter um pontilhado semelhante aos observados na NIVA.
   - As lesões espiculadas ou asperezas. Na colposcopia, elas aparecem como pequenas placas brancas com superfícies "espiculadas". Ocasionalmente, elas são numerosas e envolvem toda a vagina, o que é chamado de "vaginite condilomatosa".

Estas lesões geralmente coexistem com lesões cervicais e/ou vulvares. A histopatologia revela coilocitose, variação no

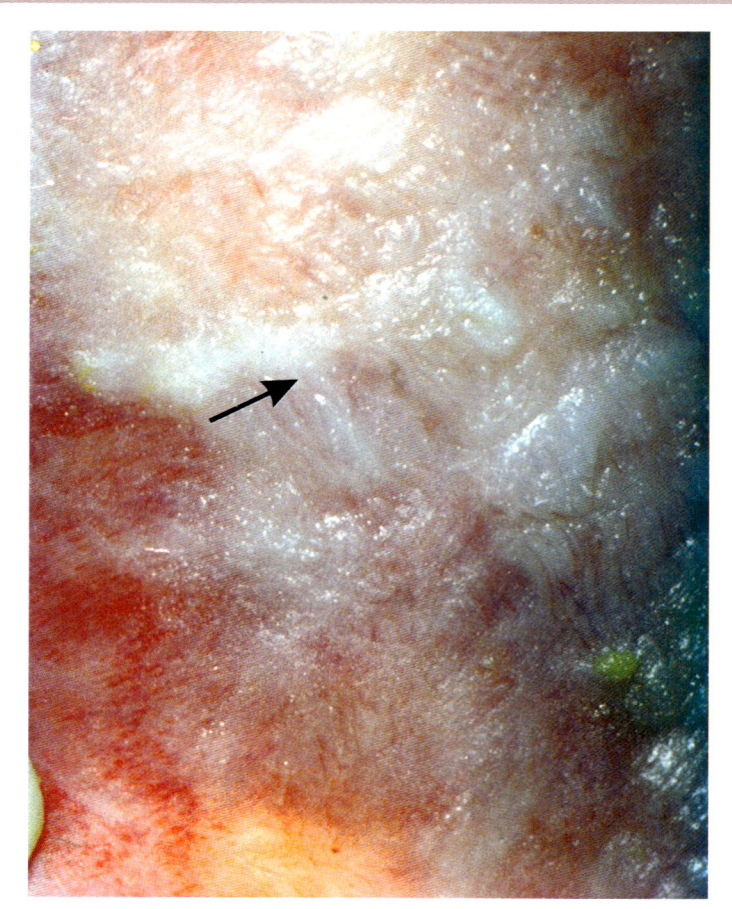

Figura 14.4A: Queratose grosseira (seta) em uma mulher na pós-menopausa com prolapso uterovaginal em tratamento com estrogênio antes de cirurgia.

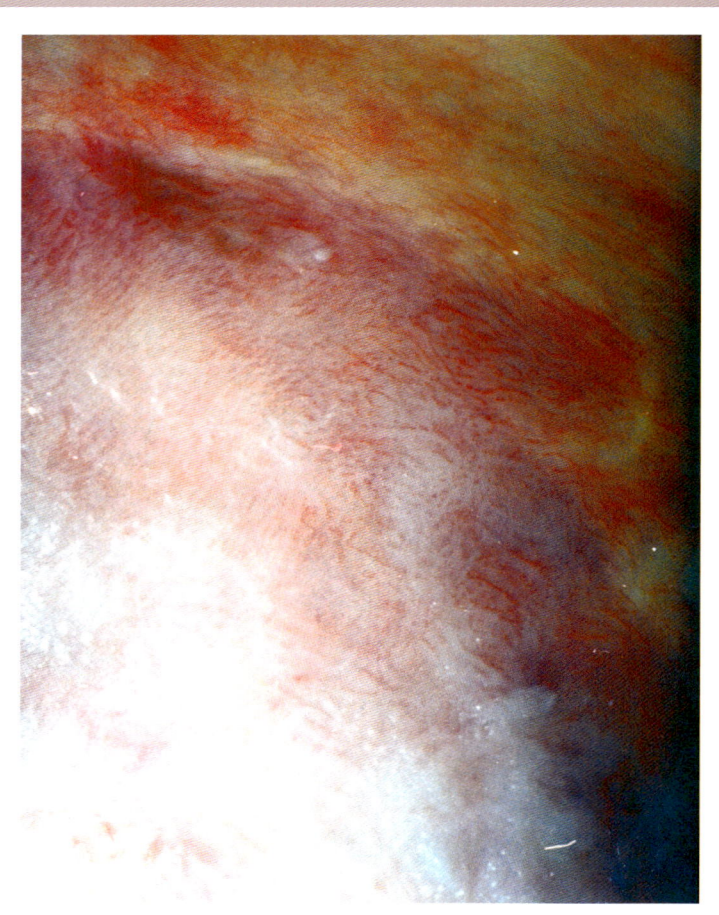

Figura 14.4B: Vasos proeminentes são visíveis na periferia da queratose.

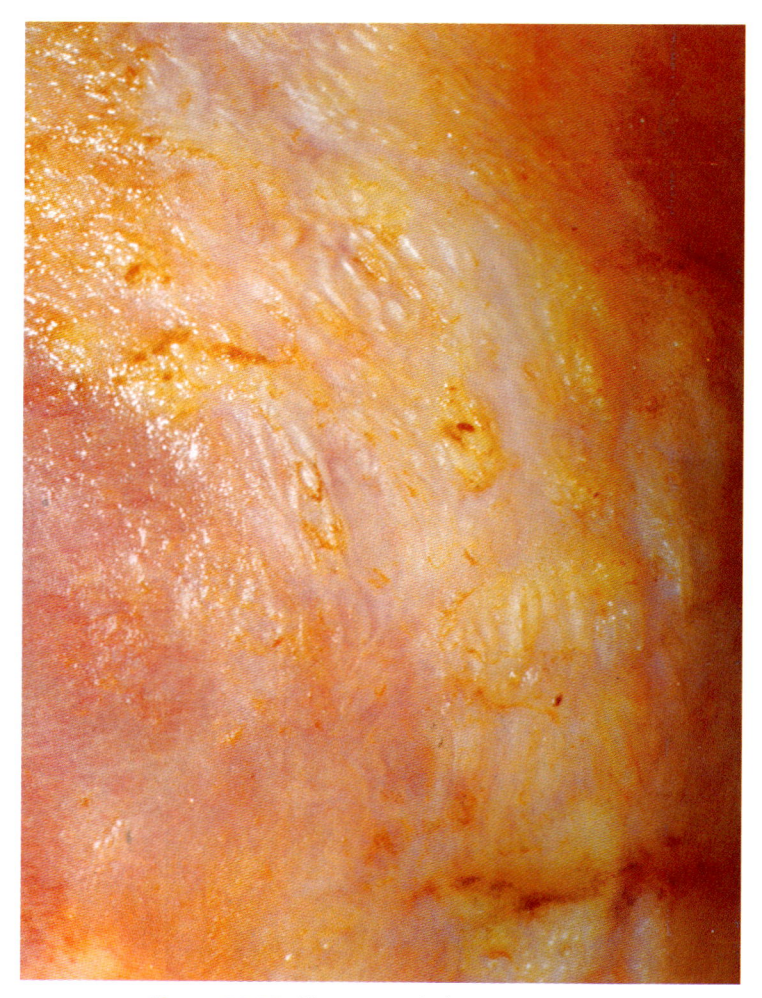

Figura 14.4C: Observe a má absorção do iodo.

tamanho e na forma nuclear, multinucleação, mitoses (com configurações normais), paraqueratose e hiperqueratose. A arquitetura é papilar na forma exofítica, plana nos "condilomas planos" e com pequenas projeções (asperezas) na superfície do epitélio com uma alça capilar e estroma mínimo nas "lesões espiculadas". Rugosidade vaginal normal exagerada, do tipo papilar, pode ser mal diagnosticada como lesões por HPV (Figs. 14.5A e B).[4]

Lesões Polipoidais na Abóbada

As lesões polipoidais na abóbada após a histerectomia total podem ser as seguintes:

Tecido de Granulação

Estes parecem ter vasos atípicos, à primeira vista. Eles também se fazem acetobrancos (grau II). Em um exame mais detalhado, o padrão vascular revela finos vasos capilares em curso perfeitamente paralelo à superfície, às vezes formando um laço de bobina. Se ocorrerem após a histerectomia por HSIL ou câncer de endométrio ou de colo do útero, uma suspeita de doença residual ou recorrência na abóbada deve ser considerada (Figs. 14.5 a 14.7). Eles também devem ser diferenciados de um prolapso da tuba uterina. A biópsia é essencial e revela a proliferação de pequenos vasos sanguíneos e fibroblastos misturados com células inflamatórias agudas e crônicas.

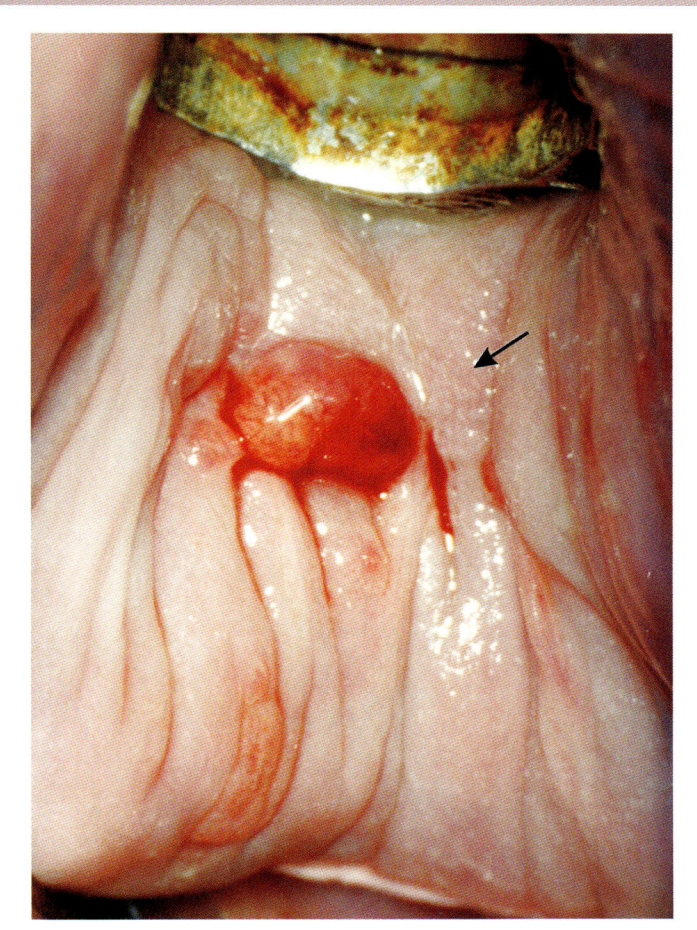

Figura 14.5A: Tumor na abóbada vaginal em uma mulher que foi submetida a histerectomia para HSIL. Uma aparência papilar da abóbada vaginal é também observada (seta). A tipagem de DNA por Hybrid Capture II™ foi negativa.

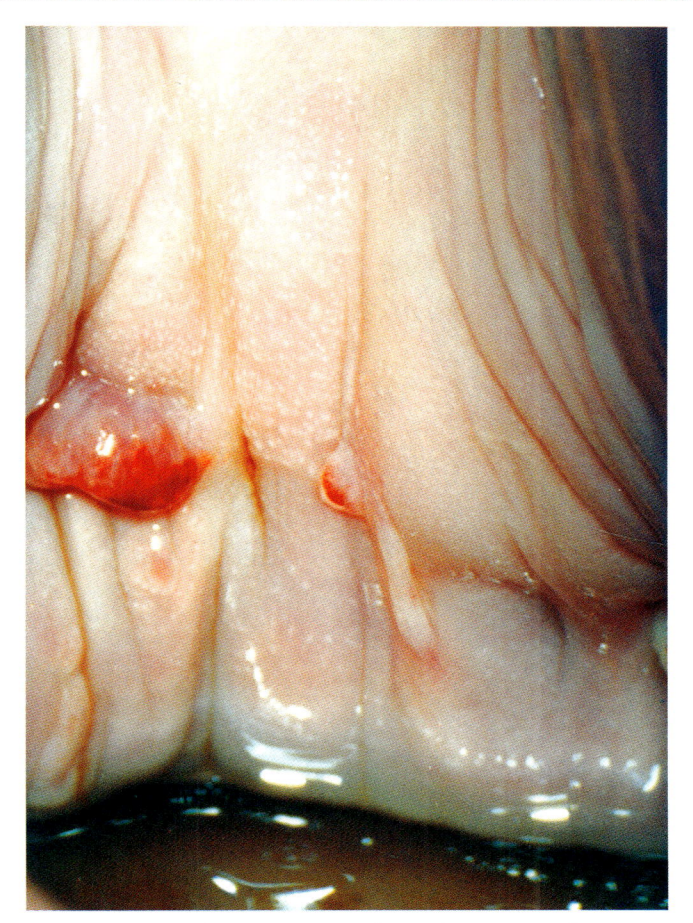

Figura 14.5B: Após a lavagem com ácido acético, mostrando acetobranqueamento do tumor e mais um tumor visível.

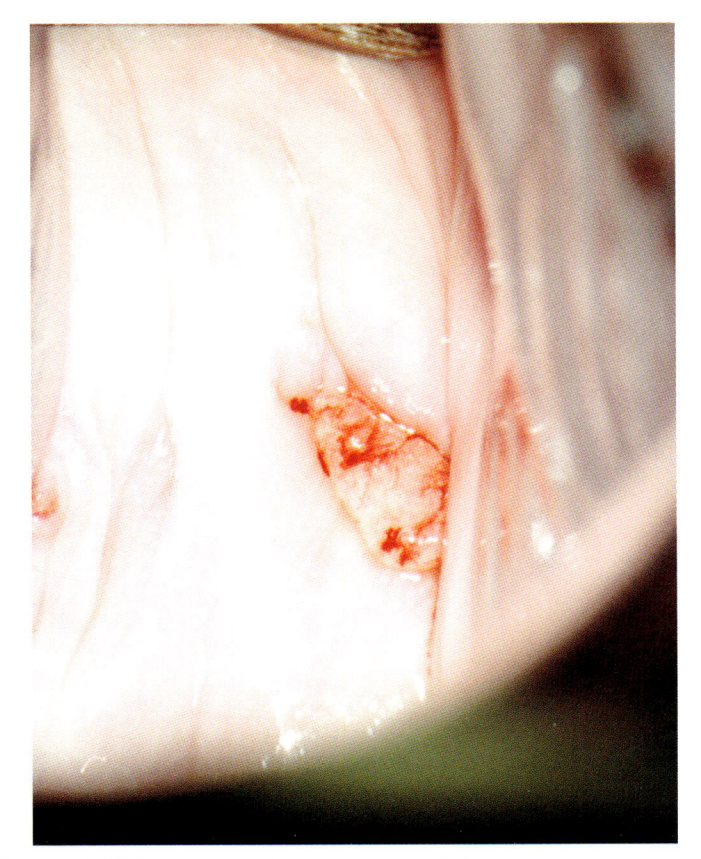

Figura 14.5C: Intenso acetobranqueamento do tumor, com vasos atípicos proeminentes. A biópsia excisional revelou tecido de granulação.

Prolapso da Tuba Uterina

A colposcopia revela o aspecto papilar das dobras tubárias após a aplicação de ácido acético. Os vasos são largos e se arborizam. A biópsia revela dobras tubárias com inflamação e, às vezes, o músculo liso da parede tubária.

NIVA Residual após Histerectomia para HSIL

A colposcopia revelará intenso acetobranqueamento com, às vezes, pontilhado. Biópsia é indispensável e revelará a verdadeira situação.

Histerectomia Residual ou Doença Recorrente após Câncer Cervical ou do Endométrio

A colposcopia revelará vasos atípicos e intenso acetobranqueamento. Biópsia e exame histopatológico vão confirmar o diagnóstico.

Atrofia

Algumas mulheres submetem-se à colposcopia da vagina quando uma citologia anormal está presente sem lesões colposcopicamente anormais no colo do útero.

Em Mulheres na Pós-Menopausa

Uma atrofia da mucosa vaginal é, geralmente, vista em mulheres na pós-menopausa. Os vasos são proeminentes e o epitélio

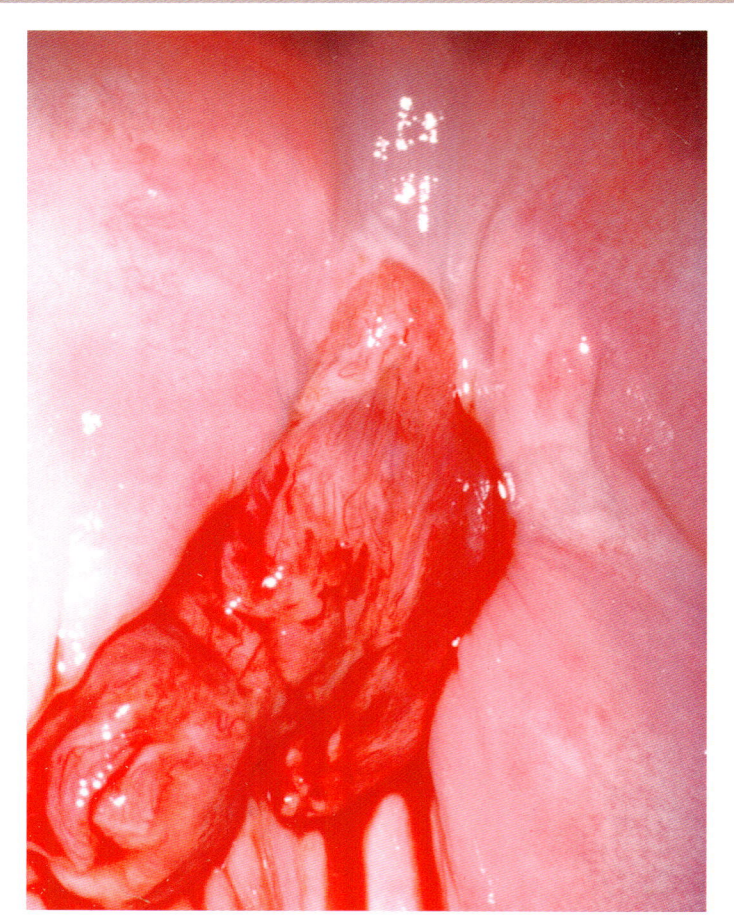

Figura 14.6A: Tumor na abóbada observado 3 meses após extensa histerectomia por câncer do colo do útero em estágio 1B. Observe os vasos proeminentes.

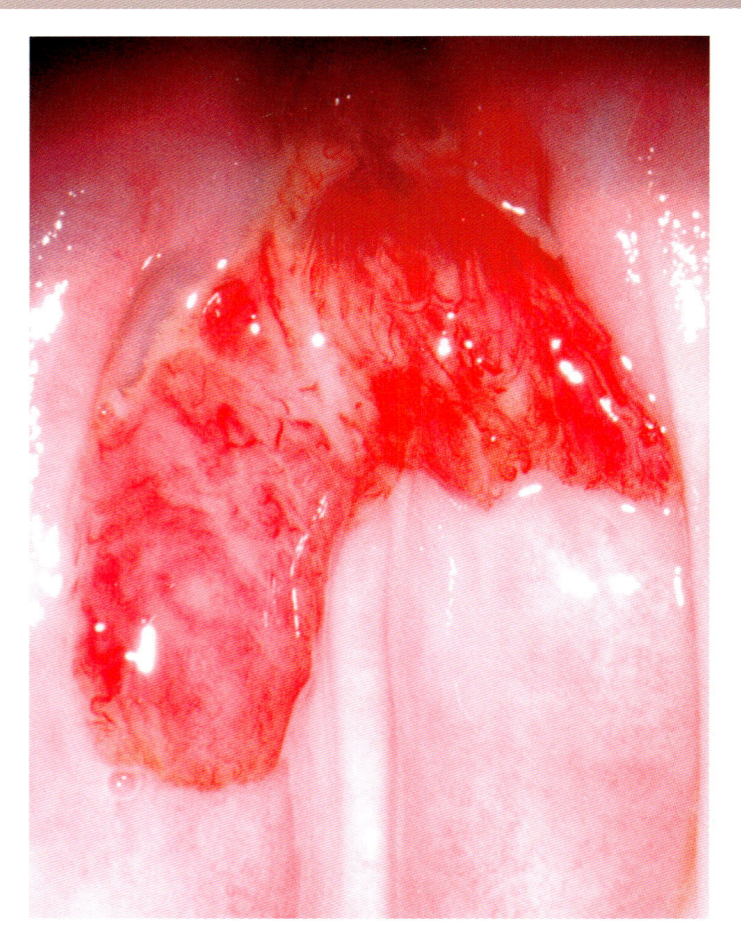

Figura 14.6B: Após a aplicação de ácido acético, os vasos são claramente visíveis. A biópsia excisional diagnosticou tecido de granulação.

é fino e friável (Figs. 14.8 e 14.9). Durante o exame colposcópico, os vasos sangram facilmente e formam hemorragias subepiteliais. Não há vasos atípicos ou áreas acetobrancas. O tratamento com estrógenos de 10 a 14 dias confirmará o diagnóstico. Quando essas alterações desaparecem e a citologia torna-se normal, a biópsia é desnecessária.

Secundária à Irradiação

A atrofia secundária à irradiação para o tratamento de câncer cervical ou endometrial é caracterizada por epitélio atrófico fino com vasos sanguíneos atípicos e negatividade ao iodo. A biópsia com exame histopatológico dos espécimes é indispensável e revelará atrofia do epitélio com uma variedade de alterações do estroma. Estas mudanças incluem hialinização estromal ou obliteração completa de pequenos vasos sanguíneos, esclerose e fibroblastos alargados com núcleos hipercromáticos de formatos bizarros.[1]

ACHADOS COLPOSCÓPICOS ANORMAIS

Zona de Transformação Original (Congênita)

A ZT congênita é vista na vagina em cerca de 4% das mulheres (Figs. 14.10A a D).[5] A aparência colposcópica pode ser normal ou anormal. Na segunda, pontilhado, mosaico, queratose, e negatividade ao iodo são vistos.[4] A avaliação histológica revela a natureza fisiológica do epitélio em que estruturas vasculares intraepiteliais estão frequentemente presentes, o que não é anormal.[4] A previsão da histologia com base em aparências colposcópicas é muito difícil nas lesões vaginais quando comparada com as lesões cervicais. Isso é especialmente verdadeiro quando há HSIL no colo do útero com uma extensão aparente para a vagina. Às vezes, essas extensões vaginais apenas representam a ZT original sem qualquer neoplasia intraepitelial.[4]

ZT Vaginal em Mulheres Jovens Expostas ao DES in utero

A aparência colposcópica da ZT vaginal vista nestas mulheres mostra uma alta incidência de acetobranqueamento, pontilhado e mosaicos. Estes são geralmente de graus I e II, raramente grau III. A biópsia é uma necessidade, já que, ocasionalmente, a NIVA está presente.

Neoplasia Intraepitelial Vaginal (NIVA)

A maioria ocorre em mulheres que se submeteram à histerectomia total para HSIL. O exame macroscópico revela epitélio normal ou queratose. A colposcopia revela uma diversidade de aparências, e as lesões são geralmente multifocais. Antes da aplicação do ácido acético, estas lesões aparecem ligeiramente elevadas, de cor rosa ou branca, bordas definidas e localizada nos fórnices vaginal ou adjacente ao colo do útero. Um pontilhado grosseiro é normalmente visto, e raramente em padrão de mosa-

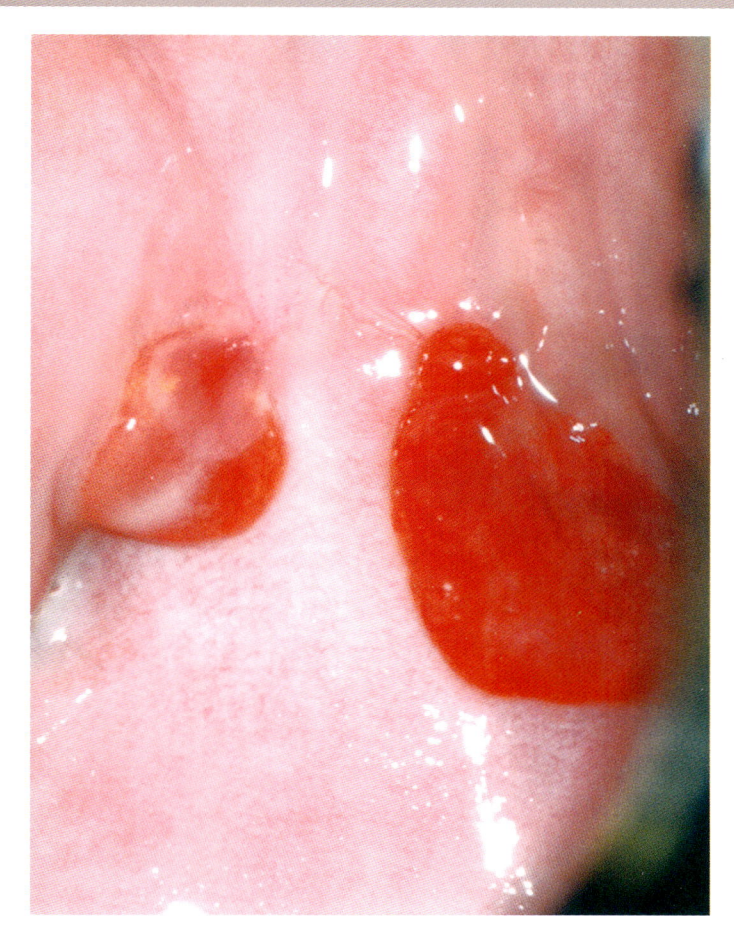

Figura 14.7A: Dois tumores vistos na abóbada 8 semanas após histerectomia por câncer de endométrio estágio 1B.

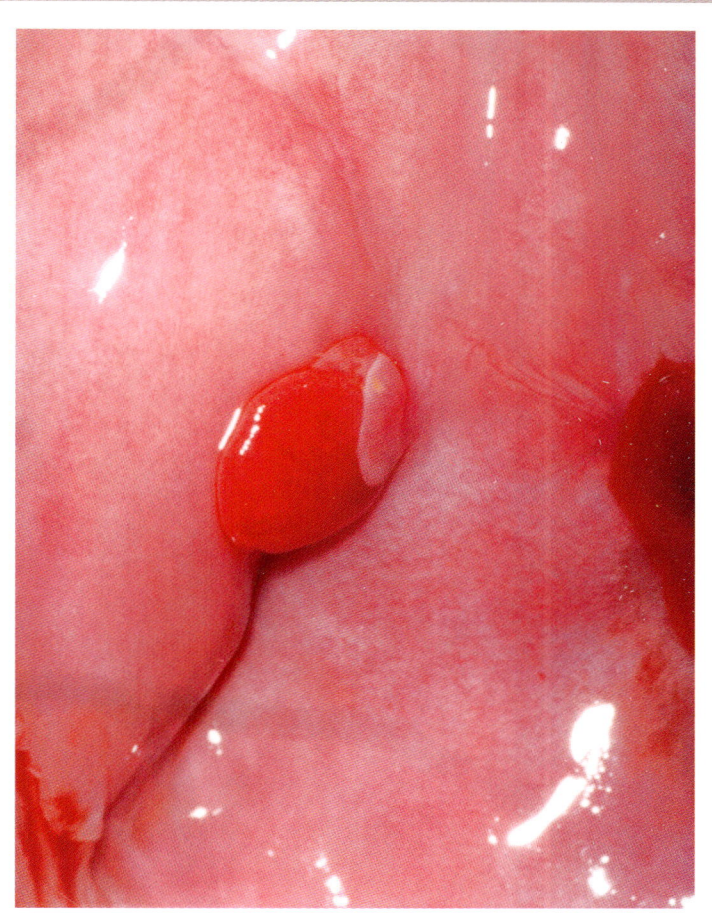

Figura 14.7B: Após lavagem com ácido acético, mostrando área acetobranca com margem definida em 1 tumor.

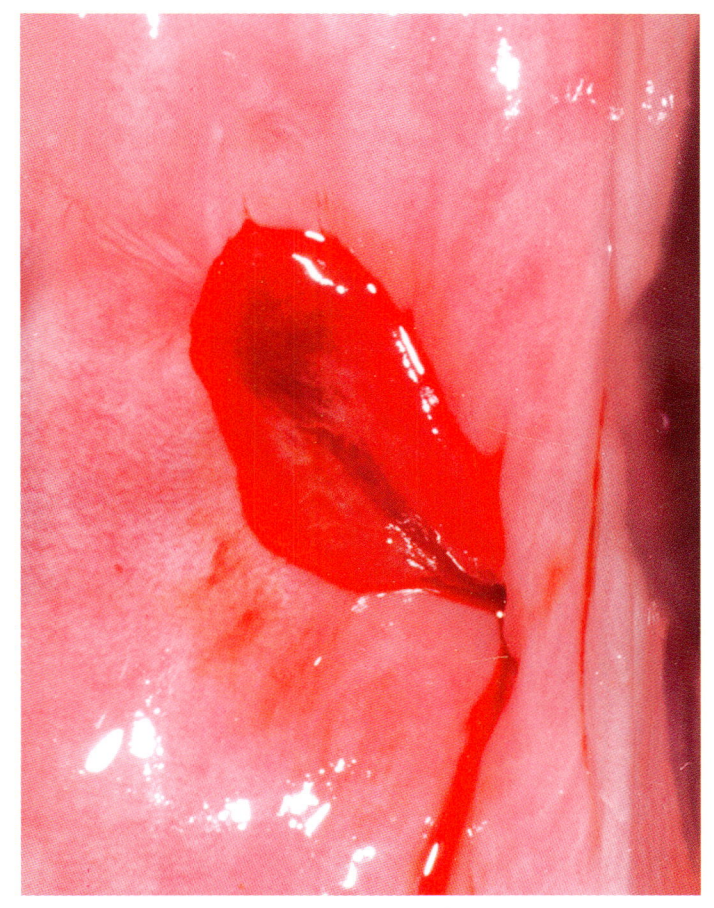

Figura 14.7C: Nenhum efeito do ácido acético sobre o segundo tumor.

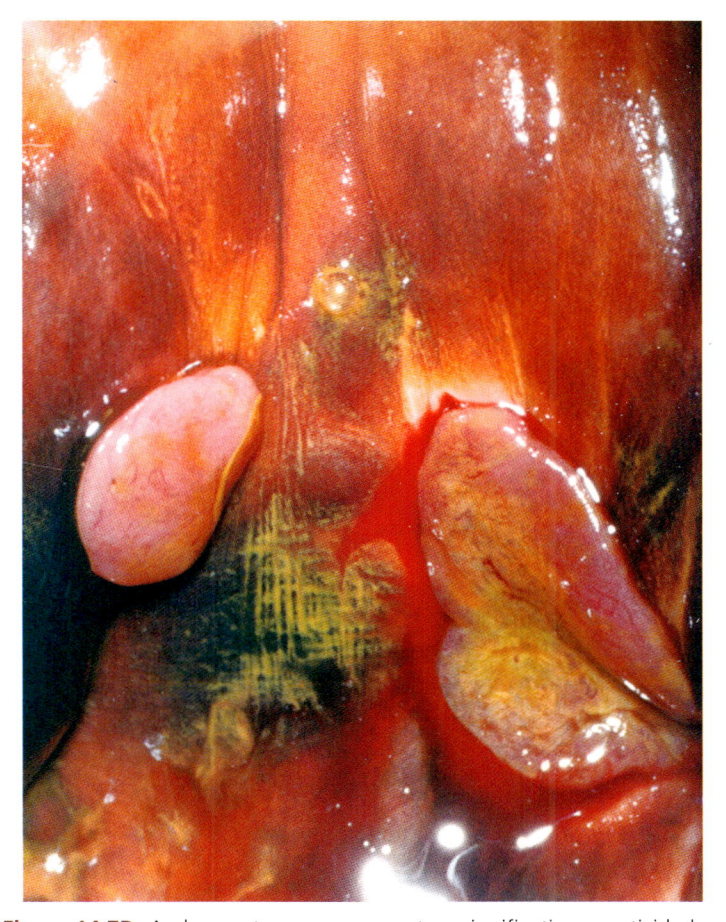

Figura 14.7D: Ambos os tumores apresentam significativa negatividade ao iodo. A biópsia excisional diagnosticou tecido de granulação.

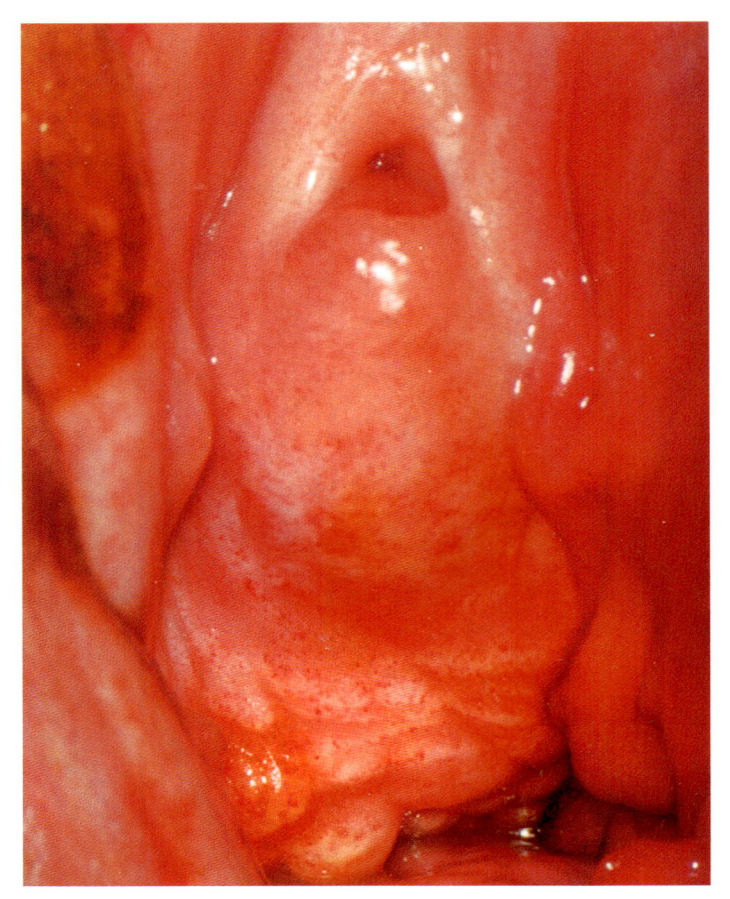

Figura 14.8: Vaginite atrófica e vulvite grave em uma mulher na pós-menopausa. Os terminais dos capilares estromais estão visíveis.

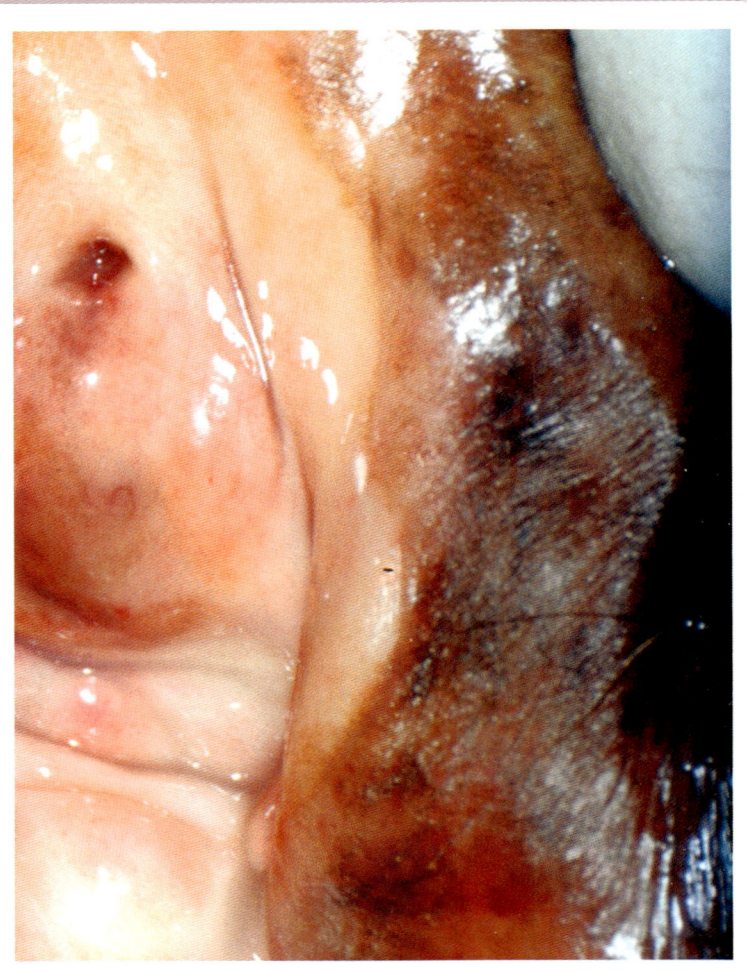

Figura 14.9: Atrofia severa com mucosa de cor pálida em uma mulher na pós-menopausa.

ico. Eles apresentam acetobranqueamento de grau II a III, e são iodo-negativos (Figs. 14.11A a G). Às vezes, uma inflamação aguda pode dar origem a um quadro semelhante; a biópsia é essencial para descartar uma NIVA (Figs. 14.12A a J).

Carcinoma

Estas lesões podem ser elevadas e papilares, ou ulceradas. Vasos atípicos são os resultados mais consistentes. Cânceres precoces podem apresentar acetobranqueamento intenso, com contorno de superfície irregular e vasos atípicos (Figs. 14.13 a 14.18A e B). A vasculatura em adenocarcinomas é um pouco mais dilatada e mais grosseira do que nos cânceres escamosos invasivos; no entanto, não se pode contar com essa característica para prever a natureza do câncer.[1] Deve-se suspeitar de câncer vaginal quando uma mulher tem utilizado um pessário em anel para prolapso por um tempo prolongado e tem uma lesão macroscópica.

DELIMITAÇÃO DE LESÕES VAGINAIS GRAVES

O exame colposcópico é útil na diferenciação entre as lesões vaginais macroscópicas. Uma biópsia é frequentemente necessária para confirmar o diagnóstico. Nele se incluem:

1. Tecido de granulação e prolapso da tuba uterina na abóbada após histerectomia.
2. Câncer residual ou recorrente após tratamento para câncer cervical ou endometrial.
3. Condilomas vaginais.
4. Úlceras inflamatórias.
5. Úlceras de decúbito vistas com prolapsos uterino e vaginal.

REFERÊNCIAS

1. Burke L, Antonioli DA, Ducatman BS. Colposcopy–Text and Atlas. Norwalk (CT): Appleton and Lange; 1991. p. 111-32.
2. Walker P, De Palo G, Campion M, Jakob C, Roy M. International terminology of colposcopy: an updated report from the International Federation for Cervical Pathology and Colposcopy. Obstet Gynecol 2003;101(1):175-7.
3. Cartier R, Cartier I. Practical Colposcopy. 3rd ed. Paris: Laboratoire Cartier; 1993. p. 145-64.
4. Coppleson M, Pixley EC. Colposcopy of vulva and vagina. In: Coppleson M, editor. Gynecologic oncology. Fundamental principles and clinical practice. 2nd ed. Vol. 1. New York (N.Y.): Churchill Livingstone; 1992. p. 325-39.
5. Coppleson M, Pixley EC, Reid BL. Colposcopy. A scientific and practical approach to the cervix, vagina and vulva in health and disease. 3rd ed. Springfield: Thomas; 1986.

Segue, atlas de fotografias de colposcopia da vagina:

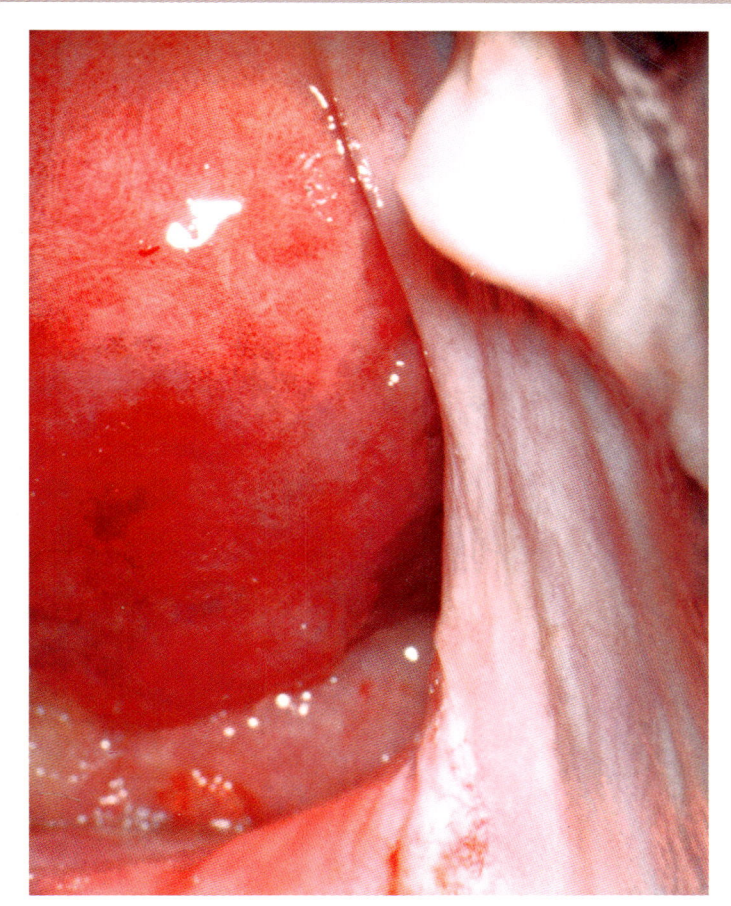

Figura 14.10A: Colposcopia insatisfatória por causa de resto de septo vaginal transverso excisado 12 anos antes.

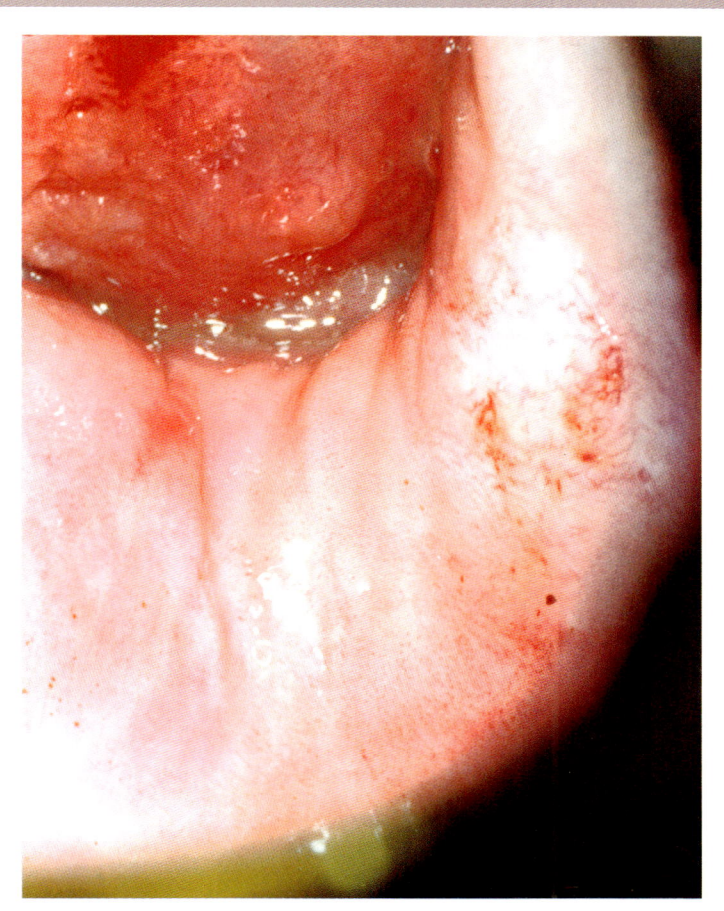

Figura 14.10B: O septo remanescente é visto na parede vaginal posterior.

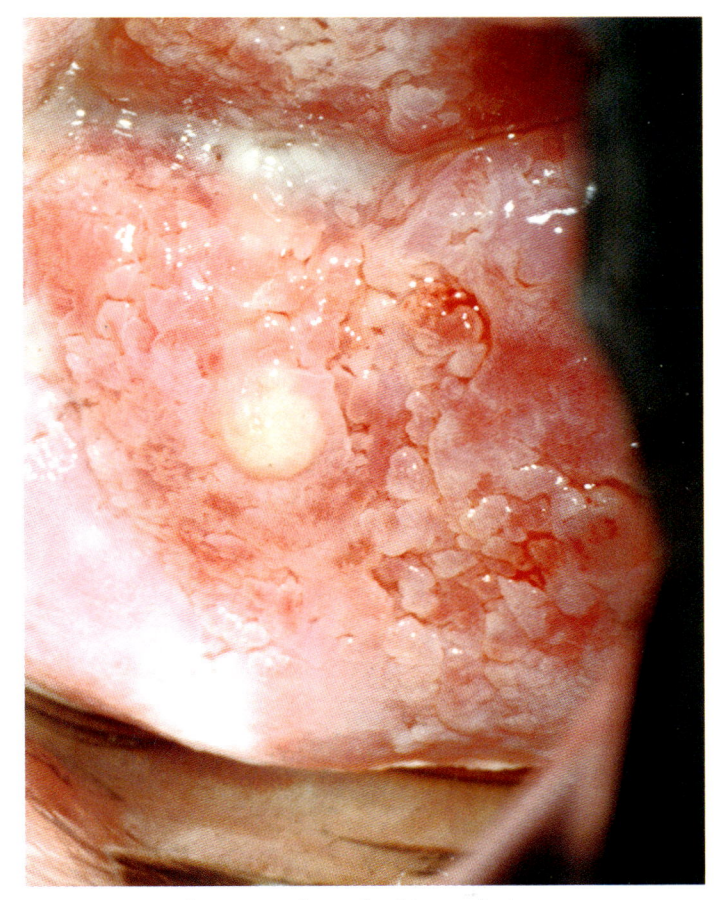

Figura 14.10C: Colo mostrando papilas hipertrofiadas com acetobranqueamento denso sugestivo de lesão de alto grau.

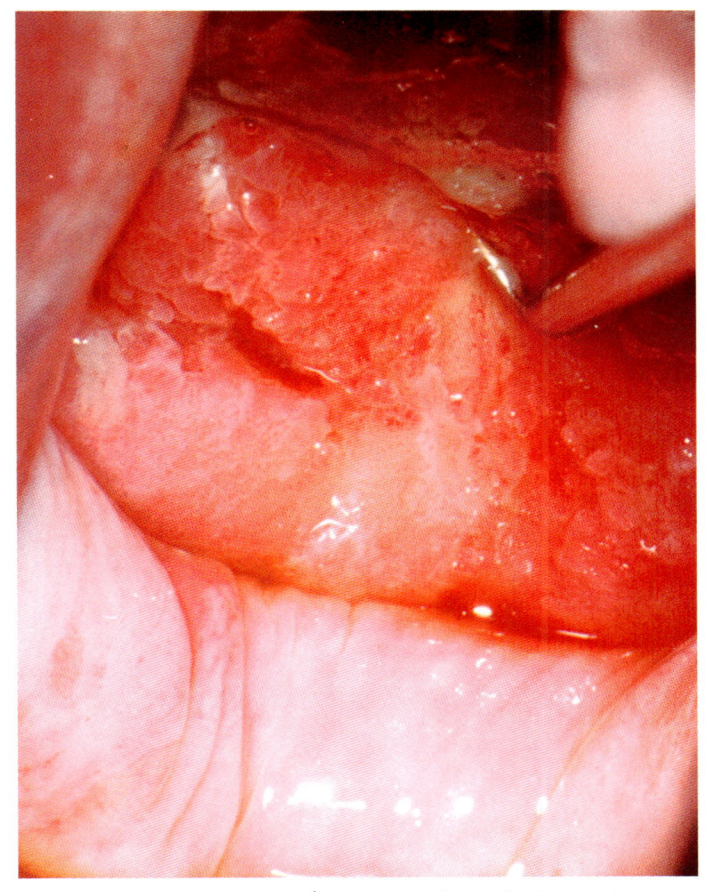

Figura 14.10D: Uso de gancho Íris para visualizar o limite exterior da ZT. A biópsia confirmou epitélio metaplásico. Histórico de ingestão de drogas durante a embriogênese não estava disponível.

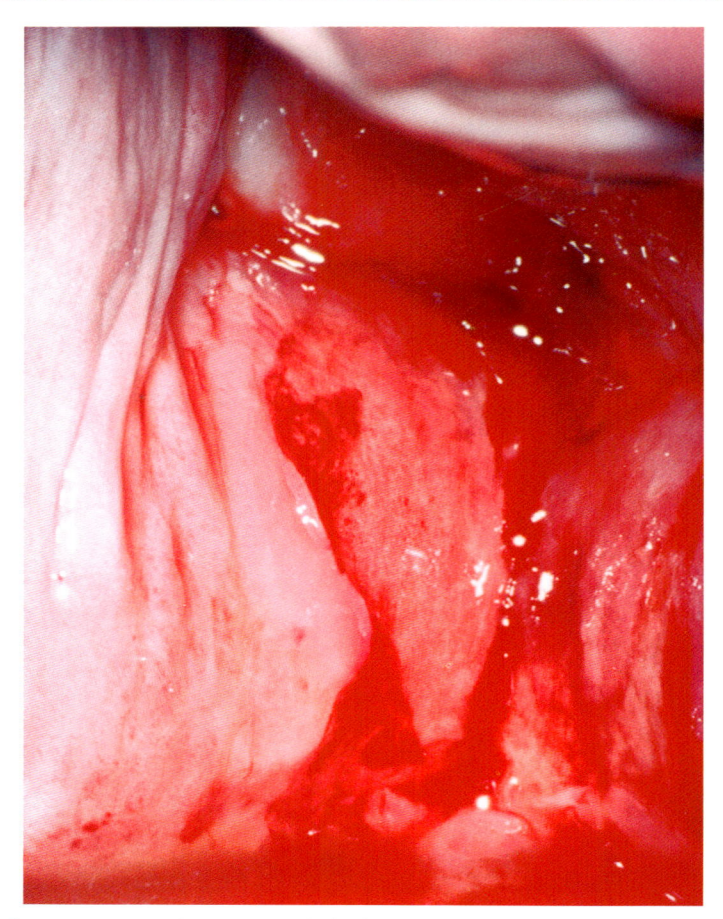

Figura 14.11A: Ulceração na abóbada e inflamação severa em uma paciente na pós-menopausa 3 anos após histerectomia e salpingo-ooforectomia bilateral para HSIL.

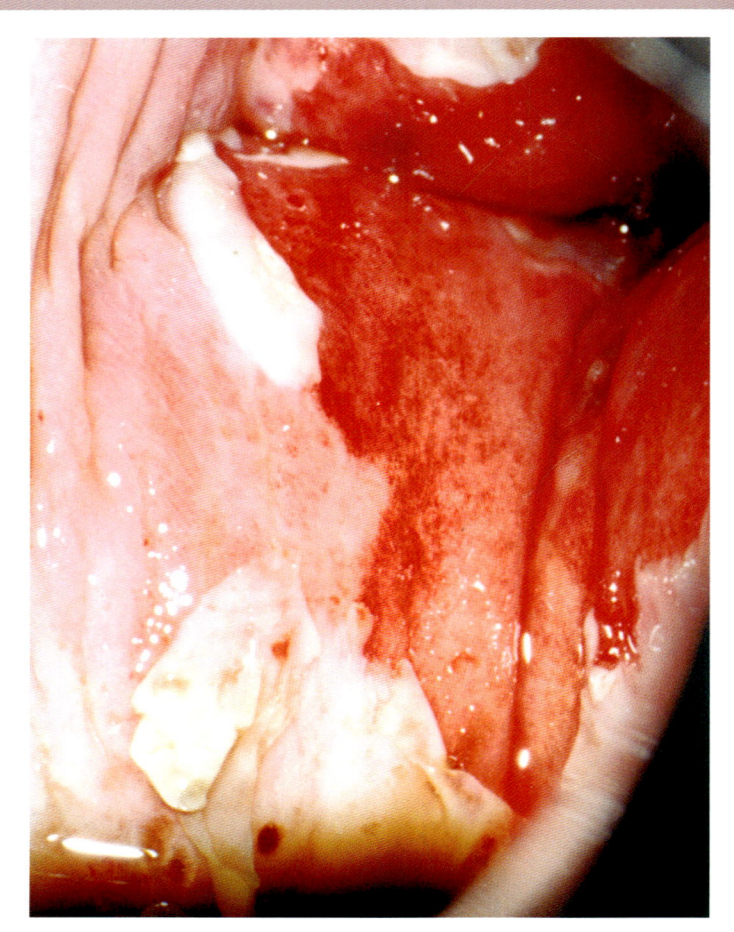

Figura 14.11B: Após a lavagem com ácido acético, mostrando acetobranqueamento denso na periferia com avulsão do epitélio acetobranco.

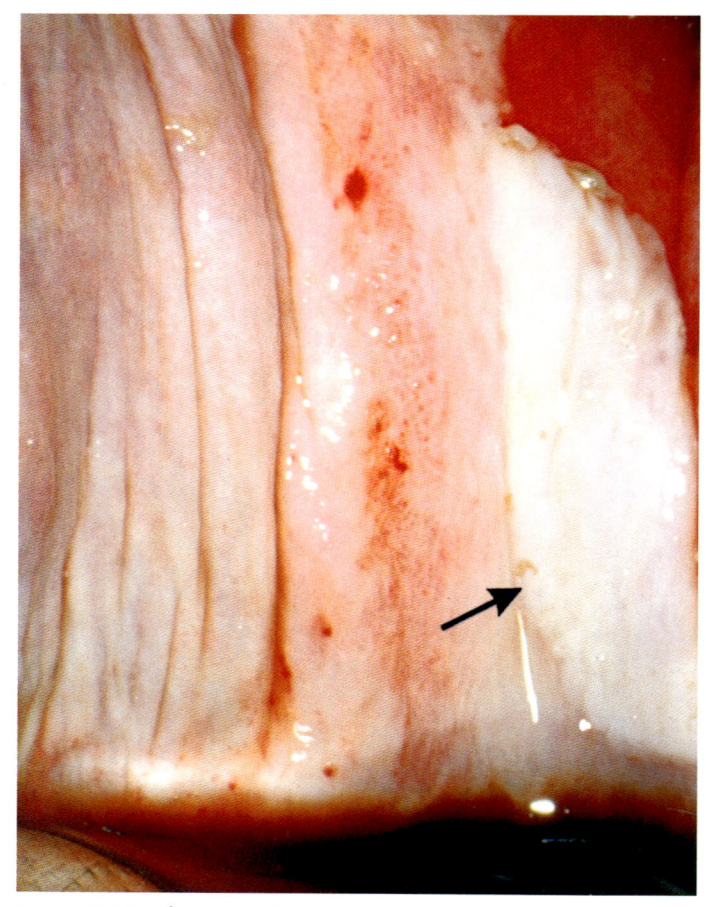

Figura 14.11C: Áreas acetobrancas densas na margem da úlcera (seta).

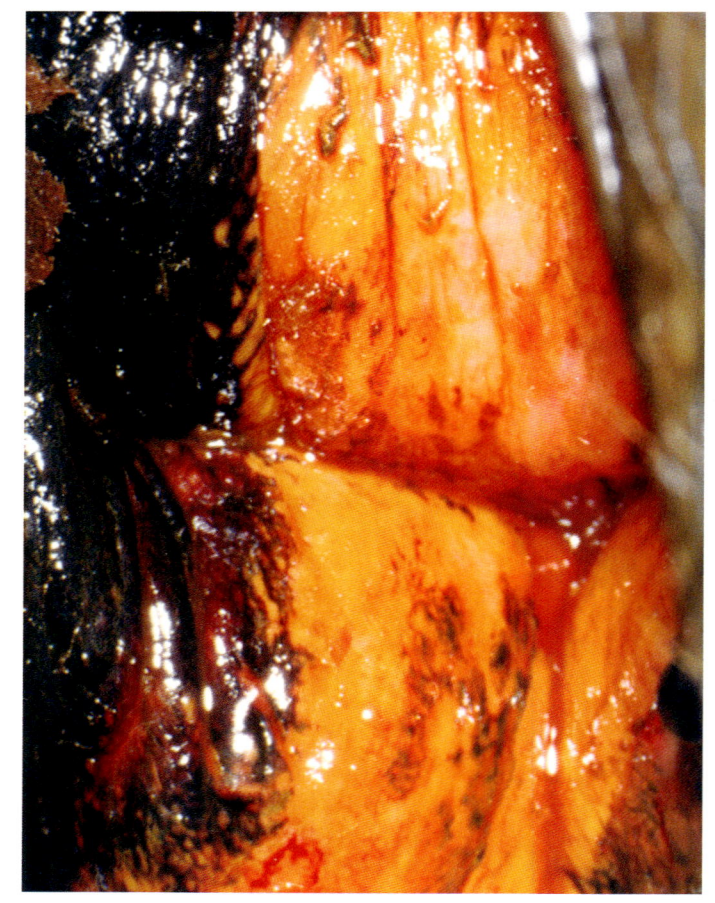

Figura 14.11D: Após a aplicação de iodo de Lugol, mostrando significativa negatividade da área ulcerada e epitélio acetobranco.

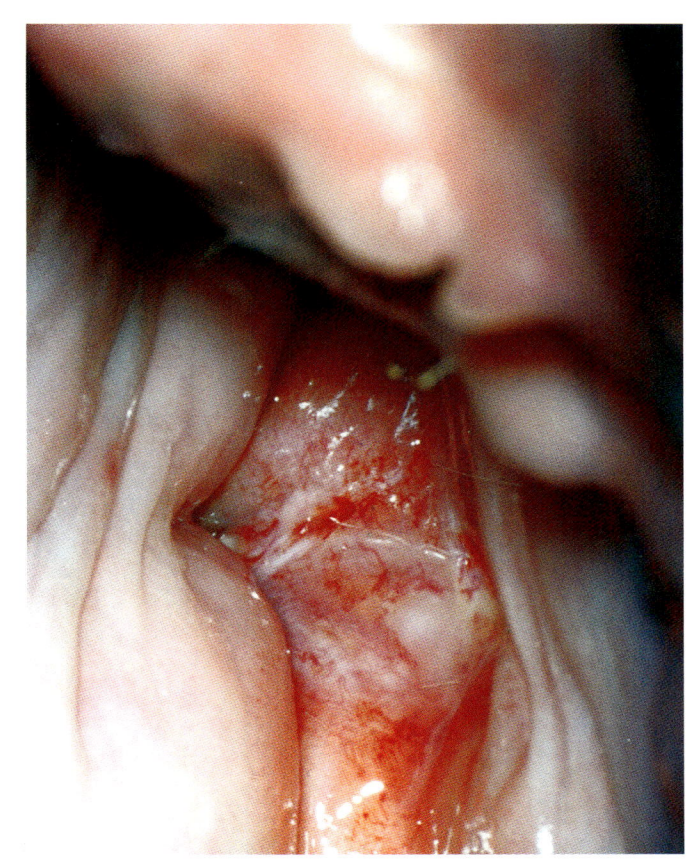

Figura 14.11E: Após 10 dias de tratamento com antibiótico oral e 4 dias de 50 μm de etinilestradiol oral, mostrando acentuada melhora na inflamação; vasos anormais finos são vistos.

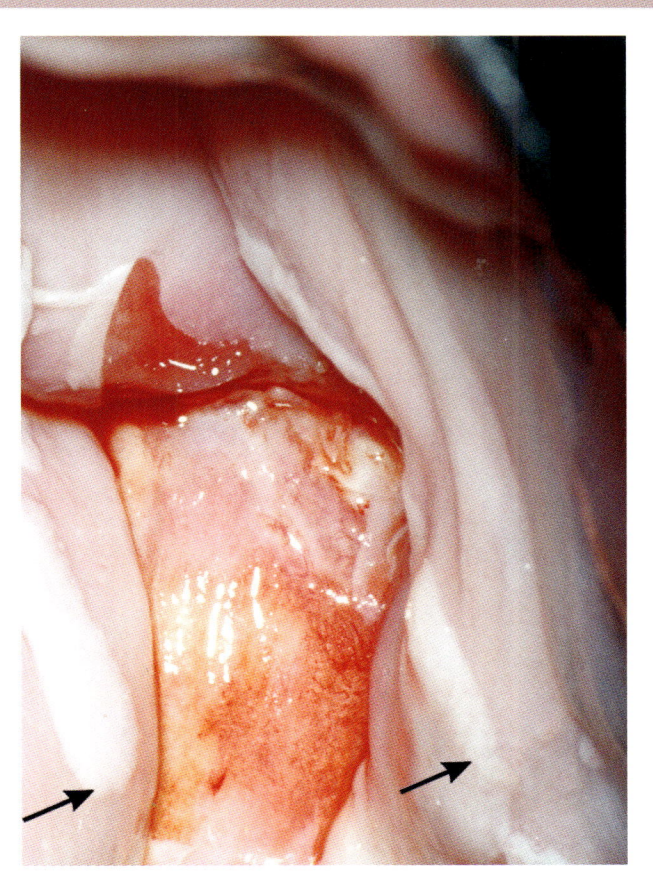

Figura 14.11F: Após a aplicação de ácido acético, mostrando epitélio acetobranco denso na abóbada (setas), fora da área da inflamação e ulceração.

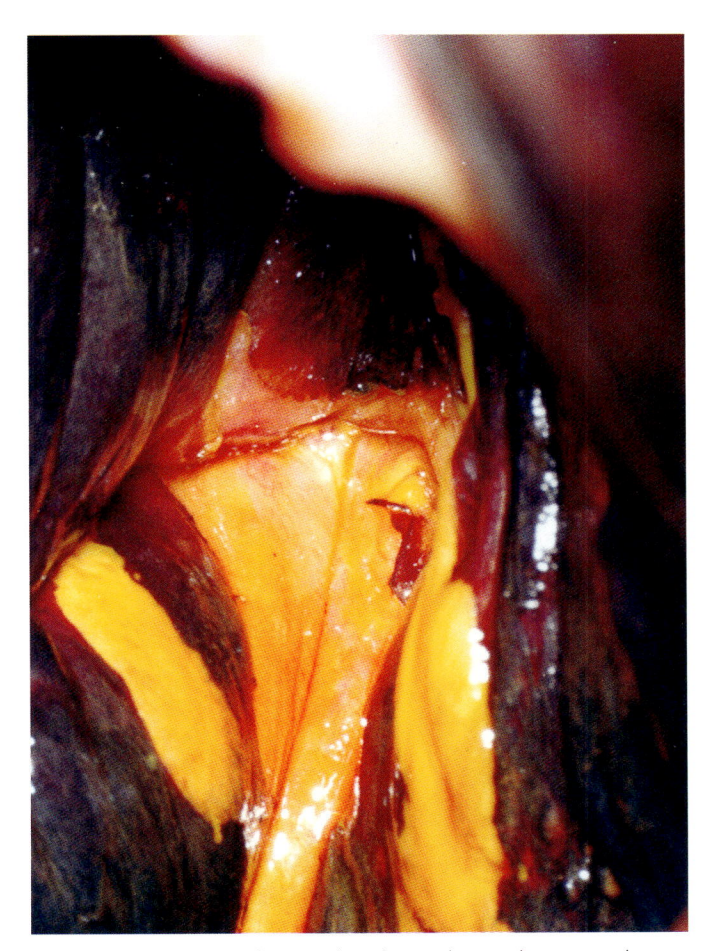

Figura 14.11G: Após a aplicação de solução de Lugol, mostrando a absorção parcial de iodo do epitélio acetobranco e a área inflamada. Biópsia epitélio acetobranco e da úlcera revelou NIVA com atipia coilocítica. O DNA de HPV de alto risco foi positivo por Hybrid Capture II™.

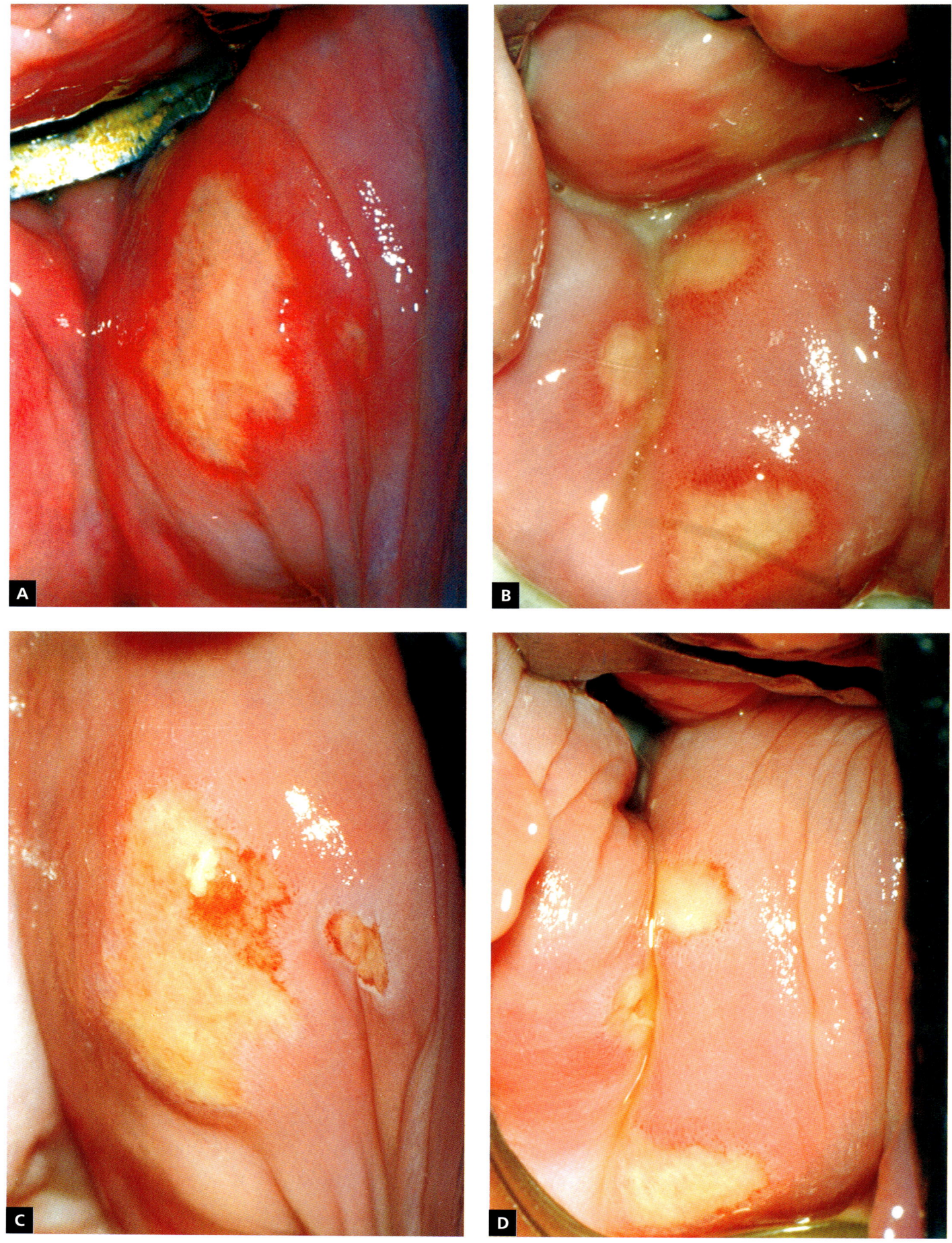

Figura 14.12A a D: Vagina 10 meses após extensa histerectomia por câncer do colo do útero em estágio 1B. (A e B) Mostram múltiplas áreas claramente demarcadas branco-amareladas com margens inflamadas. (C e D) São as mesmas áreas vistas nas Figs. 14.12A e B mostrando acetobranqueamento e tendência para a avulsão do epitélio.

COLPOSCOPIA DA VAGINA **193**

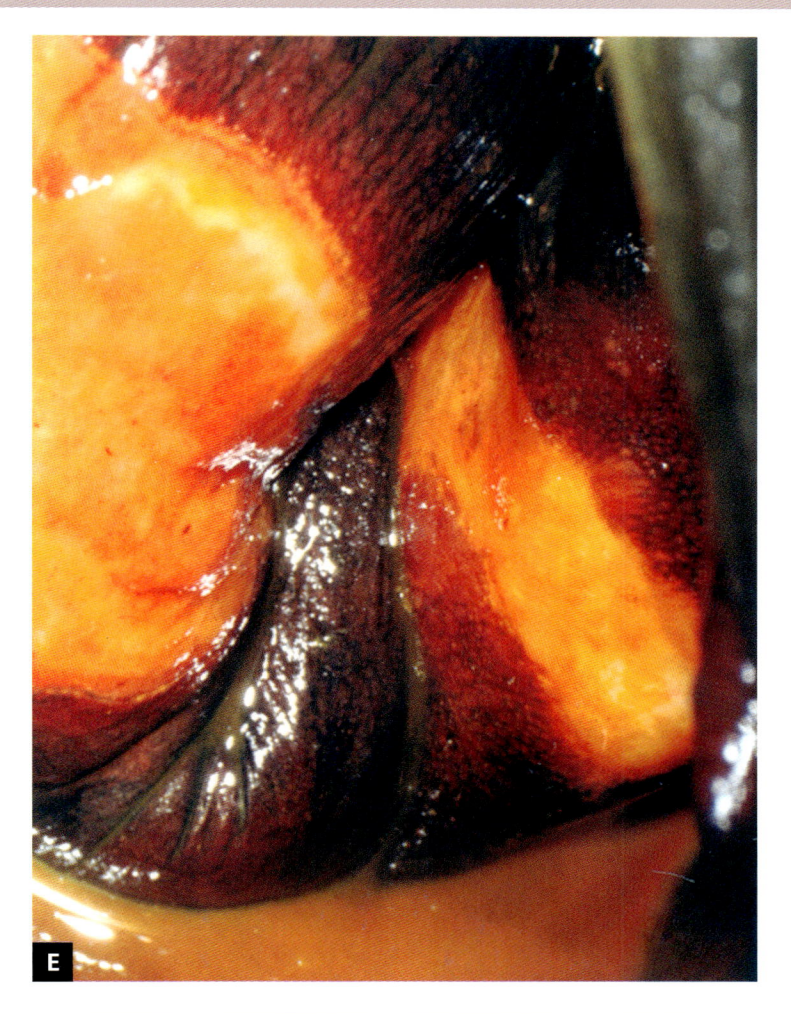

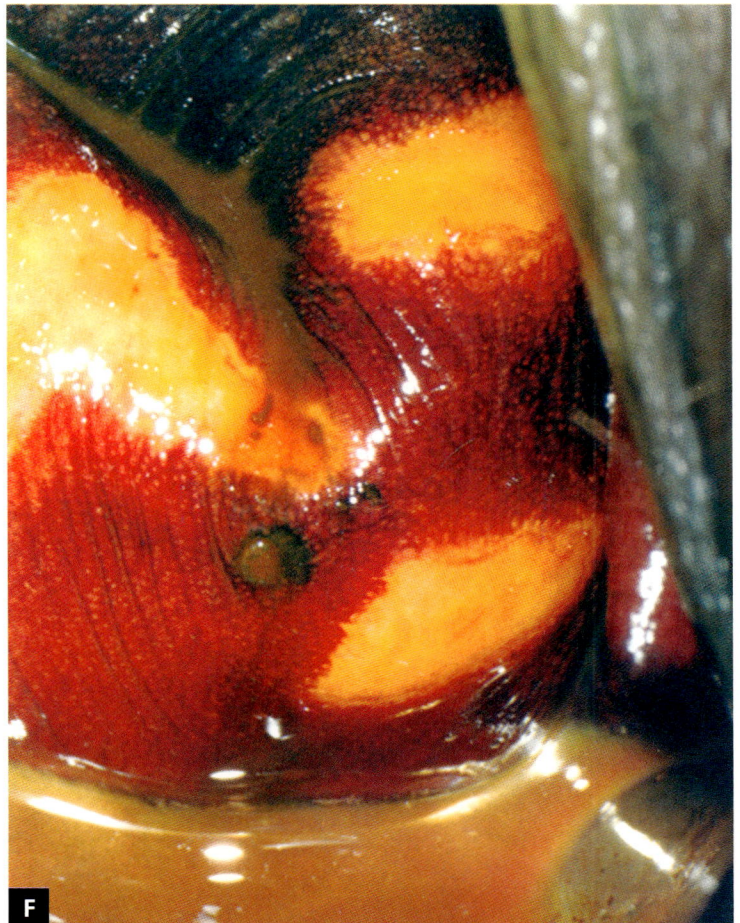

Figura 14.12E e F *(Cont.):* Mesmas áreas vistas nas Figs. 14.12A e B mostrando absorção parcial de iodo das áreas afetadas. O diagnóstico colposcópico foi NIVA. Biópsias múltiplas dessas áreas mostraram inflamação aguda.

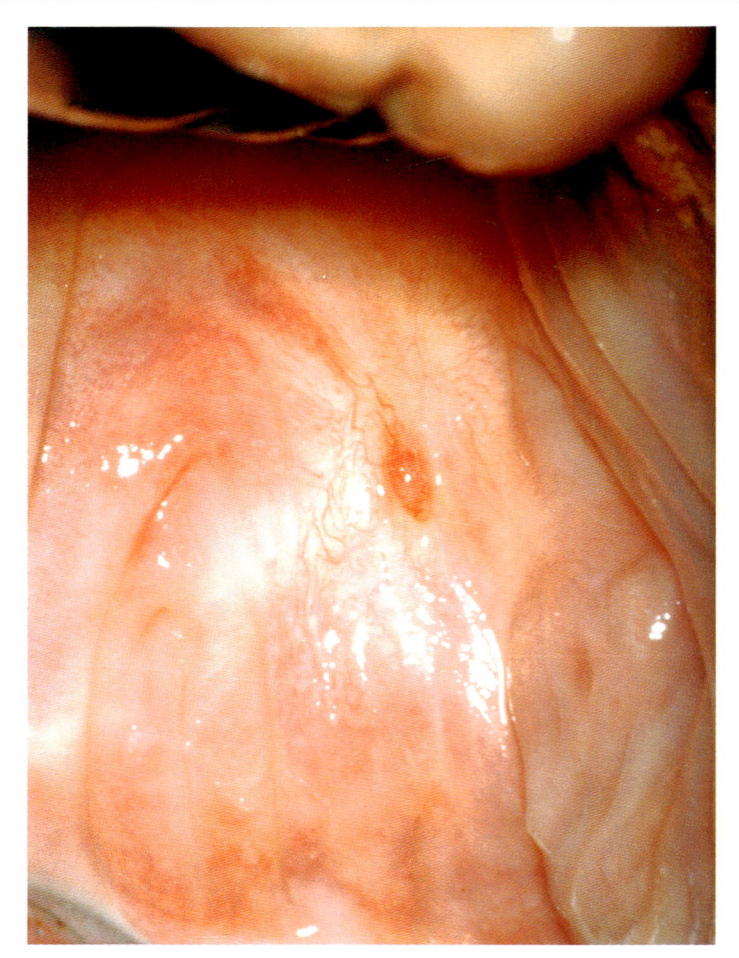

Figura 14.12G: Quatro semanas após a biópsia e o tratamento com antibióticos. As lesões desapareceram. Vasos finos em forma de vírgula são vistos na abóbada.

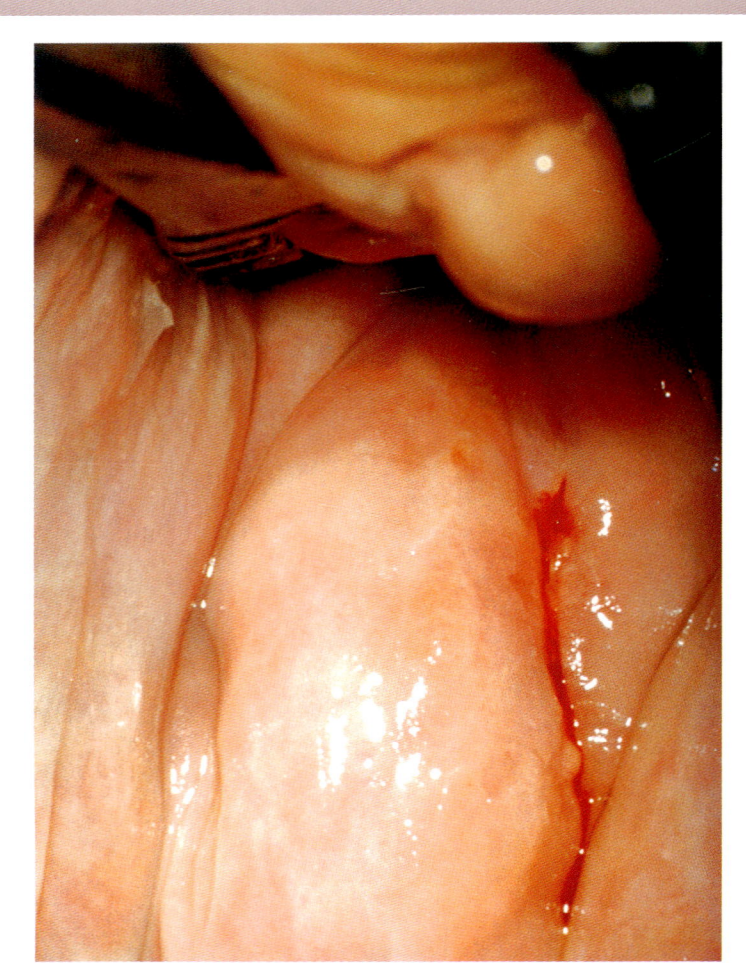

Figura 14.12H: Após a lavagem com ácido acético, uma área acetobranca plana é vista.

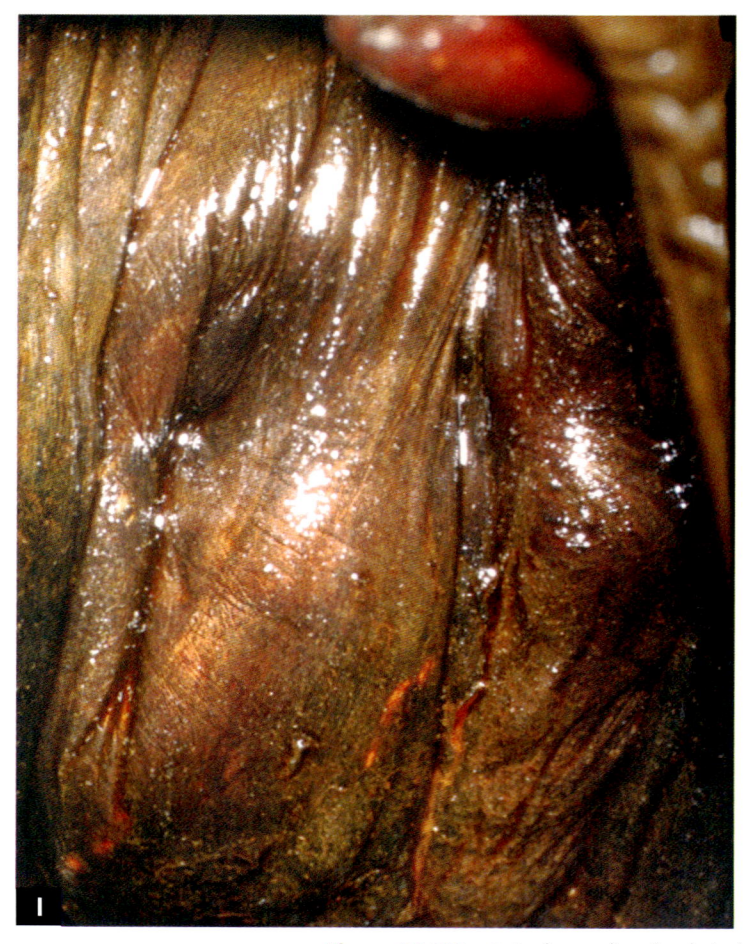

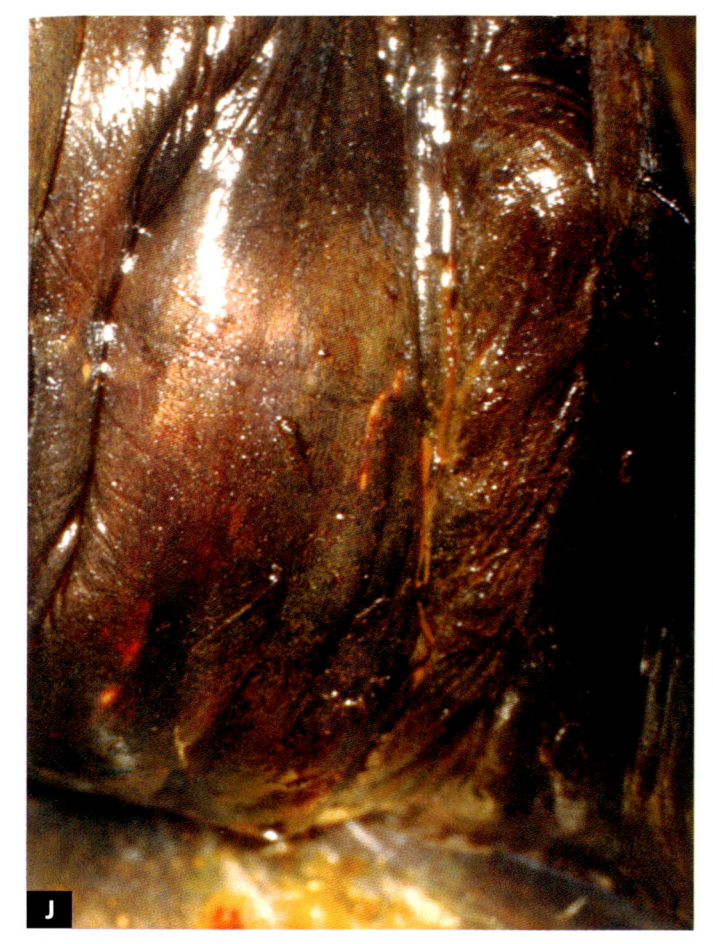

Figura 14.12I e J: Após a aplicação de iodo de Lugol mostrando boa absorção de iodo.

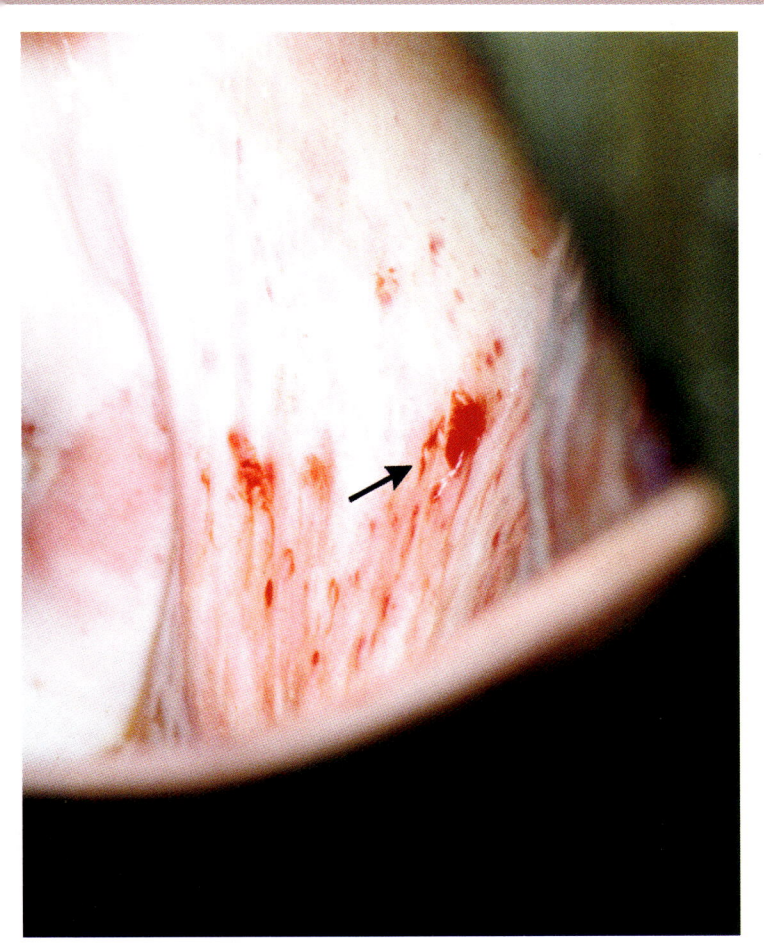

Figura 14.13: Envolvimento da vagina com câncer (seta) em uma paciente com câncer de colo do útero. Isso pode ser facilmente confundido com abrasão por espéculo.

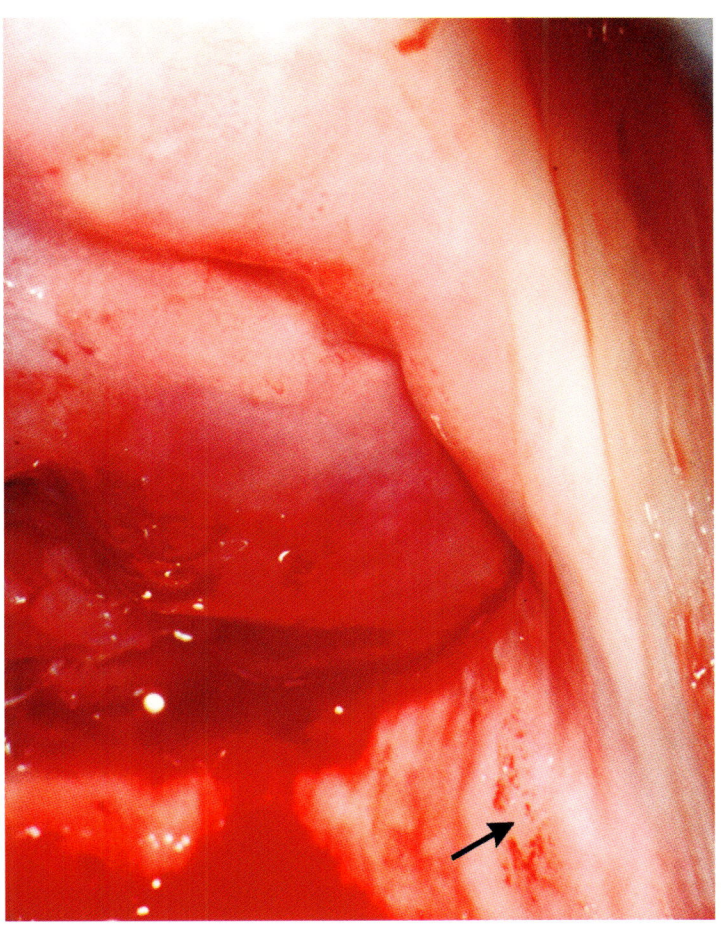

Figura 14.14: Extensão vaginal (seta) de câncer do colo do útero.

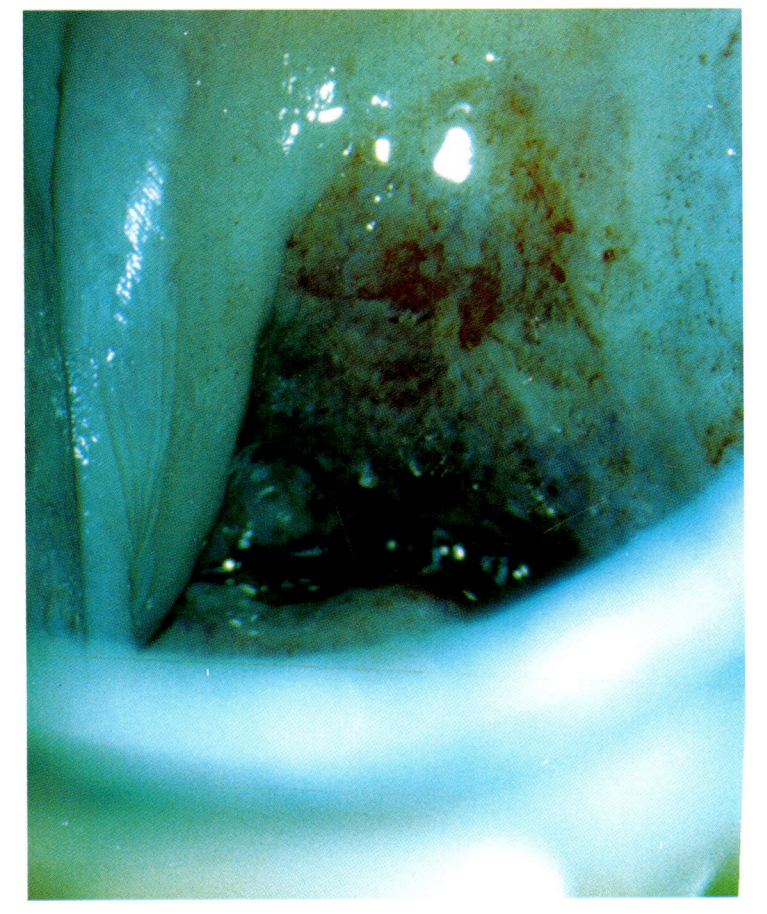

Figura 14.15A: Vasos atípicos de calibre médio na parede anterior da endocérvice, sugestivos de câncer precoce.

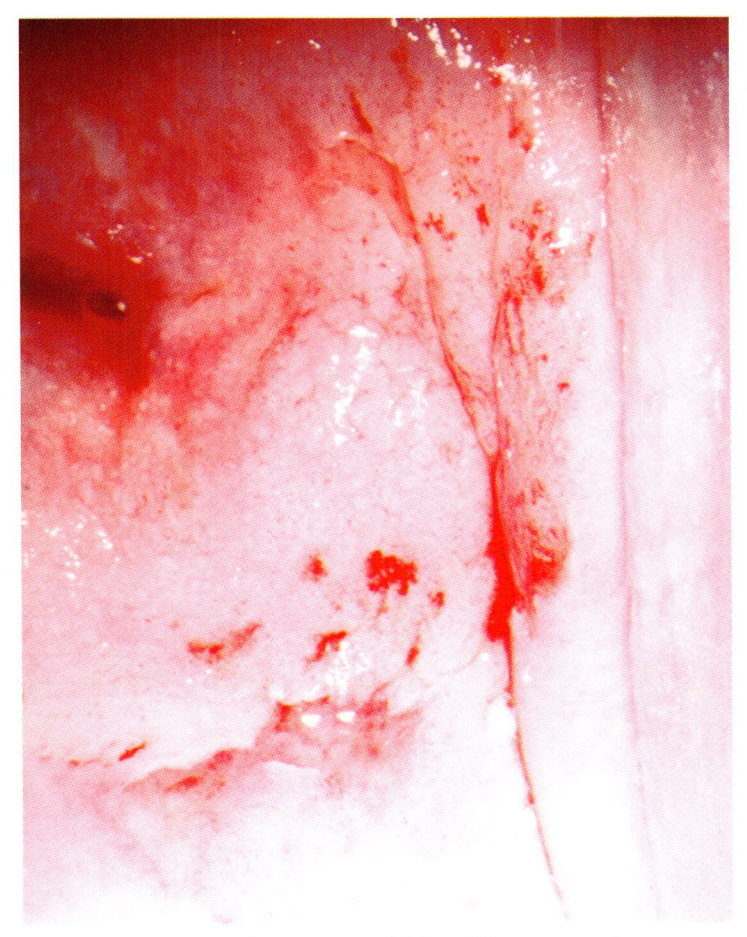

Figura 14.15B: Após a lavagem com ácido acético, mostrando pontilhado grosseiro e vasos atípicos dentro da área acetobranca densa, estendendo-se para a vagina indicando extensão do câncer para a vagina.

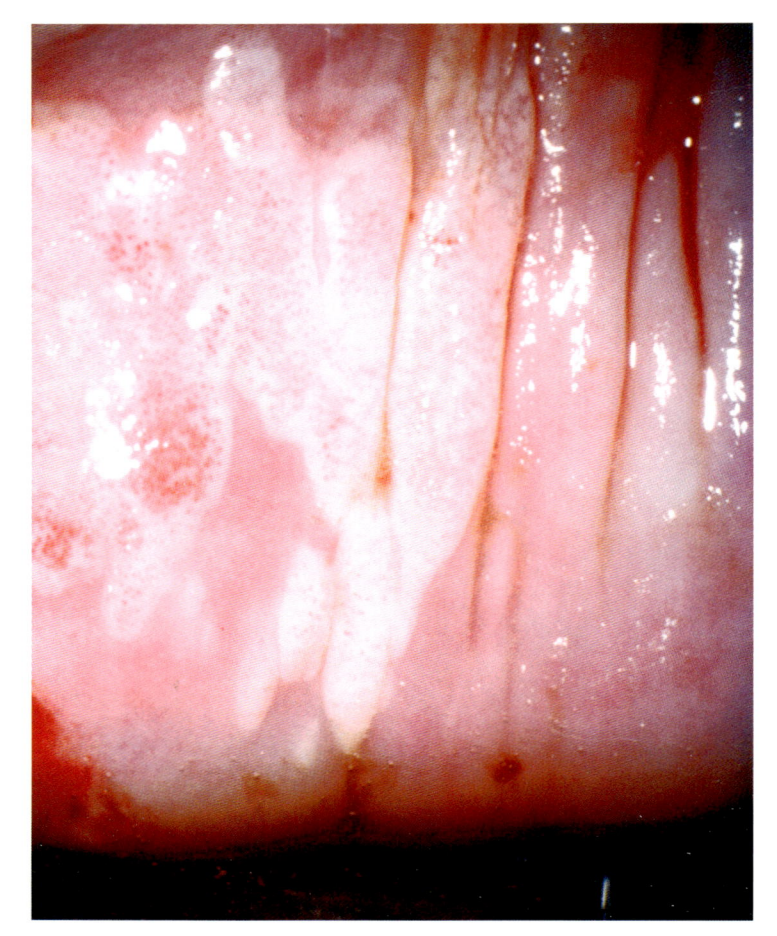

Figura 14.16: Pontilhado grosseiro e mosaico grosseiro em uma paciente com câncer de colo do útero, indicando envolvimento da vagina.

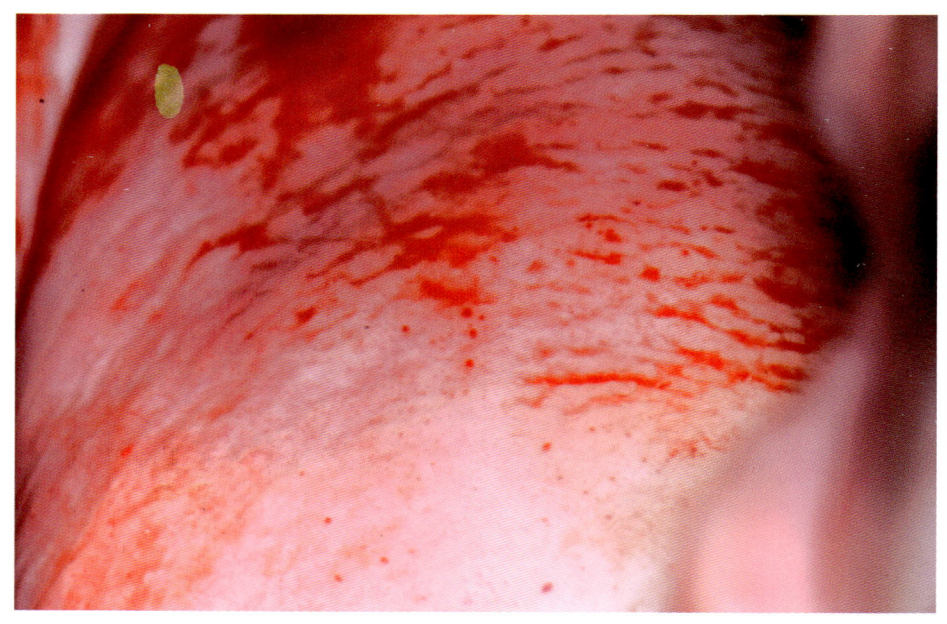

Figura 14.17: Colposcopia da parede vaginal anterior em um caso de câncer de colo do útero mostrando pontilhado "médio" e rugosidade fixa sugestivos de extensão do câncer para a vagina.

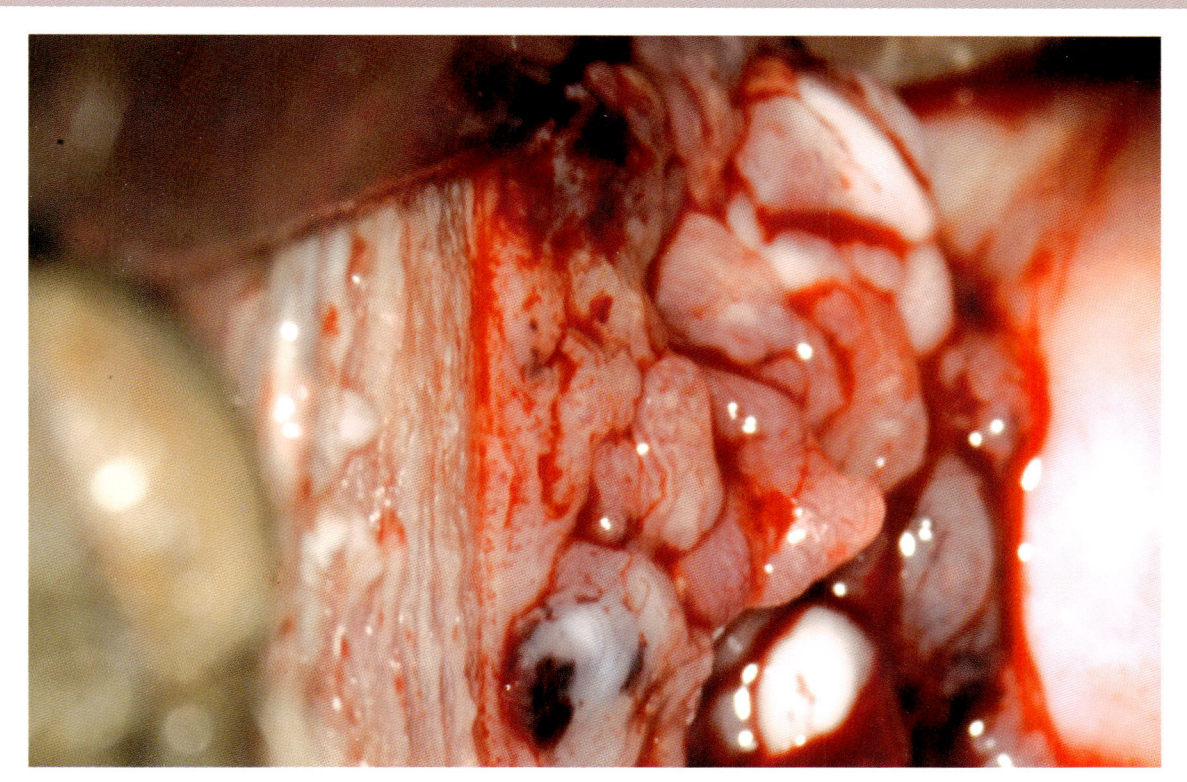

Figura 14.18A: Tumor nas paredes lateral e anterior direita vaginais que era uma extensão do tumor no colo do útero. Após a lavagem salina mostrando vasos atípicos e pontilhado grosseiro (15×).

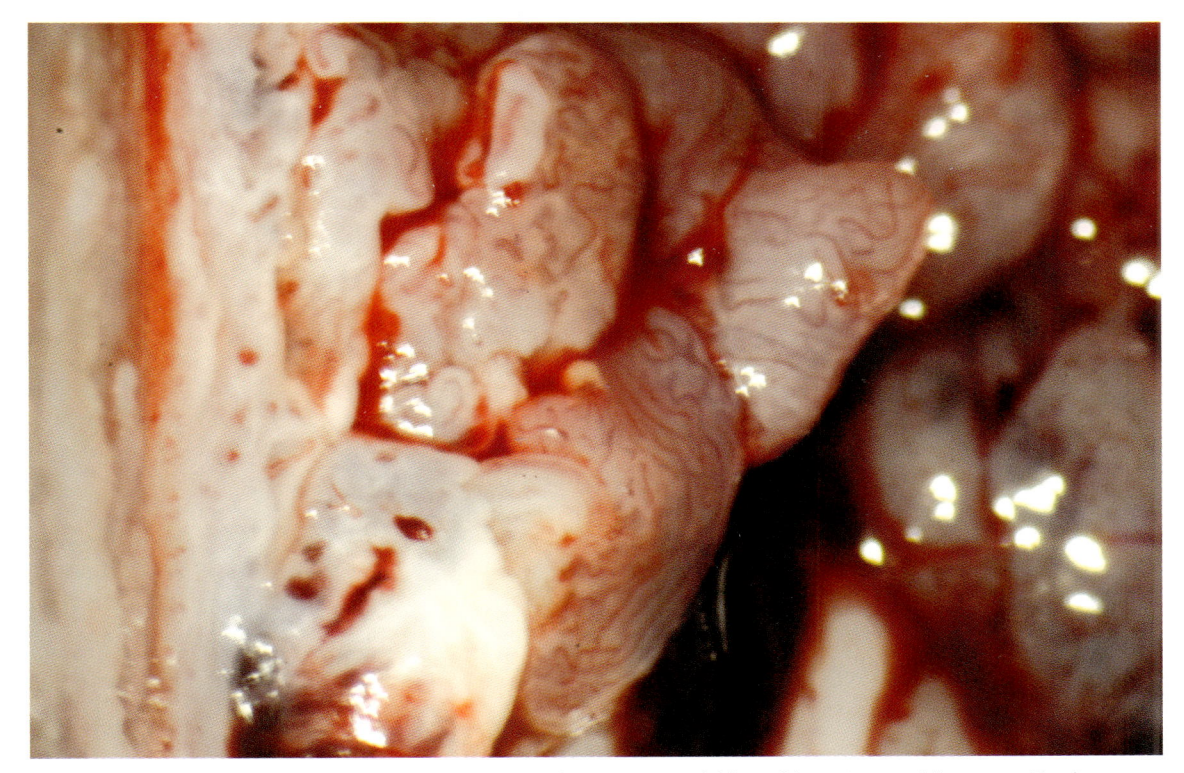

Figura 14.18B: Mesmo ângulo da Fig. 14.18A após a lavagem com ácido acético. Vasos atípicos, pontilhado grosseiro e áreas acetobrancas densas são vistos (30×). A biópsia mostrou carcinoma de células escamosas.

15 Colposcopia da Vulva

ACHADOS COLPOSCÓPICOS IMPORTANTES

A colposcopia da vulva não é muito útil para o diagnóstico de lesões vulvares. Isso ocorre porque o epitélio vulvar normal é opaco, em virtude da queratinização da superfície e, portanto, a vascularização da derme subjacente não é visível. Os padrões de pontilhado e mosaico são de difícil visualização na maior parte da vulva, exceto nas superfícies internas dos pequenos lábios e no vestíbulo, onde a camada de queratina é mais fina. Leucoplasia e mudanças acetobrancas são as aparições colposcópicas mais frequentes vistas em lesões vulvares; vasos atípicos são vistos em cânceres invasivos.[1] Coppleson e Pixley acreditam que algumas das lesões vulvares são menos queratinizadas do que estados normais ou não queratinizados; portanto, a colposcopia tem um papel definitivo na avaliação de lesões vulvares.[2] Mudanças de cor, contorno da superfície, angioarquitetura e topografia são importantes resultados colposcópicos que ajudam no diagnóstico de muitas lesões.[2]

Alterações de Cor

A aplicação de solução de iodo no introito resulta em uma linha bem definida, a linha vulvovaginal que delineia a superfície não corada da superfície profundamente corada; esta última é a extensão do introito do epitélio vaginal glicogenado. Em condições normais, a aplicação de ácido acético a 5% por alguns minutos resulta em uma resposta acetobranca variável que se estende desde a linha vulvovaginal lateralmente por vários milímetros, mas nunca atinge o *fourchette* (Figs. 15.1A a D).[2] Nenhuma correlação entre o grau de acetobranqueamento e a histopatologia subjacente foi determinado ainda.[2]

Contorno da Superfície

Numerosas papilas e rugosidades estão presentes nos pequenos lábios e no anel himenal. Estes ocasionalmente se fundem e coalescem e podem ser facilmente confundidos com uma infecção por papilomavírus humano (HPV) (Figs. 15.1 e 15.3).[1] Em meninas pré-púberes, o epitélio introital é liso. Em mulheres em idade reprodutiva, características multipapilares e viliformes estão presentes.[2] Elas podem ser ausentes, ocorrendo esporadicamente, ou extensivas e em torno do introito.[2] Essas papilas vestibulares são raramente vistas em idosas (Figs. 15.4 e 15.5B).

Angioarquitetura

As estruturas terminais vasculares na derme raramente são visíveis em estados normais em razão da queratinização da superfície. Vasos atípicos são observados em cânceres invasivos.

Topografia

O acetobranqueamento estendendo-se além dos limites normais e áreas acetobrancas isoladas são achados anormais.[2]

TERMINOLOGIA COLPOSCÓPICA

Segundo o Dr. Mario Sideri, ex-presidente da Sociedade Internacional para o Estudo da Doença Vulvovaginal (ISSVD), a colposcopia não é específica para o diagnóstico de lesões vulvares, e a ISSVD ainda não tem uma terminologia colposcópica das lesões vulvares (comunicação pessoal do Dr. Mario Sideri, 1º de fevereiro de 2010). O Comitê de Nomenclatura da IFCPC propôs a Nomenclatura Colposcópica da IFCPC 2011 que inclui a terminologia colposcópica para a vulva; o projeto foi postado no *site* da IFCPC em junho de 2010. A nomenclatura será finalizada no Congresso Mundial em julho de 2011.

Classificação Colposcópica de Lesões Vulvares

Coppleson e Pixley sugeriram uma classificação descrita na Tabela 15.1.[2]

NOMENCLATURA DO HPV

A ISSVD, em 1989, adotou uma nomenclatura para o HPV que se aplica a lesões de vulva, vagina e colo do útero e é descrita na Tabela 15.2.[2]

INDICAÇÕES PARA COLPOSCOPIA DA VULVA

1. Prurido vulvar – excluir ISP, NIV e câncer precoce por meio de biópsia das lesões colposcopicamente anormais.[1,2]
2. Síndrome da "queimação vulvar" – excluir ISP e NIV por meio de biópsia das lesões colposcopicamente anormais.[1,2]

Tabela 15.1: Classificação colposcópica de lesões vulvares

Cor	(i) Normal, (ii) branca, (iii) acetobranca, (iv) vermelha, (v) marrom, (vi) outra pigmentação
Vasos sanguíneos	(i) Ausente, (ii) pontilhado, (iii) mosaico, (iv) vasos atípicos
Configuração da superfície	(i) Plana, (ii) elevada, (iii) micropapilar, (iv) microcondilomatosa, (v) viliforme, (vi) papular, (vii) hiperqueratótica (leucoplasia)
Topografia	(i) unifocal, (ii) multifocal, (iii) multilocalizada, por exemplo, perianal, uretral, vaginal, cervical

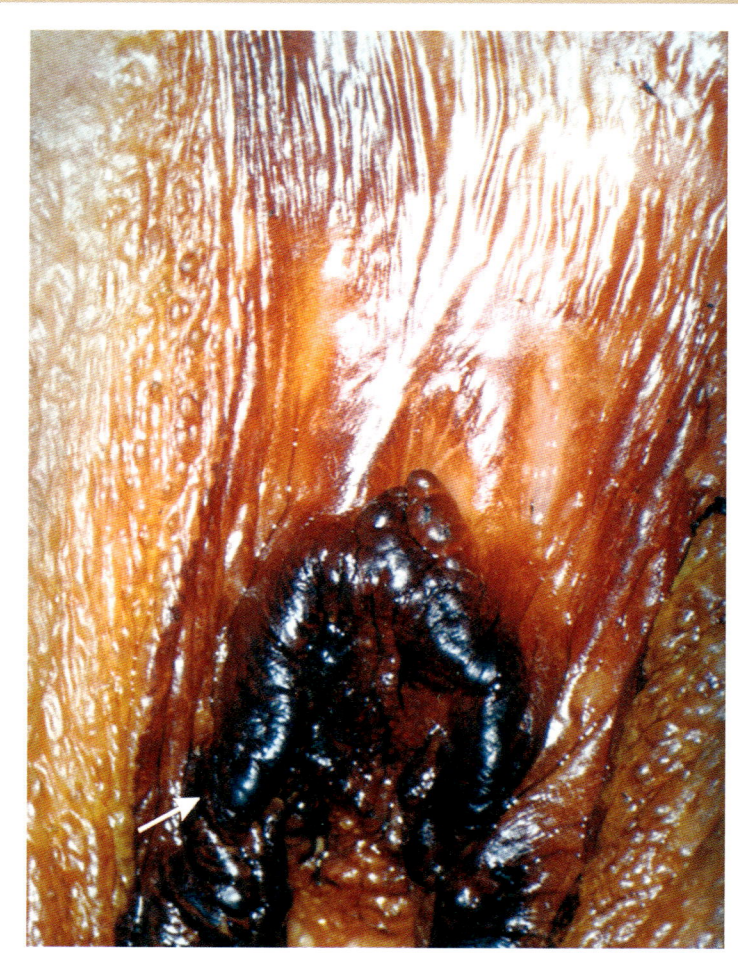

Figura 15.1A: Vulva exibindo ausência de acetobranqueamento anteriormente.

Figura 15.1B: Linha vulvovaginal na parte anterior da vulva (seta).

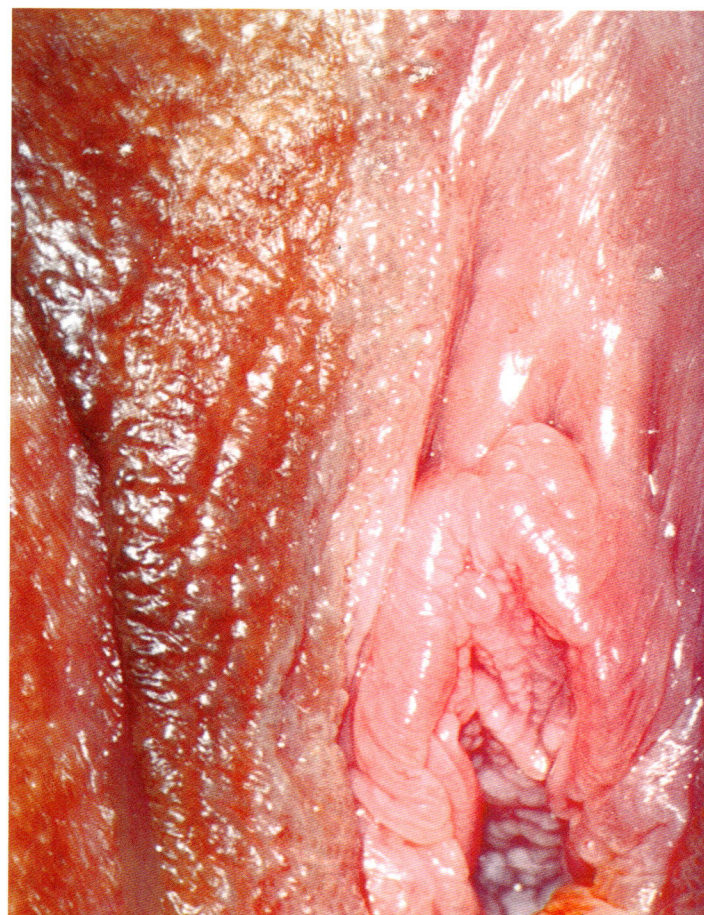

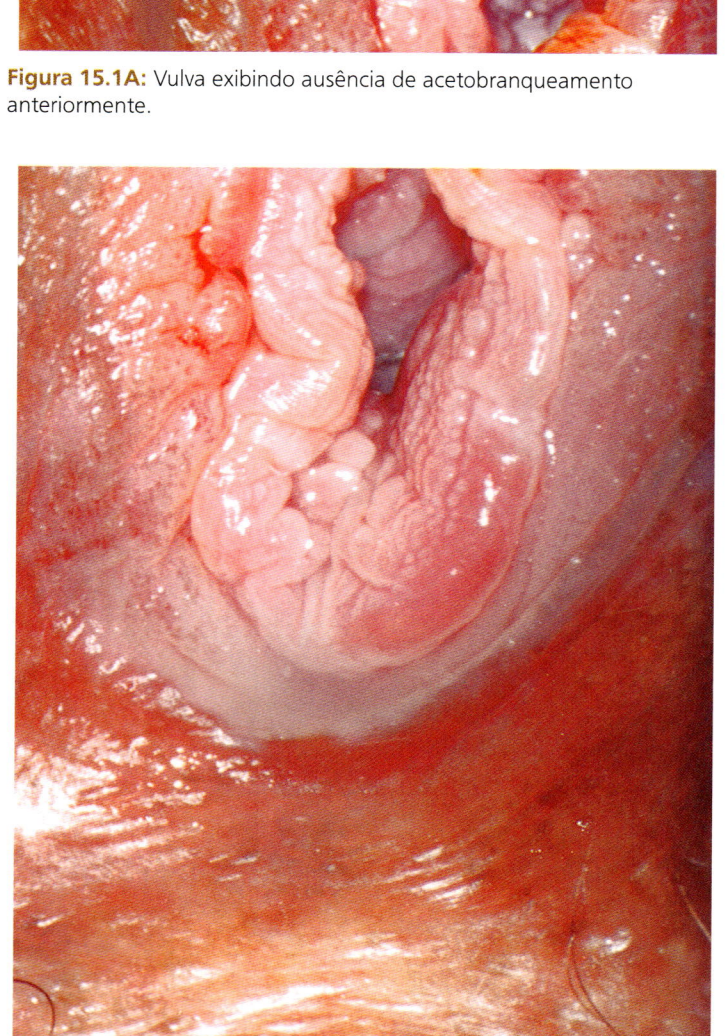

Figura 15.1C: Área de acetobranqueamento em forma de ferradura na parte posterior da vulva.

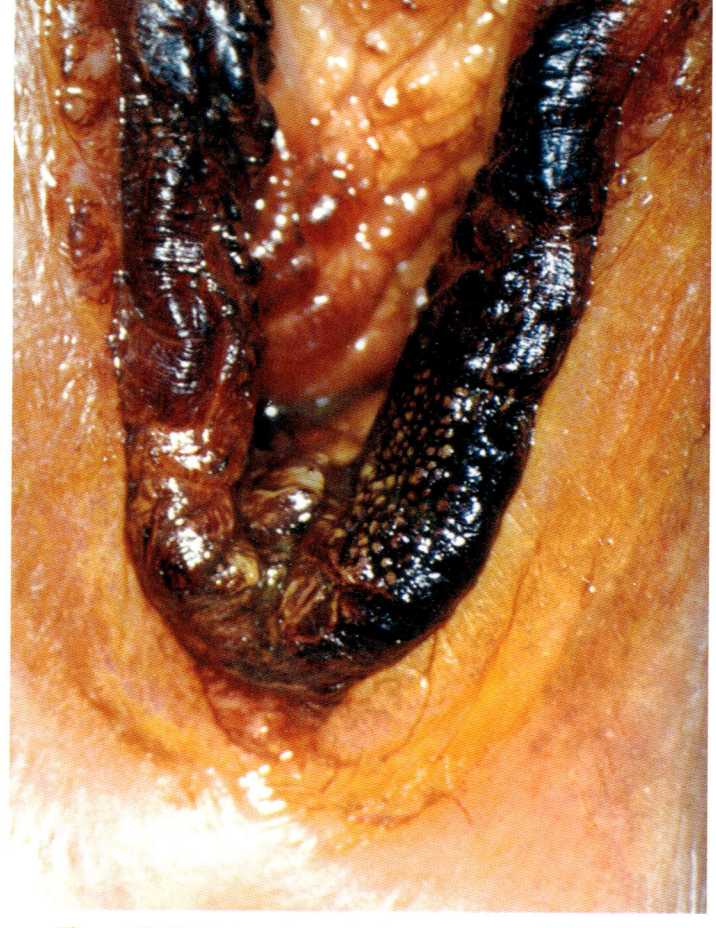

Figura 15.1D: Linha vulvovaginal na parte posterior da vulva.

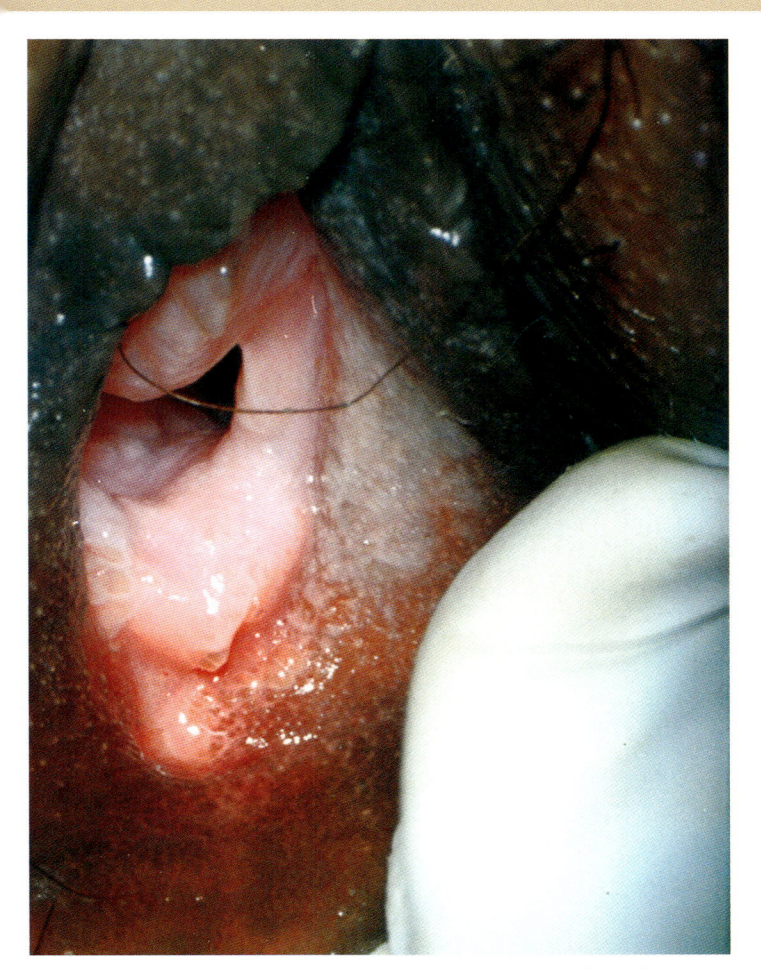

Figura 15.2A: Vulva de uma mulher de 19 anos, queixando-se de "queimação" na vulva. Corrimento esbranquiçado observado na superfície medial do pequeno lábio.

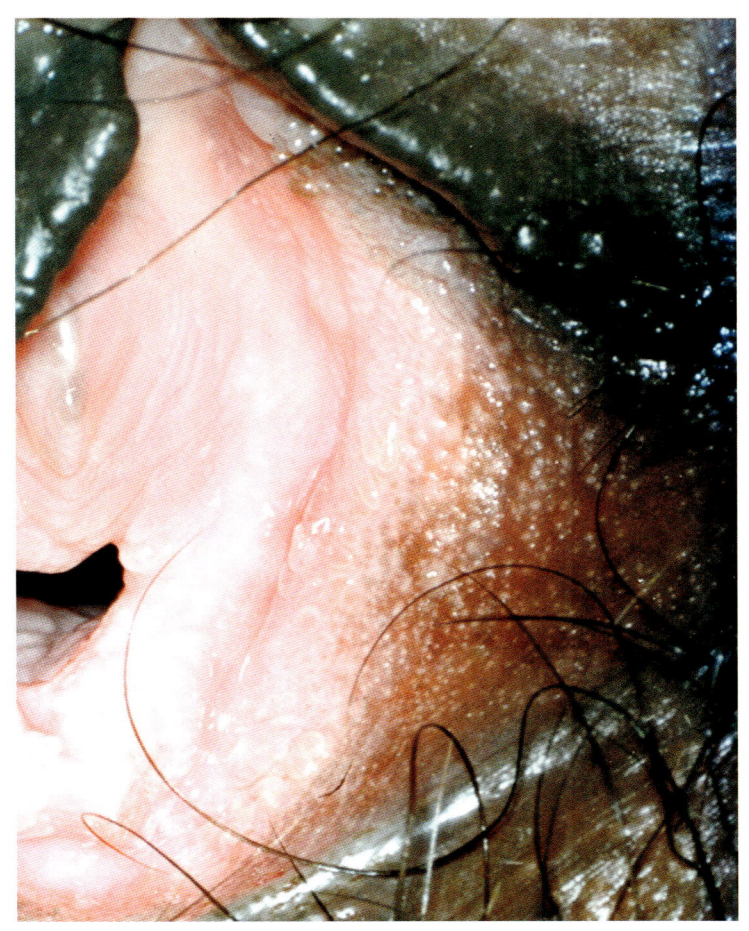

Figura 15.2B: Distribuição normal das áreas acetobrancas.

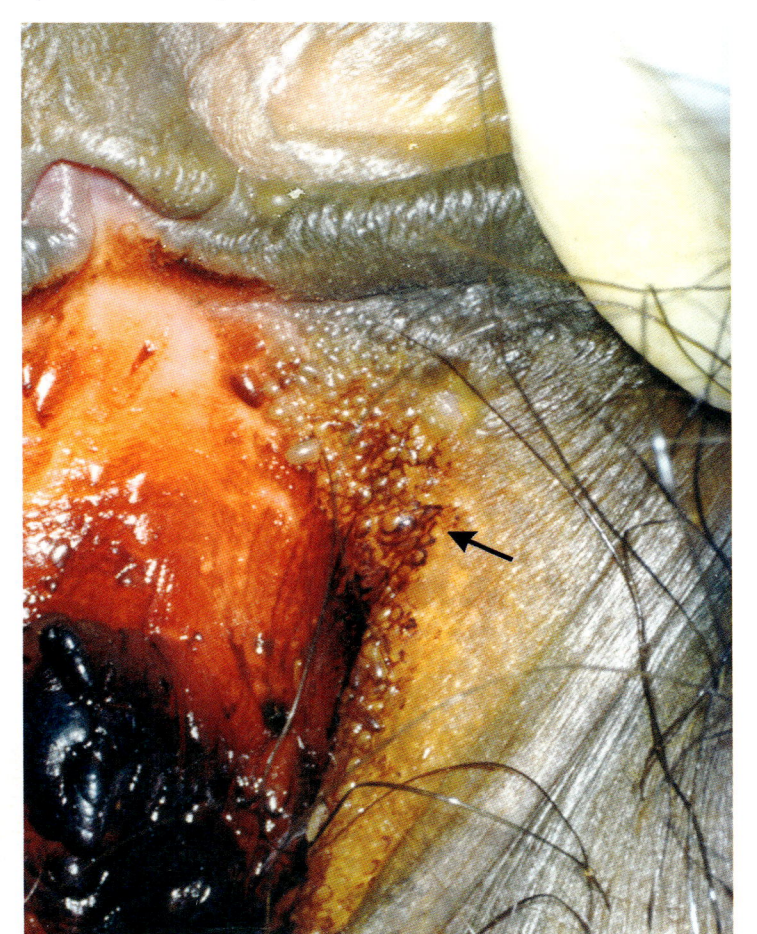

Figura 15.2C: Papilas dérmicas ligeiramente hipertrofiadas mostrando coloração irregular com iodo (seta).

Tabela 15.2: Nomenclatura do papilomavírus humano (HPV). ISSVD 1989
A. Clínico*
Evidente sem ampliação
1. Acuminado
2. Papular
3. Papilomatoso
B. Subclínico
Mais bem avaliado por ampliação e/ou ácido acético
1. Micropapilar
2. Plano
C. Não clínico
Evidente por meio de técnicas de laboratório, por exemplo, hibridização de DNA
*Localizado ou difuso deve ser indicado.

3. Pacientes com ISP ou condiloma da vagina e/ou do colo do útero – para excluir ISP da vulva e NIV.[1-3]
4. Pacientes com neoplasia intraepitelial cervical (NIC) e/ou neoplasia intraepitelial vaginal (NIVA) – para excluir NIV.[1,2]
5. Delimitação das lesões visíveis (NIV, câncer e doença de Paget).

A biópsia é essencial para diagnosticar as lesões subjacentes.

Colposcopia não tem valor para avaliar outras lesões pigmentadas da vulva que não NIV. Ela não tem valor em dermatoses vulvares não neoplásicas.

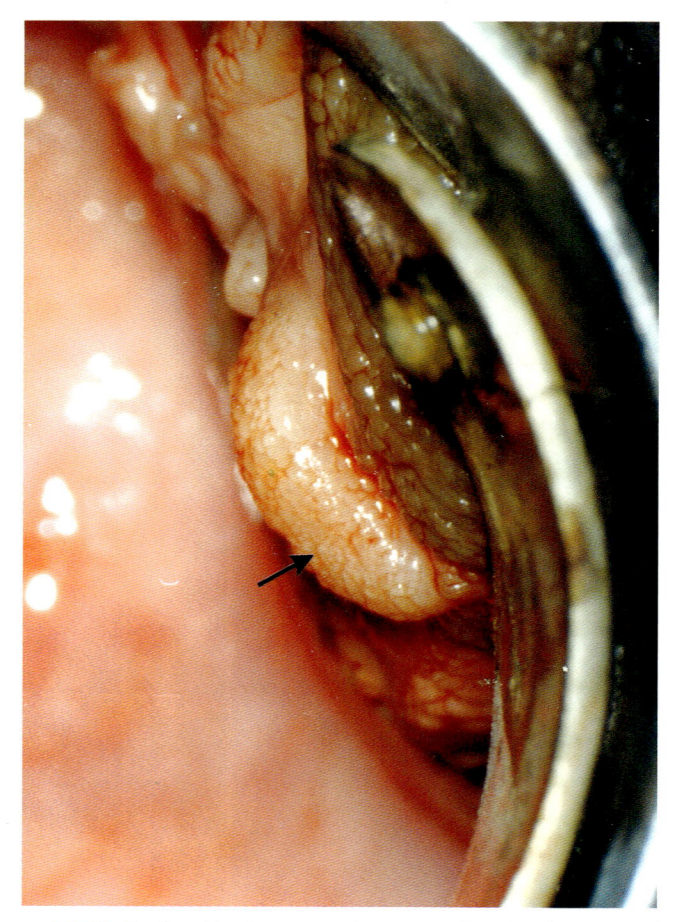

Figura 15.3A: Papilas dérmicas proeminentes no introito de uma senhora de 45 anos com câncer de endométrio (seta). A aparência é sugestiva de infecção por HPV.

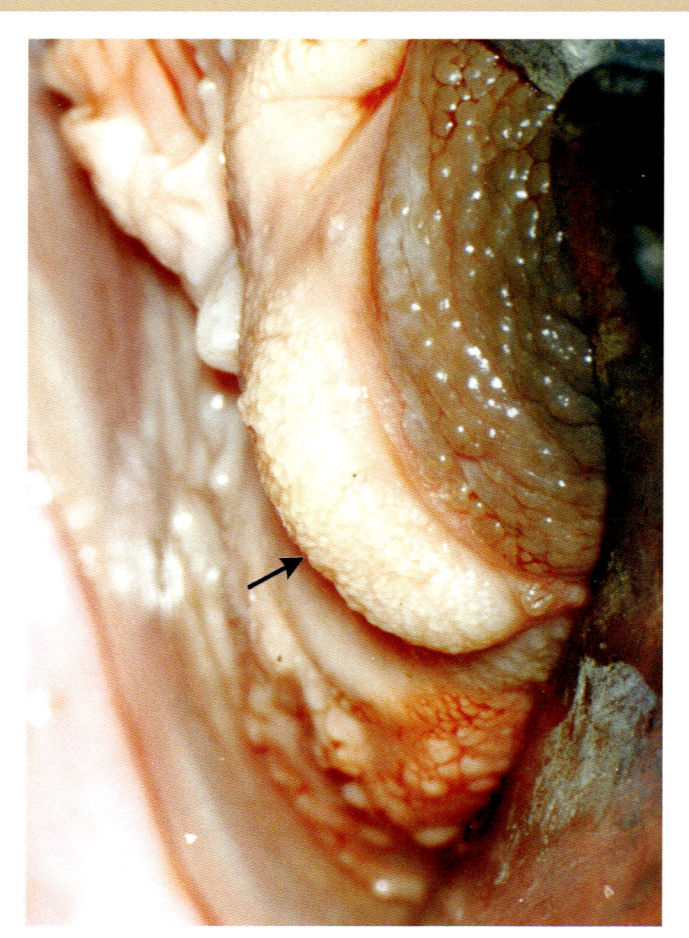

Figura 15.3B: As papilas mostram intenso acetobranqueamento (seta).

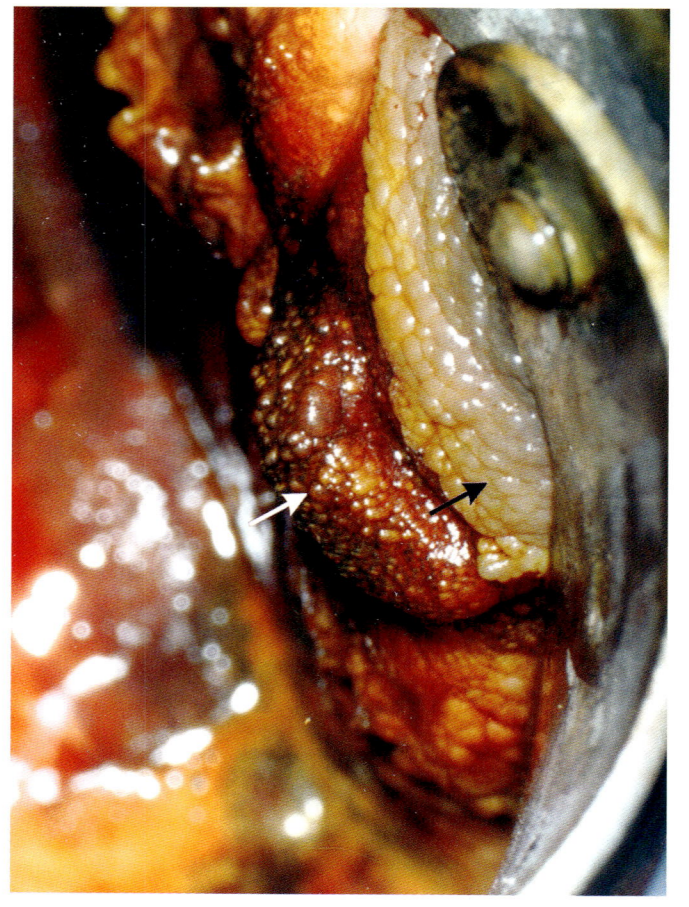

Figura 15.3C: Coloração por iodo do epitélio vaginal (seta branca) e não coloração das papilas vulvares (seta preta). A biópsia da vulva mostrou coilocitose.

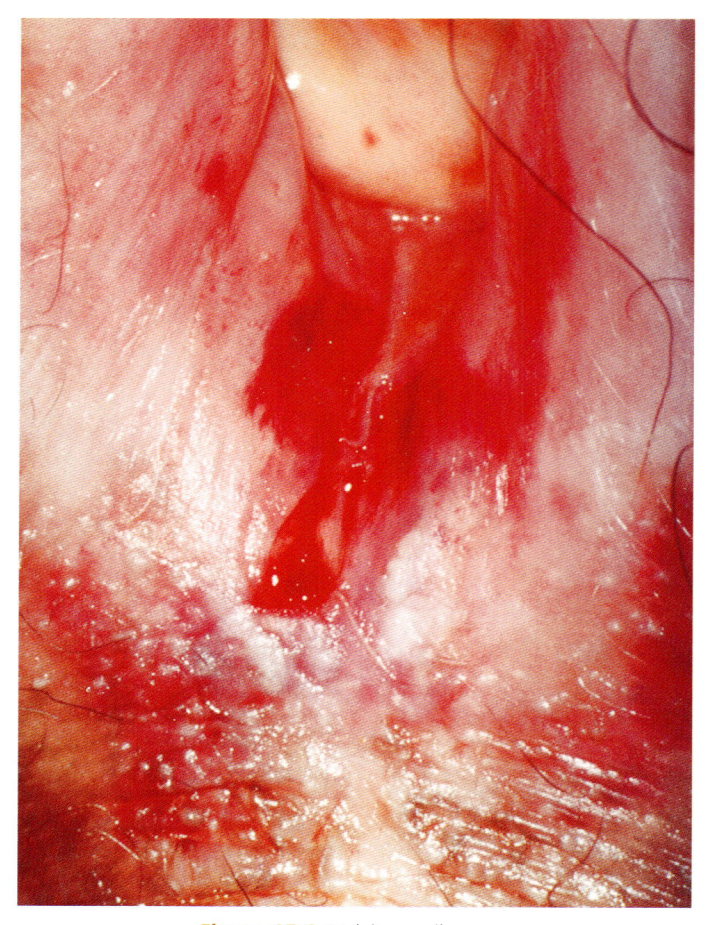

Figura 15.4: Vulvite senil grave.

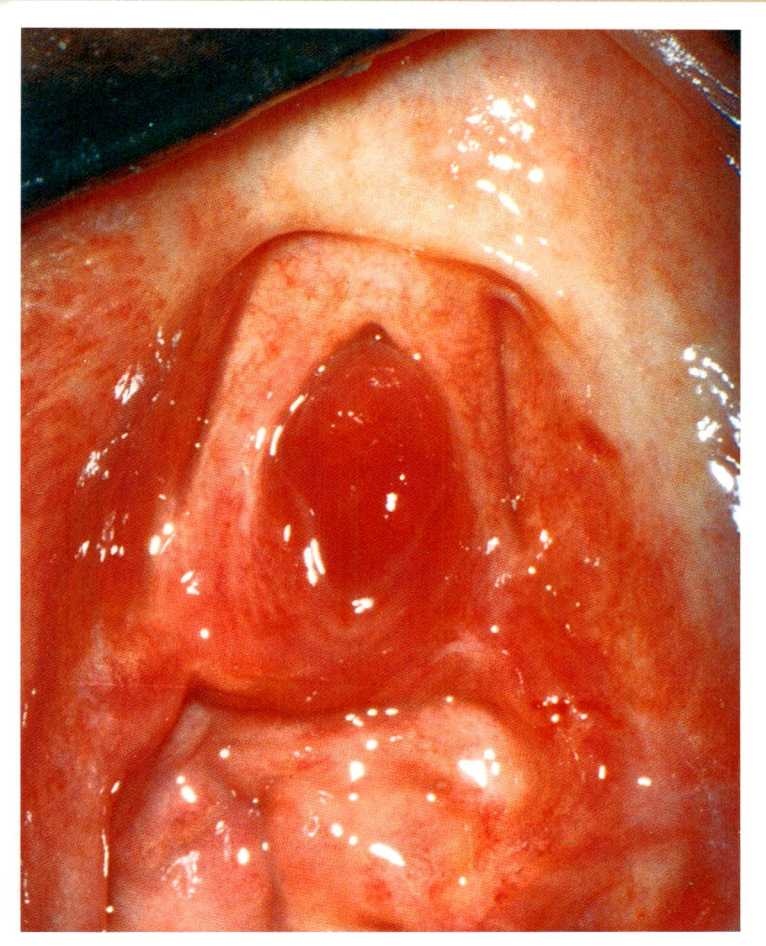

Figura 15.5A: Carúncula uretral em uma paciente com vulvite e vaginite senil.

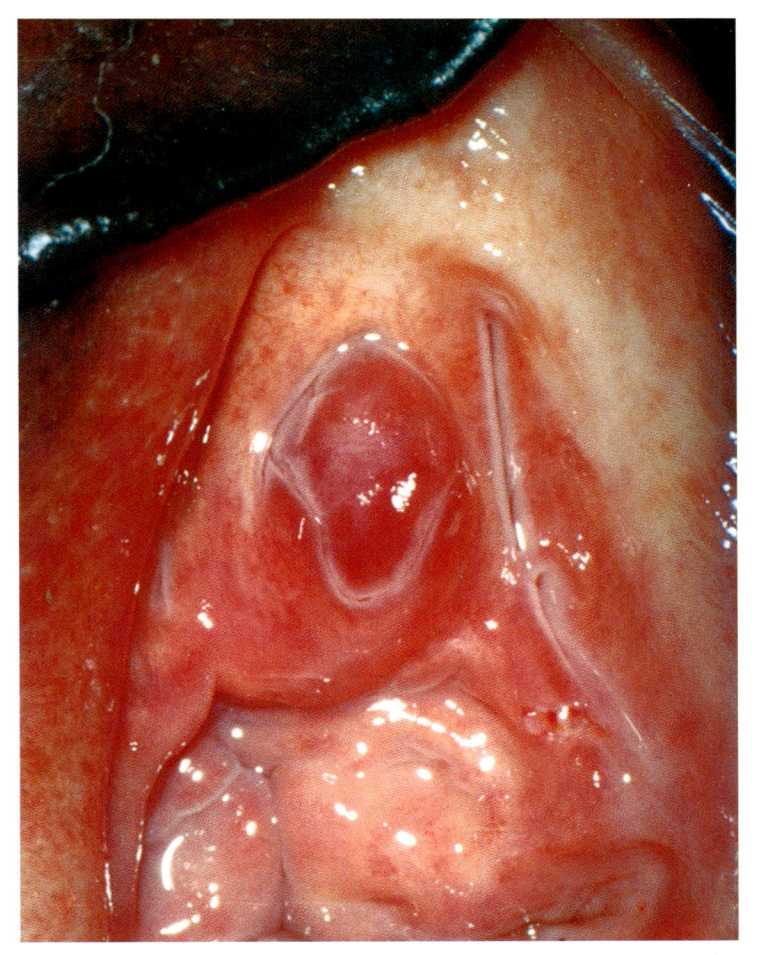

Figura 15.5B: Após a aplicação de ácido acético, mostrando ausência de acetobranqueamento.

CONTRAINDICAÇÕES PARA A COLPOSCOPIA DA VULVA

1. Uso de medicamentos vulvares pouco antes do procedimento.
2. Vulvite aguda, já que o procedimento vai ser muito doloroso.
3. Tumor óbvio ou úlcera; a biópsia é melhor para estabelecer o diagnóstico.

TÉCNICA DA COLPOSCOPIA DA VULVA

Idealmente, o colo do útero e a vagina devem ser primeiro examinados colposcopicamente. Toda a vulva é inspecionada cuidadosamente a olho nu. Depois a vulva é lavada totalmente por 3 a 5 minutos com ácido acético de 3 a 5%. Uma solução de 5% é preferível.[1] A vulva é examinada de forma sistemática a partir do introito, para fora, para os pequenos e grandes lábios, o períneo e, finalmente, o clitóris, a uretra terminal, a região perianal e o canal anal. Áreas acetobrancas, padrões de mosaico e pontilhado, especialmente nos pequenos lábios e vestíbulo, são notados.

O próximo passo é a aplicação de corante aquoso azul de toluidina a 1%. Este é um corante nuclear que fica fixado aos núcleos de células *in vivo*. O corante deve ser aplicado sobre a superfície por 2 minutos e depois lavado com ácido acético a 1%. O epitélio normal é anucleado e o corante será completamente lavado. Lesões que contêm células nucleadas irão reter o corante que aparece como pontos azuis facilmente vistos pelo colposcópio. Ulcerações, células escamosas imaturas ou escamosas nucleadas (paraqueratose) resultarão em um teste positivo.[1] Os dois últimos epitélios são vistos em ambas as condições, não neoplásica e neoplásica.[1] Este teste ajuda a delinear as áreas para biópsia, mas não dá qualquer informação sobre a histopatologia da lesão. As observações são anotadas em diagramas de linha (Apêndices 7A e B), ou digitalmente.

BIÓPSIA

O método mais importante para a avaliação de lesões vulvares é o exame histopatológico de amostras para biópsias.

A biópsia é bastante fácil, mas requer anestesia local. É injetada lidocaína a 1%, utilizando agulha odontológica de calibre 27, na derme do local escolhido para a biópsia.

Os instrumentos de punção vulvar de Keyes (veja o Capítulo 4, Fig. 4.15), disponíveis tanto como um *kit* descartável ou instrumento reutilizável de aço inoxidável, são comumente utilizados. Uma pinça fina para tecidos e tesoura são necessários para remover a amostra. A pinça *punch* para biópsia ou mesmo um bisturi pode ser utilizado. O sangramento é geralmente mínimo e pode ser controlado pela aplicação de solução de Monsel. Às vezes, uma sutura com fio categute será necessária.

CLASSIFICAÇÃO DAS LESÕES ESCAMOSAS VULVARES

A classificação da ISSVD (1986) de lesões escamosas vulvares é descrita na Tabela 15.3.[1] A classificação da ISSVD (2004), de neoplasia intraepitelial vulvar é descrita na Tabela 15.4.[7]

USOS

A colposcopia da vulva auxilia na identificação de lesões subclínicas (p. ex., NIV, ISP, e pequenas úlceras herpéticas) e deli-

Tabela 15.3: Classificação da ISSVD de lesões escamosas vulvares

1. Distúrbios epiteliais não neoplásicos (distrofias)
    a. Hiperplasia de células escamosas
    b. Líquen escleroso
    c. Outras dermatoses
2. Neoplasia intraepitelial vulvar (NIV)
3. Carcinoma invasivo.

Tabela 15.4: Classificação da ISSVD 2004 da neoplasia intraepitelial vulvar[7]

NIV, tipo comum
    a. NIV, tipo verrucoso
    b. NIV, tipo basiloide
    c. NIV, tipo (verrucoso/basiloide) misturado
NIV, tipo diferenciado (simples)

mitação de lesões macroscopicamente visíveis (p. ex., NIV, carcinoma microinvasor e invasivo, e doença de Paget).

Identificação de Lesões Subclínicas

Neoplasia Intra Epitelial Vulvar Subclínica

A neoplasia intraepitelial vulvar (NIV) é vista mais frequentemente em mulheres em idade reprodutiva, com 50% dos casos observados antes da idade de 40 anos. Estão associados 25 a 50% a condiloma acuminado de colo do útero/vagina/vulva, e 30% têm neoplasia intraepitelial cervical (NIC) ou neoplasia intraepitelial vaginal (NIVA).[1] Também é visto frequentemente em mulheres com infecção subclínica por papilomavírus (ISP) do colo do útero/vagina/vulva, e em mulheres com a síndrome de comichão/queimação vulvar.[2] Portanto, o exame colposcópico da vulva é indicado nestas mulheres para descartar NIV.

A maioria das pacientes é assintomática, outras apresentam prurido ou queimação na vulva, algumas apresentam uma lesão na vulva.

Embora a NIV normalmente seja visível a olho nu, algumas lesões e partes de algumas lesões podem ser vistas somente após o exame colposcópico.[2] A NIV é comumente vista nas margens inferiores dos grandes e pequenos lábios, no períneo e ao redor do ânus. As lesões são geralmente multifocais. A NIV se apresenta como leucoplasia ou áreas acetobrancas com bordas definidas, lesões difusas, ou ligeiramente pigmentadas. Padrões de pontilhado e mosaico geralmente não são vistos, exceto em alguns casos, nos pequenos lábios.

A NIV de alto grau pode ter uma aparência variada, com áreas de coloração marrom, vermelha, azul e branca. As lesões pigmentadas e acetobrancas têm uma superfície de contorno ligeiramente elevada ou micropapilar. A presença de vasos atípicos sugere câncer invasivo.

Biópsias múltiplas são necessárias para lesões múltiplas.

Infecção Subclínica por Papilomavírus (ISP)

A maioria das mulheres com ISP apresenta síndrome de comichão/queimação da vulva. A vulva parece normal a olho nu. Um grande número de mulheres com esses sintomas são tratadas incorretamente como infecção recorrente por *Candida* (Figs. 15.6A e B). O tratamento é ineficaz e a citologia e as culturas vaginais não conseguem demonstrar *Candida*.

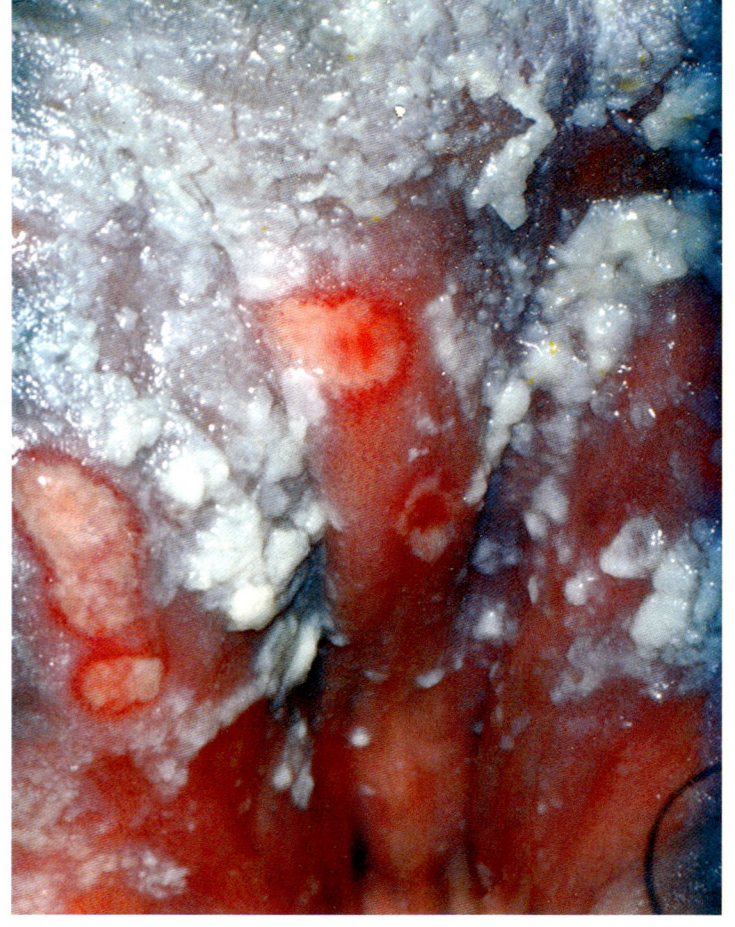

Figura 15.6A: Vulvite com *Candida*.

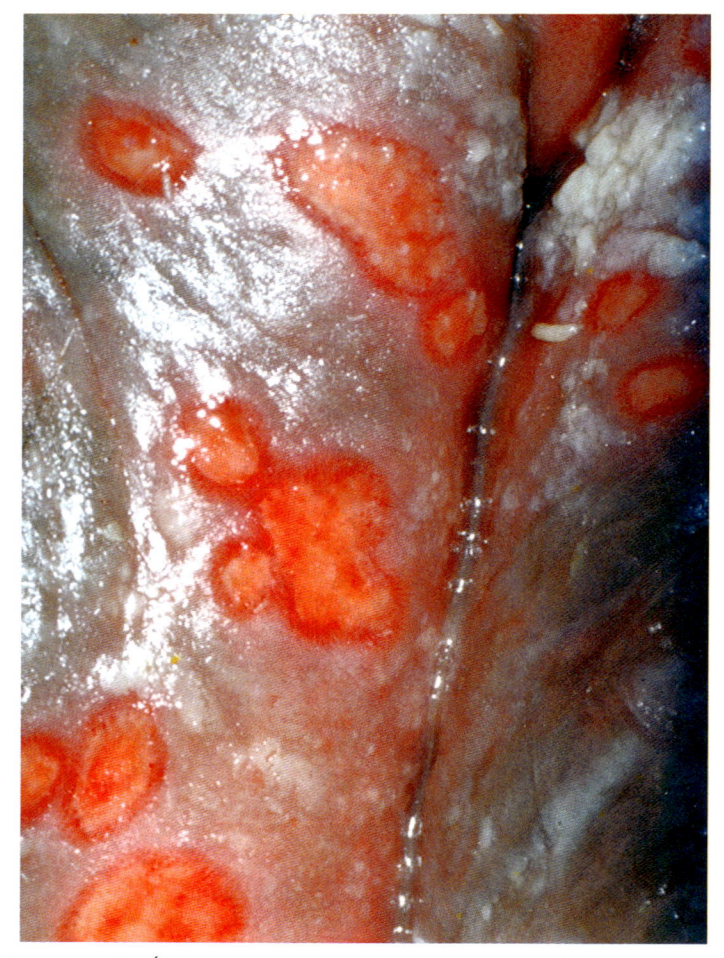

Figura 15.6B: Úlceras causadas por infecção com *Candida* são claramente visíveis.

Após a aplicação de ácido acético, uma área característica de acetobranqueamento em forma de ferradura desenvolve-se ao longo das superfícies internas dos pequenos lábios e se estende para o aspecto posterior do introito ao períneo. Em algumas mulheres, este acetobranqueamento em forma de ferradura pode ser confundido com a variante normal; a biópsia é uma obrigação. Às vezes, esse acetobranqueamento se estende cefalicamente para a vagina, (às vezes todo o comprimento), ou se estende para a uretra anterior ao clitóris e monte de Vênus. O epitélio acetobranco pode ser plano ou ter uma superfície micropapilar. Às vezes, o acetobranqueamento é tão proeminente que pode ser diagnosticado como NIV. A biópsia é essencial para diagnosticar ISP e descartar NIV, já que esta última é associada a ISP entre 7 a 10% dos casos.[3]

Às vezes, a ISP se apresenta como manchas acetobrancas discretas ou microcondilomata acetobrancas. As lesões podem ser poucas ou extensas e cobrindo os locais paraclitoral, introital e perianal, por vezes envolvendo os grandes lábios e pele adjacente e fenda glútea.[2] A presença desta lesão nos folículos capilares é frequentemente associada a prurido.[2]

A ISP da vagina e do colo do útero é comum e deve ser procurada por colposcopia.[4]

Papilas Vestibulares

As papilas vestibulares descritas inicialmente são estruturas normais e podem ser facilmente confundidas com condilomata. Estas estão localizadas nas superfícies dos pequenos lábios e no anel himenal *(carunculae myrtiformes)*, podem ser grandes e coalescidas e são acetobrancas. Alguns profissionais acreditam que estas papilas sejam ISP[3,5,6] e as associaram a vestibulite.[5]

Identificação de Pequenas Lesões

O colposcópio é útil na identificação de condilomas pequenos, foliculite e úlceras causada por várias infecções (Figs. 15.7 a 15.10).

Delimitação das Lesões Macroscopicamente Visíveis

NIV e Câncer Microinvasivo

Apresentam-se como lesões brancas, rosas, vermelhas, marrons, planas, irregulares ou verrucosas. Biópsias são colhidas a partir das lesões elevadas ou erosivas e de lesões não queratóticas sob orientação colposcópica.

Câncer Invasivo

Apresenta-se como lesões brancas ou vermelhas elevadas ou ulceradas. **A colposcopia é valiosa em mulheres jovens, pois pode diferenciar entre câncer invasivo e o diagnóstico errado de doença venérea.** Isso evita atrasos desnecessários em iniciar o tratamento para câncer invasivo. Vasos atípicos confirmam o diagnóstico de doença invasiva; áreas de necrose aparecem em amarelo. A colposcopia também ajuda a determinar o grau de envolvimento e delinear as margens de excisão. **A biópsia é essencial para confirmar o diagnóstico.**

Doença de Paget

A colposcopia ajuda a delinear a extensão microscópica da doença de Paget, permitindo assim uma excisão ampla.

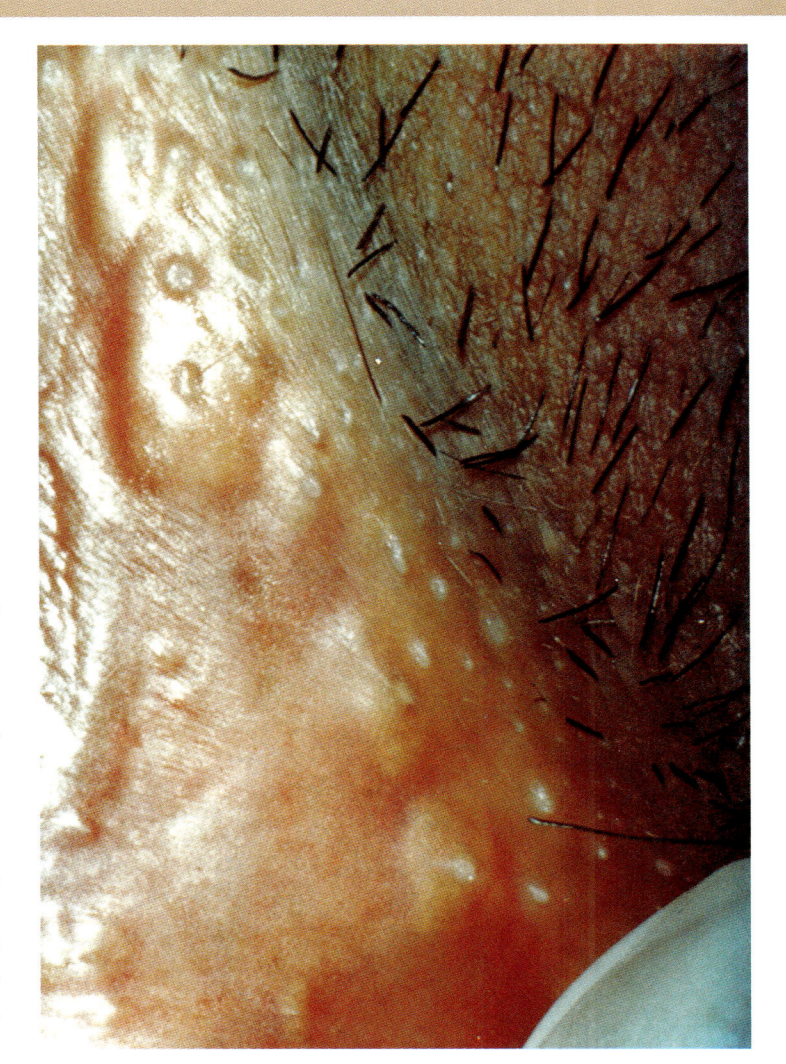

Figura 15.7A: A paciente apresentou prurido intenso de vulva.

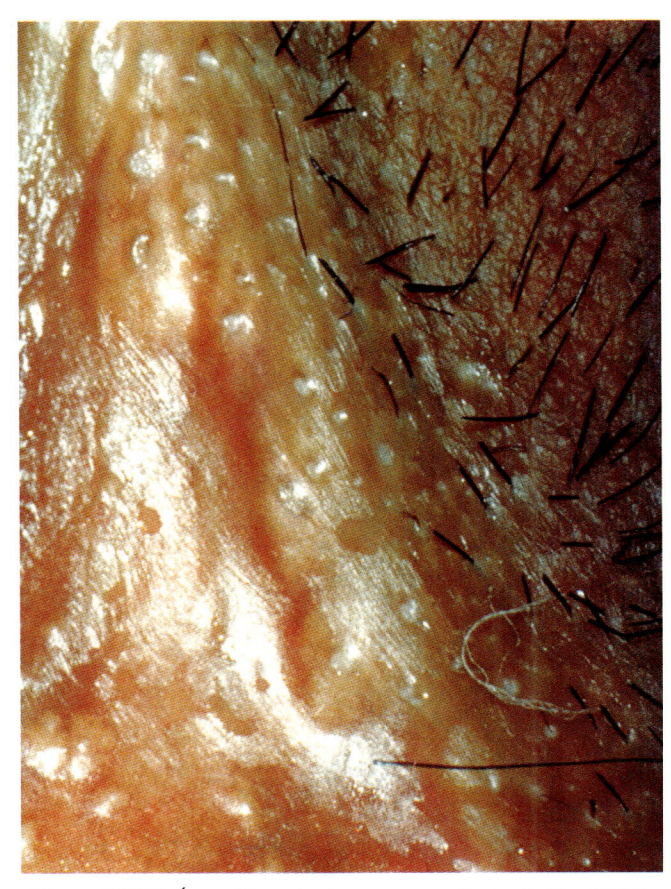

Figura 15.7B: Área diferente da mesma paciente da Fig. 15.7A.

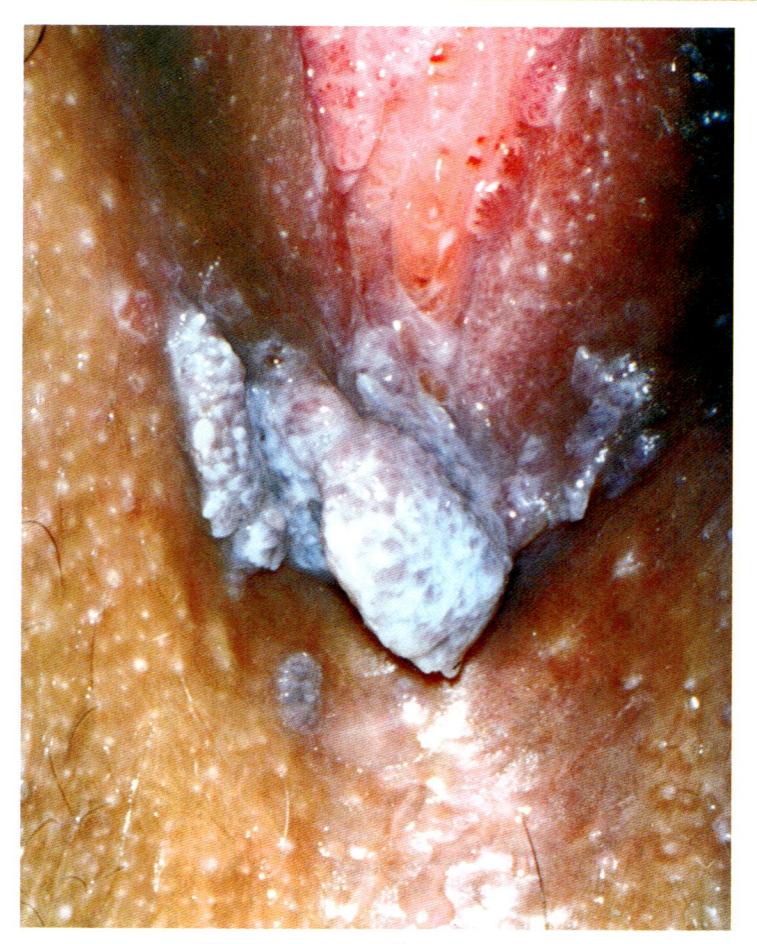

Figura 15.8A: Condilomas vulvares.

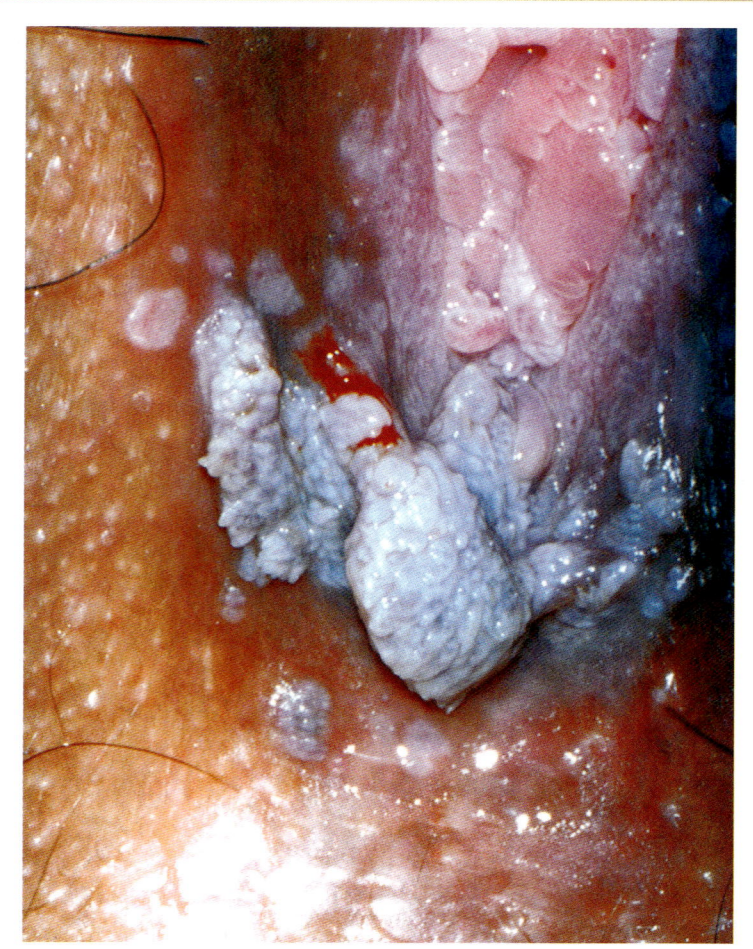

Figura 15.8B: Após lavagem com ácido acético, uma infecção subclínica por papilomavírus da vulva e da vagina é visível.

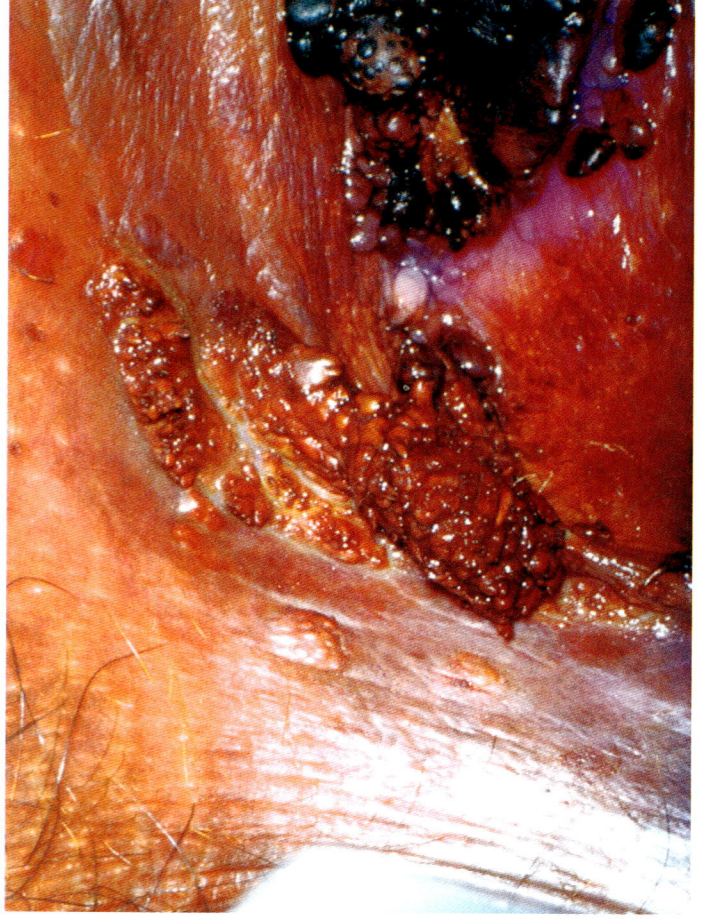

Figura 15.8C: Condilomas mostram absorção pontilhada de iodo.

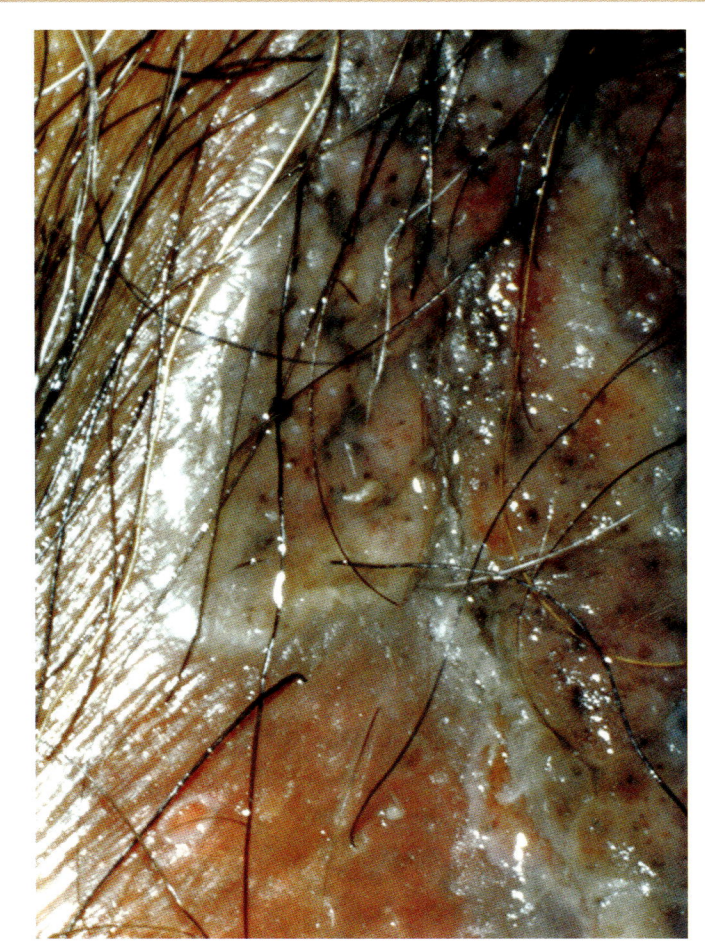

Figura 15.9A: A paciente apresentava histórico de prurido vulvar durante 10 dias. A colposcopia mostra evidência de ulceração precoce.

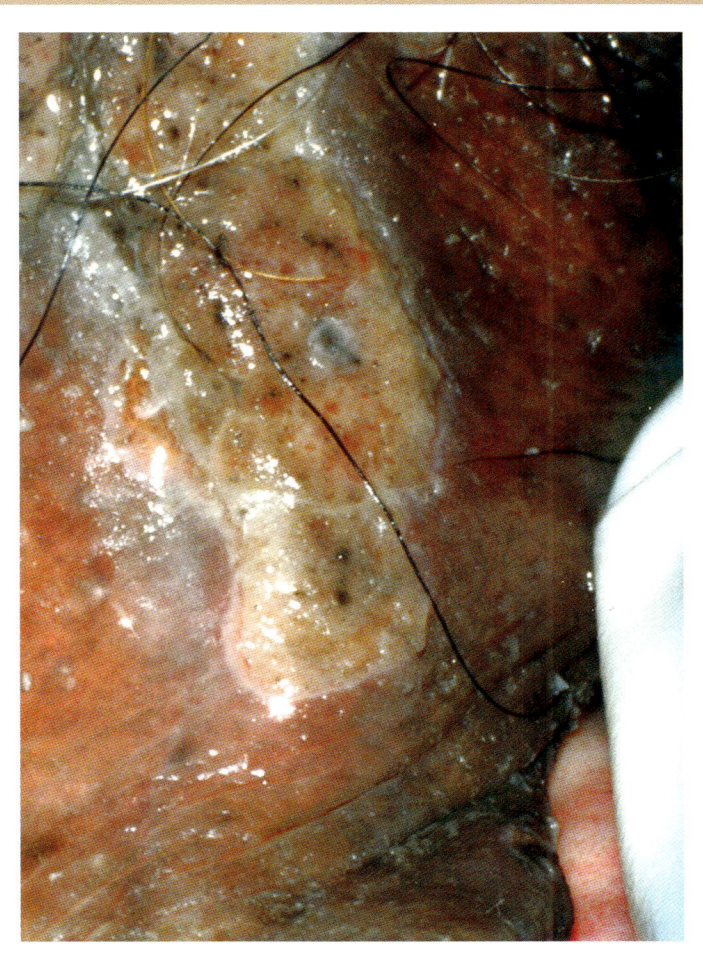

Figura 15.9B: Após a aplicação de ácido acético, as bordas são bem definidas.

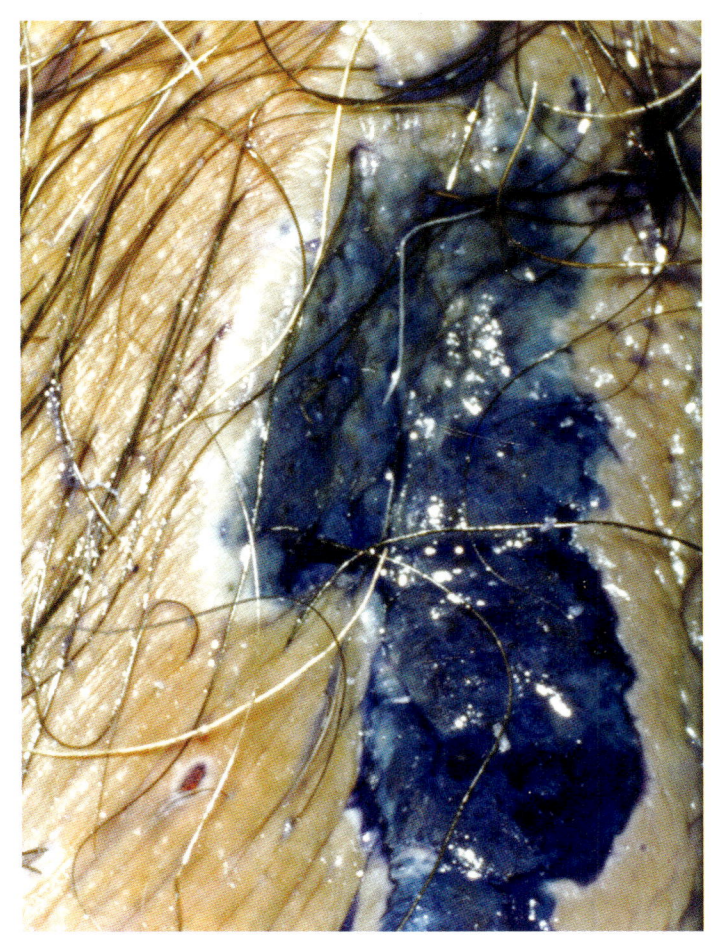

Figura 15.9C: Coloração intensa com azul de toluidina.

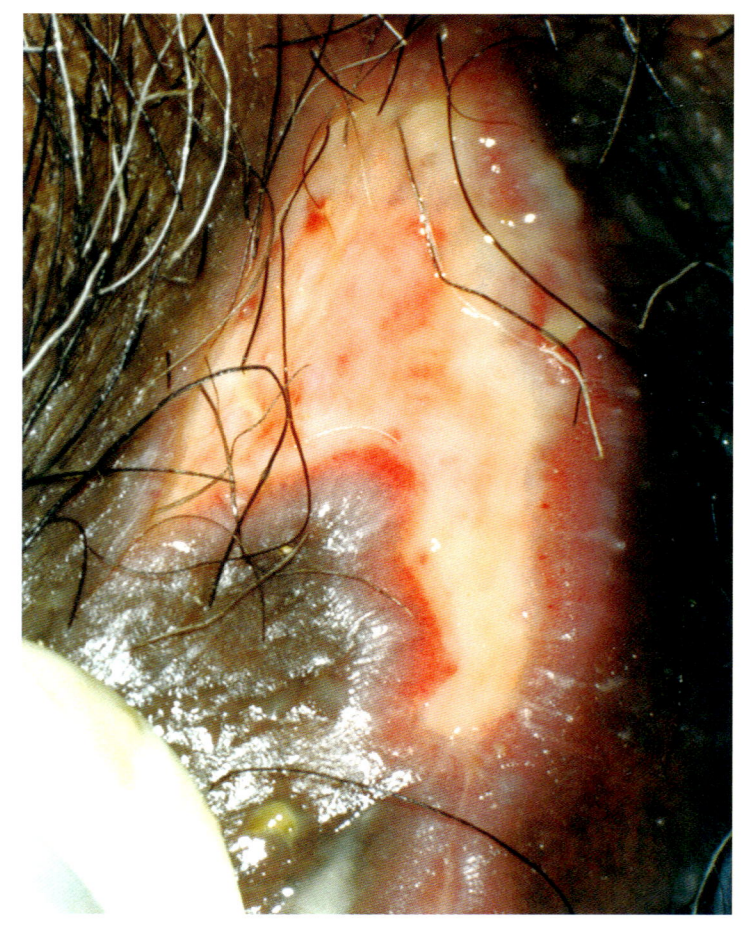

Figura 15.9D: Mesmo caso descrito na Fig. 15.9A, após 14 dias de tratamento antibiótico. A lesão está ulcerada e tem uma base amarela.

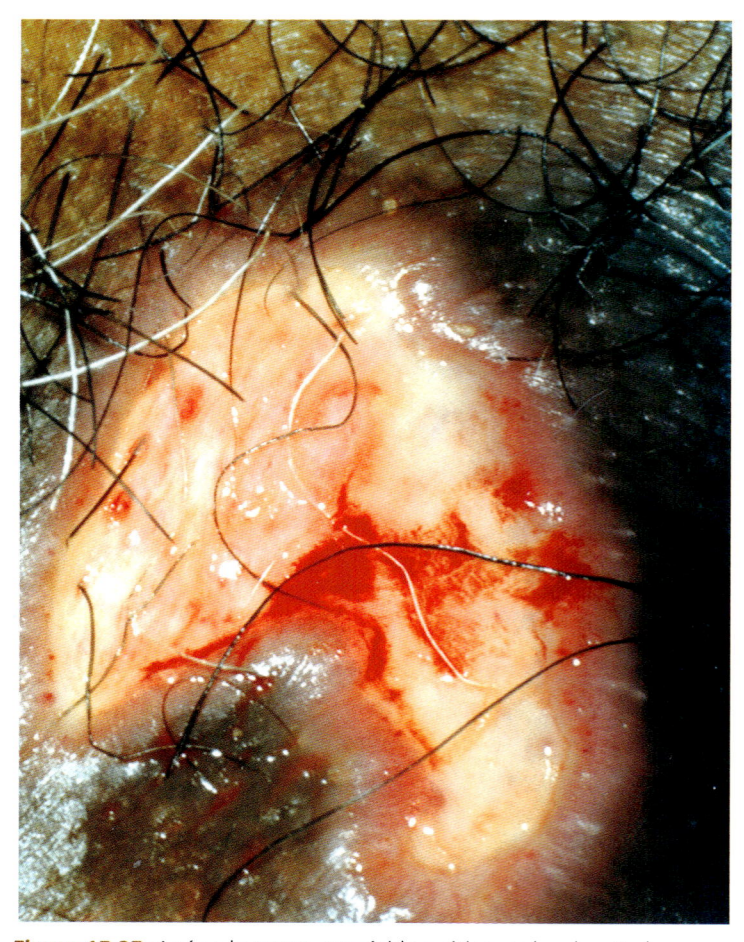

Figura 15.9E: Após a lavagem com ácido acético, as bordas são bem definidas.

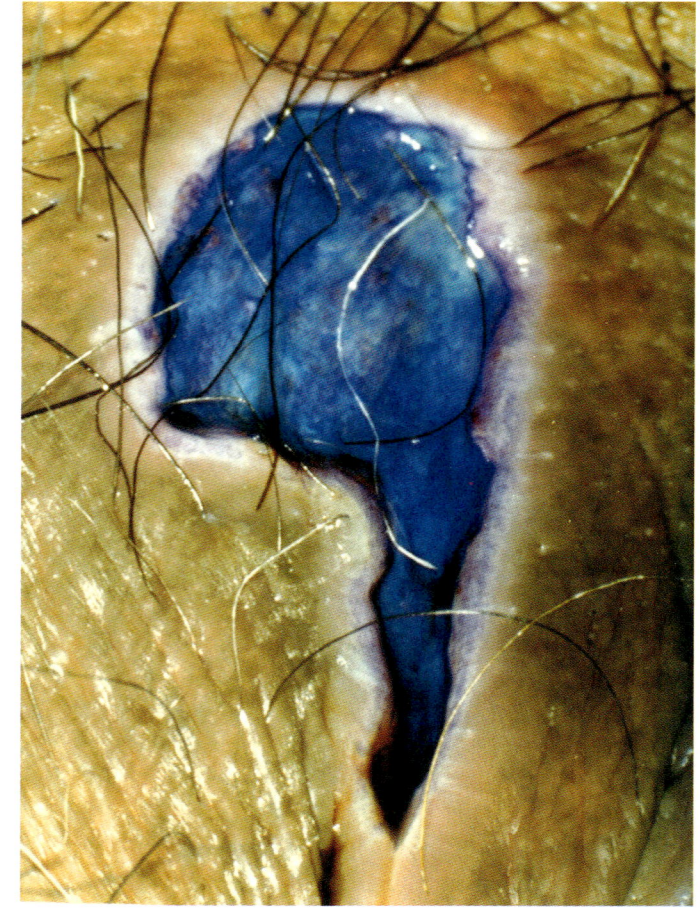

Figura 15.9F: Absorção intensa de azul de toluidina. A biópsia mostrou inflamação aguda.

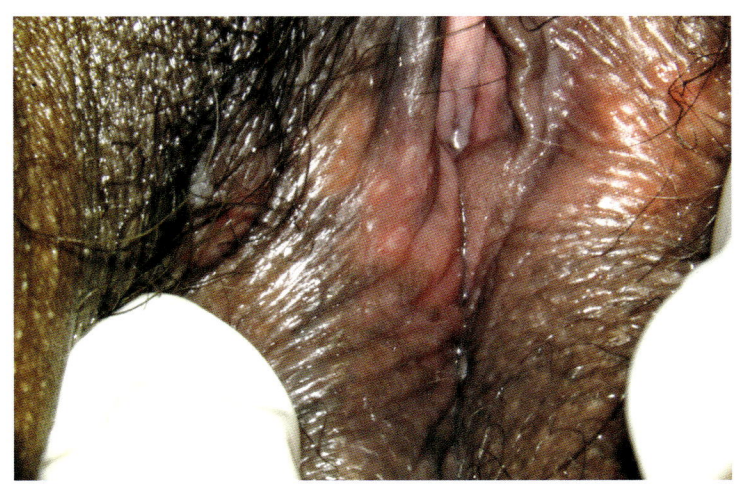

Figura 15.10A: Vulvite herpética, lesões no grande lábio direito.

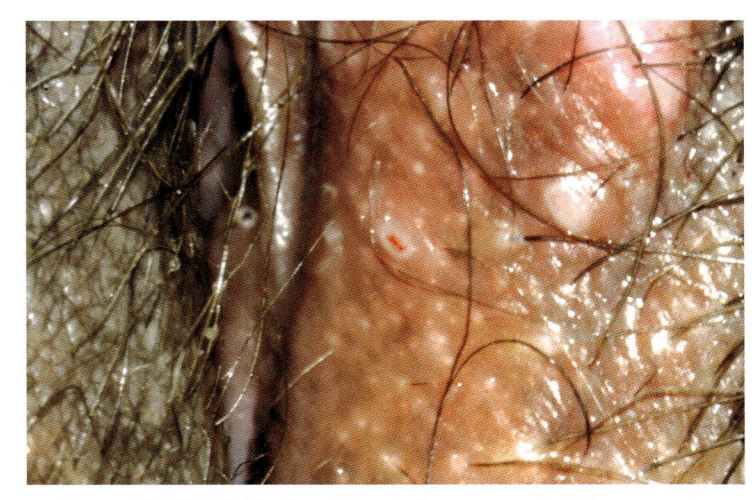

Figura 15.10B: Vulvite herpética, lesões no grande lábio esquerdo.

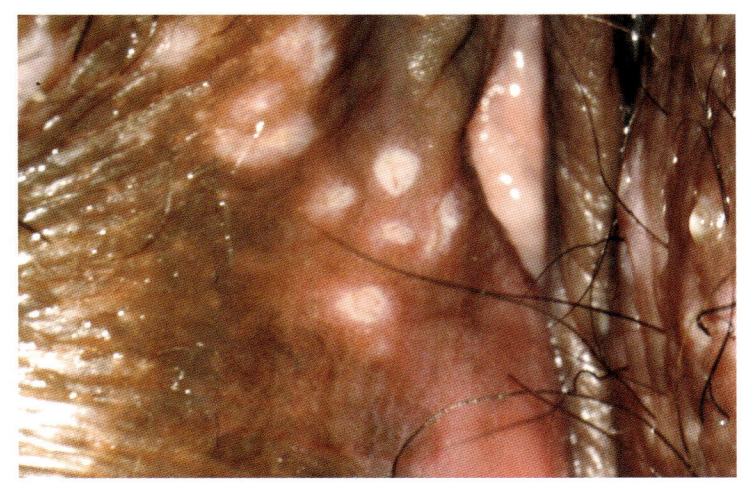

Figura 15.10C: Após a lavagem em ácido acético. As lesões do lado direito estão bem delineadas.

A colposcopia não tem valor em outras lesões pigmentadas da vulva que não NIV. Ela não tem nenhum valor em distúrbios vulvares epiteliais não neoplásicos e condilomas.

Uma úlcera que não cicatriza (sem sinal de cura no prazo máximo de 5 dias de tratamento antibiótico) deve ser biopsiada para excluir tuberculose e câncer (mesmo em mulheres jovens).

REFERÊNCIAS

1. Burke L, Antonioli DA, Ducatman BS. Colposcopy–Text and Atlas. Norwalk (CT): Appleton and Lange; 1991. p. 133-52.
2. Coppleson M, Pixley EC. Colposcopy of vulva and vagina. In: Coppleson M, editor. Gynecologic oncology. Fundamental principles and clinical practice. 2nd ed. Vol. 1. New York (NY): Churchill Livingstone; 1992. p. 325-39.
3. Planner RS, Hobbs JB. Human papillomavirus infection and associated intraepithelial neoplasia of the cervix, vagina and vulva. Obstet Gynecol 1987;27:132.
4. Campion M. Clinical manifestations of HPV infection. Obstet Gynecol Clin Nth Am 1987;14:368.
5. Di Paola GR, Rueda NG. Deceptive vulvar papillomavirus infection. A possible explanation for certain cases of vulvodynia. J Reprod Med 1986;31:966.
6. Growdon WA, Fu YS, Lebherz TB, Rapkin A, Mason GD, Parks G. Pruritic vulvar squamous papillomatosis: evidence for human papillomavirus etiology. Obstet Gynecol 1985;66:564.
7. Sideri M, Jones RW, Wilkinson EJ, Preti M, Heller DS, Scurry J, Haefner H, Neill S. Squamous vulvar intraepithelial neoplasia: 2004 modified terminology, ISSVD Vulvar Oncology Subcommittee. J Reprod Med 2005;50(11):807-10.

16 Colposcopia e Papilomavírus Humano

NOMENCLATURA DO HPV

A Sociedade Internacional para o Estudo da Doença Vulvovaginal (ISSVD), em 1989, adotou uma nomenclatura para o papilomavírus humano (HPV), que é aplicável a lesões da vulva, da vagina e do colo do útero e é descrita na Tabela 16.1.1 A ISSVD não desenvolveu uma nova nomenclatura para o HPV (comunicação pessoal do Dr. Mario Sideri, Diretor da Unidade de Ginecologia Preventiva do Instituto Europeu de Oncologia em Milão e ex-presidente da ISSVD, 1º de fevereiro de 2010).

Tabela 16.1: Nomenclatura do papilomavírus humano (HPV) (ISSVD 1989)

A. Clínico*
  Evidente sem ampliação
  1. Acuminado
  2. Papular
  3. Papilomatoso
B. Subclínico*
  Melhor avaliado por ampliação e/ou ácido acético
  1. Micropapilar
  2. Plano
C. Não clínico
  Evidente por técnicas de laboratório, como, por exemplo, hibridização de DNA

*Localizado ou difuso deve ser indicado.

CLASSIFICAÇÃO COLPOSCÓPICA DA INFECÇÃO POR HPV

Existem várias classificações para as aparências colposcópicas da infecção por HPV do trato genital inferior.

Meisels, Roy e Fortin[2] propuseram uma classificação dos condilomas em:
1. Exofítico ou vegetantes.
2. Precoce ou espiculado.
3. Plano ou invertido.

A autora considera essa classificação muito prática e simples de usar.

Exofítico ou Vegetante

Essas lesões são visíveis a olho nu. Colposcopicamente, a superfície é branca, com projeções digitiformes e contorno irregular da superfície (Figs. 16.1A a 16.3B). A visualização de uma alça capilar em cada projeção é a característica diagnóstica e é mais bem vista após o fim do efeito do ácido acético.[3] Isso pode ser facilmente confundido com câncer invasivo exofítico com projeções digitiformes (Fig. 16.1). O padrão vascular no câncer invasivo será atípico e as projeções são de tamanho irregular e coalescem uma com a outra. A biópsia é indispensável para confirmar o diagnóstico.

Condiloma Precoce ou Espiculado

Estes geralmente não são vistos a olho nu. Colposcopicamente, a superfície é irregular com projeções digitiformes finas chamadas "asperezas" (Figs. 16.3C a E). Normalmente, as asperezas não têm uma alça capilar; um pontilhado pode estar presente no epitélio intermediário. As bordas são nítidas. É difícil diferenciar estas lesões da neoplasia intraepitelial cervical (NIC).

Tabela 16.2: O índice colposcópico combinado

Sinal coposcópico	Zero ponto	Um ponto	Dois pontos
Margem	Contorno condilomatoso ou micropapilar Acetobranqueamento indistinto Margens flocculadas ou emplumadas Lesões angulares e irregulares Lesões satélite e acetobranqueamento que se estendem além da zona de transformação	Lesões regulares com contornos lisos e retos	Bordas enroladas e descamantes Demarcações internas entre áreas de aspecto diferente
Cor (após a aplicação de ácido acético)	Cor brilhante, branco-neve Acetobranqueamento indistinto	Tom intermediário (cinza brilhante)	Fosco, branco-ostra
Vasos	Vasos de fino calibre, padrões mal formados Lesões condilomatosas ou micropapilares	Vasos ausentes	Pontilhado e mosaico definido
Iodo	Coloração iodo-positiva	Absorção parcial de iodo	Coloração negativa de lesão significativa

Uma pontuação de 0 a 2 é previsão de uma lesão menor (HPV ou NIC 1), pontuações de 3 a 5 geralmente indicam uma lesão de grau médio (NIC 2), e pontuações de 6 a 8 geralmente indicam NIC significativo (NIC 2 ou 3).

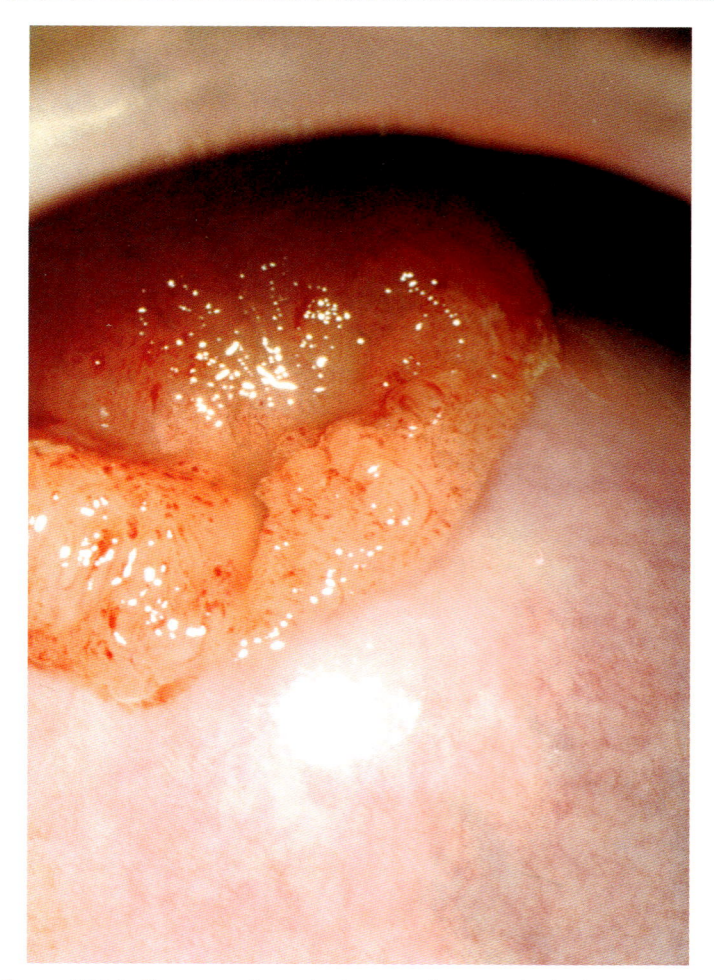

Figura 16.1A: Tumor em formato de couve-flor no colo do útero com vasos atípicos.

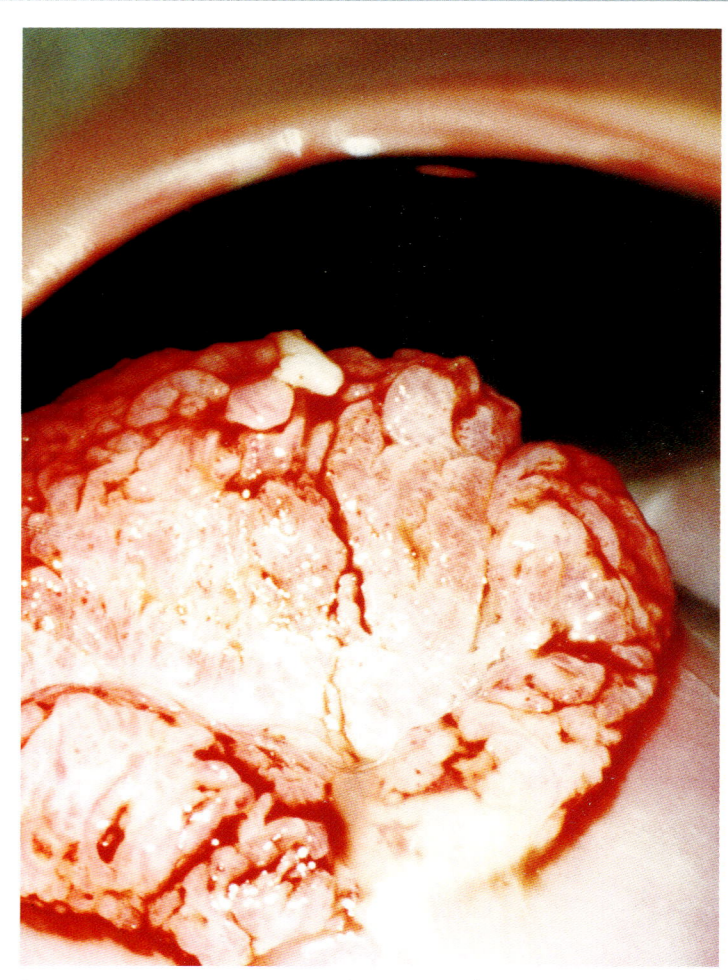

Figura 16.1B: O tumor apresenta intenso acetobranqueamento com projeções digitiformes.

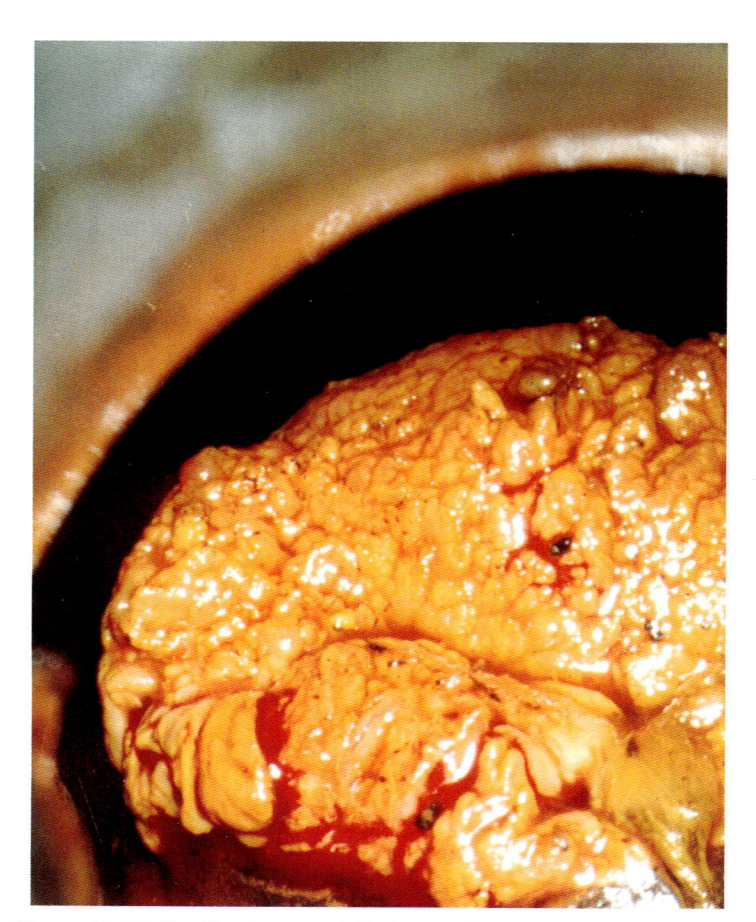

Figura 16.1C: Significativa negatividade ao iodo. A biópsia mostrou condiloma do colo do útero.

Condiloma Plano ou Invertido

A maioria das lesões por HPV do trato genital inferior são deste tipo, ou seja, lesões acetobrancas planas. Padrões de mosaico fino e pontilhado fino podem estar presentes. Asperezas pode ser vistas em algumas partes da lesão, e às vezes uma aparência cerebriforme é vista. Se o padrão vascular é grosseiro, é difícil diferenciar da NIC.

O ÍNDICE COLPOSCÓPICO COMBINADO

O índice colposcópico combinado proposto por Reid e Scalzi (1985) ajuda na diferenciação entre infecções por HPV e NIC (Tabela 16.2).[4] Reid particularmente sugeriu o uso de solução de Lugol, que confere uma coloração pontilhada a infecções por HPV, enquanto as lesões por NIC são geralmente iodo-negativas (Figs. 16.2C e 16.3E).

Usando este sistema de pontuação, Reid e Scaki declaram que tinham uma correlação de 90% entre o diagnóstico colposcópico e o diagnóstico histológico dentro de um grau de gravidade histológica.

Em todos os casos, a biópsia é indispensável para confirmar o diagnóstico.

A NIC é frequentemente associada a infecções pelo HPV, em local adjacente ou em outro lugar. Da mesma forma, a neoplasia intraepitelial vaginal (NIVA) e neoplasia intraepitelial

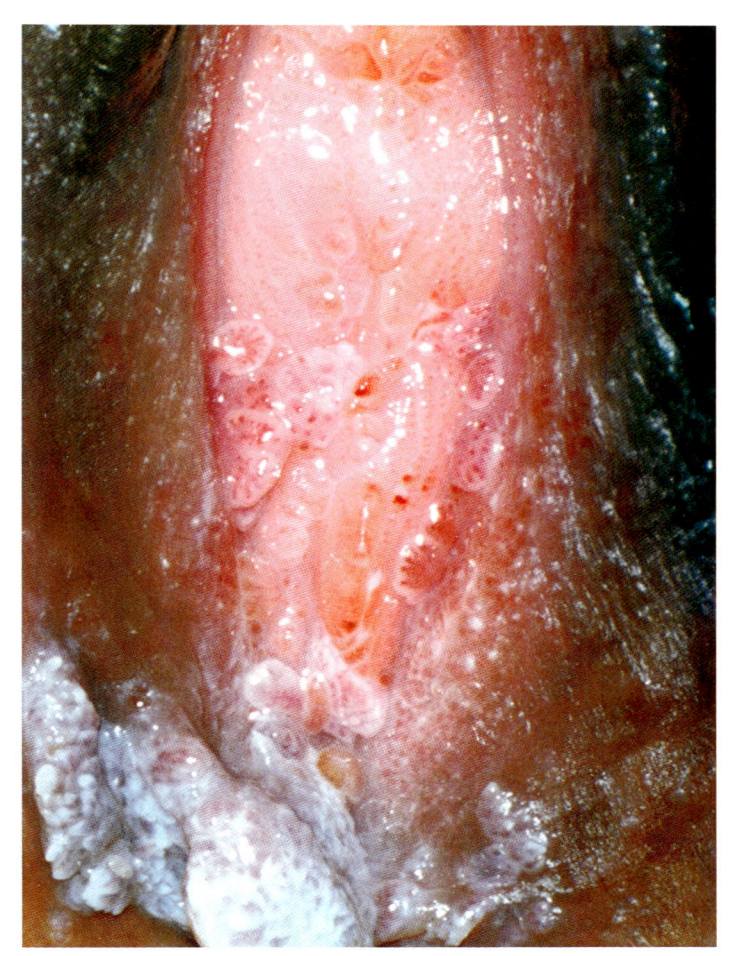

Figura 16.2A: Condilomas vaginais e vulvares. Pontilhados são vistos nas verrugas vaginais.

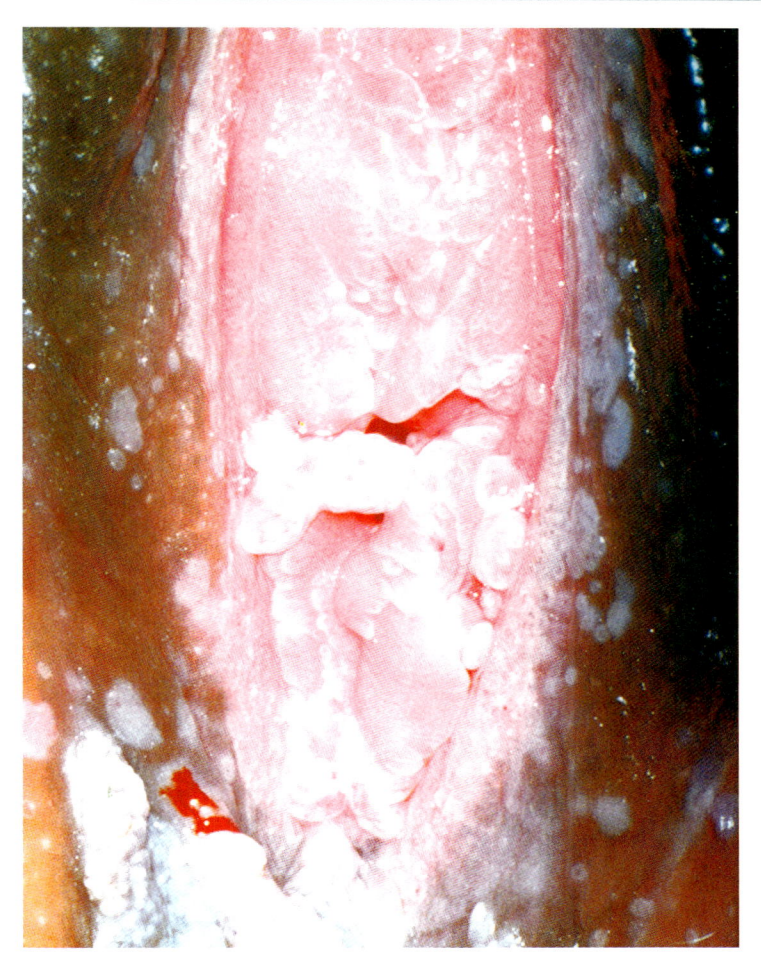

Figura 16.2B: Acetobranqueamento das verrugas vaginais.

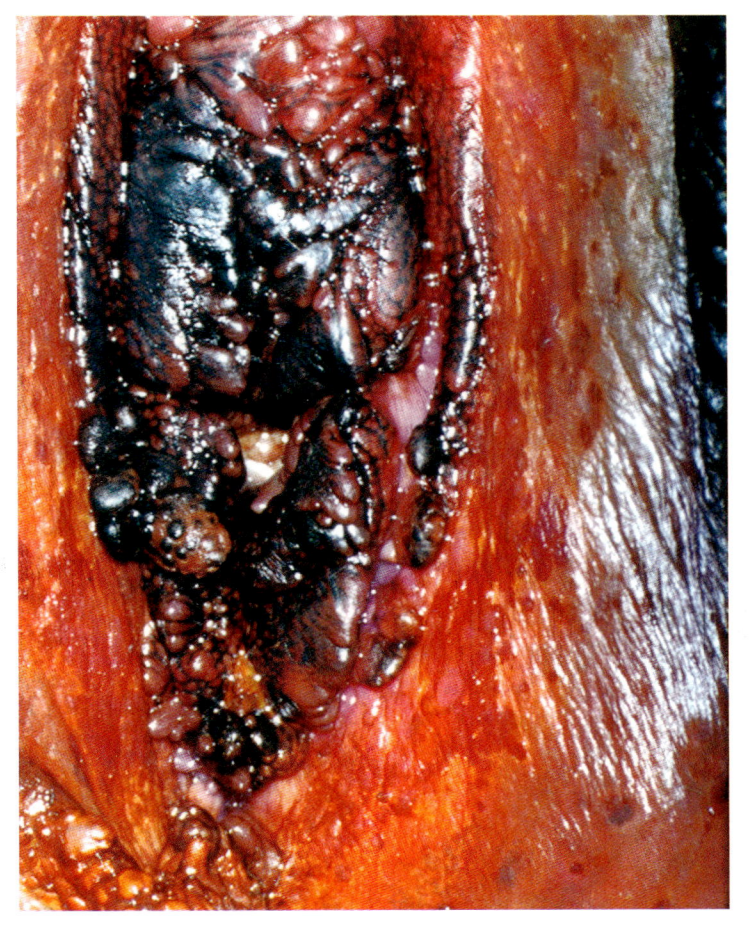

Figura 16.2C: Coloração pontilhada das verrugas com iodo.

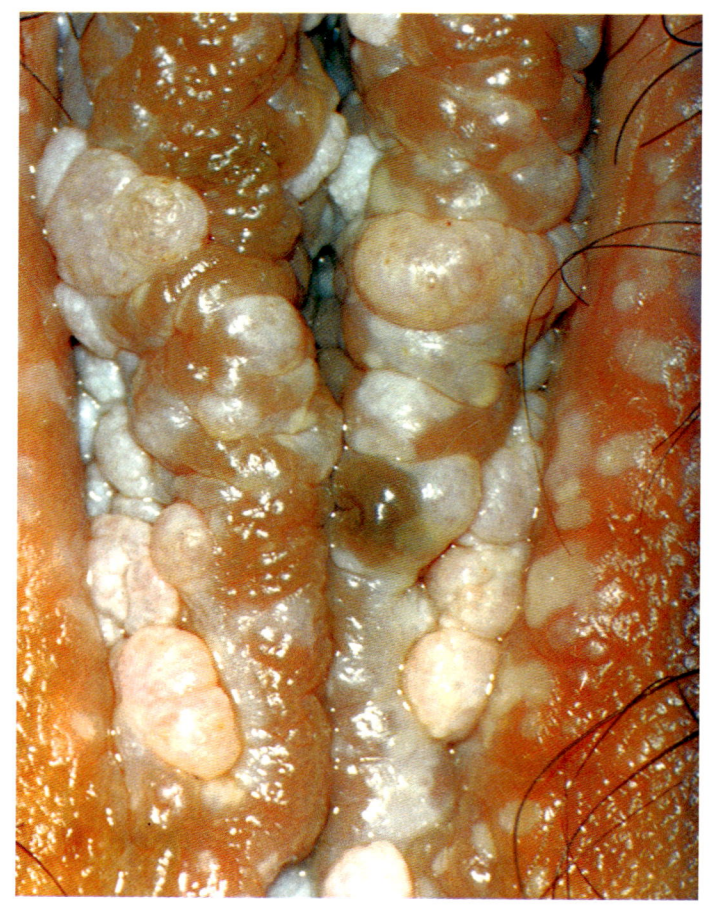

Figura 16.3A: Numerosas verrugas vulvares vistas em uma primigesta com 28 semanas de gestação.

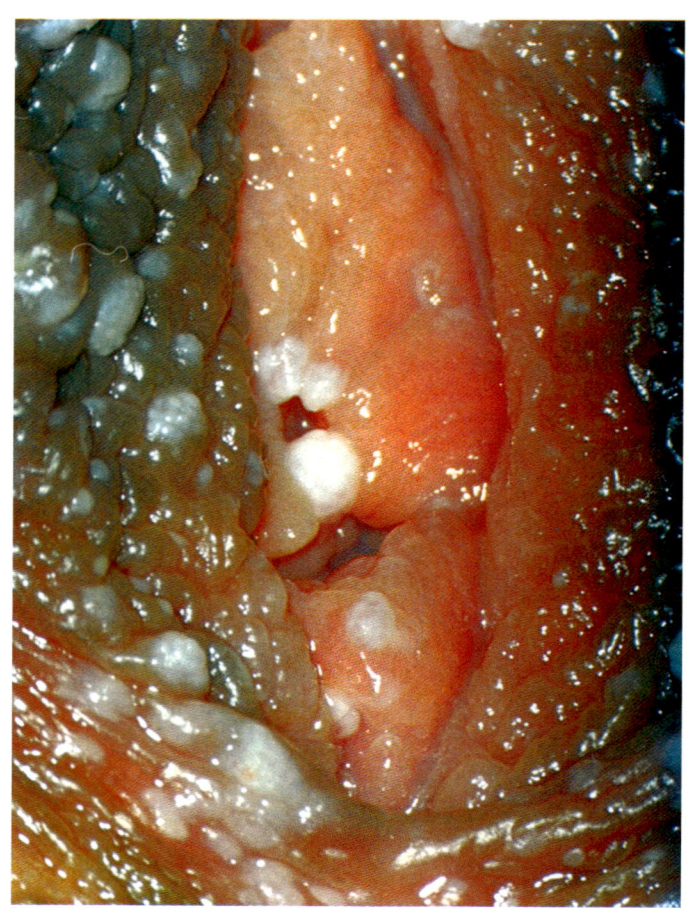

Figura 16.3B: Verrugas nos aspectos mediais dos pequenos lábios, períneo e vagina.

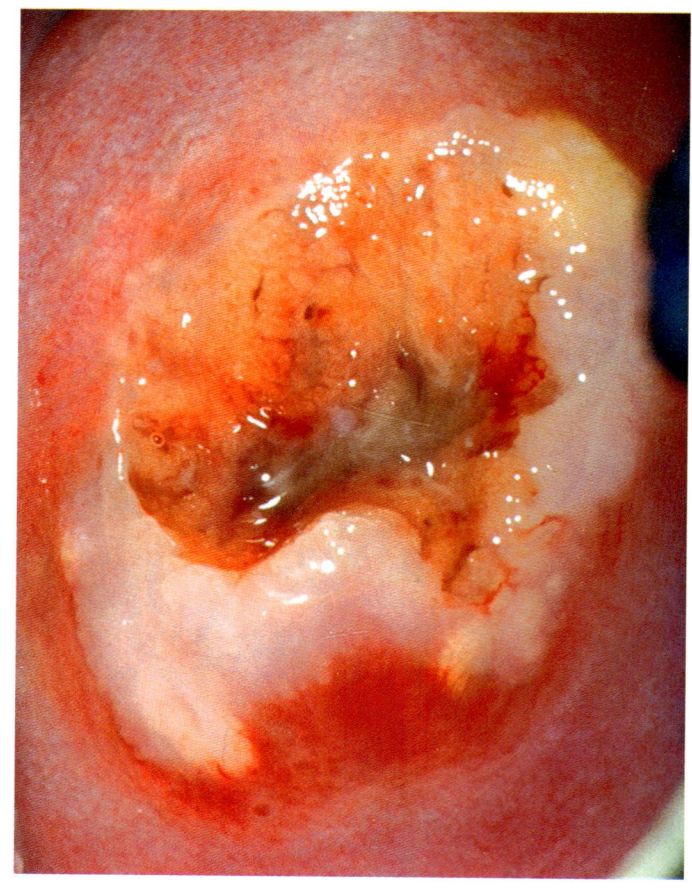

Figura 16.3C: Cérvice apresenta o muco cervical espesso da gravidez, com o orifício externo ligeiramente aberto. Uma queratose grosseira é vista da posição de 1 a 9 horas, e vasos finos são vistos na endocérvice.

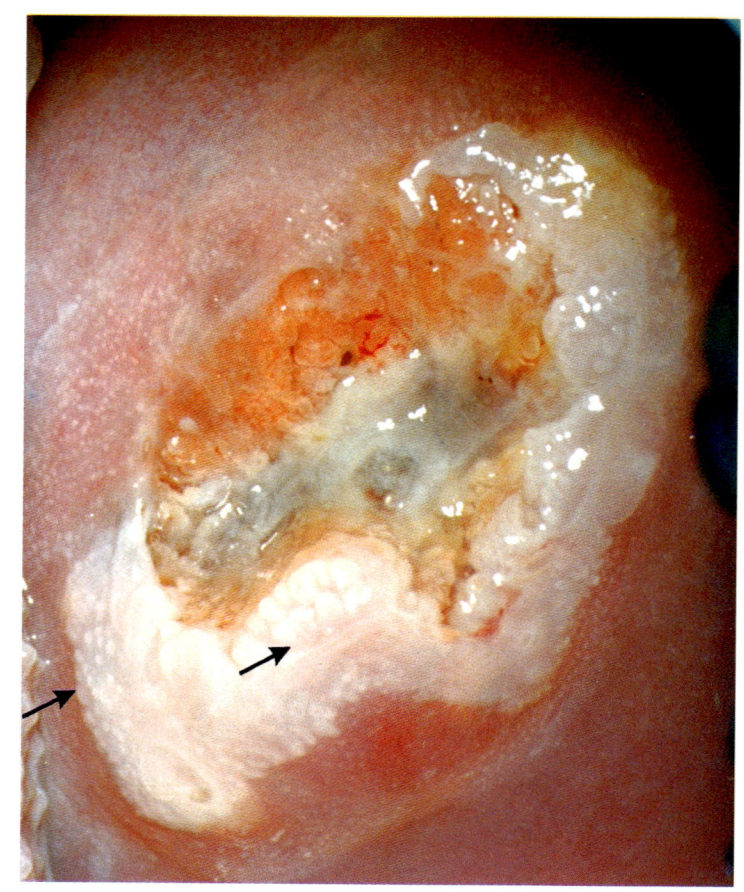

Figura 16.3D: Após a lavagem com ácido acético a 3%. Observe que a brancura é acentuada e são vistas asperezas (setas). O epitélio colunar da endocérvice tornou-se branco.

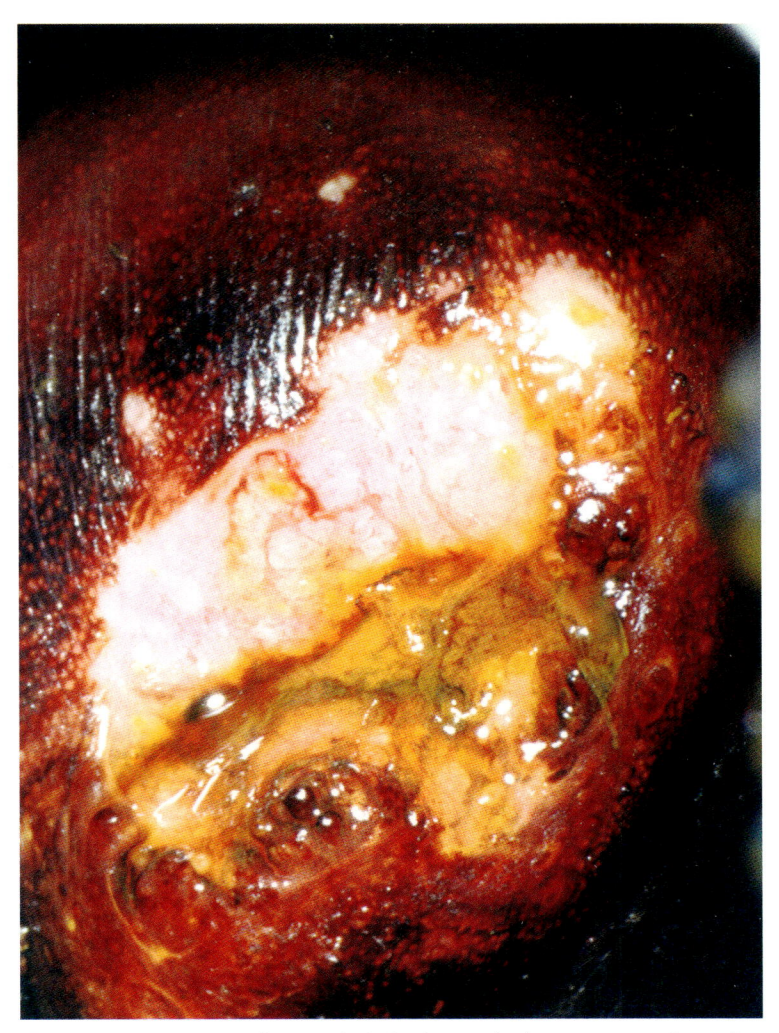

Figura 16.3E: Após a aplicação de iodo de Lugol. Observe que as áreas de queratose e acetobrancas absorvem o iodo, embora não de maneira tão forte como a ectocérvice normal circundante. O epitélio endocervical foi corado de maneira fraca e, na parte anterior, a coloração já desapareceu. O teste de Papanicolaou mostrou células naviculares da gravidez com coilócitos. Não foi feita a biópsia por causa da gravidez.

vulvar (NIV) são geralmente vistas juntamente com as infecções por HPV e devem ser procuradas. A tipagem do DNA do HPV, especialmente para os tipos de alto risco, é útil e ajudará na gestão desses casos.

REFERÊNCIAS

1. Coppleson M, Pixley EC. Colposcopy of vulva and vagina. In: Coppleson M, editor. Gynecologic oncology. Fundamental principles and clinical practice. 2nd ed. Vol. 1. Churchill Livingstone; New York (NY): 1992. p. 325-39.
2. Meisels A, Fortin R, Roy M. Condylomatous lesions of the cervix II: Cytologic, colposcopic and histopathologic study. Acta Cytol 1977;21:379-90.
3. Burke L, Antonioli DA, Ducatman BS. Colposcopy–Text and Atlas. Norwalk (CT): Appleton and Lange; 1991. p. 153-63.
4. Reid R, Scalzi P. Genital warts and cervical cancer VII. An improved colposcopic index for differentiating benign papilloma viral infections from high grade cervical intraepithelial neoplasia. Am J Obstet Gynecol 1985;153(6):611-8.

17 Manejo de Mulheres com Esfregaços Colpocitológicos Anormais

Este capítulo apresenta uma breve descrição do manejo de mulheres com resultados anormais no exame de Papanicolaou (anormalidades de células epiteliais).

É importante que todos os patologistas apresentem seus laudos de acordo com o sistema de Bethesda[1] de 2001 (veja o Apêndice 8). Isto irá assegurar a uniformidade na compreensão do laudo do exame de Papanicolaou e decidir sobre sua conduta.

Desde 2006, tem havido uma tendência para uma abordagem conservadora (vigilância) na gestão de anormalidades citológicas de baixo grau em adolescentes, mulheres jovens (especialmente < 21 anos de idade) que ainda não tenham gestado ou que não tenham concluído a sua família, mulheres grávidas e em mulheres pós-menopáusicas com baixo risco de câncer cervical[2,3] Isto se dá porque foi percebido que os benefícios da colposcopia imediata com testes mais invasivos, podem ser compensados pelos efeitos nocivos de tais testes.[2,4] A conização ou grandes excisões da zona de transformação (LLETZ) podem ter um impacto negativo sobre uma gravidez subsequente em mulheres jovens e as biópsias são de difícil realização e muitas vezes "inadequadas para laudos" em mulheres pós-menopáusicas.[5,6]

Testes de HPV de alto risco pela captura híbrida 2 (CH2) também não são aconselháveis em adolescentes e mulheres jovens, já que a taxa de infecção é muito alta nessas mulheres.[4] Um estudo realizado na Índia mostrou que não há idade para o pico de incidência de infecção por HPV.[7] Adolescentes raramente se submetem a exames citopatológicos na Índia, e a autora ainda não se deparou com uma adolescente em busca de um conselho sobre um laudo de Papanicolaou anormal. Em vista disso, a autora utiliza o teste do HPV (CH2) no manejo de mulheres com anormalidades citológicas de baixo grau. Outros relatos também indicam o valor do teste de HPV em ASCUS e LSIL para triagem de mulheres para colposcopia.[8,9]

MANEJO DE MULHERES COM CÉLULAS ESCAMOSAS ATÍPICAS DE SIGNIFICADO INDETERMINADO (ASC-US)

As opções são:
1. Repetir citologia.
2. Colposcopia imediata.
3. Teste de DNA de HPV. A autora prefere esta opção, a menos que a paciente dê sinais de que abandonará o tratamento, corra alto risco de câncer ou não possa pagar o teste (Fig. 17.1).

Repetição da Citologia

Isto pode ser feito por método convencional ou citologia em base líquida (CBL). É feito em intervalos de 6 meses a 2 anos. Se a repetição da citologia durante a vigilância mostra ASC-US ou uma anormalidade citológica mais grave, a colposcopia é indicada. A paciente pode sair do programa assim que duas citologias negativas consecutivas sejam obtidas.

As desvantagens desta abordagem são:
1. Precisa de uma paciente disposta a aderir ao acompanhamento.
2. O diagnóstico de NIC 2 ou 3 pode ser atrasado.
3. Várias visitas são necessárias.

Colposcopia

As vantagens deste método são:
1. A presença ou a ausência de uma lesão significativa pode ser imediatamente confirmada.
2. Ajuda na localização da lesão.
3. Ajuda na seleção do local da biópsia, se indicada.

As desvantagens são:
1. É um procedimento caro.
2. Exige perícia.
3. Algumas mulheres podem ficar desconfortáveis com o procedimento.
4. O encaminhamento para a colposcopia pode causar medo psicológico na paciente.

Quando uma mulher com ASC-US é conduzida diretamente com colposcopia e não há evidência de NIC, ela pode ser acompanhada com citologia em 12 meses. Se, no entanto, a NIC for diagnosticada na colposcopia, uma biópsia é colhida sob orientação colposcópica. A conduta adicional da NIC comprovada por biópsia é fundamentada no grau histológico da lesão, assunto abordado no Capítulo 18.

Apesar de sua popularidade, os procedimentos excisionais não devem ser utilizados para o manejo de mulheres com ASC-US na ausência de NIC comprovada por biópsia para evitar tratamento excessivo.

Teste de DNA de HPV

A relação causal entre o HPV e o câncer cervical é convincente. Um teste positivo para DNA do HPV de alto risco em mulheres com citologias relatadas como ASC-US identifica as pacientes com alto risco de HSIL ou câncer invasivo e que, portan-

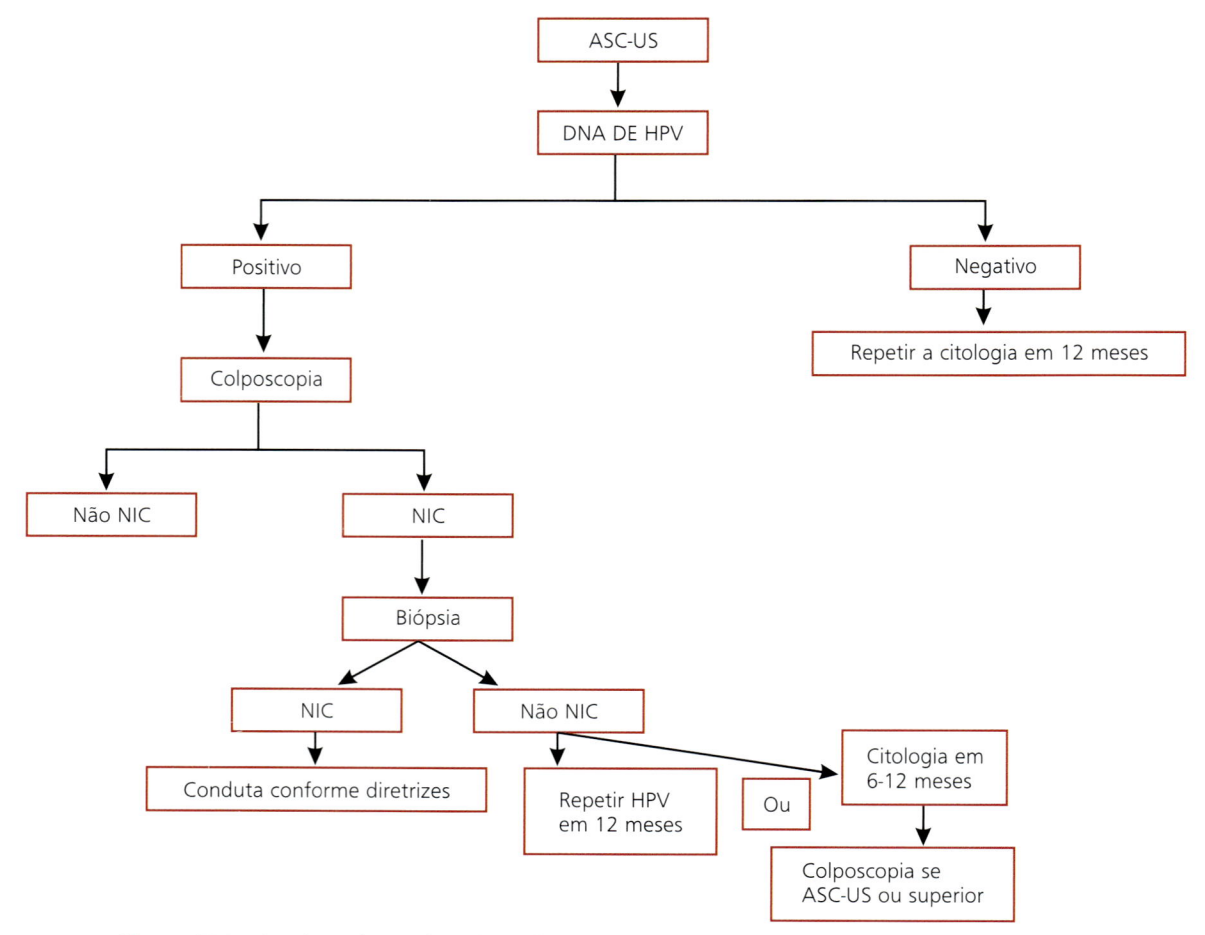

```
                    ┌─────────┐
                    │ ASC-US  │
                    └────┬────┘
                         ▼
                  ┌─────────────┐
                  │ DNA DE HPV  │
                  └──────┬──────┘
              ┌──────────┴──────────┐
              ▼                     ▼
         ┌─────────┐           ┌─────────┐
         │Positivo │           │Negativo │
         └────┬────┘           └────┬────┘
              ▼                     ▼
        ┌──────────┐      ┌──────────────────────────┐
        │Colposcopia│     │Repetir a citologia em 12 │
        └────┬──────┘     │         meses            │
     ┌──────┴──────┐      └──────────────────────────┘
     ▼             ▼
 ┌────────┐    ┌──────┐
 │Não NIC │    │ NIC  │
 └────────┘    └──┬───┘
                  ▼
              ┌────────┐
              │Biópsia │
              └───┬────┘
           ┌─────┴─────┐
           ▼           ▼
       ┌──────┐   ┌────────┐
       │ NIC  │   │Não NIC │
       └───┬──┘   └────┬───┘
           ▼           ▼
 ┌────────────────┐ ┌──────────┐    ┌──────────┐
 │Conduta conforme│ │Repetir   │ Ou │Citologia │
 │   diretrizes   │ │HPV em 12 │    │em 6-12   │
 └────────────────┘ │  meses   │    │ meses    │
                    └──────────┘    └─────┬────┘
                                          ▼
                                  ┌────────────────┐
                                  │Colposcopia se  │
                                  │ASC-US ou superior│
                                  └────────────────┘
```

Figura 17.1: Algoritmo de conduta de mulheres com ASC-US quando HPV é utilizado para triagem.

to, exigem uma gestão agressiva. Em contraste com as técnicas de detecção precoce do HPV por reação em cadeia da polimerase (PCR), a técnica de captura híbrida é fácil de executar, de alta qualidade e relativamente barata.

Técnica da Captura Híbrida (CH2)

Este é o teste mais utilizado para a detecção de HPV. Este é um teste de amplificação de sinal que detecta quantitativamente alvos de ácidos nucleicos diretamente pela captura de anticorpos e detecção do sinal quimioluminescente. As vantagens são:

1. Método simples.
2. Relativamente barato se comparado com o teste de PCR.
3. Resultados são comparáveis com aos métodos de amplificação do alvo.
4. Não é necessário preparar amostras.
5. Não é afetado por contaminação cruzada.
6. Os HPV de riscos oncogênicos baixo e alto podem ser detectados separadamente.

Procedimento

A amostra é combinada com uma solução básica que quebra o vírus e libera o DNA que se combina com as sondas de RNA formando o híbrido RNA-DNA. Os híbridos são capturados em uma fase sólida revestida com anticorpos de captura universal para o híbrido RNA-DNA. Estes anticorpos são revestidos com fosfatase alcalina (FAL), que é detectada depois da clivagem do substrato da substância química dioxetene, que produz luz e é então medido com o luminômetro em unidades relativas de luz (URLs).

Teste do Reflexo de DNA do HPV[10]

A presença de HPV de alto risco e alta carga de DNA do HPV é um importante fator de risco para NIC de alto grau e câncer invasivo. O "teste do reflexo de DNA do HPV" foi introduzido para evitar a inconveniência de uma visita posterior para a repetição do teste citológico ou a detecção do DNA do HPV. A técnica envolve testar automaticamente as células residuais em amostra de citologia cervical com base em líquido para DNA do HPV sempre que um laudo citológico de ASC-US seja obtido. As vantagens são:

1. Eliminação de uma visita posterior, já que nenhuma amostra adicional é necessária.
2. Um exame colposcópico desnecessário será poupado em algumas mulheres.
3. É custo-eficiente, pelas razões acima mencionadas.[4]

ASC-US em Adolescentes

As diretrizes de 2006 da Sociedade Americana de Colposcopia e Patologia Cervical (ASCCP) recomendam vigilância.[11] Na Índia, adolescentes raramente vêm para o teste de Papanicolaou. A autora é da opinião de que a colposcopia imediata e o teste de HPV de alto risco devem ser realizados caso a paciente dê sinais de que abandonará o tratamento.

ASC-US em Mulheres Grávidas

A gestão é a mesma que a de pacientes não grávidas. As diretrizes de 2006 da ASCCP recomendam adiar a colposcopia até 6 semanas após o parto.[11]

ASC-US em Mulheres na Pós-Menopausa

As opções são:
1. Repetir o exame de Papanicolaou após o tratamento com estrógeno.
2. Colposcopia imediata (se a paciente está em alto risco).
3. Teste de DNA do HPV de alto risco e encaminhamento para colposcopia caso positivo.

Na presença de evidência clínica de atrofia, etinilestradiol 20-50 μg é administrado por via oral diariamente durante 7 a 10 dias. O teste de Papanicolaou é repetido no último dia de tratamento. Se o resultado da repetição da citologia for negativo para lesão intraepitelial ou malignidade, a citologia é repetida em 6 meses. Se ambas as citologias forem negativas para lesão intraepitelial ou malignidade, a paciente pode entrar no programa de vigilância de rotina. No entanto, se qualquer uma das citologias for ASC-US ou superior, a paciente é encaminhada para a colposcopia imediata.

ASC-US em Mulheres Imunodeprimidas

Já que essas mulheres têm uma progressão acelerada para NIC de alto grau, elas devem ser encaminhadas para colposcopia. Se a imunossupressão se der por causa de infecção pelo HIV, a colposcopia imediata é recomendada independentemente de:
1. Contagem de CD4.
2. Terapia antirretroviral.
3. Carga viral.[12]

MANEJO DE MULHERES COM CÉLULAS ESCAMOSAS ATÍPICAS – NÃO PODE EXCLUIR SIL DE ALTO GRAU (ASC-H)

Este termo indica células com características semelhantes, mas que não são claramente indicativas de HSIL. Eles compreendem 5-10% de todas as citologias com células escamosas atípicas. O valor preditivo positivo de ASC-H para NIC 2 e 3 é intermediário entre ASC-US e HSIL. Pela sua natureza ambígua, um laudo de citologia de ASC-H é uma indicação para colposcopia imediata e uma revisão dos resultados citológicos e colposcópicos se nenhuma lesão for detectada (Fig. 17.2).

MANEJO DE MULHERES COM LESÃO INTRAEPITELIAL DE BAIXO GRAU (LSIL)

Colposcopia imediata é indicada (Fig. 17.3), exceto em adolescentes, mulheres grávidas e mulheres na pós-menopausa de baixo risco.[2] Uma conduta posterior ainda vai depender de:
1. Colposcopia satisfatória.
2. Presença/ausência de lesão.

A técnica ablativa não deve ser utilizada na ausência de NIC confirmada por biópsia.

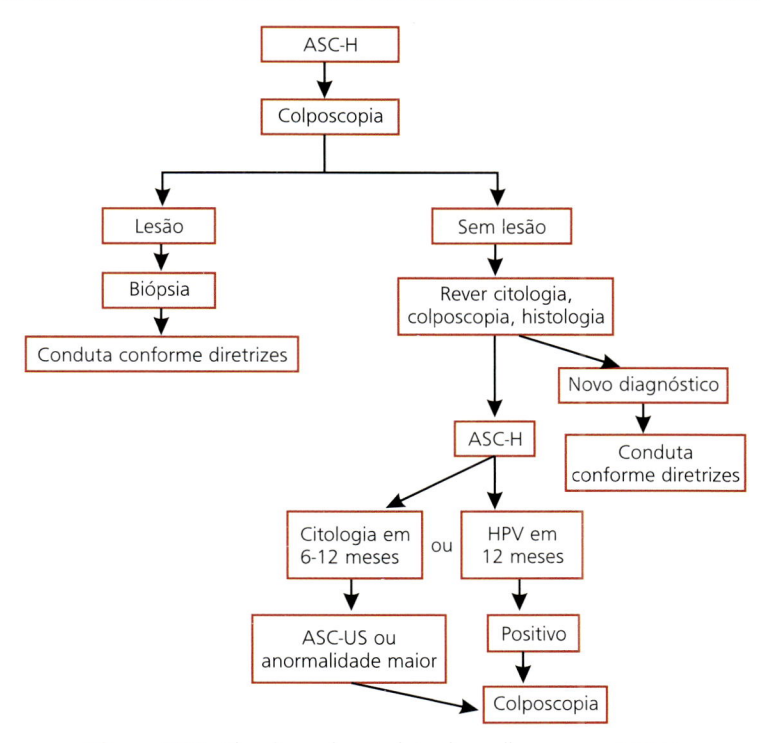

Figura 17.2: Algoritmo de conduta de mulheres com ASC-H.

LSIL em Adolescentes

As opções são:
1. Repetir citologia 6 meses após a citologia-índice.
2. Teste de DNA do HPV de alto risco 12 meses após a citologia-índice.
3. Colposcopia.

A autora prefere teste imediato para DNA de HPV de alto risco ou encaminhamento para colposcopia caso esse recurso não esteja disponível. A razão é que é difícil garantir o cumprimento do acompanhamento.

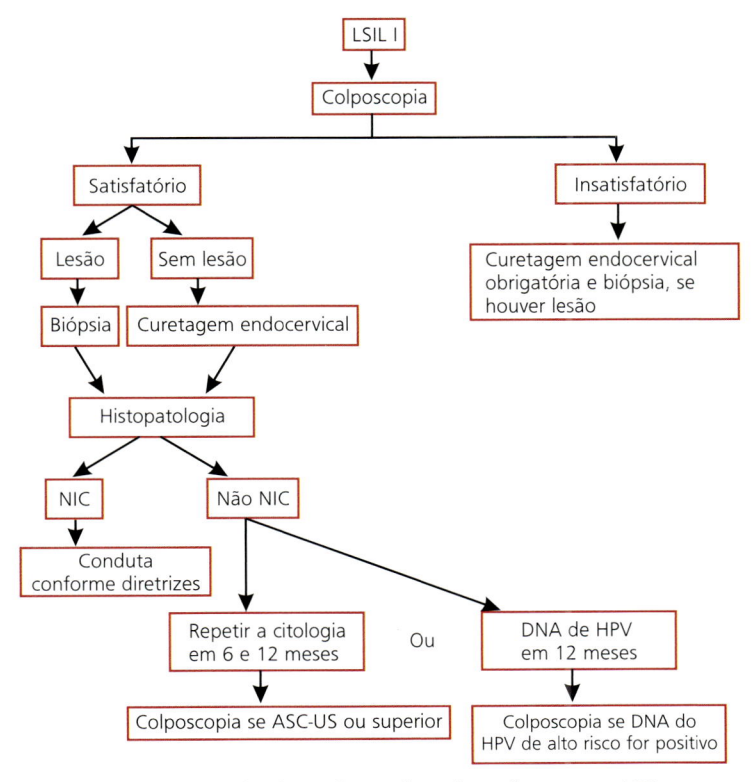

Figura 17.3: Algoritmo de conduta de mulheres com LSIL.

A utilidade clínica do teste de DNA do HPV para o manejo de mulheres com LSIL é questionável. Isso foi validado a partir das curvas receptor-operador de avaliação do desempenho do teste de DNA do HPV para a detecção de NIC de alto grau em mulheres com LSIL. A análise relatou que a especificidade diminui com o aumento da sensibilidade em mulheres com LSIL em contraste com mulheres com ASC-US.

LSIL em Mulheres na Pós-Menopausa[13]

Há problemas relacionados com a coleta e a avaliação de colpocitologias em mulheres pós-menopáusicas. Alterações atróficas e inflamatórias associadas pela deficiência de estrógenos podem causar problemas de interpretação. A administração de curto prazo de estrógenos induz a maturação do epitélio escamoso normal, sem afetar as células neoplásicas possivelmente presentes, já que elas não respondem ao estrógeno. Isso torna o diagnóstico mais fácil para reavaliação, já que as células anormais se destacam. Assim, na presença de evidências clínicas e citológicas de atrofia, um curso de estrógeno oral é aceitável. Citologias repetidas devem ser colhidas após 7 a 10 dias da terapia com estrógeno oral e novamente em 6 meses. A paciente pode sair do programa de vigilância se ambas as citologias forem "negativas para lesão intraepitelial ou malignidade". A paciente deve ser encaminhada para colposcopia se qualquer citologia for relatada como ASC-US ou superior.

Outros protocolos aceitáveis para o manejo de mulheres pós-menopáusicas de baixo risco com LSIL são:
1. Teste de DNA do HPV de alto risco 12 meses após a citologia-índice.
2. Repetir a citologia 6 meses após a citologia-índice.

A paciente deve ser encaminhada para a colposcopia se qualquer citologia for relatada como ASC-US ou superior, ou se o DNA do HPV de alto risco for positivo (Fig. 17.3). A autora prefere repetir o exame de Papanicolaou após o tratamento com estrógeno ou o teste imediato para HPV de alto risco, já que é difícil garantir o acompanhamento.

MANEJO DE MULHERES COM LESÃO INTRAEPITELIAL DE ALTO GRAU (HSIL)

Um laudo de HSIL em uma citologia é uma importante advertência sobre o risco de haver NIC de alto grau (53-97%)[14,15] e câncer cervical invasivo (1-2%).[16] A melhor abordagem para a conduta de pacientes com HSIL é colposcopia e curetagem endocervical. A continuação da conduta após a colposcopia depende de:
1. Presença de lesão.
2. Colposcopia satisfatória.
3. Paciente grávida.

Se a impressão colposcópica inicial é de lesão de alto grau, um procedimento diagnóstico excisional com omissão de curetagem endocervical é aceitável. Não há necessidade de repetir testes citológicos ou de DNA do HPV na gestão da HSIL (Fig. 17.4).

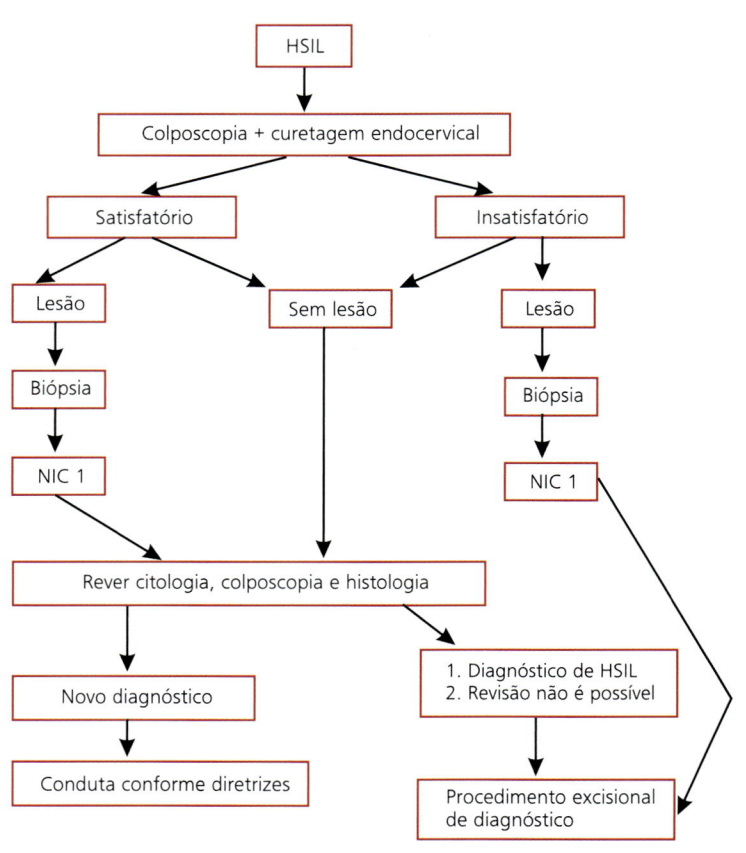

Figura 17.4: Algoritmo de conduta de mulheres com HSIL.

HSIL em Mulheres na Pós-Menopausa[17]

A colposcopia é obrigatória. Uma curetagem endocervical também deve ser feita simultaneamente. Há uma chance maior de abrigar câncer cervical microinvasivo ou invasivo em mulheres pós-menopáusicas com laudo citológico de HSIL. A conização diagnóstica pode ser necessária, já que a colposcopia com frequência tende a ser insatisfatória, e a lesão pode não ser visualizada na sua totalidade. Tecnicamente, a conização por bisturi a frio é difícil e também a amostra de tecido tende a ser insatisfatória. Isto se dá porque o colo do útero é pequeno e atrófico, e a endocérvice está no alto do canal cervical e é difícil de se extirpar um cone longo e estreito dele. Uma alternativa que tem sido utilizada é o traquelectomia parcial com a qual uma amostra de tecido satisfatória é obtida. Neste procedimento, a mucosa vaginal é dissecada do colo do útero a porção distal do colo do útero é amputada no nível desejado, e a mucosa vaginal é suturada ao coto cervical remanescente. A continuação da conduta é com base na histopatologia.

MANEJO DE LSIL E HSIL NA GRAVIDEZ

O principal objetivo em mulheres grávidas com laudo citológico de LSIL/HSIL é descartar o câncer cervical invasivo. Uma colposcopia é um imperativo para a avaliação inicial nestas mulheres; algumas pessoas adiam a colposcopia em mulheres com LSIL[2]. A colposcopia deve ser feita por um colposcopista experiente. A hiperemia e a hipertrofia do colo do útero que ocorrem durante a gravidez tendem a complicar a avaliação colposcópica. A curetagem endocervical é contraindicada durante a gravidez. No entanto, a necessidade raramente surge já que a mucosa endocervical tende a se afastar mais com o avanço da gestação sob a influência de altos níveis de estrogênio. Esta é também a razão pela qual: (i) colposcopias insatisfatórias são uma raridade na gravidez, (ii) uma mulher grávida com colposcopia insatisfatória deve ser recolposcopiada 6 a 12 semanas após exame inicial.

Se a avaliação colposcópica inicial for normal, o exame é repetido a cada trimestre. A paciente é, então, acompanhada no pós-parto, desde que não haja evidência de neoplasia. Se a lesão for detectada na colposcopia, a biópsia é aceitável, mesmo na ausência de características colposcópicas de invasão. A seguir, citologia e colposcopia são repetidas a cada trimestre até o parto. **O tratamento definitivo da NIC é adiado até depois do puerpério.** Isto é porque a NIC, em mulheres grávidas, é conhecida por regredir após o parto por:

1. Mudança no estado imunológico da paciente.
2. Trauma cervical durante o parto vaginal, que remove as lesões intraepiteliais.
3. Biópsia das lesões durante a gravidez.
4. Regressão espontânea.

A paciente deve ser reavaliada de 6 a 12 semanas após o parto para determinar a necessidade de tratamento.

Estudos recentes têm demonstrado que a avaliação colposcópica pode ser adiada até 6 semanas após o parto, quando o exame de Papanicolaou apresenta LSIL.[11]

CONIZAÇÃO EM MULHERES GRÁVIDAS

Isso é indicado se:
1. A biópsia dirigida por colposcopia for sugestiva de câncer microinvasor.
2. A citologia for sugestiva de câncer invasivo, mas a biópsia dirigida por colposcopia é negativa para o câncer.
3. A suspeita colposcópica de câncer invasivo não é corroborada pela biópsia dirigida por colposcopia.

As complicações, como hemorragias e perda de gravidez, podem ocorrer em um terço das pacientes grávidas submetidas a conização.

MANEJO DE ANORMALIDADES GLANDULARES – CÉLULAS GLANDULARES ATÍPICAS (AGC) E ADENOCARCINOMA *IN SITU* (AIS)[11]

Apesar de que ASC-US é 10 vezes mais comum do que AGC, há um aumento do risco de neoplasia cervical com a categoria AGC do que com ASC-US ou LSIL. Assim, todas as pacientes com laudos citológicos de AIS e AGC devem ser imediatamente avaliadas com colposcopia e curetagem endocervical independentemente da subcategoria de AGC (Fig. 17.5). O teste de DNA do HPV de alto risco em mulheres com AGC é controverso; um estudo relata que um teste positivo coloca a paciente em alto risco para NIC, em vez de uma lesão endometrial.[18] A autora faz testes de DNA do HPV de alto risco,

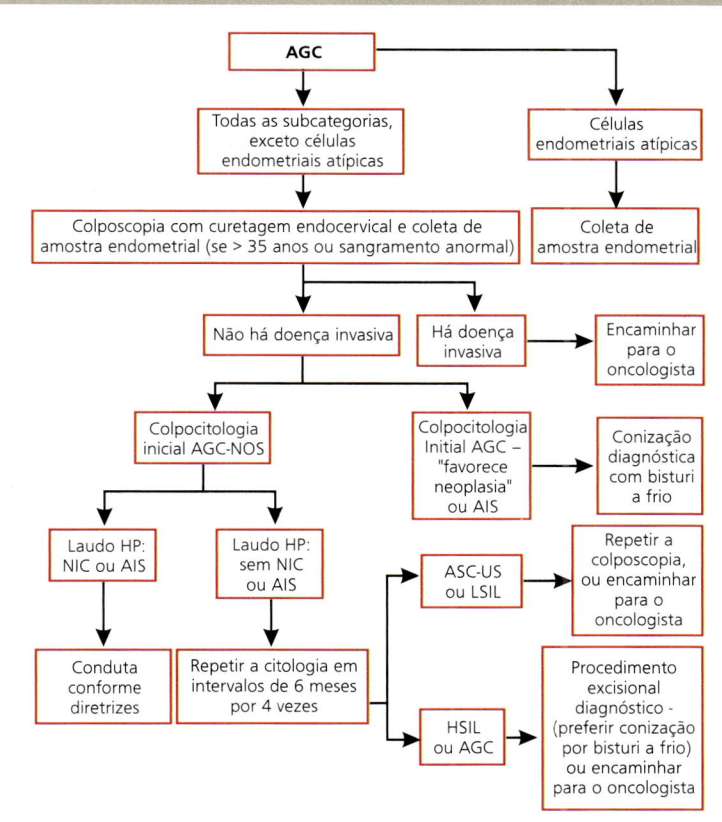

Figura 17.5: Algoritmo de conduta de mulheres com células glandulares atípicas.

especialmente quando a colposcopia é normal ou insatisfatória.

As principais características colposcópicas são acetobranqueamento denso de vilosidades fundidas que são multifocais com áreas intervenientes de vilosidades de aparência normal.

Além disso, uma amostragem endometrial deve ser realizada em mulheres:
1. Com células endometriais atípicas.
2. Menores de 35 anos de idade, com sangramento vaginal sem explicação.
3. Maiores de 35 anos de idade.

A biópsia de punção dirigida por colposcopia tem papel limitado, se houver, em mulheres com neoplasia que favorece AGC e AIS. Isso ocorre, porque:
1. As anormalidades glandulares atípicas são difíceis de identificar em colposcopia.
2. As lesões são pequenas e multifocais.
3. As lesões podem estar no alto do canal cervical e podem não ser visualizadas no colposcópio.
4. A biópsia dirigida não pode excluir câncer invasivo de forma satisfatória.

Assim, um procedimento diagnóstico excisional, de preferência uma conização com bisturi a frio, deve ser feito em mulheres com laudo de neoplasia e AIS favorecendo AGC, mesmo se o trabalho colposcópico de acompanhamento for negativo para doença invasiva. A conização por bisturi a frio é preferida, porque o dano térmico causado pelo *laser* ou excisão eletrocirúrgica pode impedir a avaliação das margens, especialmente no ápice. Já que o risco de neoplasia é elevado, acompanhar estas mulheres com citologia de repetição ou DNA do

HPV é insustentável. Este protocolo pode, no entanto, ser utilizado para mulheres com células glandulares atípicas não especificados (AGC-SOE) com trabalho inicial negativo. A repetição da citologia deve ser feita em intervalos de 6 meses até que sejam obtidas quatro citologias negativas consecutivas após o qual os exames de rotina podem começar. Durante este acompanhamento, se ASC-US ou LSIL é obtido, a paciente deve ser encaminhada para a colposcopia.

Uma conduta clínica adicional da neoplasia intraepitelial glandular será descrita no Capítulo 18.

REFERÊNCIAS

1. Solomon D, Davey D, Kurman R et al. The 2001 Bethesda System: terminology for reporting results of cervical cytology. JAMA 2002;287:2114-9.
2. American College of Obstetricians and Gynecologists. ACOG Practice Bulletin No. 99, December 2008: Management of abnormal cervical cytology and histology. Obstet Gynecol 2008;112:1419-44.
3. Wetta LA, Matthews KS, Kemper ML, Whitworth JM, Fain ET, Huh WK et al. The management of cervical intraepithelial neoplasia during pregnancy: is colposcopy necessary? J Low Genit Tract Dis 2009;13(3):182-5.
4. Committee on Adolescent Health Care. ACOG Committee Opinion No. 436: evaluation and management of abnormal cervical cytology and histology in adolescents. Obstet Gynecol 2009;113(6):1422-5.
5. Kyrgiou M, Koliopoulos G, Martin-Hirsch P, Arbyn M, Prendiville W, Paraskevadis E. Obstetric outcomes after conservative treatment for intraepithelial or early invasive cervical lesions: systematic review and meta-analysis. Lancet 2006;367:489-98.
6. Anupama J, Jain M, Baliga BS. Problems and pitfalls of colposcopy in postmenopausal women. J Obstet Gynecol India 2007;57(6):525-9.
7. Sankaranarayanan R, Bhatla N, Gravitt PE, Basu P, Esmy PO, Ashrafunnessa KS et al. Human papillomavirus infection and cervical cancer prevention in India, Bangladesh, Sri Lanka and Nepal. Vaccine 2008;26(Suppl 12):M43-52.
8. Yarandi F, Shojaei H, Eftekhar Z, Izadi-Mood N. Comparison of three management strategies for patients with atypical squamous cells of undetermined significance, after six months delay: a three-year experience in an Iranian university hospital. Aust N Z J Obstet Gynaecol 2009;49(2):207-10.
9. Monsonego J, Pintos J, Semaille C, Beumont M, Dachez R, Zerat L et al. Human papillomavirus testing improves the accuracy of colposcopy in detection of cervical intraepithelial neoplasia. Int J Gynecol Cancer 2006;16(2):591-8.
10. Wright TC Jr, Lorincz A, Ferris DG et al. Reflex human papilloma-virus deoxyribonucleic acid testing in women with abnormal Papanicolaou smears. Am J Obstet Gynecol 1998;178:962-6.
11. Wright TC Jr, Massad LS, Dunton CJ, Spitzer M, Wilkinson EJ, Solomon D. 2006 consensus guidelines for the management of women with abnormal cervical screening tests. Am J Obstet Gynecol 2007;197(4):346-55.
12. Boardman LA, Cotter K, Raker C, Cu-Uvin S. Cervical intraepithelial neoplasia grade 2 or worse in human immunodeficiency virus-infected women with mildly abnormal cervical cytology. Obstet Gynecol 2008;112(2 Pt 1):238-43.
13. Keebler CM, Weid GL. The estogen test: an aid in differential cytodiagnosis. Acta Cytol 1976;18(6):484-93.
14. Massad LS, Colins YC, Meyer PM. Biopsy correlates of abnormal cytological classified using the Bethesda System. Gynecol Oncol 2001;82:516-22.
15. Dunn TS, Burke M, Shwayder J. A "see and treat" management for highgrade squamous intraepithelial lesion Pap smears. J Low Genit Tract Dis 2003;7:104-6.
16. Jones BA, Davey DD. Quality management in gynecologic cytology using interlaboratory comparison. Arch Pathol Lab Med 2000;124:672-81.
17. Krebs HB, Wilstrup MA, Wheelock JB. Partial trachelectomy in the elderly patient with abnormal cytology. Obstet Gynecol 1985;65:579-84.
18. Schnatz PF, Sharpless KE, O'Sullivan DM. Use of human papillomavirus testing in the management of atypical glandular cells. J Low Genit Tract Dis 2009;13(2):94-101.

18 Neoplasia Intraepitelial Cervical Comprovada por Biópsia – Opções de Conduta

INTRODUÇÃO

Neste capítulo, o termo neoplasia intraepitelial cervical (NIC) foi utilizado, uma vez que engloba as neoplasias escamosa e intraepitelial glandular. Alguns pontos importantes na conduta são destacados para referência rápida do colposcopista praticante e, por isso, o capítulo não é exaustivo.

DIFERENCIAÇÃO E CONDUTA

O curso clínico da lesão depende de seu grau e sua histologia (escamosa ou glandular) e sua associação aos tipos potencialmente oncogênicos do papilomavírus humano (HPV). Com base nessas observações e uma compreensão da história natural do câncer cervical, uma abordagem foi utilizada em três níveis para a diferenciação e o manejo de lesões cervicais. O tratamento é fundamentado no laudo comprovado por biópsia de NIC, e as mulheres são separadas em três grupos para tratamento: NIC escamosa de baixo grau (NIC 1), NIC escamosa de alto grau (NIC 2, NIC 3) e neoplasia glandular intraepitelial cervical (NGIc), incluindo adenocarcinoma *in situ* (AIS).

NIC de Baixo Grau (NIC 1)

É também chamada por alguns médicos de lesão intraepitelial escamosa de baixo grau (LSIL). Ela tem potencial maligno apenas quando há associação ao papilomavírus humano (HPV) intermediário e de alto risco.

NIC de Alto Grau (NIC 2 e 3)

É chamada de lesão intraepitelial escamosa de alto grau (HSIL) por alguns clínicos. Ela está associada a tipos de HPV de alto risco e é um verdadeiro precursor do câncer.

Há muito tempo se considera que a NIC, independentemente do grau histológico, deve ser erradicada após a exclusão da possibilidade de invasão. Enquanto a NIC de alto grau se comporta como um precursor e, portanto, precisa de atenção imediata, a importância de tratar a NIC de baixo grau decorre do fato de que 13% destas lesões progridem para lesão de alto grau.[1]

O tratamento da NIC com base na citologia e/ou colposcopia é inapropriado apesar da sua posição infalível como modalidades investigativas em câncer cervical. O grau na citologia nem sempre se correlaciona com aquele na impressão colposcópica. Além disso, 15-30% das mulheres com LSIL na citologia cervical terão NIC 2 e 3 identificadas na colposcopia inicial, enquanto ~ 2% das mulheres com HSIL terão câncer cervical invasivo.[2] Assim, o tratamento da NIC depende da classificação histológica da lesão.

TRATAMENTO DA NIC

As diversas modalidades de tratamento para NIC são:[3-6]

1. Conduta expectante.
2. Técnicas ablativas:
   a. Criocirurgia/crioterapia.
   b. Vaporização/ablação a *laser*.
   c. Eletrocauterização.
   d. Coagulação fria.
3. Técnicas excisionais:
   a. Biópsia de punção.
   b. Conização: bisturi a frio, *laser*, conização de agulha eletrocirúrgica.
   c. Grande excisão da zona de transformação (LLEZT)/procedimento de excisão com alça de alta frequência (LEEP).
   d. Histerectomia.

Pré-Requisitos para o Tratamento da NIC

A confirmação histológica é importante. Invasão deve ser descartada.

CONDUTA DE NIC DE BAIXO GRAU

Pode ser ablação, expectante, ou cirurgia excisional.

CONDUTA DE NIC DE ALTO GRAU

As técnicas excisionais são as preferidas.

CONDUTA DE NGIC E AIS

Conização e histerectomia se/quando a família estiver completa.

CONDUTA EXPECTANTE

Já que 70-90% das lesões de baixo grau regridem espontaneamente dentro de 2 anos, observação e acompanhamento prospectivo são opções aceitáveis em NIC 1 se a paciente for complacente.[7,8] Este acompanhamento pode ser feito com qualquer um dos seguintes métodos:
1. Citologia.
2. Colposcopia.
3. Detecção e tipagem do DNA do HPV (para identificar o risco de progressão para NIC de alto grau).

A paciente recrutada nesta fase do tratamento para NIC de baixo grau deve ter repetição das avaliações em intervalos de 6 meses e testes para DNA do HPV de alto risco anualmente por 2 anos. A paciente pode sair do programa de vigilância assim que três esfregaços citológicos negativos sejam obtidos.

Algumas mulheres jovens (≤ 21 anos, e família não completa) e mulheres grávidas com NIC 2 também podes ser acompanhadas de forma semelhante; no entanto, a ablação é recomendada assim que possível.

Desvantagens

As desvantagens principais desta conduta expectante são:
1. Algumas pacientes serão inevitavelmente perdidas para o acompanhamento.
2. O risco de progressão ou ter NIC de alto grau não detectada é 12-13%.[1]
3. O risco de ter NIC de alto grau não detectada após uma biópsia LEEP é alto se precedida de um relatório de citologia de HSIL ou AGC-NOS e varia de 84 a 97%.[9,10]
4. Medo psicológico na paciente de abrigar um precursor do câncer cervical e ansiedade a respeito do acompanhamento.
5. Um acompanhamento tedioso e caro a longo termo pode ser necessário.

Por estas desvantagens e a controvérsia a respeito do acompanhamento de pacientes apenas com citologia, um dos métodos mencionados anteriormente deve ser usado em combinação com a citologia para o acompanhamento.

Indicações para o Tratamento da NIC 1

O tratamento para de NIC de baixo grau é indicado se:
1. A paciente não aderir ao acompanhamento estrito.
2. A biópsia demonstra a persistência da lesão após 1 ano.
3. A paciente tem o vírus da imunodeficiência humana (HIV).
4. A paciente pede o tratamento.

Alguns centros tratam se a biópsia prova a persistência da lesão após 2 anos de conduta expectante. A autora prefere tratar após 1 ano, já que a taxa de abandono das mulheres indianas é alta, e pelas razões dois e três mencionadas em "desvantagens" da conduta expectante.

Alguns médicos não tratam todos os casos de NIC 1 em mulheres com HIV; eles são guiados pela contagem de CD4 e carga viral, e tratam apenas NIC 2 e NIC 3 comprovadas por biópsia (comunicação pessoal do Sr. Patrick Walker, presidente da IFCPC, 1º de julho de 2010). A autora prefere tratar todos os casos de NIC 1, independentemente de outros parâmetros, já que a taxa de abandono das mulheres indianas com HIV é alta, e a adesão ao tratamento antirretroviral altamente ativo (HAART) é deficiente.

A ablação é aceitável se a NIC 1 for precedida de um relatório de exame de Papanicolaou de ASC-US, ASC-H ou LSIL, com a condição que a colposcopia seja satisfatória e o ECC negativo. O tratamento por procedimento excisional é recomendado se a biópsia é precedida de um relatório de exame de Papanicolaou de HSIL ou AGC-NOS, ou a colposcopia é insatisfatória ou o ECC é positivo. **A histerectomia como tratamento primário é mencionada apenas para ser condenada.**

Excisão por Biópsia de Punção da NIC 1

A biópsia de punção é utilizada como terapia para lesões de baixo grau. Isto se dá porque a maioria das lesões de baixo grau tem as seguintes características:
1. Tendem a ser pequenas.
2. Estão localizadas na zona de transformação.
3. São unifocais.

Objetivo

Remover o pedaço de tecido anormal que contém o epitélio e o estroma subjacente.

Procedimento

É realizado com a ajuda de uma pinça cervical para biópsia, e deve ser feito sob orientação colposcópica. O gancho Íris pode ser usado para manter o colo do útero estável, de modo que uma biópsia precisa possa ser tomada. O desconforto durante o procedimento é mínimo e geralmente não é necessário usar anestesia. O leve sangramento que se segue pode ser controlado com pressão, solução de Monsel, ou uma ligadura.

As amostras devem ser fixadas em formalina.

Antibióticos são prescritos por 5 dias. Abstinência sexual durante 4 a 5 dias é suficiente.

Vantagem

O procedimento é, ao mesmo tempo, diagnóstico e curativo.

TÉCNICAS ABLATIVAS PARA O TRATAMENTO DA NIC

Princípio

Erradicar o epitélio anormal e evitar sua recorrência com o mínimo de morbidade e mudanças topográficas no colo do útero que podem levar a problemas obstétricos ou ginecológicos. A técnica deve ser:
1. Simples e fácil de dominar.
2. Economicamente vantajosa.
3. Bem tolerada.
4. Com complicações mínimas.
5. O equipamento deve ser de fácil manutenção.

Escolha da Técnica

A escolha da técnica deve ser fundamentada em:
1. Grau da lesão.
2. Tamanho da lesão.
3. Localização da lesão.
4. Tamanho e contorno do colo do útero.
5. Idade da paciente.
6. Histórico reprodutivo.
7. Experiência clínica do médico que faz o tratamento.

Pré-Requisitos para qualquer Técnica Ablativa

1. O carcinoma invasivo deve ser descartado. Isso é efetivamente feito quando nem a citologia e nem a colposcopia sugerem invasão, a colposcopia é satisfatória, a biópsia mostra NIC, e a curetagem endocervical é negativa. A destruição do tecido deve ser suficientemente profunda.
2. A colposcopia deve ser satisfatória e a zona de transformação deve ser do tipo 1 ou tipo 2.
3. Um alto grau de experiência clínica nestas técnicas é essencial.
4. A paciente deve estar disposta a fazer acompanhamento por pelo menos 3 anos.

Causas de falha

1. Perícia inadequada levando a uma destruição do epitélio que é muito superficial.
2. Não há destruição de toda a zona de transformação.
3. NIC de alto grau e lesões maiores têm uma taxa maior de fracasso. **A autora não recomenda a ablação, exceto quando o laudo da biópsia mostra NIC2 e a colposcopia é satisfatória e ECC é negativa e a lesão não cobre mais de dois quadrantes.**

Momento do Procedimento

Estes procedimentos são realizados no período pós-menstrual sob orientação colposcópica.

TIPOS DE TÉCNICAS ABLATIVAS

Crioterapia

Princípio

O congelamento rápido causa a cristalização da água celular, levando a desidratação celular que provoca aumento da concentração de sais intracelulares e liberação de enzimas lisossomais, que causam a ruptura de membranas celulares e organelas. Isso envolve o uso de uma sonda de metal resfriada por meio da expansão isotrópica de gás comprimido liberado de um reservatório por meio de um pequeno orifício sob pressão variando de 750 a 900 psi, ou uma pressão mínima do cilindro de gás de pelo menos 40 kg/cm^2.[11]

Indicações

1. Neoplasia intraepitelial cervical (NIC) de baixo grau comprovada por biópsia.[5,11]
    a. Quando é precedida de um relatório de citologia de células escamosas atípicas de significado indeterminado (ASC-US), células escamosas atípicas não podem excluir neoplasia intraepitelial escamosa de alto grau (ASC-H), ou neoplasia intraepitelial escamosa de baixo grau (LSIL).[5]
    b. Que persiste por pelo menos 2 anos em tratamento expectante.[5]
    c. A colposcopia é satisfatória e a zona de transformação (ZT) é do tipo 1 ou 2.
2. NIC de alto grau (NIC 2, 3) comprovada por biópsia.

Há controvérsias sobre o tratamento com criocirurgia. O National Health Service Practice Guidelines não recomenda a crioterapia.[11] A razão é a alta taxa de fracassos.[12,13] O exame histológico da profundidade do envolvimento da cripta com NIC 3 mostrou profundidade máxima de 5,2 mm[14,15] enquanto a destruição com crioterapia é a uma profundidade de 5 mm. No entanto, a Agência Internacional para Pesquisa sobre Câncer (IARC)[16] declara que a crioterapia pode ser utilizada desde que: (i) a lesão seja na ectocérvice sem extensão para a vagina e/ou endocérvice, (ii) a lesão seja totalmente visível e não se estenda por mais de 2-3 mm no canal endocervical, (iii) não há nenhuma evidência de câncer invasivo ou envolvimento glandular, e a endocérvice é normal, e (iv) a lesão pode ser adequadamente coberta pela maior ponta de criossonda disponível, de 2,5 cm diâmetro. As orientações da ASCCP de 2006 indicam que a terapia ablativa é aceitável desde que a colposcopia seja satisfatória, as curetagens endocervicais sejam negativas para NIC e câncer, e ela não seja uma lesão recorrente após terapia prévia.[5] A ASCCP não mencionou qual terapia ablativa é aceitável – criocirurgia ou *laser* ou qualquer uma delas.

A autora não recomenda a criocirurgia para NIC de alto grau, apesar da menor taxa de falha relatada com um ciclo duplo de congelamento e descongelamento.

Contraindicações

1. Presença de vulvite, vaginite, cervicite e/ou doença inflamatória pélvica (DIP). Essas condições devem ser adequadamente tratadas antes de efetuar a criocirurgia.
2. Colposcopia insatisfatória.
3. Gravidez.
4. NIC persistente de baixo grau após crioterapia prévia.
5. NIC de baixo grau precedida de um relatório de citologia de HSIL ou AGC-NOS, ou seja, discordância entre citologia de revisão, colposcopia e histopatologia. Em tais circunstâncias, um procedimento diagnóstico excisional é recomendado.[5]
6. NIC 3 e NIG-c.
7. Uma mulher que se apresenta com problemas menstruais (especialmente sangramento intermenstrual). Uma doença endometrial tem de ser descartada pela biópsia endometrial antes de realizar a criocirurgia.

Anestesia

Não é necessária.

Equipamento Necessário

1. Colposcópio.
2. Unidade criocirúrgica (Figs. 18.1A e 18.2A e também veja o Capítulo 4, Figs. 4.21A1, 4.21B1 e 4.21B2).
3. Criossondas (Figs. 18.1A e 18.2B e também veja o Capítulo 4, Figs. 4.21A4 a 4.21A11 e 4.21B3 a 4.21B7).

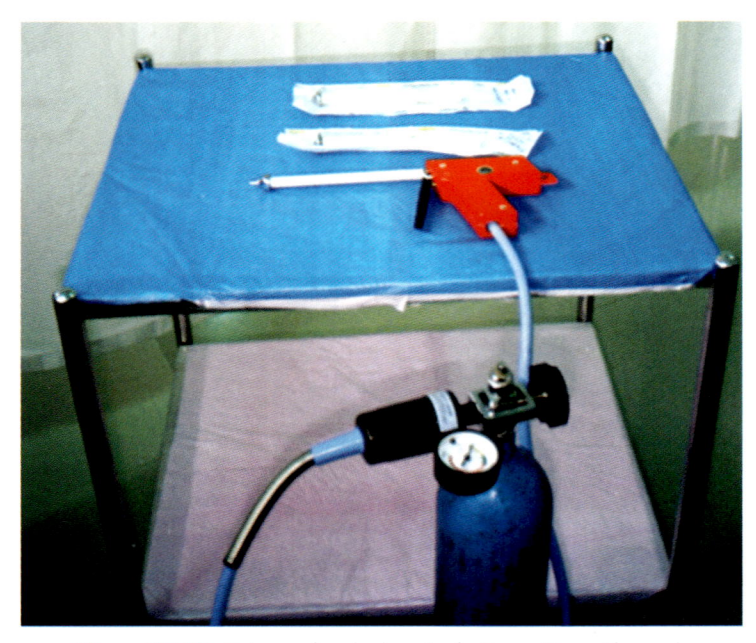

Figura 18.1A: Sistema de criocirurgia da Basco Cryo, Chennai.

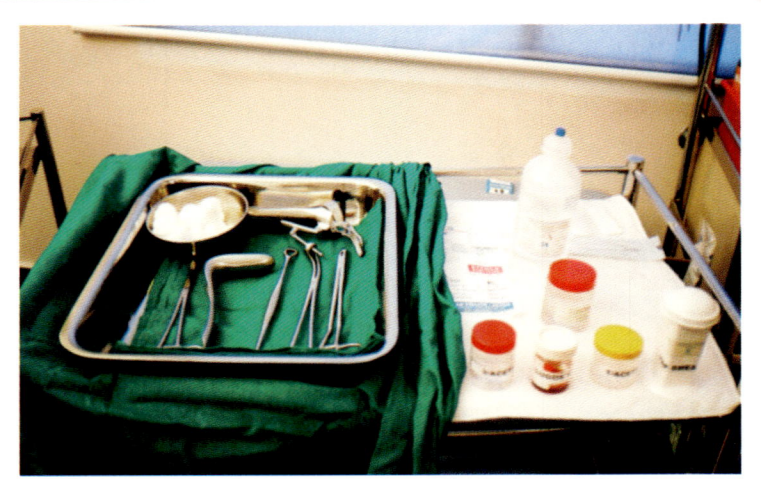

Figura 18.1B: Arrumação da mesa.

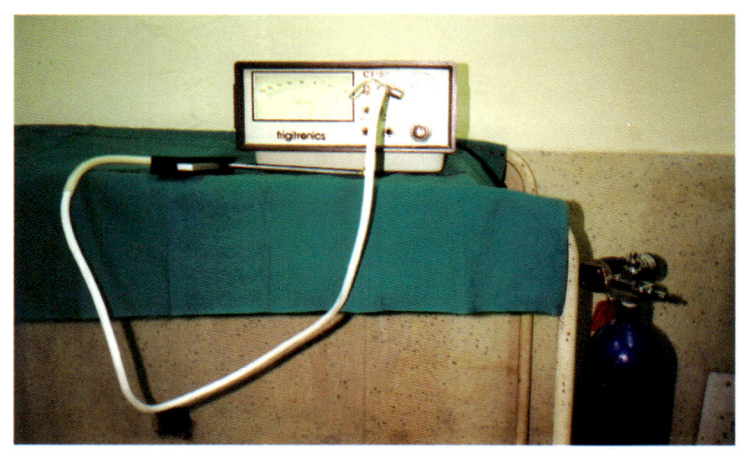

Figura 18.2A: A unidade criocirúrgica da Figitronics™.

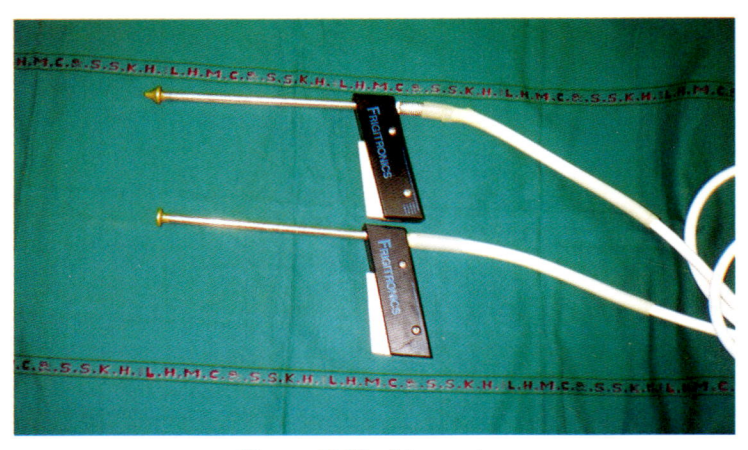

Figura 18.2B: Criossondas.

4. Cilindros de gás (Fig. 18.1A, e também veja o Capítulo 4, Figs. 4.21A2 e 4.21A3).

Gás

Os gases escolhidos têm seu ponto de ebulição abaixo da faixa criogênica de –20° a –30°C necessária para a destruição dos tecidos. Eles são o CO_2 a –68°C e o N_2O a –89°C.[16]

Sondas (Figs. 4.21A4 a 4.21A11 e 4.21B3 a 4.21B7)

1. Ponta achatada.
2. Sonda com extensão endocervical de 2 mm. Elas movem a junção escamocolunar para o canal endocervical e uma avaliação posterior com colposcopia será insatisfatória.

Técnica

O procedimento pode ser feito sob orientação colposcópica após a aplicação de ácido acético para delinear as margens da lesão. A sonda é revestida com um lubrificante solúvel em água, gel ou água para fornecer um bom contato e aplicação firme ao colo do útero. O gás que circula pela criossonda retira o calor do colo do útero até que a temperatura de congelamento seja atingida. Ao final de aproximadamente 3 minutos, um estado estável é alcançado por meio do qual a quantidade de calor trazida pelo suprimento vascular do colo do útero compensa aquela retirada do colo do útero pelo gás criogênico que se evapora. A rapidez da formação de bola de gelo é importante e depende da pressão do tanque, ajuste da sonda e do gás criogênico utilizado (Figs. 18.3 a 18.4). O ponto final é quando a bola de gelo se estendeu aproximadamente 5 mm além da lesão, o que pode ser confirmado por colposcopia. Uma lesão de grandes proporções irá exigir múltiplas aplicações com sobreposição da bola de gelo. A profundidade de destruição é de aproximadamente 5 mm. Os dois métodos de crioterapia são:

Congelamento único: neste, o gás criogênico é aplicado continuamente.

Congelamento duplo: neste, um ciclo de congelamento (3-5 min) – descongelamento (5 min) – congelamento (3-5 min) é aplicado. A incidência de doença residual é menor com a técnica de congelamento duplo. A controvérsia sobre a eficácia dos métodos de congelamentos simples e duplo continua e parece razoável limitar a técnica de congelamento duplo a lesões de alto grau.

Efeitos colaterais[17]

1. Cólicas uterinas ocorrem durante e logo após o tratamento por 24-48 horas, o que pode ser aliviado pelo uso de anti-inflamatórios não esteroides (AINEs) meia hora an-

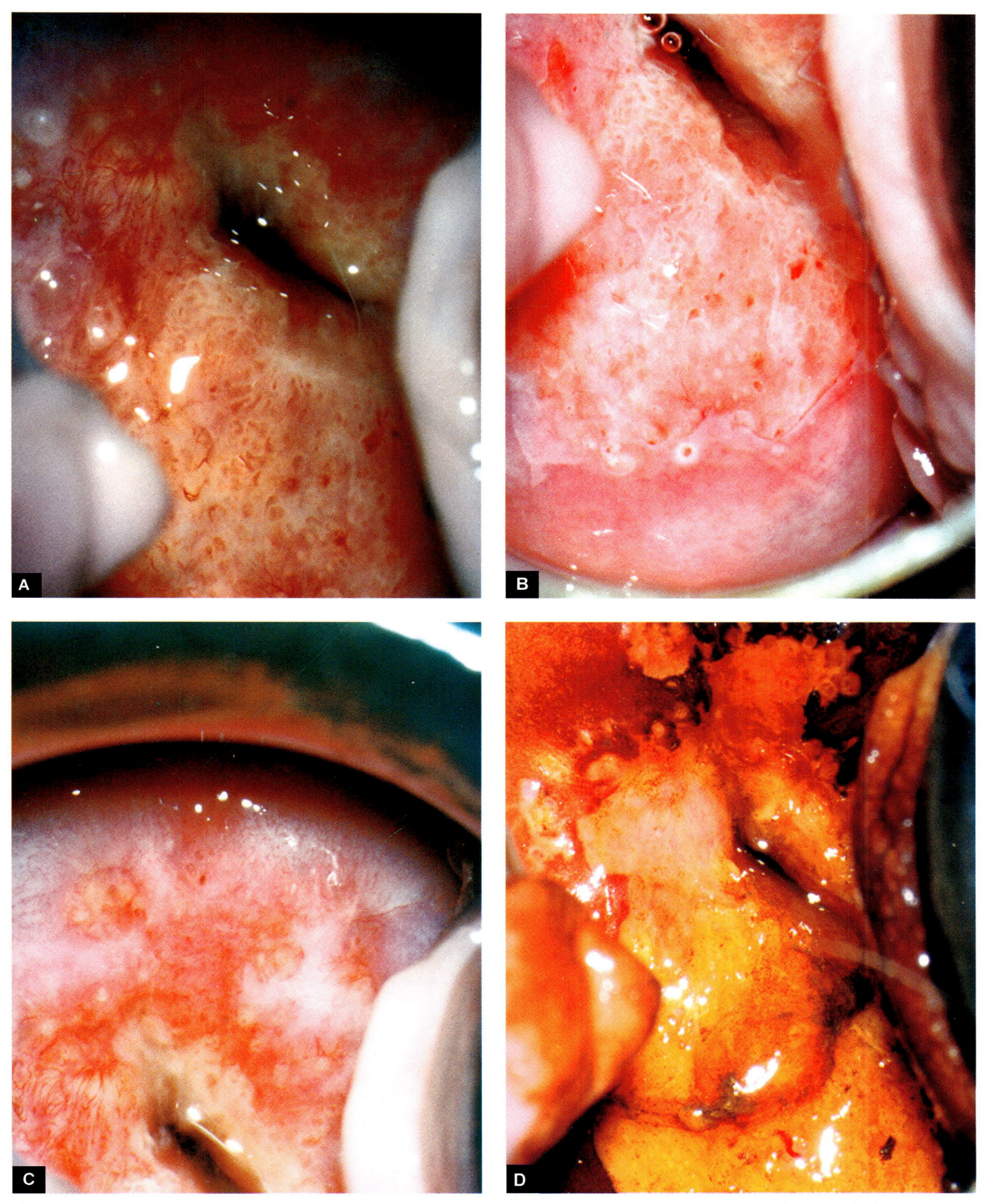

Figura 18.3A a D: Colposcopia satisfatória com diagnóstico de ectrópio em uma senhora de 46 anos com queixa de corrimento vaginal recorrente. O exame de Papanicolaou mostrou LSIL; após o tratamento com antibióticos, a repetição da citologia apresentou alterações reativas benignas de inflamação. (A) Visto após a aplicação de soro fisiológico. (B e C) Depois lavagem com ácido acético. (D) Após coloração com iodo.

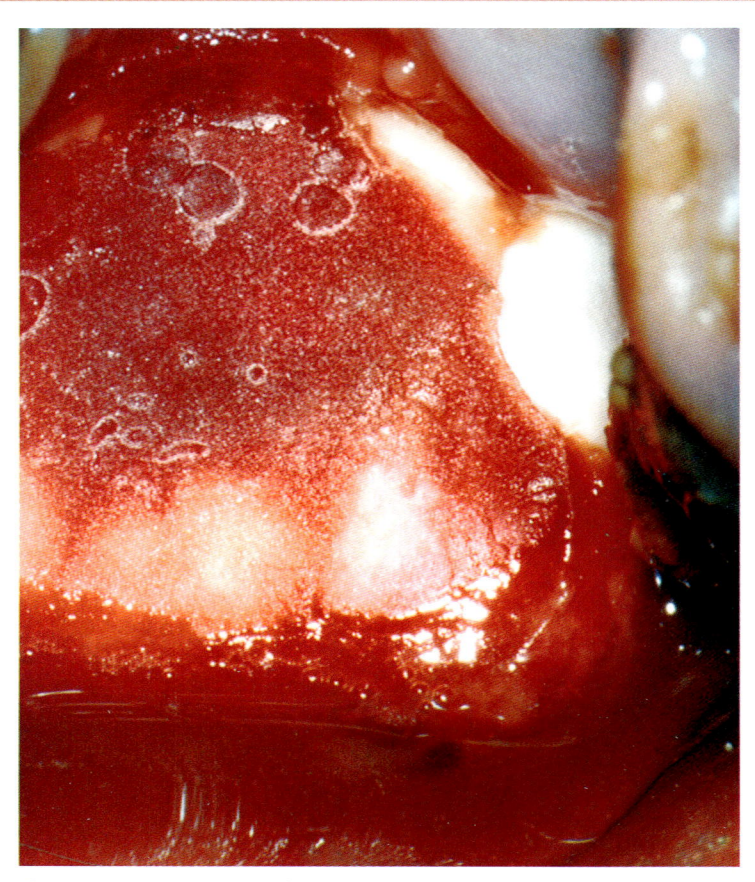

Figura 18.4: Mesmo caso descrito na Fig. 18.3. Imediatamente após a crioterapia, mostrando a formação de gelo.

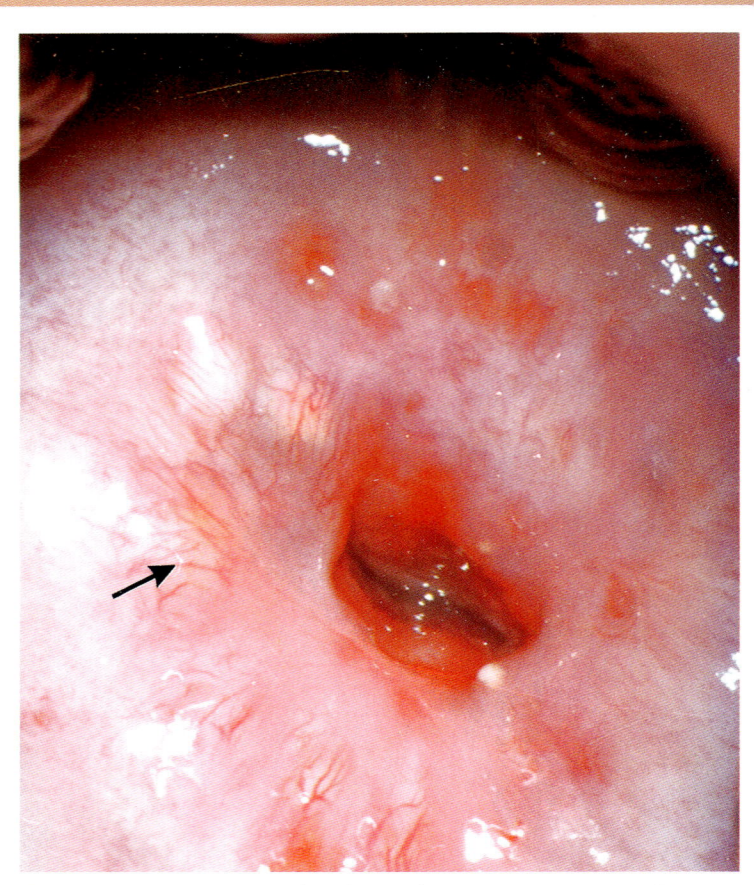

Figura 18.5A: Mesmo caso descrito na Fig. 18.4, 12 semanas após a crioterapia, mostrando vasos em regeneração (seta) e orifício externo circular.

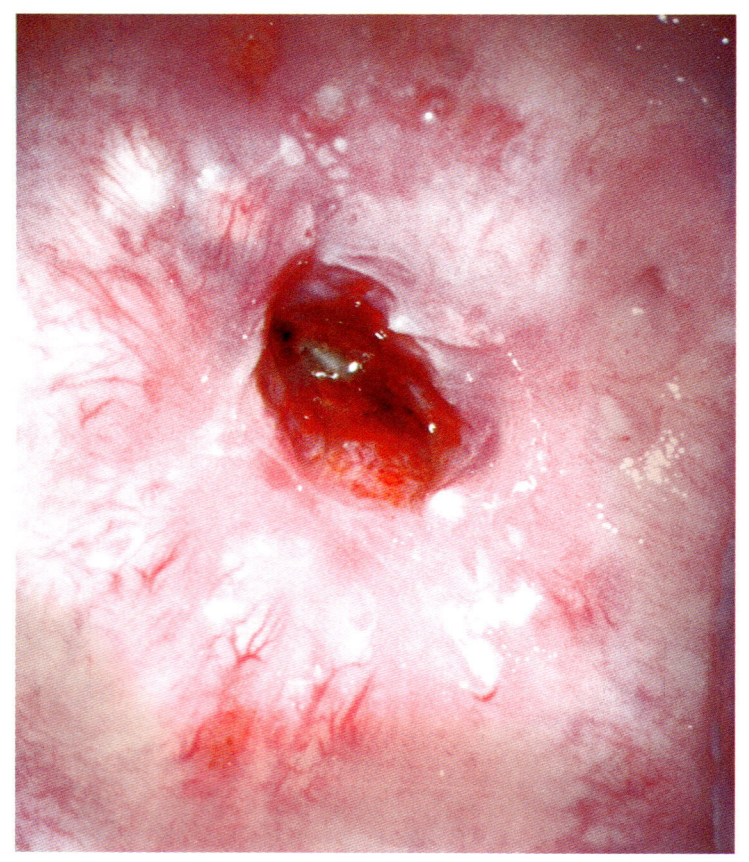

Figura 18.5B: Após a lavagem com ácido acético, apresentando boa cicatrização.

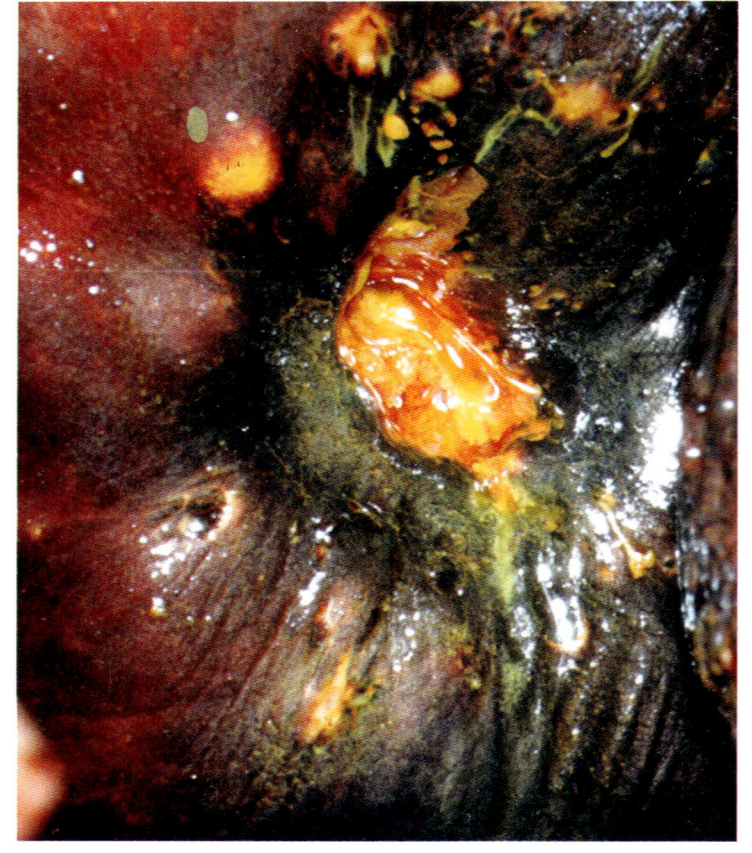

Figura 18.5C: Mostrando boa absorção de iodo.

tes do procedimento. Um bloqueio paracervical também pode ser útil.
2. Corrimento vaginal abundante e aquoso que dura de 4 a 6 semanas. Um corrimento persistente após 6 semanas, especialmente se fétido, é sugestivo de infecção e deve ser tratado rapidamente.
3. Ligeira mancha cerca de 2 semanas após o procedimento decorrente da separação da escara da área tratada.

Complicações[18]

1. Hemorragia.
2. Infecção ascendente.
3. Estenose cervical, com seus efeitos associados sobre a fertilidade e o parto (< 1% pacientes).
4. Recorrência/persistência da NIC.

Instruções Pós-Crioterapia para as Pacientes[17,18]

1. Uso de antibióticos por 7 dias e de anti-inflamatórios.
2. Evitar o uso de absorventes internos e duchas vaginais durante 8 semanas.
3. Evitar relações sexuais durante 6 semanas.

Acompanhamento

A cura normalmente se completa em 12 semanas (Figs. 18.5A a C). O primeiro *check-up* é, geralmente, recomendado ao final de 12 semanas, para permitir que as alterações inflamatórias e reparativas diminuam. A autora prefere agendar a primeira visita após 4 semanas e a segunda visita após 8 semanas (para verificar se há infecção).

Um acompanhamento citológico em intervalos de 6 meses e testes de DNA de HPV de alto risco anualmente por 2 anos (para NIC 1) e em seguida anualmente durante, pelo menos, 20 anos para NIC de alto grau é recomendado.[5] Se todos são negativos nos primeiros 2 anos, a paciente com NIC 1 pode ter três triagens citológicas anuais de rotina e DNA do HPV. Já que a sensibilidade para a detecção de doença persistente ou recorrência é maior com o teste de DNA do HPV, o melhor é combinar o exame de Papanicolaou com o teste de DNA do HPV.

Se uma paciente tem uma citologia anormal ou teste de DNA do HPV positivo após a crioterapia, um exame completo, incluindo colposcopia, biópsia dirigida e curetagem endocervical, é indicado. **Lembre-se, a colposcopia muitas vezes tende a ser insatisfatória logo após a crioterapia. Repetir a crioterapia não é adequado para falhas no tratamento.**

Causas de Falha[18]

1. Técnica imprópria.
2. NIC de alto grau.
3. Lesão grande (≥ três quadrantes).
4. Envolvimento das glândulas e fissuras mais profundas do colo do útero.

Caso ideal para a crioterapia é uma paciente com NIC de baixo grau, tendo uma pequena lesão ectocervical sem extensão endocervical e sem envolvimento da glândula endocervical.

Vaporização com *Laser* de CO_2[6,19]

Princípio

O *laser* de CO_2 produz um feixe de alta intensidade colunar que, em contato com o tecido, o vaporiza causando a ebulição da água intracelular e a explosão da célula. A incineração da proteína e dos minerais leva à carbonização da área tratada.

Equipamento Necessário

1. *Laser*.
2. Aparelho de sucção.
3. Espéculo de plástico, uma vez que reduz o perigo representado pelo feixe de *laser* refletido a partir do metal.
4. Colposcópio.

Anestesia

Geralmente não é necessária para os procedimentos atrás do anel himenal. No entanto, um bloqueio paracervical pode ser dado.

Laser de CO_2

O *laser* de CO_2 é montado no colposcópio ou conectado a ele por um *joystick*. A profundidade da destruição tecidual é dependente da energia do feixe de *laser*, do tempo (duração da exposição) e da área (tamanho do ponto do feixe). O feixe infravermelho do *laser* de CO_2 é invisível e é complementado com o *laser* de hélio-neon para proporcionar um feixe que pode ser dirigido, que cai na parte visível do espectro. Um ponto luminoso é produzido pelo feixe dirigido que persiste durante todo o procedimento e é direcionado para o local desejado no colo do útero com a ajuda do micromanipulador ligado ao colposcópio.

Procedimento

A vaporização do tecido é feita em:
1. Produção de energia de 20 a 25 W.
2. Densidade de potência de 500 a 1.200 W/cm^2.
3. Comprimento focal correspondente ao do colposcópio, ou seja, 200 a 400 mm.
4. Diâmetro do ponto do feixe de 1,5 a 2 mm.

A vaporização é iniciada a partir do lábio posterior e a uma margem de 5 mm da borda da lesão até a profundidade das glândulas cervicais, que é identificada pelo aparecimento da matriz de colágeno amarelo. A ausência de muco não deve ser tomada como o ponto de completa destruição das glândulas cervicais, já que as células secretoras de muco colunar podem ser totalmente substituídas pela NIC com a resultante não produção de muco. O colposcópio deve estar fixo durante todo o procedimento para manter o feixe em foco no nível desejado, mas o foco exige uma adaptação contínua, já que a profundidade de destruição aumenta. A profundidade de destruição é de 6 a 7 mm. Com a ajuda de um compasso de calibre com um micrômetro, a profundidade exata da destruição pode ser determinada. Para evitar uma destruição tecidual descontrolada em densidade maior, o raio tem que ser movido mais rápido. O vapor produzido durante a cirurgia é removido com o aparelho de sucção. O carvão produzido durante o procedimento é removido com a ajuda de um cotonete de algodão umedecido em solução salina. O sangramento que ocorre durante o procedimento pode ser controlado com o feixe de *laser* desfocado, além dos métodos habituais.

O procedimento é concluído em de 15 a 20 minutos.

Efeitos Colaterais, Complicações e Acompanhamento

Os efeitos colaterais, complicações, orientação aos pacientes e acompanhamento são os mesmos que para a crioterapia. No entanto, a secreção aquosa tem a duração de menos de 1 semana após a vaporização a *laser*, que é muito mais curta do que após a crioterapia. A cura é rápida e se completa em de 3 a 4 semanas.

Vantagens da Terapia a Laser

1. A profundidade e a extensão da destruição tecidual podem ser controladas com precisão por visualização direta através do colposcópio.
2. É a única técnica ablativa que remove a lesão na mesma hora, enquanto outras técnicas dependem da necrose tecidual que ocorre de 1 a 2 semanas mais tarde.
3. A natureza bem delineada da lesão permite uma rápida cicatrização com fibrose mínima já que não há tecido necrosado e a zona de necrose térmica é de cerca de 50 a 100 mícrons.
4. O colo do útero restaurado tem uma aparência normal, com uma zona de transformação que é visível no orifício externo.
5. Sangramento e corrimento mínimos após o procedimento.
6. Praticamente não há efeitos na função reprodutora.

Desvantagens

1. Alto custo do equipamento.
2. Alto custo de manutenção.
3. Um elevado grau de especialização é essencial.

Para as diferenças entre crioterapia e vaporização a *laser* de CO_2 consulte a Tabela 18.1.

O caso ideal para a terapia a *laser* é uma paciente com uma lesão de grandes proporções (que requer múltiplas aplicações da criossonda) ou colo do útero irregular ou envolvimento glandular extenso ou com a extensão da doença para a vagina.

Com o advento do procedimento de excisão eletrocirúrgica com alça (LEEP), a vaporização a *laser* ficou em segundo plano.

Diatermia de Eletrocoagulação (Eletrodiatermia)[6]

Este procedimento, em contraste com os outros procedimentos de consultório, é feito na sala de operação.

Ele exige a passagem de corrente elétrica através dos tecidos e, portanto, o isolamento elétrico da paciente. Anestesia geral é necessária, já que o procedimento é muito doloroso.

Procedimento

Ele envolve uma coagulação profunda do estroma cervical com eletrodos de agulha e, posteriormente, a destruição da superfície do epitélio com eletrodos bola. O calor normalmente estimula a exsudação do muco que tem propriedades isolantes. Assim, a profundidade exigida de destruição é alcançada quando mais nenhum muco é produzido na aplicação contínua de calor.

A cura normalmente se completa em 4 semanas.

Efeitos Colaterais

1. Corrimento com sangue durante de 3 a 4 semanas após o procedimento.
2. Se ocorrerem queimaduras na pele vulvar, elas levam cerca de 2 semanas para cicatrizar.

A taxa de sucesso é similar à alcançada com *laser* e crioterapia, com a vantagem de custo-eficácia.

Tabela 18.1: Comparação de crioterapia com vaporização a *laser* de CO_2		
	Crioterapia	***Laser* de CO_2**
Princípio	Congelamento rápido levando à desidratação das células	Ebulição da água celular causando explosão celular
Uso	Ablativo	Ablativo e excisão
Precisão da ablação do tecido	Não	Sim
Ponto final do procedimento	Extensão pós-lesional de 5 mm da bola de gelo	Aparecimento da matriz de colágeno amarelo e ausência de muco
Profundidade da destruição	5 mm	6-7 mm
Dano adicional ao tecido saudável	Sim	Não
Duração do corrimento	4-6 semanas	< 1 semana
Cura completa	12 semanas	3-4 semanas
Zona de transformação	Migra para cima	Não migra
Repetição de procedimento	Não pode ser feito já que a colposcopia tende a ser insatisfatória	Pode ser usado
Risco para o cirurgião	Não	Sim
Uso em lesão vaginal	Geralmente não é feito	Sim
Modalidade de conduta	NIC de baixo grau	Todos os graus de NIC

Coagulação a Frio[6]

Este é um procedimento ambulatorial que usa a luz e um coagulador Semm frio portátil que atinge o objetivo por ebulição. Ele exige uma faixa mais baixa de temperatura, de 50 a 120°C em comparação com a eletrodiatermia por isso o nome. A anestesia não é necessária.

Procedimento

Quando o *thermosound* revestido de Teflon é aplicado ao colo do útero, o epitélio superficial é removido, e o estroma subjacente e as glândulas são destruídas em função da temperatura e da duração da aplicação ao colo do útero. O procedimento requer de duas a cinco aplicações com sobreposição de área de tratamento. Cada aplicação do *thermosound* no colo do útero tem a duração de 20 segundos. O tempo de tratamento varia de 40 a 100 segundos.

Vantagens

As vantagens do procedimento são:
1. Ausência de fumaça e de cheiro.
2. Curta duração do tratamento.
3. Bem tolerado pela paciente.
4. Barato.
5. Tão eficazes quanto outros métodos ambulatoriais.

TÉCNICAS EXCISIONAIS

1. Extremamente eficaz.
2. Produção de tecido para histopatologia.
3. Requer hospitalização.
4. Feito sob anestesia geral.
5. Comprometimento da fertilidade.
6. Tem morbidade considerável.

A lesão deve ser removida preferencialmente em uma única peça. As dimensões da amostra e do estado das margens de excisão devem ser mencionados no relatório de exame histopatológico.

Conização

Tradicionalmente, a conização tem sido utilizada como uma modalidade terapêutica e de diagnóstico em NIC 3 para excluir câncer invasivo. A conização pode ser feita pelo bisturi a frio, *laser* de CO_2 e pelo procedimento LLEZT/LEEP.

Indicações

1. Colposcopia insatisfatória.
2. Suspeita de invasão na citologia, colposcopia e/ou biópsia.
3. Curetagem endocervical positiva.
4. Falta de correlação entre citologia, colposcopia e biópsia.
5. Suspeita de NIGc ou adenocarcinoma.

Contraindicações

Presença de uma lesão óbvia sugestiva de câncer para a qual uma biópsia em consultório seria suficiente. A conização só acentuaria as complicações e atrasaria a gestão definitiva.

Tipos de Cones

Raso: é onde lesão é visível e o epitélio colunar é também visível no canal cervical.

Profundo: é onde o ápice está no canal e parte da lesão está fora da vista. Não deve ser realizada em mulheres com desejo de ter filhos no futuro.

Amostra do Cone

Para a orientação, a amostra do cone é sempre marcada na posição das 12 horas antes de ser enviada para o exame histopatológico. A amostra deve preferencialmente ser aberta no laboratório de patologia usando uma tesoura afiada e longitudinalmente ao longo da posição das 12 horas. A amostra é presa a um bloco de cera com a superfície da mucosa para cima e fixada em formol durante a noite. Após a fixação, o cone é dividido em 12 partes iguais, como se dividindo um relógio, e cada setor é rotulado. É importante garantir que cada peça tenha uma parte da junção escamocolunar. De cada bloco de tecido, uma amostra histológica é preparada e corada com hemotoxilina e eosina.

Complicações da Conização

O risco de complicações é diretamente proporcional ao tamanho do cone.

1. Hemorragia intraoperatória com necessidade ocasional de transfusão de sangue e, por vezes, exigindo a histerectomia.
2. Hemorragia pós-operatória que requer exploração.
3. Infecção.
4. Perfurações cervical e do útero.
5. Risco de lesão eletrocirúrgica se a conização LLEZT é usada.
6. Problemas ginecológicos e obstétricos:[20]
    - Infertilidade causada por:
        – Falta de muco cervical.
        – Estenose Cervical.
    - Abortos no segundo trimestre e parto prematuro causados por incompetência cervical.
    - Ruptura prematura de membranas ovalares (RPMO).
    - Distocia cervical durante o parto.

Michelin *et al.* relataram que o risco de parto prematuro é significativamente maior após a conização por bisturi (CKC) em contraste com LEEP; defendem LEEP para o tratamento de NIC em mulheres jovens que querem mais filhos.[21] Shin *et al.* relataram que a CKC deve ser o método preferencial de tratamento de NIC em mulheres com idade > 45 anos já que o risco de margens positivas do cone é menor com este procedimento em contraste com a LEER.[22]

Acompanhamento

1. O exame citológico deve ser adiado por 6 meses para evitar interpretações erradas em razão de mudanças reparadoras e inflamatórias. O exame citológico é feito com uma espátula de ponta estendida já que há uma tendência da junção escamocolunar de se retrair para dentro do canal cervical.

2. Pacientes com margens negativas de cone e curetagem endocervical são consideradas tratadas uma vez que uma invasão seja descartada. **No entanto, já que a recorrência é uma possibilidade, o acompanhamento ao longo da vida é uma obrigação.** Isto envolve citologias em 6-12 meses seguidos de citologias anuais por um total de 20 anos antes que a triagem trianual de rotina possa ser feita.[5] Testes de DNA do HPV de alto risco também são realizados anualmente para o acompanhamento por 20 anos.[5]
3. Pacientes com margens de cone externas positivas devem ser submetidas a uma colposcopia repetida, e se as margens ectocervicais estão envolvidas, as pacientes podem passar por um procedimento de ablação com *laser* ou LEEP repetido para erradicar a NIC residual.
4. No caso das margens internas do cone serem positivas, uma doença endocervical residual é indicada em 60% das pacientes. A continuação da conduta é fundamentada em curetagem endocervical. Se negativa, uma conduta conservadora com citologia e teste de DNA do HPV em acompanhamento é permitida. Se for positiva, uma conização mais profunda é curativa na maioria das vezes, se a invasão for descartada.

Conização com Bisturi a Frio

O colo do útero é corado com solução de iodo de Lugol para delinear os limites da margem de ressecção do cone. A extensão do ápice do cone no canal endocervical é dependente da extensão da zona de transformação. A artéria cervical descendente é ligada em ambos os lados antes de se dar a incisão. A amostra do cone é marcada com uma ligadura na posição das 12 horas. A margem do cone deve ser de 2 a 3 mm para fora da lesão. A parte posterior do cone é cortada primeiro, para evitar que o campo operatório seja obscurecido por sangue, e a incisão é estendida anteriormente. O cone é retirado com a ajuda do bisturi, empurrando a lâmina da faca no estroma cervical e evitando movimentos de corte para garantir um leito liso do cone. Isso é seguido por curetagem endocervical.

Métodos de Hemostasia

Os métodos de hemostasia são:
1. O leito do cone pode ser reparado com fio Vicryl™.
2. Surgicel™ pode ser implantado no leito.
3. Cauterização do leito inteiro do cone com bola cauterizadora.
4. Sutura hemostática Sturmdorf que vira a borda do colo do útero para o canal e, assim, enterra o epitélio cervical normal. Esta sutura interfere com exames colposcópicos futuros.

Conização usando *Laser*[19]

Nenhum equipamento adicional é preciso, além do que o necessário para a vaporização. É feito como um procedimento ambulatorial e utiliza o bloqueio paracervical. Quando comparado com a vaporização a *laser*, o diâmetro do ponto é menor e a densidade da potência é maior, produzindo o corte (ou seja, utilizando *laser* como bisturi) com muito pouco dano térmico ao estroma cervical adjacente. O diâmetro do ponto é de 0,05 a 0,125 mm em uma potência e densidade de 25 a 30 W e 1.400 W/cm^2, respectivamente e com uma velocidade de incisão de 3,5 cm/s. A condução de calor lateral e o dano térmico aos tecidos circundantes aumentam com a duração do procedimento. Não deve haver nenhum artefato térmico para a interpretação adequada do envolvimento das margens do cone pelo patologista.

Já que a largura da incisão correspondente ao diâmetro do ponto do feixe e do artefato térmico é de aproximadamente 1 mm, a incisão deve estar a aproximadamente 2,5 mm e no máximo a 5 mm da borda da lesão, a fim de se obter uma amostra que é livre de danos térmicos e adequada para o diagnóstico.

Técnica

O colo do útero é incisado circularmente com o *laser* no modo operatório contínuo a uma profundidade de 2 mm no estroma cervical para permitir segurar melhor o tecido com a pinça. Esta incisão pode ser desenvolvida ao longo de sua circunferência até que o ápice seja atingido ou uma abordagem de quatro quadrantes possa ser usada, pela qual cada quarto da incisão é aprofundado até que o ápice seja atingido. O diâmetro do cone reduz-se próximo ao ápice e, assim, a distância do canal endocervical também diminui. Assim, o ápice do cone deve ser cortado com um bisturi a frio ou tesoura e não com o *laser* para reduzir o artefato térmico no ápice.

O sangramento diminui a eficácia da energia do *laser*, absorvendo o calor, e deve ser evitado usando o efeito hemostático de baixa densidade de potência do feixe de *laser* desfocado durante o procedimento. Perda de sangue média é de 5 cc.

As diferenças entre as duas técnicas de conização são descritas na Tabela 18.2.

Excisão Ampla da Zona de Transformação (LLETZ)[3,23,24]

Várias modificações nas alças e unidades eletrocirúrgicas (UEC) para melhorar a amostra de tecido, levaram ao desenvolvimento da conização LLEZT. A LLEZT encontrou alta aceitabilidade no tratamento da NIC já que:
1. O custo de equipamento e manutenção é baixo.
2. A amostra está disponível para exame histopatológico.

Tabela 18.2: Diferenças entre conização por bisturi a frio e conização a *laser* de CO_2

	Conização por Bisturi a Frio	Conização a *Laser* de CO_2
Hospitalização	Necessária	Procedimento no consultório
Anestesia	Anestesia Geral	Anestesia local
Instrumentos usados	Bisturi	*Laser* para corte
Colposcópio	Não usado	Sob orientação colposcópica
Complicações	Mais	Muito menos
Processo de cicatrização	Lento	Rápido
Zona de dano térmico	Ausente	Presente
Cicatrizes e estenose cervical	Sim	Não
Visibilidade da nova junção escamocolunar	Não	Sim

3. A técnica é simples.
4. Ela pode ser feita sob anestesia local.
5. A paciente pode ser tratada em sua primeira visita durante a colposcopia, evitando a hospitalização, que é obrigatória na conização por bisturi.

Indicações
1. NIC de alto grau.
2. NIC 1:
   - NIC 1 persistente por 24 meses.[5]
   - A paciente com NIC 1 não colabora com o acompanhamento, ou se a paciente pede o tratamento.
   - Colposcopia e/ou CEC insatisfatória é positiva.[5]
   - O relatório de Papanicolaou anterior é HSIL ou AGC-NOS e a colposcopia não é satisfatória e a CEC é positiva para NIC.[5]

Contraindicações
1. Presença de vulvite, vaginite ou cervicite.
2. Gravidez.
3. Pós-parto – faça LEEP de 3 a 4 meses após o parto.[25-26]
4. Lesões extremamente grandes.
5. Extensão vaginal.
6. Carcinoma clínico óbvio.
7. NIGc é uma contraindicação relativa.
8. Distúrbio hemorrágico e hipertensão são contraindicações relativas, que podem ser feitas em hospitais terciários.
9. Não disponibilidade de instrumentos isolados, alças e aspirador de fumaça (veja o Capítulo 4, Figs. 4.22A3 a 4.30).

Equipamento
Além dos instrumentos exigidos para a colposcopia de rotina, são necessários os seguintes:
1. Sistema de evacuação de fumaça.
2. Eletrodos em alça, bola e bolas de rolamentos (Fig. 18.6).
3. Unidade eletrocirúrgica (veja o Capítulo 4, Figs. 4.22A1 e 4.22A2).

Alças: São feitas de fio de aço inoxidável resistente ou platina de 0,2 mm em forma de alça com base transversal ou em forma de U. A base em forma de U tem as seguintes vantagens:[23]

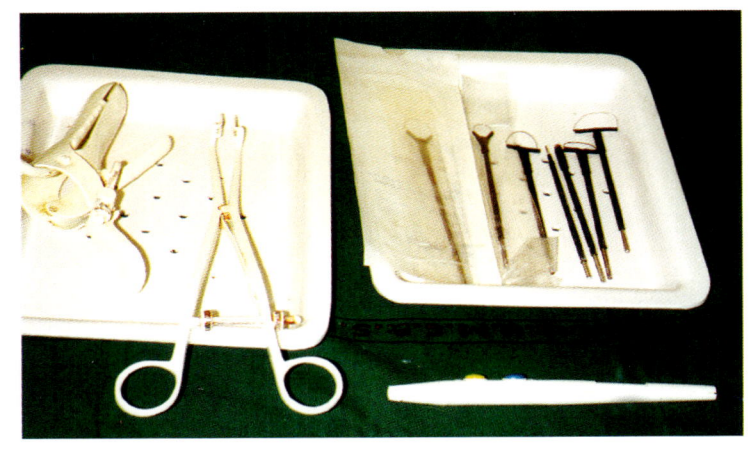

Figura 18.6: Espéculos isolados de Cusco e endocervical, peça de mão e eletrodos LEEP.

1. Proporciona mais visibilidade.
2. Tem mais força de tração, já que o fio não deixa a base isolada em um ângulo reto.

Unidade eletrocirúrgica (UEC): deve satisfazer os seguintes critérios.[23]
1. As normas de segurança da sala de operações do hospital.
2. Placa de aterramento da paciente.
3. Ser capaz de manter uma tensão de mais de 200 V durante todo o procedimento.
4. Fornecer uma combinação de corte e coagulação entre 30 e 60 W.

Anestesia
Deve ser local. No entanto, a anestesia geral é necessária para:
1. Mulheres na pós-menopausa.
2. Mulheres apreensivas.
3. Uma zona de transformação grande estendenda-se para perto da vagina.

Procedimento
Um exame colposcópico completo é realizado. A placa de aterramento da diatermia é presa à paciente e o tubo de sucção é preso ao espéculo. Uma alça de tamanho apropriado é escolhida e inserida no lápis de diatermia e a configuração de energia é selecionada na UEC. A alça é aplicada à cérvice 5 mm para fora das margens laterais da zona de transformação e retirada da extremidade oposta na mesma distância. A profundidade do tecido excisado deve ser de pelo menos 8 mm. O fio não deve ser empurrado através do tecido ou a sua forma e ângulo de inclinação vão alterar-se. O fio nunca está diretamente em contato com o tecido e, portanto, nenhum dano térmico é infligido. O corte é em razão do envelope de vapor que se desenvolve na interface entre a alça de arame e o tecido cervical.

Para o procedimento são usadas alças de arame fino de 2,5 × 2,5 cm, com unidades eletrocirúrgicas que geram um misto de corte e coagulação em níveis de baixa potência de saída de 30 a 60 W. O cone é excisado em uma única peça (Fig. 18.7A). A amostra é marcada na posição das 12 horas com uma agulha. Duas ou três varreduras do eletrodo LEEP serão necessárias se a lesão for grande ou se estender para o canal cervical (Figs. 18.7B e C). O leito do cone é coagulado com diatermia de bola com a saída do gerador aumentada para 60 W.

Vantagens
Além das vantagens mencionadas anteriormente, as outras são:
1. Procedimento fácil de aprender e ensinar.
2. Altamente bem-sucedido.
3. Tempo de tratamento curto.
4. Morbidade mínima.
5. A integralidade do procedimento pode ser determinada, ao mesmo tempo pela colposcopia de repetição da paciente e examinando as bordas da excisão da lesão.
6. A amostra de tecido para exame patológico está presente.

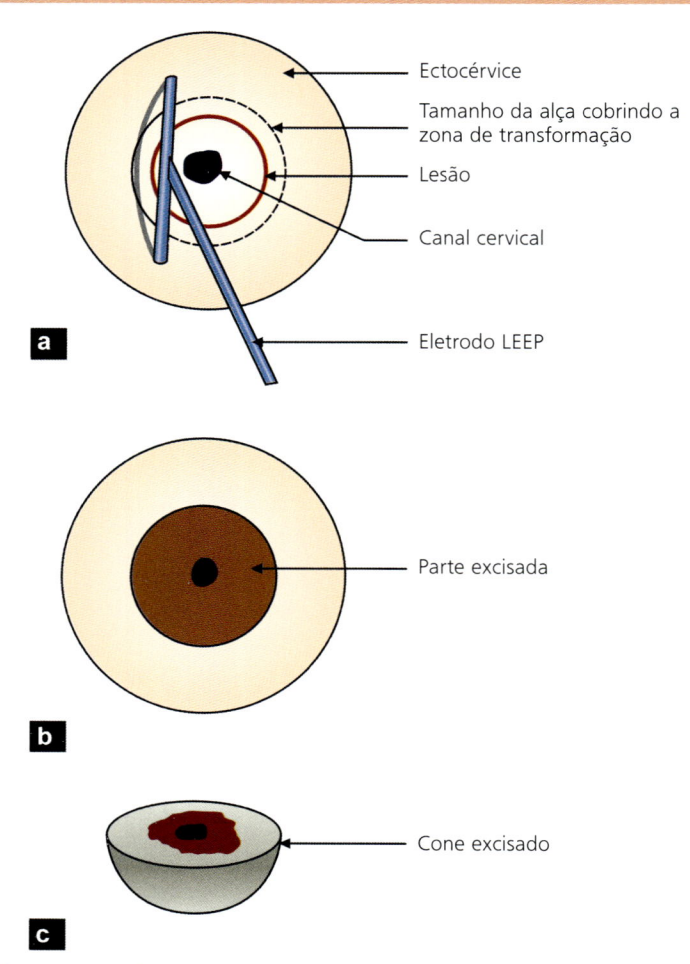

Desvantagens

1. Risco de lesão eletrocirúrgica.
2. Experiência em colposcopia.
3. **Risco a longo prazo de estenose cervical[20], RPMO e parto prematuro.**[27,30]

Noehr *et al.* relataram em seu estudo que o risco de parto prematuro após LEEP está diretamente relacionado com a profundidade do cone removido e aumenta significativamente se a profundidade for > 1 cm.[27] Em uma revisão sistemática, Kyrgiou *et al.* relataram que o risco combinado de trabalho de parto prematuro foi de 2,6 vezes maior quando a profundidade do cone retirado após CAF foi ≥ 10 mm *versus* < 10 mm.[28] Um aumento do risco de parto prematuro, RPMO e bebês de baixo peso (< 2,5 kg) foram relatados em mulheres tratadas anteriormente com LEEP[28-30]

Histerectomia[31]

É um procedimento radical demais, mas pode ser considerado adequado para:

- NIGc ou AIS de alto grau em mulheres que já completaram suas famílias.
- NIC escamosa de alto grau em pacientes com:
  - Margens de cone positivas.
  - Cumprimento deficiente do acompanhamento.
  - Problemas ginecológicos associados, como miomas, prolapso.

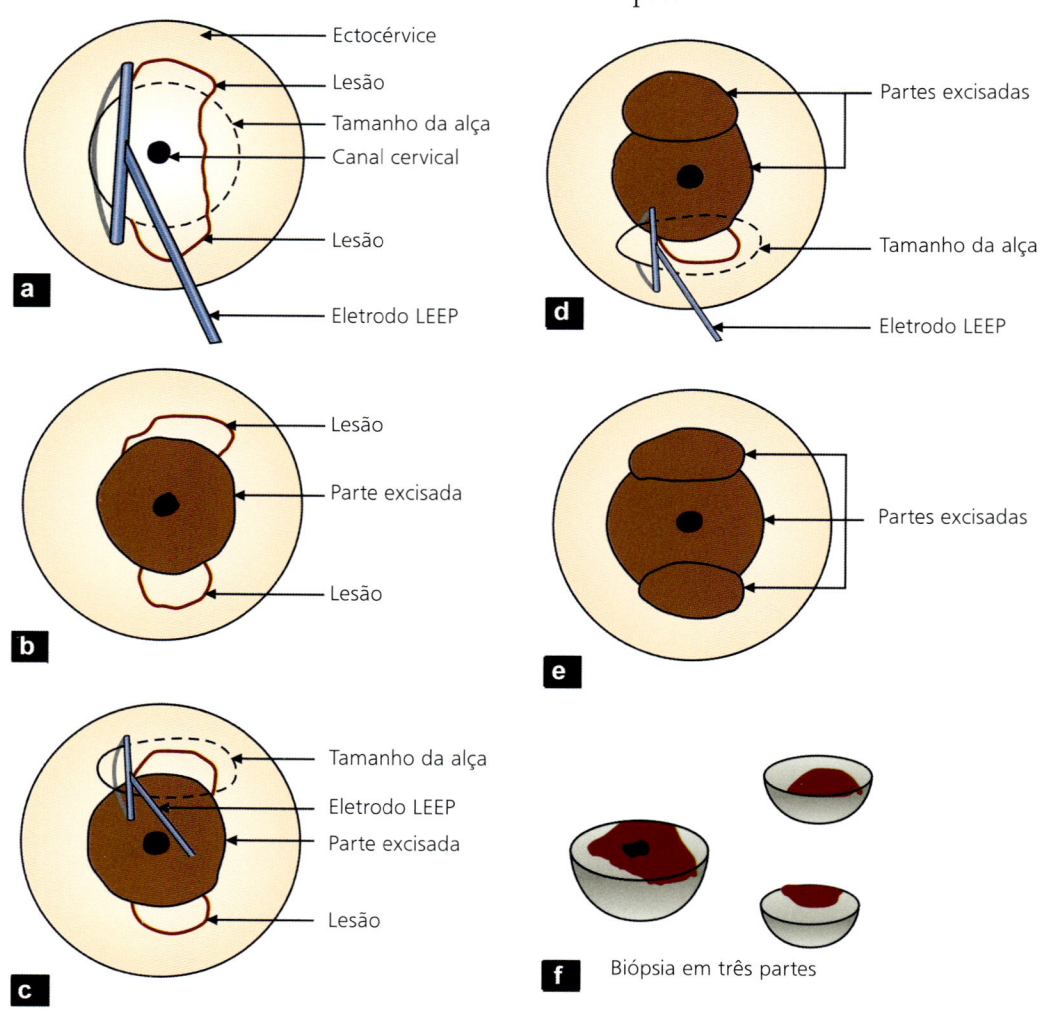

Figura 18.7A (a-c): LEEP para lesão com 1 varredura.

Figura 18.7B (a-f): LEEP para lesão grande com três varreduras.

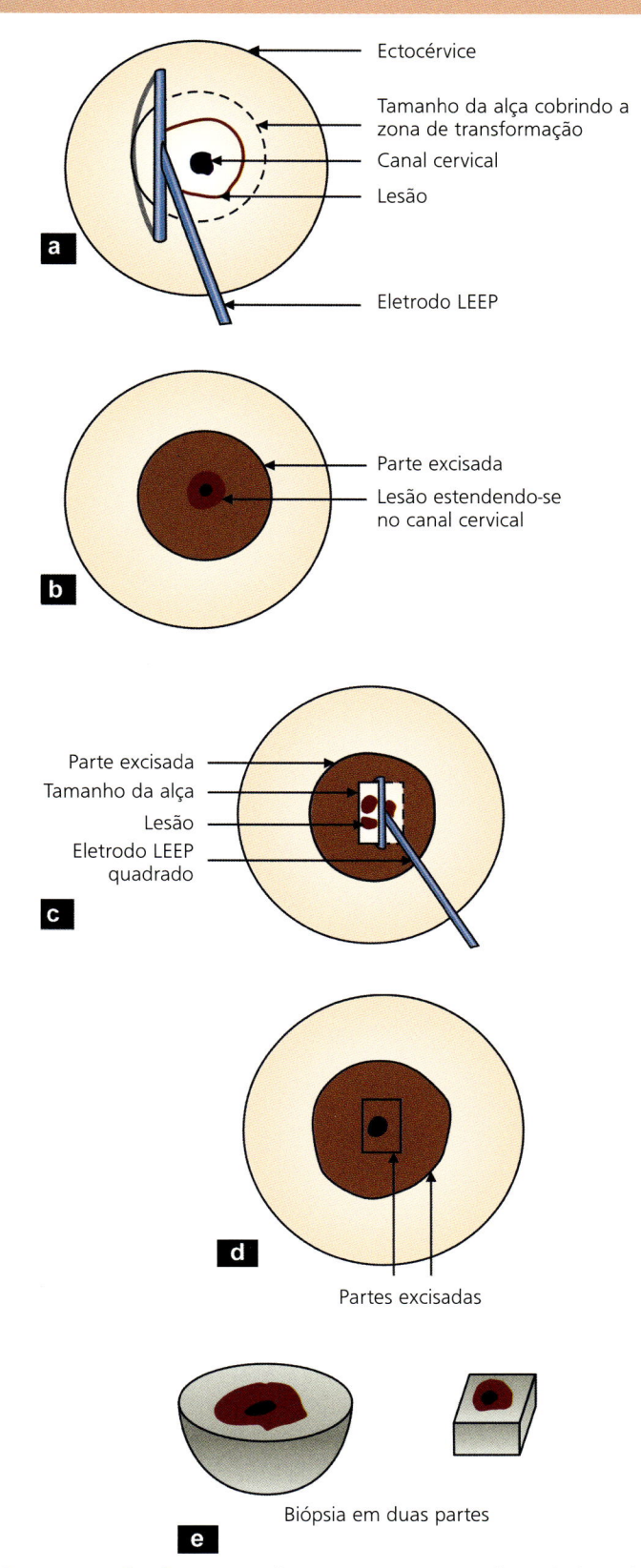

Figura 18.7C (a-e): LEEP para lesão com extensão endocervical em duas varreduras.

Acompanhamento

Há um risco de desenvolvimento de neoplasia intraepitelial vaginal (NIVA) e doença invasiva vaginal em mulheres histerectomizadas por NIC de alto grau. Citologias da abóbada devem ser colhidas nessas mulheres de uma maneira similar às tratadas com métodos conservadores, ou seja, um mínimo de 20 anos com citologia anual.[5] O acompanhamento por toda a vida é uma OBRIGAÇÃO.

MANEJO DA NEOPLASIA GLANDULAR INTRAEPITELIAL CERVICAL (NIGc)

Conização

A NIG cervical e o adenocarcinoma *in situ* (AIS) ocorrem mais frequentemente em mulheres em idade fértil. Assim, o tratamento conservador é preferido a um radical. Mesmo que a origem esteja na célula colunar, essas lesões são encontradas na zona de transformação em 65%. Uma amostra cilíndrica que inclui toda a zona de transformação e se estende para além da profundidade das glândulas cervicais (5 mm) e até 1 a 2,5 cm para dentro canal endocervical tem sido recomendada. Tais amostras abrangem a maioria dos AIS, incluindo os casos multifocais com mínima chance de margens histológicas positivas. A persistência ou reincidência, em geral, é de aproximadamente 8%.[32] RPMO e parto prematuro podem ocorrer se a profundidade do cone excisado é > 1 cm.

Portanto, o acompanhamento é muito importante e a histerectomia deve ser realizada uma vez que a mulher tenha completado sua família.[5]

A conização por bisturi a frio é preferida nestas mulheres, mais que a conização a *laser* LEEP, já que:

1. O artefato térmico pode obscurecer as margens da amostra obtida por *laser*/LEEP.
2. A taxa de excisão incompleta é maior com o LEEP.
3. A taxa de doença residual é maior, apesar do *status* das margens da excisão.[33]

Pré-Requisitos para o Tratamento Conservador

1. As margens do espécime totalmente amostrado devem estar completamente livres da doença. Se as margens não estiverem livres, uma segunda excisão pode ser tentada para excluir uma invasão.
2. A paciente deve ser informada sobre o risco de doenças persistentes e recorrentes e também de câncer invasivo, antes de obter a conduta expectantemente. A histerectomia deve ser oferecida uma vez que a família seja concluída.
3. Estreita vigilância e cumprimento do acompanhamento são importantes, e isso deve ser explicado à paciente.

Acompanhamento

Citologia cervical, teste de DNA do HPV em intervalos de 6 meses pelos primeiros 2 anos, seguidos por intervalos anuais por um período prolongado, até que a histerectomia seja realizada. A colposcopia com amostragem endocervical é uma necessidade para detectar lesões glandulares residuais se uma excisão repetida para as margens positivas foi realizada.

Histerectomia para NIGc ou AIS

Indicações

1. A família está completa.
2. Margens excisionais positivas estão presentes.
3. A paciente não quer a conduta conservadora.
4. A paciente não adere ao acompanhamento.
5. Coexistem condições clínicas que necessitam histerectomia, por exemplo, mioma.

RESUMO

A gestão da NIC é fundamentada no resultado histopatológico da biópsia. A invasão deve ser descartada. As opções de conduta são:

1. Expectante: observação e acompanhamento. Isto é ideal para NIC 1, especialmente em adolescentes, mulheres grávidas e em pós-menopausa, desde que adiram ao acompanhamento e não sejam imunodeprimidas. Poucos casos de NIC 2 em mulheres jovens que não tenham concluído a sua família e em mulheres grávidas também podem ser tratados da mesma forma.
2. Ablação: adequado para NIC 1 precedida de um relatório de exame de Papanicolaou de ASC-US, ASC-H ou LSIL, e NIC 2.
3. Cirurgia excisional: uma obrigação para todas as NIC escamosas de alto grau, neoplasia glandular cervical incluindo AIS, e recomendado para NIC 1 precedida de um relatório de exame de Papanicolaou de HSIL ou AGC- NOS com colposcopia insatisfatória e/ou CEC positivo para NIC, ou NIC 1 persisitente 1 ano a pós a criocirurgia.
4. Histerectomia: recomendado para NIC 2/3, NIC glandular incluindo AIS naquelas que tenham concluído suas famílias e/ou tenham problemas adicionais, como mioma.

A importância do acompanhamento após qualquer tipo de tratamento deve ser explicada à paciente e seus familiares. Combinar a citologia com o teste de DNA do HPV é recomendado no acompanhamento, especialmente em mulheres tratadas por NIC de alto grau.

REFERÊNCIAS

1. Cox JT, Schiffman M, Solomon D. Prospective follow-up suggests similar risk of subsequent cervical intraepithelial neoplasia grade 2 or 3 among women with cervical intraepithelial neoplasia grade 1 or negative colposcopy and directed biopsy. Am J Obstet Gynecol 2003;188:1406-12.
2. Wright TC, Cox JT, Massad LS, Twiggs LB, Wilkinson EJ. 2001 Consensus Guidelines for the management of women with cervical cytological abnormalities. JAMA 2002;287:2120-9.
3. Jones HW III. Cervical cancer precursors and their management. In: Rock JA, Jones HW III (editors). TeLinde's Operative Gynecology. 10th ed. Philadelphia: Lippincott, Williams and Wilkins; 2008. p. 1208-26.
4. Bereck JS. Intraepithelial disease of the cervix, vagina and vulva. In: Bereck and Novaks's Gynecology. 14th ed. Philadelphia: Lippincott, Williams and Wilkins; 2006. p. 561-99.
5. Wright TC Jr, Massad LS, Dunton CJ, Spitzer M, Wilkinson EJ, Solomon D. 2006 consensus guidelines for the management of women with cervical intraepithelial neoplasia or adenocarcinoma in situ. Am J Obstet Gynecol 2007;197(4):340-5.
6. Coppleson M, Atkinson KH, Dalrymple JC. Cervical squamous and glandular intraepithelial neoplasia: clinical features and review of management. In: Colposcopy: A scientific and practical approach to cervix, vagina and vulva in health and disease. 3rd ed. Thomas Springfield; 1986. p. 571-607.
7. Schlecht NF, Platt RW, Duarte-Franco E et al. Human papillomavirus infection and time to progression and regression of cervical intraepithelial neoplasia. J Natl Cancer Inst 2003;95:1336-43.
8. Nobbenhuis MA, Helmerhost TJ, van den Brule AJ et al. Cytological regression and clearance of high-risk human papillomavirus in women with an abnormal cervical smear. Lancet 2001;358:1782-3.
9. Massad LS, Collins YC, Meyer PM. Biopsy correlates of abnormal cervical cytology classification using the Bethesda system. Gynecol Oncol 2001;82:516-22.
10. Dunn TS, Burke M, Shwayder J. A "see and treat" management for highgrade squamous intraepithelial lesions pap smears. J Low Genit Tract Dis 2003;7:104-6.
11. Luesley D, Leeson S (editors). Colposcopy and programme management. Guidelines for the NHS cervical screening programme. National Health Service Cancer Screening Programme (NHSCSP) publication No. 20. Sheffield: National Health Service Cancer Screening Programme; 2004. p. 31-5.
12. Ostergard DR. Cryosurgical treatment of cervical intraepithelial neoplasia. Obstet Gynecol 1980;56(2):231-3.
13. Walton LA, Edelman DA, Fowler WC Jr, Photopulos Gj. Cryosurgery for the treatment of cervical intraepithelial neoplasia during the reproductive years. Obstet Gynecol 1980;55:353-7.
14. Anderson MC, Hartley RB. Cervical crypt involvement by intraepithelial neoplasia. Obstet Gynecol 1980;55:546-50.
15. Boonstra H, Aalders JG, Koudstaal J et al. Minimum extension and appropriate topographic position of tissue destruction for treatment of cervical intraepithelial neoplasia. Obstet Gynecol 1990;75:227-31.
16. Sellors JW, Sankaranarayanan R. Treatment of cervical intraepithelial neoplasia by cryotherapy. In: Colposcopy and treatment of cervical neoplasia: a beginner's manual. Lyon: International Agency for Research on Cancer; 2003. p. 95-102.
17. Baliga BS. Cryosurgery in gynecologic practice. In: Step by Step Colposcopy, Cryosurgery an LEEP. New Delhi: Jaypee Brothers Medical Publishers; 2008. p. 143-51.
18. Baliga BS. Step by step cryosurgery of the cervix. In: Step by Step Colposcopy, Cryosurgery an LEEP. New Delhi: Jaypee Brothers Medical Publishers; 2008. p. 153-72.
19. Bellina JH, Bandieramonte G. Applications in Gynecology. In: Principles and Practice of Gynecologic Laser Surgery. New York: Plenum Publishing corporation; 1984. p. 111-64.
20. Chamot E, Kristensen S, Stringer JSA, Mwanahamuntu MH. Are treatments for cervical precancerous lesions in less-developed countries safe enough to promote scaling-up of cervical screening programs? A systematic review. BMC Women's Health. 2010;10:11. Available at http://www.biomedcentral.com/1472-6874/10/11.
21. Michelin MA, Merino LM, Franco CA, Murta EF. Pregnancy outcome after treatment of cervical intraepithelial neoplasia by the loop electrosurgical excision procedure and cold knife conization. Clin Exp Obstet Gynecol. 2009;36(1):17-9.
22. Shin JW, Rho HS, Park CY. Factors influencing the choice between cold knife conization and loop electrosurgical excisional procedure for the treatment of cervical intraepithelial neoplasia. J Obstet Gynaecol Res. 2009;35(1):126-30.
23. Prendiville W. Large loop excision of the transformation zone. In: Prendiville W editor. Large Loop Excision of the Transformation Zone–A practical guide to LLETZ. 1st ed. London: Chapman and Hall; 1993. p. 35-58.
24. Turner M. LLETZ conization. In: Prendiville W editor. Large Loop Excision of the Transformation Zone –A practical guide to LLETZ. 1st ed. London: Chapman and Hall; 1993. p. 105-10.
25. Sellors JW, Sankaranarayanan R. Treatment of cervical intraepithelial neoplasia by loop electrosurgical excision procedure (LEEP). In: Colposcopy and treatment of cervical neoplasia: a beginner's manual. Lyon: International Agency for Research on Cancer; 2003. p. 103-11.
26. Cullimore J. Management of complications from LLETZ. In: Prendiville W (editor). Large loop excision of the transformation zone. A practical guide to LLETZ. 1st ed. London: Chapman and Hall; 1993. p. 93-7.
27. Noehr B, Jensen A, Frederiksen K, Tabor A, Kjaer SK. Depth of cervical cone removed by loop electrosurgical excision procedure and subsequent risk of spontaneous preterm delivery. Obstet Gynecol 2009;114(6):1232-8.
28. Kyrgiou M, Koliopoulos G, Martin-Hirsh P, Arbyn M, Prendiville W, Paraskevaidus E. Obstetric outcomes after conservative treatment for intraepithelial or early invasive cervical lesions: systematic review and meta-analysis. Lancet 2006;367:489-98.
29. Prendiville W. The treatment of CIN: what are the risks? Cytopathol. 2009;20:145-53.
30. Arbyn M, Kyrgiou M, Raifu AO, Koliopoulos G, Martin-Hirsch P, Prendiville W. et al. Perinatal mortality and other severe adverse pregnancy outcomes associated with treatment of cervical intraepithelial neoplasia: meta-analysis. BMJ 2008;18a:1284.
31. Baliga BS. Management of women with biopsy proven CIN. In: Step by Step Colposcopy, Cryosurgery an LEEP. New Delhi: Jaypee Brothers Medical Publishers; 2008. p. 131-41.
32. Soutter WP, Haidopoulos D, Gomall RJ et al. Is conservative treatment for adnocarcinoma in situ of the cervix safe? BJOG 2001;108:1184-9.
33. Jakus S, Edmonds P, Dunton C, King AS. Margin status and excision of cervical intraepithelial neoplasia: A review. Obstet Gynecol Surv 2000;55(8):520-27.

19 Casos Problemáticos e Interessantes em Colposcopia

Este é um atlas de colpofotografias de casos problemáticos e interessantes em colposcopia. As fotografias são uma duplicação das que foram vistas nos capítulos anteriores. Este capítulo inclui comparações de imagens de diferentes casos com diagnósticos muito diferentes, mas com aparências colposcópicas que parecem semelhantes para os novatos. Compilação e organização das fotografias foram feitas para ajudar o novato a apreciar os detalhes mais finos das aparências colposcópicas que ajudam a chegar a um diagnóstico correto.

As aparências colposcópicas do condiloma do colo do útero (Figs. 19.1, 19.3, 19.5 e 19.7) são comparadas com as do carcinoma avançado do colo do útero (Figs. 19.2, 19.4, 19.6 e 19.8). A análise retrospectiva mostra que no condiloma o epitélio é menos friável, e o tumor tem projeções regulares, lisas, digitiformes, em contraste com o câncer que tem um epitélio extremamente friável.

As aparências colposcópicas de um caso com um ectrópio grande imitando condiloma precoce ou perfurante são retratadas nas Figs. 19.9 a 19.23. Houve dificuldade na realização da colposcopia, já que a cérvice estava puxada superiormente. As Figs. 19.9 a 19.16 representam fotografias tiradas usando o espéculo de Cusco. As Figs. 19.9, 19.11 e 19.13 são as aparências do colo do útero examinadas pelo método de solução salina. As Figs. 19.10, 19.12 e 19.14 a 19.16 são imagens das áreas correspondentes após a lavagem em ácido acético, mostrando papilas digitiformes. Como era impossível ver o limite exterior da zona de transformação (ZT) um diagnóstico diferencial de condiloma espiculado foi entretido. As Figs. 19.17 a 19.23 são fotografias do mesmo caso, como na Fig. 19.9, feitas por visualização com o espéculo de Sim e a posição de litotomia estendida. O limite exterior da ZT é claramente visto, e a aparência é de ectrópio. O teste de Papanicolaou não mostrou coilócitos nem anormalidades epiteliais. A tipagem de DNA

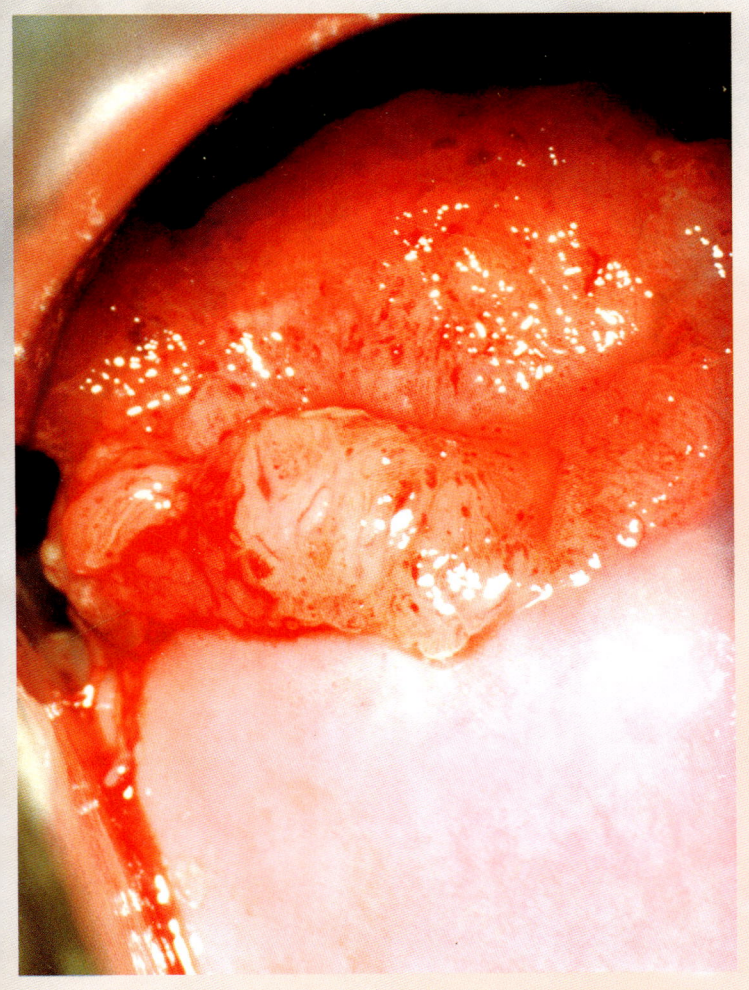

Figura 19.1: Condiloma do colo do útero mostrando vasos atípicos semelhantes a câncer.

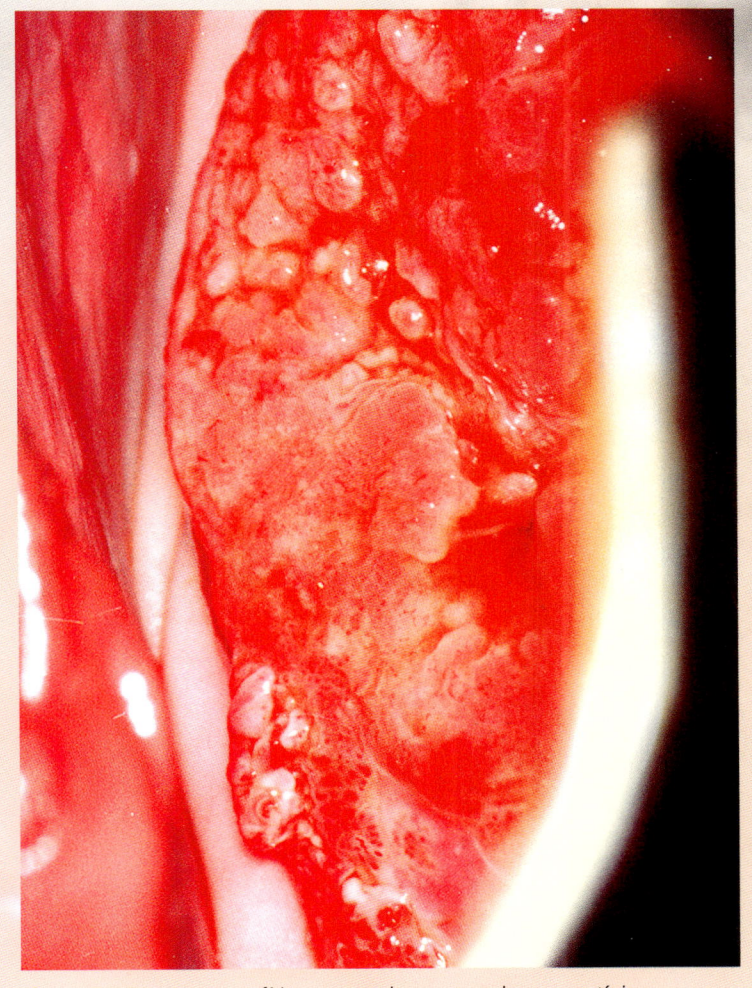

Figura 19.2: Câncer exofítico avançado mostrando vasos atípicos e pontilhado grosseiro.

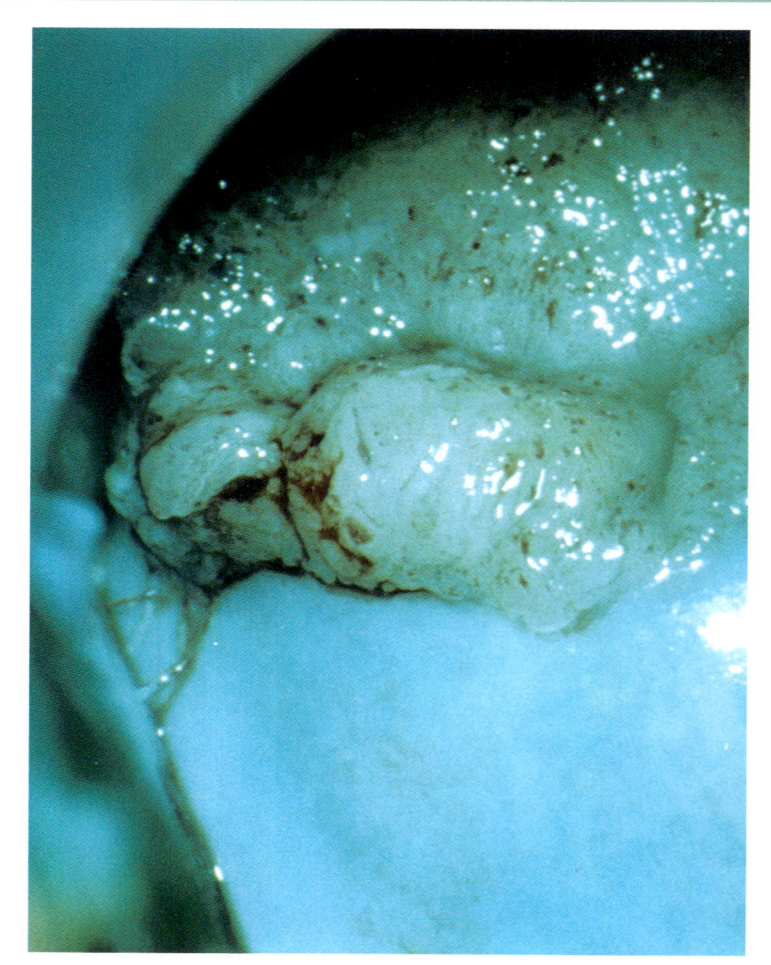

Figura 19.3: Mesmo caso descrito na Fig. 19.1, visto por meio do filtro verde.

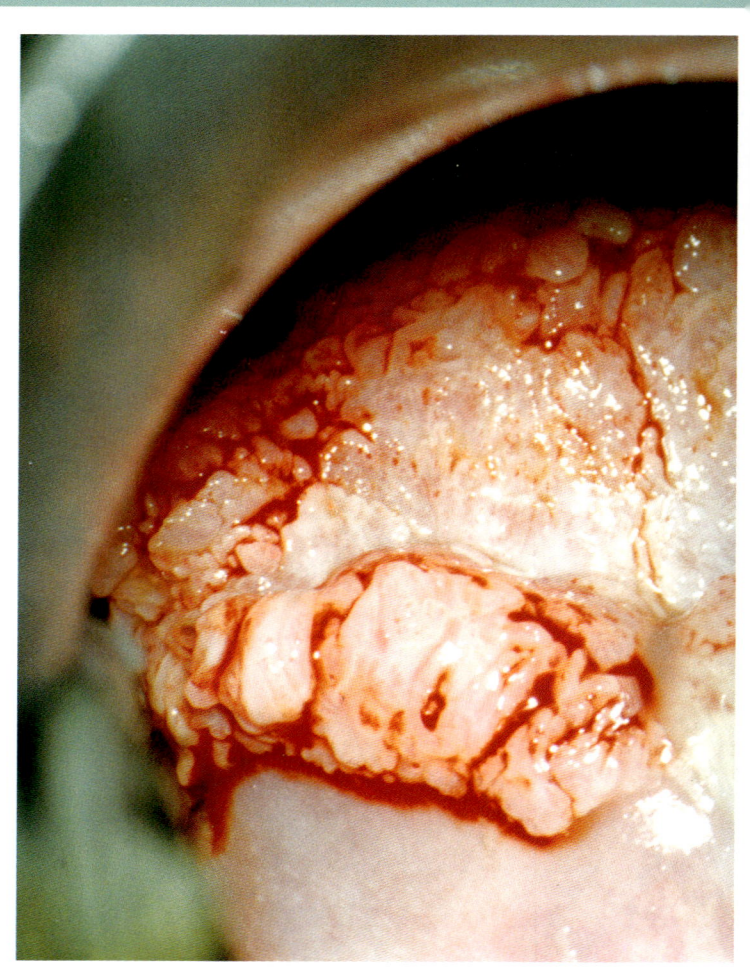

Figura 19.5: Mesmo caso descrito na Fig. 19.1, mostrando intenso acetobranqueamento com sangramento do epitélio.

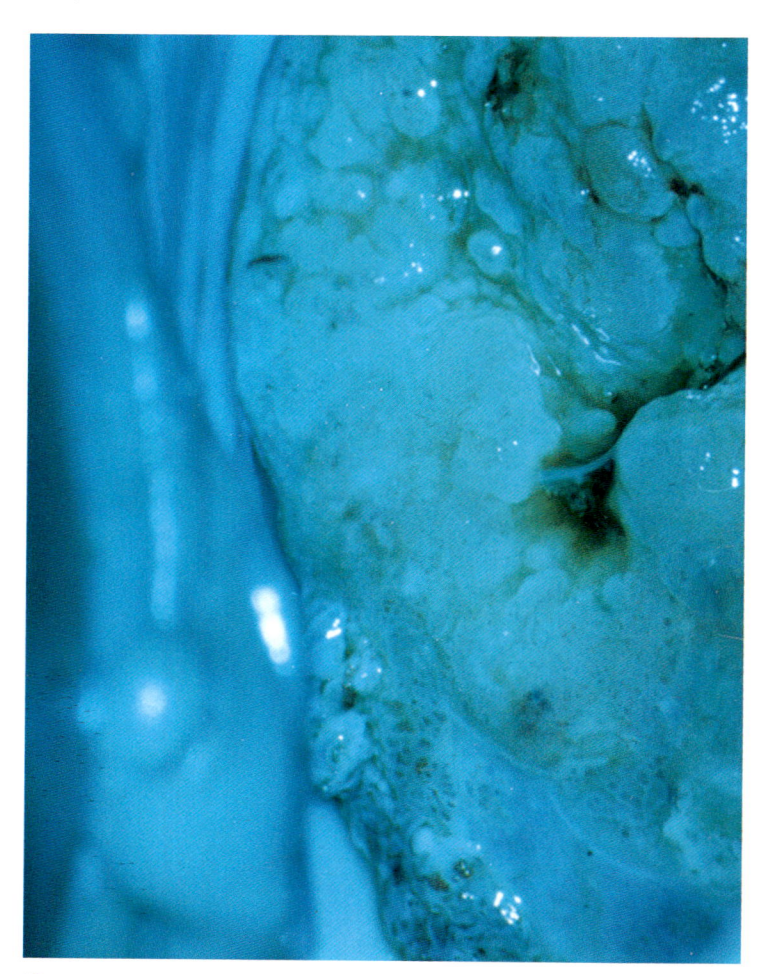

Figura 19.4: Mesmo caso descrito na Fig. 19.2, visto por meio do filtro verde.

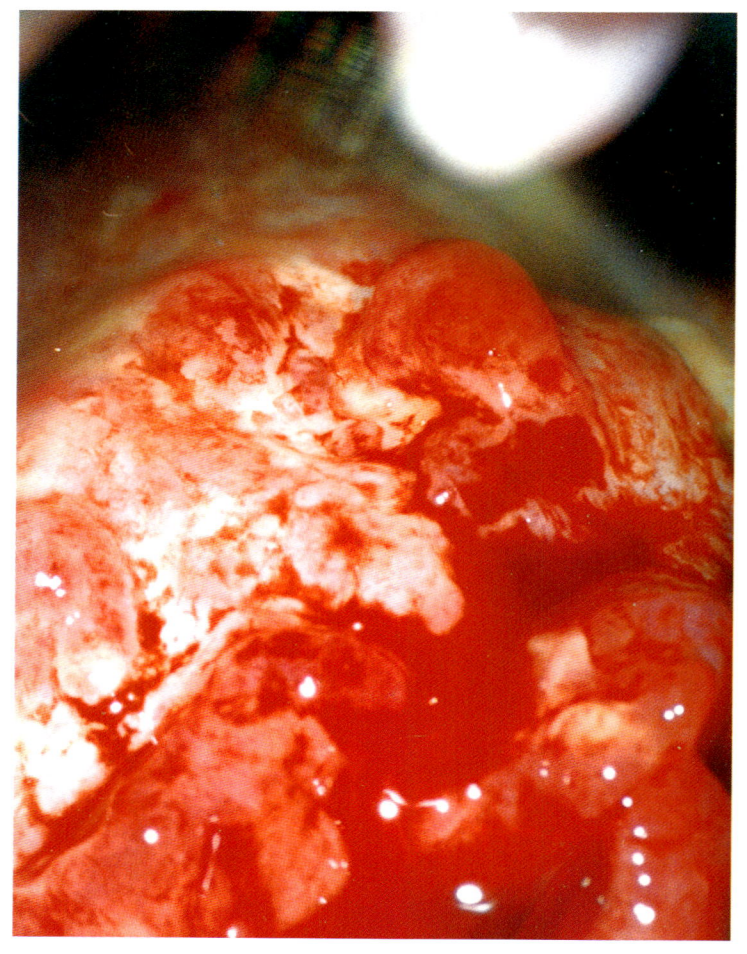

Figura 19.6: Mesmo caso descrito na Fig. 19.2, mostrando intenso acetobranqueamento com sangramento significativo do epitélio friável.

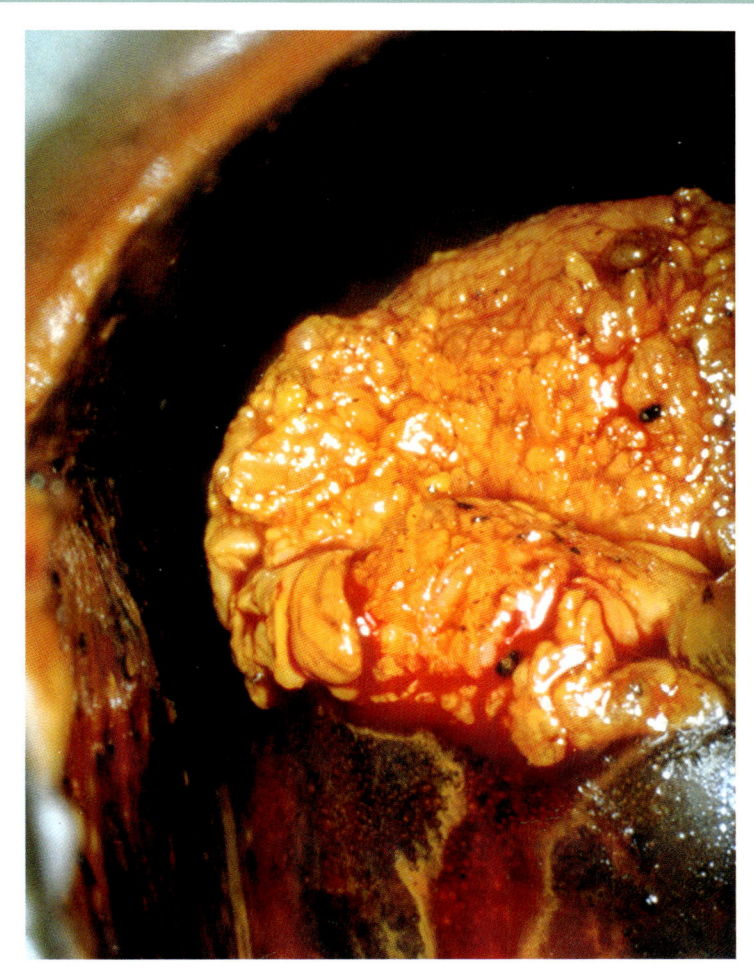

Figura 19.7: Mesmo caso descrito na Fig. 19.1, mostrando negatividade significativa ao iodo.

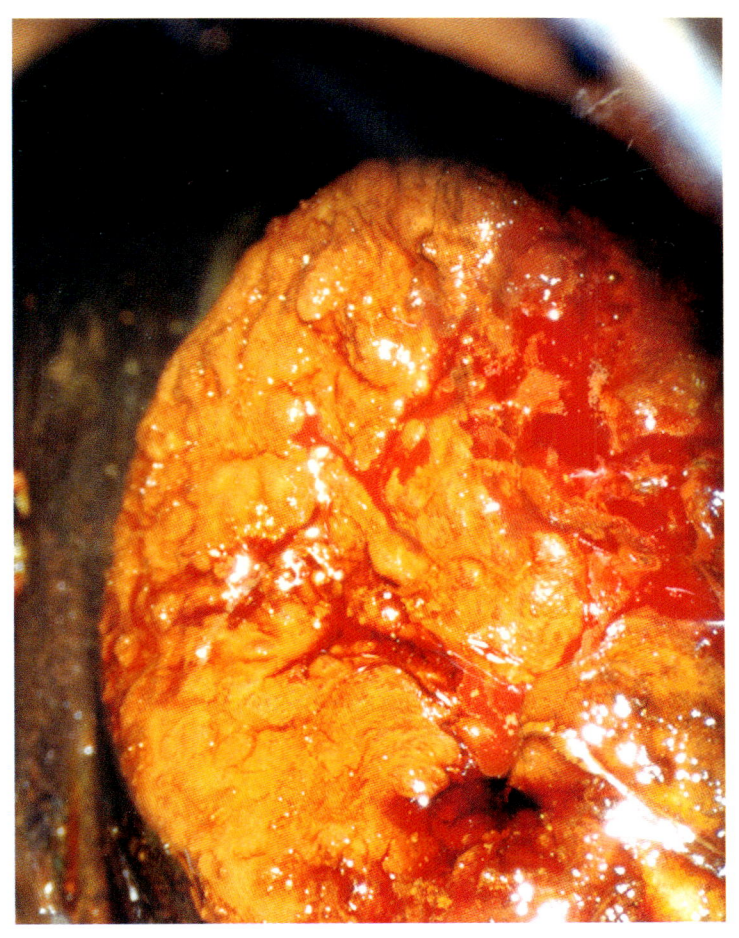

Figura 19.8: Mesmo caso descrito na Fig. 19.2, mostrando negatividade significativa ao iodo.

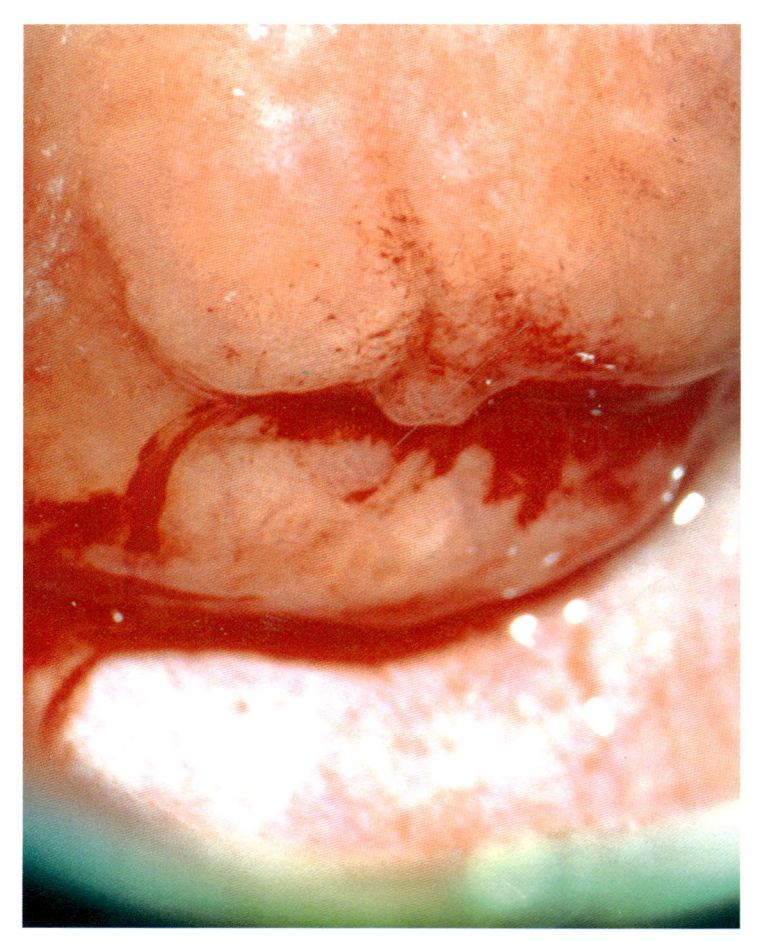

Figura 19.9: Cérvice visualizada após a aplicação de salina. Observe o sangramento do epitélio friável.

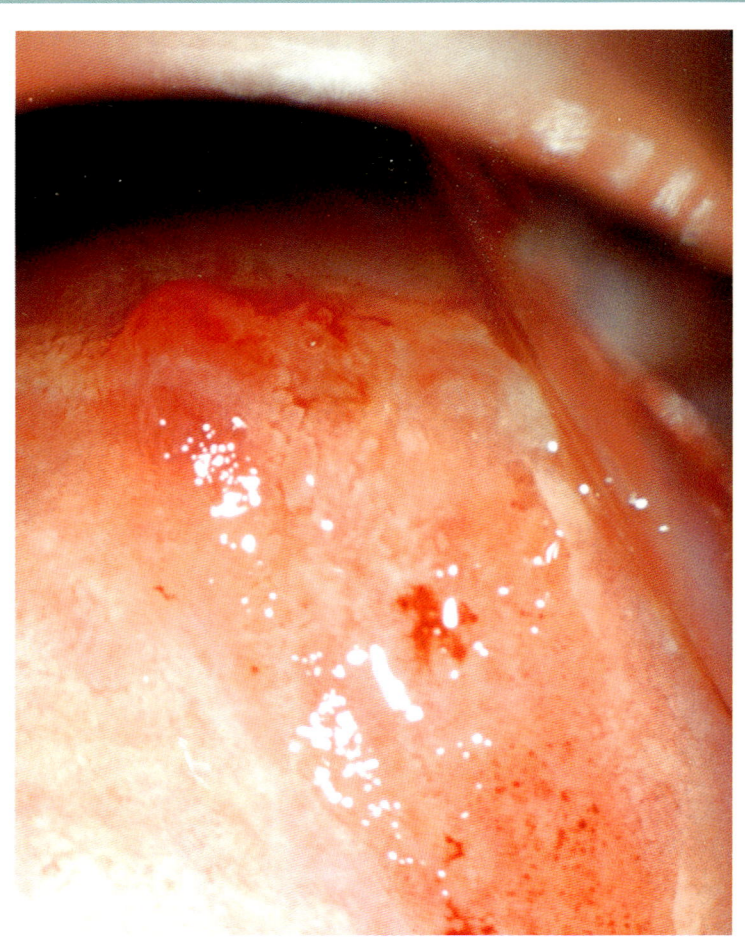

Figura 19.11: Lado esquerdo do lábio anterior visto por método salino.

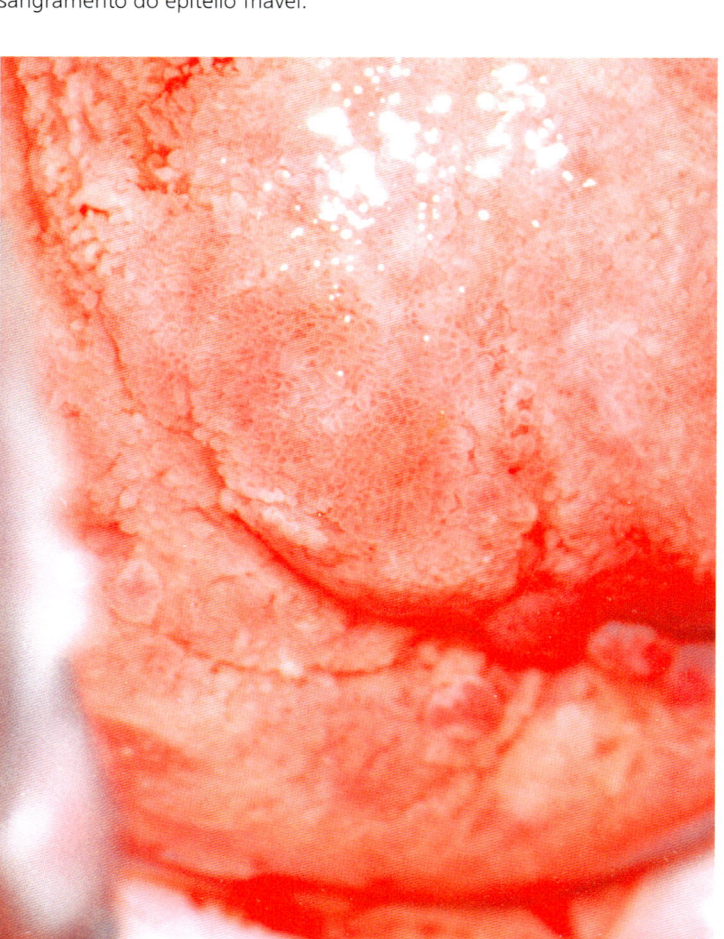

Figura 19.10: Mesma área da Fig. 19.9, após a lavagem com ácido acético. Três pequenos pólipos são vistos no orifício externo. Observe as papilas acetobrancas.

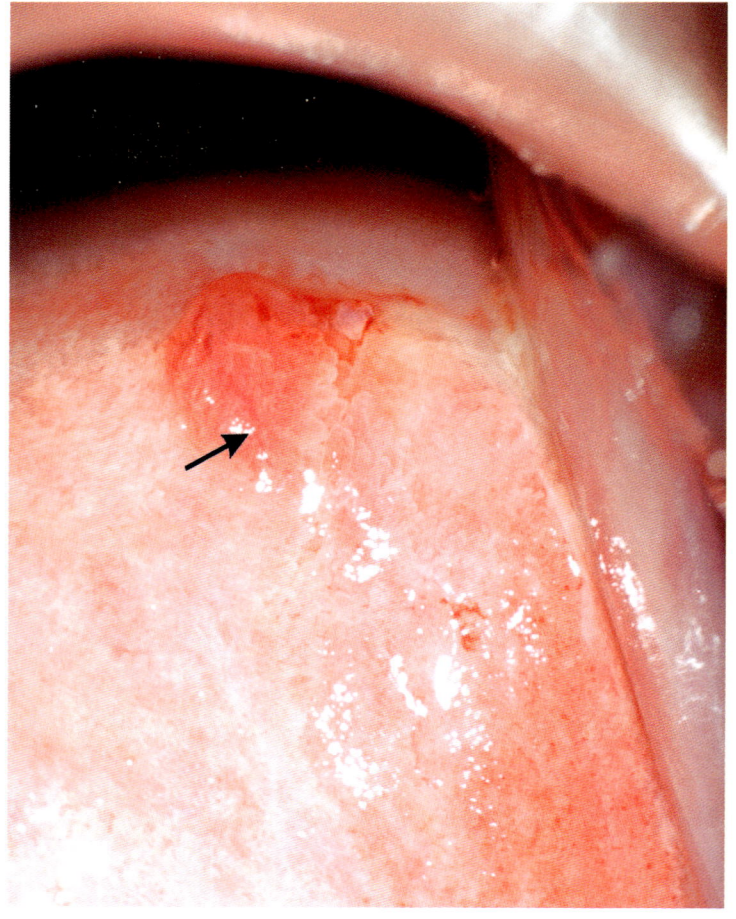

Figura 19.12: Mesma área da Fig. 19.11, vista após a lavagem com ácido acético. Uma área mostra projeções digitiformes proeminentes (seta).

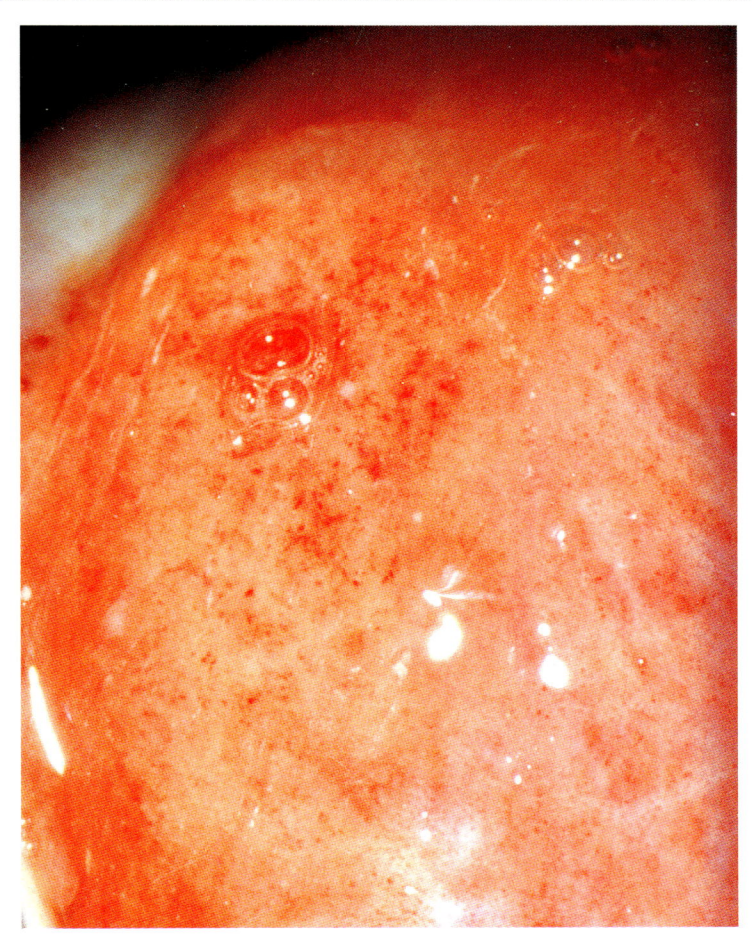

CASOS PROBLEMÁTICOS E INTERESSANTES EM COLPOSCOPIA

Figura 19.13: Lado direito do lábio anterior visto após a aplicação de salina.

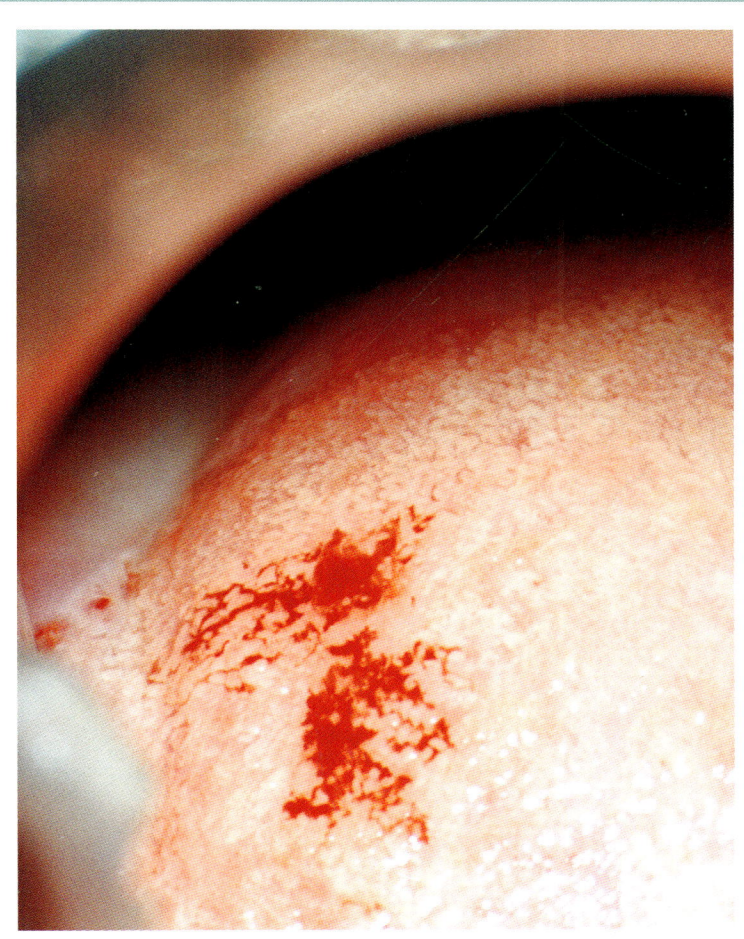

Figura 19.15: Lado direito do lábio anterior visto após a aplicação de ácido acético. Observe as papilas acetobrancas.

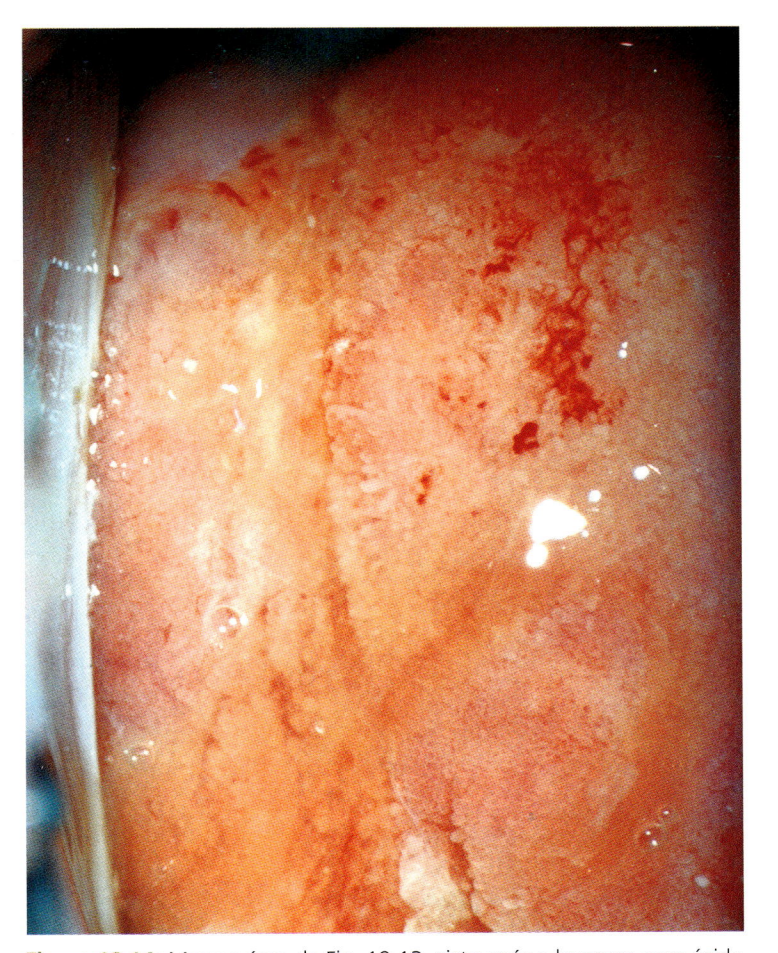

Figura 19.14: Mesma área da Fig. 19.13, vista após a lavagem com ácido acético. Observe as papilas acetobrancas.

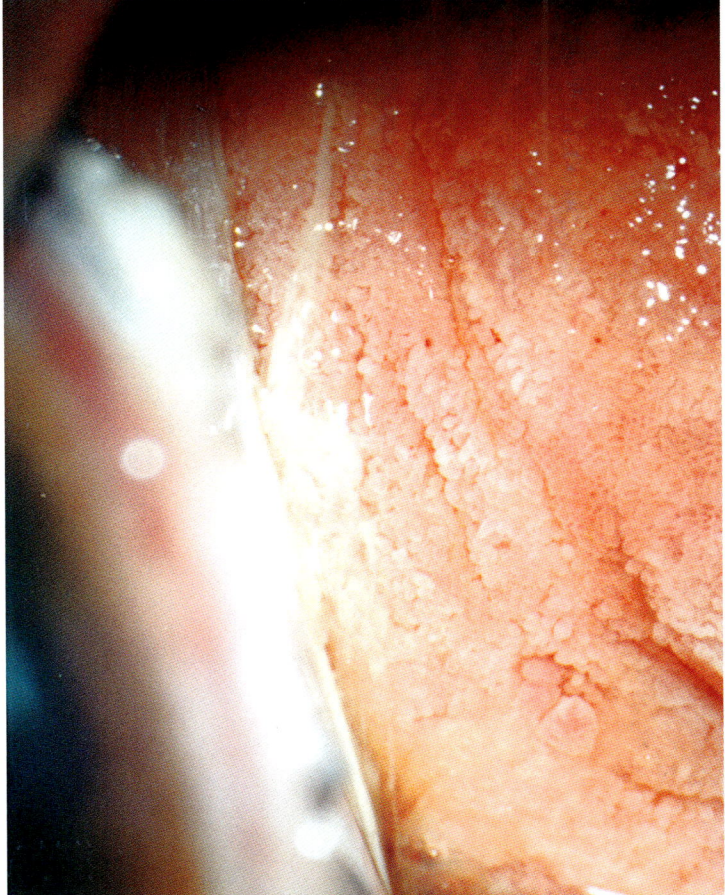

Figura 19.16: Lado direito do colo do útero após a lavagem com ácido acético. Observe as abundantes papilas acetobrancas.

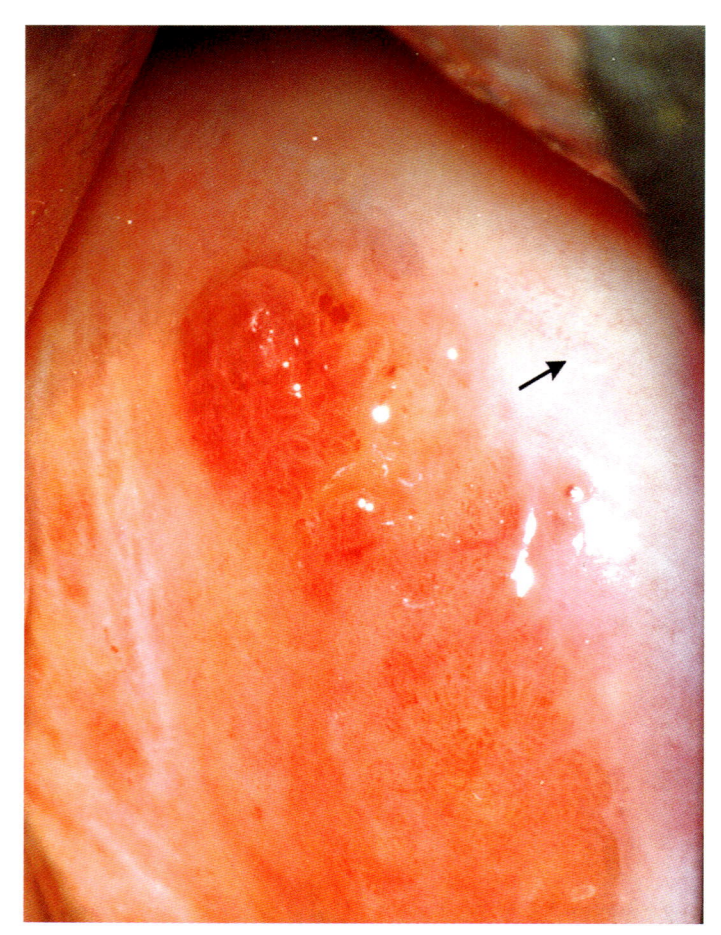

Figura 19.17: Lábio anterior do colo do útero visualizado após a aplicação de salina utilizando o espéculo de Sim. O limite exterior da ZT é claramente visto (seta).

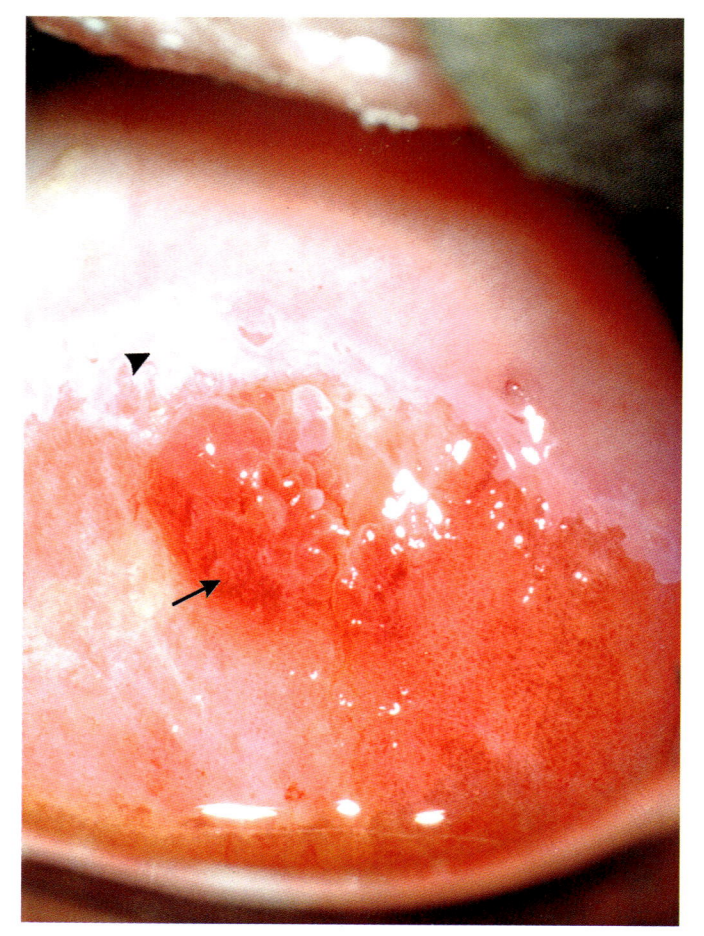

Figura 19.18: Mesma área da Fig. 19.17, após a lavagem com ácido acético. O limite exterior da ZT é claramente visto (ponta de seta). A natureza do epitélio colunar proeminente em uma área é visível (seta).

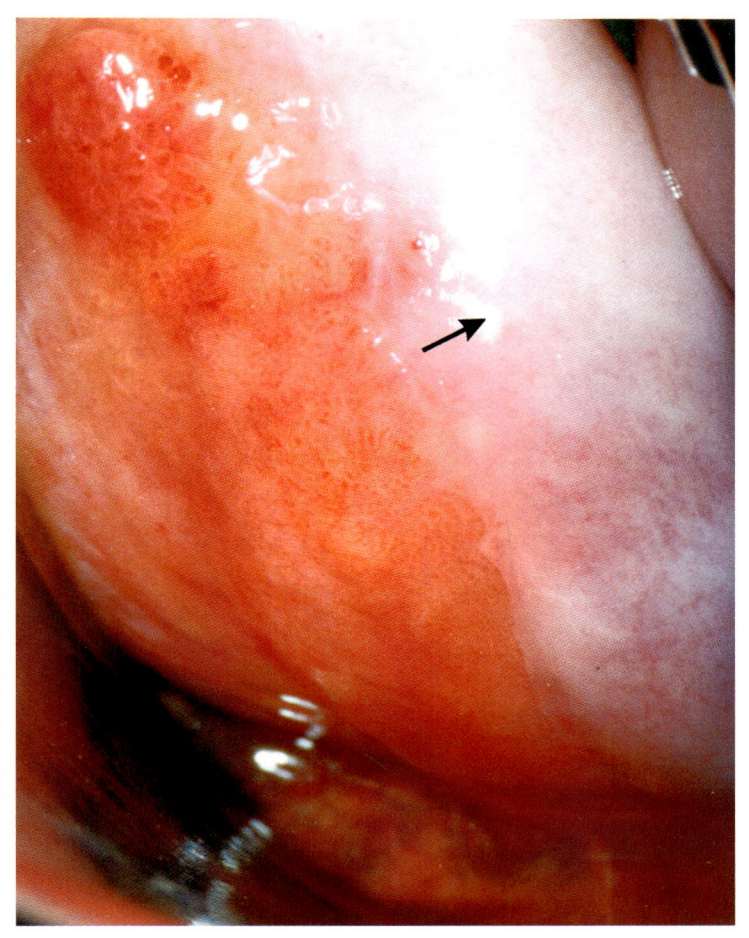

Figura 19.19: Lado esquerdo do lábio anterior. Observe o limite exterior da ZT (seta).

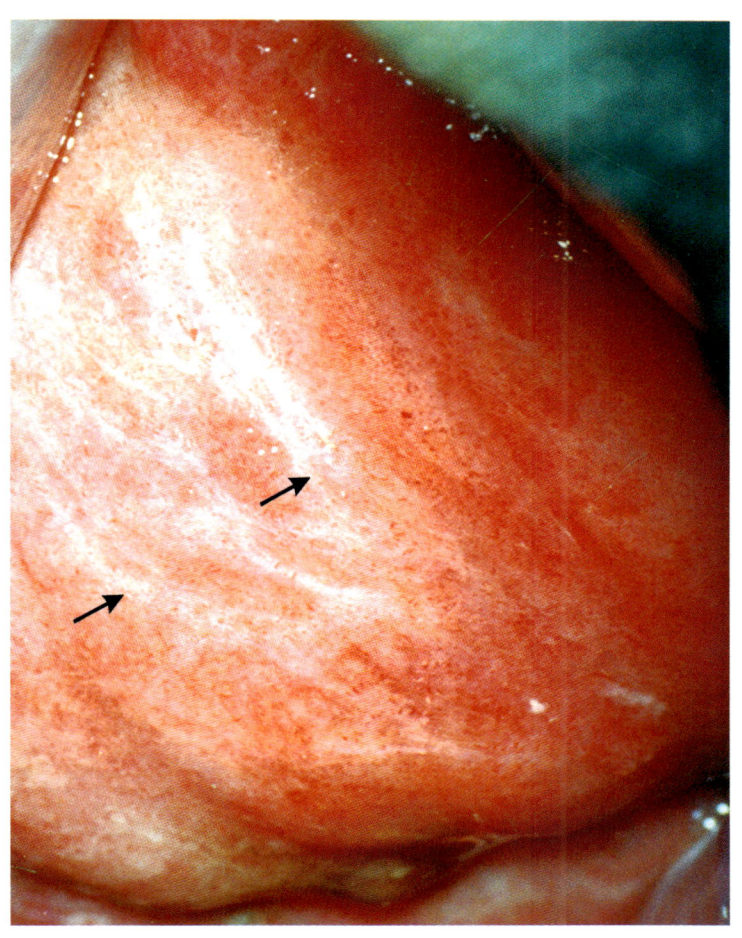

Figura 19.21: Lado direito do lábio anterior da cérvice visto com salina. Filamentos do epitélio metaplásico são claramente vistos (setas).

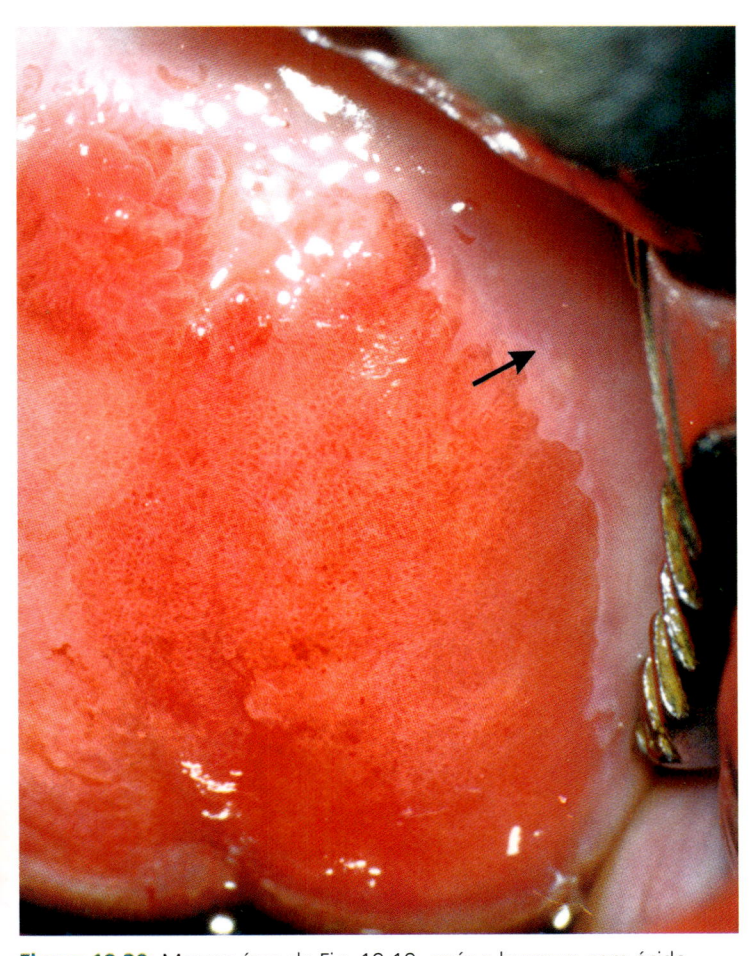

Figura 19.20: Mesma área da Fig. 19.19, após a lavagem com ácido acético. O limite exterior da ZT é claro (seta).

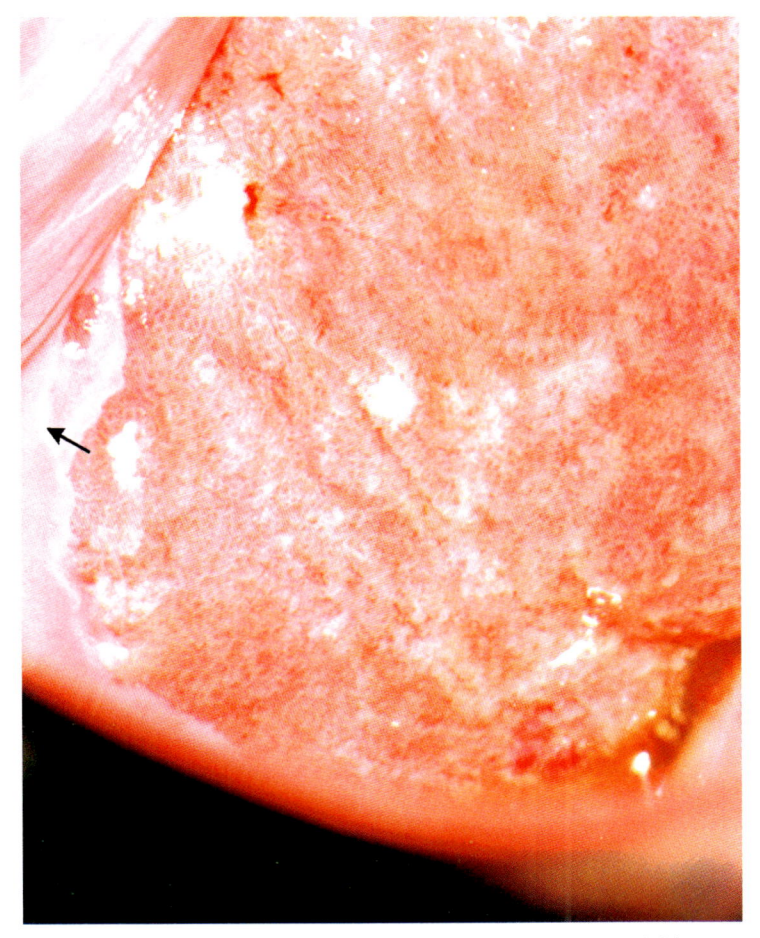

Figura 19.22: Mesma área da Fig. 19.21, após a lavagem com ácido acético. O limite exterior da ZT é claro (seta).

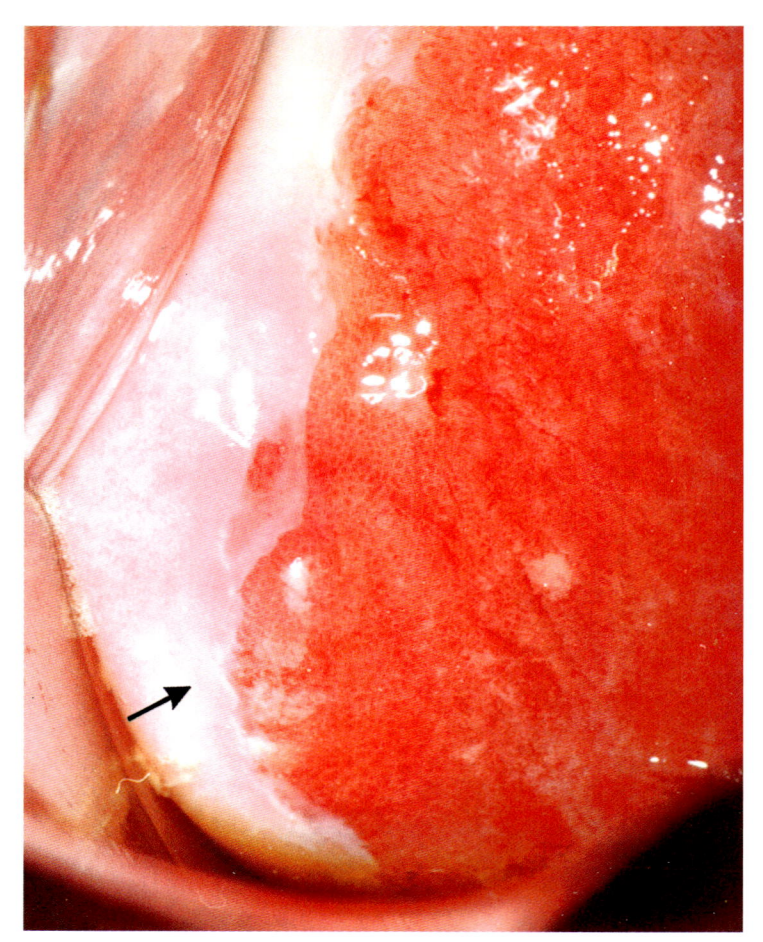

Figura 19.23: Lado direito do colo do útero após a lavagem com ácido acético. Observe o limite exterior da ZT (seta).

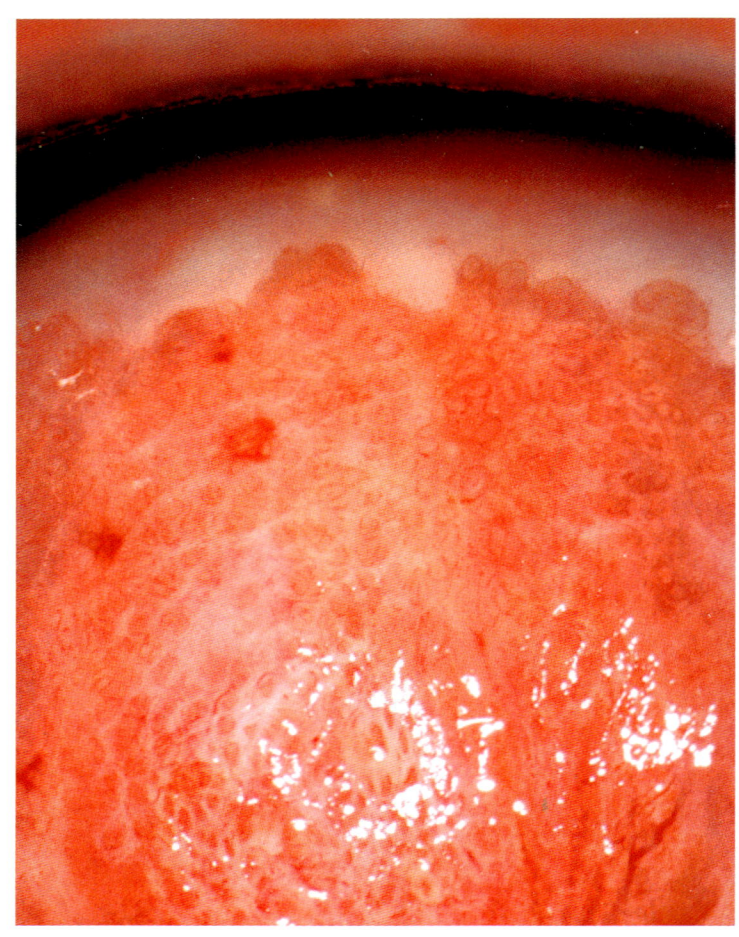

Figura 19.24: NIC 3 comprovada por biópsia visualizada após a lavagem salina. A aparência é de ectrópio.

do HPV pela técnica Hybrid Capture II™ foi negativa. Este caso destaca os problemas encontrados durante a colposcopia, e a importância do uso de instrumentos e posição da paciente adequados.

As aparências colposcópicas da NIC 3 (Figs. 19.24, 19.26, 19.28, 19.30, 19.32 e 19.34) são comparadas com as da zona de transformação (ZT) normal (Figs. 19.25, 19.27, 19.29, 19.31, 19.33 e 19.35). A análise retrospectiva mostra que, em NIC 3, o mosaico é um pouco mais grosseiro do que o observado na ZT normal. Além disso, o mosaico na NIC 3 é visto mais para o lado interno da ZT e restrito a duas áreas no lábio anterior; no entanto, o mosaico na ZT normal é visto ao redor da periferia da ZT. O teste de Papanicolaou diagnosticou estes dois casos corretamente. Esta comparação evidencia a baixa especificidade da colposcopia em contraste com o exame de Papanicolaou. Todas as áreas colposcopicamente anormais devem ser biopsiadas.

As aparências colposcópicas do câncer cervical (Figs. 19.36, 19.38, 19.40 e 19.42) são comparadas com as da cervicite tuberculosa (TB) (Figs. 19.37, 19.39, 19.41 e 19.43). A cervicite tuberculosa imita o câncer cervical. A análise retrospectiva mostra que os vasos "atípicos" na cervicite TB são mais finos do que os observadas no câncer. A coloração com iodo das áreas acetobrancas na cervicite TB vai contra o diagnóstico de câncer. Além disso, no caso do câncer, a extensão do mosaico grosseiro para a vagina confirma o diagnóstico. O teste de Papanicolaou diagnosticou os dois casos corretamente. A biópsia confirmou os diagnósticos.

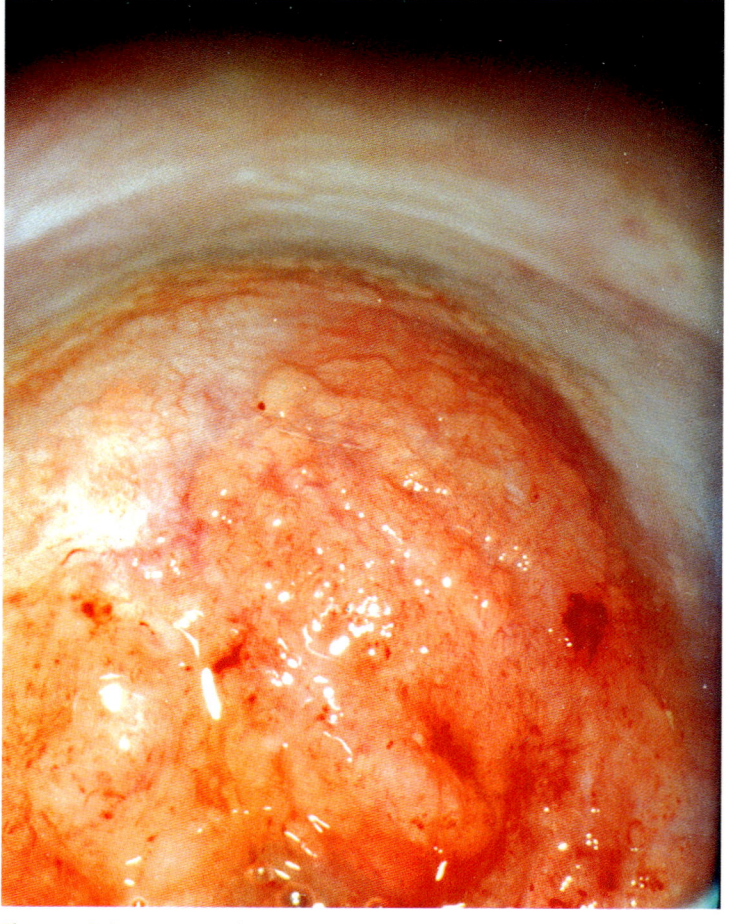

Figura 19.25: ZT normal vista com salina. Observe o contorno irregular da superfície.

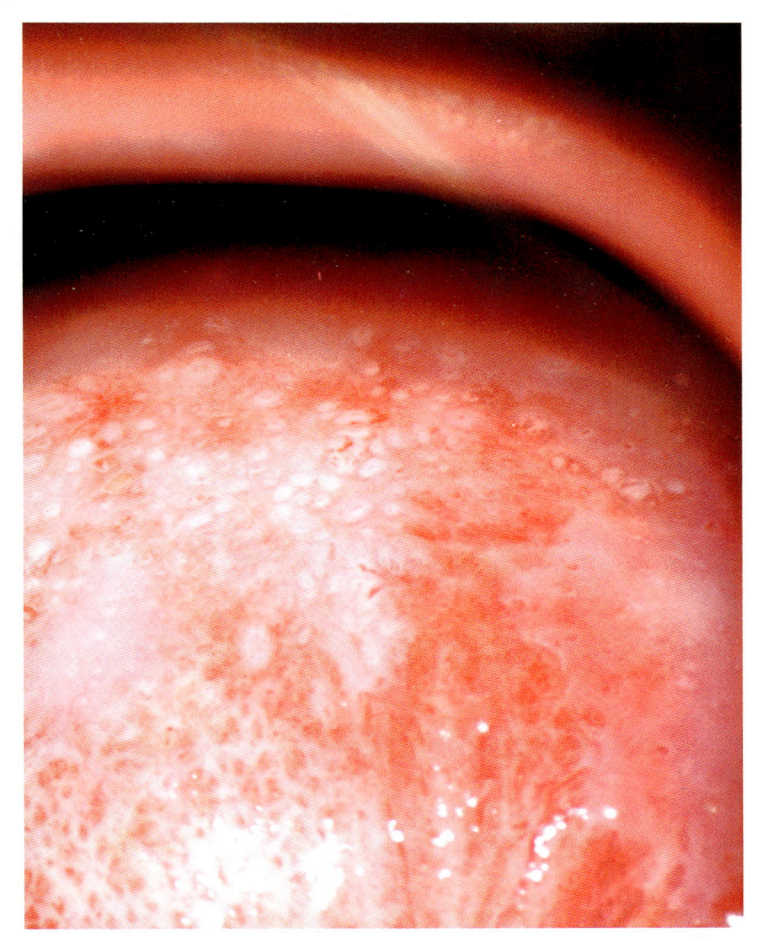

Figura 19.26: NIC 3. Mesmo caso descrito na Fig. 19.24, mostrando mosaico grosseiro após lavagem com ácido acético.

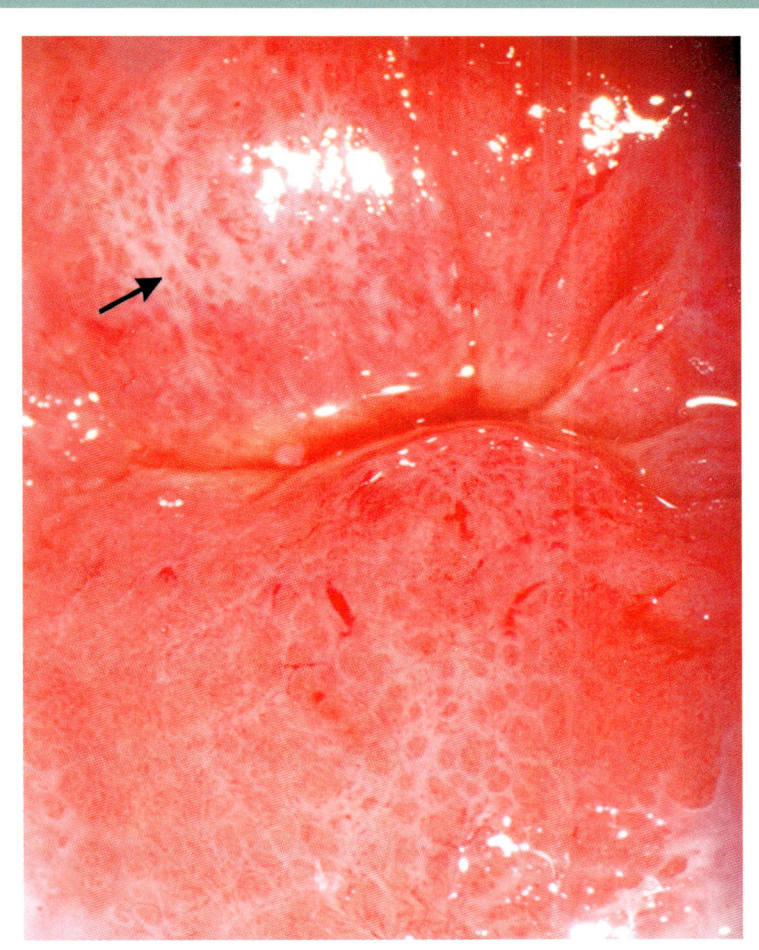

Figura 19.28: NIC 3. Mesmo caso descrito na Fig. 19.24, mostrando filamentos do epitélio metaplásico (seta).

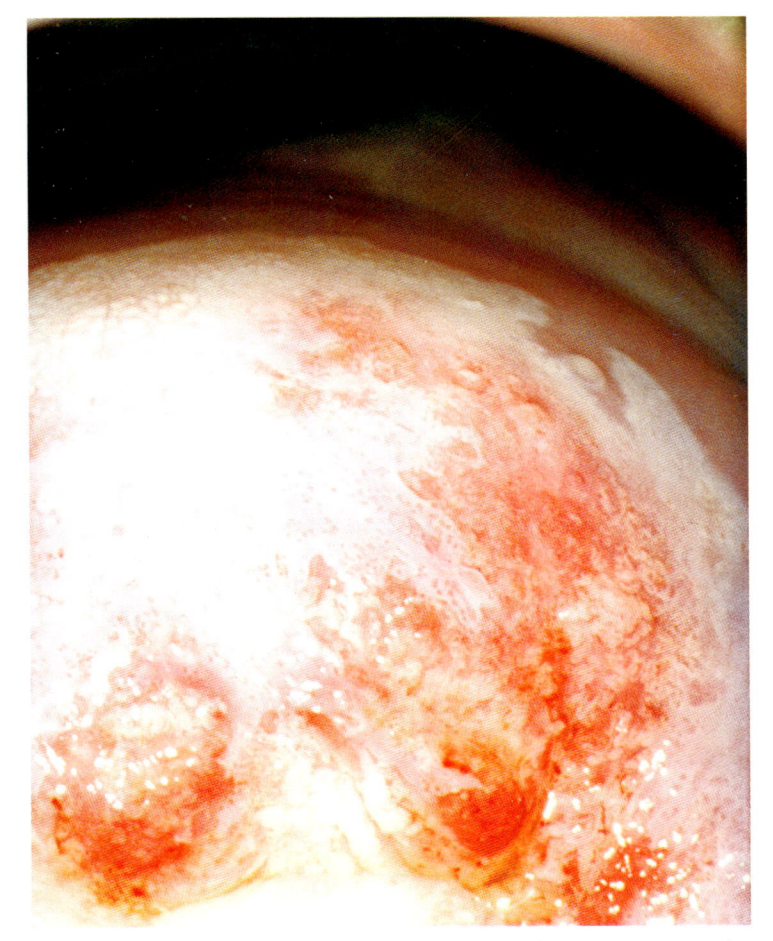

Figura 19.27: ZT normal. Mesmo caso descrito na Fig. 19.25, mostrando mosaico médio.

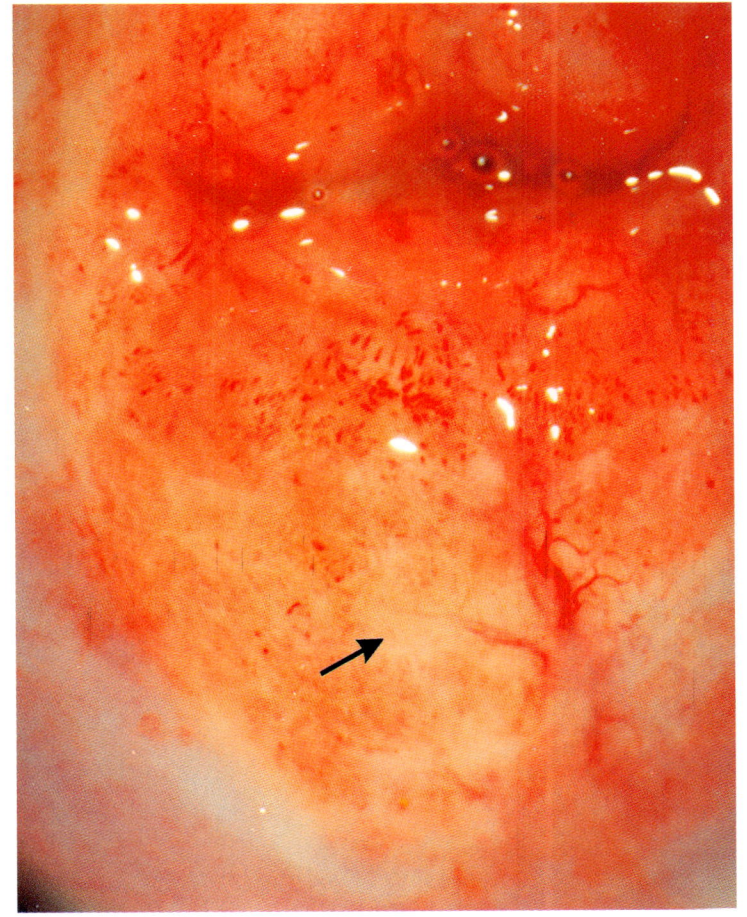

Figura 19.29: ZT normal. Mesmo caso da Fig. 19.25, mostrando os filamentos de epitélio metaplásico (seta) e os vasos proeminentes.

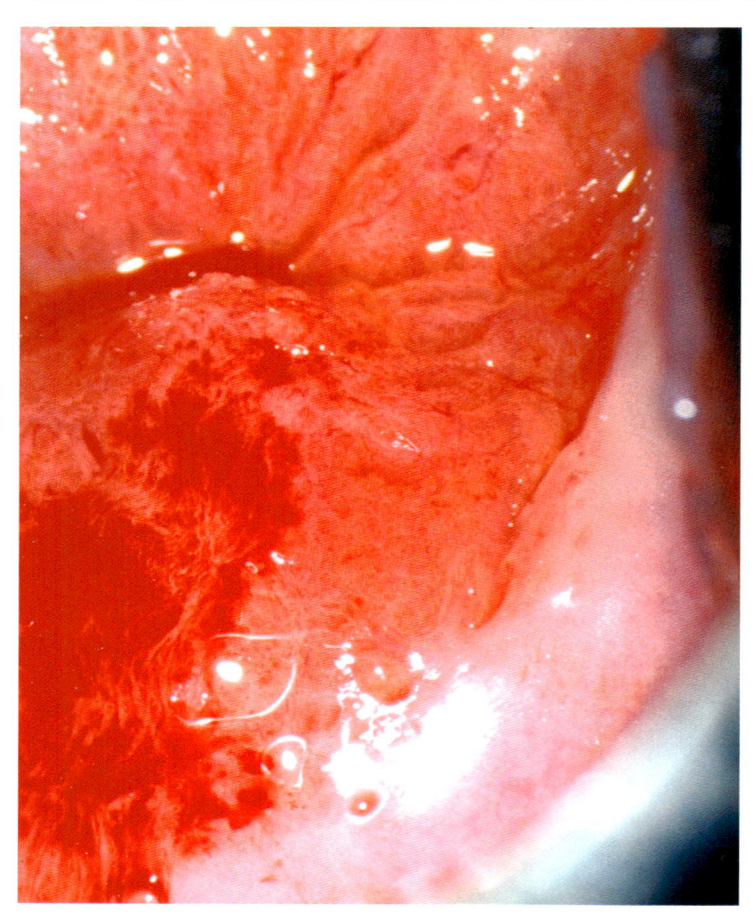

Figura 19.30: NIC 3. Mesmo caso da Fig. 19.24, mostrando os filamentos de epitélio metaplásico e o sangramento do epitélio friável.

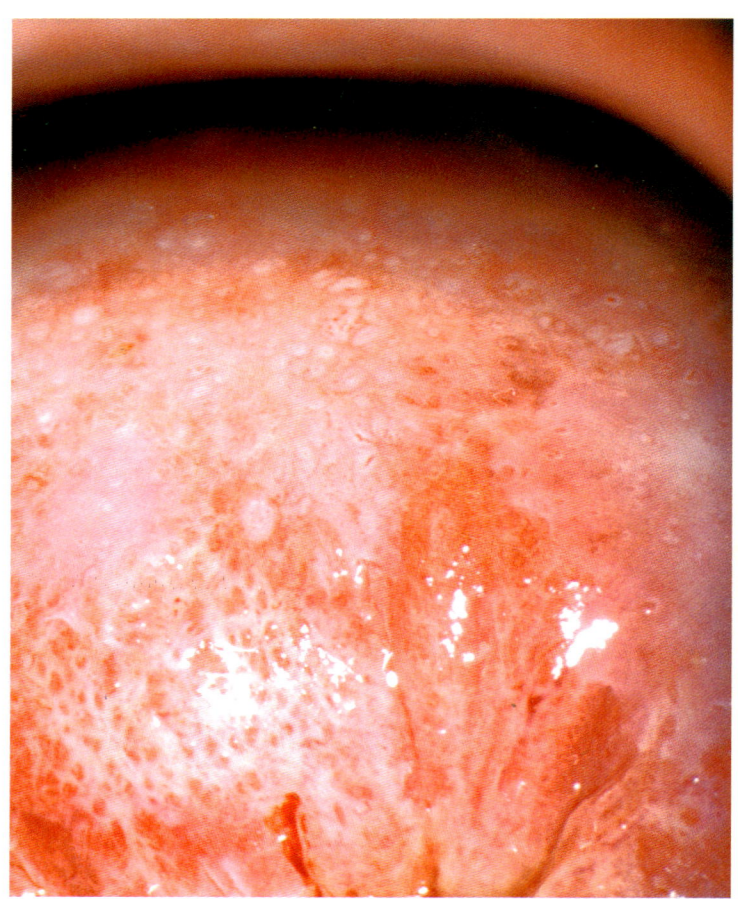

Figura 19.32: NIC 3. Mesmo caso da Fig. 19.24, mostrando mosaico grosseiro; o efeito do ácido acético desaparece lentamente.

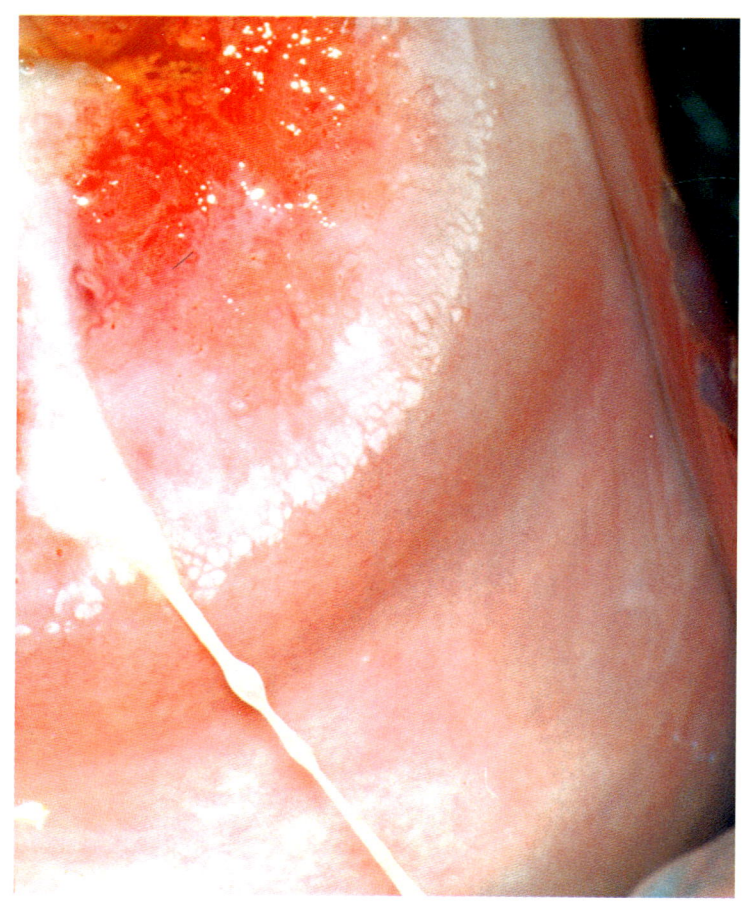

Figura 19.31: ZT normal. Mesmo caso da Fig. 19.25, mostrando os filamentos do epitélio metaplásico, o muco cervical espesso e o mosaico médio na periferia.

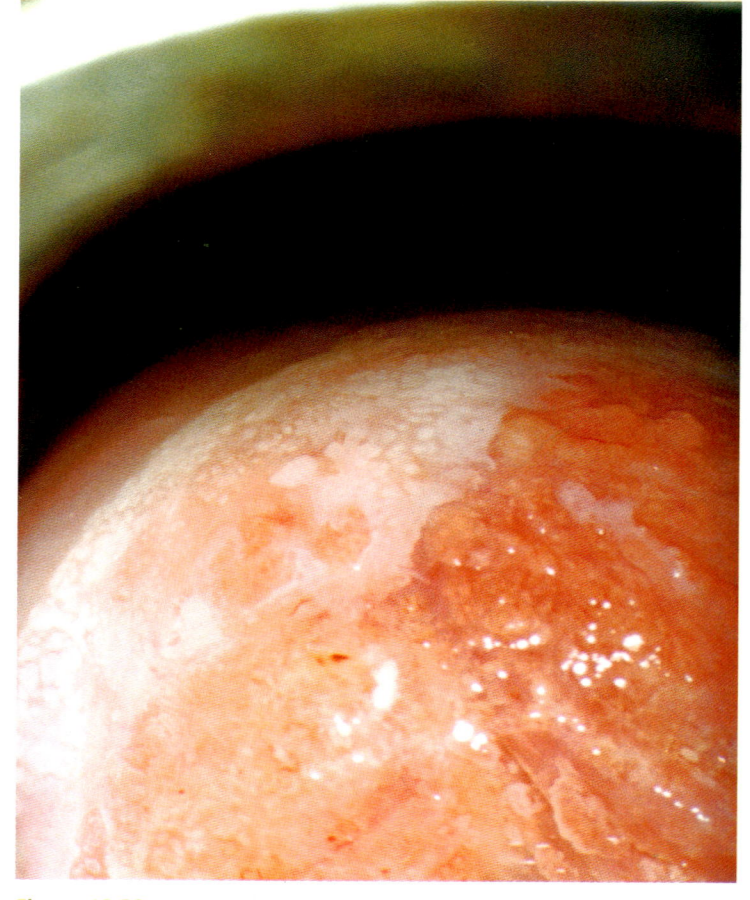

Figura 19.33: ZT normal. Mesmo caso da Fig. 19.25, mostrando mosaico grosseiro; o efeito do ácido acético desaparece lentamente.

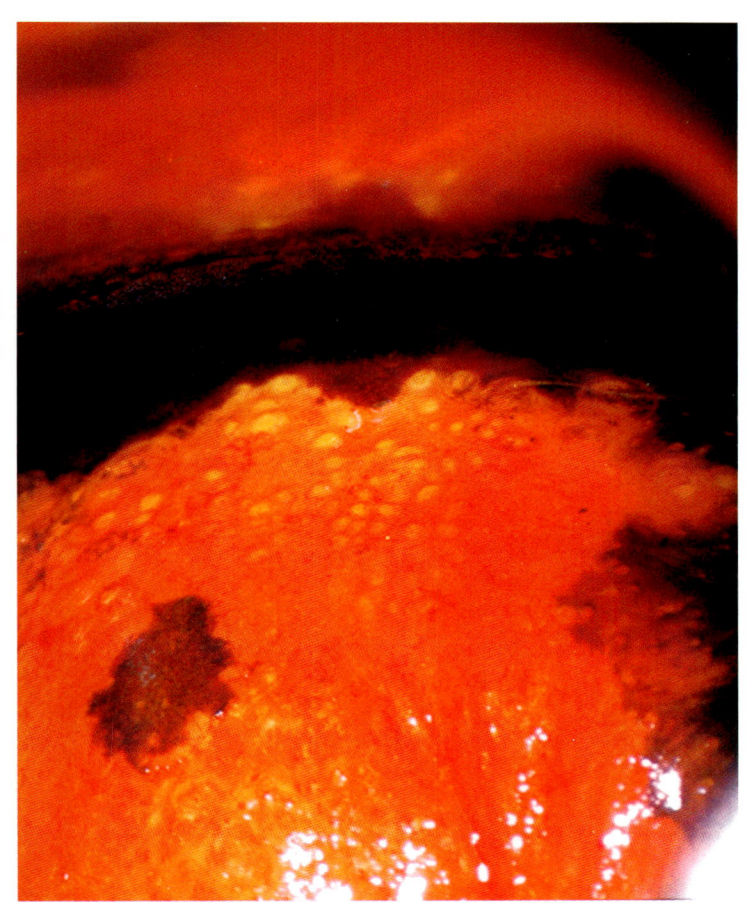

Figura 19.34: NIC 3. Mesmo caso da Fig. 19.24, mostrando mosaico negativo ao iodo.

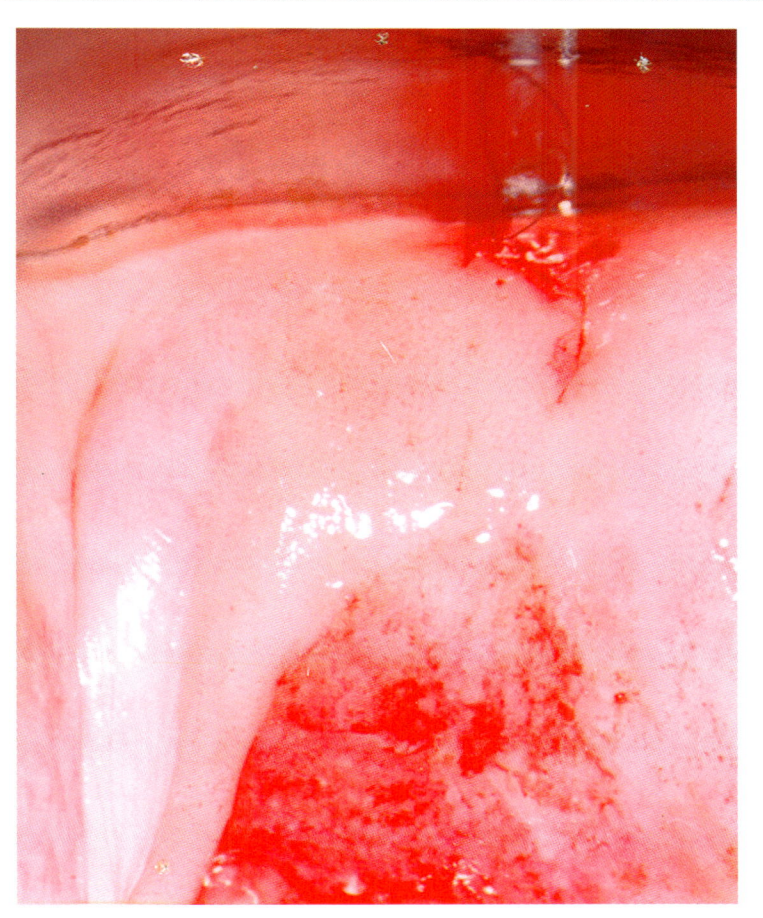

Figura 19.36: Câncer cervical mostrando vasos finos em formato de vírgula da endocérvice.

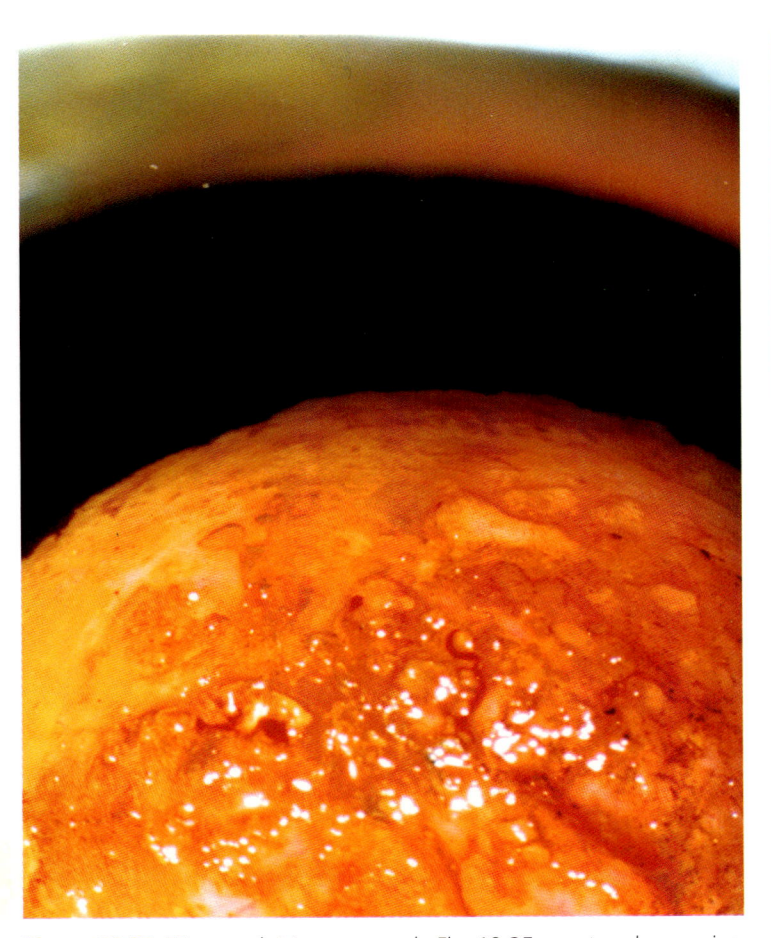

Figura 19.35: ZT normal. Mesmo caso da Fig. 19.25, mostrando mosaico negativo ao iodo.

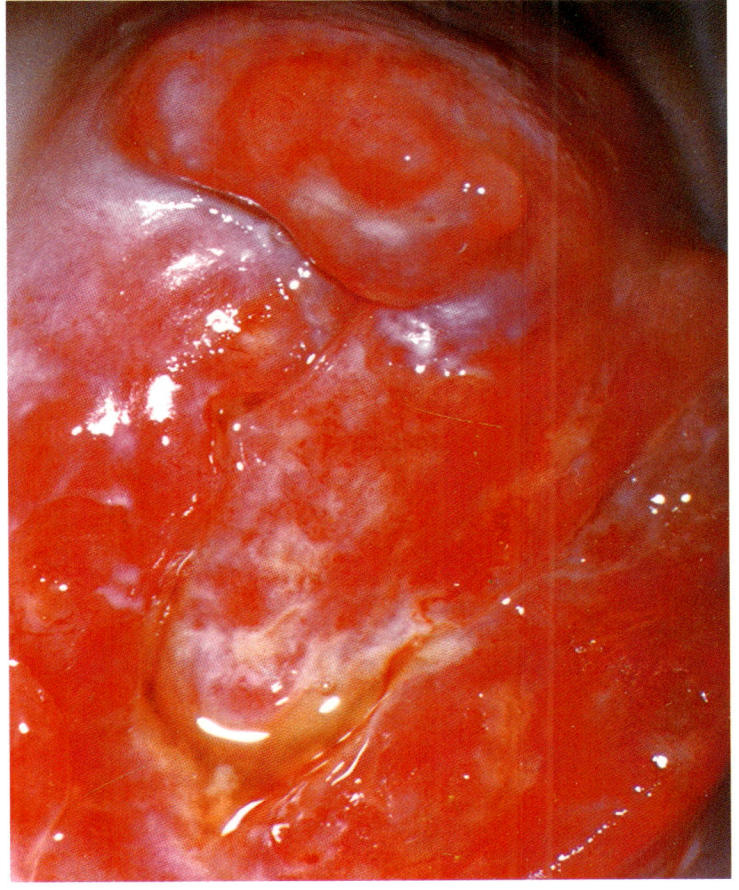

Figura 19.37: Cervicite tuberculosa mostrando vasos atípicos finos na endocérvice dentro de uma base acinzentada, sugestivos de câncer.

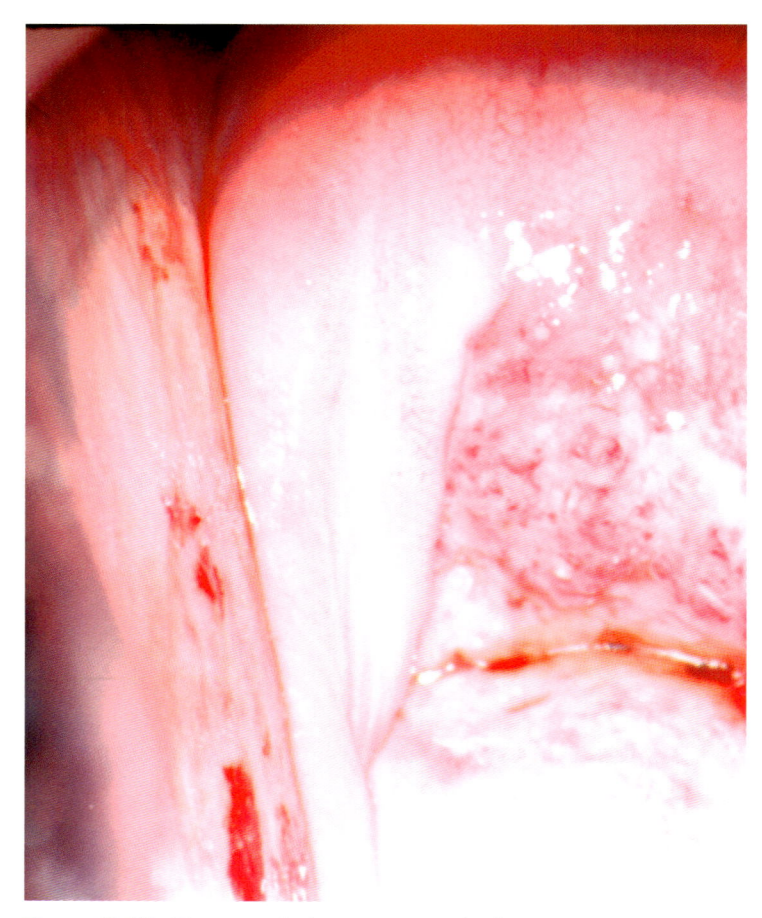

Figura 19.38: Câncer cervical. Mesmo caso da Fig. 19.36, mostrando vasos atípicos dentro de áreas acetobrancas densas.

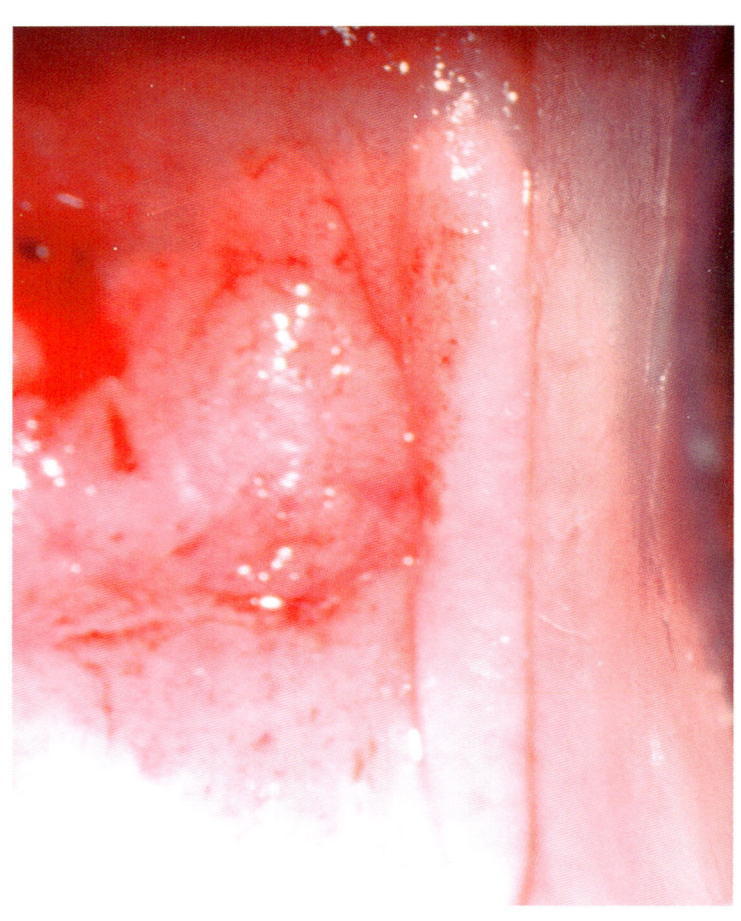

Figura 19.40: Câncer cervical. Mesmo caso da Fig. 19.36, mostrando áreas acetobrancas densas e mosaico grosseiro prolongando-se lateralmente para a vagina.

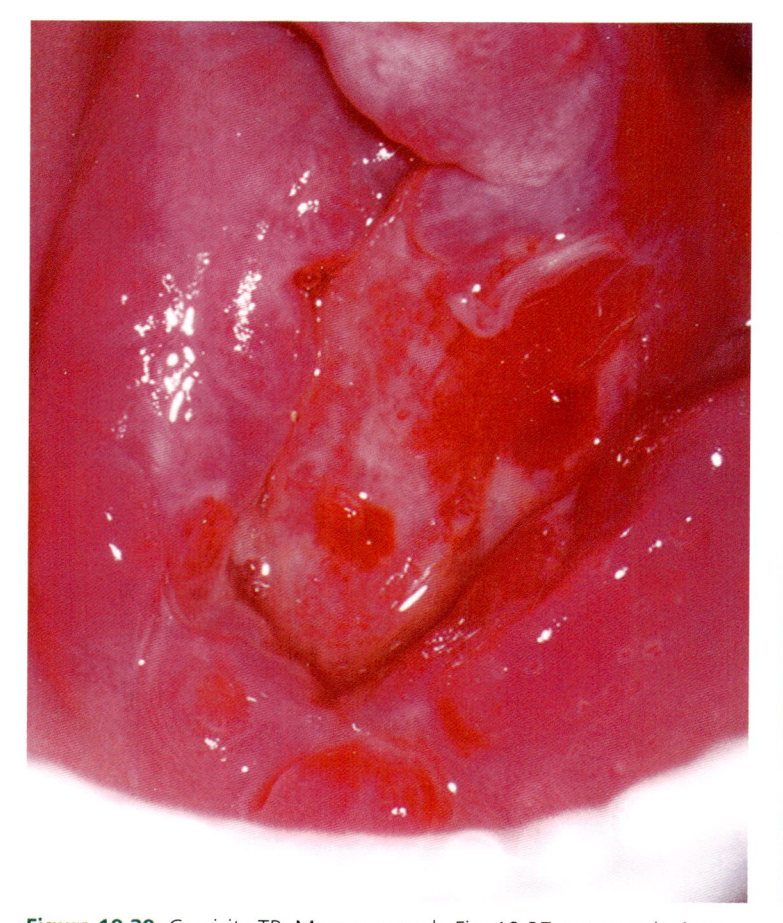

Figura 19.39: Cervicite TB. Mesmo caso da Fig. 19.37, mostrando áreas acetobrancas densas.

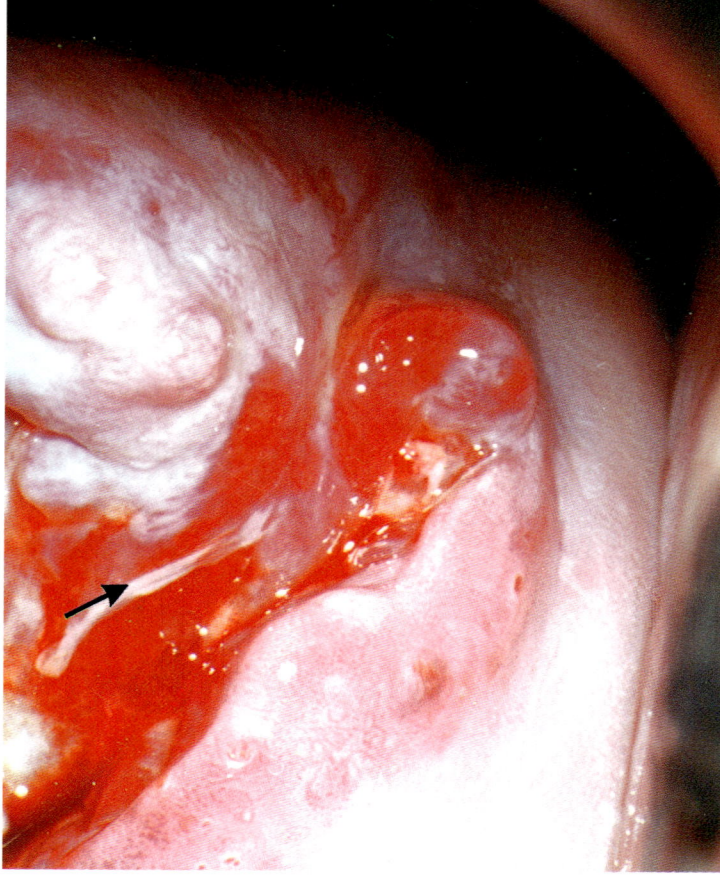

Figura 19.41: Cervicite TB. Mesmo caso da Fig. 19.37, mostrando as áreas acetobrancas densas e o epitélio friável, que está avulsionado (seta).

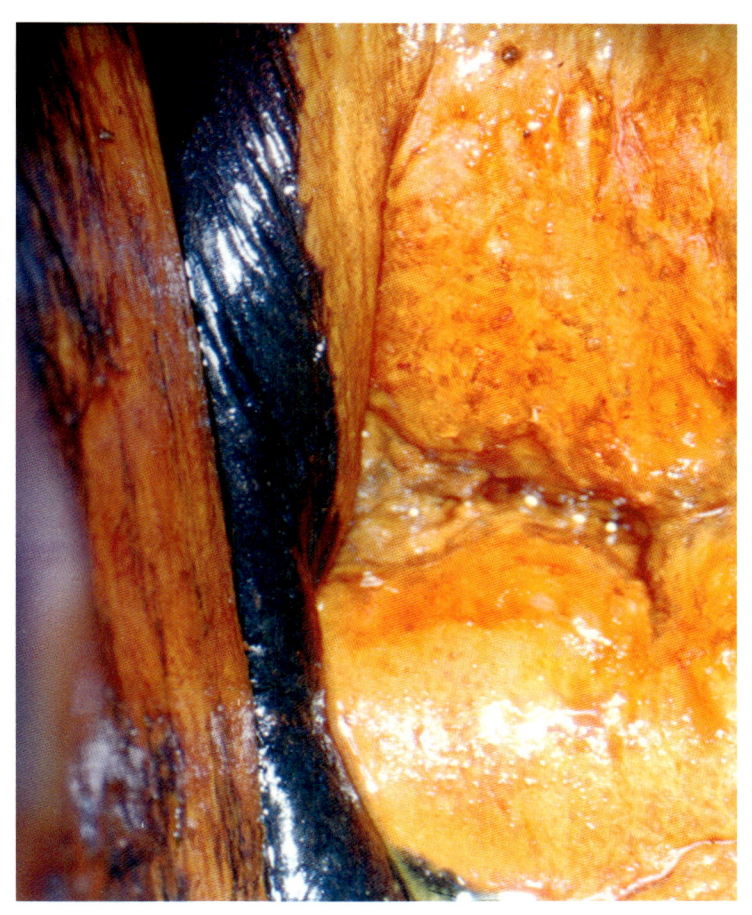

Figura 19.42: Câncer cervical. Mesmo caso da Fig. 19.36, mostrando negatividade significativa ao iodo das áreas acetobrancas.

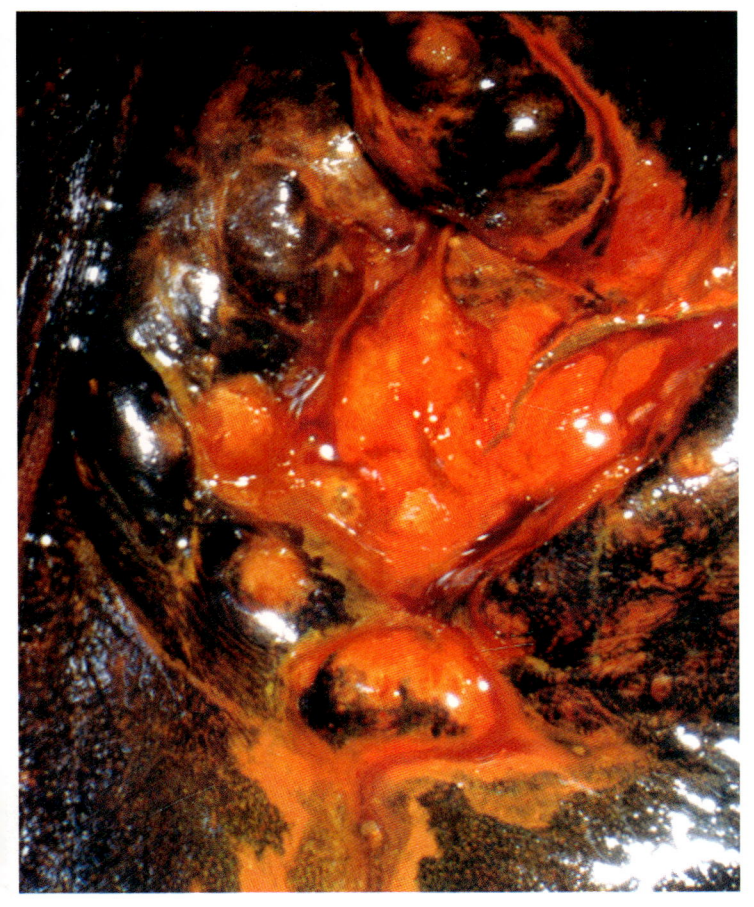

Figura 19.43: Cervicite TB. Mesmo caso da Fig. 19.37, mostrando absorção parcial de iodo no centro, com cor laranja, e boa absorção de iodo na periferia.

As aparências colposcópicas do ectrópio (Figs. 19.44 e 19.46) são comparadas com as do câncer cervical (Figs. 19.45 e 19.47). Esta comparação enfatiza a necessidade de avaliar todo o colo do útero cuidadosamente e a importância de se usar o filtro verde.

As aparências colposcópicas dos pólipos adenomatosos (Figs. 19.48 e 19.50) são mimetizadas pelo lábio anterior rasgado de um caso de carcinoma cervical avançado (Figs. 19.49 e 19.51). Os dois primeiros exames de Papanicolaou, no caso do câncer, mostraram LSIL. Esta comparação evidencia problemas e erros da colposcopia e enfatiza a necessidade de usar o gancho Íris ou tenáculo para visualizar o colo do útero. O caso do câncer cervical demonstra a necessidade de visualizar o colo do útero corretamente, seja durante a colposcopia ou para a coleta do exame de Papanicolaou. A repetição (terceira) do exame de Papanicolaou mostrou carcinoma das células escamosas. A biópsia confirmou o câncer.

As aparências colposcópicas da NIC 2 (Figs. 19.52A e B) são comparadas com as de uma ZT normal (Figs. 19.53 e 19.54). A análise retrospectiva mostra que as aberturas obstruídas das glândulas na NIC 2 são mais proeminentes e acima da superfície, em contraste com as aberturas das glândulas vistas na ZT normal. Além disso, as áreas acetobrancas de grau 2 (intermediário entre o fino e o denso) vista nas Figs. 19.52A e B favorecem o diagnóstico de NIC 2. O exame de Papanicolaou diagnosticou os dois casos corretamente. A biópsia confirmou os diagnósticos. As aparências colposcópicas de cervicite em uma mulher que havia sido submetida a eletrocauterização para ectrópio 4 anos antes (Figs. 19.55 e 19.56) são comparadas com as do câncer avançado (Figs. 19.57 e 19.58). Os vasos vistos em áreas de regeneração e inflamação podem parecer atípicos. É impossível excluir o câncer no caso após a eletrocauterização do colo do útero. O exame de Papanicolaou diagnosticou os dois casos corretamente. A biópsia confirmou os diagnósticos.

As aparências colposcópicas de um caso de ZT congênita cobrindo quase todo o colo do útero são retratadas nas Figs. 19.59 a 19.64. A paciente foi encaminhada para a colposcopia por causa de uma citologia de LSIL e um colo do útero pouco saudável, de aparência "suspeita". Foi difícil realizar colposcopia por causa de um septo vaginal transverso remanescente que havia sido retirado 12 anos anteriormente. A colposcopia revelou enormes papilas acetobrancas semelhantes ao adenocarcinoma. O limite exterior da ZT foi visualizado com dificuldade, mas as enormes papilas também eram vistas dentro do canal cervical. A biópsia descartou SIL, cGIN e câncer, e mostrou o epitélio endocervical com metaplasia. O histórico de ingestão de drogas durante a embriogênese não estava disponível. Este caso mostra que a aparência colposcópica do epitélio metaplásico em um caso de ZT congênita pode imitar adenocarcinoma, e as dificuldades encontradas na realização da colposcopia. Ele também destaca a importância da biópsia.

As aparências colposcópicas de atrofia severa com erosão em uma mulher na pós-menopausa (Figs. 19.65 e 19.67) são comparadas com as de câncer avançado (Figs. 19.66 e 19.68).

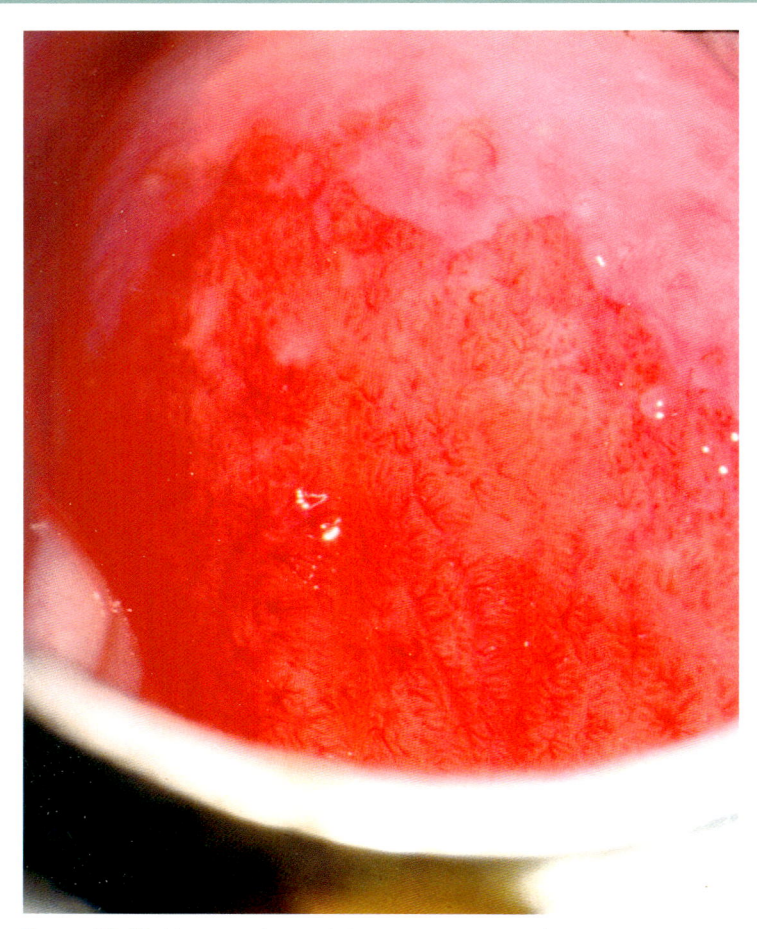

Figura 19.44: Um caso de ectrópio com vasos proeminentes e uma cor vermelho-escuro.

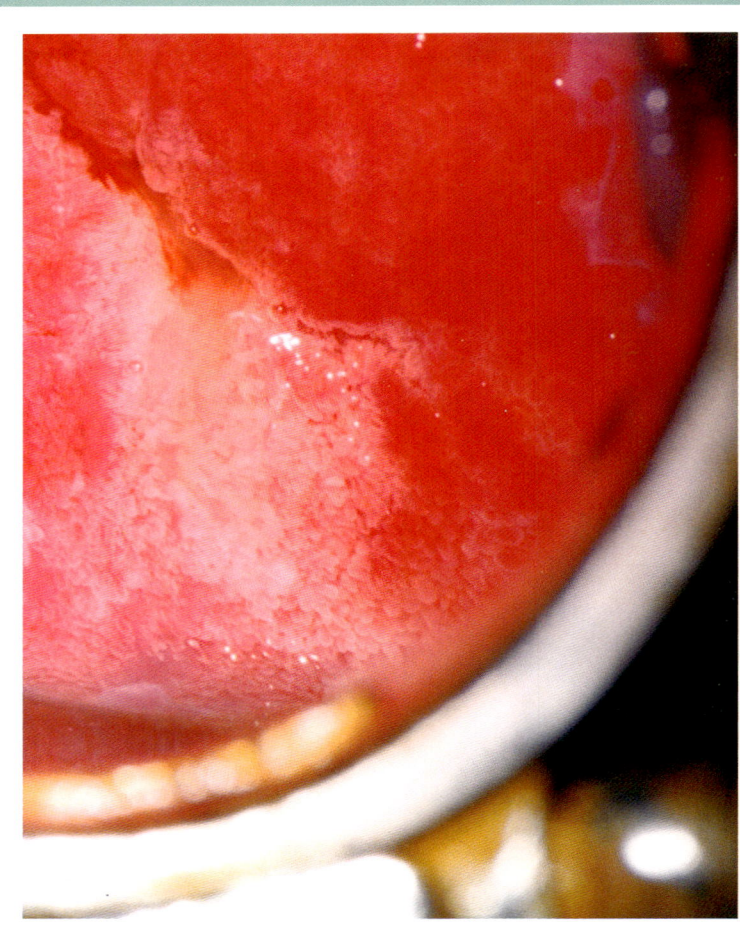

Figura 19.46: Ectrópio. Mesmo caso da Fig. 19.44, mostrando papilas típicas do ectrópio semelhantes a cacho de uva.

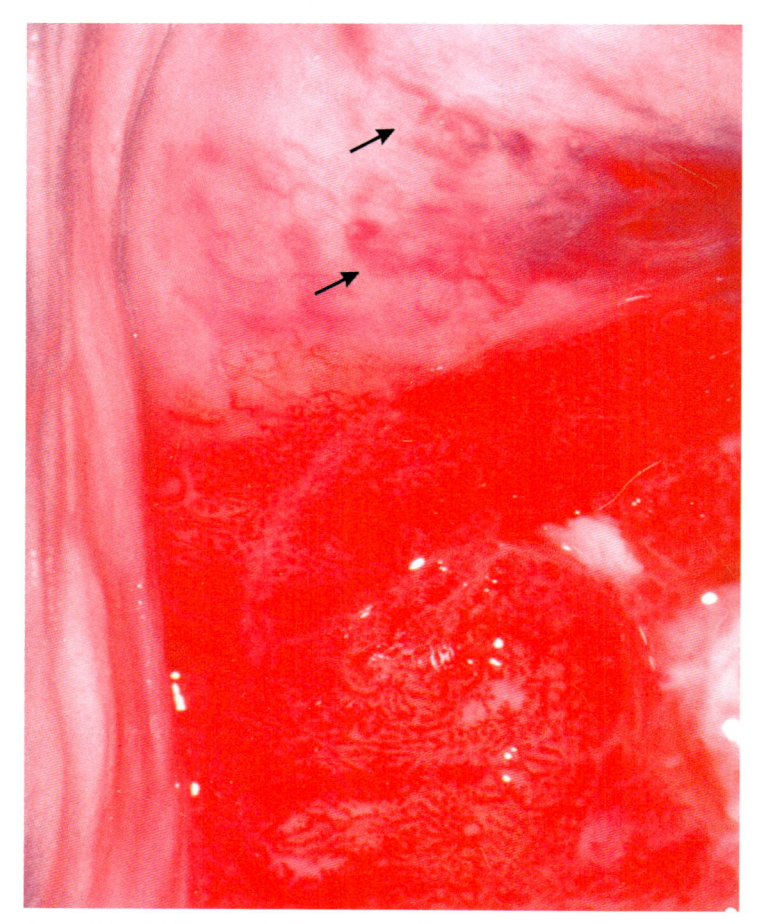

Figura 19.45: Um caso de câncer cervical com aparência similar à da Fig. 19.44. Um olhar mais atento revelará os vasos atípicos de grosso calibre no lábio anterior (setas).

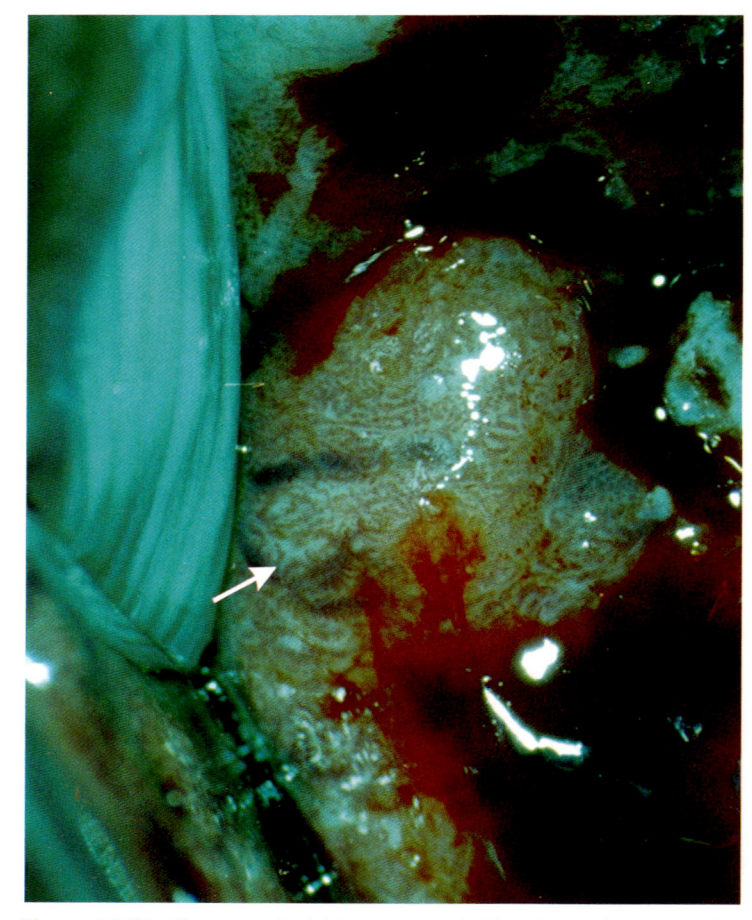

Figura 19.47: Câncer cervical. Mesmo caso da Fig. 19.45, visto por meio do filtro verde. Os vasos atípicos são claramente vistos (seta).

Figura 19.48: Pólipos cervicais.

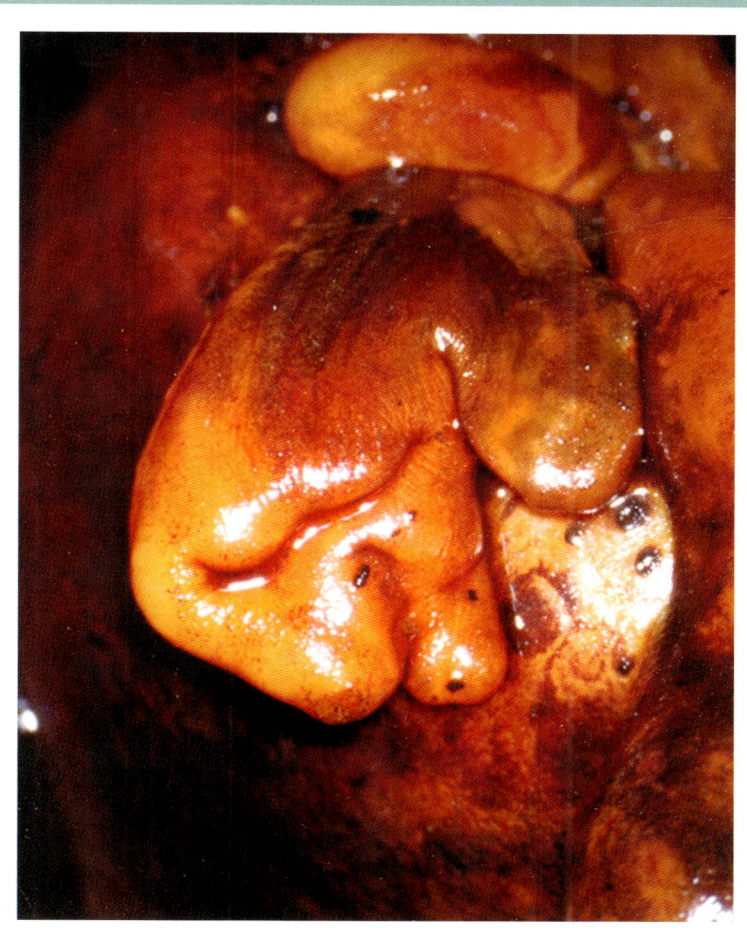

Figura 19.50: Pólipos cervicais. Mesmo caso da Fig. 19.48, após a aplicação de iodo.

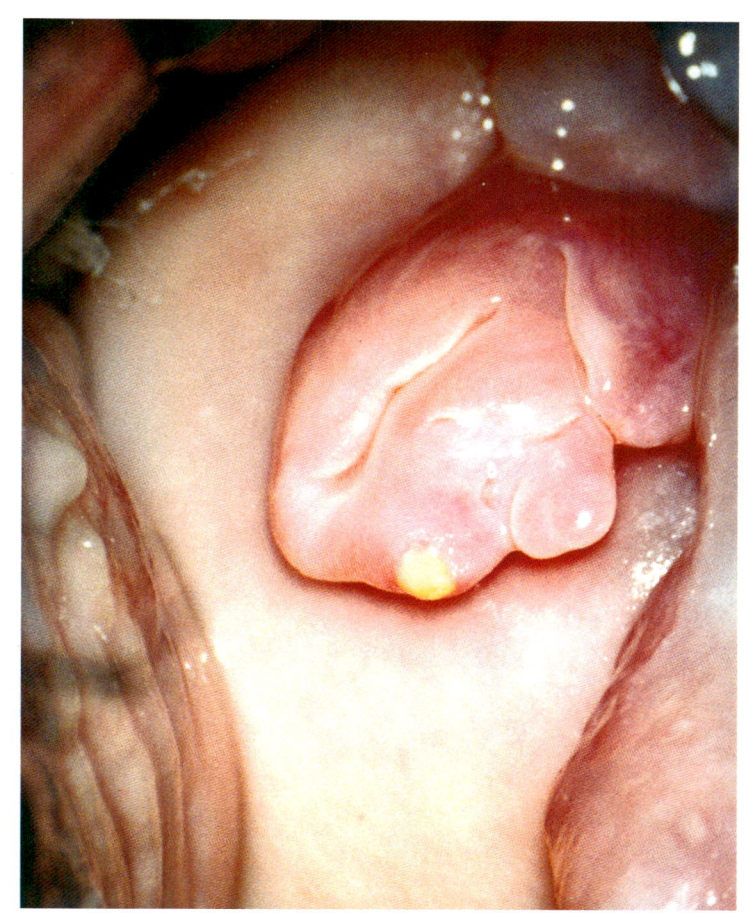

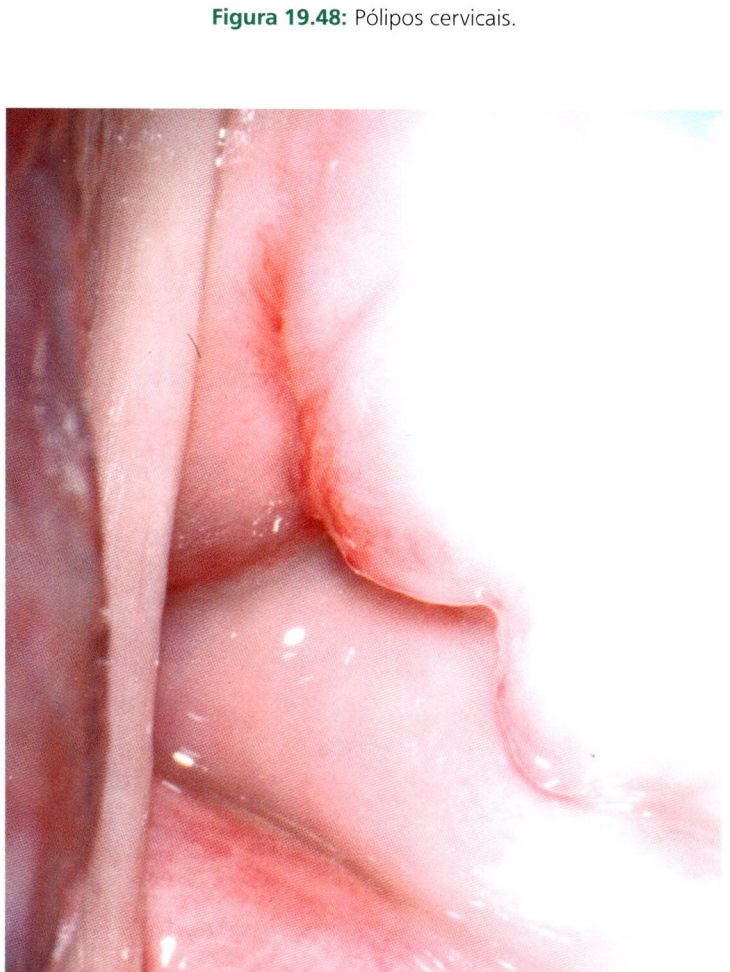

Figura 19.49: Esta mulher apresentou sangramento pós-menopausa. O colo é do mesmo nível da abóboda. O lábio anterior assemelha-se a um pólipo. O teste de Papanicolaou havia mostrado células focais sugestivas de LSIL em duas ocasiões.

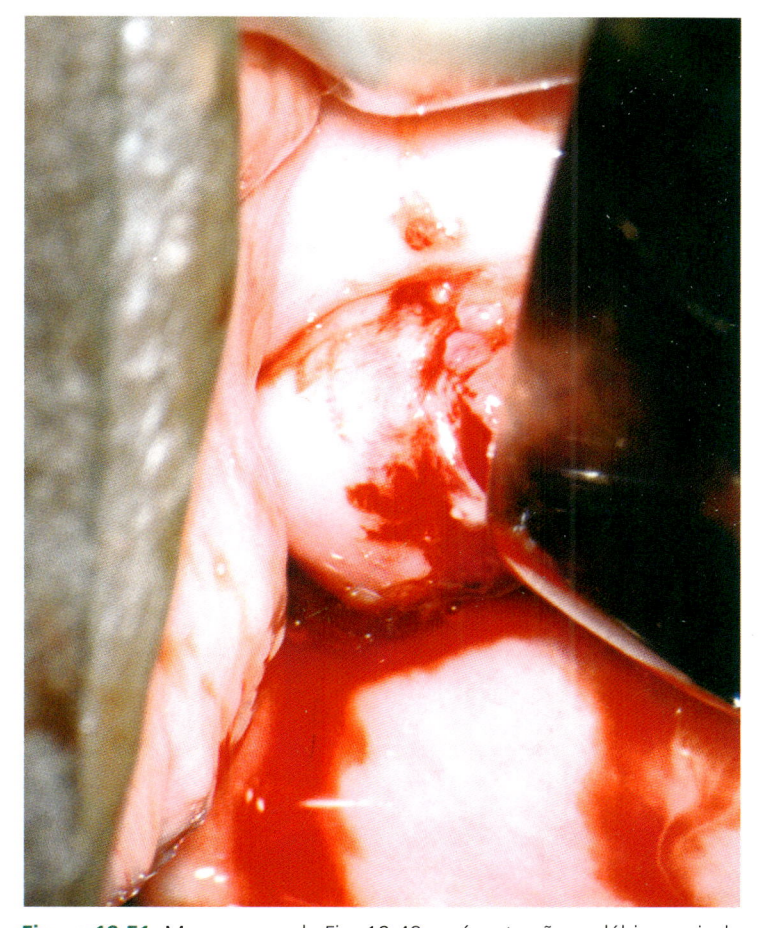

Figura 19.51: Mesmo caso da Fig. 19.49, após a tração no lábio cervical com tenáculo, revelando o epitélio acetobranco, sugestivo de câncer. A biópsia confirmou câncer.

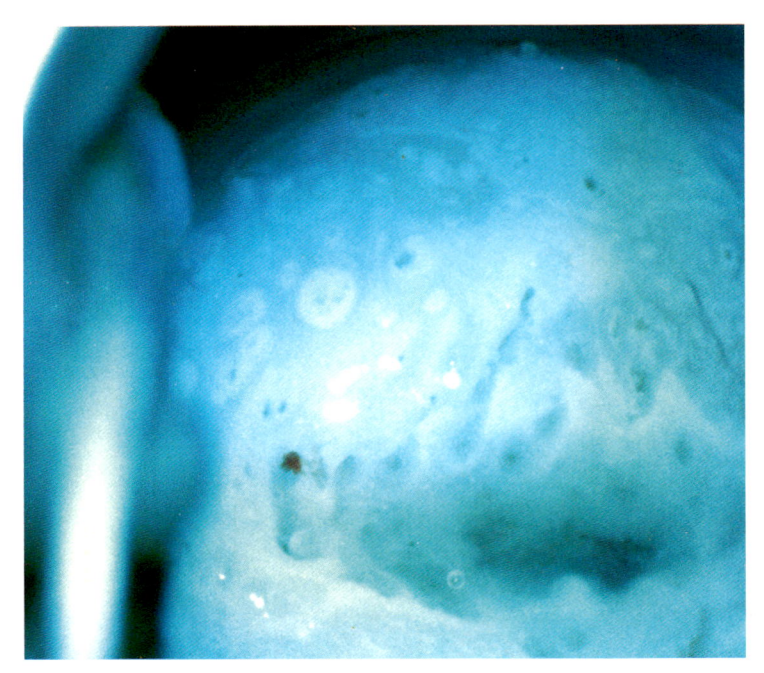

Figura 19.52A: NIC 2 comprovada por biópsia. Aberturas obstruídas de glândulas e área acetobranca de grau 2 vistas por meio do filtro verde.

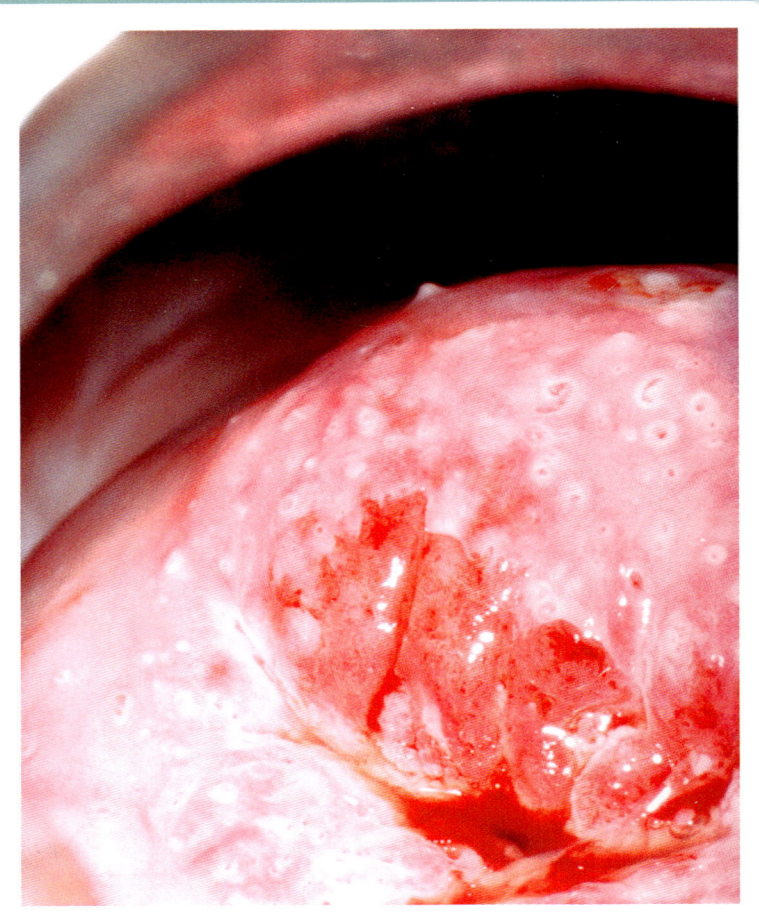

Figura 19.53: ZT normal com aberturas glandulares obstruídas.

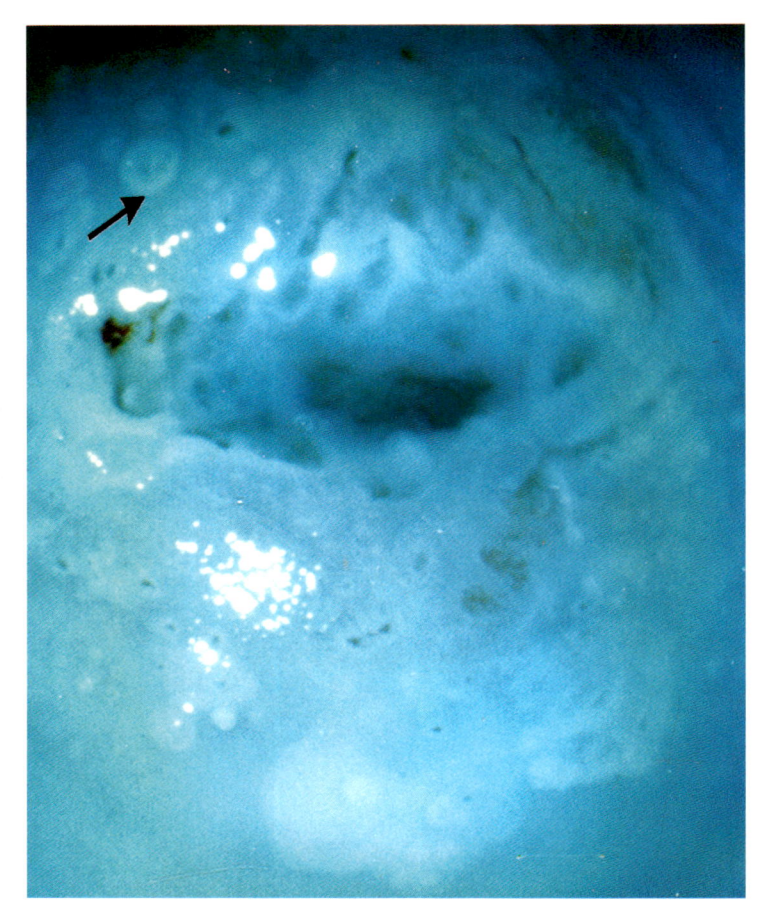

Figura 19.52B: NIC 2 comprovada por biópsia. Mesmo caso que o da Fig. 19.52A, visto por meio do filtro verde. Aberturas glandulares obstruídas (seta) e áreas acetobrancas de grau 2 são visíveis.

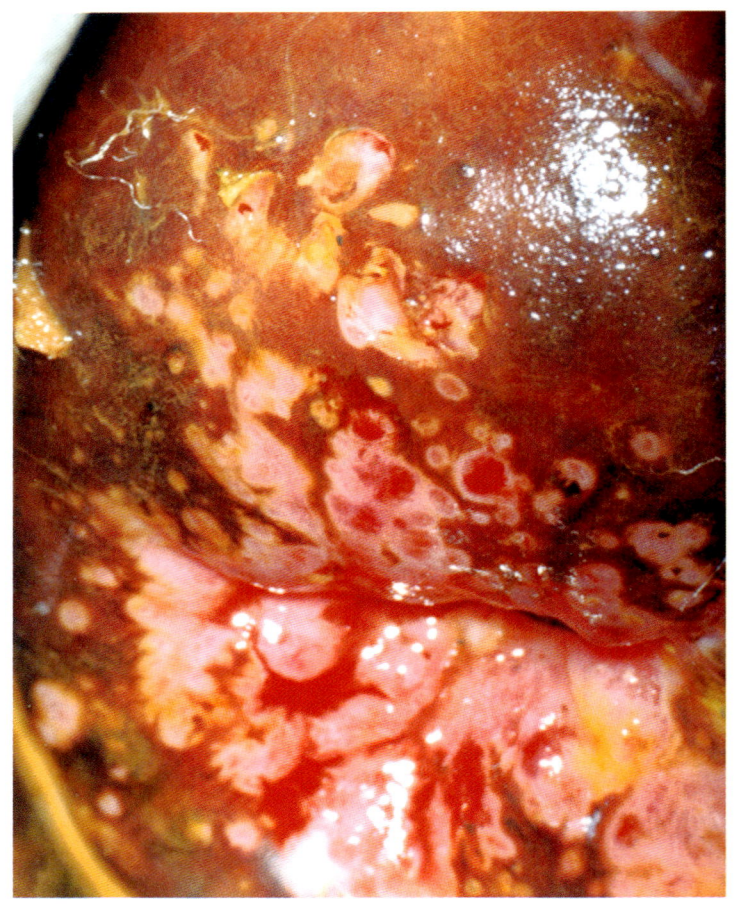

Figura 19.54: ZT normal. Mesmo caso da Fig. 19.53. As aberturas glandulares obstruídas são iodo-negativas. A biópsia descartou NIC.

O primeiro caso pode ser facilmente diagnosticado de maneira errônea pelo novato como câncer. O exame de Papanicolaou mostrou material escasso no primeiro caso. A análise retrospectiva mostra que é melhor realizar a colposcopia, mesmo sem o relatório do exame de Papanicolaou, quando há uma forte suspeita de câncer no exame a olho nu. A espera de

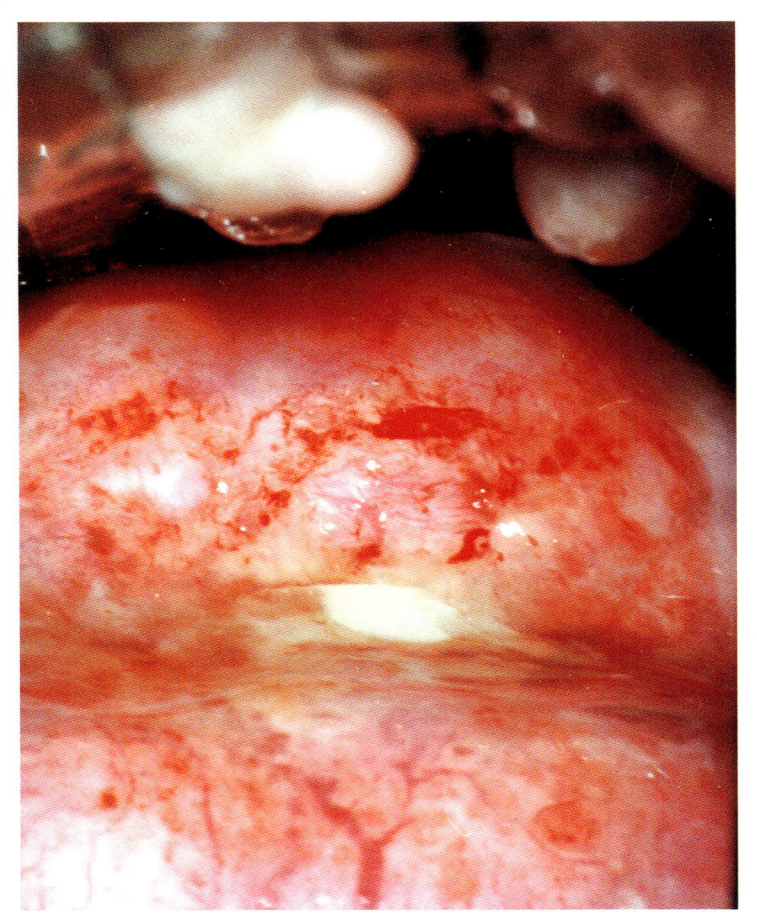

Casos Problemáticos e Interessantes em Colposcopia **253**

Figura 19.55: Cervicite em uma mulher que passou por eletrocauterização há 4 anos. Observe o vaso atípico proeminente no lábio posterior e o corrimento amarelo no orifício externo.

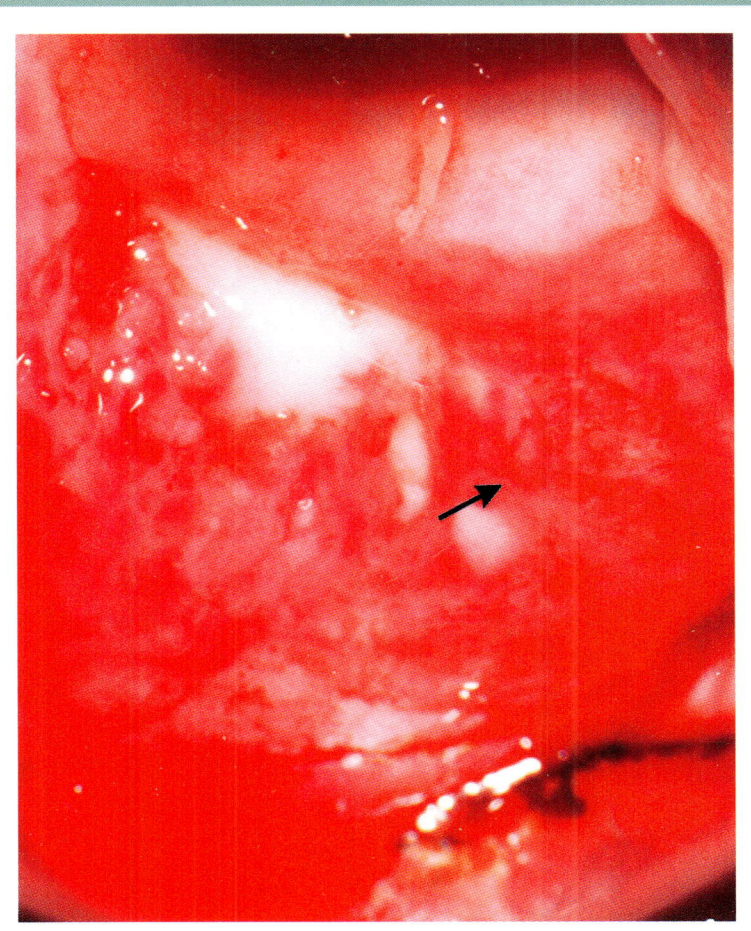

Figura 19.57: Câncer cervical. Note a queratose grosseira e os vasos atípicos (seta).

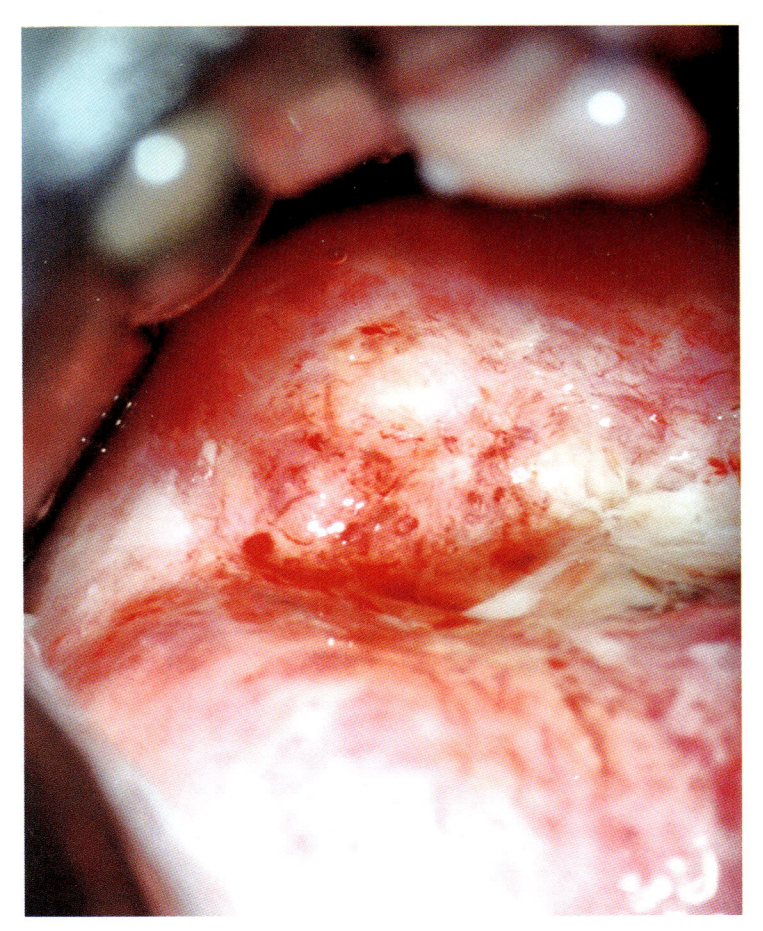

Figura 19.56: Mesmo caso da Fig. 19.55, mostrando vasos atípicos proeminentes e áreas acetobrancas de graus 2 a 3.

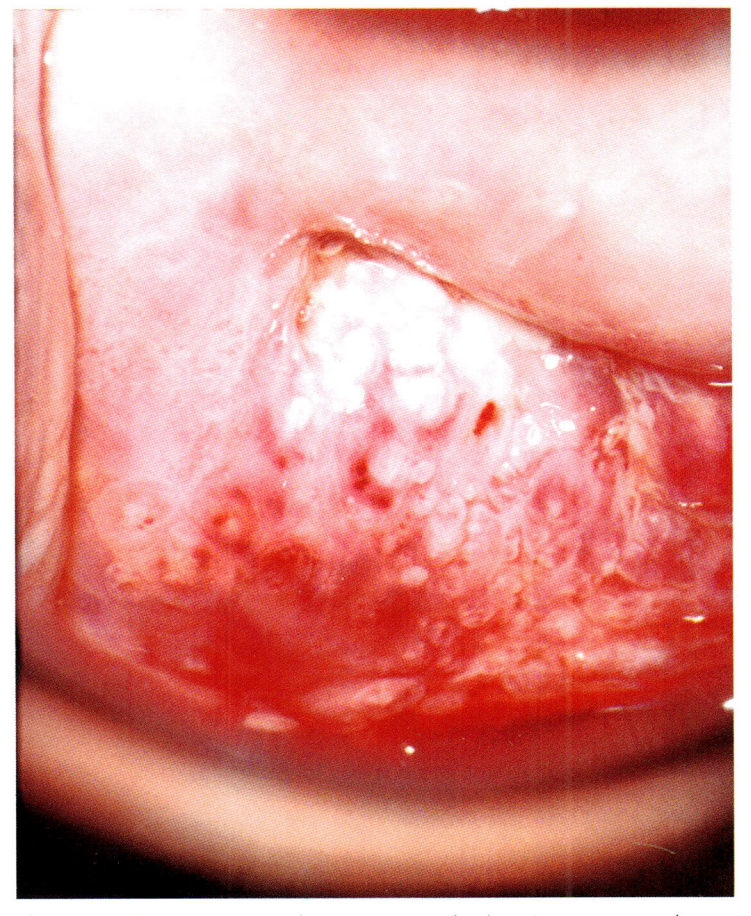

Figura 19.58: Câncer cervical. Mesmo caso da Fig. 19.57, mostrando as áreas acetobrancas densas e os mosaico grosseiro.

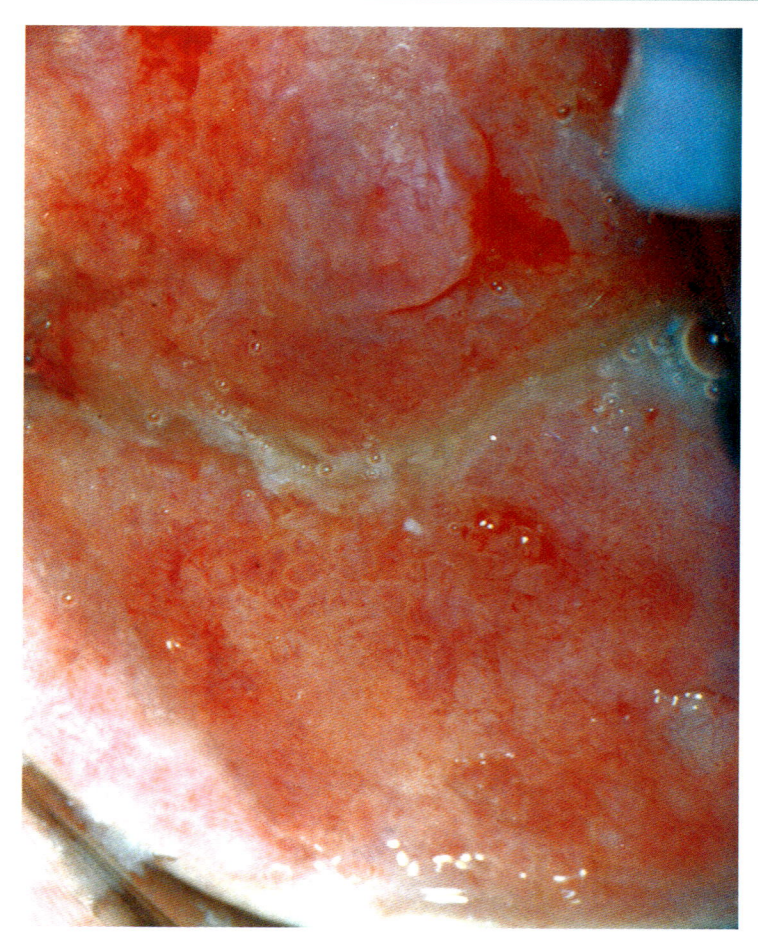

Figura 19.59: ZT congênita. Cérvice visualizada por método salino.

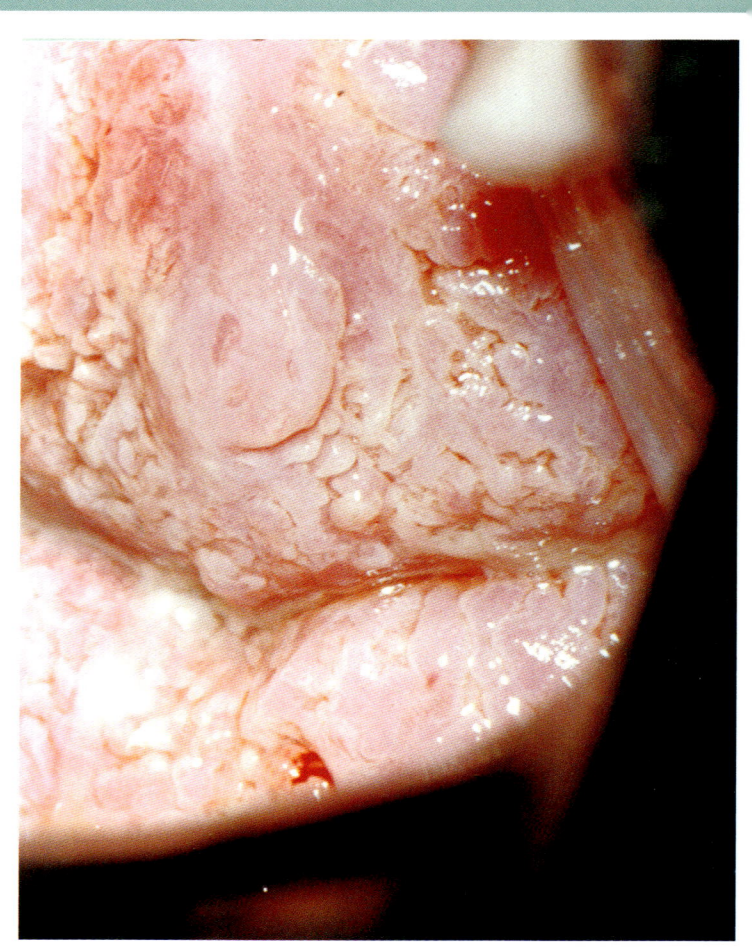

Figura 19.60: ZT congênita. Mesmo caso da Fig. 19.59, após a lavagem com ácido acético. Observe o intenso acetobranqueamento e as papilas largas.

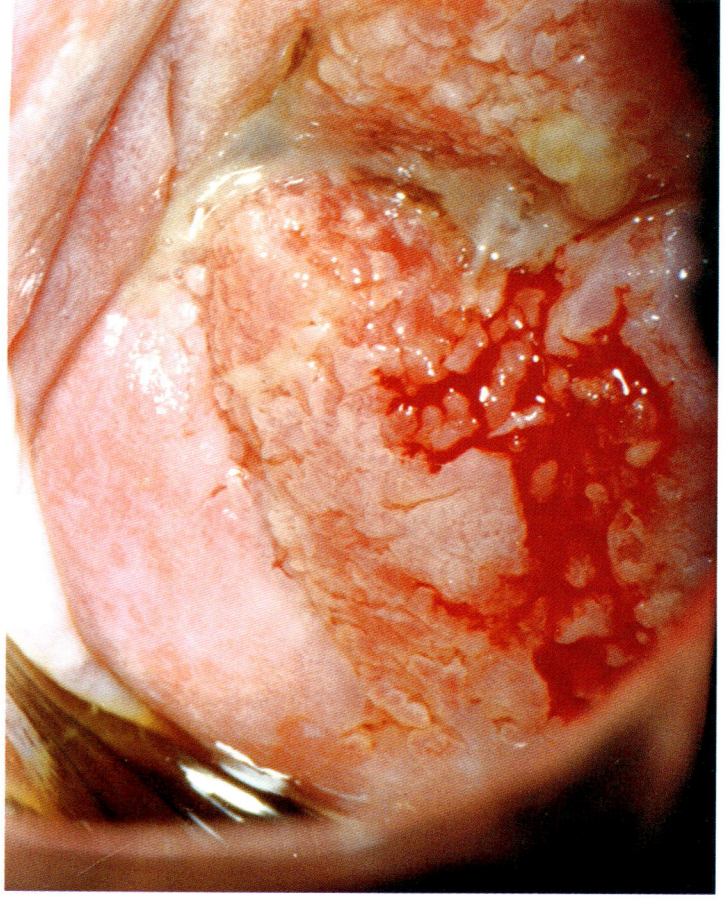

Figura 19.61: ZT congênita. Note que a ZT está cobrindo quase todo o colo do útero.

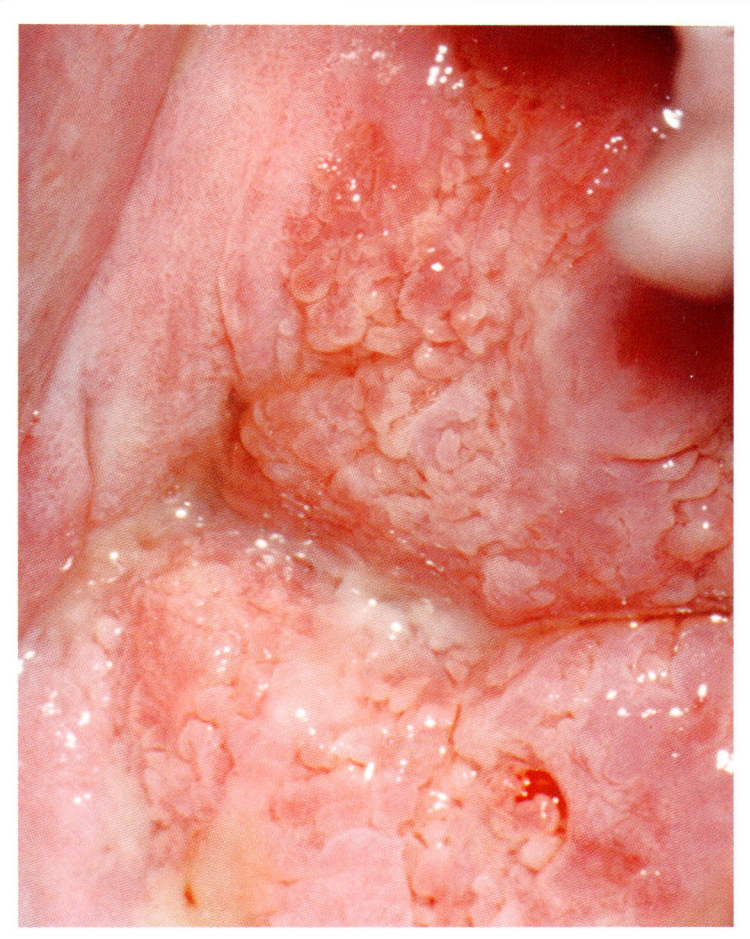

CASOS PROBLEMÁTICOS E INTERESSANTES EM COLPOSCOPIA 255

Figura 19.62: ZT congênita. O mesmo quadro é visto na endocérvice. A colposcopia é insatisfatória.

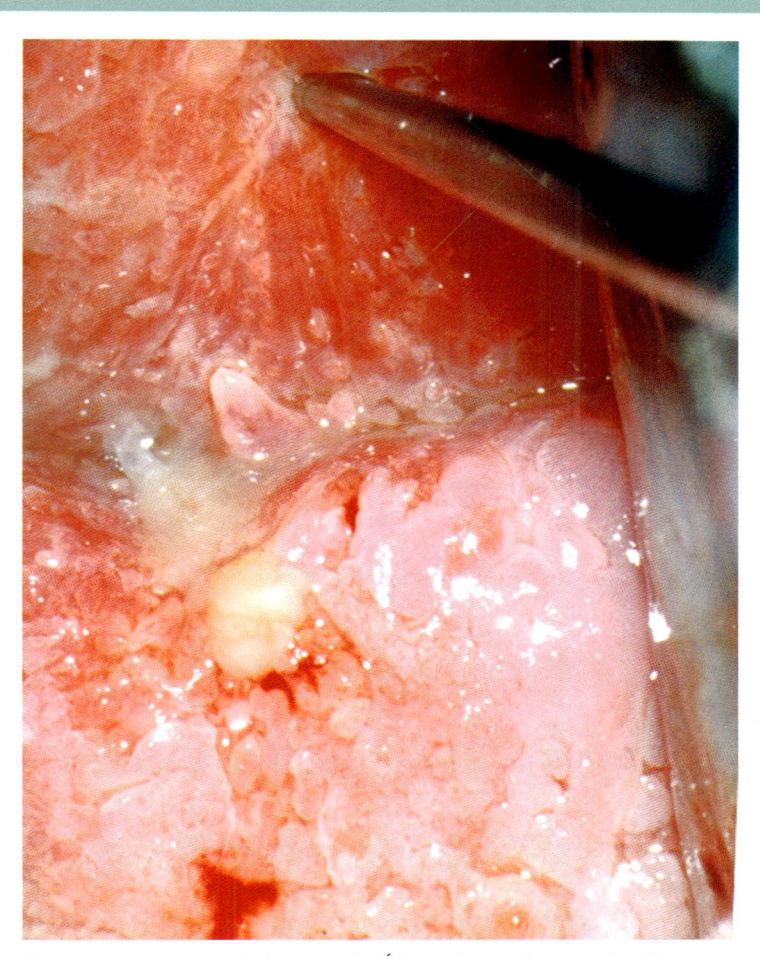

Figura 19.63: ZT congênita. Gancho Íris sendo usado para visualizar o canal cervical. A colposcopia ainda é insatisfatória.

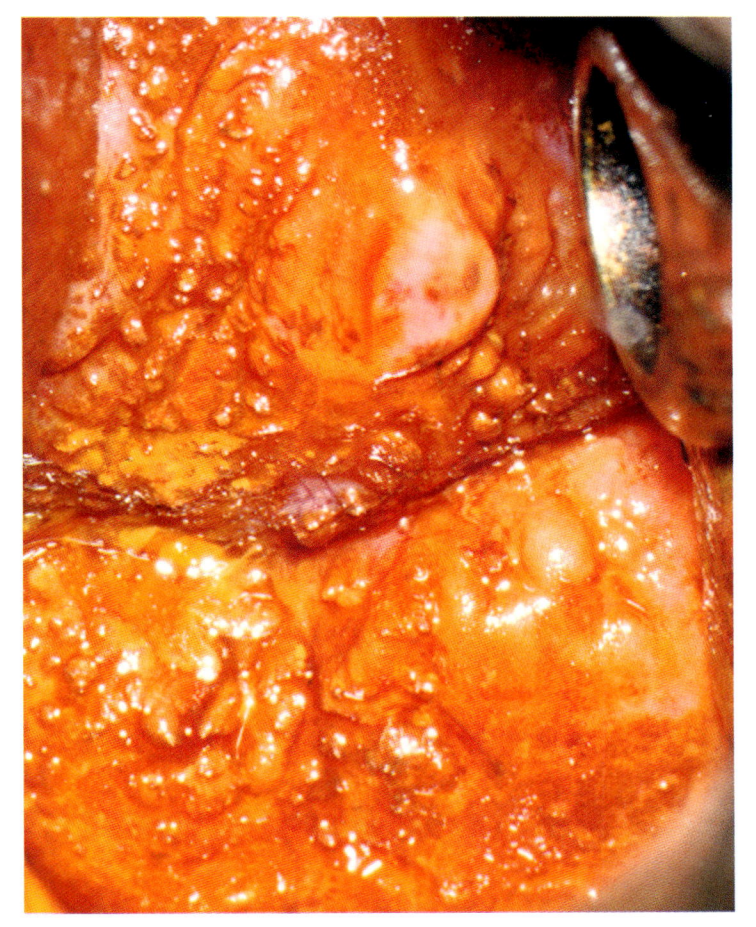

Figura 19.64: ZT congênita, mostrando significativa negatividade ao iodo. O quadro é semelhante ao adenocarcinoma. A biópsia mostrou epitélio endocervical com metaplasia.

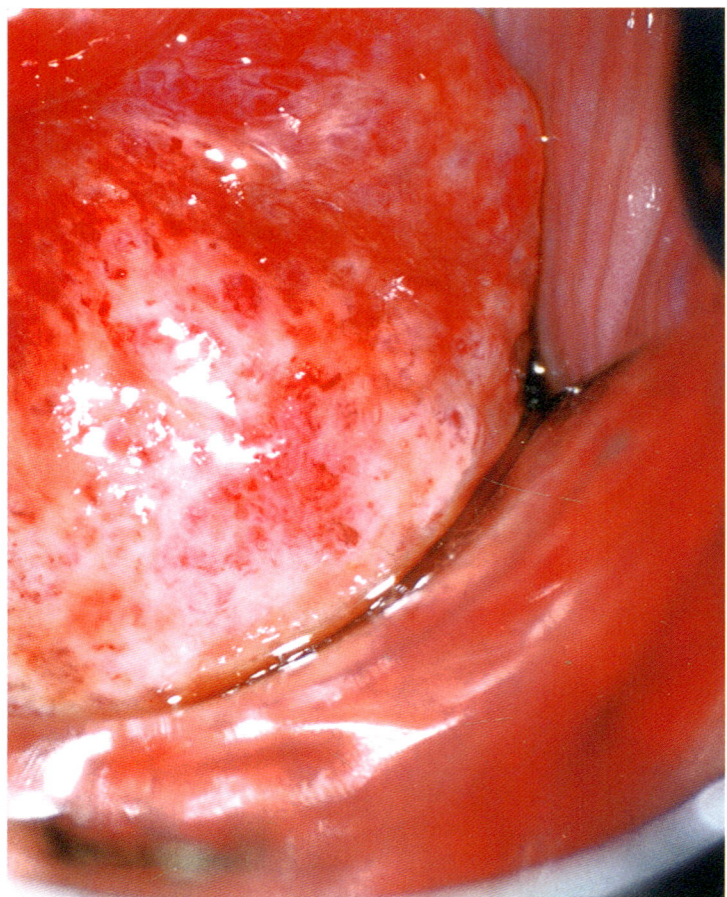

Figura 19.65: Atrofia severa com erosão em razão de menopausa. Os vasos estromais proeminentes assemelham-se a vasos atípicos de câncer.

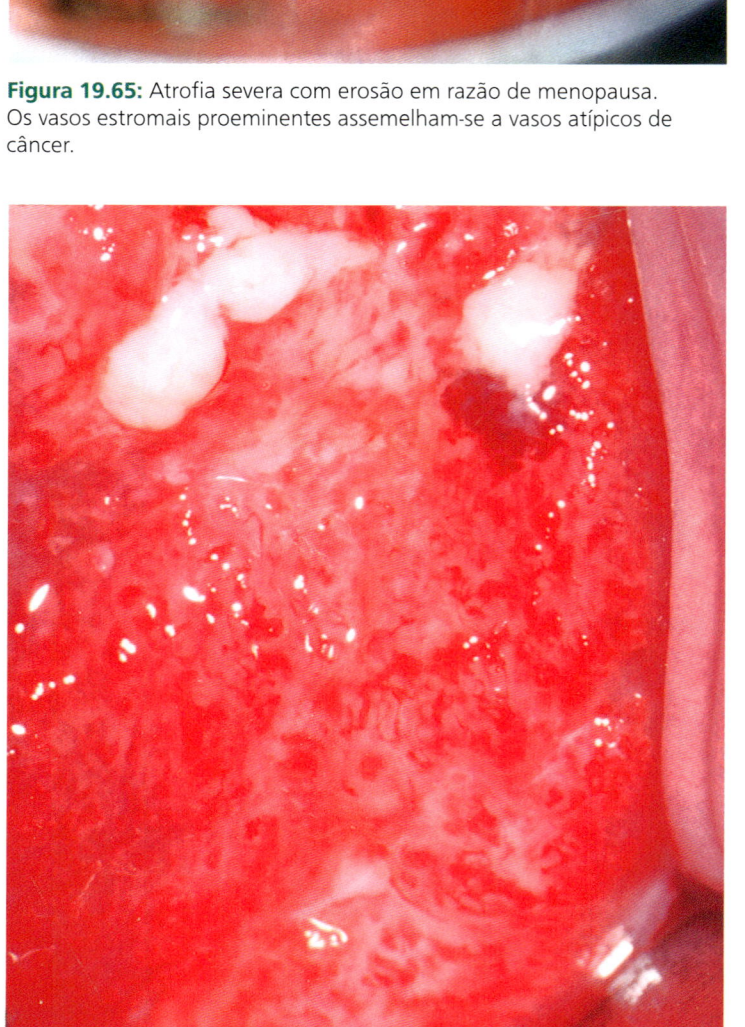

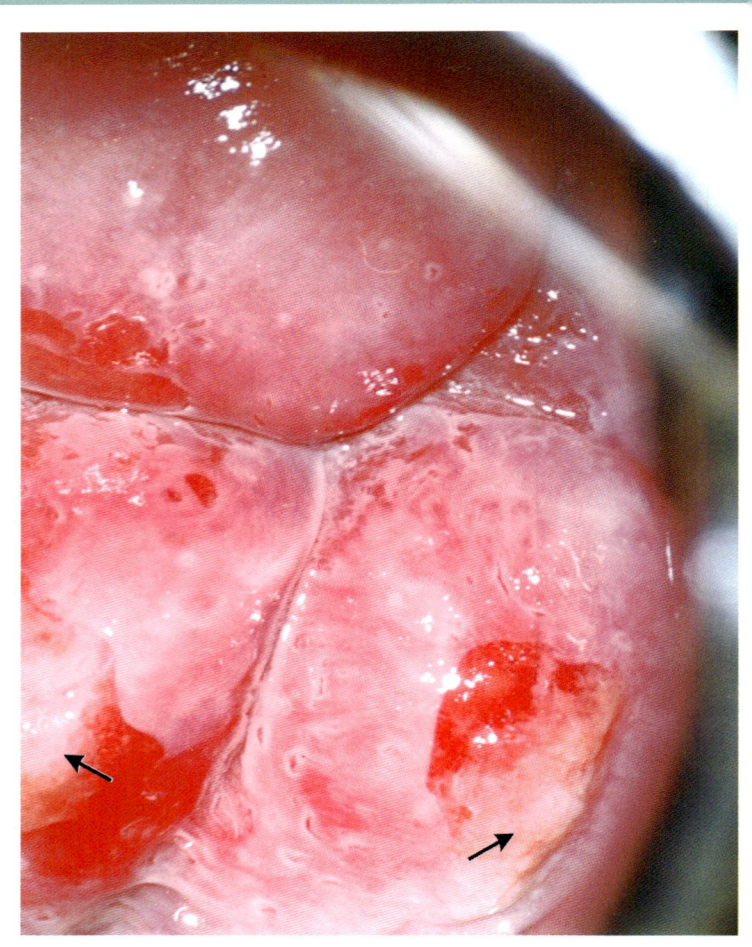

Figura 19.67: Mesmo caso da Fig. 19.65, após 10 semanas de tratamento com estrogênio. Observe a epitelização e a queratose grossa (setas).

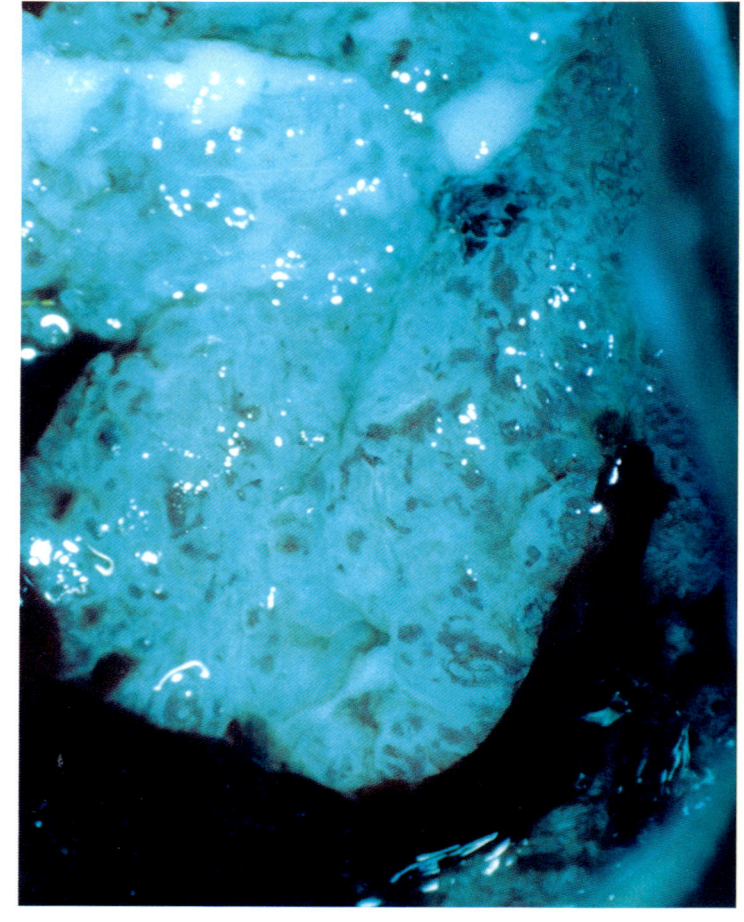

Figura 19.66: Câncer cervical avançado com vasos atípicos e queratose grossa.

Figura 19.68: Mesmo caso da Fig. 19.66. O uso do filtro verde faz os vasos atípicos claramente visíveis. A biópsia confirmou câncer.

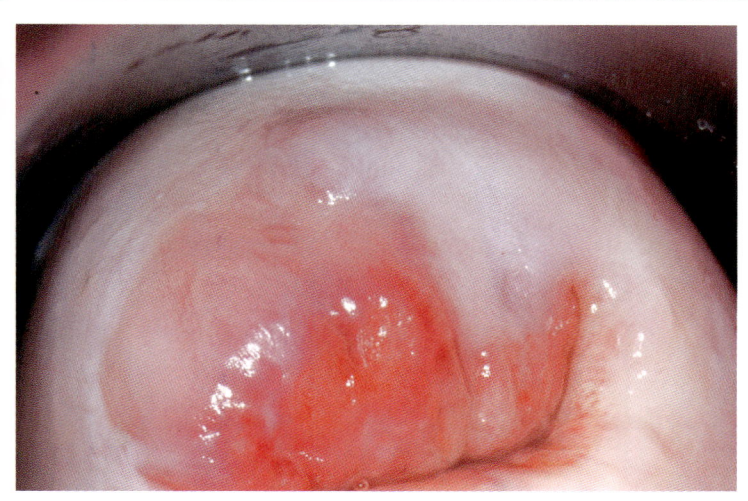

Figura 19.69A: Cérvice em uma mulher na pós-menopausa com prolapso uterovaginal, observado após o tratamento com estrogênio após a lavagem salina. Observe o contorno irregular da superfície.

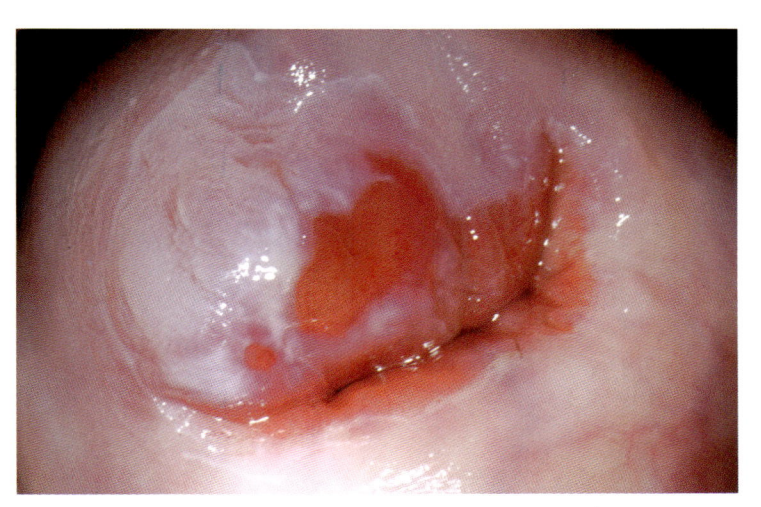

Figura 19.69B: A densa área acetobranca é bem demarcada e tem o contorno da superfície irregular e uma área de ulceração dentro da área acetobranca. Aspecto sugestivo de NIC de alto grau.

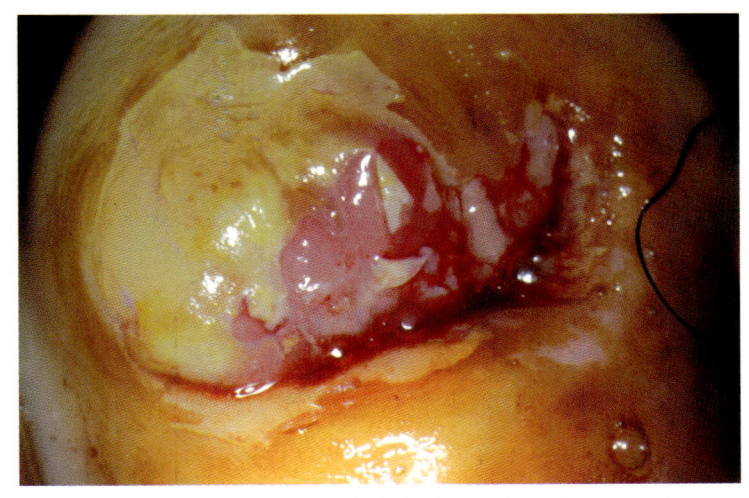

Figura 19.69C: Após a aplicação de iodo de Lugol. As áreas acetobrancas mostram negatividade significativa ao iodo e o epitélio é facilmente avulsionado.

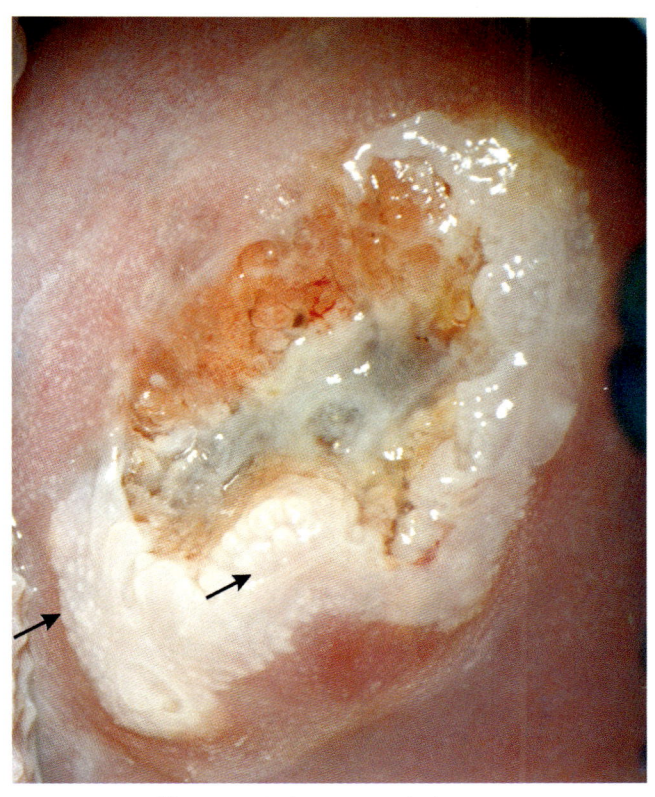

Figura 19.70: Condiloma cervical em uma primigesta com 28 semanas de gestação visto após a lavagem com ácido acético. Observe as asperezas (setas).

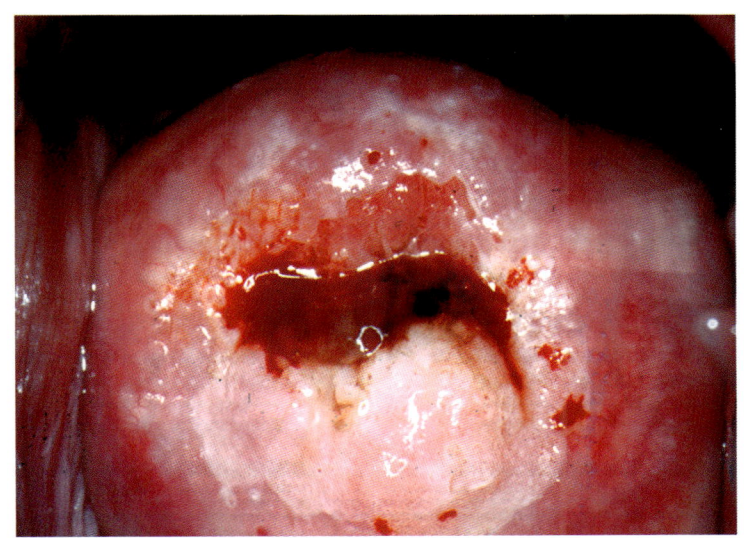

Figura 19.71: Colpofotografia de uma paciente de 27 anos de idade. A borda interna pode ser vista entre as posições 3 e 9 horas. A biópsia confirmou NIC 3. (Fotografia reproduzida com permissão do Dr. C. Scheungraber, Alemanha.)

um dia não é muito, mas pode causar muita ansiedade para a mulher e seus parentes. É benéfico repetir a colposcopia após o tratamento com estrogênio. No entanto, a biópsia não deve ser suspensa em caso de dúvida.

O tratamento com estrogênio em mulheres na pós-menopausa com prolapso uterovaginal antes da cirurgia resulta em um epitélio acetobranco denso do colo do útero, como resultado de metaplasia escamosa e queratinização. A área acetobranca pode ter o contorno irregular da superfície e geralmente é bem demarcada, imitando NIC de alto grau. As Figs. 19.69A a C são as colpofotografias do colo do útero de uma senhora de 71 anos com prolapso uterovaginal tratado com estrogênio vaginal durante 6 dias. O contorno irregular da superfície é sugestivo de asperezas (Fig. 19.70), e as bordas bem demarcadas são semelhantes ao "sinal da borda interna", sugestivo de NIC de alto grau (Fig. 19.71). O exame de Papanicolaou antes do tratamento mostrou inflamação com NIC 1: após o tratamento com estrogênio, ele mostrou algumas células queratinizadas, células metaplásicas e NIC 1. O DNA de HPV de alto risco (HC2) foi negativo. Tendo em vista a discordância entre o exame de Papanicolaou e a impressão colposcópica, uma biópsia de cone raso e CEC foram realizados. A histopatologia mostrou hiperplasia das células basais e metaplasia escamosa. Este caso novamente destaca a importância de realizar uma biópsia sempre que houver uma suspeita clínica de NIC de alto grau e os relatórios de colposcopia e citologia forem discordantes.

20 Áreas Cinzentas em Colposcopia

Este capítulo apresenta a opinião da autora sobre os aspectos da colposcopia e da sua prática que não são claros ou que são controversos. A seguir, estão as áreas cinzentas:

1. Indicações para colposcopia:
   - Citologias repetidas mostrando "inflamação", apesar do tratamento apropriado.
   - Cérvice não saudável com suspeita de malignidade.
   - O teste de triagem para DNA de HPV de alto risco do papilomavírus humano (HC2) é positivo e o exame de Papanicolaou é negativo para lesão intraepitelial cervical (NIC).
2. Uso do espéculo endocervical para visualizar a nova junção escamocolunar (JEC) retraída, quando o exame colposcópico é insatisfatório.
3. Realização de curetagem endocervical (CEC) em uma mulher com colposcopia satisfatória e ZT tipo 1 e lesão anormal vista inteiramente.
4. Melhor método para colher uma biópsia dirigida por colposcopia de pequena lesão anormal que é totalmente vista – pinça *punch* para biópsia cervical ou o pequeno eletrodo em alça?
5. Crioterapia em uma mulher que tem um teste de triagem positivo para DNA de HPV de alto risco (HC2), um exame de Papanicolaou negativo e resultados colposcópicos normais.
6. Diferenciação de resultados colposcópicos anormais em "não suspeito"/insignificante (sugestivos de alterações fisiológicas normais ou lesão benigna/insignificante que não requer biópsia) e "suspeito"/significativo (sugestivo de uma lesão grave que requer biópsia, por exemplo, NIC ou câncer).

Indicações para Colposcopia

1. Citologias repetidas mostrando "inflamação", apesar do tratamento apropriado. Na Índia, ~70% das citologias apresentariam "inflamação", mesmo após o tratamento antibiótico adequado. Isso significaria um grande número de encaminhamentos para colposcopia. O raciocínio é que a inflamação aumenta a taxa de falso-negativos do exame de Papanicolaou para a detecção de NIC e câncer. A autora acredita que mulheres com exame de Papanicolaou repetido mostrando inflamação apesar do tratamento devem ser encaminhadas para a colposcopia se estão em alto risco para o câncer de colo do útero, se são positivas para o teste de DNA de HPV de alto risco e/ou têm ≥ 35 anos de idade. Um estudo de 92 mulheres com inflamação no exame de Papanicolaou mostrou uma taxa de 3,3% de todas as NIC com uma taxa de 2,2% de NIC 3.[1] O Sr. Patrick Walker, presidente da Federação Internacional de Patologia Cervical e Colposcopia (IFCPC), é da opinião que a citologia com base líquida (CBL) daria esfregaços melhores. Ele encaminha para colposcopia mulheres com inflamação persistente em três ocasiões, apesar do tratamento antibiótico, que é ~ 8% com citologias convencionais e ~ 2% com CBL (comunicação pessoal do Sr. Walker, 1º de fevereiro de 2010).

2. "Cérvice não saudável com suspeita de malignidade". A causa mais comum para um "colo de aparência não saudável" é a cervicite. Portanto, é essencial tratar primeiro com antibióticos apropriados. Se o exame de revisão ainda mostra um "colo não saudável" é melhor realizar a colposcopia, apesar de o exame de Papanicolaou ser negativo para NIC ou câncer. Na Índia, um grande número de mulheres tem hipertrofia "de aparência não saudável" do colo do útero. O dispositivo mais comumente utilizado para colher um exame de Papanicolaou é uma espátula de Ayer, o que pode não amostrar a ZT inteira em uma cérvice hipertrofiada, sendo assim um motivo de resultado falso-negativo no exame de Papanicolaou. O exame de Papanicolaou é principalmente oportunista na Índia, há uma alta taxa de abandono das pacientes, e a população que frequenta os principais hospitais do governo é migratória. Portanto, a autora realiza a colposcopia imediatamente em mulheres com uma "cérvice de aparência não saudável suspeita de malignidade", especialmente se for de alto risco para o câncer de colo do útero. No entanto, o exame é adiado na presença de cervicite óbvia.

3. O teste de triagem para DNA de HPV de alto risco (Hybrid Capture 2) é positivo e o exame de Papanicolaou é negativo para lesão intraepitelial cervical ou câncer. A autora realiza a colposcopia se a mulher tem alto risco para NIC ou câncer ou tem ≥ 35 anos de idade.

Uso do espéculo endocervical para visualizar a nova junção escamocolunar (JEC) quando o exame colposcópico é insatisfatório.

A autora não usa este dispositivo, já que é doloroso, demorado e não melhora significativamente a visualização (pois há sangramento na maioria das vezes, e o tenáculo que é necessário para estabilizar o colo do útero ocupa muito espaço).[2,3] Em alguns casos, pode ser feita uma colposcopia satisfatória utilizando o gancho Íris para retrair os lábios cervicais.[2]

A curetagem endocervical (CEC) é realizada ou mesmo boas escovações endocervicais (EB) são colhidas.[4,5] O material obtido (sangue, muco e/ou tecido) é enviado para a avaliação patológica em líquido de Bouin. A LLEZT é realizada se uma área colposcopicamente anormal é vista na ectocérvice se estendendo até o canal cervical, especialmente se a impressão colposcópica é NIC 2/3. Se a impressão colposcópica é câncer, a biópsia é colhida a partir da área anormal visualizada colposcopicamente e uma CEC é realizada. A impressão colposcópica é suspensa em todas as colposcopias insatisfatórias, especialmente em mulheres com ZT tipo 3.

Realização de curetagem endocervical (CEC) em uma mulher com colposcopia satisfatória e ZT tipo 1 e área anormal vista inteiramente.

A autora não realiza CEC se a área anormal é pequena e sugestiva de uma lesão de baixo grau. No entanto, se a lesão é grande e/ou sugestiva de uma lesão de alto grau (NIC 2/3), a CEC é então realizada, já que às vezes pode haver lesões que passaram despercebidas dentro do canal cervical.

Melhor método para colher uma biópsia dirigida por colposcopia de uma pequena lesão anormal que é totalmente vista – pinça *punch* para biópsia cervical ou o pequeno eletrodo em alça?

Se uma boa pinça *punch* para biópsia está disponível (veja o Capítulo 4, Figs. 4.7A a 4.8B e 4.31A1 a 4.31B5), esse será então o instrumento utilizado. Se uma boa pinça não estiver disponível, um pequeno eletrodo de alça é usado, tomando o cuidado de começar e terminar pelo menos 3 mm fora da margem da lesão para evitar queimaduras. É melhor enviar biópsias em líquido de Bouin para exame histopatológico.

Crioterapia em uma mulher que tem um teste de triagem positivo para DNA de HPV de alto risco (HC2), um exame de Papanicolaou negativo e resultados colposcópicos normais.

A autora realiza crioterapia apenas em mulheres com alto risco para o câncer e aquelas que são suscetíveis de interromper o acompanhamento. Os resultados de estudos sobre a taxa de depuração do HPV com e sem crioterapia são controversos.[6,7] No entanto, o acompanhamento e o rastreamento contínuo são tão importantes nestas mulheres quanto naquelas que não foram submetidas à crioterapia.

Diferenciação de resultados colposcópicos anormais em "não suspeito" (sugestivos de alterações fisiológicas normais ou lesão benigna/insignificante que não requer biópsia) e "suspeito" (sugestivo de uma lesão grave que requer biópsia, por exemplo, NIC ou câncer).

Para o colposcopista as decisões mais difíceis são decidir se deve ou não fazer a biópsia de uma lesão e o local a ser biopsiado, se necessário. A classificação colposcópica da IFCPC de 2002 de resultados anormais de exames colposcópicos do colo do útero tem cada uma das quatro principais alterações – áreas acetobrancas (AB), pontilhado, mosaico e coloração por iodo – dividida em dois grupos para permitir a diferenciação entre achados anormais insignificantes e significativos.[8] Praticamente não é assim tão simples de classificar estas anormalidades, sempre há algumas anormalidades que caem na "zona

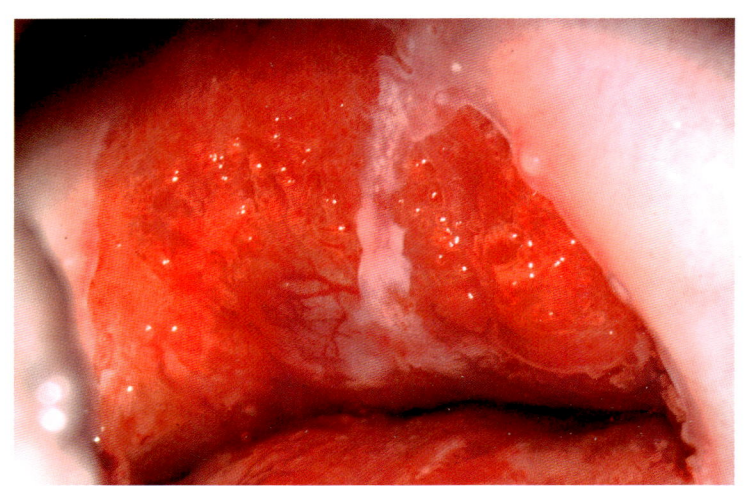

Figura 20.1: Vaso estromal de calibre largo visto adjacente a uma faixa de epitélio acetobranco médio dentro da ZT. Exames de Papanicolaou repetidos foram negativos para SIL e o DNA do HPV de alto risco foi negativo. A impressão da colposcopia foi de ZT normal tipo 2. Curetagens endocervicais foram negativas para NIC.

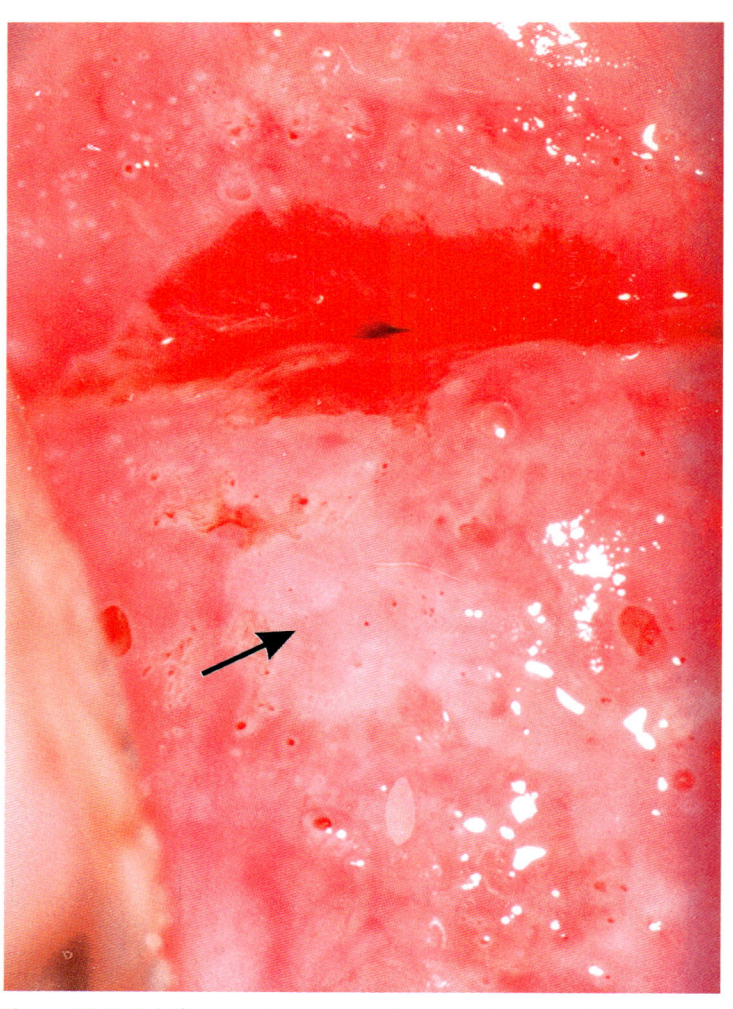

Figura 20.2: Epitélio acetobranco que não é nem liso nem denso dentro da ZT. A biópsia mostrou NIC 2.

cinzenta", não se adequando nem ao grupo não suspeito e nem ao suspeito. Portanto, a colposcopia tem uma boa sensibilidade, mas uma especificidade ruim.[9-11] Curiosamente, o estudo de triagem ASC-US/LSIL (ALTS), um estudo multicêntrico randomizado que incluiu 40 colposcopistas reconhecidos a nível nacional (EUA), encontrou uma sensibilidade subótima da colposcopia para detectar NIC 3.[12] Vários siste-

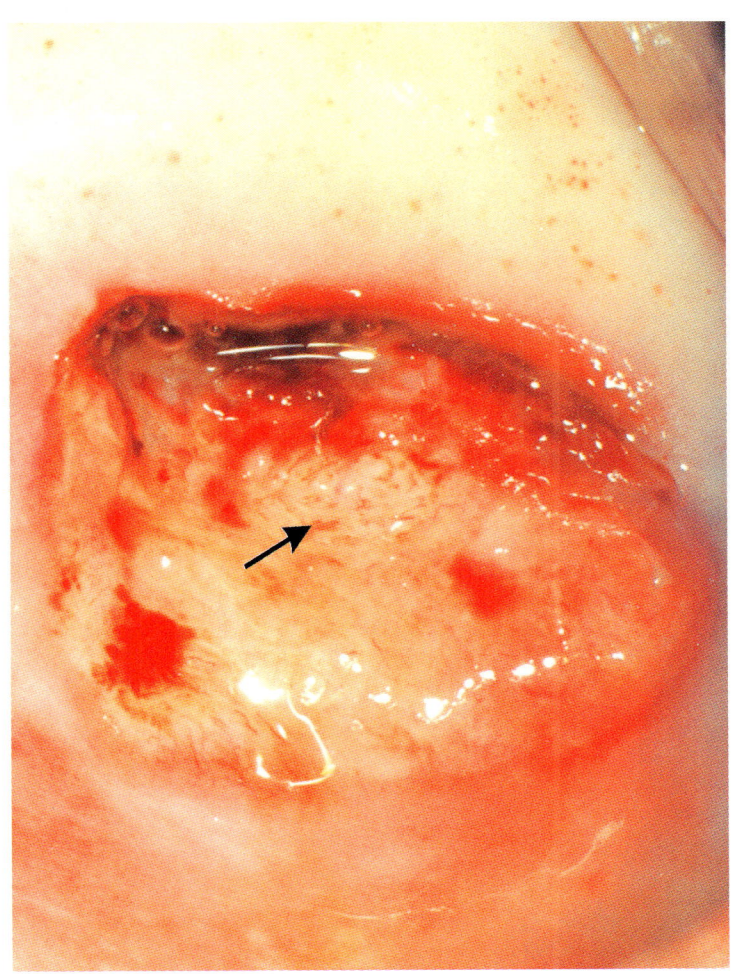

Figura 20.4: Pontilhado fino visto no lábio anterior do colo do útero e vasos atípicos de pequeno calibre (seta) dentro do epitélio acetobranco denso em câncer cervical avançado.

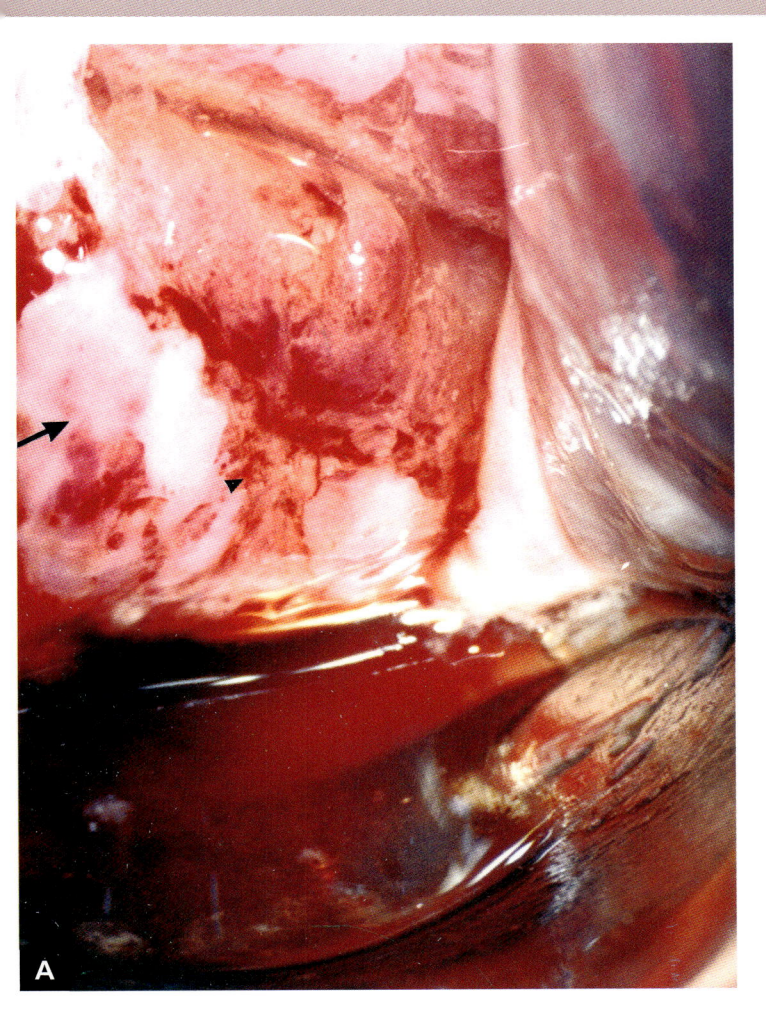

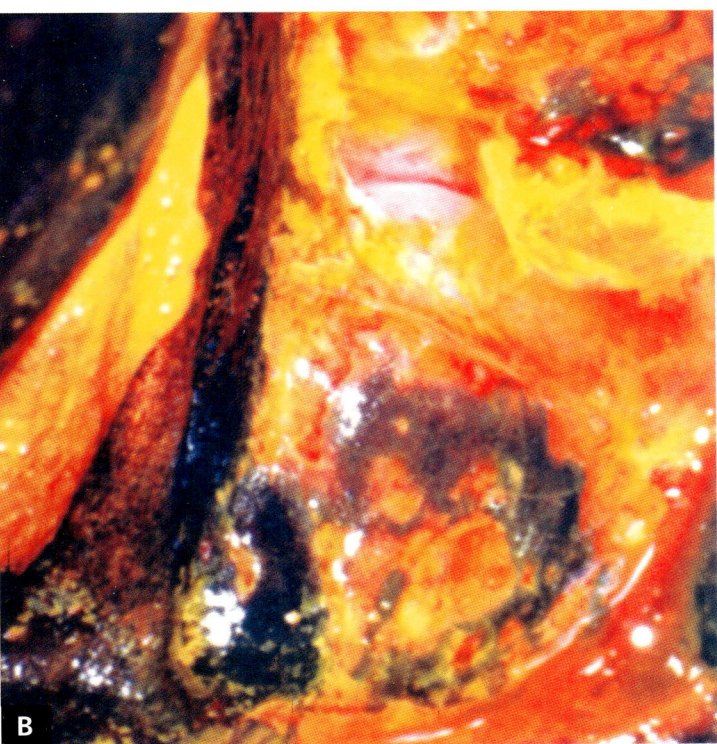

Figura 20.3A e B: (A) Epitélio acetobranco denso sugestivo de HSIL. (B) Depois da aplicação de solução de Lugol, as áreas de cor mogno mostram que é o epitélio metaplásico maduro. A biópsia mostrou epitélio metaplásico e descartou NIC.

mas de classificação e pontuação foram desenvolvidos para ajudar a prever a patologia subjacente; a maioria destes tem mais de dois graus ou grupos.[13-16] Coppleson *et al.* introduziram um sistema de classificação de dois níveis em 1993.[17] A autora considera o sistema de classificação em três níveis proposto por Coppleson *et al.*,[13] muito útil; utilizando este sistema de classificação, a colposcopia apresentou sensibilidade de 78,5% e especificidade de 75% para o diagnóstico de NIC e câncer e o sensibilidade e especificidade de 94% e 92,3%, respectivamente, se as lesões NIC 1 foram excluídas. A pontuação de Swede introduzida por Strander *et al.* parece promissora na detecção de NIC de alto grau (que pode ser tratada pelo método "ver e tratar"), lesões claramente benignas que não requerem biópsia, e aqueles que exigem biópsia.[16] A pontuação parece ter um bom desempenho durante a colposcopia também em mulheres grávidas. Bowring *et al.* consideraram também a pontuação útil para melhorar o valor preditivo da colposcopia.[19] Gage *et al.* analisaram os resultados do estudo ALTS e concluíram que o aumento do número de biópsias (por caso) para duas ou mais aumenta a taxa de detecção de NIC de alto grau e pior.[20] A autora realiza uma biópsia em cunha com bisturi (na sala de operações) ou uma LLEZT se a lesão anormal é grande (cobrindo cerca de um quadrante ou mais), ou há mais de uma lesão anormal de diferentes graus ou pontuações.

O epitélio acetobranco que não é nem liso nem denso (grosseiro) pode ser visto no epitélio metaplásico imaturo (Fig. 20.1), NIC 1 e NIC 2 (Fig. 20.2). Se houver fibrose subjacente a esta área, o problema na diferenciação é acentuado (Fig.

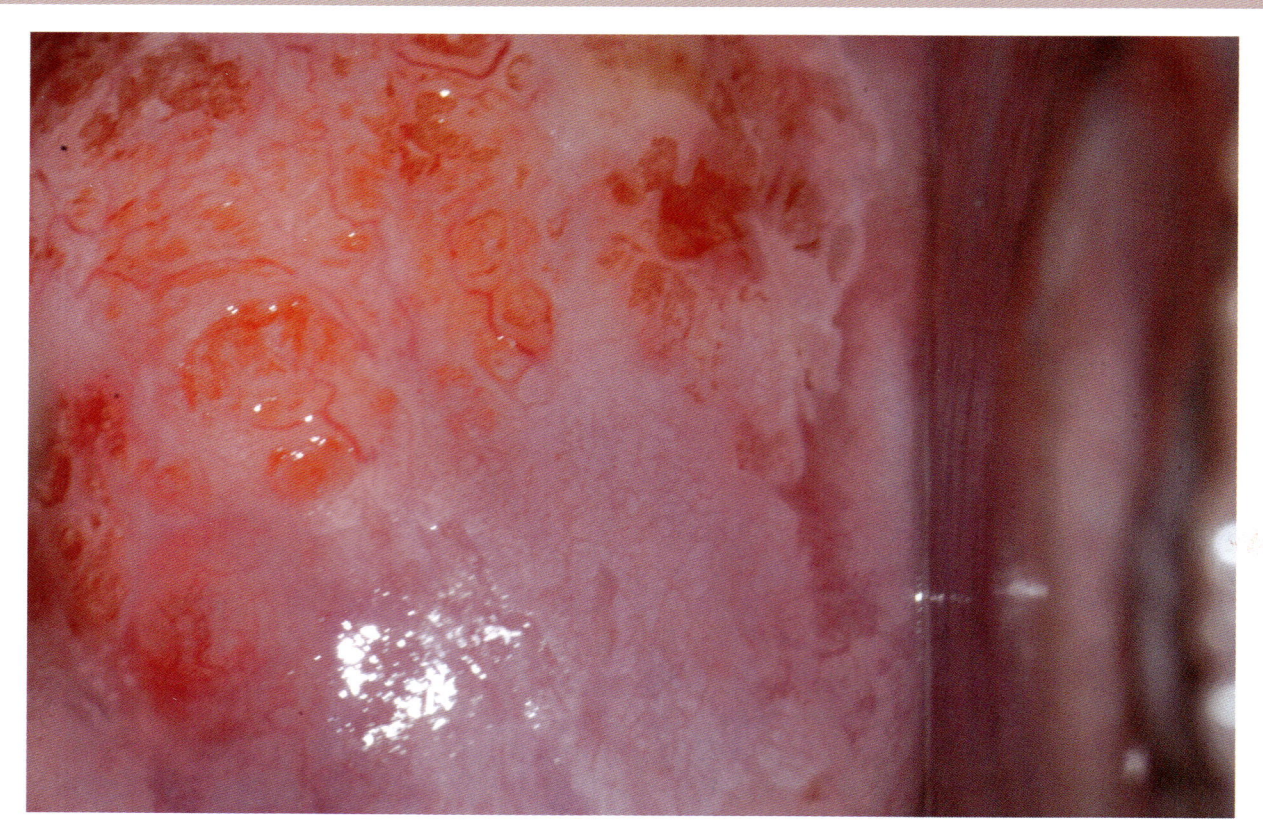

Figura 20.5: Pontilhado "médio" e mosaico "médio" a grosseiro e vasos proeminentes de aparência suspeita dentro da ZT. A biópsia mostrou NIC 2.

20.3A e B). Em um estudo com 150 mulheres que se submeteram a exame colposcópico, 92 (66,3%) tiveram achados colposcópicos anormais.[21] Algumas tiveram mais de uma biópsia. Das 98 lesões biopsiadas, 61 (62%) tinham grau 1, 35 (35%) apresentavam grau 2 e duas (2%) tinham lesões de grau 3. A histopatologia não mostrou NIC em lesões de grau 1, mostrou a inflamação em 66%, coilocitose em 28% e NIC em 6% (2) das lesões de grau 2 e câncer microinvasor em 100% das lesões de grau 3.[21] Os dois casos de NIC foram NIC 1 e NIC 3.[21] O índice de opacidade pode vir a ser útil em tais casos.[22]

Pontilhados finos são por vezes vistos em NIC de alto grau e nas áreas periféricas de câncer avançado (Fig. 20.4). Pontilhados "médios" às vezes são vistos no epitélio metaplásico, bem como na NIC de alto grau (Fig. 20.5). Pontilhados grosseiros às vezes são vistos em atrofias (Fig. 20.6) e inflamações (Figs. 20.7A e B).

Mosaico "médio" a grosseiro às vezes é visto no epitélio metaplásico (Fig. 20.8), e também é visto em NIC de alto grau (veja Fig. 20.5).

A coloração por iodo de um marrom-mogno e a negatividade ao iodo (sem coloração) são os dois extremos do espectro: o primeiro indicando claramente um epitélio escamoso normal e epitélio metaplásico maduro, e o último ocorre no epitélio colunar e inflamação. A positividade parcial ao iodo que é vista no epitélio metaplásico imaturo, condiloma plano, regeneração, fibrose e NIC às vezes se parece com a cor de "couro-lavado" ou "amarelo-canário" do câncer ou NIC de alto grau. A absorção irregular de iodo que é sugestiva de condiloma pode, às vezes, ser vista em outros casos. Na experiência da autora, a concentração da solução de iodo de Lugol, a data em que foi formulada, bem como a quantidade aplicada com a gaze são fatores que influenciam a coloração do iodo. A autora prefere a solução de iodo de Lugol a 50% ao iodo de Schiller. A solução não deve ter mais que 1 mês, a gaze completamente encharcada com a solução de Lugol e deve estar em contato com toda a superfície do colo do útero.

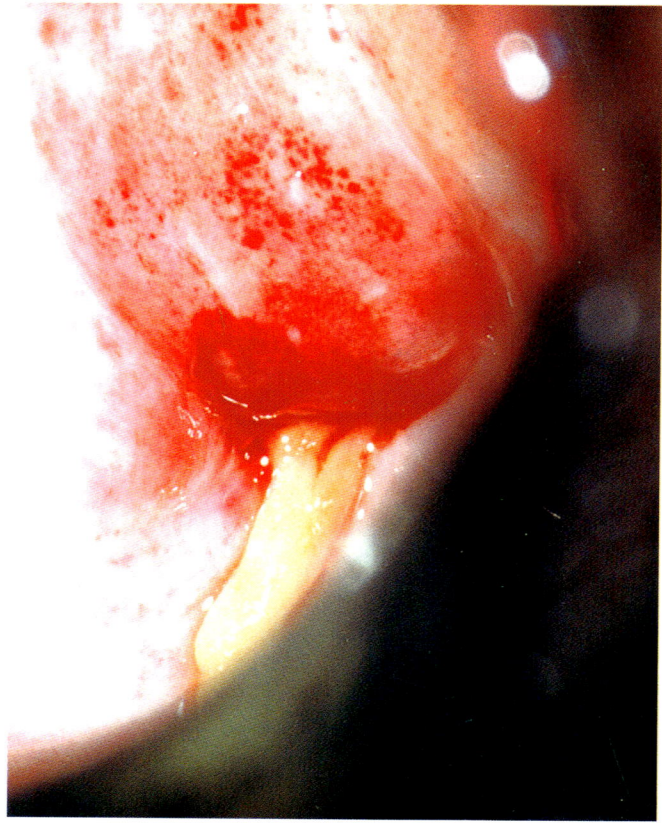

Figura 20.6: Pontilhado grosseiro em um caso de atrofia do colo do útero.

É difícil diagnosticar uma úlcera maligna colposcopicamente. Na experiência da autora, o Papanicolaou tem uma vantagem distinta sobre a colposcopia no diagnóstico de úlceras malignas. Isto é especialmente importante quando uma úlcera está presente em uma cérvice prolapsada; a diferenciação entre câncer e úlcera de decúbito é crucial. Da mesma forma, o exame de Papanicolaou tem uma vantagem no diagnóstico de ulceração em virtude de atrofia grave e inflamação/infecção severa (p. ex., úlcera herpética). O tratamento adequado com estrogênios e/ou antibióticos pode evitar biópsias desnecessárias.[2,23]

Os vasos normais e anormais (atípicos) também têm marcantes semelhanças que se sobrepõem. Vasos em forma de vírgula e de grampo de cabelo podem ser normais ou anormais, o recurso de diferenciação é o calibre dos vasos que é maior em vasos anormais.[24] Se estes vasos são vistos dentro de uma área de denso acetobranqueamento, eles favorecem uma lesão de alto grau. Isso enfatiza o fato de que apenas um exame salino pode não ser adequado para classificar estes vasos como não suspeitos ou suspeitos (veja Fig. 20.4). Na experiência da autora o calibre dos vasos aumenta com o avanço do estágio do câncer; exceções são, às vezes, encontradas, e vasos de pequeno calibre podem ser vistos em cânceres avançados (Figs. 20.4 e 20.9). Vasos com ramificação regular são vistos nas lesões não suspeitas como metaplasia e inflamação; às vezes esses vasos são de calibre largo (Figs. 20.1 e 20.10). Vasos similares de calibre largo e ramificação regular são vistos em NIC de alto grau (Fig. 20.11) e câncer (Fig. 20.12). Seria bom se fosse desenvolvido um *software* que possa ser incorporado ao colposcópio para medir o diâmetro dos vasos e a distância entre eles.

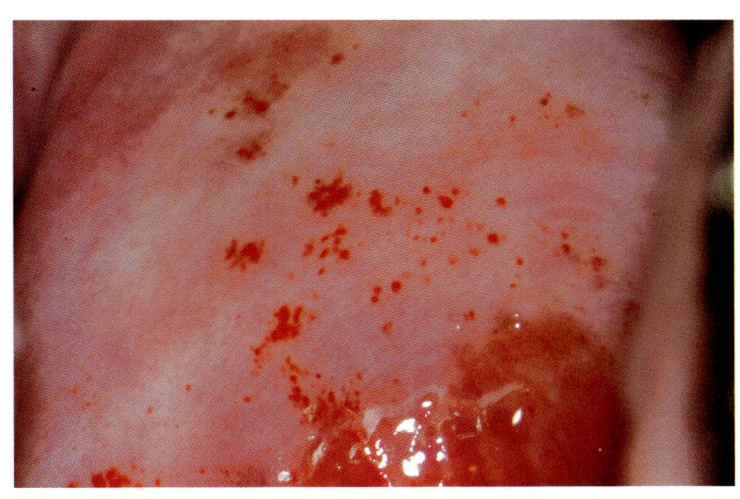

Figura 20.7A: Pontilhado grosseiro dentro da ZT em caso de cervicite aguda.

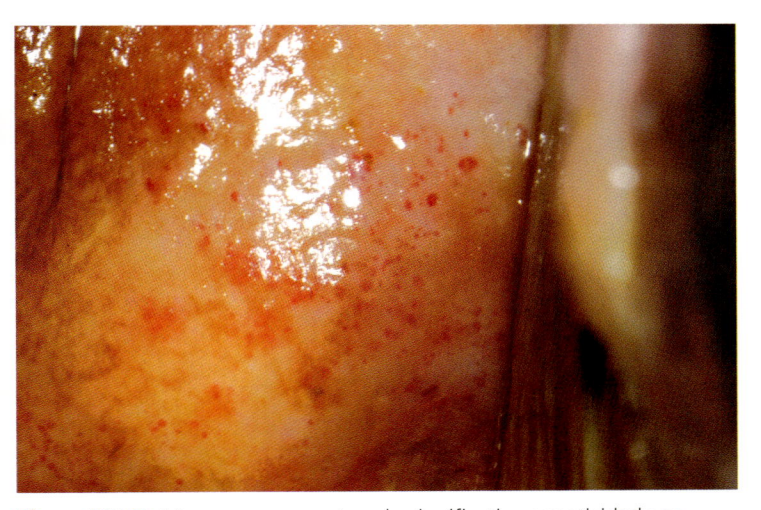

Figura 20.7B: Mesmo caso, mostrando significativa negatividade ao iodo.

Figura 20.8: Mosaico grosseiro dentro da ZT. A biópsia mostrou epitélio metaplásico.

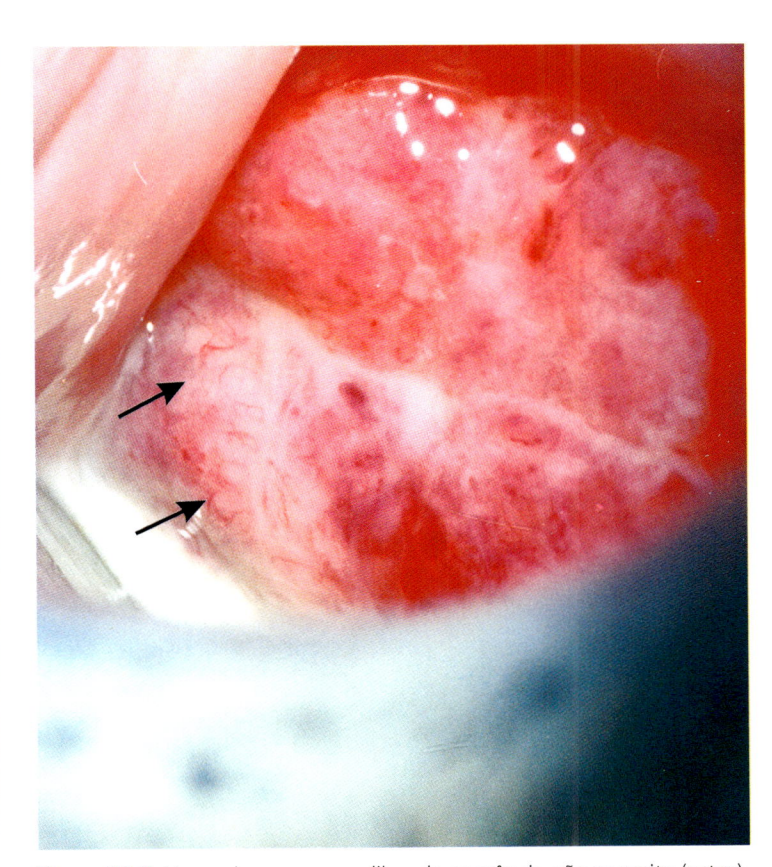

Figura 20.9: Vasos de pequeno calibre de aparência não suspeita (setas) em um caso de câncer cervical avançado.

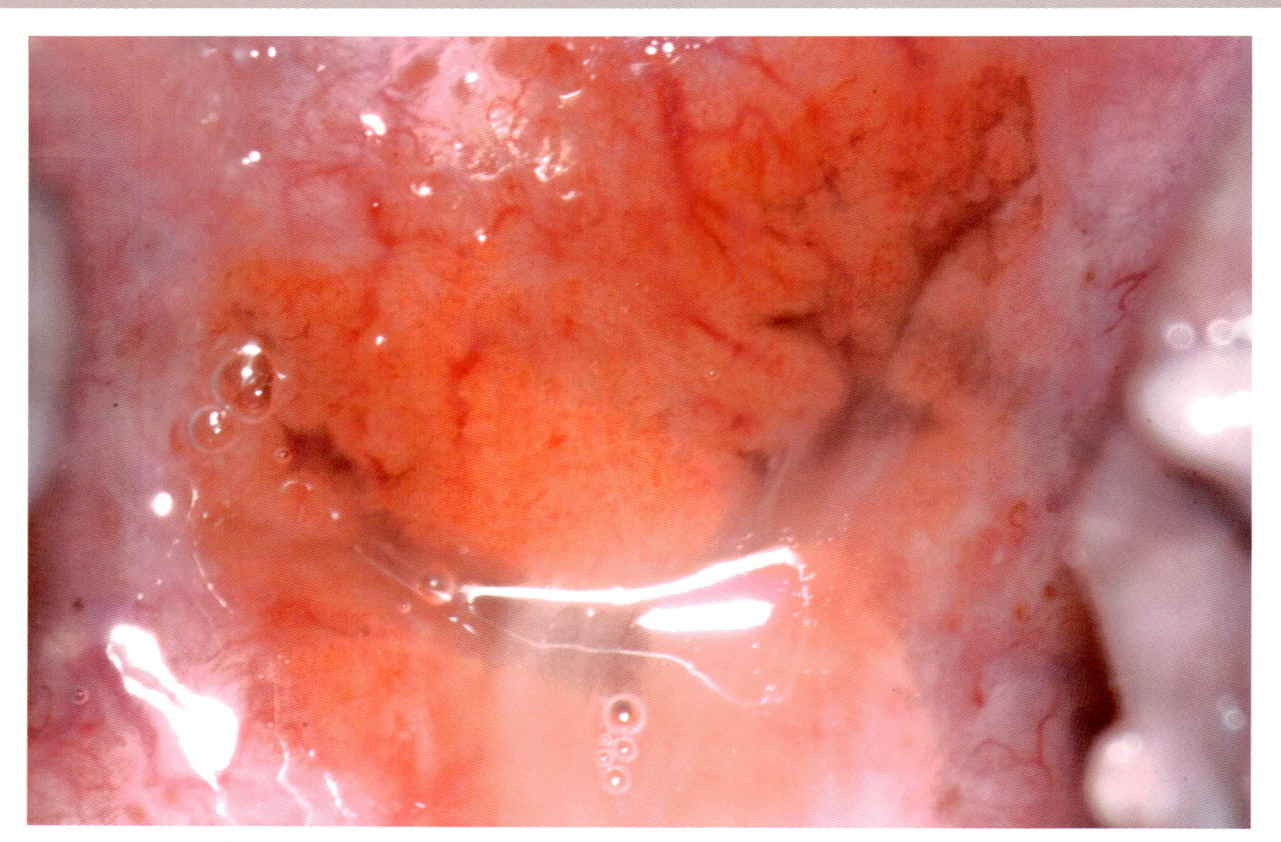

Figura 20.10: Vasos de grosso calibre de aparência suspeita em uma ZT normal tipo 1.

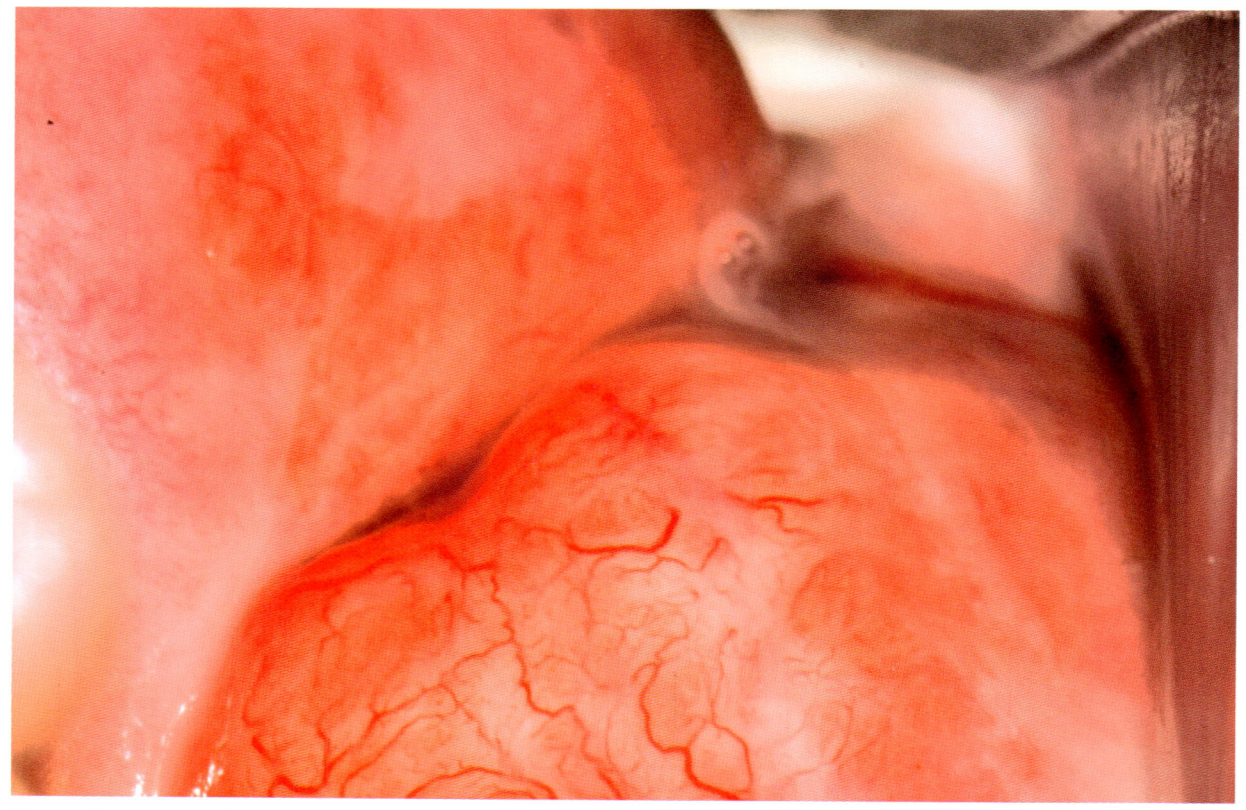

Figura 20.11: Vasos de ramificação regular, alguns do tipo saca-rolhas, de grosso calibre dentro da ZT em um caso de NIC 2 (mesmo caso da Fig. 20.5).

Em todos os casos "cinzentos", toda a aparência colposcópica tem de ser levada em conta antes de se chegar a um diagnóstico colposcópico. A biópsia é uma obrigação em todos esses casos.

A imunomarcação dos esfregaços citológicos, o teste de DNA do HPV de alto risco,[25] e novas tecnologias foram introduzidas para superar essas dificuldades de interpretação das aparências colposcópicas do colo do útero. Algumas das tec-

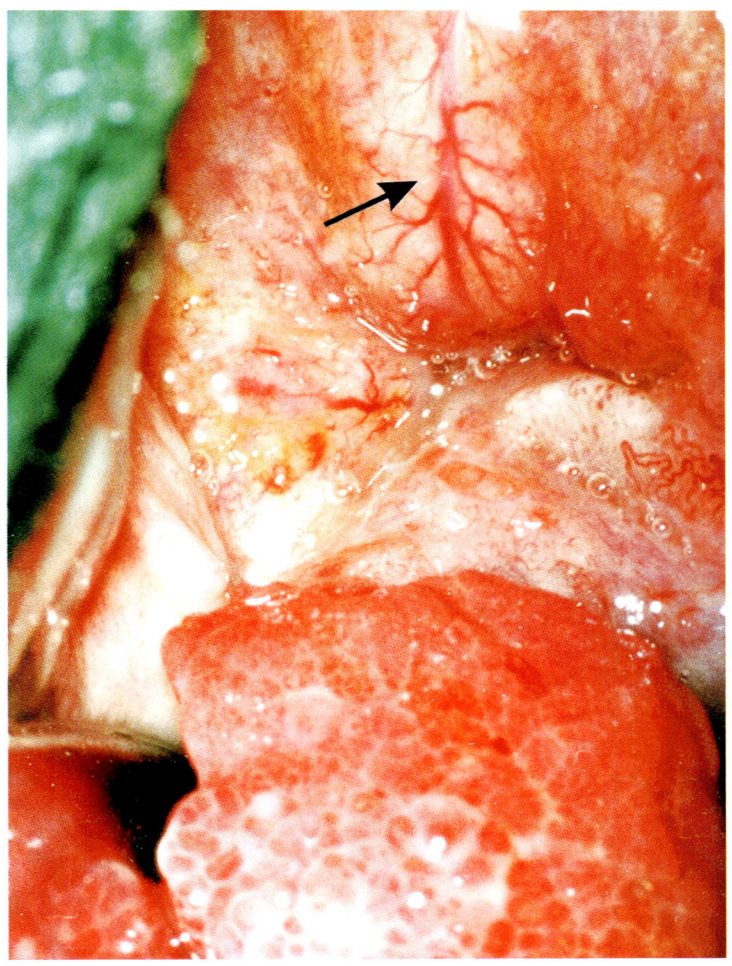

Figura 20.12: Vasos de ramificação regular de calibre grosso (seta) em um caso de câncer cervical avançado.

nologias, como imagens espectrais dinâmicas pelo dispositivo Dysis, e espectroscopia de impedância elétrica dão resultados imediatos e se supõe que melhoram o desempenho colposcópico.[26-28] Isso será discutido no Capítulo 21.

REFERÊNCIAS

1. Jain A. Comparative evaluation of a repeat Papanicolaou smear and colposcopy in the management of patients with "inflammatory" or "atypical epithelial cells of undetermined significance". Thesis submitted to University of Delhi 1993.
2. Anupama J, Jain M, Baliga BS. Problems and pitfalls of colposcopy in postmenopausal women. J Obstet Gynecol India 2007;57(6):525-9.
3. Toplis PJ, Casemore V, Hallam N. Evaluation of colposcopy in the postmenopausal woman. BJOG 1986;93:843-51.
4. Maksem JA. Endocervical curetting vs. endocervical brushing as case finding methods. Diagn Cytopathol 2006;34(5):313-6.
5. Tempfer C, Polterauer S, Grimm C, Bentz EK, Reinthaller A, Hefler LA. Endocervical cytobrush for the detection of cervical dysplasia before large loop excision of the transformation zone (LLETZ). Anticancer Res 2008;28(5B):3131-4.
6. Chumworathayi B, Thinkhamrop J, Blumenthal PD, Thinkhamrop B, Pientong C,Ekalaksananan T. Cryotherapy for HPV clearance in women with biopsy-confirmed cervical low-grade squamous intraepithelial lesions. J Gynaecol Obstet 2010;108(2):119-22.
7. van Duin M, Snijders PJ, Schrijnemakers HF, Voorhorst FJ, Rozendaal L, Nobbenhuis MA, van den Brule AJ, Verheijen RH, Helmerhorst TJ, Meijer CJ. Human papillomavirus 16 load in normal and abnormal cervical scrapes: an indicator of CIN II/III and viral clearance. Int J Cancer 2002;98(4):590-5.
8. Walker P, De Palo G, Campion M, Jacob C, Roy M. International terminology of colposcopy: an updated report from the International Federation for Cervical Pathology and Colposcopy. Obstet Gynecol 2003;101(1):175-7.
9. Chase DM, Kalouyan M, DiSaia PJ. Colposcopy to evaluate abnormal cervical cytology in 2008. Am J Obstet Gynecol 2009;200(5):472-80.
10. Massad LS, Jeronimo J, Katki HA, Schiffman M. The accuracy of colposcopic grading for detection of high-grade cervical intraepithelial neoplasia. J Low Genit Tract Dis 2009;13(3):137-44.
11. Hammes LS, Naud P, Passos EP, Matos J, Brouwers K, Rivoire W, Syrjänen KJ. Value of the International Federation for Cervical Pathology and Colposcopy (IFCPC) Terminology in predicting cervical disease. J Low Genit Tract Dis. 2007;11(3):158-65.
12. ASCUS-LSIL Triage Study (ALTS) Group. A randomized trial on the management of low-grade squamous intraepithelial lesion cytology interpretations. Am J Obstet Gynecol 2003;188:1393-400.
13. Coppleson M, Pixley EC, Reid BL. Colposcopy. A scientific and practical approach to the cervix, vagina, and vulva in health and disease. 3rd ed. Springfield: Thomas; 1986.
14. Hong DG, Seong WJ, Kim SY, Lee YS, Cho YL. Prediction of high-grade squamous intraepithelial lesions using the modified Reid index. Int J Clin Oncol. 2010 Jan 20. [Epub ahead of print].
15. Burke L, Antonioli DA, Ducatman BS. Colposcopy: Text and Atlas. Norwalk (CT): Appleton and Lang; 1991. p. 61-81.
16. Strander B, Ellstrom- Anderson A, Franzen S, Milsom I, Radberg T. The performance of a new scoring system for colposcopy in detecting highgrade dysplasia in the uterine cervix. Acta Obstet Gynecol Scand 2005;84:1013-7.
17. Coppleson M, Dalrymple JC, Atkinson AH. Colposcopic differentiation of abnormalities arising in the transformation zone. In: Wright VC (editor). Contemporary Colposcopy. Philadelphia: WB Saunders; 1993.
18. Kärrberg C, Ryd W, Strander B, Brännström M, Rådberg T. Application of a colposcopic system (Swede score) in pregnant women diagnosed with atypical cytology. (abstract). Abstract book of the 5th European Congress of the European Federation for Colposcopy and Cervical Pathology; May 27-29, 2010; Berlin. P. 22. Avaialble at URL: http://www.efc2010.de
19. Bowring J, Strander B, Young M, Evans H, Walker PG. The Swede Score: A scoring system designed to improve predictive value of colposcopy. JLGTD. In press.
20. Gage JC, Hanson VW, Abbey K, Dippery S, Gardner S, Kubota J, et al; ASCUS/LSIL Triage Study (ALTS) Group. Number of cervical biopsies and sensitivity of colposcopy. Obstet Gynecol. 2006;108(2):264-72.
21. Chadha R. A study of colposcopic appearances of the cervix and genital infections in women at high risk for cervical cancer. Thesis submitted to University of Delhi. 1999.
22. Li W, Venkataraman S, Gustafsson U, Oyama JC, Ferris DG, Lieberman RW. Using acetowhite opacity index for detecting cervical intraepithelial neoplasia. J Biomed Opt. 2009;14(1):014020.
23. Piccoli R, Mandato VD, Lavitola G, Acunzo G, Bifulco G, Tommaselli GA, Attianese W, Nappi C. Atypical squamous cells and low squamous intraepithelial lesions in postmenopausal women: implications for management. Eur J Obstet Gynecol Reprod Biol. 2008;140(2):269-74.
24. Burghardt E, Pickel H, Girardi F. Colposcopy–Cervical Pathology. Textbook and Atlas. 3rd ed. New York (NY): Thieme; 1998. p. 219-23.
25. Monsonego J, Pintos J, Semaille C, Beumont M, Dachez R, Zerat L, Bianchi A, Franco E. Human papillomavirus testing improves the accuracy of colposcopy in detection of cervical intraepithelial neoplasia. Int J Gynecol Cancer 2006;16(2):591-8.
26. Soutter WP, Diakomanolis E, Lyons D, Ghaem-Maghami S, Ajala T, Haidopoulos D, Doumplis D et al. Dynamic spectral imaging: improving colposcopy. Clin Cancer Res 2009;15(5):1814-20.
27. Balas C, Papoutsoglou G, Potirakis A. In Vivo molecular imaging of cervical neoplasia using acetic acid as biomarker. IEEE Journal of Selected Topics in Quantum Electronics 2008;14(1):29-41.
28. Balasubramani L, Brown BH, Healey J, Tidy JA. The detection of cervical intraepithelial neoplasia by electrical impedance spectroscopy: The effects of acetic acid and tissue homogeneity. Gynecol Oncol 2009;115(2):267-71.

21 Imunocitoquímica para Marcadores Proliferativos e Novas Tecnologias

Este capítulo inclui os recentes acontecimentos na imunocoloração de esfregaços citológicos e tecnologias que ajudam a melhorar a prática da colposcopia. A autora não tem qualquer experiência pessoal na utilização dessas novas tecnologias, mas acredita firmemente que vale a pena tentar.

Citologia e colposcopia são exames complementares para a detecção da neoplasia intraepitelial cervical (NIC) e cânceres cervicais invasivos precoces (CCI). A citologia tem uma alta taxa de falso-negativos para a detecção de NIC e CCI precoces em situações reais; no entanto, a sensibilidade é de cerca de 80 a 85% em condições ideais. É bem sabido que os relatórios do exame de Papanicolaou dependem da experiência dos citopatologistas e citotécnicos. É melhor errar para o lado mais alto (interpretar demais) do que subinterpretar a lâmina. Alterações reativas a inflamação, células metaplásicas, esfregaços secos (má fixação) e esfregaços atróficos são geralmente sobreinterpretadas. No entanto, isso pode resultar em biópsias desnecessárias e estresse psicológico, especialmente em mulheres na pós-menopausa. Quando um relatório de exame de Papanicolaou mostra uma anomalia de alto grau e a colposcopia do colo do útero por um colposcopista experiente não mostra qualquer lesão anormal e é satisfatória, o colposcopista normalmente faz o seguinte:

1. Com que o Papanicolaou seja revisado por um citopatologista especialista.
2. Também colhe uma nova citologia.
3. E colhe um esfregaço cervical para o teste de DNA do HPV de alto risco (geralmente pelo teste de Hybrid Capture 2).
4. Certifica-se que a colposcopia da vagina é normal.

O teste de HPV é especialmente útil quando um citopatologista experiente não está disponível. O racional para isto é que se o esfregaço cervical for negativo para o DNA de HPV de alto risco a chance de não identificar uma NIC de alto grau ou CCI é de 1-2%.[1] No entanto, estudos da Índia têm mostrado que a taxa de falso-negativo é muito mais elevada em cerca de 32 a 48%;[2,3] esses estudos foram feitos em situações de campo para a triagem principal. À luz deste fato, o ginecologista, às vezes, tem de recorrer à biópsia em cone ou grande excisão da zona de transformação (LLETZ). Estes são os casos em que a imunocitocoloração dos exames de Papanicolaou e o uso de tecnologias recentes que dão resultados imediatos são úteis.

IMUNOCITOQUÍMICA PARA MARCADORES PROLIFERATIVOS

A baixa sensibilidade dos exames de Papanicolaou e da baixa especificidade do teste de papilomavírus humano (HPV) causou a procura pela imunocitocoloração das citologias convencionais para melhorar o desempenho dos programas de triagem.

Proteínas de Manutenção de Minicromossomos (MCM)

Mukherjee *et al.*, do Kidwai Memorial Institute of Oncology Bangalore, estudaram 455 citologias cervicais convencionais com imunocitoquímica para proteínas MCM e coloração de Papanicolaou.[4] Eles descobriram que as lâminas que continham MCM foram lidas significativamente mais rápido (2 × 10 min), com concordância de 100% em comparação com 85% para a coloração de Papanicolaou (significativo), nenhum falso-positivo e significativamente melhor que a coloração de Papanicolaou para a detecção de NIC e CCI (Figs. 21.1 a 21.5). Eles propõem a imunocitoquímica MCM para a triagem.

p16INK4a

A imunocitoquímica do pl6INK4a em esfregaços cervicais tem mostrado grande promessa para a triagem automatizada, e como um útil biomarcador objetivo que pode ajudar a detectar células intraepiteliais cervicais e cânceres.[5-9]

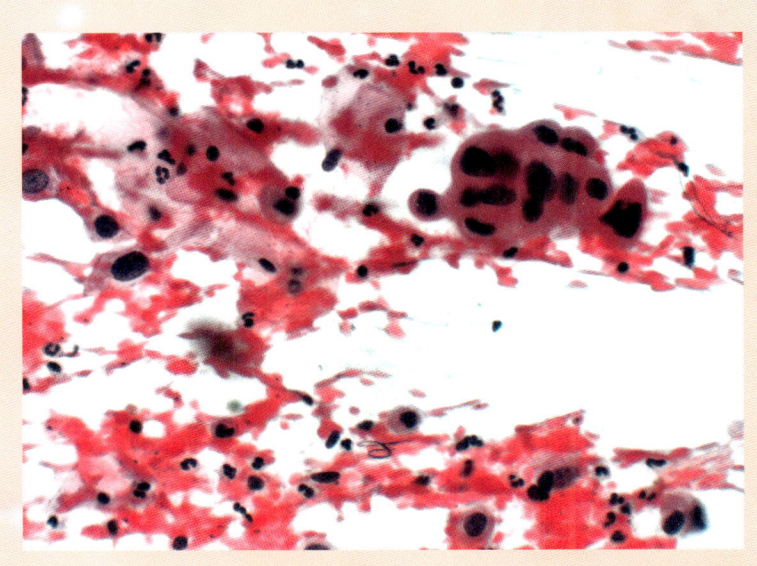

Figura 21.1: 40×. Exame de Papanicolaou, mostrando grupos de células severamente displásicas, HSIL. Imagem reproduzida com gentil permissão do Prof. G. Mukherjee, Bangalore.

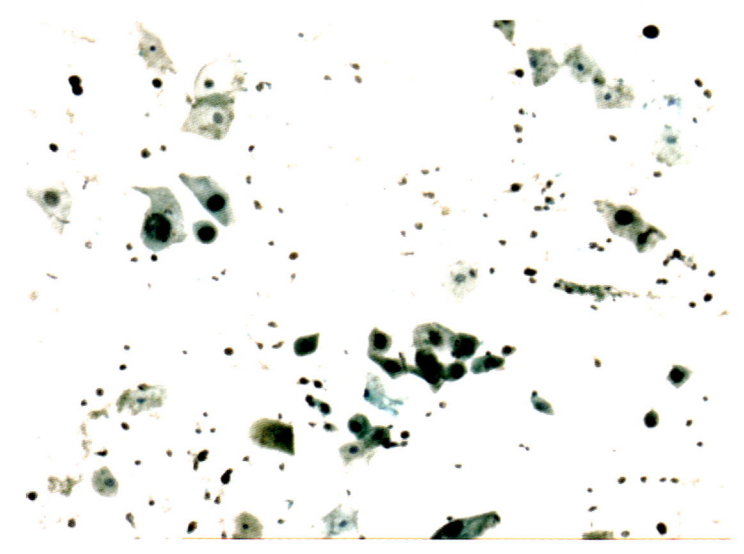

Figura 21.2: 10×. HSIL mostrando coloração MCM positiva. Imagem reproduzida com gentil permissão do Prof. G. Mukherjee, Bangalore.

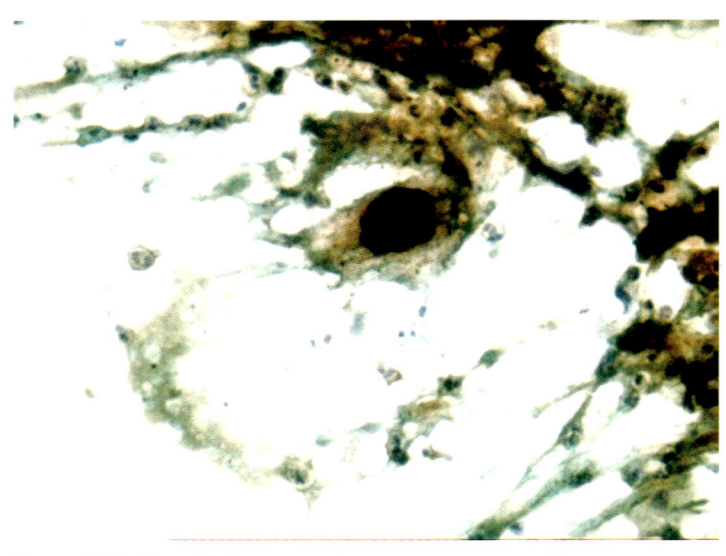

Figura 21.5: 40×. Célula com carcinoma escamoso positivas para a coloração com MCM. Imagem reproduzida com gentil permissão do Prof. G. Mukherjee, Bangalore.

Imunologia Molecular Borstel (MIB-1)

A coloração MIB-1 é conhecida por aumentar a detecção de células de NIC e CCI sem destruir a morfologia do esfregaço original e pode ser aplicada a esfregaços de rotina.[10]

MIB-1 e Antígeno Nuclear de Proliferação Celular (PCNA)

MIB-1 e marcadores proliferativos PCNA podem ser usados como auxiliares do exame de Papanicolaou para a interpretação. Goel *et al.* encontraram uma significativa correlação positiva entre graus ascendentes da lesão intraepitelial escamosa e os índices de rotulagem desses marcadores.[11]

Ki-67

Pahuja *et al.* demonstraram que a imunocoloração por Ki-67 da citologia pode ser um complemento útil ao exame de Papanicolaou para identificar NIC e CCI.[12]

p16INK4a e Ki-67

Longatto *et al.* afirmam que a expressão imunocitoquímica de p16INK4a e Ki-67 em citologias negativas e naquelas com ASC-US positivo para HPV de alto risco deve ser cuidadosamente investigada para excluir uma NIC.[13]

A partir do relato precedente do valor da imunocitoquímica, para os vários marcadores proliferativos, é claro que se esses recursos estão disponíveis, a imunocitocoloração juntamente com o teste de DNA do HPV de alto risco pode ajudar na triagem de mulheres para exames invasivos como conização ou LLETZ.

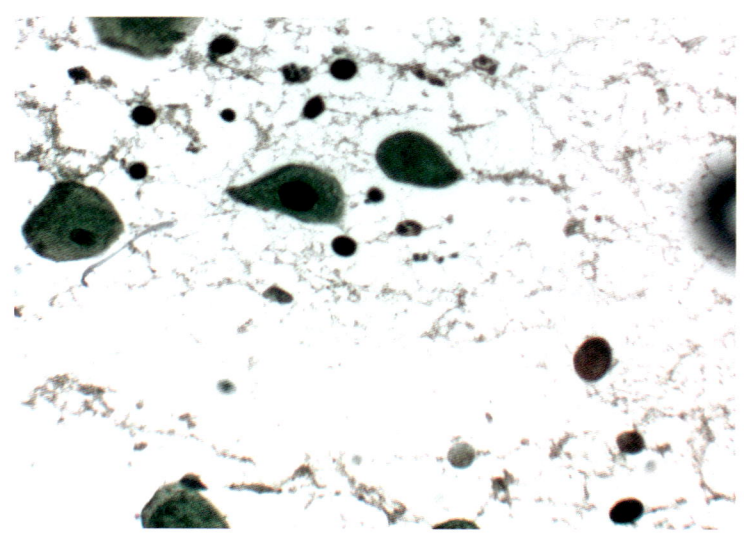

Figura 21.3: 40×. MCM positivo em células displásicas com núcleos expostos de coloração positiva ao redor. Imagem reproduzida com gentil permissão do Prof. G. Mukherjee, Bangalore.

NOVAS TECNOLOGIAS PARA MELHORAR A COLPOSCOPIA

Imagem Espectral Dinâmica (DSI)

Costas Balas *et al.* notaram uma correlação entre as características de distribuição dinâmica do efeito acetobranco (AB) e as características estruturais e funcionais do epitélio cervical.[14]

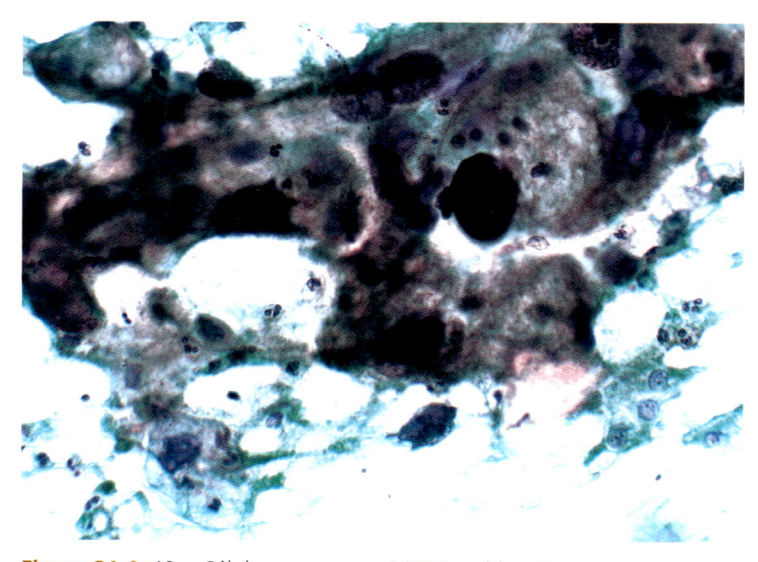

Figura 21.4: 40×. Células cancerosas MCM positivo. Imagem reproduzida com gentil permissão do Prof. G. Mukherjee, Bangalore.

Imunocitoquímica para Marcadores Proliferativos e Novas Tecnologias

Essa correlação permite a avaliação objetiva e não invasiva *in vivo* do epitélio, com resultados instantâneos. Eles desenvolveram um instrumento (DySIS) que utiliza a imagem dinâmica espectral (DSI) para detectar NIC e orientar biópsias (Figs. 21.6-21.9). O dispositivo DySIS fornece imagens ampliadas de alta definição do colo do útero, uma avaliação quantitativa e o mapeamento do efeito de AB, todos contribuindo para a melhora da precisão do diagnóstico da colposcopia. O mapa em pseudocores é gerado pelo DySIS com base na medição das curvas de refletância difusa *versus* curvas de tempo em milhões de pixels de imagem. A modelagem e a análise paramétrica dessas curvas resultam em índices quantitativos de AB por *pixel* da imagem. A distribuição espacial dos intervalos de valor de diferentes parâmetros é codificada por cores, formando o mapa em pseudocores. As pseudocores vermelha e amarela/branca são indicadoras DySIS para a presença de neoplasia de alto grau nas áreas correspondentes do tecido. Soutter *et al.* consideram o DySIS mais sensível do que a colposcopia para detectar lesões de alto grau.[15] Como os resultados são independentes do usuário, ele é adequado para uso por pessoal de enfermagem.

Sistema LUMA de Imagens Cervicais

Este dispositivo utiliza as propriedades de fluorescência, reflectância e espectroscopia intrínsecas aos tecidos. Ele foi aprovado pelo FDA dos EUA em março 2006 para aumentar a sensibilidade dos exames colposcópicos em mulheres com exames de Papanicolaou anormais. Dois testes (exames) clínicos

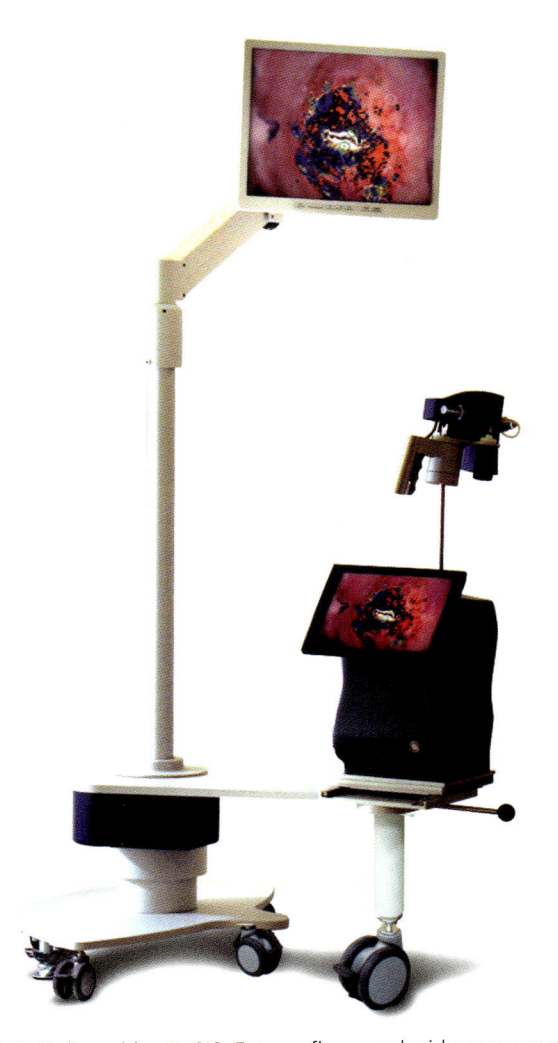

Figura 21.6: O dispositivo DySIS. Fotografia reproduzida com a gentil permissão do Prof. C. Balas, Grécia.

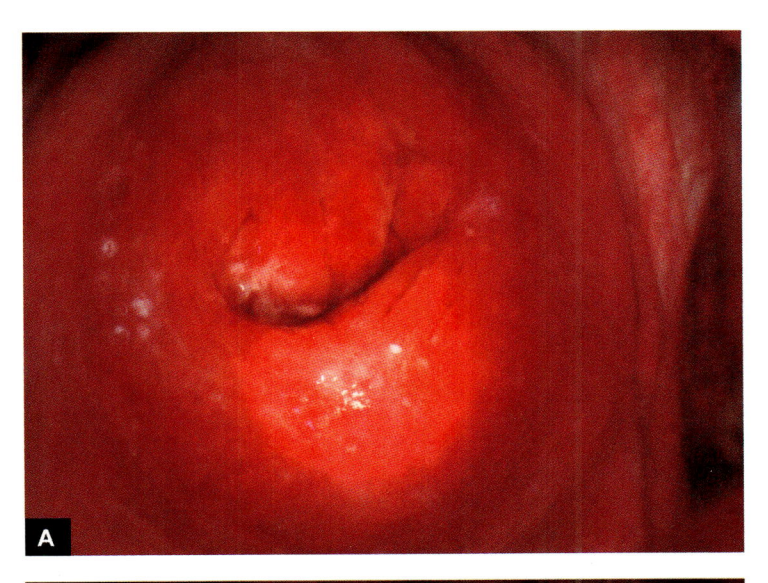

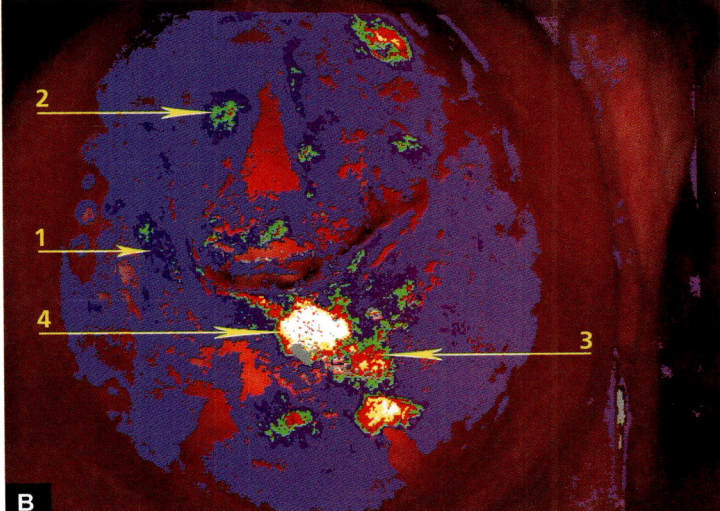

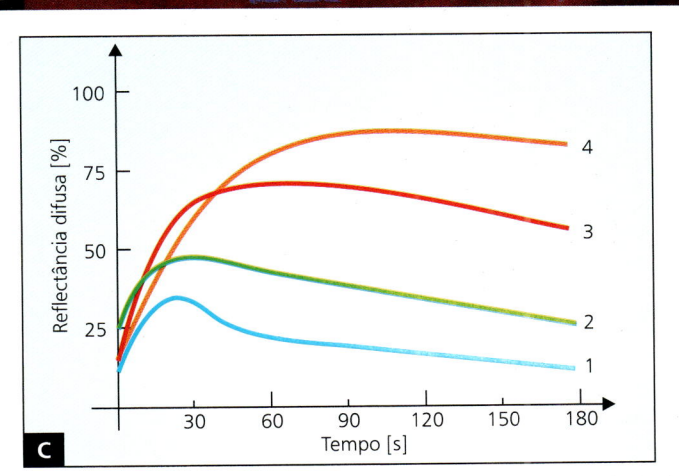

Figura 21.7A a C: (A) A imagem de uma cérvice com uma neoplasia de alto grau confirmada por biópsia; (B) um mapa em pseudocor gerado pelo DySIS para a mesma cérvice, sobreposto a ela; (C) o mapa foi gerado com base na medição das curvas de reflectância difusa *versus* curvas de tempo em milhões de *pixels* de imagem. A modelagem e a análise paramétrica dessas curvas resultam em índices quantitativos de acetobranqueamento por *pixel* da imagem. A distribuição espacial dos intervalos de valor de diferentes parâmetros é codificada por cores, formando o mapa em pseudocores (B). As pseudocores vermelha e amarela/branca são indicadores DySIS para a presença de neoplasia de alto grau nas áreas correspondentes do tecido. Fotografias reproduzidas com a gentil permissão do Prof. C. Balas, Grécia.

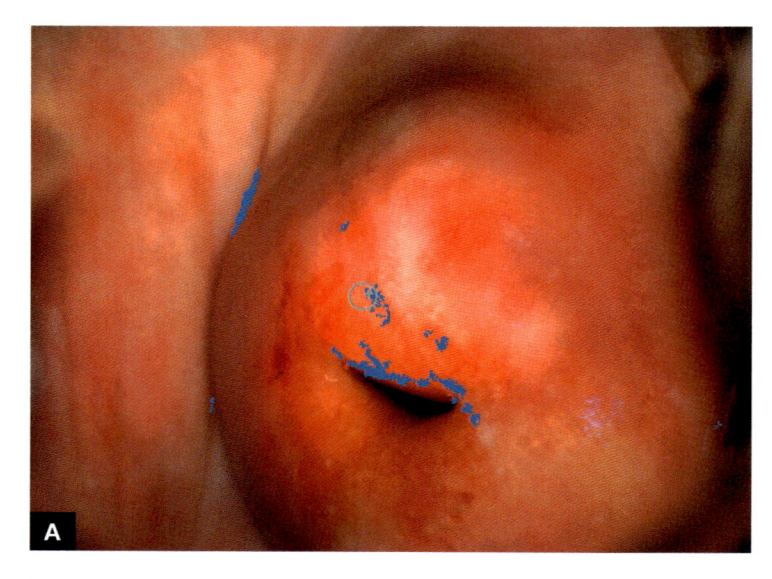

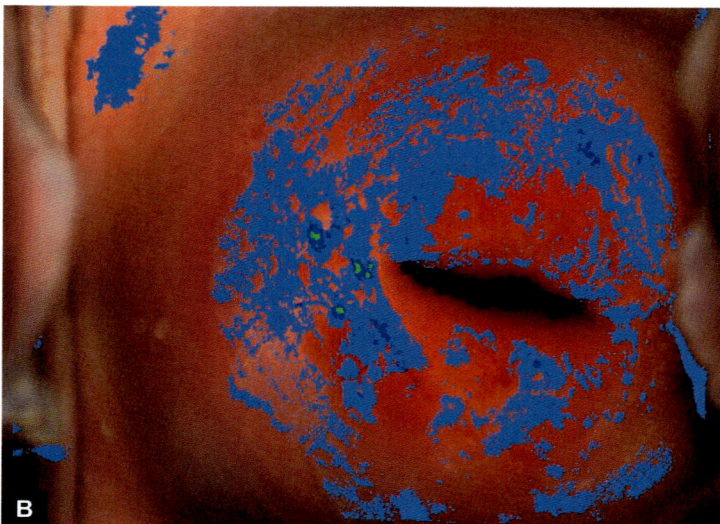

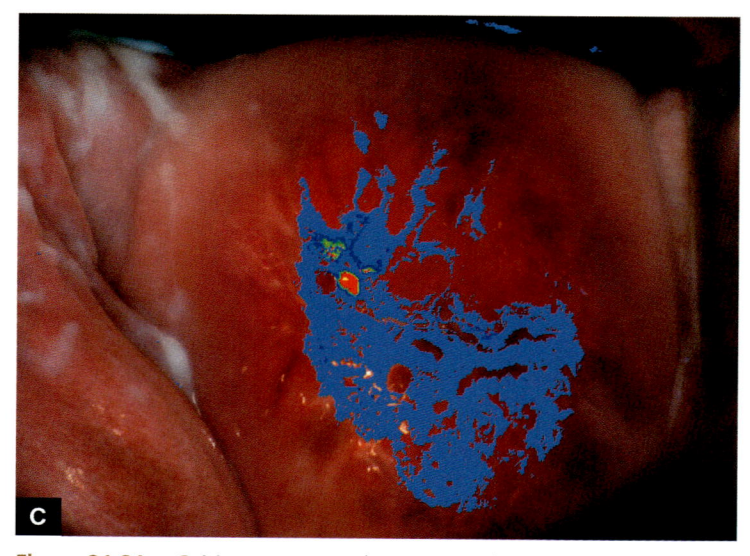

Figura 21.8A a C: Mapas em pseudocores gerados por DySIS correspondendo a (A) uma infecção por HPV de risco normal/baixo; (B) uma neoplasia de baixo grau e (C) uma neoplasia de alto grau focal (vermelho). As previsões do DySIS foram confirmadas por biópsia em todos os casos. Lesões pequenas de alto grau focal não são geralmente detectadas pela colposcopia convencional, mas são facilmente detectáveis com DySIS. Fotografias reproduzidas com a gentil permissão do Prof. C. Balas, Grécia.

randomizados prospectivos mostraram que isso resulta em um aumento de > 25% na taxa de verdadeiro-positivo da colposcopia em pacientes com ASC-US ou LSIL com um aumento de apenas 4% na taxa de falso-positivo quando contrastado com a colposcopia apenas.[16]

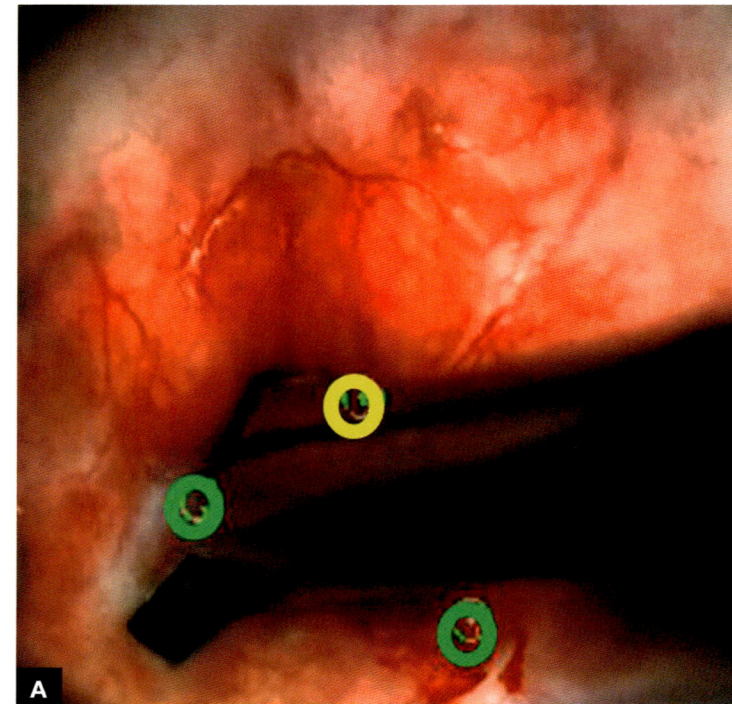

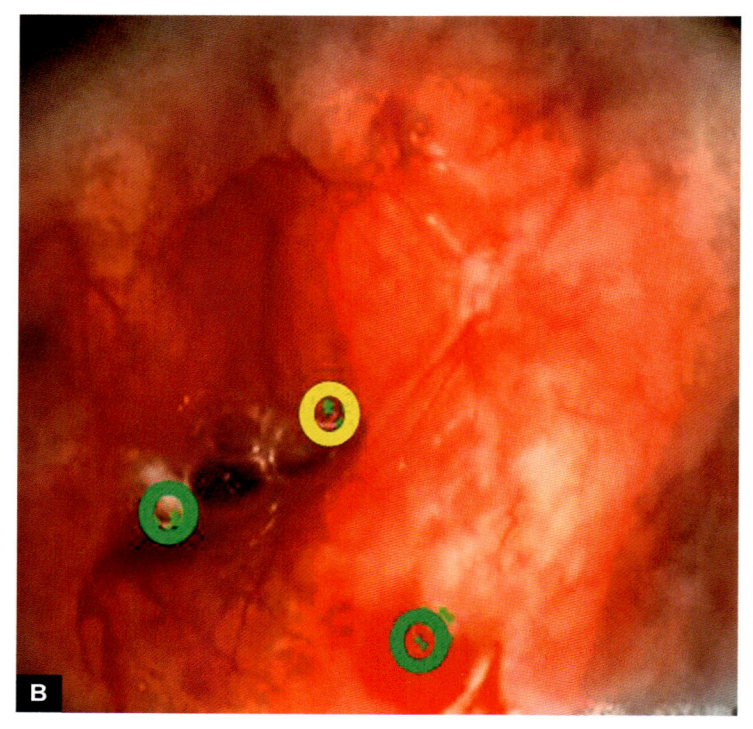

Figura 21.9A e B: Anotações digitais (círculos coloridos), correspondendo às indicações no mapa em pseudocores para locais atípicos, são usados como um guia de amostragem para biópsia (A) e para alcançar uma alta precisão de amostragem (B). Fotografias reproduzidas com a gentil permissão do Prof. C. Balas, Grécia.

Epiteliômetro (Sonda por Impedância Elétrica)

Esta é uma sonda tipo lápis utilizada para gravar os espectros de impedância de 12 pontos no colo do útero antes e após a aplicação de ácido acético a 5%[17] (Figs. 21.10A e B). Medições de impedância são registradas para fornecer um diagnóstico do tecido em tempo real (resultados imediatos). O dispositivo tem potencial para ser usado como auxiliar da colposcopia para o diagnóstico de lesões de alto grau. Como fornece re-

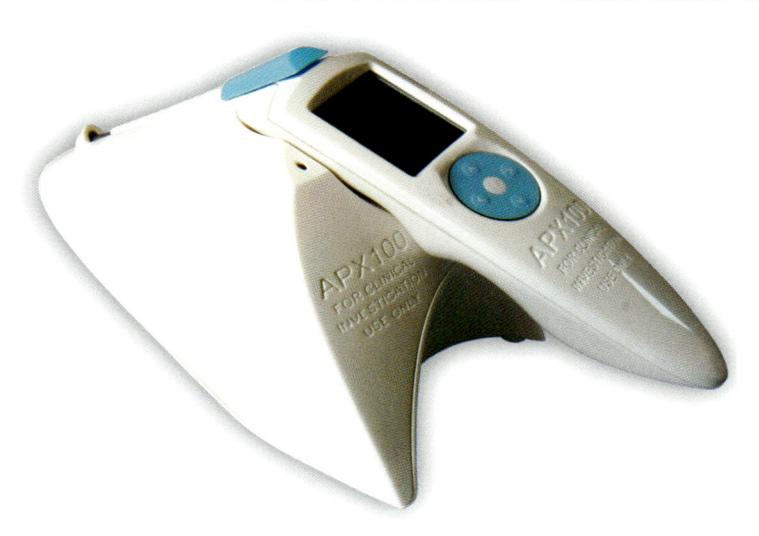

Figura 21.10A: O epiteliômetro – sonda e unidade base. Fotografia reproduzida com a gentil permissão do Sr. Sameer Kothari, Sheffield.

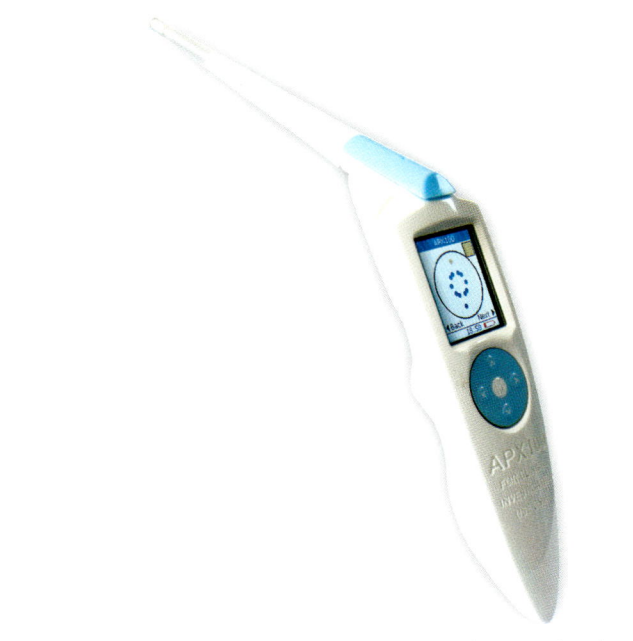

Figura 21.10B: O epiteliômetro - sonda. Fotografia reproduzida com a gentil permissão do Sr. Sameer Kothari, Sheffield.

sultados imediatos, ele tem o potencial de ser usado no programa "ver e tratar" sem o risco de tratamento excessivo.

Tomografia de Coerência Óptica (OCT)

Escobar et al. descobriram que ela é de grande valor na triagem do câncer do colo do útero, juntamente com a inspeção visual com ácido acético (IVA), bem como um auxiliar à colposcopia na gestão de mulheres com esfregaços de Papanicolaou anormais.[18]

Colposcópio Digital Multiespectral (MDC)

Ele utiliza a espectroscopia de fluorescência para a detecção de NIC e CCI e visualiza o colo do útero todo. Ele funciona através do colposcópio para imagens com luz branca, excitação UV a 345 nm e azul a 440 nm de excitação. É constituído por uma lâmpada de arco de xenônio, um colposcópio e uma câmera de vídeo CCD com taxa de cor com captura de quadros e leva cerca de 1 minuto para tomar imagens do colo do útero. A luz branca gera uma imagem cor de rosa, luz UV emite uma imagem azul, e 440 nm de excitação emitem uma imagem verde. As imagens do MDC podem ser combinadas com a histopatologia e têm sido consideradas um bom complemento à colposcopia.[19]

Park et al. usaram análise automatizada de imagens de reflectância obtidas com o MDC utilizando luz branca antes e depois da aplicação de ácido acético para a detecção de NIC. Eles relataram uma sensibilidade de 79% e especificidade de 88%.[20]

No entanto, Freeberg et al. relataram que o desempenho da espectroscopia de fluorescência e reflectância para o diagnóstico in vivo de neoplasia cervical diminuíram em testes posteriores.[21] Por isso deve ser exercida cautela durante o uso desses dispositivos.

Análise Automatizada de Lesões Acetobrancas Gravadas por um Colposcópio Digital

Li et al. usaram um índice de opacidade acetobranca para a detecção de NIC em um modo totalmente automático.[22] Eles avaliaram o sistema de análise da imagem e dos dados em 99 mulheres e encontraram uma sensibilidade de 94% e especificidade de 87% para diferenciar displasia de alto grau (NIC 2+) de displasia normal e de baixo grau, com a histologia como padrão ouro.

Endomicroscopia Confocal

Tan et al. usaram a endomicroscopia confocal para a detecção in vivo de NIC.[23] Um endomicroscópio confocal em miniatura é utilizado para a avaliação quantitativa e qualitativa da NIC in vivo. Ácido acético a 5% é usado para detectar as áreas colposcópicas anormais. O colo do útero é, então, lavado com um corante fluorescente (acriflavina). As imagens confocais são analisadas por um sistema de pontuação. A sensibilidade para a detecção de NIC foi de 97% e a especificidade para predizer o grau da NIC foi de 80% para normal-NIC 1 e 93% para NIC 2-NIC 3. A técnica pode ser utilizada como auxiliar da colposcopia e para programas do tipo "ver e tratar".

CareHPV: Um Novo Teste para DNA do HPV de alto risco

Este teste foi desenvolvido pela Qiagen, Gaithersburg, EUA para detectar 14 HPVs de alto risco em cerca de 2,5 horas.[24] É um promissor teste de triagem rápida. Ele pode ser usado para ajudar na triagem de mulheres com resultados colposcópicos normais que têm resultados anormais de Papanicolaou para LLETZ ou biópsia em cone. Ele tem uma sensibilidade de 90%.

Teste Rápido em Lotes e Tiras de Teste Rápido para Exame de HPV[25]

Estes testes ajudam em exames rápidos para os tipos de HPV de alto risco e, assim, facilitam a triagem rápida de mulheres para os testes invasivos, como conização ou LLETZ. Eles são particularmente úteis em países de poucos recursos já que são simples, precisos, portáteis e custo-eficientes.

O **teste rápido em lotes** foi desenvolvido pela Digene Corporation, EUA e dá saída instantânea do sinal fotográfico. Ele é baseado na tecnologia de captura híbrida. Imagens de amostras são comparadas visualmente em um filme com controles positivos e negativos. É bom para o uso em uma pequena clínica ou unidade móvel e dá resultados em 2,5 horas.[25]

A **tira de teste rápido** desenvolvida pela Arbor Vita Technology Corporation, EUA ajuda a diferenciar entre transformação e infecção por HPV. Ele detecta um biomarcador (E6 oncoproteína) que se correlaciona com a transformação neoplásica de células e a manutenção do câncer. O protótipo ELISA é adaptado para um formato de tira imunocromatográfica capaz de detectar tipos comuns de HPV de alto risco. Os resultados do teste ficam prontos em 15 minutos.[25]

AGRADECIMENTOS

A autora agradece o Dr. Geetashree Mukherjee, professor de patologia no Kidwai Memorial Institute of Oncology, Bangalore, por fornecer informações sobre MCM imunocitoquímica e a permissão para reproduzir as microfotografias retratadas nas Figs. 21.1 a 21.5. A autora agradece o professor Costas Balas, inventor do DySIS e diretor fundador de pesquisa e desenvolvimento em Forth Photonics, Atenas, Grécia, por fornecer informações sobre o dispositivo DySIS e por fornecer as imagens DySIS retratadas nas Figs. 21.6 a 21.9. A autora agradece ao Sr. Sameer Kothari, CEO da Zilico Ltd, Sheffield, Reino Unido, por fornecer as fotografias do epiteliômetro retratadas nas Figs. 21.10A e B.

REFERÊNCIAS

1. Soler ME, Blumenthal PD. New technologies in cervical cancer precursor detection. Curr Opin Oncol 2000;12:460-5.
2. Sankaranarayanan R, Chatterji R, Shastri S, Wesley R, Basu P, Mahe C et al. Accuracy of human papillomavirus testing in the primary screening of cervical neoplasia: results from a multicenter study in India. Int J Cancer 2004;112:341-7.
3. Shastri SS, Dinshaw K, Amin G, Goswami S, Patil S, Chinoy R, Kane S et al. Concurrent evaluation of visual, cytological and HPV testing as screening methods for the early detection of cervical neoplasia in Mumbai, India. Bull World Health Organ 2005 Mar;83(3):186-94.
4. Mukherjee G, Murlidhar B, Bafna UD, Lasker RA, Coleman N. MCM immunocytochemistry as a first line cervical screening test in developing countries: a prospective cohort study in a regional cancer centre in India. Br J Cancer 2007;96:1107-11.
5. Bolanca IK, Ciglar S. Evaluation of p16INK4a in cervical lesion of premenopausal and postmenopausal women. Coll Antropol 2007;31 (Suppl 2):107-11.
6. Negri G, Moretto G, Menia E, Vittadello F, Kasal A, Mian C, Egarter-Vigl E. Immunocytochemistry of p16INK4a in liquid-based cervicovaginal specimens with modified Papanicolaou counterstaining. J Clin Pathol 2006;59(8):827-30.
7. Trunk MJ, Dallenbach-Hellweg G, Ridder R, Petry KU, Ikenberg H, Schneider V, von Knebel Doeberitz M. Morphologic characteristics of p16INK4a-positive cells in cervical cytology samples. Acta Cytol 2004;48(6):771-82.
8. Nieh S, Chen SF, Chu TY, Lai HC, Fu E. Expression of p16INK4A in Pap smears containing atypical glandular cells from the uterine cervix. Acta Cytol 2004;48(2):173-80.
9. Nieh S, Chen SF, Chu TY, Lai HC, Fu E. Expression of p16 INK4A in Papanicolaou smears containing atypical squamous cells of undetermined significance from the uterine cervix. Gynecol Oncol 2003;91(1):201-8.
10. Boon ME, Vinkestein A, van Binsbergen-Ingelse A, van Haaften C. Significance of MiB-1 staining in smears with atypical glandular cells. Diagn Cytopathol 2004;31(2):77-82.
11. Goel MM, Mehrotra A, Singh U, Gupta HP, Misra JS. MIB-1 and PCNA immunostaining as a diagnostic adjunct to cervical Pap smear. Diagn Cytopathol 2005;33(1):15-9.
12. Pahuja S, Choudhury M, Gupta U. Ki-67 immunostaining in Pap smears of cervix: assessment of proliferation in preinvasive and invasive squamous epithelial lesions. Indian J Pathol Microbiol 2004;47(1):1-3.
13. Longatto Filho A, Utagawa ML, Shirata NK, Pereira SM, Namiyama GM, Kanamura CT, Santos Gda C et al. Immunocytochemical expression of p16INK4A and Ki-67 in cytologically negative and equivocal pap smears positive for oncogenic human papillomavirus. Int J Gynecol Pathol 2005;24(2):118-24.
14. Balas C, Papoutsoglou G, Potirakis A. In Vivo molecular imaging of cervical neoplasia using acetic acid as biomarker. IEEE Journal of Selected Topics in Quantum Electronics 2008;14(1):29-41.
15. Soutter WP, Diakomanolis E, Lyons D, Ghaem-Maghami S, Ajala T, Haidopoulos D, Doumplis D et al. Dynamic spectral imaging: improving colposcopy. Clin Cancer Res 2009;15(5):1814-20.
16. Kendrick JE, Huh WK, Alvarez RD. LUMA cervical imaging system. Expert Rev Med Devices. 2007;4(2):121-9.
17. Balasubramani L, Brown BH, Healey J, Tidy JA. The detection of cervical intraepithelial neoplasia by electrical impedance spectroscopy: the effects of acetic acid and tissue homogeneity. Gynecol Oncol 2009;115(2):267-71.
18. Escobar PF, Rojas-Espaillat L, Tisci S, Enerson C, Brainard J, Smith J, Tresser NJ et al. Optical coherence tomography as a diagnostic aid to visual inspection and colposcopy for preinvasive and invasive cancer of the uterine cervix. Int J Gynecol Cancer 2006;16(5):1815-22.
19. Milbourne A, Park SY, Benedet JL, Miller D, Ehlen T, Rhodes H, Malpica A et al. Results of a pilot study of multispectral digital colposcopy for the in vivo detection of cervical intraepithelial neoplasia. Gynecol Oncol 2005;99(3 Suppl 1):S67-75.
20. Park SY, Follen M, Milbourne A, Rhodes H, Malpica A, MacKinnon N, MacAulay C et al. Automated image analysis of digital colposcopy for the detection of cervical neoplasia. J Biomed Opt 2008;13(1):014029.
21. Freeberg JA, Benedet JL, West LA, Atkinson EN, MacAulay C, Follen M. The clinical effectiveness of fluorescence and reflectance spectroscopy for the in vivo diagnosis of cervical neoplasia: an analysis by phase of trial design. Gynecol Oncol 2007;107(1 Suppl 1):S270-80.
22. Li W, Venkataraman S, Gustafsson U, Oyama JC, Ferris DG, Lieberman RW. Using acetowhite opacity index for detecting cervical intraepithelial neoplasia. J Biomed Opt 2009;14(1):014020.
23. Tan J, Quinn MA, Pyman JM, Delaney PM, McLaren WJ. Detection of cervical intraepithelial neoplasia in vivo using confocal endomicroscopy. BJOG. 2009;116(12):1663-70.
24. Qiao YL, Sellors JW, Eder PS, Bao YP, Lim JM, Zhao FH, Weigl B et al. A new HPV-DNA test for cervical-cancer screening in developing regions: a cross-sectional study of clinical accuracy in rural China. Lancet Oncol 2008;9(10):929-36.
25. Sellors J. Screening technologies to advance rapid testing (START). In: Faro S, editor. Meeting Abstracts. Proceedings from the First Asia-Oceania Research Organisation on Genital Infections and Neoplasia (AOGIN) Meeting. Infectious Diseases in Obstetrics and Gynecology. Hindavi Publishing Corporation; 2006. p. 1-38.

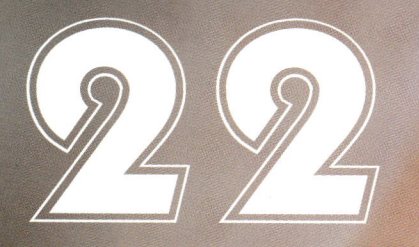

22 Reprocessamento e Limpeza na Clínica de Colposcopia

INTRODUÇÃO

Uma compreensão de métodos seguros de utilização de instrumentos médicos em uma clínica de colposcopia é essencial para que a transmissão de infecções como o papilomavírus humano (HPV), vírus da imunodeficiência humana (HIV), vírus da hepatite B (HBV) e vírus da hepatite C (HCV) de uma paciente a outra e ao pessoal seja eliminada.

Reprocessamento é definido como o procedimento por meio do qual os equipamentos/dispositivos médicos usados são feitos adequados para uma reutilização e envolvem descontaminação, limpeza, desinfecção e esterilização. Os objetivos são a prevenção da transmissão da infecção para pacientes e pessoal médico e danos mínimos para o dispositivo por sangue, fluidos corporais, solução salina, ácido acético ou manuseio inadequado.[1]

Earle Spaulding categorizou os instrumentos com base no nível de risco da sua utilização como críticos, semicríticos e não críticos.[2] O nível de reprocessamento tem como base esta classificação (Tabela 22.1).

Outros itens/equipamentos que são utilizados na clínica de colposcopia são luvas, palitos, cortantes como agulhas e lâminas, bandejas e carrinhos de instrumentos, unidade de criocirurgia, unidade eletrocirúrgica, sofá/cama para colposcopia e o chão. Luvas, *swabs* e cortantes não são reutilizados nos dias de hoje.

ETAPAS DO REPROCESSAMENTO DE INSTRUMENTOS MÉDICOS

A saber:
1. Descontaminação.
2. Limpeza.
3. Desinfecção.
4. Esterilização.

Após os procedimentos de colposcopia e relacionados, os instrumentos são segregados em sacos/recipientes que podem ser diferenciados (com código de cores, por exemplo) com base no nível de reprocessamento necessário para cada um deles. É imperativo que a equipe de enfermagem/técnica que manuseia o equipamento e os instrumentos use equipamentos de proteção individual para todas as etapas. *Swabs* e cortantes, como agulhas e lâminas, são para um único uso. Os cortantes são descartados em recipientes resistentes a perfuração após o uso.

Descontaminação

Esta etapa resulta na inativação dos vírus HIV e HBV e, assim, impede a sua transmissão ao pessoal de enfermagem que lida com os instrumentos.[1]

A descontaminação envolve imersão de instrumentos críticos e semicríticos e de luvas após o uso em um recipiente com solução de cloro a 0,5% por 10 minutos. A solução de cloro[3] pode ser feita a partir de (a) alvejante caseiro líquido (hipoclorito de sódio) ou (b) pó alvejante (hipoclorito de cálcio ou cal clorada).

Esses produtos estão facilmente disponíveis e são de baixo custo.

1. Alvejante líquido: o cloro em forma de água sanitária vem em diferentes concentrações. [% de cloro em alvejante líquido dividido pela % exigida] menos 1 = partes de água para cada parte de alvejante.[3]
2. Alvejante em pó: a proporção de alvejante para água é calculada da seguinte forma: [% de cloro desejada dividida

Tabela 22.1: Dispositivos médicos utilizados na clínica de colposcopia		
Classe do dispositivo	**Tipo**	**Nível de reprocessamento**
Crítico (Penetra/entra em tecidos)	Pinça de biópsia Pinça para tecidos Volsela/tenáculo Espéculo de Kogan Cureta endocervical Gancho Íris Pinça de punção vulvar de Keyes Pontas de criossondas Eletrodos em alça e em bola	Esterilização
Semicrítico (Contato com a pele não intacta/mucosa intacta, sem penetração)	Pinça para segurar gaze Espéculos vaginais Retrator da parede vaginal Criossonda	Desinfecção de alto nível aceitável, mas esterilização preferida
Não crítico (Não toca a paciente ou apenas toca a pele intacta)	Sofá para colposcopia Colposcópio Criopistola	Limpeza é aceitável, mas a desinfecção de baixo nível é preferida.

pela % de cloro em pó alvejante] × 1.000 = gramas de pó para cada litro de água.[3]

A limpeza é feita imediatamente após a descontaminação; se um atraso for esperado os instrumentos são lavados de preferência com água destilada e secos para evitar a corrosão.

Limpeza

Esta etapa é obrigatória antes da desinfecção e da esterilização. Por meio deste processo, os contaminantes (tecido, sangue, sujeira, fluidos corporais) que podem proteger os microrganismos da ação dos desinfetantes são fisicamente removidos, embora os organismos não sejam mortos ou danificados.[1] Trata-se de (i) imersão em um detergente e solução à base de enzimas seguido de (ii) limpeza manual ou ultrassônica.

Imersão em Detergente e Soluções Fundamentadas em Enzimas

Os instrumentos são submergidos em uma solução aprovada pelo hospital para evitar a secagem dos contaminantes, tornando o processo de limpeza mais fácil. Os detergentes não devem ser reutilizados.

Um detergente enzimático ideal deve ser: [4]

1. Biodegradável, não corrosivo, não tóxico, não abrasivo, inodoro e ativo por meio de uma gama de temperaturas.
2. Ter múltiplas atividades de enzimas, ou seja, protease, lipase e amilase para ser eficaz contra a gordura, proteína e amido no sangue.
3. Solúvel e de preferência na forma líquida sem deixar qualquer resíduo.
4. Baixa formação de espuma.
5. Custo-benefício.

As soluções enzimáticas comumente usadas são:[4]

1. 3M™ Rapid: é um limpador multienzimático que pode ser utilizado para limpeza manual e ultrassônica.
2. Metrizyme®: é um detergente enzimático duplo para a limpeza de instrumentos. Ele é fabricado pela Killin Enterprises Pvt. Ltd., Mumbai.
3. MedDis™: é usado para a desinfecção de alto nível de instrumentos, e é fabricado pela Medichem International, Kent e comercializado pela Elder Pharmaceuticals. Ele é usado para instrumentos e dispositivos não invasivos de calor lábil. Tem rápida ação bactericida, virucida (incluindo HIV e HBV), tuberculocida, fungicida e esporicida.

As diluições e os tempos de imersão recomendados dependerão do grau de contaminação e são mencionados nos respectivos folhetos de informação dos produtos. A solução deve ser descartada após o uso. Não há necessidade de descontaminação prévia com solução de cloro se o 3M™ Rapid é usado para a limpeza; no entanto, a solução pode ter de ser trocada com mais frequência.

Limpeza

O objetivo é a remoção física dos contaminantes brutos e pode ser feita manualmente ou por limpadores ultrassônicos.

1. Limpeza manual: escova e pano são utilizados para limpar os instrumentos abaixo do nível da água em um recipiente para evitar respingos. Os dispositivos utilizados para auxiliar na limpeza devem ser desinfetados após o uso.
2. Limparores ultrassônicos[4]: este é o método mais eficaz de limpeza de instrumentos com articulações, dentes, serrilhados. É composto por um gerador de ultrassom que ao ser ativado gera milhões de bolhas na solução de limpeza. Essas bolhas estouram ao atingir uma alta pressão e isso produz força para criar ondas de choque acima de 20.000 libras por polegada quadrada em um nível microscópico. Estas ondas de choque desalojam os contaminantes da superfície dos instrumentos para dentro da solução de limpeza. A solução de limpeza deve ser substituída após cada turno ou antes, se suja (Figs. 22.1A e B).
1. É melhor que a limpeza manual.
2. Os contaminantes brutos devem ser removidos antes de colocar os instrumentos na máquina de ultrassom.
3. A temperatura do banho deve estar em torno de 45°C e um ciclo de 5 min é geralmente adequado.
4. Os instrumentos devem ser abertos e colocados em uma bandeja com um fundo de tela de arame e nunca diretamente no tanque.

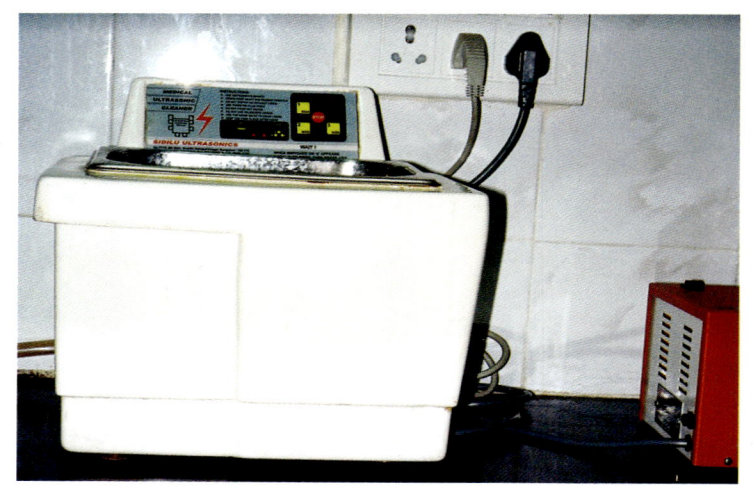

Figura 22.1A: Limpador ultrassônico de tamanho pequeno.

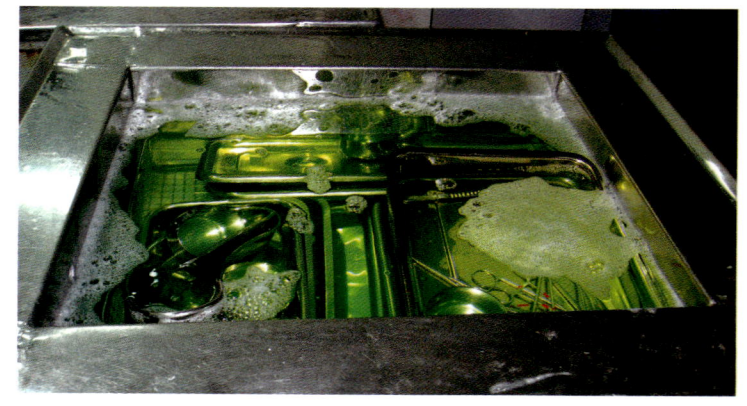

Figura 22.1B: Limpador ultrassônico de tamanho grande.

5. Não deve ser usado para itens feitos de plástico, borracha, cortiça, vidro, madeira e instrumentos muito delicados.
6. É bom para a limpeza de pinças de biópsia, pinças para tecidos, porta-agulhas e instrumentos com articulações e serrilhas.

Os instrumentos são, então, muito bem enxaguados com água para evitar qualquer detergente residual agindo com o desinfetante. Isto é seguido por secagem, inspeção para qualquer dano ao instrumento ou necessidade de mais limpeza, lubrificação e embalagem antes da esterilização (Fig. 22.2).

A secagem pode ser feita por meio de:
1. Limpeza manual dos instrumentos com um pano limpo e sem fiapos.
2. Secagem em estufa de ar quente com um termostato e dispositivo de circulação de ar, que é o melhor método.

A lubrificação com lubrificantes solúveis em água é uma parte importante do programa de manutenção de instrumentos. Ela prolonga a vida útil do instrumento e garante um bom funcionamento. Lubrificantes que inibem a passagem de vapor (óleo e parafina) não são usados.

Desinfecção

Esta etapa inativa os microrganismos produtores de doenças, exceto os esporos bacterianos.[1] Dois principais métodos de desinfecção são produtos químicos líquidos e pasteurização.

Desinfecção por Produtos Químicos Líquidos

Desinfecção de Baixo Nível
1. Feita para dispositivos não críticos e superfícies ambientais.
2. Elimina a maioria das bactérias, alguns vírus encapsulados e fungos, mas não micobactérias e esporos.
3. Peróxido de hidrogênio a 3%, compostos fenólicos e hipoclorito de sódio são usados para esta finalidade.

Desinfecção de Nível Intermediário
1. Feita para dispositivos não críticos.
2. Elimina todas as bactérias, micobactérias, a maioria dos vírus e fungos, mas não esporos.
3. Álcool e cloro são utilizados.

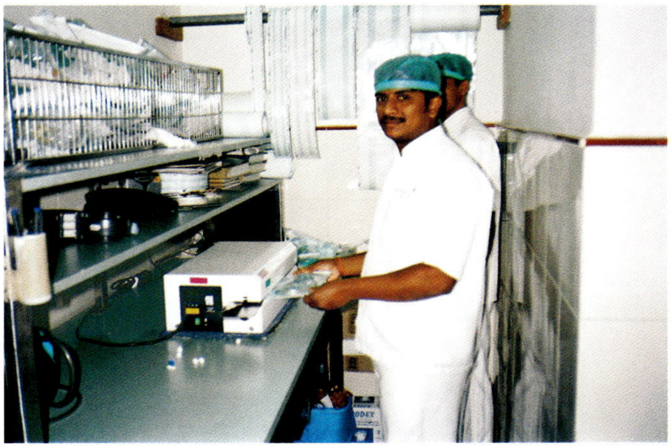

Figura 22.2: Embalagem e selagem dos instrumentos antes da esterilização.

Álcool: os alcoóis metílico, etílico e isopropílico são comumente usados. O álcool isopropílico a 70% é amplamente utilizado para a desinfecção dos tampos de mesa e estetoscópios.

Cloro: é usado para a desinfecção de vasos sanitários e lavatórios. O hipoclorito de sódio também é bom para clarear manchas em roupas e lençóis. A diluição de 1:10 de hipoclorito de sódio a 5,25% é recomendada pelos Centers for Disease Control (CDC), EUA para a limpar derramamentos de sangue.

Iodóforos são misturas de iodo com detergente. Eles são utilizados para limpar a pele da paciente e para a lavagem das mãos. São corrosivos para metais, borrachas e plásticos e, portanto, não são recomendados para a desinfecção dos equipamentos e instrumentos.

Desinfecção de Alto Nível
1. Feita para dispositivos semicríticos.
2. Elimina bactérias, vírus encapsulados e não encapsulados, fungos e micobactérias, mas não esporos bacterianos.
3. Glutaraldeído a 2% ou solução de cloro a 0,5% é usado.
4. O tempo de contato é 20-30 min.

Um desinfetante de alto nível ideal deve:
1. Ter alta eficácia, atividade rápida, compatibilidade com os materiais.
2. Ser fácil de usar, não tóxico, não manchar, com vida útil prolongada e, portanto, de baixo custo.

O glutaraldeído a 2% é um desinfetante de alto nível para instrumentos e pode ser um esterilizante se a duração do contato for prolongada. A solução ativada a 2% mantida em um recipiente coberto tem uma vida útil de 2 semanas. O tempo de contato para a desinfecção é de 30 minutos e para a esterilização é de 10 horas. É compatível com a maioria dos materiais utilizados em instrumentos médicos e é geralmente utilizado para a desinfecção de instrumentos sensíveis ao calor. A solução forma um resíduo sobre os instrumentos que é tóxico para os tecidos e deve ser lavada com água estéril antes do uso. O glutaraldeído é bom para a desinfecção de instrumentos semicríticos (como espéculos vaginais, afastadores etc.) durante acampamentos para triagem (detecção) do câncer (acampamento, mutirão de exames fora do hospital, unidade móvel de saúde).

O cloro é altamente corrosivo ao aço inoxidável e o peróxido de hidrogênio é corrosivo para os instrumentos de borracha, plástico, cobre e latão; portanto, estas duas soluções não são mais utilizadas para desinfecção.

Pasteurização/Desinfecção por Água Quente
1. Tempo de contato de 20 minutos após a água começar a ferver.
2. Barato, mas eficaz.
3. Não é tóxico.
4. A água deve ser trocada diariamente.

Esta é um método de desinfecção muito útil em clínicas pequenas e em acampamentos de triagem. **Água tratada deve ser usada,** para garantir que os instrumentos não serão danificados pela deposição de cálcio (Fig. 22.3).

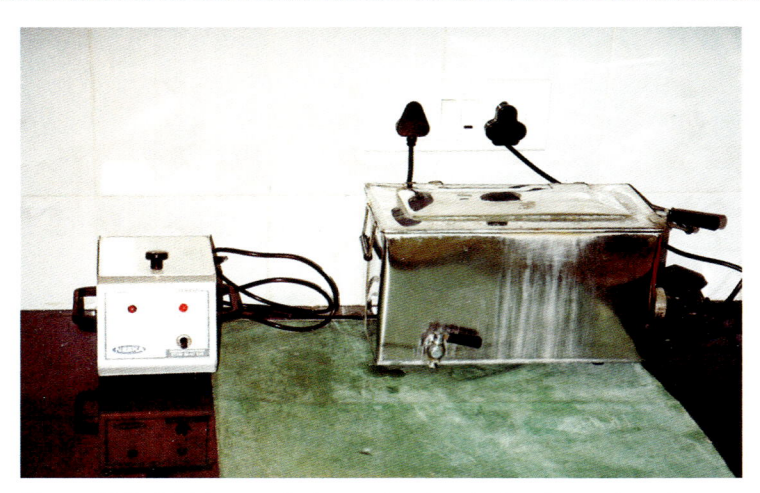

Figura 22.3: Caldeira para instrumentos de esterilização por imersão em água fervente por 30 min.

Esterilization[1]

Esta etapa elimina todos os organismos produtores de doenças, incluindo esporos bacterianos. É uma obrigação para dispositivos críticos e deve ser feita para dispositivos semicríticos sempre que possível. Ela pode ser alcançada pelo calor e por produtos químicos. O calor pode ser úmido ou seco e em temperaturas altas ou baixas. Calor seco não é utilizado nos dias de hoje.

Autoclave

Equipamentos resistentes ao calor e à umidade são efetivamente esterilizados em esterilizadores pré-vácuo que utilizam vapor a temperatura, pressão e tempo pré-definidos. É custo-eficiente e não tóxico. Instrumentos esterilizados embalados têm uma vida útil de 7 dias, se a embalagem está intacta e seca. Uma vez desembrulhados, os instrumentos são colocados em um recipiente estéril e idealmente utilizados no prazo de 24 horas. A maioria dos centros de saúde usa luvas descartáveis hoje em dia, já que isto é custo-eficiente.

Instrumentos embrulhados precisam de tempo de contato de 30-40 minutos a 121°C e pressão de 15 lb/in^2. Instrumentos desembrulhados precisam de tempo de contato de 20 minutos a 121°C. Instrumentos embrulhados também podem ser esterilizados a 134°C e pressão de 15 lb/in^2 por 3 minutos (método "relâmpago", que é bom para emergências). Os esterilizadores são diferentes para as duas temperaturas[4] (Figs. 22.4 a 22.7).

O óxido de etileno (EtO) é esterilizante o mais eficaz para artigos sensíveis ao calor e à umidade que não podem ser esterilizados por vapor. Ele é altamente difusivo e tem excelentes características de penetração. Portanto, é bom para artigos embalados em sacos plásticos lacrados e papel celofane (p. ex., eletrodos de laço, criosondas, tubos). O tempo de exposição varia entre de 1 a 5 horas (que é uma desvantagem), e o tempo total de processamento é 12-16 horas. A câmara é diferente das câmaras de autoclave, e o monitoramento para o controle de processos e segurança ambiental é essencial, já que o EtO é tóxico (Fig. 22.8).

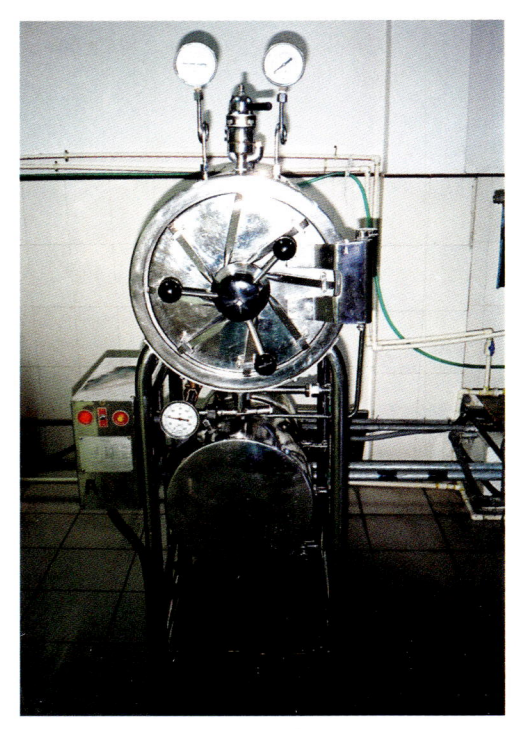

Figura 22.4: Autoclave a vapor.

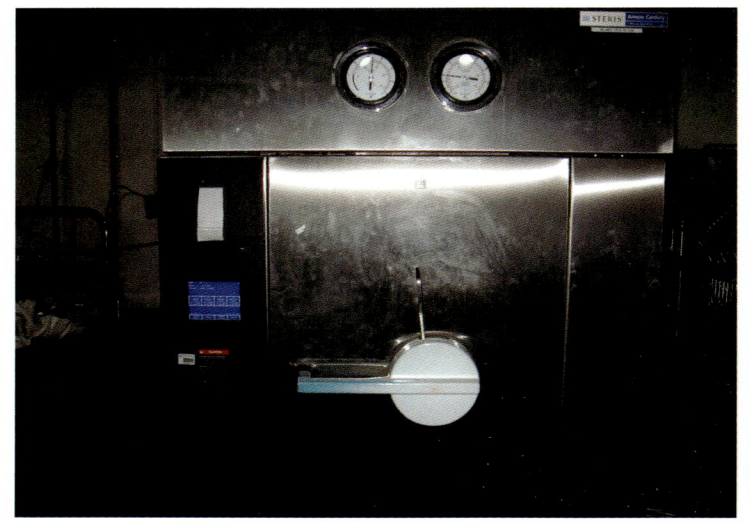

Figura 22.5: Autoclave relâmpago.

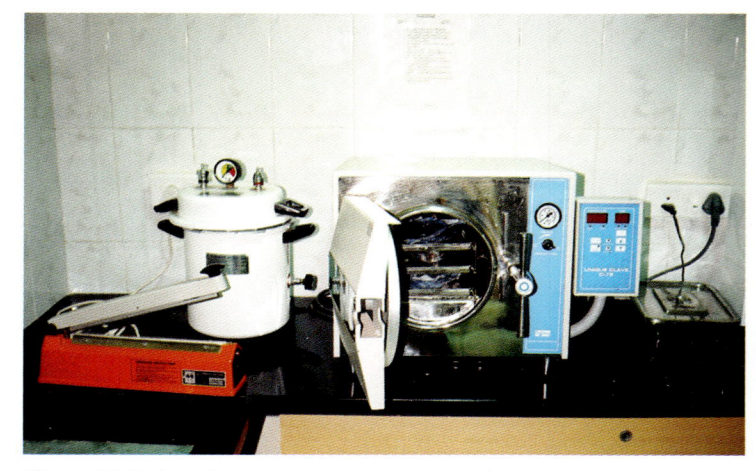

Figura 22.6: Autoclave a vapor pequena, autoclave a vapor pequena estilo panela de pressão e seladora para embalagens.

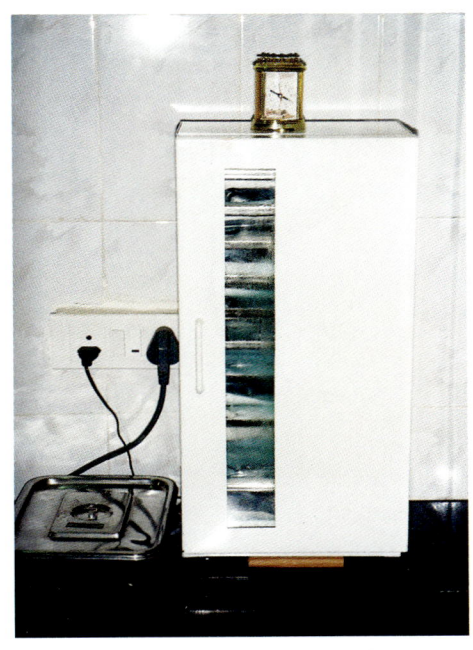

Figura 22.7: Armário ultravioleta para armazenar instrumentos esterilizados.

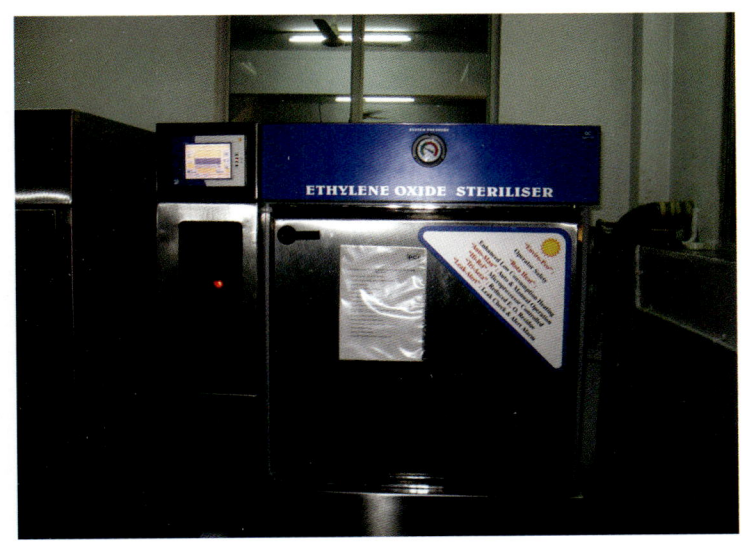

Figura 22.8: Autoclave de óxido de etileno.

Produtos Químicos

Equipamentos que são intolerantes ao calor são esterilizados por produtos químicos. Isso pode ser em forma de gás (100% EtO utilizado a baixa temperatura, como mencionado anteriormente), ou líquidos (glutaraldeído a 2% por 8-10 horas).

As criossondas podem ser esterilizadas em glutaraldeído a 2%. **Comprimidos de formol não são mais usados, já que os vapores são tóxicos.** Uma pinça de Cheatle (esterilizada todos os dias) deve ser utilizada para remover os instrumentos. Os instrumentos devem ser cuidadosamente lavados com água estéril antes do uso, se esterilizados por glutaraldeído a 2%.

O **Ecoshield™** fabricado pela Sanosil Biotech Ltd., Mumbai, e comercializado pela Johnson e Johnson Ltd., é um **desinfetante ambiental** correto, atóxico e não irritante para fumigação da área crítica e a desinfecção de superfícies.[4] Tem atividade biocida rápida com ação bactericida, virucida (incluindo HIV e HBV), tuberculocida, fungicida e esporicida. Ele tem uma formulação complexa de peróxido de hidrogênio estabilizado a 11% peso/volume, com solução de nitrato de prata a 0,01% peso/volume. Ele tem uma vida útil de 1 ano. A solução concentrada pode causar irritação na pele. Em caso de derrame acidental ou exposição lavar, com água em abundância.

Dosagem Recomendada

1. *Fumigação:* use solução peso/volume a 20% em água desmineralizada (200 mL de Ecoshield™ em 800 mL de água). Um litro por 1.000 pés cúbicos é recomendado para fumigação da aérea por mais de 60 minutos. Um nebulizador ULV para dispensar fornece melhores resultados. Isso é bom para a desinfecção da clínica 1× por semana, ou antes, se necessário.

2. *Desinfecção de superfícies:* use solução peso/volume a 10% em água desmineralizada. O tempo de contato deve ser de 60 min. Isso é bom para limpar o sofá/mesa de colposcopia, carrinhos de instrumentos, cilindros de gás, e pisos e paredes da clínica diariamente no final do dia de trabalho.

O **Sterilium®** é um **desinfetante para mãos** que é bom para desinfecção rápida dentro de 3 minutos.[4] É fabricado pela Raman and Wiell Pvt. Ltd., em colaboração técnica com a Bode Cheme, na Alemanha. A composição contém 1 e 2-propanol com sulfato etílicode macetrônio, que é uma substância protetora da pele. Ele é eficaz contra bactérias, micobactérias, fungos e vírus. Ele tem uma vida útil de 3 anos. **Não deve ser misturado com água.**

Recomendações para o Uso

1. *Lavagem higiênica das mãos:* esfregue bem o Sterilium® (pressionando 2 vezes, 1,5 mL/pressão da bomba calibrada) para limpar e secar as mãos e sulcos por 30 segundos.

2. *Desinfecção cirúrgica das mãos:* esfregue bem o Sterilium® (9 mL ou seis pressões da bomba calibrada) para limpar e secar as mãos incluindo os sulcos naturais e até os cotovelos por 3 minutos.

Esta solução é dispensada em uma bomba de plástico que pode ser montada na parede perto da pia e é muito conveniente de usar.

Desinfecção do colposcópio: As instruções do fabricante devem ser seguidas. O equipamento (exceto lentes) deve ser limpo com pano macio livre de fiapos umedecido com álcool etílico ou isopropílico a 70% para remover poeira e sujeira. A secagem deve ser permitida após a limpeza com álcool. Se colposcópio foi sujo com sangue ou outro material infeccioso, então um pano macio sem fiapos umedecido com solução enzimática é usado para limpar os fragmentos, seguido de limpeza com pano macio sem fiapos umedecido com álcool etílico ou isopropílico a 70%.

O **sofá para colposcopia** deve ser **descontaminado** após cada procedimento com o paciente, pois pode estar contaminado com sangue e fluidos corporais. Isto é feito limpando com solução de cloro a 0,5%, ou álcool isopropílico a 70%.[3]

Desinfecção da clínica de colposcopia[3,4]

1. Carrinhos de instrumentos e bancadas: limpe com álcool isopropílico a 70% ou Ecoshield™ a 10% peso/volume diariamente.
2. Sofá/mesa de colposcopia: limpe com Ecoshield™ a 10% p/v após cada turno (já que o tempo de contato é de 1 hora), ou solução de hipoclorito de sódio a 0,5% (solução alvejante doméstica) por 30 min ou solução de Lysol a 10%.
3. Superfícies de equipamentos: limpe com Ecoshield™ a 10% p/v diariamente.
4. Pisos e paredes e superfícies duras: limpe com Ecoshield™ a 10% p/v diariamente ao final do dia de trabalho. Alternativamente, uma solução de cloro a 0,5% pode ser utilizada.
5. Roupa contaminada deve ser embebida em solução de hipoclorito de sódio a 0,5% por 30 min antes de enviar para a lavanderia.
6. Cabeçote do colposcópio (excluindo lentes), unidades de ajuste e suporte: limpe com um pano úmido (não molhado), e depois com solução enzimática 3M™ Rapid (diluição de 1:200); retire a solução com um pano úmido após 4-5 min.
7. Lentes do colpscópio: limpe com papéis de limpeza para lentes ou um pano úmido para limpeza de óculos. Não use álcool ou detergentes fortes.

A segregação e a eliminação de resíduos deve ser de acordo com recomendações-padrão (Fig. 22.9).

É recomendado o uso de protetores sobre os calçados de médicos e enfermeiros que podem ser descartados após cada uso, e isso é mais fácil e, provavelmente, de custo mais eficiente do que limpar e secar calçados (chinelos, sandálias, botas) para a pequena sala de cirurgia.

A fumigação deve ser feita semanalmente (ou antes, se necessário) com Ecoshield™ a 20% p/v usando um nebulizador, com tempo de exposição de 1 hora (Fig. 22.10). **O vapor de formol não é utilizado hoje em dia, por ser tóxico.**

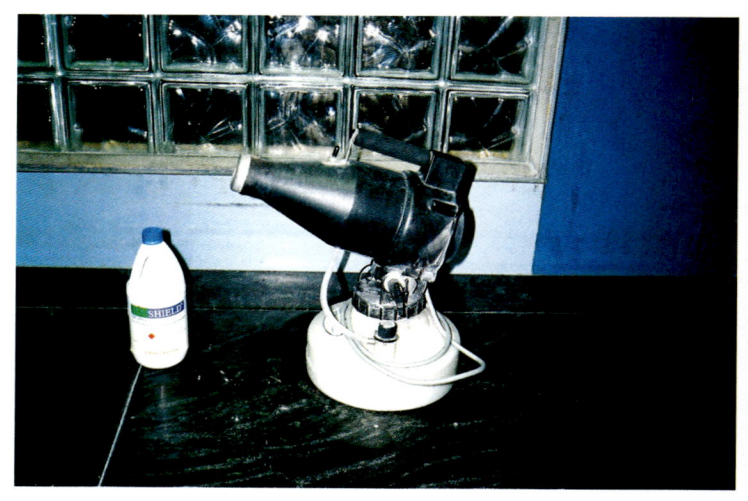

Figura 22.10: Nebulizador para fumigação.

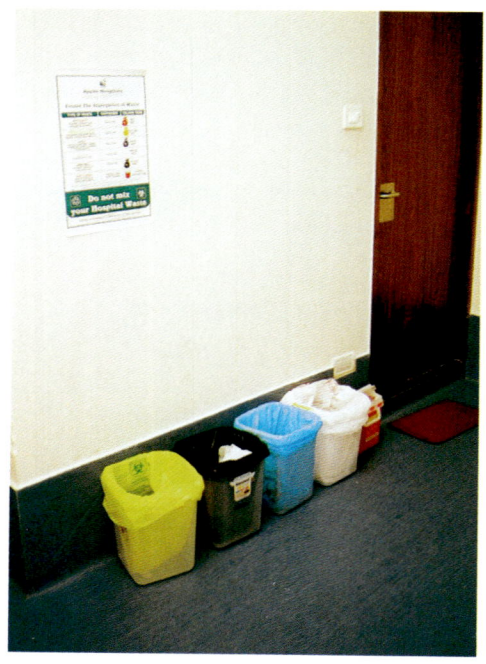

Figura 22.9: Recipientes para o lixo com sacos de lixo codificados por cores para a segregação de resíduos na hora do despejo.

AGRADECIMENTOS

A autora agradece o Dr. Hema Ahuja e Dr. Rao Ranjani do E-City Dental Center, Bangalore por fornecer as fotografias nas Figs. 22.1A, 22.3, 22.6 e 22.7.

As fotografias retratadas nas Figs. 22.2, 22.4 e 22.10 foram tiradas nos Sagar Hospitals, Jayanagar, Bangalore, quando a autora trabalhava lá. A autora agradece a permissão para fotografar concedida pelos administradores dos Sagar Hospitals.

As fotografias retratadas nas Figs. 22.IB, 22.5 e 22.8 foram tiradas no Narayana Hrudayalaya Hospital, Bangalore. A autora agradece a permissão para fotografar concedida pelo oficial encarregado do CSSD no Narayana Hrudayalaya Hospital, Bangalore.

REFERÊNCIAS

1. Indian Society of Health Administrators (ISHA). Role of sterile supply department in prevention of hospital acquired infections, Course Code- CFE07-HFIN01 Study material. Bengaluru: ISHA; 2007.
2. Spaulding EH. The role of chemical disinfection in prevention of nosocomial infection. In: Brachman PS, Eickof TS, editors. Proceedings of International Conference on Nosocomial Infections, 1970. Chicago, IL: American Hospital Association; 1971. p. 254-74.
3. Sellors JW, Sankaranarayanan R. Decontamination, cleaning, high-level disinfection and sterilization of instruments used during the diagnosis and treatment of cervical neoplasia. In: Colposcopy and treatment of cervical neoplasia: a beginner's manual. Lyon: International Agency for Research on Cancer; 2003. p. 113-6.
4. Anupama J. Decontamination, and sterilization in the colposcopy clinic. In: Baliga BS. Step by Step Colposcopy, Cryosurgery and LEEP. 1st ed. New Delhi: Jaypee Brothers Medical Publishers; 2008. p. 205-26.

Apêndice 1

Programa para Formação em Colposcopia

CONHECIMENTOS TEÓRICOS

São adquiridos ao se assistir palestras didáticas em programas de treinamento e cursos reconhecidos e estudo pessoal de CD-ROMs e livros.

1. **O colo do útero normal:** Anatomia, histologia e citologia. Especial atenção é dada à metaplasia e à zona de transformação e às mudanças com a idade. A base tecidual da colposcopia é estudada em detalhe.
2. **Neoplasia cervical:** Nomenclatura, epidemiologia, história natural, características citológicas e histológicas, diagnóstico e estadiamento.
3. **Triagem para câncer cervical:** Justificativa, métodos e vantagens e desvantagens de cada método.
4. **Neoplasia vaginal:** Nomenclatura, epidemiologia, história natural, características citológicas e histológicas, diagnóstico e estadiamento.
5. **Neoplasia vulvar:** Nomenclatura, epidemiologia, história natural, características citológicas e histológicas, diagnóstico e estadiamento.
6. **Doenças infecciosas do trato genital inferior:** Características de apresentação, diagnóstico e tratamento. Isto deve incluir citologia e aparências colposcópicas. As infecções devem incluir *Candida*, *Trichomonas vaginalis*, infecções bacterianas *(Gardnerella vaginalis, Neisseria gonococcus)*, infecção sifilítica, *Chlamydia trachomatis*, Herpes *simplex* e infecções pelo papilomavírus humano (HPV).
7. **Gravidez e contracepção:** Alterações decorrentes de gravidez, dispositivo intrauterino (DIU) e contraceptivos orais na citologia e as aparências colposcópicas do colo do útero.
8. **Citologia:** Princípios de citologia esfoliativa. Dispositivos de amostragem. Métodos de obtenção de um esfregaço cervical, fixação e coloração de um exame de Papanicolaou. Causas de uma citologia negativa e citologia falso-positiva. Citologias normais e anormais. Classificação de esfregaços citológicos.
9. **Histologia:** Fixação de uma biópsia. Efeito do método da biópsia e orientação da amostra na interpretação histológica.
10. **Colposcopia:** Princípios e base tecidual da colposcopia. Terminologia colposcópica e aparências colposcópicas do colo do útero. Avaliação e interpretação de resultados colposcópicos. Indicações e técnica da colposcopia. Detalhes dos equipamentos e instrumentos. Esterilização dos equipamentos e instrumentos. Documentação de resultados colposcópicos.
11. Gestão e acompanhamento de esfregaços anormais.
12. Gestão e acompanhamento de CIN, CGIN, VAIN e VIN.

HABILIDADES PRÁTICAS

São aprendidas sob a supervisão de um instrutor certificado.

1. **Habilidades preliminares:** Levante um histórico relevante, aconselhe a paciente, posicione a paciente, introduza o espéculo e recolha o exame Papanicolaou, realize um exame bimanual e recolha amostras com chumaços de algodão para a triagem microbiológica.
2. **Exame colposcópico:** Visualize o colo do útero e identifique a zona de transformação (ZT), exponha a endocérvice com espéculo endocervical, examine a ZT pelos métodos de solução salina e clássico, examine a vagina e a vulva.
3. **Reconheça as aparências colposcópicas normais e anormais do colo do útero,** classifique-as, documente e interprete os resultados, faça um diagnóstico e colha uma biópsia, se necessário.
4. **Reconheça as aparências colposcópicas normais e anormais da vagina e da vulva,** documente e interprete os resultados, faça um diagnóstico e colha uma biópsia, se necessário.
5. **Procedimentos práticos:** Colha uma biópsia dirigida da cérvice da vagina e da vulva. Use criocirurgia; realize LLETZ e outros procedimentos destrutivos locais (opcional). Realize a amostragem endometrial e controle o sangramento dos locais de biópsia. Execute a conização. Deverá ser capaz de reanimar a paciente em caso de emergência.
6. **Administração:** Organize consultas clínicas, acompanhamento e encaminhamento (quando necessário). Colete dados; interaja com o departamento de patologia e conselheiros.
7. **Habilidades de comunicação:** Aconselhe as pacientes antes do exame de Papanicolaou e da colposcopia, e depois que os relatórios estão disponíveis e após o tratamento. Recolha um consentimento informado antes de qualquer procedimento invasivo.
8. **Revisão e avaliação:** Entenda as vantagens e o objetivo da revisão e a avaliação e realize revisão e avaliação.

Procedimentos práticos, como criocirurgia, LLETZ, conização e outros procedimentos destrutivos, acompanhamento de pacientes tratadas por CIN, CGIN, VAIN e VIN, **revisão e avaliação** são incluídos apenas para aqueles que precisam de certificação em **colposcopia avançada.**

Apêndice 2

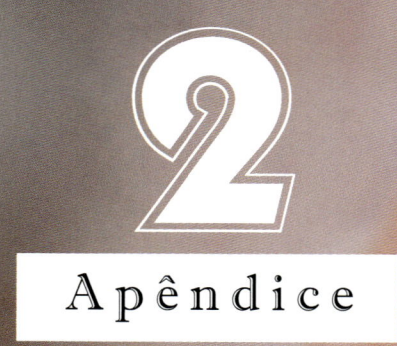

Programa de Treinamento em Colposcopia – Formulário de Registro da Paciente

Nome do Estagiário: _____
Qualificação(ões) do Estagiário: _____
Assinatura do Estagiário: _____
Local de Treinamento: _____
Período de Treinamento: _____
Página _____ de _____

Registro #	Data do exame	RG da paciente (prontuário)	Idade	Grávida Sim/Não	Na pós-menopausa Sim/Não	Indicação para colposcopia	Resultado do índice de Papanicolaou	Exame colpo satisfatório Sim/Não	Impressão colposcópica

Nome do Instrutor: _____

Qualificação(ões) do Instrutor: _____

Assinatura do Instrutor: _____

Local de Treinamento: _____

Período de Treinamento: _____

Página _____ de _____

CEC feito Sim/Não	Resultado do CEC	Biópsia do colo do útero feita Sim/Não	Nº, local, e método de biópsia	Resultado da biópsia cervical	Biópsia de qualquer outro local Sim/Não	Nº, local, e método de biópsia	Resultado da biópsia	Tratamento	Acompa-nhamento com data

Apêndice 3A
Ácido Acético a 5% e Iodo de Lugol

ÁCIDO ACÉTICO A 5%

Ingredientes	Quantidade
Ácido acético glacial	5 mL
Água destilada	95 mL

Preparação

Cuidadosamente adicione 5 mL de ácido acético glacial a 95 mL de água destilada e misture bem.

Armazenamento: O ácido acético não utilizado deve ser descartado no final do dia.

Rótulo: Ácido acético diluído a 5%

Nota: Para preparar as soluções de ácido acético a 1 e 3%, adicionar 1 ou 3 mL de acético glacial a 99 ou 97 mL de água destilada, respectivamente.

Atenção: O ácido acético não diluído causa graves queimaduras químicas quando aplicado no epitélio. Sempre abra a garrafa **antes** de colocar a máscara, já que depois é difícil apreciar os vapores fortes e pungentes. Em caso de dúvida, faça uma nova solução em sua presença.

SOLUÇÃO DE IODO DE LUGOL

Ingredientes	Quantidade
1. Iodeto de potássio	10 g
2. Água destilada	100 mg
3. Cristais de iodo	5 g

Preparação

1. Dissolva 10 g de iodeto de potássio em 100 mL de água destilada.
2. Lentamente, adicione 5 g de cristais de iodo, agitando.
3. Filtre e armazene em uma garrafa escura bem fechada.

Solução a 50%: Adicione 100 mL de água destilada à solução acima.

Armazenamento: 1 mês.

Rótulo: Solução de iodo de Lugol (50%). Usar até (data).

Apêndice 3B — Pasta de Monsel e Amido de Glicerol

PASTA DE MONSEL

Ingredientes	Quantidade
1. Base de sulfato férrico	15 g
2. Pó de sulfato ferroso	Alguns grãos
3. Água estéril para misturar	10 mL
4. Amido de glicerol	12 g

Preparação

Atenção: A reação é exotérmica (emite calor).

1. Adicione os grãos de sulfato ferroso a 10 mL de água estéril em um copo de vidro e agite.
2. Dissolva a base de sulfato férrico na solução mexendo com um bastão de vidro. A solução deve ficar cristalina.
3. Pese o amido de glicerol em um almofariz de vidro. Misture bem.
4. Lentamente, adicione a solução de sulfato férrico ao amido de glicerol, misturando constantemente para obter uma mistura homogênea.
5. Coloque em uma garrafa de vidro escuro de 25 mL.

Para uso clínico, a maioria dos médicos prefere permitir uma evaporação suficiente para dar uma consistência pastosa pegajosa que se parece com mostarda. Isso pode demorar 2-3 semanas, dependendo do ambiente. Se necessário, água esterilizada pode ser adicionada à pasta para afiná-la.

Armazenamento: 6 meses.

Rótulo: Solução de Monsel:
- Agite bem.
- Apenas para uso externo.
- Usar até (data).

AMIDO DE GLICEROL
(UM INGREDIENTE DA SOLUÇÃO/PASTA DE MONSEL)

Ingredientes	Quantidade
1. Amido	30 g
2. Água estéril para misturar	30 mL
3. Glicerina	390 g

Preparação

1. Dissolva o amido em água estéril, em um prato de porcelana.
2. Adicione a glicerina e mexa bem.
3. Aqueça o prato e seu conteúdo sobre um bico de Bunsen. Misture constantemente com uma espátula até que a massa assuma uma consistência pegajosa e inchada. Tome cuidado para não aquecer demais, para não a deixár ficar amarela.

Armazenamento: 1 ano.

Rótulo: Amido de glicerol:
- Armazene em local fresco.
- Apenas para uso externo.
- Usar até (data).

Apêndice 4

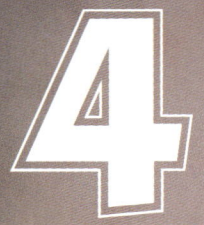

Formulário de Avaliação Colposcópica

> **Apenas para Uso Oficial:**
> Nome da paciente _____ Nome do marido _____
> Idade da paciente _____ Idade do marido _____
> Estado de alfabetização da paciente _____ Estado de alfabetização do marido _____
> Ocupação da paciente _____ Ocupação do marido _____
> Renda *per capita* familiar _____ Religião: Paciente _____ Marido _____
> Endereço para contato _____
> _____
> _____
>
> Número de telefone para contato _____ Celular nº _____
> Número de fax para contato _____ E-mail _____
> Nome do colposcopista _____ Designação _____
> Colposcopista consultor _____

Data _____ Identidade de Registro da Paciente _____ RG da Paciente (OPD/Enfermaria) _____
Visita nº _____ Idade _____ Indicação(ões) para colposcopia:
    1. Exame de Papanicolaou anormal
    2. Exame de Papanicolaou anormal após tratamento para CIN
    3. Exame de Papanicolaou anormal após cirurgia para o câncer:
       (a) colo do útero (b) útero
    4. Exame de Papanicolaou anormal após radioterapia para o câncer:
       (a) colo do útero (b) útero
    5. Cérvice não saudável com suspeita de malignidade
    6. Sangramento intermenstrual
    7. Sangramento pós-coito
    8. Sangramento na pós-menopausa
    9. Segunda opinião sobre a colposcopia
   10. Outros: Esfregaço inflamatório persistente/DNA do HPV +veA7IA +ve/
       VILI +ve _____

Menarca _____ Último período menstrual _____ Pseudomixoma peritoneal _____
Duração do ciclo _____ Duração do fluxo _____ Fluxo é intenso/normal/escasso _____
Estado civil _____ Se casada/divorciada, desde quando _____
Sangramento intermenstrual. Sim/Não _____ Se sim, desde quando _____
Sangramento pós-coito. Sim/Não _____ Se sim, desde quando _____
Corrimento vaginal anormal. Sim/Não _____ Se sim:
          Desde quando _____
          Cor _____
          Mal cheiro. Sim/Não _____
          Associado a coceira nos genitais. Sim/Não _____
Dor no baixo ventre ou pelve. Sim/Não _____ Se sim, desde quando _____
Problemas urinários. Sim/Não _____ Se sim, desde quando _____
Problemas intestinais. Sim/Não _____ Se sim, desde quando _____
Gravidez. Sim/Não _____ Se grávida, período da gestação _____

Gravidez _____ para _____ Aborto _____ Filhos vivos _____
Idade do filho mais velho _____ Nascimento do último filho _____ Último aborto _____
Na pós-menopausa. Sim/Não _____ Se sim, duração da menopausa _____
Idade na primeira relação sexual _____ Contraceptivo sendo utilizado: Se sim, desde quando _____

        1. Camisinha
        2. Pílula contraceptiva oral combinada
        3. Hormônios injetáveis
        4. Ormeloxifeno
        5. DIU de cobre
        6. Mirena
        7. Laqueadura/Vasectomia
        8. Coito interrompido
        9. Período de seguro

Fumante. Sim/Não _____ Se sim, número de cigarros por dia _____ Desde quando _____
Uso de drogas. Sim/Não _____ Se sim, qual(is) _____ Desde quando _____
Nº de parceiros _____ Algum tipo de alergia _____
Tomou vacina contra o HPV? _____ Sim/Não. Se sim, bivalente/quadrivalente. 1ª dose _____ 2ª _____ 3ª ____
Uso de medicamentos vaginais nos últimos 7 dias. Sim/Não _____
Qualquer cirurgia no colo do útero. Sim/Não _____
Se sim, qual a cirurgia _____ Quando _____ Indicação _____
Estado do HIV declínio/positivo/negativo: paciente _____ Marido _____
Verrugas genitais atualmente. Sim/Não: paciente _____ Marido _____
Histórico de infecções genitais: Sim/Não Se sim, data _____

	Paciente		Paciente	Parceiro/Marido
Trichomonas		Condiloma		
Vaginose bacteriana		Gonorreia		
Clamídia		Sífilis		
		Herpes		
		Candida		

Você está ciente da utilização do exame de Papanicolaou para rastreamento de câncer? Sim/Não _____
Teste de DNA de HPV feito: Sim/Não. Se sim, data _____ Resultado _____ Local _____
Data do último exame de Papanicolaou _____ Local _____ Relatório _____
Data do encaminhamento para o exame de Papanicolaou _____ Lâmina nº _____ Local _____ Relatório _____
Data do índice do exame de Papanicolaou _____ Lâmina nº _____ Relatório _____
Data da repetição do exame de Papanicolaou _____ Lâmina nº _____ Relatório _____
Problema(s) ginecológico(s) corrente(s) _____
Desde _____
Data da colposcopia anterior _____ Local _____ Relatório _____
Data do tratamento anterior _____ Local _____ Tipo _____
Qualquer histórico médico ou cirúrgico significativo _____
_____
Qualquer histórico familiar significativo _____
Qualquer membro da família tem câncer. Se sim, quem e qual câncer _____
_____
Você está atualmente sofrendo de câncer, foi tratada de um câncer? Sim/Não _____
Se sim, qual câncer, e quando foi diagnosticado? _____
Qualquer descoberta(s) significativa(s) no exame geral _____
Qualquer descoberta significativa no exame sistêmico _____
Exame local da vulva: Normal/atrofia/inflamado/outros _____

Exame especular:
Vagina: Normal
        Relaxada
        Inflamada
        Úlcera: Benigna/cancerosa
        Tumor: Verruga/canceroso
        Corrimento: Mau cheiro Sim/Não _____
            Cor: Coalhado/creme/verde/manchado de sangue
            Espumoso. Sim/Não
            Teste de sopro positivo/negativo
            Esfregaço molhado _____
        Diagnóstico provisório_____

Cérvice: 1. Inspeção visual direta
    Normal_____Hipertrofiado_____Prolapso e grau _____
    "Erosão"
    Cervicite crônica
    Não saudável com suspeita de malignidade
    Úlcera: Aparência benigna/maligna. Local _____Tamanho_____
    Tumor: Aparência benigna/maligna. Local _____Tamanho_____
    Diagnóstico provisório após a inspeção visual direta _____

Cérvice: 2. Inspeção visual após a lavagem com ácido acético (VIA)
    Positivo/Negativo
    Se positivo: significativo/intenso _____Setores abrangidos_____
        Não significativo/leve _____Setores abrangidos_____

Exame bimanual _____
_____
_____

Quaisquer esfregaços colhidos para HPV _____
        Clamídia _____
        Gonococcus _____
        Outros_____
Qualquer amostra de sangue colhida para VDRL _____
        Herpes *simplex* _____
        HBsAg_____
        Outros _____
Amostra para Papanicolaou líquido Sim/Não_____Relatório _____

Consentimento livre e esclarecido da paciente
Eu dou consentimento para o exame colposcópico, exame microbiológico, incluindo/excluindo teste de HIV e qualquer método de biópsia/biópsias de meu útero, colo do útero, vagina e/ou vulva sob qualquer tipo de anestesia que pode ser considerado essencial para o diagnóstico e tratamento da minha condição. Os riscos do procedimento e as implicações dos resultados dos testes me foram explicados em detalhes.

_____

Assinatura da paciente/Impressão do polegar direito
Atestado por _____
Parente/amigo da paciente (Nome) _____

Atestado por: Assinatura da enfermeira/Colposcopista

FORMULÁRIO DE AVALIAÇÃO COLPOSCÓPICA **287**

EXAME COLPOSCÓPICO

Exame colposcópico satisfatório Sim/Não. Tipo de ZT _____
Se não, motivo: ZT não visualizada _____
        ZT visualizada parcialmente: < 25%/> 25-50%/> 50-75%/> 75%-< 100%
        Sangramento contínuo _____
        Colo do útero não pode ser visualizado _____
Espéculo utilizado: Autorretenção _____/Sim e afastador de parede vaginal anterior _____
Canal endocervical visualizado Sim/Não _____ Se não, qual método foi usado para visualizar:
a. gaze montada _____ b. gancho _____ c. espéculo endocervical _____ d. outros _____
Fotodocumentação foi feita Sim/Não _____ Se sim: Fotografia estática _____/Gravação de vídeo _____
CEC feito Sim/Não _____ Se sim: Tecido presente _____/Sem tecido _____
Impressão colposcópica/diagnóstico _____
Biópsia do colo do útero feita Sim/Não _____ Se sim, método _____ Não _____
Local(is) _____
Enviado em _____
Biópsia de qualquer outro local Sim/Não _____
Se sim, local(is) _____ método _____
Enviado em _____
Algum problema durante a colposcopia _____
Conselho _____
_____
_____

Acompanhamento marcado para _____ Tempo _____ Local _____
Resultado da biópsia: Data do relatório _____ Número da microsseção _____
_____
_____

Diagnóstico final _____
Plano/tratamento _____
_____
_____
_____

Tratamento dado, com data e local _____
_____
_____
_____
_____
_____
_____
_____
_____

Nome _____ e assinatura do colposcopista _____
Nome _____ e assinatura da enfermeira _____
Nome _____ e assinatura do colposcopista consultor _____

Apêndice 5
Diagramas de Linha do Colo do Útero

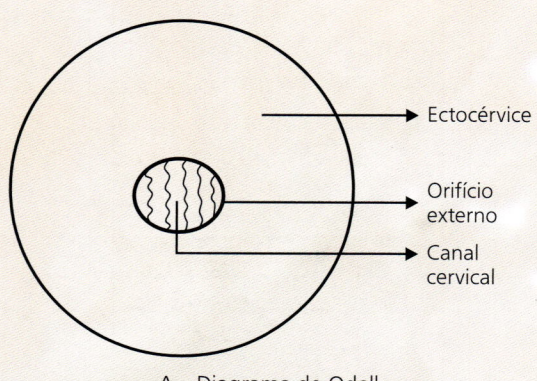

A. Diagrama de Odell

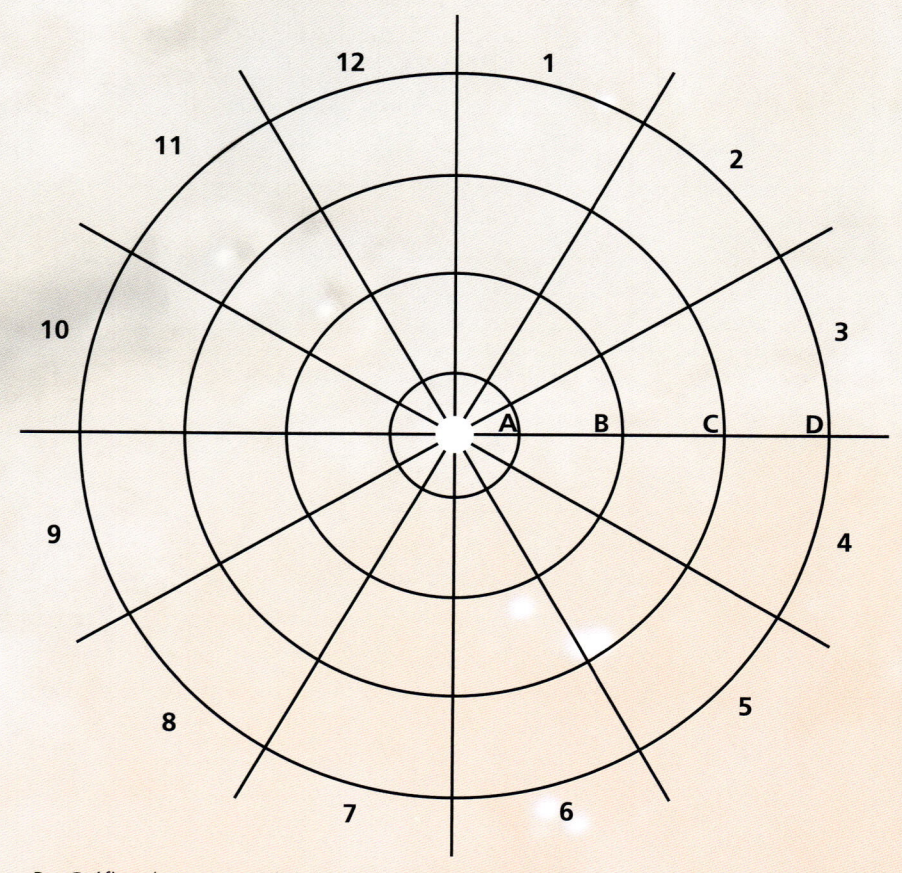

B. Gráfico de Hammond: (A) canal cervical, (B) ectocérvice – zona de transformação, (C) ectocérvice – fora da zona de transformação, (D) abóbada vaginal.

Diagnóstico colposcópico _____
Assinatura do colposcopista _____
Nome e designação do colposcopista _____
Assinatura da enfermeira _____
Nome e designação da enfermeira _____

Apêndice 6

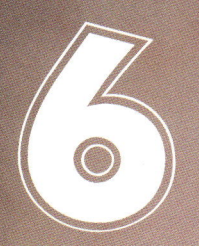

Diagramas de Linhas da Vagina

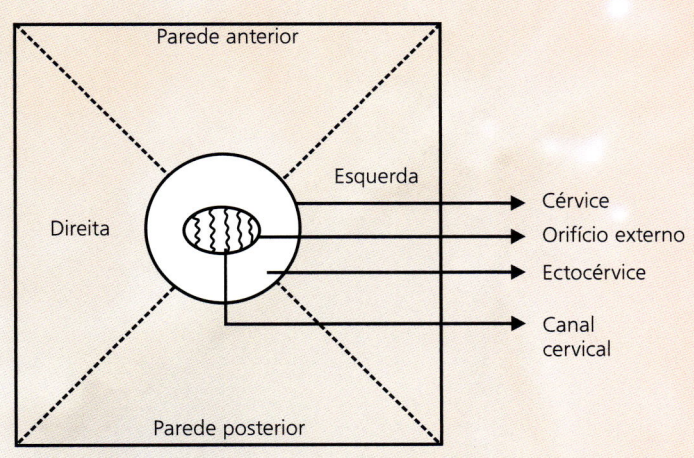

```
                    Parede anterior
        ┌─────────────────────────────────┐
        │ ╲                             ╱ │
        │   ╲                         ╱   │
        │     ╲      Esquerda       ╱     │
        │       ╲   ╱─────╲       ╱       │──→ Cérvice
 Direita│        ( ≈≈≈≈≈ )────────────────│──→ Orifício externo
        │         ╲─────╱                 │──→ Ectocérvice
        │       ╱          ╲              │
        │     ╱               ╲           │──→ Canal
        │   ╱                   ╲         │    cervical
        │ ╱                       ╲       │
        └─────────────────────────────────┘
                   Parede posterior
```
A. Quando o colo do útero está presente.

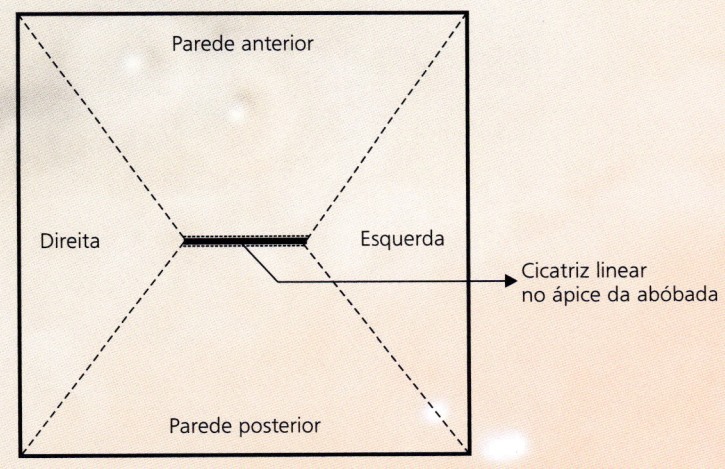

```
                    Parede anterior
        ┌─────────────────────────────────┐
        │ ╲                             ╱ │
        │   ╲                         ╱   │
        │     ╲                     ╱     │
        │       ╲                 ╱       │
 Direita│         ▬▬▬▬▬▬▬▬  Esquerda     │──→ Cicatriz linear
        │       ╱                 ╲       │    no ápice da abóbada
        │     ╱                     ╲     │
        │   ╱                         ╲   │
        │ ╱                             ╲ │
        └─────────────────────────────────┘
                   Parede posterior
```
B. Quando o colo do útero está ausente (após histerectomia total).

Diagnóstico colposcópico _____
Assinatura do colposcopista _____
Nome e designação do colposcopista _____
Assinatura da enfermeira _____
Nome e designação da enfermeira _____

Apêndice 7

Diagramas de Linha da Vulva

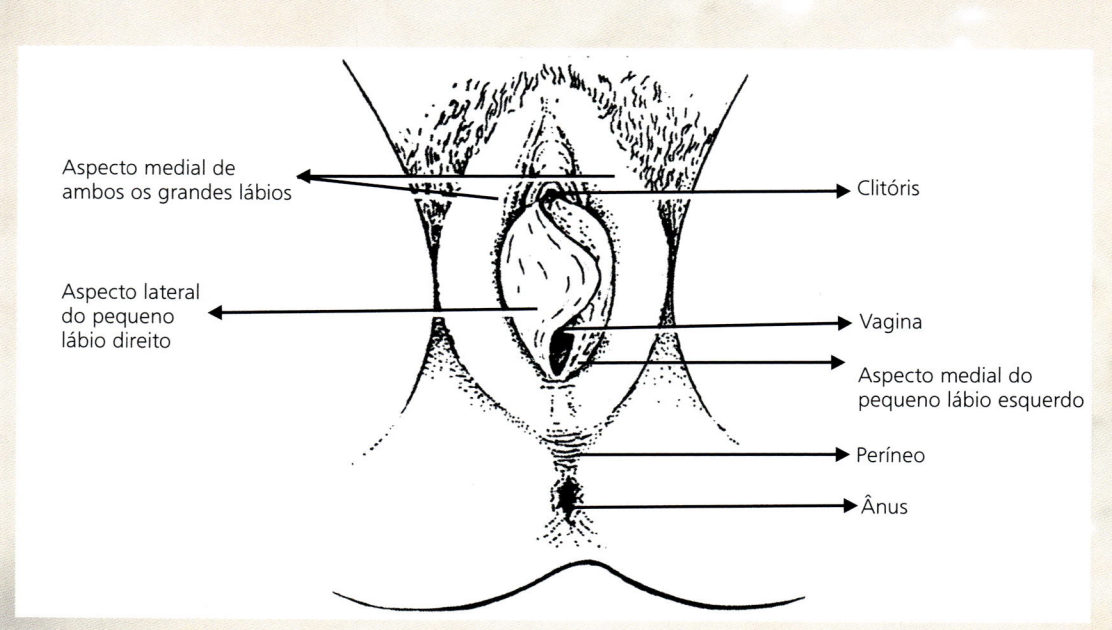

A. Mostrando o aspecto lateral do pequeno lábio direito e o aspecto medial do pequeno lábio esquerdo.

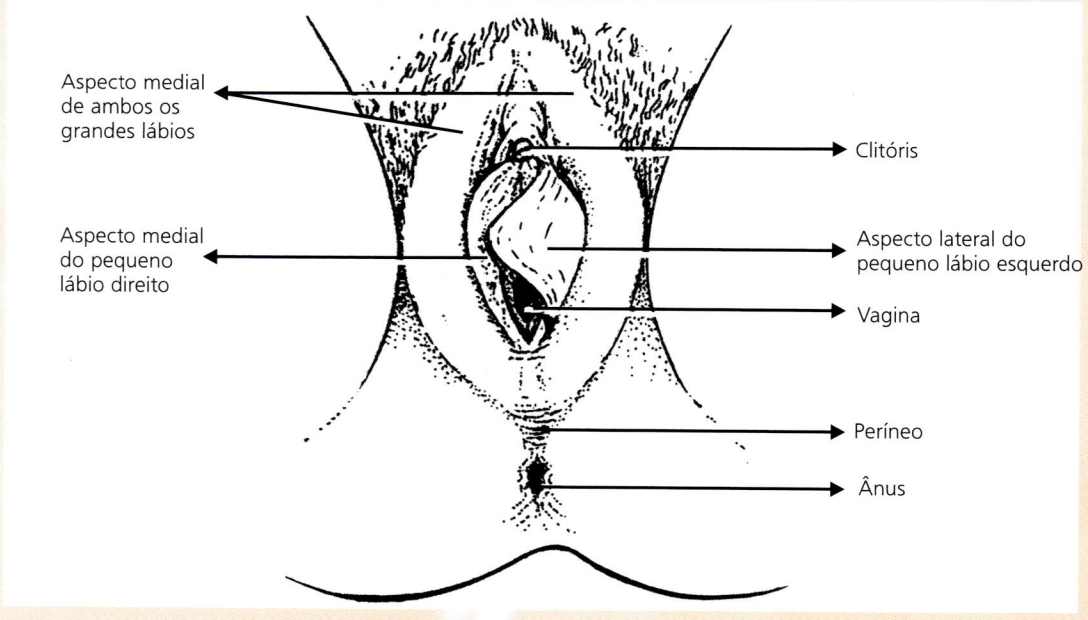

B. Mostrando o aspecto lateral do pequeno lábio esquerdo e o aspecto medial do pequeno lábio direito.

DIAGRAMAS DE LINHA DA VULVA

Aspecto medial de ambos os grandes lábios

Clitóris

Meato urinário externo

Vagina

Aspecto medial do pequeno lábio direito

Aspecto medial do pequeno lábio esquerdo

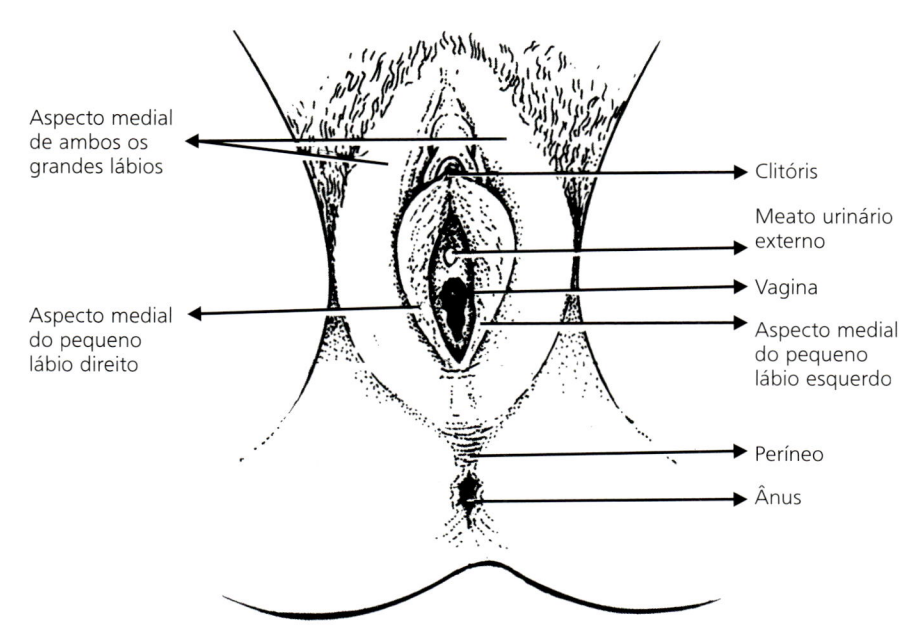

Períneo

Ânus

C. Mostrando o aspecto medial de ambos os pequenos lábios.

Diagnóstico colposcópico _____
Assinatura do colposcopista _____
Nome e designação do colposcopista _____
Assinatura da enfermeira _____
Nome e designação da enfermeira _____

Apêndice 8

Sistema Bethesda de 2001

ADEQUAÇÃO DA AMOSTRA

- Satisfatória para avaliação (descrever presença ou ausência de componentes endocervicais/zona de transformação e quaisquer outros fatores limitantes da qualidade).
- Insatisfatória para avaliação .... (especificar motivos).
- Amostra rejeitada .... (especificar motivos).
- Amostra processada e examinada, mas insatisfatória para avaliação de anormalidade epitelial por causa de .... (especificar motivos).

CLASSIFICAÇÃO GERAL

- Negativo para lesões intraepiteliais ou malignidade.
- Anormalidade das células epiteliais: Veja interpretação/diagnóstico (especificar escamosa ou glandular conforme o caso).
- Outro: Veja a interpretação/diagnóstico (p. ex., células endometriais em mulher > 40 anos de idade).

REVISÃO AUTOMÁTIZADA

Se o caso foi examinado por dispositivo automatizado, especificar dispositivo e resultado.

INTERPRETAÇÕES DESCRITIVAS/DIAGNÓSTICO

Não Neoplásico

Negativo para lesão intraepitelial ou malignidade (quando não há nenhuma evidência celular de neoplasia, mencione isso na Classificação Geral acima e/ou na seção de interpretação/diagnóstico do relatório, se existem ou não resultados não neoplásicos).

Microrganismos
- *Trichomonas vaginalis*.
- Microrganismos fúngicos morfologicamente consistentes com espécies de *Candida*.
- Mudança na flora vaginal sugestiva de vaginose bacteriana.
- Bactérias morfologicamente consistentes com a espécie *Actinomyces*.
- Alterações celulares associadas ao vírus herpes *simplex*.

Outros Resultados não Neoplásicos
- Alterações celulares reativas associadas a:
  – Inflamação.
  – Radiação.
  – DIU (dispositivo contraceptivo intrauterino).
- Estado de células glandulares de aparência benigna – pós histerectomia.
- Atrofia.
- Outro:
  – Células endometriais (em mulher > 40 anos).

Anormalidades das Células Epiteliais

Células Escamosas

- Células escamosas atípicas (ASC)
  - de significado indeterminado (ASC-US):
  - não é possível excluir HSIL (ASC-H).
- Lesão intraepitelial escamosa de baixo grau (LSIL) abrangendo: HPV/displasia leve/NIC 1.
- Lesão intraepitelial escamosa de alto grau (HSIL) abrangendo: displasia moderada e severa, carcinoma *in situ*/NIC 2 NIC 3.
- Carcinoma das células escamosas.

Célula Glandular

- Células glandulares atípicas (AGC) (especificar: endocervical, endometrial ou não especificado).
- Células glandulares atípicas, favorecendo neoplásicas (especificar: endocervical ou de outra forma não especificada).
- Adenocarcinoma endocervical *in situ* (AIS).
- Adenocarcinoma: endocervical/endometrial/extrauterino.

Outras Neoplasias Malignas (Especificar).

Apêndice 9

Federação Internacional de Patologia Cervical e Colposcopia – Classificação Colposcópica (2002)

Classificação Colposcópica (2002)

1. *Resultados colposcópicos normais:*
- Epitélio escamoso original
- Epitélio colunar
- Zona de transformação

2. *Resultados colposcópicos anormais:*
- Epitélio acetobranco plano
- Epitélio acetobranco denso*
- Mosaico fino
- Mosaico grosseiro*
- Pontilhado fino
- Pontilhado grosseiro*
- Positividade parcial ao iodo
- Negatividade ao iodo*
- Vasos atípicos*

3. *Características colposcópicas sugestivas de câncer invasivo*

4. *Colposcopia insatisfatória:*
- Junção escamocolunar não visível
- Inflamação severa, atrofia severa, trauma
- Colo do útero não visível

5. *Resultados diversos:*
- Condilomas
- Queratose
- Erosão
- Inflamação
- Atrofia
- Deciduose
- Pólipos

*Grandes alterações.

Apêndice 10

Alguns *Links* Importantes

- Federação Internacional de Patologia Cervical e Colposcopia: www.ifcpc.org
- Sociedade Americana de Colposcopia e Patologia Cervical: www.asccp.org
- Sociedade Britânica de Colposcopia e Patologia Cervical: www.bsccp.org
- Sociedade Internacional para o Estudo da Doença Vulvovaginal: www.issvd.org
- Federação das Sociedades de Ginecologia e Obstetrícia da Índia: www.fogsi.org
- Agência Internacional para Pesquisa sobre o Câncer: www.iarc.fr
- Organização Mundial da Saúde: www.who.org
- CooperSurgical, EUA: www.coopersurgical.com
- Leisegang, Alemanha: www.leisegang.de

Índice Remissivo

Os números em *itálico* são referentes a figuras.
Os números em **negrit**o são referentes a tabelas.

A

Abóbada
    lesões polipoidais na, 184
        tecido de granulação, 184
Acetobranqueamento, 71
    grau 1, *182*
Achados colposcópicos
    anormais, 186
    classificação dos, 103
    diversos, 159-174
    documentação de, 102
    importantes, 199
        alterações de cor, 199
        angioarquitetura, 199
        contorno da superfície, 199
        topografia, 199
Ácido acético, 1
    a 5%, 282
        preparação, 282
    aplicação do, 7
        na vulva, 17
    exposição ao, 7
    lavagem em, *6, 9, 120*
    resposta ao, 77
Adenocarcinoma *in situ*, 221
Alterações celulares
    reativas associadas à inflamação, *28, 29*
    reativas associadas à radiação, 39
Amido de glicerol, 283
    preparação, 283
Anéis adaptadores
    a laser, 55
Antígeno nuclear
    de proliferação celular, 26
Apêndice
    1, 279
    2, 280
    3A, 282
    3B, 283
    4, 284-287
    5, 288
    6, 289
    7, 290
    8, 292
    9, 294
    10, 295
Áreas cinzentas em colposcopia, 259-265
ASC-H, 219
ASC-US, 217
    em mulheres grávidas, 219
    em mulheres imunodeprimidas, 219
Aspirador
    de fumaça, 62

Atlas de colpofotografias
    achados colposcópicos diversos, 159-174
    zona de transformação anormal
        câncer microinvasivo e invasivo, 147-158
        neoplasia intraepitelial cervical, 139-145
    zona de transformação normal, 117-137
Atrofia severa, *113, 169-170,* 185, *256*
    em mulheres na pós-menopausa, 185
    erosão por, 159
Automação citológica, 21
Ayre
    espátula de, 19

B

Base tecidual
    da colposcopia, 5-17
        da vagina, 15
        da vulva, 17
            principal característica, 17
Bethesda
    sistema, 22, 292
Biomarcadores moleculares, 23
Biomarcadores proliferativos, 25
Biópsia
    colposcópica, 104
        contraindicações, 104
        da vulva, 203
        escolha de instrumentos para, 105
        escolha do espéculo, 105
        indicações, 104
        orientação dos espécimes, 106
        pacientes ambulatoriais ou hospitalizadas?, 105
        selecionando o local da, 104
        tamanho, fixação e rotulagem dos espécimes, 105
        técnica de, 105
            da ectocérvice, 105
            da endocérvice, 106
            da vagina, 106
    cônica, 2
    do colo do útero, *85*
    durante a gravidez, 175
    excisão por, 224
    instrumentos para, 48
    punch para, *50, 51*
    vaginal, 183
Burke
    sistema, 92

C

Cadeira
    para o colposcopista, 66
Câncer cervical, *13*
    exame de Papanicolaou para detecção de, 23
    rastreamento do, 23

Câncer microinvasivo e invasivo
  zona de transformação anormal
    atlas de colpofotografias, 147-158
Candida
  células leveduriformes de, 32
  hifas de, *31*
  infecção por, *114, 162*
Captura híbrida, 3
  técnica de, 218
Carcinoma cervical invasivo, 23, 188
  avançado, *149*
Carcinoma de células escamosas, 42, *43, 44*
Carrinho, 62
Células naviculares
  da gravidez, 37
    com coilócito, *37*
Cervicite granulomatosa, *33, 160*
  por *Trichomonas, 164*
Chlamydia trachomatis
  coloração fluorescente, *35*
  inclusão nebular de, *33, 34*
Citologia
  em meio líquido, 21
  uma modalidade diagnóstica, 23
Clínica de colposcopia
  reprocessamento e limpeza de, 273-278
    etapas de reprocessamento de instrumentos, 273
      descontaminação, 273
      desinfecção, 275
      esterilização, 276
        autoclave, 276
        produtos químicos, 277
      limpeza, 274
    introdução, 273
Coagulação a frio, 231
  procedimento, 231
  vantagens, 231
Coleta de amostras ginecológicas
  procedimento para, 19
Colpofotografia, 2, *90*
  atlas de, 117-137, 139-145
Colposcopia
  áreas cinzentas para, 259-265
    indicações, 259
  base tecidual da, 5-17
    da colposcopia da vagina, 15
    da colposcopia da vulva, 17
    do colo do útero, 5
      indicações e técnica da, 95-107
        aconselhamento das mulheres, 95
        consentimento livre e esclarecido, 95
        escolha do espéculo, 98
        exame, 95
        histórico, 95
        introdução do espéculo, 98
        posição, 98
        roupas e entrada na sala, 97
    efeito do epitélio na imagem colposcópica, 5
    efeito do estroma na imagem colposcópica, 10
    exame colposcópico satisfatório, 15
    zona de transformação normal, 11
  casos problemáticos e interessantes em, 237-258
  da vagina,, 2, 181-197
  da vulva, 2, 199-209
  durante a gravidez, 175-180
  e papilomavírus humano, 211-215
  insatisfatória, *100, 101, 102, 111-113*
  introdução e pesquisa histórica, 1-4
    desenvolvimento e significado da, 1
  problemas e erros em, 109-115
    durante a, 109
    erros no diagnóstico, 110
    soluções, 109
  programa de treinamento em
    formulário de registro da paciente, 280-281
  programa para formação em, 279
    conhecimentos teóricos, 279
    habilidades práticas, 279
  unidade de, 45-67
Colposcópio, 1, 53
  com foto e vídeo, 54
  digital multiespectral, 271
  leisegang, *55*
  lentes objetivas, 53
  oculares, 53
  suportes, 55
    articulado, *56*
    inclinável, *56*
    móvel, *56*
  tipos de, 53
Condiloma, 73
  do colo do útero, *168, 238*
  ocorrência de, 73
  plano ou invertido, 212
  precoce ou espiculado, 211
Conização, 231
  acompanhamento, 231
  com bisturi a frio, 232
    técnica, 232
  contraindicações, 231
  em mulheres grávidas, 221
  indicações, 231
  tipos de cones, 231
  usando *laser*, 231
Criocirurgia
  equipamento de, 56
  sistema de, *57*
Crioterapia
  técnica ablativa, 225
    acompanhamento, 229
    causas de falha, 229
    complicações, 229
    efeitos colaterais, 226
Cureta coletora Kevorkian, *51*
  com cesto, *51*
Cureta de Kevor, *51*
Cureta Townsend, *51*
Curetagem endocervical, 104

D

Deciduose, 75
Diatermia de eletrocoagulação, 230
  efeitos colaterais, 230
  procedimento, 230
Diagramas
  de linha da vulva, 290
  de linha do colo do útero, 288
  de linhas da vagina, 289
Displasia
  clínica de, 45, 46
Doença de Paget, 205

E

Ectocérvice
  biópsia do, 105
Ectrópio
  colo com, *126, 133, 134*
  com inflamação, 82
  no lábio posterior, *131*

Eletrodos
　de LOOP, *61*
　quadrados, *61*
　tipo alça, bola e agulha, *62*
Emmett
　tenáculo, *51*
Endocérvice
　biópsia da, 106
Endomicroscopia confocal, 271
Epitélio
　acantótico, 10
　　definição do, 9
　acetobranco, 72
　atípico, 10
　　definição do, 9
　atrófico, 8
　colunar, 5, 7, 69
　　hipertrofiado, *131*
　　rede vascular do, *8*
　efeito do,
　　na imagem colposcópica, 5
　escamoso metaplásico, 5
　　na zona de transformação normal, 8
　escamoso normal, 6
　　camadas do, 7
　　padrão vascular do, 7
　escamoso original, 5, 69
　　rede vascular do, 7
　mosaico, 72
　pontilhado, 72
Epiteliômetro, 270
Erosão, *160*
　verdadeira, 10
Esfregaço(s)
　colposcópicos anormais
　　manejo de mulheres com, 217-222
　　　com células escamosas atípicas de significado indeterminado, 217
　　　　colposcopia, 217
　　　　repetição da citologia, 217
　　　　teste de DNA ou HPV, 217
　　　com lesão intraepitelial de alto grau, 220
　　　　na gravidez, 220
　　　com lesão intraepitelial de baixo grau, 219
　　　　na gravidez, 220
　　　conização em mulheres grávidas, 221
　　　de anormalidades glandulares, 221
　　　sem excluir SIL de alto grau, 219
　negativo, 28
　pós-menopausa, *38*
Espéculo
　de Graves, *49*
　de Pederson, *49*
　　para CAF, *63*
　de Snowman, *49*
　　para CAF, *63*
　Prima
　　Para CAF, *63*
　Vu-Max, *49*
　Vu-More, *49*
Estação de trabalho, *60*
Estroma
　efeito do
　　na imagem colposcópica, 10
　inflamado, 10
　normal, 10
　pontilhado e mosaico, 10
　vasos atípicos, 10
Estudos em ginecologia
　tipos de amostras para, 20

Exame
　colposcópico, 98, 287
　　método clássico ou estendido, 98
　　método da solução salina, 98
　carrinho para, 66
　　satisfatório, 15
　da vagina, 102
　de Papanicolaou, 2
　　durante a gravidez, 175
　　instrumentos para, 53
Excisão eletrocirúrgica com alça, 45
　equipamento para procedimento de, 59

F
Fator angiogênico tumoral, 11
Federação Internacional de Patologia Cervical e Colposcopia, 69
　Classificação colposcópica (2002), 294
　Comitê de Nomenclatura da, 69
Filtro ULPA, *61*
Forester
　pinça, *52*
Formulário de avaliação colposcópica, 284
　exame colposcópico, 287
Fotocolposcópio, 2, 53
　Leisegang, *2, 48*

G
Gancho
　de dois pinos, *64*
　Íris, *51*
　reto, *64*
Glicerol
　amido de, 283
Graves
　espéculo de, *49*
Gravidez
　colposcopia durante a, 175-180
　　exame de papanicolaou e biópsia, 176
　　exame e aparência do colo do útero e vagina, 175

H
Herpes *simplex*
　infecção por, *32*
Histerectomia, 234
　acompanhamento, 235
　para NIGc ou AIS, 235
HPV
　alterações associadas ao, *36*
　infecção por, 211
　　condiloma plano ou invertido, 212
　　condiloma precoce ou espiculado, 211
　　exofítico ou vegetante, 211
　nomenclatura do, 199, **201**, 211

I
Imagem colposcópica
　efeito do epitélio na, 5
　efeito do estroma na, 10
Imagem espectral dinâmica, 268
Imunocitoquímica
　para marcadores proliferativos e novas tecnologias, 267-272
　　endomicroscopia confocal, 271
　　imagem espectral dinâmica, 268
　　MDC, 271
　　OCT, 271
　　proteínas de manutenção, 267
　　sistema LUMA, 269
Imunologia molecular Borstel, 268
Índice
　colposcópico combinado, 92, 212
　modificado de Reid, 92

Instituto Nacional do Câncer, 23
Iodo
    absorção de, 88
    aplicação de, *12, 121*
    coloração com, 10
    de lugol, *16, 119,* 282
        preparação, 282
    de Schiller, 1
    teste de, 102
Inflamação, *12*
Íris
    gancho, *51*
        para CAF, *64*
IVA, 45

J

Junção escamocolunar original, 5, 11

K

Kevor
    cureta de, *51*
Kevorkian
    cureta coletora, *51*
Keyes
    punchs vulvares de, *52*
KI 67, 26, 268

L

Laser
    vaporização com, 229
        anestesia, 229
        efeitos colaterais, 230
        equipamento necessário, 229
        procedimento, 229
LBC, 21
Leisegang
    fotocolposcópio, *2, 3, 48*
Leitz
    lupa de dissecção de, *1*
Lesão intraepitelial
    de alto grau
        mulheres com, 220
Lesão intraepitelial escamosa, *40, 41, 42*
Lesões glandulares
    aparências colposcópicas das, 89
Lesões vaginais graves, 188
Links importantes, 295
LLETZ, 45
    excisão ampla, 232
        anestesia, 233
        contraindicações, 233
        equipamento, 233
        indicações, 233
        vantagens, 233
    instrumentos isolados para, 62
Lugol
    iodo de, *16, 119, 121*

M

Metaplasia, 13
    escamosa, *30*
    estágios da, 13
    localização da, 13
    observada no, 13
Minicromossomas
    proteínas de manutenção de, 26, 267
Monsel
    pasta de, 283

N

Naboth
    cistos de, 135
        em ambos os lábios, 135
Neoplasia intraepitelial cervical, 22
    atlas de colpofotografias
        zona de transformação anormal, 139-145
    colposcopia para o diagnóstico da, 2
    comprovada por biópsia
        opções de conduta, 223-236
            expectante
                diferenciação, 223
                    alto grau, 223
                        conduta, 223
                    baixo grau, 223
                        conduta, 223
            tratamento, 223
                técnicas ablativas para, 224
                    tipos de, 225
                técnicas excisionais, 231
Neoplasia intraepitelial vaginal, 186
Neoplasia intraepitelial vulvar
    subclínica, 204

O

Óxido nitroso
    cilindro de, *57*
        com cabeçote duplo, *57*

P

Paget
    doença de, 205
Papanicolaou
    exame de, 2
    teste de, 19-44
Papilas vestibulares, 205
Papilomavírus humano, 3
    colposcopia e, 211-215
        classificação, 211
        índice combinado, 212
        nomenclatura, 211
    infecção subclínica por, 204
PAPNET
    sistema, 21
Pasta de monsel
    preparação de, 283
PCNA, 26
Pederson
    espéculo de, *49*
Pinça Champion, *64*
Pinça Forester
    para gaze, *52*
Pinça Patts Smith
    para tecido, *52*
Pólipos cervicais, *251*
P16, 25
Punch
    ponta de, 65

Q

Queratose, 10, *11*, 73, *89*, 183
    grosseira, *148*

R

Reação em cadeia de polimerase, 3
Reid
    índice modificado de, 92
Retrator Cer-View, *50*
Retrator Jackson, *63*

S

Schiller
  iodo de, 1
Sinal
  da borda interna, 89
  da crista, 89
Sistema
  Bethesda, 22, 292
    adequação da amostra, 292
    classificação geral, 292
    interpretações descritivas, 292
    revisão automatizada, 292
  de classificação e pontuação, 91
    de Burke, 92
    de Coppleson, 91
      grau I, 91
      grau, II, 92
      grau III, 92
    LUMA, 269
    PAPNET, 21
Snowman
  espéculo de, *49*
Sociedade Indiana de Colposcopia e Patologia Cervical, 3
  objetivo da, 3
Sociedade Internacional para o Estudo da Doença Vulvovaginal, 4
  objetivo da,
Sonda
  cervical grande, *57*
    achatada, *57*
  cervical pequena, *57*
    achatada, *57*
  cônica, *57*
    grande, *58*
  exocervical, *58*
  exoendocervical, *58*
    jumbo, *59*
  multiuso, *58*
Swede
  classificação de, 93

T

Tenáculo
  Emmett, *51*
  LEEP, *64*
Terminologia colposcópica, 199
  classificação de lesões vulvares, 199
  e aparências do colo do útero, 69-76
Teste de iodo, 102
Teste de Papanicolaou, 19-44
  automação citológica, 21
  biomarcadores proliferativos, 25
  citologia em meio líquido, 21
    desvantagens, 21
    vantagens, 21
  coleta de amostras ginecológicas, 19
    instrumentos, 19
    procedimento para, 19
    técnica, 19
    transferência, 20
  fixação de lâminas e coloração, 20
  introdução, 19
  KI 67, 26
    antígeno nuclear de proliferação celular, 26
    proteínas de manutenção, 26
  locais anatômicos, 20
  mecanismos de garantia de qualidade
    e controle de qualidade dos laboratórios, 22
      ambiente de trabalho e carga horária, 22
      controle de qualidade, 22
        medidas externas de, 22
        outras recomendações, 22
        sistema interno de, 22

  P16, 25
  sistema Bethesda, 22
    citologia, 23
    de 2001, **24-25**
    marcadores moleculares, 23
    sensibilidade do exame para detectar câncer cervical, 23
  tipos de amostras para estudo, 20
Tomografia de coerência óptica, 271
Townsend
  cureta, *51*
Trichomonas vaginalis, 30, 31
Tuba uterina
  prolapso da, 185

U

Unidade de colposcopia, 45-67
  banco/cadeira, 52, 66
  cadeira/sofá/mesa de exame, 52, 65
  carrinho ou mesa para instrumentos, 52, 66
    arrumação, 66
  colposcópios, 53
    com foto e vídeo, 54
    fotocolposcópios, 53
    simples, 53
    suportes, 55
  equipamento, 47
    de criocirurgia, 56
      console de controle, 59
      linhas de gás, conectores e purificadores, 59
      peça de mão, 59
      projeto, 59
    para procedimento de excisão eletrocirúrgica com alça, 59
      aspirador de fumaça, 62
      carrinho, 62
      eletrodos, 62
      instrumentos isolados, 62
      unidade eletrocirúrgica, 62
  espaço, 45
    colposcopia diagnóstica, 45
  fármacos, 53
  formação e credenciamento, 46
    diretrizes para estagiários, 46
    formadores, 47
    manutenção da habilidade e conhecimento para recredenciamento, 47
  garantia de qualidade, 47
  instrumentos para exame e biópsia, 48, 53
  local, 45
  outros itens, 53
  pessoal, 46
  reagentes/soluções/frascos e formulários, 52
Unidade eletrocirúrgica, 62
Útero
  colo do
    aparência do, 175
    avaliação e interpretação de aparências colposcópicas anormais do, 77-94
      aparências anormais, 77
      aparências colposcópicas de lesões glandulares, 89
      avaliação e interpretação, 77
        aberturas glandulares, 88
        absorção de iodo, 88
        aparência dos vasos sanguíneos, 79
        contorno da superfície, 77
        margem da lesão, 78
        pontilhado e mosaico, 78
        queratose, 89
        resposta do ácido acético, 77
        vasos atípicos, 81
      características colposcópicas, 89
      sinal da crista e sinal da borda interna, 89
      sistemas de classificação e pontuação, 91

base tecidual da colposcopia do, 5
  epitélio, 5
biópsia do, 85
com epitélio vermelho-escuro, *6*
diagramas de linha do, 288
durante a gravidez, *6*
em uma mulher na pós-menopausa, *8*
indicações e técnicas da colposcopia do, 95-107
  biópsia, 104
    orientação dos espécimes de, 106
    técnica de, 105
  considerações cronológicas, 97
  curetagem endocervical, 104
  documentação de achados, 102
  exame colposcópico, 98
  para triagem, 95
  rotina, 95
  seletiva, 95
  técnica, 95
rasgado, *8*
terminologia colposcópica e aparências do, 69-75
  achados diversos, 73
  achados normais, 69
  características sugestivas de câncer invasivo, 73
  colposcopia insatisfatória, 73
  resultados anormais, 72
tuberculose do, *86*

V

Vagina
  aparência da, 175
  base tecidual da colposcopia da, 15
    epitélio vaginal, 15
    principais lesões, 15
  colposcopia da, 181-197
    achados colposcópicos anormais, 186
      carcinoma, 188
      neoplasia intraepitelial vaginal, 186
      zona de transformação original, 186
      zt vaginal, 186
    biópsia, 183
    classificação colposcópica de lesões, 183
    delimitações de lesões vaginais graves, 188
    indicações, 181
    lesões avaliadas, 183
      atrofia, 185
      polipoidais na abóbada, 183
      queratose, 183
    técnica, 183
  diagramas de linhas da, 289
  exame da, 102

Vasos atípicos, 81
Vasos sanguíneos
  aparência dos, 79
    padrão vascular, 79, 81
Vulva
  base tecidual da colposcopia da, 17
  colposcopia da, 199-209
    achados importantes, 199
    biópsia, 203
    classificação, 203
    contraindicações, 203
    indicações, 199
    nomenclatura do HPV, 199
    técnica, 203
    terminologia, 199
    usos, 203
      delimitação,
      identificação, 204, 205
  diagramas de linha da, 290
  em queimação, *16*
Vulvite grave, *109*
Vu-Max
  espéculo de, *49*
Vu-More
  espéculo de, *49*

X

Xilocaína
  pacote de cartuchos de, *52*

Z

Zona de transformação anormal
  atlas de colpofotografias
    câncer microinvasivo e invasivo, 147-158
    neoplasia intraepitelial cervical, 139-145
Zona de transformação congênita, *254*
Zona de transformação normal, 8, 11, 69, 84
  alterações vasculares na, 15
  após aplicação de soro fisiológico, *9*
  após lavagem em ácido acético, *15*
  área da, 13
  atlas de colpofotografias e, 117-137
  representação diagramática da, *14*
  típica, 10
  tipo 1, 70, *117, 118, 127-129*
  tipo 2, 16, 70, 122
  tipo 3, *123*
Zona de transformação original, 186
Zona de transformação vaginal, 186